恶性肿瘤
临床药物治疗学

主 编 孙国平

科学出版社

北 京

内 容 简 介

本书共分两篇。上篇为肿瘤临床药理学和治疗学的基础理论、基础知识,内容覆盖药物治疗的临床药理学基础、细胞毒类抗肿瘤药物治疗、分子靶向药物治疗、免疫检查点药物治疗、肿瘤治疗的心理因素、肿瘤治疗的营养因素和肿瘤的中医药治疗等,为充分理解、掌握各种肿瘤临床诊治和药物治疗奠定基础。下篇全面阐述了各种常见肿瘤性疾病的临床药物治疗方案、药物治疗的历史沿革和进展情况,并对各类肿瘤概述其流行病学、临床表现与诊断,重点介绍各类肿瘤的药物治疗相关内容。在概括基本内容的同时将相应研究进展与指南贯穿其中,尽力使内容保持新颖性、实用性与先进性,重点内容突出,易于临床医师掌握。

本书面向肿瘤学及相关专业临床医师,也可供研究生、全科医师及临床药师阅读、使用。

图书在版编目(CIP)数据

恶性肿瘤临床药物治疗学 / 孙国平主编. -- 北京:科学出版社,2024.9. -- ISBN 978-7-03-079328-7

Ⅰ. R730.53

中国国家版本馆CIP数据核字第2024JH5859号

责任编辑:高玉婷 / 责任校对:张 娟
责任印制:师艳茹 / 封面设计:龙 岩

科 学 出 版 社 出版
北京东黄城根北街 16 号
邮政编码:100717
http://www.sciencep.com

三河市春园印刷有限公司印刷
科学出版社发行 各地新华书店经销

*

2024 年 9 月第 一 版 开本:889×1194 1/16
2024 年 9 月第一次印刷 印张:36
字数:1 160 000
定价:298.00 元
(如有印装质量问题,我社负责调换)

编者名单

主　编　孙国平

副主编　马　泰　刘加涛　杜瀛瀛　彭万仁

编　者（以姓氏笔画为序）

马　泰	安徽医科大学第一附属医院
王　刚	中国科学技术大学附属第一医院
王　芳	安徽医科大学第一附属医院
王章桂	安徽省第二人民医院
宁　洁	安徽医科大学第一附属医院
吕　银	安徽医科大学第一附属医院
朱益平	皖南医学院第一附属医院
刘加涛	安徽医科大学第一附属医院
孙玉蓓	中国科学技术大学附属第一医院
孙国平	安徽医科大学第一附属医院
苏　方	蚌埠医科大学第一附属医院
杜瀛瀛	安徽医科大学第一附属医院
李烦繁	安徽医科大学第二附属医院
杨守梅	中国科学技术大学附属第一医院
汪　蕊	蚌埠医科大学第一附属医院
汪子书	蚌埠医科大学第一附属医院
汪红艳	安徽医科大学第一附属医院
张　飞	安徽医科大学第一附属医院
张　梅	安徽医科大学第一附属医院
张从军	安徽医科大学第一附属医院
张明军	安徽医科大学第二附属医院
宛新安	华东师范大学附属芜湖医院
徐　戎	华中科技大学同济医学院
高　建	上海交通大学医学院附属上海儿童医学中心
高　玲	合肥市第二人民医院
高振远	蚌埠医科大学第一附属医院
梅　林	安庆——六医院
彭万仁	安徽医科大学第一附属医院
程怀东	南方医科大学深圳医院

前　　言

　　恶性肿瘤是威胁人类健康的重大疾病。21世纪以来，随着老龄化程度的提高、环境污染的日趋严重、不良生活方式及精神压力等多种因素导致肿瘤发病率居高不下。中国的肿瘤发病率和死亡率也在不断上升，自2010年以来，恶性肿瘤已成为主要的死亡原因及最重要的国家公共卫生问题。

　　目前大多数恶性肿瘤尚无满意的防治措施，其治疗为手术切除、放射治疗、化学治疗、靶向治疗和免疫治疗等方法相结合的综合治疗。手术切除和放射治疗都属于局部治疗措施，目的在于清除或削减局部恶性肿瘤病灶，但恶性肿瘤还经常发生经血道或淋巴道的远处转移，因此还需进行全身治疗或称系统治疗，药物治疗是主要的系统治疗方法。

　　临床药物治疗学是一门集药理学、诊断学、内科学为一体的，研究药物预防、治疗疾病理论和方法的科学，综合应用基础医学、临床医学与药学的基本理论与知识，利用患者疾病的临床资料，研究临床治疗实践中如何安全、有效地进行药物治疗，目的是指导临床医师制订和实施合理的个体化药物治疗方案，以获得最佳疗效并最大限度降低治疗风险。

　　本书的编写注重先进性、系统性和实用性原则。紧跟当前临床肿瘤学学术前沿和药物治疗学发展现状，不仅包括最新上市的肿瘤治疗药物，而且体现了肿瘤治疗的新理论、新策略和新方法。在编写安排上，上篇部分对常用抗肿瘤药物的药理机制、作用特点等进行深入全面的阐述，为读者合理使用药物打下药理学理论基础；在下篇部分，从肿瘤性疾病的临床诊断到药物治疗历史沿革，再到常用治疗方案及具体细节评价，最后到肿瘤药物治疗未来展望，系统全面介绍相关疾病的药物治疗。既强调药理学基础理论指导下的药物治疗，又通过理论与实践相结合、层层递进的方式，帮助读者系统、全面掌握具体疾病的药物治疗，为其提升肿瘤药物治疗水平打下坚实的基础。肿瘤学涵盖内容较多，临床部分尤其复杂。本书依据目标阅读人群特点确定内容体系结构，明确重点和难点，强调肿瘤药物治疗过程中合理用药、规范用药、个体化用药。重点阐述治疗过程中如何根据患者病情个体化、精准化治疗并根据治疗情况及时调整治疗方案，并注意疾病状态下不同药物之间相互作用对患者临床治疗效果的影响。对于与肿瘤学或内科学等其他学科重复较多的内容，如流行病学、肿瘤病理、影像等，适当减少重复，并注意与其他学科保持概念一致。

　　全书共分34章，其中第1～9章主要介绍与药物治疗相关的基础理论和基本概念，第10～34章以各个系统的常见病为纲，首先简要介绍疾病的临床表现与诊断、一般治疗原则，重点介绍基本治疗药物及治疗方案。为了突出临床药物治疗学的特点，本书概括性地介绍了该疾病的药物治疗历史沿革和药物治疗展望，特别强调了临床问题导向的药物治疗。

　　本书邀请了29位来自全国的资深教授和临床专家，他们均长期工作在医、教、研第一线，有着丰富的临床及教学经验，希望本书对我国肿瘤内科的规范化药物治疗、提高肿瘤治疗水平起到促进作用。虽然全体编写人员在书写过程中付出了辛勤的劳动，但由于编写时间仓促、篇幅有限，加上编者水平有限，书中一定存在不尽完备的地方，恳请读者赐教和指正。

孙国平

安徽医科大学第一附属医院

目　录

上篇 总 论 >>>

第1章 绪 论

第一节 临床药物治疗学概述

药物治疗学（pharmacotherapeutics）是运用药学专业基础知识（包括药理学、临床药理学、生物药剂学等），针对疾病的发病机制和临床发展过程，依据患者的病因、病理生理、心理和遗传特征，制订合理的个体化给药方案，以获得最佳治疗效果的学科。临床药物治疗学的重点是利用对于疾病和药物的全面认识，研究可能影响药物治疗效果和毒副作用的药物或机体因素，并通过这些研究结果指导临床医师合理地选择并正确地进行药物治疗，而不是研究具体药物的药理作用机制，以及疾病的病因和病理生理机制等。临床药物治疗学的主要任务是综合应用基础医学、临床医学与药理学等相关学科的基本理论、基本知识和基本技能，根据患者的病理生理特点和遗传学特征，综合分析判断疾病的发病原因、临床表现、分型（或分期）和预后，指导临床医务工作者（主要是临床医师）为患者制订和实施个体化的药物治疗方案，目的是获得最佳的治疗效果并将治疗风险降到最低。

一、药物治疗的基本过程

（一）确定诊断，明确用药目的

合理用药的前提条件是疾病的诊断明确，临床医师在制订治疗方案前首先应明确疾病的诊断和病情严重程度，明确当前需要解决的核心问题，并以此选择合适的药物，制订合理的用药方案。诊断一时难以明确，但症状又必须及时处理时可给予相应的对症处理，并进一步完善相关检查以明确诊断。

（二）制订详细的用药方案

根据患者的诊断，在综合考虑拟选用药物的药效学、药代动力学和其他可能影响药物效果的机体或药物因素后，制订详细的包含给药剂量、给药途径、给药频次、给药疗程、是否联合用药及联合用药选择等信息的用药方案。

（三）及时完善用药方案

在具体的药物治疗过程中既要严格执行前期制订的药物治疗方案，又要随时根据患者病情和相关实验室指标的变化适当调整治疗方案。在治疗过程中要密切关注患者用药后的疗效和毒副作用，及时修改和不断完善先前制订的治疗方案，必要时采取新的治疗措施。

（四）个体化药物治疗

古人云"是药三分毒"，任何药物在发挥治疗疾病作用的同时，也可能造成不良反应。并且在疾病的不同状态下，机体对于药物反应的敏感性也存在较大的差别，这就使得采用同一剂量的同一药物难以满足临床治疗疾病的需要。此外，药物在体内常存在复杂的相互作用，好的相互作用可能会提高治疗效果，而不好的相互作用则可能会增加药物的毒副作用，导致机体的损伤。因此，在药物治疗过程中需要对患者的用药方案进行个体化制订。

二、合理用药的定义

临床药物治疗学的核心是综合运用药学、医学及相关学科的知识为患者制订最优的治疗方案，达到合理用药的目的。1985 年，世界卫生组织（WHO）在肯尼亚首都内罗毕召开的合理用药专家会议上将合理用药定义如下：合理用药要求患者接受的治疗药物适合其临床需要，药物的剂量满足其个人需要，疗程足够并且药价对患者个人及其所在的社区来说最低。这句话常被简化为五个"合适"，即对于合适的患者，在合适的时间，通过合适的途径，给予合适剂量的合适药物。如果处方过程中包含以下步骤，则有望达到合理用药的要求：①明确患者的问题（即诊断明确）；②确定安全和有效的治疗（包括药物治疗和非药物治疗）；③选择适当的药物、剂量和疗程；④开一个明确的处方；⑤向患者提供充分的信息和咨询；⑥对治疗反应进行评估。

三、合理用药的原则

概括地说，合理用药的基本原则主要包括"安全、有效、经济、方便"地使用药物，应在确保患者安全的前提下使用有效的药物，然后是尽可能经济和方便地选择合适的药物。

（一）安全性原则

合理用药首先是要确保安全性，这是合理用药的前提。安全用药的目的是在获得最佳疗效的同时尽可能降低药物治疗相关的损害。引起药物治疗安全性问题的常见原因主要包括药物自身的理化性质、药品的质量问题及不合理地使用药物。为保证安全用药，临床治疗过程中应尽可能避免选择毒副作用较大的药品。此外，在多种药物联合使用时还需要注意配伍禁忌，尽量避免毒性叠加，如顺铂和氨基糖苷类药物都有肾脏毒性，这两类药物应避免联合使用。

（二）有效性原则

用药的有效性是指根据患者的病症，因病施治、对症下药，选择安全有效的治疗药物。有效用药是合理用药的关键。常用的判断药品有效性的指标包括治愈、显效、好转和无效等。影响药物治疗有效性的因素包括药物因素（如药物的理化性质、剂型、给药途径、给药剂量及药物相互作用等）和机体自身因素（患者的年龄、性别、体重、遗传背景和疾病状态等）。临床用药时，要结合两方面因素，综合考虑。

（三）经济性原则

在保证安全、有效用药的前提下，还应考虑患者的经济承受能力。通俗地讲，用药的经济性就是在获得最佳治疗效果的同时付出最小的药物经济成本。药物治疗的经济性原则并不是一味地只用廉价的药品，其真正的含义是在获得相同或相似治疗效果的情况下尽可能减少用药成本，从而达到减轻患者经济负担和节约社会医疗资源的目的。药物的经济性原则主要包括以下三方面内容：①避免盲目追求新药、高价药，控制不合理的药物需求；②对有限的药物资源进行合理的配置，避免医药卫生资源的浪费；③减少商业利益驱动的不合理药物治疗。此外，刚上市的新药的临床疗效和不良反应还需要大规模的临床观察，一些罕见但严重的不良反应可能还没有被发现，因此临床医师也不必盲目地追求新药。

（四）方便性原则

用药依从性是患者对既定药物治疗方案的执行程度，它也是影响药物治疗效果的重要因素。药物治疗方案过于复杂或治疗相关不良反应是导致患者依从性差的主要原因。因此，医师在制订治疗方案时应符合方便性的原则，提高患者对治疗的依从性。在开具处方时应尽可能做到能外用不口服，能口服不注射，并尽可能少地使用药物，且选择合适的剂型和给药方案。

第二节　肿瘤药物治疗的发展

随着经济发展和社会进步，人类平均寿命延长，疾病谱也发生了巨大变化，恶性肿瘤已成为严重威胁人类健康的重要疾病。据统计，2018年全球约有1810万新发恶性肿瘤病例（不包括非黑色素瘤皮肤癌）和960万癌症死亡病例（不包括非黑色素瘤皮肤癌），预计到2020年全球将有2000万癌症新发病例，死亡病例将达1200万。肺癌是最常见的恶性肿瘤（约占肿瘤病例总数的11.6%），其次是女性乳腺癌（11.6%）、大肠癌（10.2%）和前列腺癌（7.1%）。肺癌也是最主要的癌症死亡原因（占癌症死亡总数的18.4%），其次是结直肠癌（9.2%）、胃癌（8.2%）和肝癌（8.2%）。就性别而言，男性恶性肿瘤发病率前3位依次是肺癌、前列腺癌和结直肠癌，而死亡率前3位分别是肺癌、肝癌和胃癌。在女性中，乳腺癌是最常见的恶性肿瘤，其次是结直肠癌和肺癌，而导致肿瘤相关死亡的主要原因依次为乳腺癌、肺癌和结直肠癌，宫颈癌的发病率和死亡率均排在第 4 位。总而言之，排名前 10 名的恶性肿瘤占新诊断癌症病例和死亡人数的 65% 以上。

目前大多数恶性肿瘤尚无满意的防治措施，其治疗为手术切除、放射治疗、化学治疗、靶向治疗和免疫治疗等方法相结合的综合治疗。手术切除和放射治疗都属于局部治疗措施，目的在于清除或削减恶性肿瘤病灶，但恶性肿瘤还经常发生经血道或淋巴道的远处转移，因此还需要进行全身治疗（又称系统性治疗），药物治疗是主要的系统治疗方法。

一、肿瘤化疗

抗肿瘤药物治疗是恶性肿瘤的三大经典手段之一，包括细胞毒类抗肿瘤药物治疗、靶向治疗和免疫治疗等，最早出现的是细胞毒类抗肿瘤药物治疗，简称化疗。回顾历史，化疗作为肿瘤药物治疗的开端，虽然由于其选择性差导致的毒副作用大及易产生耐药等问题限制了肿瘤患者的使用和获益，但在临床上，无论是对实体瘤还是血液系统肿瘤，化疗都取得了一定的临床治疗效果，迄今仍然是肿瘤治疗不可缺少的治疗手段。

肿瘤化疗可以追溯到 20 世纪 40 年代，1943 年，耶鲁大学的 Gilman 等率先将氮芥用于淋巴瘤的治疗，并取得了成功。1946 年氮芥获批用于晚期恶性淋巴瘤的治疗，自此揭开了现代肿瘤化疗的序幕。1948 年，MTX（甲氨蝶呤）成功用于小儿急性淋巴细胞白血病。1952 年发现 6-MP（巯嘌呤）的抗肿瘤作用，发明者于 1988 年获诺贝尔生理学或医学奖。1957 年，合成氟尿嘧啶并将其用于肿瘤治疗。1968 年，"肿瘤内科学"的概念被正式提出。20 世纪 70 年代，DDP（顺铂）、ADM（多柔比星）等抗癌药物进入临床。目前，化疗药物已包括"三代六类"100 余种药物。氮芥作为近代化疗的第一个里程碑，与第二里程碑药物环磷酰胺和氟尿嘧啶代表着第一代化疗药物；第三里程碑药物多柔比星和顺铂是第二代化疗药物的代表；紫杉类、吉西他滨、伊立替康、培美曲塞等新一代药物属于第三代化疗药物。根据药物的来源、化学结构

和作用机制的不同，传统上将化疗药物分为烷化剂、抗代谢药、拓扑异构酶抑制剂、微管类、激素类和杂类六大类。不断涌现的化疗药物的作用机制越来越新颖、抗瘤谱越来越广、适应证越来越准确，直接推动着肿瘤化疗从姑息向根治性目标迈进。目前，单纯化疗可以使超过 5% 的恶性肿瘤得以治愈，部分肿瘤可减轻症状，提高生活质量并延长生存时间。

二、肿瘤靶向治疗

20 世纪末，随着对肿瘤生物学特征的认识不断深入，肿瘤细胞的基因突变、信号转导、肿瘤新生血管形成及肿瘤微环境等各种影响肿瘤发生发展的机制被逐步阐明，肿瘤分子靶向治疗应运而生，并在临床治疗中获得重大进展，打开了肿瘤治疗的新局面。肿瘤的靶向治疗包括物理靶向治疗和分子靶向治疗，介入治疗属于物理靶向治疗。目前临床上的肿瘤靶向治疗多指肿瘤的分子靶向治疗。靶向治疗的概念于 19 世纪 90 年代被首次提出，1998 年首个靶向 HER2 的人源化单克隆抗体曲妥珠单抗（trastuzumab）被美国 FDA 批准用于转移性乳腺癌，2001 年分子靶向药物伊马替尼（imatinib）治疗胃肠间质瘤和慢性粒细胞白血病获得奇效，成为肿瘤药物治疗史上的里程碑事件。此后，利妥昔单抗（rituximab）与化疗联合，显著提高了 B 细胞淋巴瘤的治愈率。表皮生长因子受体（EGFR）酪氨酸激酶抑制剂（TKI）的应用，显著延长了晚期 EGFR 突变肺癌患者的生存期。目前已有数十种靶向药物先后进入临床，更多的药物正处于临床研究阶段。

分子靶向治疗是指利用正常细胞与肿瘤细胞膜或细胞内特异表达的分子间的差异，通过单克隆抗体或特异性抑制剂阻断恶性肿瘤发生发展过程中的关键靶点或信号通路，从而达到抑制或杀灭肿瘤细胞的目的。目前分子靶向治疗主要包括促进肿瘤细胞凋亡、干扰细胞信号转导、阻断细胞周期及抗血管生成等治疗策略。分子靶向药物按分子量大小可分为单克隆抗体类和小分子化合物类（单靶点、多靶点）；按作用机制不同又可分为酪氨酸激酶抑制剂、细胞周期蛋白依赖性激酶抑制剂、表观遗传调控抑制剂、泛素 - 蛋白酶体抑制剂、多腺苷二磷酸核糖聚合酶抑制剂

等。临床上应用最早最广泛的是酪氨酸激酶通路抑制剂。

目前有一类新型靶向治疗药物（即抗体偶联药物）发展迅速。抗体偶联药物（antibody-drug conjugates，ADC）是用特定的连接子将单克隆抗体与抗肿瘤毒性小分子偶联形成的抗肿瘤药物。其主要成分包括单克隆抗体、连接子和小分子细胞毒性药物三部分。单克隆抗体发挥投递作用，小分子细胞毒性药物发挥抗肿瘤效应。ADC 药物的选择性高低取决于抗体的靶点，为减少脱靶效应，要求选择在肿瘤细胞表面特异性高表达而在正常细胞上不表达或表达很低的抗原蛋白。ADC 药物的抗肿瘤效能取决于偶联毒物，一般应符合高效、亲水性和有合适的位点与抗体连接的要求。稳定性也是 ADC 药物的重要问题，需减少药物在循环中的释放，增加药物在细胞内的浓度。

三、肿瘤免疫治疗

近年来，肿瘤药物治疗又迎来了新的发展，即肿瘤免疫治疗。众所周知，正常机体具有固有免疫和适应性免疫两道防线，这两道防线具有识别和清除肿瘤细胞的免疫监视功能，但仍然难以阻止肿瘤的发生发展。20 世纪初，Dunn 和 Schreider 教授提出了"肿瘤免疫编辑"假说，根据肿瘤的发展过程，将其分为"清除""相持"和"逃逸"三个阶段。"肿瘤免疫编辑"假说是目前被广泛认可的肿瘤免疫逃逸理论。肿瘤免疫逃逸由多种因素共同介导，构成了一个复杂、动态的网络，其机制包括肿瘤细胞低表达或遮盖抗原及抗原变异等方式直接逃避免疫监视；同时肿瘤微环境募集或扩增免疫抑制性细胞并分泌免疫抑制性分子来诱导肿瘤免疫逃逸。

肿瘤免疫治疗就是利用人体的免疫机制，通过主动或被动的方法增强患者的免疫功能，达到杀伤肿瘤细胞的目的。早在 1891 年，Coley 医师偶然发现一例左颊部肉瘤患者在感染丹毒后，肿瘤完全消失并存活 7 年。Coley 医师尝试用灭活的化脓性链球菌和黏质沙雷菌混合物为癌症患者注射治疗，称为"Coley 毒素"。这在 20 世纪 30 年代一度成为"标准抗癌疗法"。目前的肿瘤免疫治疗包括肿瘤疫苗治疗、免疫调节剂治疗、肿瘤免疫细胞治疗、肿瘤免疫检查点治疗等多种方法，已经成为继外科治疗、放射治疗和化疗之后的第 4 种治疗模式。*Science* 杂志更是将免疫治疗评选为 2013 年度的十大科学突破之首。

免疫检查点治疗是免疫治疗中发展最快并有明显临床获益的治疗方法之一。广义来说，协同刺激分子和协同抑制分子均属免疫检查点分子。但目前临床上所说的免疫检查点治疗多指抑制免疫细胞活化的"刹车"蛋白，即协同抑制分子，如 CTLA-4 和 PD-1/PD-L1 等。通过选择性激活免疫刺激分子或阻断免疫抑制分子，增强 T 细胞免疫功能的治疗方法称为免疫检查点治疗。2018 年的诺贝尔生理学或医学奖授予 James P. Allison 教授和 Tasuku Honjo 教授，以表彰他们在免疫检查点 CTLA-4 和 PD-1/PD-L1 方面所做出的突出贡献。2011 年，首个免疫检查点抑制剂被批准用于肿瘤治疗，迄今已有很多患者接受了这种治疗，并取得了良好的生存获益。免疫检查点治疗已成为肿瘤的标准治疗之一。

肿瘤药物治疗的发展和取得的成效显示出药物治疗的良好前景和发展空间，有望成为未来肿瘤治疗的主要手段。

第三节　肿瘤药物治疗在综合治疗中的应用

肿瘤综合治疗理念的产生是生物治疗模式向生物 - 心理 - 社会医学模式转变，以及对人的个性属性、社会属性、人与环境相互作用的认识不断深入的必然结果；也是解决肿瘤异质性问题和突破各种治疗手段的局限性、改善临床结局的必然要求。早在 1976 年，由孙燕教授主编的《实用肿瘤学》就对综合治疗做了明确定义，即根据患者的机体状况、病理类型、侵犯范围和发展方向，有计划地、合理地应用现有的治疗手段，以期较大幅度地提高治愈率。随着时代的进步，人们对肿瘤生物学特征的认识更加深入，同时也较以往在追求延长生存时间、提高治愈率的同时，更加重视生活质量的提高。因而，目前将综合治疗的概念定义如下：根据患者的机体状况、心理需求、经济条件、肿瘤部位、病理类型、侵犯范围和发展趋势，有计划地、合理地应用各种现有的多学科有效治疗手段，以最经济的费用取得最好的治疗效果，在延长生存时间的同时，最大限度地改善患者的生活质量。

一、术后药物治疗（辅助化疗）

传统的术后药物治疗就是辅助化疗。化疗是全身性治疗，手术是局部治疗，相互取长补短是术后辅助化疗的理论基础。术后潜在的肿瘤负荷小、增殖比例高，此时更有利于化疗发挥杀灭肿瘤细胞的作用。

随着靶向治疗药物和免疫治疗药物快速进入临床，辅助化疗的概念已不能满足临床需求，如靶向治疗药物拉帕替尼和曲妥珠单抗用于术后辅助治疗可显著延长乳腺癌患者的肿瘤无进展生存期；奥希替尼、埃克替尼均可降低 *EGFR* 突变患者的复发风险。2022 年 3 月，中国国家药品监督管理局（NMPA）批准了阿替利珠单抗单药用于检测评估为 ≥ 1% 肿瘤细胞（TC）PD-L1 染色阳性、经手术切除、以铂类为基础化疗之后的 Ⅱ～ⅢA 期非小细胞肺癌患者的辅助治疗。2023 年 1 月，美国食品药品监督管理局（FDA）已批准帕博利珠单抗作为单药辅助疗法，治疗经手术切除与铂类化疗后的 ⅠB～ⅢA 期非小细胞肺癌的成人患者。

二、术前药物治疗（新辅助化疗）

新辅助化疗的优势是可使潜在的微转移灶更早地暴露于化疗之下，理论上是治疗微转移的理想方法。术前化疗如果有效，可以使手术更容易进行，同时也为保全功能或以放疗替代手术提供可能。经验表明，对原发灶有效的方案，对转移灶同样有效，新辅助化疗可为术后选择化疗方案提供依据。

目前靶向治疗药物和免疫治疗药物用于新辅助治疗的研究越来越多，并取得了积极进展。曲妥珠单抗和帕妥珠单抗联合用于乳腺癌的新辅助治疗，可使部分患者的肿瘤完全消退，或使体积较大的肿瘤显著退缩，达到可以保乳的效果。奥希替尼、阿来替尼分别用于可切除 *EGFR* 突变或 *ALK* 突变的 NSCLC（非小细胞肺癌）新辅助治疗，均达到了 90% 以上的 R0 切除和较高的病理缓解率。

纳武利尤单抗、阿替利珠单抗、纳武利尤单抗联合伊匹木单抗、卡瑞利珠单抗联合阿帕替尼、纳武利尤单抗联合化疗、度伐利尤单抗联合化疗等均在 NSCLC 新辅助治疗中取得积极进展，尚有多项新辅助免疫治疗联合化疗的 Ⅲ 期临床研究正在进行之中。2022 年 3 月，FDA 批准纳武利尤单抗联合铂类化疗可作为成人可切除 NSCLC 的新辅助治疗。2023 年 1 月，纳武利尤单抗联合含铂两药化疗成为首个在我国获批用于可切除 NSCLC 成人患者的新辅助免疫治疗方案，且无论 PD-L1 表达水平如何。

三、药物治疗与放疗联合

药物治疗的全身治疗作用可以弥补以局部控制为主要目标的放疗的不足，联合使用可提高治愈率。某些化疗药物可增加放疗的敏感性，起相加或协同作用。放疗可以杀灭对药物治疗耐药的肿瘤细胞，降低耐药细胞发生远处转移的可能。一些对药物治疗高度敏感的实体瘤，如淋巴瘤，在治疗后常于特定部位复发，此时放疗可以起到很好的补充杀灭作用。

靶向治疗与放疗联合是一个颇具前景的研究方向。一个前瞻性随机对照研究将 Ⅲ～Ⅳ 期头颈部鳞癌患者随机分为单纯放疗组和放疗＋西妥昔单抗联合组，单纯放疗组入组 213 例，联合组入组 211 例。结果显示，两组的中位生存时间分别为 29.3 个月和 49 个月，5 年生存率分别为 36.4% 和 45.6%。近年来尚有多项研究已为这种联合治疗的策略提供了一定的基础，但也有很多的阴性结果。因此，靶向治疗与放疗的联合应用尚需更进一步的前瞻性临床试验加以验证。

免疫治疗联合放疗的策略也亟待解决，理论上，放疗在杀伤肿瘤细胞后会启动抗肿瘤免疫，这种免疫激活作用在联合免疫检查点抑制剂时可产生有效的"远隔效应"；放疗可改变肿瘤细胞表面 PD-L1 的表达；免疫检查点抑制剂激活 T 细胞后可诱导肿瘤血管正常化，进而通过"氧效应"起放射增敏作用等。PACAFIC 是一项随机、双盲、安慰剂对照的 Ⅲ 期临床研究，将 713 例不可手术的 Ⅲ 期 NSCLC 患者在接受标准的同步放化疗后，按 2∶1 的比例随机分为度伐利尤单抗组与安慰剂组维持治疗 12 个月，结果度伐利尤单抗组与安慰剂组比较，无进展生存期分别为 17.2 个月和 5.6 个月，2 年生存率与客观缓解率均明显占优势。放疗与免疫治疗的联合无疑是个重要的治疗策略，但联合治疗的安全性、放疗与免疫治疗联合的时机和顺序、照射部位与照射范围、放疗的剂量和分割方式，以及获益人群的筛选等问题都是其面临的挑战。

四、同步放化疗

有的化疗药物可改变肿瘤细胞周期分布，使肿瘤细胞，聚集在放疗敏感的 G_2/M 期，如紫杉醇；有的化疗药物可使乏氧细胞再氧化，从而提高放疗的敏感性，如顺铂；有的化疗药物直接杀灭乏氧细胞，提高放疗局控率，如丝裂霉素；潜在或亚致死性损伤修复使放疗效果减弱，有的化疗药物可抑制此类修复，如顺铂、多柔比星、博来霉素；有的化疗药物可抑制放疗致肿瘤细胞的再增殖，放疗期间肿瘤细胞会发生再增殖现象，化疗对增殖的细胞有更好的杀灭作用。同步放化疗已成为临床广泛应用的标准治疗方法，其疗效优于单纯放疗或单纯化疗，也优于序贯放化疗。

五、围手术期治疗

围手术期的"新辅助治疗＋手术＋辅助治

疗"方案也被肿瘤学界重点关注，以期提高临床疗效。AEGEAN 研究评估了度伐利尤单抗在可切除ⅡA～ⅢB 期非小细胞肺癌患者的围手术期治疗中的效果，无 *EGFR* 或 *ALK* 突变，无论 PD-L1 表达水平如何。试验组接受度伐利尤单抗＋铂类化疗 4 个周期，术后接受 12 个周期的度伐利尤单抗，对照组用安慰剂代替度伐利尤单抗。结果显示，度伐利尤单抗组与安慰剂组的 pCR（病理完全缓解）率分别为 17.2% 和 4.3%，MPR（主要病理缓解）率分别为 33.3% 和 12.3%，中位 EFS（无事件生存期）在安慰剂组为 25.9 个月，度伐利尤单抗组尚未达到。NEOTORCH 研究开创了"3+1+13"围手术期治疗新模式，即术前 3 周期特瑞普利单抗＋化疗，术后 1 周期特瑞普利单抗＋化疗，以及 13 周期特瑞普利单抗巩固治疗，主要研究终点为 EFS。期中分析结果表明特瑞普利单抗围手术期治疗，可明显延长Ⅲ期非小细胞肺癌患者的 EFS。2023 年 10 月，欧洲肿瘤内科学会（ESMO）大会上公布了 RATIONALE-315 研究的部分结果，替雷利珠单抗联合含铂两药化疗用于可切除非小细胞肺癌患者的围手术期治疗，pCR 率、MPR 率、手术率均创历史新高。

第四节　肿瘤药物治疗的基本原则

肿瘤药物治疗的前提是明确诊断，抗肿瘤药物均有不同程度的毒性反应，因此不建议试验性治疗或安慰性治疗。恶性肿瘤的诊断包括定性诊断、分期诊断和分子诊断。准确而完善的诊断是药物治疗取得疗效的必备条件，也是确定治疗目标、制订合理治疗计划的必然要求。

肿瘤细胞具有高度的异质性，单一治疗药物很难达到较高的完全缓解率，且由于基因的不稳定性，会随机产生耐药突变，肿瘤负荷越大，耐药的发生率越高。因此，采用作用机制不同、毒性反应不重叠的联合用药、多周期用药是临床上最常用的方法。

剂量强度是指化疗周期内单位时间内给予的药物剂量，而不计较给药途径。动物实验表明，剂量强度轻度下降时，在没有影响完全缓解率的

情况下，治愈率就已明显降低，反映了剂量强度的重要性。在临床实际工作中，对包括血液系统肿瘤和实体瘤化疗的研究结果均证实治疗强度与治疗效果的相关性。对于有治愈可能的患者，应尽量使用最大可耐受的剂量强度来保证疗效。Norton 和 Simon 根据人肿瘤细胞的 Gompertzian 曲线生长模型，提出了剂量密度学说，剂量密度疗法是指每次用药剂量不变，而缩短用药间隔。目前，剂量密度化疗已广泛应用于乳腺癌的新辅助和辅助化疗中。

需要注意的是，无论化疗药物、靶向治疗药物，还是免疫治疗药物，均有不可耐受的毒性反应，因此必须十分注意药物剂量的准确。虽然临床研究已经推荐了各种药物的标准剂量，但不同人群、不同个体、不同的治疗组合等，均对标准

剂量提出了挑战。因此在治疗前和治疗过程中均应根据患者的耐受性进行剂量的调整，以获得疗效和毒性反应之间的有效平衡。改变用药方法也是增效减毒的有效策略。序贯化疗是指先后给予一定周期的非交叉耐药的药物或方案。通过序贯化疗，药物易于达到较高的剂量，又减免了多种药物的毒性叠加。在整个序贯治疗过程中，由于使用了多种类型的药物，也在一定程度上减少了耐药的发生。序贯化疗在乳腺癌的辅助治疗中已显示出一定的优势，如 AC-T 等。另一种序贯治疗是基于细胞周期动力学的考虑，将作用于不同时相的药物序贯给药，以期达到更大程度的杀灭。当肿瘤体积较大时，先给予细胞周期非特异性药物，肿瘤体积缩小后，处于增殖状态的肿瘤细胞明显增多，此时再给予细胞周期特异性药物，会大大提高杀灭效果。维持治疗和巩固治疗都是在完成初始治疗并获得疗效后进行的延续治疗，均可在维持疗效的同时避免药物累积毒性的发生。以往的概念是维持治疗采用初始治疗中所包含的药物，而巩固治疗是采用与初始治疗不同的药物，现在临床上将两个概念混在一起，称为原药维持和换药维持。

给药途径分为静脉给药、口服给药和局部给药。静脉给药生物利用度最高，剂量容易把握，且可随时调整或拆除药物，有利于不良反应的处理，也方便治疗药物监测（TDM）工作的开展，是最常用的给药途径。对胃肠道吸收较为完全的药物，口服给药具有作用持久、平缓、方便、毒性低等特点，常用于治疗生长较慢、负荷较小、患者耐受性差的情况。在一些特殊的情况下，需局部给药以达到最佳的治疗效果，如腔内化疗、鞘内化疗和动脉介入化疗等。局部给药具有局部浓度高、全身毒性低的特点。

肿瘤药物治疗除了以上的理论和细节以外，还应高度重视以下的基本原则。

一、综合治疗的原则

综合治疗的手段包括手术、放疗和药物治疗等。手术与放疗均为局部治疗方法，治疗的重点是控制局部生长和局部扩散。但肿瘤是一种全身性疾病，很多肿瘤在早期即可发生临床可见或不可见的远处转移，此时仅用局部治疗难以控制肿瘤的发生

发展。药物治疗属于全身效应方法，除能控制局部肿瘤生长外，更着重于全身病灶的控制。因此药物治疗在肿瘤的综合治疗中具有不可取代的作用。早期肿瘤是以根治为目的，局部治疗发挥着主要作用，但药物治疗作为辅助、新辅助及围手术期治疗，对延长患者的生存甚至治愈具有重要作用。另外，当药物治疗作为主要手段时，也应充分重视局部治疗的可能性，即使对于被认为化疗能达到根治的小细胞肺癌，也倾向联合手术治疗。一些对化疗高度敏感的实体瘤，在化疗后常发生特定部位复发，此时放疗可以起到很好的补充杀灭作用。放疗还可以杀灭对化疗耐药的肿瘤细胞，降低耐药细胞发生远处转移的可能。结直肠癌肝转移转化治疗后再行手术，仍可使一部分患者获得治愈的可能。与此同时，化疗、内分泌治疗、靶向治疗、免疫治疗等药物治疗间的联合与及时转换也至关重要。临床研究时，常设计一种药物耐药之后的后线治疗方法，更多的目的是回答科学问题。但在临床实践中，应尽量避免或延迟耐药的发生，至少在考虑到一类药物可能已产生耐药时，及时转换使用另一类作用机制不同的药物，这可能是更科学的选择。

二、个体化治疗的原则

广义的个体化治疗是因人而异、因病而异，根据治疗目标，采取合适的方法、合适的组合、合适的时机、合适的强度及合适的疗程，最大限度地提高患者的生活质量，延长生存时间。目前临床上的个体化治疗常指分子水平上的个体化治疗，即根据肿瘤患者的个体遗传基因结构和功能差异，尤其是发生变异的遗传基因信息，利用分子生物学技术，提高分子诊断的特异性，以及疗效和预后预测的准确性，因人制宜地制订合适的诊疗方案。

个体化治疗应始终强调将患者作为治疗的主体，治疗方案的制订和实施应随着患者的病情变化及时调整。个体化治疗是基于对个体的差异性和肿瘤的高度异质性的认识而建立起来的"精准"治疗方法，仍应在肿瘤综合治疗理念的指导下，遵循循证医学的普遍原则。个体化治疗应充分考虑患者的身体耐受、心理需求和经济状况。处理好患者与肿瘤、疗效与毒性、收益与负担三者之

间的关系。

三、分期治疗的原则

国际抗癌联盟制定的"恶性肿瘤 TNM 分类法"是当前制订肿瘤综合治疗方案的最主要依据，也是评估治疗效果和预测预后的重要指标。肿瘤分期决定着患者的治疗目标，早期肿瘤治疗的目的是根治，药物治疗对于大多数肿瘤是配合综合治疗的有效治疗手段，尽可能达到根治的目的。中晚期肿瘤的治疗目的则是控制肿瘤发展、减轻症状、延长生存、提高生活质量，药物治疗常是主要治疗手段。对于终末期肿瘤，由于病情难以逆转，多以姑息治疗为主，目的在于减轻患者的痛苦。

肿瘤的分子分期（molecular staging）是在原来 TNM 分期的基础上，将分子生物学最新研究结果结合到这一分期系统中，为解决肿瘤的异质性、分期的合理性、治疗方案的设计和预后评估的准确性提供更好的帮助。分子分期可同时预测预后和疗效，对药物治疗具有更重要的指导意义。但其完善尚有待于分子生物学检测技术的不断完善和推广，以及更深入的临床研究加以检验。

四、生存时间与生活质量并重的原则

早期肿瘤的治疗应重点考虑生存时间的延长甚至治愈；中期肿瘤的治疗应以生存时间与生活质量并重。当难以延长生存时间，片面追求肿瘤的全部清除有可能导致"生命不止，化疗不息"和"边化疗，边转移"的情况。应以改善生活质量为目的，"带瘤生存"已成为当今肿瘤治疗的新策略。

五、适度治疗的原则

适度治疗是指根据肿瘤发展的规律及患者的功能状态，制订合适的方案，包括治疗手段、强度和持续时间等。适度是很难把握的临床问题，一般应处理好患者与肿瘤、疗效与毒性、收益与负担三者之间的关系。治疗过度和治疗不足均为临床治疗失败的常见原因。科学的适度治疗有赖于对肿瘤、机体和所采用治疗手段的深入了解，有赖于对包括分子生物学在内的各项检测技术的全面突破。

六、遵循循证医学证据的原则

临床医师应具备提出问题、查找证据、评价证据和使用证据的能力。使用证据时，必须结合个人的专业知识，包括疾病发生和演变的病理生理学理论，以及个人的临床经验，并结合他人的意见和研究成果。既要遵循医疗实践的规律和需要，又要根据"患者至上"的原则，尊重患者的意愿和实际可能性。

七、效费比最优的原则

在对各种方案的治疗效果充分了解的基础上，遵循成本与效果并重的原则，争取以最小的代价取得最大的效果。另外，要根据患者的实际经济状况，制订适合该患者经济状况的治疗方案，争取获得最大的效果。

（孙国平）

参 考 文 献

第2章 药物治疗的临床药理学基础

第一节 临床药物代谢动力学

临床药物代谢动力学（clinical pharmacokinetics）简称临床药动学，其应用动力学原理和数学模型，定量地描述药物的吸收（absorption）、分布（distribution）、代谢（metabolism）和排泄（elimination）过程（简称 ADME 过程）随时间变化的动态规律，以及各种临床条件对体内过程的影响，根据计算出的药动学参数制订最佳给药方案，指导临床合理用药。

临床药物代谢动力学是在药物代谢动力学的基础之上发生、发展和壮大起来的，是药物代谢动力学的分支。药物代谢动力学的历史可追溯至 1841 年，苏格兰学者 Alexander 进行了第一个人体药物代谢试验。1913 年，德国学者 Michaelis 及 Menten 提出用米氏方程描述酶动力学，为非线性药物代谢动力学奠定了理论基础。1937 年瑞典学者 Teorell 提出用二室模型分析血浆与组织中的药物浓度，由于他为药物代谢动力学多室模型的发展做出的重要贡献，被公认为是现代药物代谢动力学理论的奠基人。1953 年，Dost 首先将"药物代谢动力学"这一概念引入这门学科，这也标志着临床药物代谢动力学形成独立的分支。1965 年，Beckett 等发现苯丙胺的消除取决于尿液 pH，因此在临床上采用改变尿液 pH 的方法来加快或减慢药物经尿的排出。从此，医学界开始认识到药物代谢动力学在制订合理给药方案及个体化用药方面的重大意义，临床药物代谢动力学应运而生。

一、药物的体内过程

（一）药物的吸收及其影响因素

1. 吸收　药物由给药部位进入血液循环的过程称为吸收。

除静脉注射和静脉滴注给药是直接进入血液循环之外，其他血管外给药途径都存在药物跨血管壁进入血液的吸收过程，不同给药途径吸收快慢顺序依次为：吸入＞舌下＞直肠＞肌内注射＞皮下注射＞口服＞透皮。临床常用的血管外给药途径分为消化道给药、注射给药、呼吸道给药及皮肤黏膜给药。

（1）消化道内吸收：分为口腔、胃、小肠及直肠吸收等。

1）口腔吸收：药物经口腔黏膜吸收为被动吸收。唾液和咀嚼可以促进药物吸收，唾液流速一般为 0.6ml/min，每天分泌 1～2L，pH 6.2～7.2，能降低弱碱性药物的解离度和提高弱酸性药物的解离度，促进弱碱性药物吸收而不利于弱酸性药物吸收。口腔吸收的优点是吸收迅速、作用快、药物吸收完全，如防治心绞痛急性发作的硝酸甘油舌下含片。

2）胃吸收：胃液的 pH 对药物吸收影响较大。通常胃液的 pH 在 3 以下，弱酸性药物在此环境中多不解离，容易吸收，如水杨酸、丙磺舒等；相反，弱碱性药物如茶碱、地西泮、麻黄碱等在此环境中大部分解离而难以吸收。

3）小肠吸收：由于小肠吸收面积大、血流量丰富、药物在肠道中存留时间长，小肠成为消化道药物吸收的主要部位。肠腔内 pH 由十二指肠到回盲部越来越高，pH 变化范围较大，既适宜吸收弱酸性药物，也适宜吸收弱碱性药物。

由胃和小肠吸收的药物都要经门静脉进入肝脏，经首过消除后再进入体循环。

4）直肠吸收：栓剂或溶液剂经直肠给药后由直肠黏膜吸收，虽然吸收面积不大，但血流丰富，药物吸收较快，且 2/3 的药量不经过肝门静脉而直达体循环，可以减轻药物首过消除现象。

（2）注射部位吸收：通常，肌内注射和皮下注射给药后，药物先沿结缔组织向周边扩散，然后通过毛细血管壁被吸收。毛细血管壁细胞间隙较宽大，药物分子常以简单扩散或滤过方式转运，吸收快且完全。

（3）呼吸道吸收：某些脂溶性、挥发性的药物通过喷雾或气雾给药方式由呼吸道黏膜或肺泡上皮细胞吸收。粒径较大的颗粒（10μm）大多滞留在支气管黏膜而发挥局部抗菌、消炎、止喘和祛痰作用；粒径较小的微粒（2μm）可直接通过肺泡吸收而发挥全身作用。

（4）皮肤黏膜吸收：通常情况下，完整皮肤的吸收能力很差，皮肤薄的部位的吸收能力略强于皮肤厚的部位。可将药物和促皮吸收剂制成贴剂，经皮给药，产生局部或全身作用。黏膜的吸收能力强于皮肤，除了口腔黏膜、支气管黏膜以外，鼻黏膜和阴道黏膜也可吸收药物。

2. 影响药物吸收的因素

（1）药物的理化性质和剂型：既不溶于水也不溶于脂肪的药物极难吸收。甘露醇不能被吸收，快速静脉滴注可产生组织脱水作用，消化道给药可导泻。同是注射剂型，水溶液吸收迅速，而混悬剂、油剂吸收缓慢，在局部形成药物储库，故作用持久。

（2）首过消除：指某些药物在首次通过肠黏膜和肝脏时，部分被代谢灭活而使进入体循环的药量减少，又称首过效应（first-pass effect）。例如，硝酸甘油的首过消除可达 90% 以上，因此口服疗效差，可采用舌下含服、静脉滴注、吸入和经皮给药。

（3）吸收环境：包括胃肠蠕动和排空、胃肠液酸碱度、胃肠内容物和血流量等。

（二）药物的分布及其影响因素

1. 分布 药物吸收后随血液循环分配到各组织中的过程称为分布。

药物分布有明显的规律性：一是药物先向血流量相对大的器官组织分布，然后向血流量相对小的器官组织转移，这种现象称为再分布（redistribution）。例如，静脉麻醉药硫喷妥钠先向血流量相对大的脑组织分布，迅速产生麻醉效应，然后向脂肪组织转移，效应又迅速消失。二是药物在体内分布有明显的选择性，多数是不均匀分布，如碘集中分布在甲状腺组织中，甘露醇集中分布在血浆中，链霉素主要分布在细胞外液，还有的药物分布在脂肪、毛发、指甲和骨骼中。三是给药后经过一段时间的平衡，血液循环中和组织器官中的药物浓度达到相对稳定，这时血浆药物浓度水平可以间接反映靶器官的药物浓度水平，后者决定药效强弱，因此，测定血药浓度可以预测药效强弱。

2. 影响药物分布的因素

（1）药物-血浆蛋白结合：血浆中与药物结合的蛋白包括①白蛋白，有 3 个结合位点，主要结合弱酸性药物；② α_1 酸性糖蛋白，有一个结合位点，主要结合弱碱性药物；③脂蛋白，结合脂溶性强的药物。此外，还有 β 球蛋白和 γ 球蛋白，主要结合内源性生物活性物质。

血浆中的蛋白含量相对稳定，与药物的结合部位和结合容量有限，随着药量增加，结合部位达到饱和后，增加药量就可使血中游离药物浓度剧增，导致药效增强或产生毒性反应。例如，服用血浆蛋白结合率为 99% 的双香豆素后，再服用结合率为 98% 的保泰松，保泰松与双香豆素出现蛋白结合竞争现象，可使血中双香豆素游离浓度成倍增加，其抗凝作用增强而导致渗血甚至出血不止。血浆蛋白含量降低（如老年人或肝硬化、慢性肾炎患者）或变质（如尿毒症）均可改变血中游离药物浓度，使药效增强或出现不良反应。

（2）体内特殊屏障：机体中某些组织对药物的通透性具有特殊的屏障作用，主要有血脑屏障（blood-brain barrier）、胎盘屏障（placental barrier）和血眼屏障（blood-eye barrier）等。

1）血脑屏障：是血液与脑组织、血液与脑脊液、脑脊液与脑组织 3 种屏障的总称。因为脑毛细血管内皮细胞间连接紧密，间隙较小，同时基底膜外还有一层星状细胞包围，大多数药物较难通过，只有脂溶性强、分子量较小的水溶性药物可以通过血脑屏障进入脑组织，因此，脑脊液中的药物浓度常低于血浓度。临床由于治疗需要，有时将一定容量的药液注入脑脊液，但在注射前应将等容脑脊液放出，避免颅内压增高引起头痛。新生儿及患脑膜炎时血脑屏障的通透性可增加。

2) 胎盘屏障：是胎盘绒毛与子宫血窦间的屏障，对胎儿是一种保护性屏障。所有药物均能通过胎盘进入胎儿体内，只是程度、快慢不同。妊娠期禁止使用对胎儿发育成长有影响的药物。

3) 血眼屏障：是血液与视网膜、血液与房水、血液与玻璃体屏障的总称，可影响药物在眼内的浓度，脂溶性药物及分子量小于 100 的水溶性药物易于通过。全身给药时，药物在眼内难以达到有效浓度，可采取局部滴眼或眼周边给药，包括结膜下注射、球后注射及结膜囊给药等。

(3) 其他因素：包括局部器官血流量、组织亲和力、细胞内液及外液的 pH 等。

（三）药物的代谢和影响因素

1. 代谢　药物作为外源性物质在体内发生化学结构改变的过程称为代谢。

(1) 药物代谢的部位及其催化酶：药物代谢的主要部位是肝，肝外组织如胃肠道、肾、肺、皮肤、脑、肾上腺、睾丸、卵巢等也能不同程度地代谢某些药物。药物在体内的代谢必须在酶的催化下才能进行，这些催化酶又分为两类：一类是专一性酶，如胆碱酯酶、单胺氧化酶等，它们只能转化乙酰胆碱和单胺类等一些特定的药物或物质；另一类是非专一性酶，它们是一种混合功能氧化酶系统，一般称为"肝脏微粒体细胞色素 P450 酶系统（cytochrome P450，CYP）"，简称"肝微粒体酶"。此酶存在于肝细胞内质网上，由于该酶能促进数百种药物的转化，故又称"肝药酶"，现已在人体中分离出 70 余种肝药酶。

(2) 药物代谢的时相和类型：代谢过程分为 2 个时相 4 种类型。Ⅰ 相包括氧化反应、还原反应及水解反应，主要由肝微粒体酶，以及存在于细胞质、线粒体、血浆、肠道菌丛中的非肝微粒体酶催化，在药物分子结构中引入或使其暴露极性基团，如产生羟基、羧基、巯基、氨基等。Ⅱ 相为结合反应，使药物分子结构中的极性基团与体内化学成分如葡萄糖醛酸、硫酸、甘氨酸、谷胱甘肽等经共价键结合，生成极性大且易溶于水的结合物排出体外。

(3) 药物代谢的意义：药物经转化后其药理活性发生改变。大多数药物失去活性（减弱或消失）的过程称为灭活。少数药物需要被活化而出现药理活性，如可待因在肝脏去甲基后变成吗啡而生效，这种需经活化才能产生药理效应的药物称为前药（pro-drug）。有些药物经转化后生成的代谢产物具有药理活性或毒性，如普萘洛尔的代谢物 4- 羟普萘洛尔仍然具有 β 受体阻断效应，但较原形药弱，非那西丁的代谢物对乙酰氨基酚具有较原形药更强的药理活性，而异烟肼的代谢物乙酰异烟肼对肝脏有较强的毒性。因此，将药物的代谢称为"解毒"并不确切。

2. 影响药物代谢的影响因素

(1) 遗传因素：遗传因素对药物代谢影响很大，最重要的表现是遗传决定的氧化反应及结合反应的遗传多态性。根据人体对某些药物代谢的强度与速度不同，有时可将人群分为强（快）代谢者与弱（慢）代谢者。遗传因素所致药物代谢差异将改变药物的疗效或毒性。

(2) 环境因素：环境中存在的许多化学物质可以使肝药酶活性增强或减弱，改变代谢速度，进而影响药物作用的强度与持续时间。

1) 酶的诱导：某些化学物质能提高肝药酶的活性，从而提高代谢速率，此现象称为酶的诱导。具有肝药酶诱导作用的化学物质称为酶的诱导剂，能促进自身代谢，连续用药可因自身诱导而使药效降低。

2) 酶的抑制：某些化学物质能抑制肝药酶的活性，使其代谢药物的速率减慢，此现象称为酶的抑制。具有肝药酶抑制作用的化学物质称为酶的抑制剂，在体内灭活的药物经酶的抑制剂作用后，代谢减慢，作用增强，作用时间延长。

常见的酶诱导剂和酶抑制剂及相互作用见表 2-1。

(3) 生理因素与营养状态：年龄不同，肝药酶活性不同。胎儿和新生儿肝药酶活性很低，对药物的敏感性比成人高，常规剂量可能出现很强的毒性，而老年人肝代谢药物的能力亦明显降低。食物中不饱和脂肪酸含量增多，可增加肝 CYP 含量，而食用缺乏蛋白质、维生素 C、钙或镁的食物可降低肝脏对某些药物的代谢能力，此外，高碳水化合物饮食可使肝转化药物的速率降低。

表 2-1 常见的酶诱导剂和酶抑制剂及相互作用

	药物名称	受影响的药物
诱导剂	巴比妥类	巴比妥类、氯霉素、氯丙嗪、可的松、香豆素类、洋地黄毒苷、地高辛、多柔比星、雌二醇、保泰松、苯妥英钠、奎宁、睾酮
	灰黄霉素	华法林
	保泰松	氨基比林、可的松、地高辛
	苯妥英钠	可的松、地塞米松、地高辛、氨茶碱
	利福平	双香豆素、地高辛、糖皮质激素类、美沙酮、美托洛尔、口服避孕药
抑制剂	异烟肼	安替比林、双香豆素类、丙磺舒、甲苯磺丁脲
	西咪替丁	地西泮、氯氮䓬、华法林
	双香豆素类	苯妥英钠
	口服避孕药	安替比林
	去甲替林	苯妥英钠、甲苯磺丁脲
	保泰松	—

（4）病理因素：疾病状态能影响肝药酶活性，如肝炎患者的葡萄糖醛酸结合反应和硫酸结合反应受阻，有研究发现对乙酰氨基酚在肝炎患者体内的半衰期比正常人长 33%。

（四）药物的排泄和影响因素

1. 排泄 是指药物及其代谢产物经机体的排泄或分泌器官排出体外的过程。机体的排泄或分泌器官主要是肾脏，其次是胆道、肠道、唾液腺、乳腺、汗腺及肺等。

（1）肾脏：药物及其代谢物经肾脏排泄时有 3 种方式——肾小球滤过、肾小管主动分泌和肾小管被动重吸收。

1）肾小球毛细血管网的基底膜通透性较大，对分子量小于 20 000 的物质皆可滤过，因此，除了血细胞成分、较大分子的物质及与血浆蛋白结合的药物外，绝大多数游离型药物和代谢物均可经肾小球滤过，排入肾小管腔内。

2）按照被动转运规律，脂溶性大、极性小、非解离型的药物和代谢产物经肾小管上皮细胞重吸收入血，此时改变尿液 pH 可以明显改变弱酸性或弱碱性药物的解离度，从而改变药物的重吸收程度。例如，苯巴比妥、水杨酸中毒时，碱化尿液使药物解离度增大，重吸收减少，增加排泄。

3）经肾小管分泌而排泄的药物遵循主动转运的规律，肾小管上皮细胞有两类转运系统：有机酸和有机碱转运系统，前者转运弱酸性药物，后者转运弱碱性药物。合用分泌机制相同的两类药物时，经同一载体转运可发生竞争性抑制，如丙磺舒可抑制青霉素的主动分泌、依他尼酸可抑制尿酸的主动分泌等，对临床治疗产生有益或有害的影响。

（2）胆汁：部分药物经肝脏转化形成极性较强的水溶性代谢物，经胆汁排泄。能经胆汁排泄的药物必须具有一些特殊化学基团，分子量在 300 ~ 5000。有的药物在肝细胞内与葡萄糖醛酸结合后分泌到胆汁中，随后排泄到小肠中被水解，游离药物再吸收进入体循环，这种肝、胆汁、小肠间的循环称为肝肠循环（hepato-enteral circulation）。洋地黄毒苷、地高辛、地西泮等药物因肝肠循环使血药浓度维持时间延长，还有些药物的代谢产物在小肠重吸收，经肾排出体外。

（3）肠道：经肠道排泄的药物主要来源于口服后肠道中未吸收的部分、随胆汁排泄到肠道的部分和经肠黏膜分泌排入肠道的部分。

（4）其他途径：许多药物可通过唾液、乳汁、汗液及泪液排出。非解离型药物依赖于从腺上皮细胞扩散到分泌液中的量，解离型的药物则依赖于局部 pH。唾液中的药物浓度与血浆中的浓度有良好的相关性，由于唾液容易采集、无创伤性等优点，现在临床常以此代替血液标本进行血药浓度监测。乳汁的 pH 略低于血浆，弱碱性药物较弱酸性药物更容易通过乳汁排泄，在婴儿体内产生药理作用。挥发性药物、全身麻醉药可通过肺排出体外。

2. 影响药物排泄的影响因素

（1）体液流量：当肾血流量增加时，主要经肾小球滤过和肾小管主动分泌排泄的药物量都将随之增加。当胆汁流量增加时，主要经胆汁排泄的药物量增加。

（2）体液 pH：当肾小管液、唾液、胆汁等细胞外液 pH 升高时，会使弱酸性药物解离增加，排泄增多，使弱碱性药物解离减少，重吸收增加，排泄减少。反之，pH 降低时，会使弱碱性药物解离增加，排泄增多，使弱酸性药物解离减少，重吸收增加，排泄减少。

二、药动学参数计算及意义

药物动力学又可分为吸收动力学、分布动力学和消除动力学，可分别计算各自的参数，定量描述药物的体内过程，如下列举几个重要参数。

1. 峰浓度（C_{max}）和达峰时间（T_{max}）　指血管外给药后药物在血浆中的最高浓度值及其出现时间，分别代表药物吸收的程度和速度。血管外给药途径、药物制剂均可影响药物吸收的程度和速度。

2. 曲线下面积（AUC）　指药物浓度 - 时间曲线和横坐标围成的区域，表示一段时间内药物在血浆中的相对累积量，是计算生物利用度的重要参数。公式为

$$AUC=\int_0^\infty Cdt=\frac{A}{\alpha}+\frac{B}{\beta}$$

卡铂是一种较常用的铂类化疗药，主要用于小细胞肺癌、卵巢癌、生殖系恶性肿瘤、膀胱癌、宫颈癌，以及黑色素瘤、子宫内膜癌等疾病的治疗。人体代谢和排泄的个体差异可能导致个体间不同的治疗效果。有的患者可能因达不到治疗浓度导致化疗失败，有的可能因药物浓度过高而产生严重的不良反应。因此据药物的药代动力学设计个体化的治疗方案显得极为重要。在临床上，卡铂剂量（mg）= 所设定的 AUC[mg/（ml·min）]×[肌酐清除率（ml/min）+25]。

3. 生物利用度（bioavailability，BA 或 F）　指药物的活性成分从制剂释放吸收进入体循环的程度和速度。通常以绝对生物利用度表示，公式为

绝对生物利用度 $F=A/D×100\%=$ AUC (血管外给药)／AUC (血管内给药) $×100\%$

式中，A 为吸收入血的量；D 为给药量。

通常以血管内（如静脉注射）给药所得 AUC 为百分之百，再以血管外给药（如口服、肌内注射、舌下、吸入等）所得 AUC 相除，可得到经过吸收过程而实际到达全身血液循环的绝对生物利用度，以此评价不同给药途径药物的吸收效果。

4. 生物等效性（bioequivalence，BE）　指比较同一种药物的相同或者不同剂型，在相同试验条件下，其活性成分吸收程度和速度是否接近或等同。通常主要以相对生物利用度表示，公式为

相对生物利用度 $F'=$ AUC (供试药)／AUC (对照药) $×100\%$

相对生物利用度评价药品制剂之间、生产厂商之间、批号之间的吸收药物量是否相近或等同，如果有较大差异，将导致药效方面的较大改变。相对生物利用度是新型药物制剂生物等效性评价的重要参数。

5. 表观分布容积（apparent volume of distribution，V_d）　指理论上药物以血药浓度为基准均匀分布应占有的体液容积，单位是 L 或 L/kg。

$$V_d=\frac{D}{C_0}$$

式中，D 为体内总药量，C_0 为药物在血浆与组织间达到平衡时的血浆药物浓度。它并非指药物在体内占有的真实体液容积，所以称为表观分布容积。通过此数值可以了解药物在体内的分布情况，如一个 70kg 体重的正常人，V_d 在 0.05L/kg 左右时表示药物大部分分布于血浆；V_d 在 0.6L/kg 时则表示药物分布于全身体液中；V_d 大于 0.6L/kg 时则表示药物分布到组织器官中；V_d 大于 1.0L/kg 时则表示药物集中分布至某个器官内或深部范围组织内，前者如碘集中于甲状腺，后者指骨骼或脂肪组织等。一般来说，分布容积越小的药物排泄越快，在体内存留时间越短；分布容积越大的药物排泄越慢，在体内存留时间越长。

6. 消除速率常数（K_e）　指单位时间内消除药物的分数，如 K_e 为 0.18/h，表示每小时消除前 1 小时末体内剩余药量的 18%。K_e 是体内各种途径消除药物的总和，对于正常人来说，K_e 基本恒定，其数值大小反映药物在体内消除的速率。K_e 的大小变化只依赖于药物本身的理化性质和消除

器官的功能，与剂型无关。

7. 半衰期（half-life, $t_{1/2}$）　指血浆中药物浓度下降一半所需要的时间。绝大多数药物在体内属于一级速率变化，其 $t_{1/2}$ 为恒定值，且与血浆药物浓度无关。其公式为

$$t_{1/2}=0.603/K_e \quad （一室模型）$$
$$t_{1/2}=0.693/\beta \quad （二室模型）$$

$t_{1/2}$ 的意义在于：①反映药物消除快慢的程度，也反映机体消除药物的能力；② $t_{1/2}$ 与药物转运和转化的关系为，一次用药后经过 4～6 个 $t_{1/2}$ 后体内药量消除 93.5%～98.4%；同理，若每隔 1 个 $t_{1/2}$ 用药一次，则经过 4～6 个 $t_{1/2}$ 后体内药量可达稳态水平的 93.5%～98.4%；③按 $t_{1/2}$ 的长短不同常将药物分为 5 类，超短效为 $t_{1/2} \leq 1$ 小时，短效为 1～4 小时，中效为 4～8 小时，长效为 8～24 小时，超长效 > 24 小时；④肝肾功能不全者 $t_{1/2}$ 改变，绝大多数药物的 $t_{1/2}$ 延长。可通过测定患者肝肾功能调整用药剂量或给药间隔。

氟尿嘧啶在体内必须转化为相应的核苷酸才能发挥其抑制肿瘤的作用，其在体内的半衰期为 20～30 分钟，加之其又为周期特异性药物，只对 S 期细胞有效，故具有时间依赖性，药效随时间延长而增加，增加药物浓度并不能增加药效。因此氟尿嘧啶在使用过程中采用延缓降解的技术和持续静脉滴注的输注方式等，在有效浓度之上维持低浓度长时间输注。

8. 清除率（clearance, CL_S）　指单位时间内多少毫升血浆中的药物被清除，是肝清除率（CL_H）、肾清除率（CL_R）和其他消除途径清除率的总和。即 $CL_S=CL_H+CL_R+\cdots$，其计算公式为

$$CL_S=V_d \times K_e=F \times D/AUC$$

式中，V_d 为表观分布容积；K_e 为消除速率常数；F 为生物利用度；D 为体内药量；AUC 为血药 - 浓度曲线下面积。清除率以单位时间的容积（ml/min 或 L/h）表示。

9. 稳态血药浓度与平均稳态血药浓度　如按固定间隔时间给予固定药物剂量，在每次给药时体内总有前次给药的存留量，多次给药形成多次蓄积。随着给药次数增加，体内总药量的蓄积率逐渐减慢，直至在剂量间隔内消除的药量等于给药剂量，从而达到平衡，这时的血药浓度称为稳态血药浓度（steady state plasma concentration,

C_{ss}），又称坪值（plateau）。假定按半衰期给药，则经过相当于 5 个半衰期的时间后血药浓度基本达到稳定状态。

稳态血药浓度是一个"篱笆"形的药时曲线，它有一个峰值（稳态时最大血药浓度，$C_{ss, max}$），也有一个谷值（稳态时最小血药浓度，$C_{ss, min}$）。由于稳态血药浓度不是单一的常数值，故有必要从稳态血药浓度的起伏波动中找出一个特征性的代表数值，以反映多剂量长期用药的血药浓度水平，即平均稳态血药浓度（$C_{ss, av}$）（图 2-1）。所谓 $C_{ss, av}$ 是指达到稳态时，在一个剂量间隔时间内，血药浓度曲线下面积除以给药间隔时间的商值，其计算式为

$$C_{ss, av}=AUC_{0-\tau}/\tau$$

或

$$C_{ss, av}=FD/K_e\tau V_d$$

式中，τ 为两次给药的间隔时间；AUC 为血药浓度曲线下面积；F 为生物利用度；D 为给药剂量；K_e 为消除速率常数；V_d 为表观分布容积。

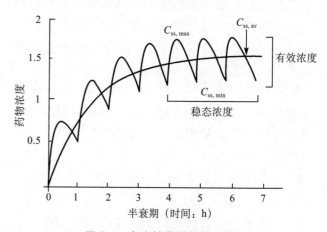

图 2-1　多次给药后的药时曲线

达到 C_{ss} 的时间仅决定于半衰期，与剂量、给药间隔及给药途径无关，但剂量与给药间隔能影响 C_{ss}。剂量大，C_{ss} 高；剂量小，C_{ss} 低。给药次数增加能提高 C_{ss}，并使其波动减小，但不能加快到达 C_{ss} 的时间（图 2-2A）；增加给药剂量能提高 C_{ss}，但也不能加快到达 C_{ss} 的时间（图 2-2B）；首次给予负荷剂量（loading dose），可加快到达 C_{ss} 的时间（图 2-2C）。临床上首量加倍的给药方法即为了加快到达 C_{ss} 的时间。对于以一级动力学消除的一室模型药物来说，当 τ 等于消除半衰期时，

负荷剂量等于 2 倍的维持剂量，即首剂加倍量。

　　20 世纪 80 年代以后，新的分析检测手段和分子生物学技术的应用使药物代谢动力学和临床药物代谢动力学的发展日新月异。气相色谱 - 质谱联用法（GC-MS）、液相色谱 - 质谱联用法（LC-MS）等检测手段在微量药物浓度分析和代谢物鉴定中显示出强大的优势，已经成为现阶段药物代谢动力学研究常规和普遍应用的方法。高效毛细管电泳（high performance capillary electrophoresis，HPCE）在药物和代谢物分离方面的应用、微透析技术在体内药物分布试验方面的应用、核磁共振（nuclear magnetic resonance，NMR）技术的快速测定和高分辨率、飞行时间质谱（time-of-flight mass spectrometry，TOF-MS）对生物大分子和代谢产物的分析优势、正电子发射体层成像（positron emission tomography，PET）技术用于痕量药物代谢动力学筛选等，均使药物代谢动力学及药物安全性的研究登上了更高的台阶。此外，分子生物

学技术的发展使重组 CYP 酶广泛运用于药物代谢动力学、临床药物代谢动力学及遗传药物代谢动力学研究。蛋白质克隆技术、细胞转染技术及转基因和基因敲除动物等基因工程技术已经渗入药物转运体与药物代谢动力学的深入研究中，使药物在体内的吸收、分布、代谢和排泄过程的解析向分子水平、基因水平迈进。遗传药理学、遗传药物代谢动力学研究的迅猛发展，使得药物"因异给药"的临床应用指日可待。

　　近年来，中药药物代谢动力学领域也取得了重大进展，目前国外对中草药药物代谢动力学的研究主要是研究其单一成分的药物代谢动力学，而我国在这方面的研究除了单一成分外，还体现了中药的整体思想。采用指纹图谱技术研究其多组分的药物代谢动力学，并结合血清药理学研究药动（PK）- 药效（PD）关系，重点研究中草药的活性成分或组分，体现了中医药的特点，为中医药走出国门做出了贡献。

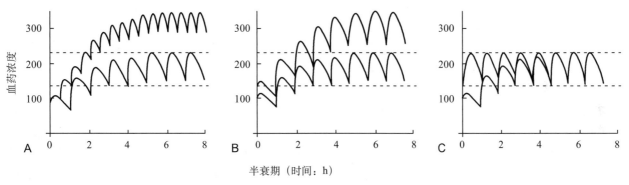

图 2-2　给药方式与到达稳态浓度时间的关系
A. 缩短给药时间；B. 增加给药剂量；C. 负荷量给药

第二节　临床药物效应动力学

　　临床药物效应动力学（clinical pharmaco-dynamics）简称临床药效学，是研究临床用药过程中药物对机体的作用、机制及"量"的规律的科学，其内容包括药物与靶点之间相互作用所引起的生理生化反应、药物作用的分子机制等。研究临床药效学的目的是指导临床合理用药、避免药物不良反应和为新药研究提供依据。

　　临床药物效应动力学是药物效应动力学的分支，1906 年，J. N. Langley 发现烟碱和箭毒作用于既非神经又非肌肉的某些物质，称之为"接受物

质"；1910 年 Paul Ehrlich 根据抗体对抗原性物质具有高度特异性提出"受体"这个概念；1979 ～ 1982 年，由 Segre 首次提出、Sheiner 等以效应室而改进的药动 - 药效连接模型使直接拟合血药浓度与效应之间的关系成为可能，并逐渐发展为如今的临床药效学。

一、药物作用与药理效应

　　药物作用是指药物对机体的初始作用，是动因。药理效应是药物作用的结果，是机体反应的表现。

由于两者意义接近，通常并不严加区别，但当两者并用时，应体现先后顺序。药物作用改变机体器官原有功能水平，功能提高称为兴奋，功能降低称为抑制。例如，肾上腺素升高血压、呋塞米增加尿量均属兴奋；阿司匹林解热及吗啡镇痛均属抑制。

多数药物是通过化学反应而产生药理效应的，这种化学反应的专一性使药物的作用具有特异性（specificity）。例如，阿托品特异性地阻断 M 胆碱受体，而对其他受体影响不大。药物作用特异性取决于药物的化学结构，这就是构效关系。药理效应的选择性（selectivity）是指在一定的剂量下，药物对不同的组织器官作用的差异性。有些药物可影响机体的多种功能，有些药物只影响机体的一种功能，前者选择性低，后者选择性高。药物作用特异性强并不一定引起选择性高的药理效应，即两者不一定平行。

二、治疗作用与不良反应

药物对机体产生的作用通常有两个方面，一方面是对机体有利的作用，即药物作用的结果有利于改变患者的生理、生化功能或病理过程，使患病的机体恢复正常，称为治疗作用（therapeutic effect）；另一方面则是对机体不利的作用，即与用药目的无关，并为患者带来不适或痛苦，统称为药物不良反应（adverse reaction）。

1. 药物的治疗作用　根据治疗作用的效果，可将治疗作用分为以下两种。

（1）对因治疗（etiological treatment）：用药目的在于消除原发致病因子，彻底治愈疾病，称为对因治疗，如用抗生素杀灭体内致病菌。

（2）对症治疗（symptomatic treatment）：用药目的在于改善症状，称为对症治疗。对症治疗不能根除病因，但对病因未明而暂时无法根治的疾病却是必不可少的。对某些重危急症，如休克、惊厥、心力衰竭、心搏或呼吸暂停等，对症治疗可能比对因治疗更为迫切。有时严重的症状可以作为二级病因，使疾病进一步恶化，如高热引起惊厥、剧痛引起休克等，此时的对症治疗（如解热或镇痛）对惊厥或休克而言，又可看成是对因治疗。

2. 药物的不良反应　多数药物不良反应是药物固有的效应，在一般情况下是可以预知的，但不一定是能够避免的。少数较严重的不良反应较

难恢复，称为药源性疾病（drug-induced disease），如庆大霉素引起的神经性耳聋、肼屈嗪引起的红斑性狼疮等。药物的不良反应主要有以下几类。

（1）副作用（side reaction）：是由于药物作用选择性低，药理效应涉及多个器官，当某一效应用作治疗目的时，其他效应就称为副作用（通常也称副反应）。例如，阿托品用于治疗胃肠痉挛时，往往引起口干、心悸、便秘等副作用。副作用是在治疗剂量下发生的，是药物本身固有的作用，多数较轻微并可以预料。

（2）毒性反应（toxic reaction）：是指在剂量过大或药物在体内蓄积过多时发生的危害性反应，一般比较严重。毒性反应一般是可以预知的，应避免发生。短期内过量用药引起的毒性称急性毒性反应，多损害循环呼吸及神经系统功能。长期用药时由于药物在体内蓄积而逐渐发生的毒性称为慢性毒性，多损害肝、肾、骨髓、内分泌等功能。致癌、致畸胎和致突变反应也属于慢性毒性范畴。

（3）后遗效应（residual effect）：是指在停药后，血药浓度已降至阈浓度以下时残存的药理效应。例如，服用巴比妥类催眠药后，次日凌晨出现乏力、困倦等现象。

（4）停药反应（withdrawal reaction）：是指患者长期应用某种药物，突然停药后出现原有疾病加剧的现象，又称反跳反应（rebound reaction）。例如，长期服用可乐定降血压，突然停药，次日血压明显升高。

（5）继发反应（secondary reaction）：是继发于药物治疗作用之后的不良反应，是治疗剂量下治疗作用本身带来的间接结果。例如，长期应用广谱抗生素，使敏感细菌被杀灭，而耐药葡萄球菌或真菌大量繁殖，造成二重感染。

（6）变态反应（allergic reaction）：是药物引起的免疫反应。非肽类药物作为半抗原与机体蛋白结合为抗原后，经过接触 10 天左右的敏感化过程而发生的反应，也称为过敏反应。常见于过敏体质患者，反应性质与药物原有效应和剂量无关，用药理性拮抗药解救无效。临床用药前虽常做皮肤过敏试验，但仍有少数假阳性或假阴性反应，可见这是一类非常复杂的药物反应。

（7）特异质反应（idiosyncratic reaction）：少

数特异体质患者对某些药物反应特别敏感，反应性质也可能与常人不同，但与药物固有的药理作用基本一致，反应严重程度与剂量成比例，药理性拮抗药救治可能有效。这种反应不是免疫反应，故不需要预先敏化过程。现已知特异质反应是一类先天遗传异常所致的反应。例如，先天性葡萄糖 -6- 磷酸脱氢酶缺乏的患者服用伯氨喹后，容易发生急性溶血性贫血和高铁血红蛋白血症。

三、药物与受体

药物作用机制可分为非特异性和特异性两种。少部分药物可以通过改变细胞内外环境的理化性质而发挥非特异性作用，如腐蚀、抗酸、脱水等；而大多数药物则是通过参与或干扰靶器官（细胞）的特定生化过程而发挥特异性作用。药物特异性作用的靶点包括受体、酶、离子通道、核酸、载体、基因等，其中受体学说是药物作用的理论基础。

1. 作用于受体的药物　受体（receptor）是一类存在于细胞膜、细胞质或细胞核内，具有识别和结合细胞外特定化学物质（配体）、介导细胞信号转导并产生生物学效应的功能蛋白质。药物作为配体，只能与其相应的受体结合，这是药物作用特异性的基础。药物的特异性作用起始于药物与受体的结合，进而改变受体的蛋白构型，引发一系列细胞内变化，完成信号向下游的转导，并使原始信息逐级放大，最终产生药理效应。评价药物与受体作用的指标为亲和力（affinity）和内在活性（intrinsic activity），亲和力指药物与受体的结合能力，内在活性指配体与受体结合后产生效应的能力。

（1）受体激动剂（receptor agonist）：指既有亲和力又有内在活性，能与受体结合并激动受体产生效应的药物。

（2）受体拮抗剂（receptor antagonist）：这类药物有亲和力但无内在活性，与受体结合后不能产生效应，反而会妨碍受体激动剂的作用。受体拮抗剂分为以下两类。

1）竞争性拮抗剂（competitive antagonist）：与受体的结合是可逆的，只要增加激动剂的剂量，就能与拮抗剂竞争结合部位，最终仍能使量效曲线的最大效应达到原来的高度。在应用一定剂量的拮抗剂后，激动剂的量效曲线平行右移（图 2-3）。

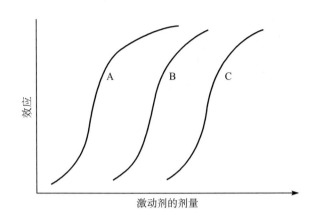

图 2-3　竞争性拮抗剂对激动剂量效曲线的影响
A. 单用激动剂；B、C. 浓度依次增加的竞争性拮抗剂 + 激动剂

2）非竞争性拮抗剂（non-competitive antagonist）：与受体的结合是不可逆的，或者能引起受体的构型改变，从而干扰激动剂与受体正常结合，而且激动剂不能竞争性地克服此种干扰。增大激动剂的剂量也不能使量效曲线的最大效应达到原来的水平，如增加此类拮抗剂的剂量，激动剂的量效曲线下移（图 2-4）。

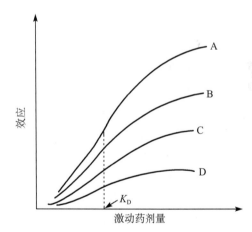

图 2-4　非竞争性拮抗剂对激动剂量效曲线的影响
A. 单用激动剂；B、C、D. 浓度依次增加的非竞争性拮抗剂 + 激动剂

3）部分激动剂（partial agonist）：受体的亲和力与激动剂相似，但其内在活性很小，与受体结合后只产生弱的效应，但在有别的强激动剂存在时，这种药物与受体的结合反而妨碍了强激动剂的作用，起到受体拮抗剂的作用。

4）反向激动剂（inverse agonist）：这类药物与受体结合后可引起受体构型的变化，引起与原来激动剂相反的效应。

2.受体的调节　受体虽是遗传获得的固有蛋白，但并不是固定不变的，而是经常代谢转换处于动态平衡状态，其数量、亲和力及效应力经常受到各种生理及药理因素的影响。受体的调节是维持机体内环境稳定的一个重要因素，其调节方式有脱敏和增敏两种类型。

(1)受体脱敏：是指在长期使用一种激动剂后，组织或细胞对激动剂的敏感度和反应性下降的现象。例如，仅对一种类型受体激动剂的反应性下降，而对其他类型受体激动剂的反应性不变，称为激动剂特异性脱敏；若组织或细胞对一种类型受体激动剂脱敏，对其他类型受体激动剂也不敏感，则称为激动剂非特异性脱敏。前者可能与受体磷酸化或受体内移有关，后者则可能是由于所有受影响的受体有一个共同的反馈调节机制，也可能受到调节的是它们信号转导通路上的某个共同环节。

(2)受体增敏：是与受体脱敏相反的一种现象，可因受体激动剂水平降低或长期应用拮抗剂而造成。如长期应用β受体阻滞剂普萘洛尔时，突然停药可致反跳现象，这是由β受体的敏感度增高所致。

若受体脱敏和增敏只涉及受体密度的变化，则分别称为下调和上调。

第三节　影响药物治疗的因素

药物进入机体产生效应时往往受到机体内外各方面因素的影响，从而使药效增强或减弱，甚至发生质的改变，产生不良反应。了解和掌握这些影响因素的规律，可以更好地发挥药理效应，取得最佳的治疗效果。

一、药物因素

(一)药物理化性质

药物的溶解性使药物在水和油溶液中的分配比例不同，有机酸、有机碱在水溶液中不溶，制成盐制剂后可溶于水。每种药物都有保存期限，超过期限的药物发生性质改变而失效，如青霉素在干粉状态下有效期为3年，而在水溶液中极不稳定，需要临用前现配。药物需在常温下干燥、密闭、避光保存，个别药物还需要在低温下保存，否则易挥发、潮解、氧化和光解。例如，乙醚易挥发、易燃；维生素C、硝酸甘油易氧化；肾上腺素、去甲肾上腺素、硝普钠、硝苯地平易光解等。

(二)药物剂型

每种药物都有与其相适宜的剂型，采用不同途径给药可产生不同的药效，同种药物的不同剂型对药效发挥也有影响。例如，片剂、胶囊、口服液等均可口服给药，但药物崩解、溶解速率不同，吸收快慢与量各异。注射剂中水剂、乳剂、油剂在注射部位的释放速率不同，药物起效快慢、维持时间长短也不同。不同厂家生产的同种药物制剂由于制剂工艺不同，药物吸收和药效也有差别。因此，为保证药物吸收和药效发挥的一致性，需要用生物等效性作为比较标准对上述药物制剂予以评价。

(三)给药方法

1.给药剂量　剂量指用药量。随着剂量加大，效应逐渐增强，不但程度增强，还能改变效应性质。例如，镇静催眠药在小剂量时出现镇静效应，随着剂量增加，可依次出现催眠、麻醉甚至导致死亡。

2.给药途径　选择不同给药途径可以影响药物的吸收和分布，从而影响药物效应的强弱，甚至出现效应性质的改变(如硫酸镁)。

(1)消化道给药

1)口服：是大多数药物最常用的给药方法。其优点为方便、经济，较注射给药相对安全。其缺点为许多药物易受胃肠内容物影响而延缓或减少吸收，有些可发生首过消除，甚至有些药物几乎不吸收，如硝酸甘油片。另外，口服不适用于昏迷、呕吐、抽搐和急重症患者。

2)口腔给药：口腔速崩片、口腔速溶片、口腔分散片、口腔速释片、口腔膜剂、滴丸和咀嚼片在咀嚼后均可通过口腔黏膜下丰富的毛细血管吸收，可避免胃肠道刺激、吸收不完全和首过消除。例如，硝酸甘油片舌下给药缓解心绞痛急性发作。

3）直肠给药：将药栓或药液导入直肠内，由直肠黏膜血管吸收，可避免胃肠道刺激及药物被破坏。此法成年人使用很不方便，对小儿较适宜，可以避免小儿服药困难及胃肠道刺激，目前国内适于小儿直肠给药的药物栓剂很少，限制了其使用。

（2）注射给药

1）肌内注射：药物在注射部位通过肌肉丰富的血管吸收入血，吸收较完全，起效迅速。各类药物溶液肌内注射的吸收速度：水溶液＞混悬液＞油溶液。

2）皮下注射：药物经注射部位的毛细血管吸收，吸收较快且完全，但对注射容量有限制。另外，皮下注射仅适合水溶液药物，如肾上腺素皮下注射抢救青霉素过敏性休克。

3）静脉注射或静脉滴注：药物直接进入血液而迅速起效，适用于急重症的治疗，但静脉给药对剂量、配伍禁忌和给药速度有较严格的规定。

4）椎管内给药：将药物注入蛛网膜下腔的脑脊液中产生局部作用，如有些外科手术需要做椎管内麻醉（腰麻），也可将某些药物注入脑脊液中产生疗效，如抗生素等。

（3）呼吸道给药：某些挥发性或气雾性药物常采用吸入给药方法。挥发性药物主要是通过肺泡扩散进入血液而迅速生效，如全身麻醉药用于外科手术。气雾性药物主要是通过微小的液滴附着在支气管和细支气管黏膜，发挥局部作用，如沙丁胺醇气雾剂治疗支气管哮喘急性发作等。吸入给药的缺点是对呼吸道有刺激性。

（4）皮肤黏膜用药：将药物置于皮肤、黏膜局部发挥局部疗效，如外用搽剂、滴眼剂和滴鼻剂等。另外，还有些药物虽然应用局部却发挥全身疗效，如硝酸甘油贴膜剂贴敷于心前区，药物透皮缓慢吸收，从而达到预防心绞痛发作的作用。

（四）用药时间与疗程

不同的药物有不同的用药时间规定。有的药物对胃刺激性强，应于餐后服用，催眠药应在临睡前服用，而胰岛素应在餐前注射，有明显生物节律变化的药物应按其节律用药。对于一般疾病，症状消失后即可停止用药，对于某些慢性病及感染性疾病应按规定的时间持续用药，以避免疾病复发或加重。

（五）给药间隔

一般以药物的半衰期为参考依据，但有些药物例外，如青霉素的 $t_{1/2}$ 为 30 分钟，由于该药对人几乎无毒性，大剂量给药后经过数个 $t_{1/2}$ 后血药浓度仍在有效范围以内，加之大部分抗菌药物有抗生素后效应（post antibiotic effect，PAE），在此时间内细菌尚未恢复活力，因此给药间隔可适当延长。另外，肝、肾功能不良者可适当调整给药间隔时间，给药间隔时间短易致累积中毒，反之，给药间隔时间长则血药浓度波动大。

（六）停药

医师应根据治疗需要和患者对药物的反应停止用药，大致分为中止用药和终止用药，前者是治疗期间中途停药，后者是治疗结束停药。对如何停药有具体要求，临时用药和短期用药可以立即停药，而有些药物长期使用后立即停药会引起停药反应，如长期应用肾上腺皮质激素突然停药不但产生停药症状（肌痛、关节痛、疲乏无力、情绪消沉等），还可使疾病复发或加重，称为反跳现象，故临床上应采取逐渐减量停药的方法以避免发生停药症状和反跳现象。

（七）药物相互作用

肝药酶和转运体对药物在体内转化过程的影响是临床上出现药物相互作用所致的不良反应的主要原因。大部分的药物在肠道或肝脏都要经过 CYP 酶代谢，CYP 酶系被抑制或者诱导，都会影响其他药物的代谢过程，引起药物相互作用。几种药物联合用药时作为抑制剂的药物会抑制 CYP 酶的活性，使作为底物的药物的代谢速率降低，使得本该灭活的药物浓度增加，产生毒性反应；相反，作为诱导剂的药物则增加了产生毒性物质的底物药物的代谢，产生毒性反应。例如，乙醇是 CYP2E1 的诱导剂，对乙酰氨基酚与乙醇同时服用而产生毒性代谢引起药物性肝损伤，严重者可致肝昏迷甚至死亡。酮康唑与特非那定合用时，由于酮康唑是 CYP3A4 的抑制剂，导致特非那定的血药浓度增高，造成致命性心律失常的严重后果。吉非贝齐是有机阴离子转运体的抑制剂，使得与其联用的西立伐他汀在肝脏中摄入量降低，代谢清除降低，血药浓度升高，造成横纹肌溶解症，严重的甚至导致死亡。

二、机体因素

机体对药理效应的影响既有机体自身方面的直接因素，又有机体适应外界变化而表现的间接因素。

（一）年龄

《中华人民共和国药典》规定用药剂量应用在 14 岁以下为儿童剂量，14～60 岁为成人剂量，60 岁以上为老年人剂量。儿童和老年人的剂量应以成人剂量为参考酌情减量。这主要是因为儿童和老年人的生理功能与成人相比有较大差异。

（二）体重

体重除了在不同年龄有明显差别外，在同年龄段内也有一定差别，这主要是体形对药物作用的影响。如果服药者的胖瘦差别不大而体重相差较大时，若给予同等剂量药物，则体重轻者血药浓度明显高于体重重者；反之，当体重相近而胖瘦差别明显时，则水溶性和脂溶性药物两者在体内的分布就有差别。因此科学的给药剂量应以体表面积为计算依据，既要考虑体重因素，又要考虑体形因素。

（三）性别

虽然不同性别对药物的反应无明显差别，但女性在用药时应考虑"四期"，即月经期、妊娠期、分娩期和哺乳期对药物的反应。在月经期，子宫对泻药、刺激性较强的药物及能引起子宫收缩的药物较敏感，容易引起月经过多、痛经等。在妊娠期，有些药物容易引起流产、早产等，且有些药物能通过胎盘进入胎儿体内，对胎儿生长发育和活动造成影响，严重的可导致畸胎，故妊娠期用药应十分慎重。在分娩期，用药更要注意其对产妇和胎儿或新生儿的双重影响，在分娩前用药应注意药物在母体内的维持时间，一旦胎儿离开母体，则新生儿体内的药物无法被母体消除，引起药物滞留而产生药物反应。哺乳期的妇女服药后药物可通过乳汁进入哺乳儿体内引起药物反应。

（四）精神因素

患者的精神因素包括精神状态和心理活动两个方面，对药物疗效具有很大影响。例如，精神振奋和情绪激动时可影响降压药、镇静催眠药的效果，过度的精神振奋和情绪激动还会诱发心脑血管疾病。相反，精神萎靡和情绪低落可影响抗肿瘤药、抗菌药的治疗效果，严重者甚至可引起机体的内分泌失调，降低机体抵抗力，导致或加重疾病。新近研究表明，慢性应激导致的抑郁可改变药物的代谢。

（五）遗传因素

遗传因素对药物反应的影响比较复杂，因为体内的药物作用靶点、药物转运体和药物代谢酶等是在特定基因指导下合成的，基因的多态性使作用靶点、转运体和肝药酶呈现多态性，其性质和活性不同，影响了药物反应。所以，遗传基因的差异是构成药物反应差异的决定因素，这种差异主要表现为种属差异、种族差异和个体差异，造成这些差异的因素既有先天因素，又有后天因素。

三、疾病因素

（一）肝功能不全

1. *药物的吸收* 肝脏疾病，如肝硬化伴门静脉高压时，胃肠黏膜淤血、水肿，会改变小肠黏膜的吸收功能，使药物的吸收出现异常。此外，肝功能不全时导致胆汁的形成或排泄障碍，使脂肪不能形成微粒而发生脂肪泻，引起无机盐（铁、钙）、维生素（叶酸、维生素 B_{12}、维生素 A、维生素 D 及维生素 K）及一些脂溶性高的药物（如地高辛）的吸收障碍，但对水溶性药物无明显影响。

2. *药物的分布* 在慢性肝功能不全，尤其是严重肝功能不全时，肝脏蛋白合成减少，血浆中内源性抑制物（如脂肪酸、尿素及胆红素等）蓄积，使得药物与血浆蛋白结合率降低，血浆中游离型药物明显增加，而游离型药物的增加又使药物的组织分布范围扩大，半衰期延长。例如，肝硬化时甲苯磺丁脲的游离型可增加 115%、苯妥英钠可增加 40%、奎尼丁可增加 300%、保泰松能增加 400%，若不调整给药方案，则易导致药物在体内蓄积，出现毒副反应。

3. *药物的代谢* 肝脏疾病时肝实质细胞受损可致多种肝药酶的活性明显下降，药物半衰期延长，但肝脏疾病对肝内不同药物转化反应的影响是不同的。例如，苯二氮䓬类药物中，地西泮的转化是氧化反应，而奥沙西泮则是葡萄糖醛酸结合反应。前者的消除可受肝硬化及肝炎等疾病的影响,而后者则不会,所以慢性肝病必须应用此类药物时,应首选奥沙西泮。有些药物须先经肝药酶催化活化后才能发挥作用,如可的松和泼尼松均须先经肝脏分别转化为氢化可的松和泼尼松龙才能起效。故肝功能不全时,宜直接选用氢化可的松和泼尼松龙。此外,肝硬化时门静脉高压和侧支循环建立,会使肝脏对一些药物的首过消除受阻,从而增加了它们的生物利用度,使血药浓度增高。已知肝脏对哌唑嗪、普萘洛尔、吗啡、利多卡因、异丙肾上腺素、氯丙嗪等有很强的首过消除作用。

4. 药物的排泄　肝脏疾病可影响一些药物经胆汁的排泄,如地高辛在健康者 7 天内的胆汁排出量为给药量的 30%,而在肝病患者可减至 8%。肝功能减退时经胆汁排出减少的药物有螺内酯、四环素、红霉素、利福平及甾体激素等,但有资料表明在肝衰竭时,肝外器官如肾、肠道等对丙泊酚的清除呈显著的代偿性增强,从而使丙泊酚的清除率增加,可能不会出现药物蓄积和作用时间延长。

(二) 肾功能不全

1. 药物的吸收　慢性肾功能不全时许多因素可导致药物吸收减少、生物利用度降低。主要影响因素:①胃肠道功能紊乱出现恶心、呕吐和腹泻,使药物在胃肠道内的停留时间缩短;②自主神经病变和腹膜透析患者合并腹膜炎等使肠蠕动减弱,造成胃排空延缓;③胃内尿素酶分解尿素产生氨,使胃内 pH 升高,引起弱酸类药物吸收减少;④肝脏降低了对某些药物的摄取率使其首过效应改变,如普萘洛尔在尿毒症时首过效应显著降低,使血药浓度明显增高。

2. 药物的分布　药物在体内的分布状况常用表观分布容积表示。慢性肾功能不全使许多药物的血浆蛋白结合率产生变化,通常酸性药物与血浆蛋白的结合率降低,而某些碱性药物的蛋白结合率增加或不变,仅少数下降。药物血浆蛋白结合率的下降使具有活性的游离型药物浓度增加,影响了游离型药物和药物总量在血浆中的比值,因而较低的总血药浓度即可达到一定的治疗效果。此外,肾功能不全时因肾小球滤过率降低造成水钠潴留出现的水肿、体腔积液可增加药物的表观分布容积。代谢性酸中毒时,血 pH 降低引起弱酸性药物的非解离性部分增加,形成细胞内药物蓄积,同时使细胞外液中碱性药物含量增加,从而间接影响药物的分布。

3. 药物的代谢　肾脏是仅次于肝脏的药物代谢的重要场所,肾小管上皮细胞中含有细胞色素 P450 等酶类,在正常情况下参与某些药物的分解转化。肾功能不全时肾脏的药物代谢功能下降,药物的代谢过程发生变化,如奎尼丁的乙酰化反应减慢、外源性胰岛素的降解减少及苯妥英钠氧化代谢速率明显增快等。肾衰竭时由于肾脏排泄药物或药物代谢产物的作用减退,某些具有药理作用的药物或其代谢产物可在体内潴留(如别嘌醇、普鲁卡因胺等)。因此,临床上应根据肾功能不全时的药物代谢特点,进行相应的药物剂量和使用方法的调整。

4. 药物的排泄　肾功能不全时药物的肾脏排泄速度减慢或清除量降低,主要经肾脏排泄的药物及其活性代谢产物易在体内蓄积,使药物的血浆半衰期延长,导致药物的毒副作用发生率明显增高。此时,药物的肾脏清除主要取决于肾脏损害状态下的肾小球滤过功能和肾小管转运功能。肾功能不全时肾小管正常的药物转运和有机酸分泌因机体积聚的内源性有机酸竞争性地抑制酸性药物排泄而受到影响,通过肾小管有机酸途径分泌的酸性药物,如青霉素类、头孢菌素类、磺胺类抗微生物药及甲氨蝶呤、丙磺舒等,由于排泄减少引起血药浓度升高。

(三) 心脏疾病

心力衰竭时药物在胃肠道的吸收减少、分布容积减小、消除速率减慢。如普鲁卡因胺的达峰时间由正常时的 1 小时延长至 5 小时,生物利用度减少,分布容积减小,血药浓度相对升高,清除率由正常时的 $400 \sim 600\text{ml/min}$ 降至 $50 \sim 100\text{ml/min}$, $t_{1/2}$ 由 3 小时延长至 $5 \sim 7$ 小时。

(四) 胃肠疾病

胃肠道 pH 改变可对弱酸性和弱碱性药物的吸收产生影响。胃排空时间延长或缩短也可使在小肠吸收的药物作用延长或缩短。腹泻时常使药物吸收减少,而便秘可使药物吸收增加。

(五) 营养不良

如血浆蛋白含量下降可使血中游离药物浓度增加,从而引起药物效应增加。

（六）酸碱平衡失调

主要影响药物在体内的分布。当呼吸性酸中毒时，血液pH下降，可使血中苯巴比妥（弱酸性药）解离度减少，易于进入细胞内液。

（七）电解质紊乱

钠、钾、钙、氯是细胞内、外液中主要的电解质，当发生电解质紊乱时，它们在细胞内、外液的浓度将发生改变，影响药物效应。例如，当细胞内缺钾时，使用强心苷类药物易产生心律失常。Ca^{2+}在心肌细胞内减少时，将使强心苷类药物加强心肌收缩力的作用降低；Ca^{2+}在心肌细胞内浓度过高时，该类药物易致心脏毒性。胰岛素降低血糖时也需要K^+协助，使血中葡萄糖易于进入细胞内。

（八）发热

解热镇痛药可使发热者体温下降，而对正常人则无降温作用；氯丙嗪不但可使发热者体温下降，还可使正常人体温下降，这主要是药物作用机制不同。

四、其他因素

（一）食物

食物的种类繁多、成分复杂，其对药物作用的影响也是多种多样的，主要表现在饮食成分、饮食时间和饮食数量。一般来说，药物应在空腹时服用，有些药物因对消化道有刺激，在不影响药物吸收和药效的情况下可以饭后服用，否则须饭前服用或改变给药途径。食物成分对药物也有影响，如高蛋白饮食可使氨茶碱和安替比林代谢加快，而低蛋白饮食可使肝药酶含量降低，多数药物代谢速率减慢，还可使血浆蛋白含量降低，血中游离药物浓度升高。菜花和圆白菜中的吲哚类化合物和烤肉中的多环芳烃类化合物均可使氨茶碱和安替比林代谢加快。阿莫西林、氨苄西林及头孢类抗生素与乙醇同服可产生双硫仑样反应，导致乙醛或乙醇在体内蓄积，发生面色潮红、头痛、心悸、恶心、呕吐、胸腹疼痛不适及低血压等现象。富含钙、铝、镁、铁、锌的食物使喹诺酮类药物溶出减少，疗效下降。葡萄汁、橙汁、果汁等饮料中含有丰富的黄酮类和柑橘苷类化合物，这种成分可抑制细胞色素CYP3A4，从而抑制药物在胃肠道内的代谢。例如，葡萄柚汁与他汀类药物合用使其血药浓度大大提高，药物高浓度时导致横纹肌溶解、肌肉疼痛、急性肾衰竭等不良反应的发生率增加。

（二）环境

人类生活与工作环境中的各种物质对机体的影响越来越明显，如食品、饮料中的各种添加剂，农作物中的杀虫剂，水中的重金属离子、有机物，空气中的粉尘、尾气排放物、燃烧物等长期与人接触，最终都会使肝药酶的活性改变，使药物活性受到一定影响。

第四节　治疗药物监测

一、概述

治疗药物监测（therapeutic drug monitoring，TDM）又称临床药动学监测（clinical pharmacokinetic monitoring，CPM），是一门研究个体化药物治疗机制、技术、方法和临床标准，并将研究结果转化应用于临床治疗以达到最大化合理用药的药学临床学科。通过测定患者体内的药物暴露、药理标志物或药效指标，利用定量药理模型，以药物治疗窗为基准，制订适合患者的个体化给药方案。其核心是个体化药物治疗。

TDM萌芽开始于20世纪50年代末60年代初的药物治疗研究，20世纪70年代中期在欧美兴起，20世纪80年代确定了"治疗药物监测"的专业术语，对药物的个体化治疗进行了深入广泛的开展，并逐渐发展为一门多学科交融的临床药学边缘学科。我国TDM兴起于20世纪70～80年代，在1979年全国范围内开展了以TDM为主要内容的临床药学研究工作，地高辛的治疗药物监测是国内最早开展的项目。经过30多年的发展，TDM如今已成为指导临床合理用药的重要工具。根据国家卫生健康委员会的规定，我国三级甲等医院药学部均已设立治疗药物监测室，并在临床开展TDM工作。

二、需要监测的药物

血药浓度只是药效的间接指标。尽管 TDM 的实施对合理用药十分必要，但需要进行 TDM 的药物仅占很小的比例，而这些药物也并非在任何情况下都需要进行 TDM。当药物本身具有客观而简便的效应指标时，就不必进行血药浓度监测。例如，血压值变化是评价降压药疗效高低的客观指标，观察血压下降的程度，即可知抗高血压药物作用的强弱及剂量是否合适。同理，降血糖药、利尿药、抗凝血药等一般也不需要测定其血药浓度，因为一个良好的临床指标总是优于血药浓度监测。

（一）需进行 TDM 的药物

在下述情况下或使用下列药物时，通常需要进行 TDM。

（1）单凭临床指征难以判断或缺乏明确参数判断治疗效应与毒性效应的药物。例如，普鲁卡因胺治疗心律失常时，过量也会引起心律失常；苯妥英钠中毒引起的抽搐与癫痫发作不易区别。

（2）药动学呈非线性特征的药物。这类药物血药浓度高低与给药剂量大小缺乏相关性，随剂量增大，血药浓度可不成比例地猛增，并伴以消除半衰期明显延长，如苯妥英钠、阿司匹林等。

（3）药物的有效血药浓度范围狭窄。此类药物多数治疗指数较小，如强心苷类，其有效剂量与中毒剂量接近，而 TDM 有助于合理设计和调整给药方案，保障治疗安全有效。

（4）血药浓度个体差异大。如三环类抗抑郁药。

（5）肝肾功能不全或衰竭的患者使用主要经肝代谢消除（如利多卡因、茶碱等）或经肾排泄消除（如氨基糖苷类生素等）的药物时，心力衰竭患者由于肝、肾血流量减少而影响药物的消除时，以及胃肠道功能不良的患者口服某些药物时，应进行血药浓度监测，随时调整给药方案。

（6）长期用药的患者用药依从性下降、某些药物长期使用后产生耐药性、诱导（或抑制）肝药酶的活性，从而引起药效降低（或升高）及原因不明的药效变化。

（7）合并用药产生相互作用而可能影响疗效时。由于药物的相互作用而引起药物的吸收、分布或代谢的改变，通过血药浓度的监测，可以有效地做出校正。

目前在临床上较多进行监测的药物见表 2-2。

表 2-2　临床常需进行 TDM 的药物

作用类别	药物
强心苷类	洋地黄毒苷、地高辛
抗心律失常药	普鲁卡因胺、丙吡胺、利多卡因、奎尼丁、胺碘酮
抗癫痫药	苯妥英钠、苯巴比妥、丙戊酸钠、乙琥胺、卡马西平
三环类抗抑郁药	阿米替林、去甲替林、丙米嗪、去甲丙米嗪
抗躁狂药	锂盐
抗哮喘药	茶碱
氨基糖苷类	庆大霉素、妥布霉素、卡那霉素
其他抗生素	氯霉素、万古霉素
抗肿瘤药	甲氨蝶呤
免疫抑制药	环孢素、他克莫司
抗风湿药	水杨酸

在需要 TDM 的抗肿瘤药物中，大剂量甲氨蝶呤（high-dose methotrexate，HDMTX，给药剂量大于 $500mg/m^2$）常用于急性淋巴细胞白血病（acute lymphoblastic leukemia，ALL）、非霍奇金淋巴瘤（non-Hodgkin lymphoma，NHL）、骨肉瘤等疾病的一线化疗，在临床治疗中存在较高的用药风险，且毒副作用表现出显著的个体差异。用药后 TDM 可监测实际治疗后的血药浓度（C_{MTX}），评估是否达到目标浓度范围并指导剂量优化，确保 C_{MTX} 维持在安全有效的治疗范围。

MTX 是二氢叶酸还原酶抑制剂，通过拮抗叶酸发挥药理作用。亚叶酸钙是叶酸在体内的活化形式，可用作 MTX 解毒剂，故 HDMTX 治疗又称为 HDMTX-亚叶酸钙解救疗法。合理的亚叶酸钙解救至关重要，过早解救可能拮抗化疗效果，而过晚解救则可能导致严重的不良事件。推荐首次解救时机为开始滴注后 36～44 小时临床实际中，建议结合患者既往 HDMTX 化疗的耐受性与不良事件发生情况，个体化调整首剂亚叶酸钙解救时机；对于首剂解救相对较晚的患者，应加强不良事件监测。

（二）决定是否进行 TDM 的原则

TDM 是保障临床个体化用药、合理用药的手段，但没有必要进行常规化监测。在有以下临床指征时，TDM 才是合理和有意义的。

（1）患者已使用了适合其病症的最佳药物，但治疗无效或出现中毒反应。

（2）药效不易判断。

（3）血药浓度与药效相关。

（4）药动学参数因患者内在的变异或其他因素干扰而不可预测。

（5）血药浓度测定的结果可显著改变临床决策并提供更多的信息。

（6）患者在治疗期间可受益于 TDM。

三、TDM 的方法

（一）TDM 方法的选择

（1）药物暴露是 TDM 基础指标，是优化药物治疗方案的物质基础。血药浓度、生物标志物、药物基因等，在明确定量药理学关系的基础上，才能作为个体化用药参考指标。

（2）测定生物样本中药物浓度（血药浓度、尿药浓度、其他组织液或匀浆药物浓度）的分析技术主要有光谱分析、色谱分析、液相色谱 - 质谱联用技术、免疫学检测技术等技术方法，从药物专属性上推荐采用液相色谱 - 质谱联用技术和高效液相色谱技术。

（3）测定药物功能蛋白质（酶）推荐使用免疫学技术、凝胶色谱技术和液相色谱 - 质谱联用技术等分析技术。

（4）检测药物相关基因时，推荐使用荧光定量聚合酶链式反应、荧光原位杂交、基因芯片、基因测序技术及飞行时间质谱技术。

（二）常用检测方法的特点

1. 色谱分析法　应用于 TDM 的色谱方法有高效液相色谱法（HPLC）、液 - 质联用法（LC-MS 或 LC-MS/MS）、超高效液相色谱法（UPLC）、超高效液相色谱串联质谱法（UPLC-MS/MS）、气相色谱法（GC）、气质联用（GC-MS）、薄层色谱法（TLC）等。色谱分析法具有发展快、适用性强、能快速设计出新的方法、灵活性好、定量准确、选择性好、灵敏度高、精密度高等优点。当不适合用免疫分析法或无商品试剂盒供应时，也可用

于临床常规监测。但此方法也有一些不足：如仪器设备价格较高、技术掌握较难、检测时间较长及样品需要预处理等。

（1）紫外分光光度法（UV）：经济、简单、省时，但需样本量大，对于多个成分混合样品不易分离、定量，专属性较差，有一定局限性。

（2）TLC：能同时对体内几种药物进行分离、定量，但不如 HPLC 精密度高，操作步骤烦琐。

（3）GC：分离是在物质能被气化的状态下进行的，即样品必须有挥发性，并且耐热。所以其使用受到限制，且操作复杂。

（4）HPLC：能同时对体内药物进行分离、定量，其选择性、精密度和准确度都较高。缺点：样品要进行预处理；色谱柱不能频繁拆卸更换；测定速度不如免疫法快；缺乏通用的检测器。

2. 免疫分析法　应用于 TDM 的免疫方法有放射免疫法（RIA）、酶免疫法（EIA）、化学发光免疫法（CLIA）、荧光免疫法（FIA）、免疫比浊法及其他免疫方法，如标记抗体磁性免疫分析法（AC-MIA）、乳胶免疫抑制法、干化学测定法等。虽然色谱法因众多优势成为应用最广泛的 TDM 分析方法，但临床上更需要能短时间处理大批样品的操作简便的方法，免疫分析法因其具备快速简便的优势在临床应用中得到了较快发展。目前，免疫分析法在 TDM 中的应用仅次于 HPLC。目前免疫分析法在免疫抑制剂、抗癫痫药、抗肿瘤药物中应用较多。

免疫分析法的优点：①检测周期短；②样本需求量少，且可不经过提取，自动化程度高；③有试剂盒，操作简单方便；④有合适的灵敏度、准确性、专一性和精密度。因此，采用免疫分析法进行 TDM，能满足临床样品批量大和及时监测的特点，可帮助临床快速分析大量样本。

免疫分析法也有一定的缺点：①目前市场上具有检测试剂盒的药物种类有限，限制了其应用范围；②试剂盒的价格昂贵，目前依赖进口，成本 - 效益低；③可能与原药代谢产物发生交叉反应，干扰测定；④需针对每一种药物研制相应的试剂盒，不适用于新药研究。

3. 其他分析方法　微生物法、光谱分析法、微透析法、高效毛细管电泳法、热生物传感分析法及生物传感分析法等。

（三）TDM 常用的体液样本

一般多采取血液样品（含血清和血浆），特殊情况下亦可测定唾液、尿液或脑脊液等其他体液样品。近年也有不少研究用干血斑作为样品进行检测。

（四）TDM 的采样时间

1. 稳态浓度（C_{ss}）　一般认为开始用药后 4 个 $t_{1/2}$ 血药浓度可达稳态浓度的 94%，经 5 个 $t_{1/2}$ 血药浓度可达稳态浓度的 97%，经 7 个 $t_{1/2}$ 血药浓度可达稳态浓度的 99%。因此，在给药后经 5 个 $t_{1/2}$ 取血，可认为已达稳态浓度。

2. 稳态峰浓度（$C_{ss,\,max}$）　一般在静脉滴注给药后 15 ～ 30 分钟、肌内注射给药后 1 小时、口服给药后 1 ～ 2 小时取血可测得稳态峰浓度。

3. 稳态谷浓度（$C_{ss,\,mix}$）　下一剂量给药前取血可测得稳态谷浓度。

4. 取样时间　根据具体情况选择取样时间，以取血液样本为例。

（1）长期服用的药物：应在 5 ～ 6 个 $t_{1/2}$ 达稳态后取血。

（2）消除缓慢的药物：即峰、谷值差异小的药物（如苯妥英钠、苯巴比妥、地高辛），可在稳态的任意时间取血，但谷值时间（即下次给药前的时间）好掌握，所以一般都在谷值取血。例如，地高辛应在给药后 6 ～ 8 小时取血，取血过早不能反映心肌地高辛的水平。

（3）消除快的药物：即 $t_{1/2}$ 短、有效浓度范围小的药物（如氨茶碱、氨基糖苷类抗生素），在给药间隔期，血药浓度波动大，最好峰值、谷值均测。

（4）已出现毒性反应的患者：应在出现症状时取血。

（5）怀疑浓度高所致中毒：应在峰值时取血。

（6）怀疑治疗失败：可能患者未按医嘱服药，或怀疑药物的生物利用度低，或是患者可能有较高的清除率时，取 $C_{ss,\,mix}$ 为重要指标。

（五）TDM 用药方案的调整

一般情况下，首先根据患者的临床诊断选择合适的治疗药物，设计用药方案，并通过测定血药浓度，考察方案是否合理。当血药浓度在治疗浓度范围内，临床治疗有效，该用药方案为合适；当血药浓度小于最低有效浓度，临床疗效不佳时，该用药方法需修改；当血药浓度小于最低有效浓度，而临床治疗有效时，该用药方案则不必修改；当血药浓度大于治疗浓度范围时，应注意药物不良反应，如临床治疗无效，则需修改。可按下述方法调整给药剂量或给药间隔，见表 2-3。

1. 峰 - 谷浓度法

表 2-3　峰 - 谷浓度法调整给药剂量

测定结果与期望值比较		方案调整	
峰浓度	谷浓度	给药剂量	给药时间间隔
达预期	达预期	不变	不变
达预期	高	不变	增加
达预期	低	不变	减少
高	高	减少或不变	增加
高	低	减少	减少
高	达预期	减少	不变
低	高	增加	增加
低	低	增加或不变	减少
低	达预期	增加	不变

2. 药物动力学分析法

（1）对大多数药物来说，可根据药物的 $t_{1/2}$ 确定给药间期，最好间期等于 $t_{1/2}$。

（2）根据平均稳态浓度即希望达到的有效浓度来计算用药剂量：$X_0 = C_{ss,\,av} \times t \times CL/F$。

（3）对于治疗浓度范围窄、$t_{1/2}$ 又很短的药物，为减少血药浓度的波动，给药要频繁一些，最好采用缓释剂型。

3. 肾功能损害患者的 TDM　可根据内生肌酐清除率调整剂量：CCr（男）=（140 - 年龄）/ 血清肌酐 ×（体重 /72），CCr（女）=CCr（男）× 0.85。剂量调整方案见表 2-4。

表 2-4　肾功能损害患者用药剂量的调整

	轻度损害	中度损害	重度损害
肌酐清除率（ml/min）	> 50 ～ 80	10 ～ 50	< 10
血肌酐（μmol/L）	< 133 ～ 177	177 ～ 442	> 442
尿素氮（mmol/L）	7.1 ～ 12.5	12.5 ～ 21.4	> 21.4
剂量调整	1/2 ～ 2/3	1/5 ～ 1/2	1/10 ～ 1/5

4. **肝功能不全患者的 TDM** 有些药物如普萘洛尔、利多卡因、奎尼丁、苯妥英钠、丙戊酸、茶碱等，主要通过肝脏进行消除，这些药物的肝清除率几乎相当于药物的总清除率。肝功能不全患者抗感染药物的选择应遵循下述原则：对主要由肝脏排泄的药物如红霉素、克林霉素、林可霉素等应谨慎应用，必要时可减量，但由于这几种药物没有严重的毒性反应，即便肝功能减退时清除明显减少，也不会造成明显的不良后果。对主要经肝脏代谢或清除但有毒性的药物，如氯霉素、四环素、磺胺类药、异烟肼、两性霉素 B、酮康唑、咪康唑、红霉素酯化物等药物，在严重肝病患者中应避免应用。

需要说明的是，目前临床上没有一个确定的监测方法能适用于所有药物，常需根据具体情况而变化。

（六）TDM 的发展方向

1. **群体药动学**（population pharmacokinetics，PPK）是把经典药动学的基本原理与群体统计学模型相结合，研究药物体内过程中群体规律的药动学研究方法。群体药动学定量考虑患者群体中药物浓度的决定因素，其中包含固定效应参数、群体典型值、个体自身变异及个体间变异，研究采取常规剂量给药方案时药动学特点在个体间的变异性。

目前国内 PPK 研究主要集中在神经系统药物、免疫抑制剂、抗菌药、心血管系统药物、抗肿瘤药等方面。与经典方法相比，PPK 应用于 TDM 具有独特的优越性：所需取样点由经典药动学中的 10 个以上简化到 4 个以下甚至 1～2 个，在特殊群体（老年人、儿童）中可定量考察生理、病理等因素对 PK 参数的影响，同时可获取群体中有显著意义的个体间变异和残差变异，考察药物间相互作用等。PPK 能更好地将血药浓度控制在治疗浓度范围内，明显延长给药后药效持续时间，使临床个体化给药方案设计变得更加简便、合理、有效，从而在提高疗效的同时减少不良反应的产生。

相关实践研究表明，群体药动学在 TDM 当中具有非常重要的意义。例如，有研究显示，在淋巴瘤化疗患者中建立一个大剂量 MTX（甲氨蝶呤）的 PPK 模型，评价其病理、生理及临床因素对药物分布和消除的影响。临床结果显示，血清肌酐及体重分别对甲氨蝶呤的体内清除率和表观分布容积具有较大影响。目前常用于 PPK 分析的多为商业化软件，包括 NONMEM、MM-USCPACK 等，将数据收集和检测方法标准化，能更加方便地指导个体化给药设计。

2. **活性代谢物、游离药物、对映体监测** 目前 TDM 方法基本上都是对血浆或血清中药物的总浓度进行监测，通过基本恒定的血浆蛋白结合率推算游离药物浓度。然而，许多因素如活性代谢物、手性药物对映体、受体对药物的反应性等均可能影响血药浓度与药效之间的关系，还有许多因素会影响血浆蛋白结合率，导致血药浓度与药效不平行。

例如，抗心律失常药普鲁卡因胺在体内代谢为活性产物乙酰普鲁卡因胺（NAPA），实际上药物的部分抗心律失常功效来自活性代谢产物，但原形药和活性产物的药动学特征有很大差异。NAPA 半衰期较长，主要由肾排泄。给药 2 天后，肾衰竭患者体内原形药已低于有效浓度，而 NAPA 严重蓄积，故仍有抗心律失常作用。所以在心律失常的 TDM 中，普鲁卡因胺和 NAPA 都需要监测。例如，丙戊酸的血浆蛋白结合率具有饱和性，当药物总浓度达稳态时，其游离型药物浓度仍有较大波动，故药物总浓度难以预测临床疗效，应监测游离药物浓度作为调整剂量的依据。此外，新型抗癫痫药氨己烯酸的药理活性与毒性主要来自 S- 对映体，而儿童体内 S-、R- 对映体血浓度比值随时间变化很大，故测定消旋体血浓度不能反映真实药效。目前区分对映体的检测方法发展有限，故未来活性对映体监测有待进一步发展。

因此，测定血药浓度指导临床用药有导致治疗失败的风险，为了更加精确地提供与药效相关的血药浓度，开展活性代谢物、游离药物和对映体监测具有重要的现实意义。

3. **药物基因组学** 是从基因组水平出发，研究基因序列多态性与药物效应多样性之间相互关系的学科。临床上，药物反应个体化差异现象非常普遍，如患者诊断、一般状况相同，给药相同且血药浓度均在治疗范围内，可是产生的疗效、毒副作用却可能完全不同，有的患者显示给药不足，有的却出现严重的不良反应。常规 TDM 不能很好地解释和解决这些问题，而药物基因组学的出现为临床用药个体差异带来了更深入的解释和前瞻性的指导。

只要单基因变异（即同一基因位点上多个等位基因引起的变异）发生率大于 1%，即可称为遗传多态性，主要包括药物代谢酶、药物转运蛋白和药物作用靶点的多态性。随着药物基因组学的发展，人们发现基因多态性在药物敏感性、药物代谢和毒性反应中起重要作用，因此近年来，对于个体差异大的药物，需要及时监测药物浓度及代谢情况，并结合基因检测来制订更加精准的合理化给药方案。药物基因组学研究本质上属于精准医学范畴，为患者进行基因检测则可避免卡马西平、华法林、氯吡格雷、MTX 等药物所致的

死亡等严重不良事件，减少这些药物的无效使用，指导临床医师及时调整剂量或者换用其他的药物。总的来说，药物基因组学可通过研究影响药物吸收、分布、代谢、排泄等个体差异的基因特性，以及基因多态性导致的药物效应多样性，来减少不良反应的发生、提高疗效，达到个体化给药的目的。

（高　建　高　玲）

参 考 文 献

第3章 细胞毒类抗肿瘤药物治疗

恶性肿瘤 （malignant tumor） 是严重威胁人类生命健康的一大类疾病，到目前为止，大多数恶性肿瘤尚无满意的防治措施。近年来，分子靶向药物和免疫治疗药物的广泛应用在很大程度上改善了患者的治疗效果，但传统的细胞毒类抗肿瘤药物在肿瘤综合治疗中仍发挥着重要作用。细胞毒类抗肿瘤药对肿瘤细胞缺乏足够的选择性，在杀伤肿瘤细胞的同时，对正常的组织细胞也产生不同程度的损伤作用。此外，肿瘤细胞耐药性也是化疗失败的重要原因。这些因素都限制了细胞毒类抗肿瘤药物的临床应用。

第一节 细胞毒类抗肿瘤药物的分类及作用机制

细胞毒类抗肿瘤药物通过影响肿瘤细胞的核酸和蛋白质结构与功能，直接抑制肿瘤细胞增殖和（或）诱导肿瘤细胞凋亡。根据作用机制的不同，可将细胞毒类抗肿瘤药物分为以下四类：①干扰核酸生物合成的药物；②影响 DNA 结构与功能的药物；③干扰转录过程和阻止 RNA 合成的药物；④干扰蛋白质合成与功能的药物等。

一、干扰核酸生物合成的药物

这类药物又称抗代谢药，其结构与核酸代谢的必需物质（如叶酸、嘌呤、嘧啶）相似，可模拟正常代谢物质，干扰核酸尤其是 DNA 合成，抑制细胞分裂增殖。抗代谢药多作用于 DNA 合成期（S 期）细胞，为细胞周期特异性抗肿瘤药物。根据作用靶点或干扰的生物学过程，可将此类药物进一步分为：①二氢叶酸还原酶抑制剂；②胸苷酸合成酶抑制剂；③嘌呤核苷酸互变抑制剂；④核苷酸还原酶抑制剂；⑤ DNA 多聚酶抑制剂。

（一）二氢叶酸还原酶抑制剂

二氢叶酸还原酶 （dihydrofolate reductase，DHFR） 是生物体内催化二氢叶酸还原成四氢叶酸的关键酶。DHFR 抑制剂与其底物具有相似的结构，可阻止或抑制底物与酶结合，使二氢叶酸 （FH_2） 不能转变成四氢叶酸 （FH_4），干扰 DNA 和蛋白质的合成，导致肿瘤细胞死亡。临床常用的药物有甲氨蝶呤和培美曲塞等。

甲氨蝶呤

甲氨蝶呤 （methotrexate，MTX） 的结构与叶酸相似，对 DHFR 具有强大而持久的抑制作用，使 FH_2 不能转变为 FH_4，脱氧胸苷酸 （dTMP） 合成受阻，引起 DNA 合成障碍。MTX 也能抑制嘌呤核苷酸的合成，但抑制 RNA 和蛋白质合成的作用较弱。本品属于细胞周期特异性药物，主要作用于 S 期细胞。

MTX 口服吸收良好，用药后 1 ～ 5 小时血药浓度达高峰；肌内注射后 0.5 ～ 1 小时达高峰。血浆蛋白结合率约为 50%，不易透过血脑屏障，但鞘内注射后有相当量可达全身循环。部分药物经肝细胞或胃肠道细菌代谢。约 90% 于用药后 48 小时内以原形从尿中排出，小于 10% 的药物经胆汁排泄，大部分在用药后 8 ～ 12 小时排出，在少数患者中，MTX 及其代谢物可储存于肝或肾中数周甚至数月时间。本品的清除率个体差异较大，终末半衰期为 8 ～ 10 小时，在有胸腔积液或腹水的情况下，清除速度明显延迟。

MTX 抗瘤谱广，可用于各类型急性白血病，尤其是急性淋巴细胞白血病，对非霍奇金淋巴瘤、蕈样肉芽肿、中枢神经系统肿瘤、恶性葡萄胎、绒毛膜上皮癌、头颈癌、乳腺癌、肺癌、宫颈癌、卵巢癌和软组织肉瘤等有效。鞘内注射可用于脑膜白血病和恶性淋巴瘤中枢神经系统侵犯的预防和治疗。大剂量 MTX 配合亚叶酸钙常用于骨肉瘤和非霍奇金淋巴瘤的治疗。本品也可用于自身免疫性疾病，如类风湿关节炎和银屑病的治疗。

消化道反应（如口腔炎、胃炎、腹泻、便血）和骨髓抑制是较常见的不良反应，其中骨髓抑制较为突出，常表现为白细胞、血小板减少，严重者可有全血细胞下降。长期大量使用 MTX 可致肝、肾功能损害或肺纤维化。鞘内注射可出现视物模糊、眩晕、头痛等神经系统症状，甚至引起嗜睡或抽搐。妊娠早期用药可致畸胎、死胎。大剂量 MTX 治疗时，应监测血药浓度，并可根据血药浓度给予亚叶酸钙解救治疗。

培美曲塞

培美曲塞（pemetrexed，PEM）是一种多靶点的抗叶酸代谢药物，其通过破坏细胞内叶酸依赖性的正常代谢过程，抑制细胞复制，从而抑制肿瘤的生长。体外研究显示，PEM 可抑制胸苷酸合成酶、二氢叶酸还原酶和甘氨酰胺核苷酸甲酰转移酶的活性。

PEM 血浆蛋白结合率约为81%，血药浓度曲线下面积（AUC）和峰浓度与给药剂量线性关系良好。PEM 主要以原形经尿液排泄，24 小时内排出总剂量的70%～90%。肾功能正常者清除半衰期约为3.5 小时。与顺铂、叶酸和维生素 B_{12} 联用不影响本品的药代动力学参数。

培美曲塞主要用于治疗恶性胸膜间皮瘤及非鳞状细胞型非小细胞肺癌。

本品最常见的不良反应是骨髓抑制（主要是中性粒细胞减少），此外，消化道反应、肝肾功能异常、皮疹、过敏反应和感觉神经障碍等亦较常见。皮质类固醇药物（如地塞米松）可以降低皮肤反应的发生率及其严重程度，治疗前服用低剂量叶酸和 B 族维生素可以预防或减少骨髓或胃肠道不良反应。

（二）胸苷酸合成酶抑制剂

胸苷酸合成酶（thymidylate synthase，TS）参与体内脱氧核糖核酸（DNA）生物合成所需的胸腺嘧啶核苷酸的起始合成过程，是该过程的限速酶。因此，抑制 TS 活性将引起细胞内胸腺嘧啶的缺失，DNA 合成不能正常进行，从而导致肿瘤细胞死亡。

氟尿嘧啶

氟尿嘧啶（fluorouracil，5-FU）在体内先转变为 5-氟尿嘧啶脱氧核苷酸（5F-dUMP），抑制 TS 酶活性，阻止脱氧尿苷酸（dUMP）甲基化为脱氧胸苷酸（dTMP），进而抑制 DNA 的合成。此外，5-FU 还可转化为 5-氟尿嘧啶核苷，以伪代谢产物形式掺入 RNA 中，干扰蛋白质的合成。

5-FU 口服吸收不规则，需采用静脉给药。吸收后可分布于全身体液，肝和肿瘤组织中浓度较高，主要由肝代谢灭活，分解为 CO_2 经呼吸道排出体外。静脉注射后血药浓度迅速下降，半衰期较短，为 10～20 分钟，约15% 在给药 1 小时内经肾以原形药排出体外。大剂量给药时能透过血脑屏障。

5-FU 的抗瘤谱广，常用于消化系统肿瘤（如食管癌、胃癌、结直肠癌）、头颈部肿瘤（如鼻咽癌）和乳腺癌，对宫颈癌、卵巢癌、绒毛膜上皮癌、膀胱癌等也有效。也可用于局部治疗（如瘤内注射）或腔内化疗，对多种皮肤疾病也有一定的治疗效果。

骨髓抑制和消化道不良反应最常见，也可引起脱发和皮肤色素沉着，部分患者偶见肝肾功能损害和心肌缺血表现。长期用药可能导致神经系统损害。极少见咳嗽、气急或小脑共济失调，罕见血小板减少。

其他胸苷酸合成酶抑制剂见表 3-1。

（三）嘌呤核苷酸互变抑制剂

硫鸟嘌呤

硫鸟嘌呤（thioguanine，6-TG）是鸟嘌呤类似物，在体内必须由磷酸核糖转移酶活化为 6-TG 核糖核苷酸才能发挥作用。6-TG 不仅能抑制 DNA 的合成，对 RNA 的合成也有轻度抑制作用。此外，6-TG 还能以脱氧核糖三磷酸的形式掺入 DNA，抑制 DNA 的合成，而巯嘌呤无此作用。

表 3-1　其他胸苷酸合成酶抑制剂

名称	作用特点	适应证
替加氟（tegafur，FT）	本品在肝脏转变为 5-FU 发挥作用	用于消化道肿瘤，如胃癌、直肠癌等，亦可用于乳腺癌
卡培他滨（capecitabine）	先活化为无活性的 5'-DFCR，再经肝脏和肿瘤组织的胞苷脱氨酶转化为 5'-DFUR，最后在肿瘤组织内转化为 5-FU 发挥作用	用于晚期乳腺癌、胃癌和结直肠癌
替吉奥	是 5-FU 衍生物，包括替加氟（FT）、吉美嘧啶（CDHP）和奥替拉西（OXO）。FT 在体内转化为 5-FU，CDHP 能抑制 5-FU 的分解，而 OXO 能阻断 5-FU 的磷酸化，降低 5-FU 的消化道毒性	用于不能切除的局部晚期或转移性胃癌
曲氟尿苷替匹嘧啶（trifluridine and tipiracil）	是曲氟尿苷和替匹嘧啶的复合制剂，替匹嘧啶可抑制胸苷磷酸化酶，促进曲氟尿苷渗入癌细胞 DNA，干扰 DNA 合成，抑制细胞增殖	用于曾接受 5-FU、奥沙利铂及伊立替康为基础的化疗，以及曾接受过或不合适接受抗血管内皮生长因子和抗表皮生长因子受体治疗的转移性结直肠癌

6-TG 口服吸收不完全，生物利用度个体差异大。静脉注射平均半衰期为 25～240 分钟，平均为 50～80 分钟。仅少量药物能通过血脑屏障，因此常规剂量不足以预防和治疗脑膜白血病。本品的活化及分解过程均在肝脏进行，经肾脏排泄，口服后约 40% 的药物在 24 小时内以代谢产物形式经尿排出，尿中仅能测出微量的 6-TG。

6-TG 主要用于急性白血病，如急性淋巴细胞白血病及急性非淋巴白血病的诱导缓解期和继续治疗期，也可用于慢性粒细胞白血病的慢性期和急变期。亦可作为免疫抑制剂用于炎性肠病等的治疗。

本品常见的不良反应为骨髓抑制（以白细胞和血小板减少为主）、胃肠道反应（如恶心、呕吐、食欲缺乏等）及肝损伤，部分患者可出现高尿酸血症，严重者可发生尿酸性肾病。此外，本品可抑制睾丸和卵巢功能，与剂量和疗程有关。

（四）核苷酸还原酶抑制剂

羟 基 脲

羟基脲（hydroxycarbamide，HU）是一种核苷二磷酸还原酶抑制剂，能抑制核苷酸还原酶的活性，干扰嘌呤及嘧啶生物合成，选择性抑制 DNA 合成，对 RNA 及蛋白质合成无阻断作用。对 S 期细胞有选择性杀伤作用，并能使部分细胞阻滞在 G_1 与 S 期的边缘发挥同步化作用。

HU 口服吸收快，用药后 1～2 小时达到峰浓度（C_{max}），半衰期为 3～4 小时，易透过红细胞膜，也可通过血脑屏障。20% 经肝代谢，80% 经尿排泄，4 小时内能排出 60%，12 小时内排出 80%。

HU 对慢性粒细胞白血病效果较好，对黑色素瘤、肾癌、头颈部癌和恶性淋巴瘤也有一定疗效。具有同步化作用，可增加化疗或放疗的敏感性，与放疗联合可用于头颈部癌和宫颈鳞癌。

HU 的剂量限制性毒性是骨髓抑制，偶见胃肠道反应、脱发和中枢神经系统症状，肾功能不良者慎用。本品具有致畸性，孕妇禁用。

（五）DNA 多聚酶抑制剂

吉 西 他 滨

吉西他滨（gemcitabine，GEM）的化学结构与阿糖胞苷类似，在细胞内转化成具有活性的二磷酸核苷（dFdCDP）及三磷酸核苷（dFdCTP）。dFdCDP 抑制核苷酸还原酶，致使合成 DNA 所需的三磷酸脱氧核苷（dNTP）产生减少，同时 dFdCDP 还与 dCTP 竞争结合 DNA，从而抑制 DNA 合成。结合了 dFdCTP 的 DNA 链延长受阻，引起细胞凋亡。本品属细胞周期特异性抗肿瘤药，主要作用于 S 期，可阻断细胞由 G_1 期向 S 期转化。

GEM 静脉注射后很快分布到全身各组织，极少与血浆蛋白结合，药物分布容积与性别有关。在体内代谢为无活性的双氟脱氧尿苷，99% 经尿排泄，原药的排泄不足 10%，半衰期为 32～94 分钟。

GEM 主要用于非小细胞肺癌和胰腺癌，对乳腺癌、卵巢癌和膀胱癌等也有效。

GEM 的剂量限制性毒性为骨髓抑制，主要表现为血小板减少，多为轻度。胃肠道反应（如恶心、呕吐）及肝损伤也较常见。此外，部分患者可见肾功能损害（如蛋白尿和血尿）、呼吸困难、过敏反应及流感样症状等。

其他常见的 DNA 聚合酶抑制剂见表 3-2。

二、影响 DNA 结构与功能的药物

本类药物主要通过破坏 DNA 结构或抑制拓扑异构酶活性，影响 DNA 结构和功能，包括：①烷化剂；②破坏 DNA 的铂类配合物；③破坏 DNA 的抗生素；④拓扑异构酶抑制剂。

（一）烷化剂

烷化剂（alkylating agent）是一类具有活泼烷化基团，能与细胞 DNA、RNA 或蛋白质中的亲核基团起烷化作用，造成 DNA 结构和功能损害，甚至导致细胞死亡的药物，属于细胞周期非特异性药物。常用的烷化剂有以下几类：①氮芥类，如氮芥、环磷酰胺；②乙烯亚胺类，如塞替派；③亚硝脲类，如卡莫司汀；④甲烷磺酸酯类，如白消安等。

氮　　芥

氮芥（chlormethine，HN_2）是双氯乙胺烷化剂，属于双功能烷化剂，能与 DNA 交叉连接或在 DNA 和蛋白质之间交叉联结，阻止 DNA 复制，造成细胞损伤或死亡。

氮芥静脉注射后，迅速分布于肺、小肠、脾、肾和肌肉中，脑中含量较少。进入血液后，迅速与水或细胞的某些成分结合，0.5～1 分钟后约 90% 从血液中消除，有 20% 的药物以 CO_2 经呼吸道排出，多种代谢物从尿液中排出，尿中排出的原形药物小于 0.01%。

氮芥主要用于恶性淋巴瘤，尤其是霍奇金淋巴瘤，也用于癌性胸腔积液、心包积液及腹水。

最常见的不良反应为骨髓抑制和胃肠道反应，可引起显著的白细胞和血小板减少，亦可见生殖系统功能紊乱等。高剂量可致耳鸣、听力丧失、眩晕等神经系统症状，也可引起低钙血症及心脏损伤。少见头晕、乏力及脱发等，局部应用常产生迟发性皮肤过敏反应。对局部组织的刺激作用较强，多次注射可引起血管硬化及血栓性静脉炎，药物外溢可致局部组织坏死。

其他常用的烷化剂类抗肿瘤药物见表 3-3。

（二）破坏 DNA 的铂类配合物

铂类药物进入细胞后，首先解离形成带正电荷的水合铂，后者可与 DNA 或 RNA 形成交叉联结，破坏 DNA 的结构和功能，对 RNA 和蛋白质的作用较弱。为周期非特异性药物。

顺　　铂

顺铂（cisplatin，DDP，顺氯氨铂）作用与双功能烷化剂类似，进入体内后，先解离出氯离子，再与 DNA 链上的碱基形成交叉联结，破坏 DNA 的结构和功能，对 RNA 的影响较小。DDP 属于细胞周期非特异性药物。

DDP 静脉给药后迅速分布于全身各组织，瘤组织无选择性分布。大部分药物与血浆蛋白结合，呈双相代谢，消除半衰期为 58～73 小时。DDP 主要经肾排泄，通过肾小球过滤或部分由肾小管

表 3-2　其他 DNA 聚合酶抑制剂

阿糖胞苷（cytarabine，Ara-C）	在细胞内转化为三磷酸阿糖胞苷和二磷酸阿糖胞苷。三磷酸阿糖胞苷可能会通过抑制 DNA 多聚酶来抑制 DNA 的合成	急性白血病的诱导缓解和维持治疗，慢性粒细胞白血病（CML）急变者，亦用于恶性淋巴瘤
氟达拉滨（fludarabine）	作用类似阿糖胞苷，但对核苷酸延长的阻断作用和掺入 RNA 的能力更强	对 B 细胞慢性淋巴细胞白血病和非霍奇金淋巴瘤有效
安西他滨（ancitabine）	本品为阿糖胞苷衍生物，在体内转化为阿糖胞苷，本身可磷酸化而阻碍 DNA 合成	对急性白血病、实体瘤、脑膜白血病、恶性淋巴瘤及单纯疱疹病毒角膜炎等有效

表 3-3　其他常用的烷化剂类药物

名称	作用特点	临床应用
异环磷酰胺（ifosfamide，IFO）	体外无活性，体内被水解为磷酰胺氮芥而发挥作用	抗瘤谱广，用于睾丸癌、卵巢癌、乳腺癌、肉瘤等多种肿瘤
环磷酰胺（cyclophosphamide，CTX）	体外无活性，经细胞色素 P450 酶代谢为 4- 羟基环磷酰胺，在肿瘤细胞内分解出磷酰胺氮芥而发挥作用	抗瘤谱广，常用于恶性淋巴瘤、多发性骨髓瘤、急性淋巴细胞白血病、乳腺癌、卵巢癌等
塞替派（thiotepa，TSPA）	多功能烷化剂，与 DNA 形成交叉联结，影响 DNA 功能	用于乳腺癌、卵巢癌、肝癌、恶性黑色素瘤和膀胱癌等
白消安（busulfan）	属甲烷磺酸酯类，在体内解离后起烷化作用	对慢性髓系白血病疗效较好，也用于原发性血小板增多症、真性红细胞增多症
卡莫司汀（carmustine，BCNU）	为亚硝脲类烷化剂，对 DNA、蛋白质和 RNA 均有烷化作用	用于原发或颅内转移瘤，对恶性淋巴瘤、骨髓瘤等也有效
司莫司汀（Me-CCNU）	进入体内后形成乙烯碳正离子，发挥烷化作用	用于原发或颅内转移瘤，与其他药物合用治疗恶性淋巴瘤、胃癌、大肠癌和黑色素瘤等
替莫唑胺（temozolomide，TMZ）	生理 pH 状态下，迅速转化为 3- 甲基 -（三嗪 -1-）咪唑 - 甲酰胺（MTIC），后者通过 DNA 甲基化而发挥细胞毒作用，可透过血脑屏障	用于多形性胶质母细胞瘤或间变性星形细胞瘤的治疗
硝卡芥（nitrocaphane）	对细胞周期各期均有影响，抑制 DNA 和 RNA 合成，对 DNA 的抑制作用更为显著	用于肺癌、恶性淋巴瘤、头颈部肿瘤、宫颈癌和癌性胸腔积液

分泌，用药后 96 小时内 25% ～ 45% 由尿排出，少量经胆道排出。腹腔给药时腹腔器官的药物浓度较静脉给药时高 2.5 ～ 8 倍，对治疗卵巢癌有利。

DDP 抗肿瘤谱广，对乏氧肿瘤细胞有效。DDP 对头颈部鳞癌、卵巢癌、膀胱癌、睾丸肿瘤、前列腺癌、淋巴肉瘤、胃癌、肺癌等均有较好的疗效。对儿童神经母细胞瘤、骨肉瘤、卵巢生殖细胞瘤也有一定疗效。

DDP 胃肠道反应和肾脏毒性较明显，一次注射 $50mg/m^2$，有 25% ～ 30% 的患者可出现氮质血症，较大剂量或连续用药可产生严重而持久的肾脏毒性。骨髓抑制一般与用药剂量有关，神经毒性多见于总量超过 $300mg/m^2$ 的患者。可出现耳鸣和高频听力降低，多为可逆性。过敏样反应少见。

其他常用的铂类抗肿瘤药见表 3-4。

（三）破坏 DNA 的抗生素

表 3-4　其他常用的铂类抗肿瘤药物

名称	作用特点	临床应用
卡铂（carboplatin，CBP）	作用机制与顺铂类似，抗肿瘤活性较强，用药剂量和 AUC 相关	小细胞肺癌、头颈部鳞癌、卵巢癌及睾丸肿瘤等
奈达铂（nedaplatin，NDP）	为顺铂类似物，进入细胞后产生多种离子型物质与 DNA 结合	头颈部肿瘤、非小细胞肺癌、食管癌等实体瘤
奥沙利铂（oxaliplatin，L-OHP）	作用机制尚未完全清楚，可能是与 DNA 形成链内和链间交联	结直肠癌、胃癌和肝癌等
洛铂（lobaplatin，LBP）	属广义烷化剂，与顺铂的抑瘤作用相似或更强	乳腺癌、小细胞肺癌及慢性髓细胞白血病

抗肿瘤抗生素是一类由微生物产生的具有抗肿瘤活性的化学物质，主要通过抑制 DNA、RNA 和蛋白质的生物合成发挥作用，多为细胞周期非特异性抗肿瘤药。

丝裂霉素

丝裂霉素（mitomycin C，MMC）结构中有乙撑亚胺及氨甲酰酯基团，具有双功能或三功能烷化剂的作用，能与 DNA 的双链交叉联结，抑制 DNA 合成，对 RNA 及蛋白质合成也有一定的抑制作用。MMC 对 G_1 期，尤其是 G_1 晚期及 S 早期最敏感。

MMC 主要在肝脏中生物转化，不能透过血脑屏障，静脉注射后分布相半衰期（$t_{1/2\alpha}$）和消除相半衰期（$t_{1/2\beta}$）分别为 5～10 分钟和 50 分钟，主要通过肾脏排泄。

MMC 抗瘤谱广，主要用于胃癌、肺癌、乳腺癌，也可用于肝癌、胰腺癌、直肠癌、食管癌、卵巢癌及癌性腔内积液等。

MMC 的不良反应主要为骨髓抑制，其次为消化道反应、乏力、贫血等。部分患者可能出现溶血性尿毒综合征、微血管性溶血性贫血、急性肾衰竭、间质性肺炎和全血细胞减少等严重不良反应。注射局部刺激性大，不可漏于血管外。

博来霉素

博来霉素（bleomycin，BLM）为含多种糖肽的复合抗生素，主要成分为博来霉素 A_2。BLM 能与铁离子络合嵌入 DNA，使 DNA 单链和双链断裂，阻止 DNA 的复制，干扰细胞分裂增殖。BLM 属细胞周期非特异性药物，但对 G_2 期细胞作用较强。

BLM 口服无效，肌内注射或静脉注射后，广泛分布到肝、脾、肾等组织，尤以皮肤和肺较多，部分药物可透过血脑屏障，在血中迅速失活。血浆蛋白结合率仅 1%。连续静脉滴注 4～5 日，一日 30mg，24 小时内血药浓度稳定在 146ng/ml。一次量静脉注射后，消除相半衰期（$t_{1/2\beta}$）及终末相半衰期（$t_{1/2\gamma}$）分别为 24 分钟及 4 小时，3 岁以下儿童则为 54 分钟及 3 小时。静脉滴注后 $t_{1/2\beta}$ 及 $t_{1/2\gamma}$ 分别为 1.3 小时及 8.9 小时。肌内注射或静脉注射本品 15mg，血药峰浓度分别为 1μg/ml

及 3μg/ml。本品主要经肾排泄，24 小时内排出 50%～80%。不能被透析清除。

BLM 主要用于头颈部、食管、皮肤、宫颈、阴道、外阴、阴茎等鳞状上皮癌，也可用于淋巴瘤及癌性胸腔积液等的治疗，亦用于银屑病。

肺毒性是 BLM 最严重的不良反应，可引起间质性肺炎或肺纤维化，可能与肺内皮细胞缺少使博来霉素灭活的酶有关。发热、脱发等不良反应较常见，而骨髓抑制和胃肠道反应相对较轻。

（四）拓扑异构酶抑制剂

拓扑异构酶抑制剂通过干扰 DNA 拓扑异构酶 I 或拓扑异构酶 II，破坏 DNA 结构，抑制 DNA 的合成，从而发挥抗肿瘤作用。本类药物多为细胞周期特异性抗肿瘤药。临床上常用的拓扑异构酶抑制剂主要包括喜树碱类和新型喜树碱的人工合成衍生物。

伊立替康

伊立替康（irinotecan，CPT-11）为半合成水溶性喜树碱衍生物，是特异性 DNA 拓扑异构酶 I 抑制剂。伊立替康及其活性代谢物 SN-38 可与拓扑异构酶 I -DNA 复合物结合，引起 DNA 单链断裂，阻止 DNA 复制及抑制 RNA 合成。与现有多种抗肿瘤药物无交叉耐药性。

CPT-11 静脉注射后，大部分迅速转化为活性代谢产物 SN-38，其消除呈三相，终末相半衰期为 16.5 小时。药物主要经胆道排泄，24 小时尿中排泄量为原药的 20%，可透过血脑屏障。SN-38 主要与葡糖醛酸结合形成葡糖醛酸 SN-38（SN38G）而代谢，可在胆汁中发现，24 小时尿中 SN-38 排泄量仅为 0.1%～0.2%，半衰期为 13.8 小时。

CPT-11 主要用于晚期结直肠癌的治疗，对肺癌（小细胞肺癌和非小细胞肺癌）、胃癌、乳腺癌、卵巢癌和宫颈癌等也有较好的效果。

CPT-11 的主要剂量限制性毒性为骨髓抑制和延迟性腹泻。乙酰胆碱综合征给予阿托品可缓解。一旦出现延迟性腹泻，立即口服洛哌丁胺，首剂 4mg，以后每 2 小时 2mg，直至末次水样便后继续服药 12 小时，一般用药不超过 48 小时。

其他拓扑异构酶抑制剂类抗肿瘤药物见表 3-5。

表 3-5　其他拓扑异构酶抑制剂类抗肿瘤药物

名称	作用特点	临床应用
喜树碱（camptothecin）	干扰 DNA 拓扑异构酶 I，破坏 DNA 结构，抑制 DNA 合成	用于胃癌、肠癌、绒毛膜上皮癌和急慢性粒细胞白血病等
羟喜树碱（hydroxy camptothecin）	与喜树碱的作用机制相同	用于原发性肝癌、头颈部癌和白血病等
拓扑替康（topotecan，TPT）	半合成的 DNA 拓扑异构酶 I 抑制剂，属于喜树碱的衍生物，有较高的抗肿瘤活性	用于小细胞肺癌、卵巢癌
依托泊苷（etoposide，VP-16）	作用于 DNA 拓扑异构酶 II，形成药物 - 酶 -DNA 三联复合体，使受损的 DNA 不能修复	用于小细胞肺癌、恶性淋巴瘤、恶性生殖细胞瘤、白血病，对神经母细胞瘤、卵巢癌、非小细胞肺癌、胃癌等也有效
替尼泊苷（teniposide，VM-26）	作用于 S_2 期和 G_2 期，通过阻止有丝分裂而起作用。也可引起 DNA 键的单股和双股断裂，作用机制可能是抑制拓扑异构酶 II 所致	恶性淋巴瘤、颅内恶性肿瘤如胶质母细胞瘤、室管膜瘤、星形细胞瘤，以及膀胱癌、神经母细胞瘤等

三、干扰转录过程和阻止 RNA 合成的药物

此类药物可嵌入 DNA 碱基对之间，干扰转录过程，阻止 mRNA 的合成，属于 DNA 嵌入剂，如多柔比星等蒽环类抗肿瘤药和放线菌素 D。

多柔比星

多柔比星（doxorubicin，adriamycin，ADM，阿霉素）为蒽环类抗生素，能嵌入 DNA 碱基对之间，改变 DNA 的模板性质，抑制 DNA 聚合酶，从而既抑制 DNA 合成，也抑制 RNA 合成。此外，还可形成超氧自由基，并有特殊的破坏细胞膜结构和功能的作用。ADM 属细胞周期非特异性药物，对 S 期细胞更敏感。

ADM 仅可静脉给药，血浆蛋白结合率低，进入体内迅速分布于心、肾、肝、脾、肺组织中，但不能透过血脑屏障。主要在肝脏代谢，经胆汁排泄，经尿液排出较少，终末相半衰期为 40 ～ 50 小时。

ADM 抗瘤谱广，主要用于急性白血病、恶性淋巴瘤、乳腺癌、卵巢癌、肺癌、胃癌、肝癌及膀胱癌等，也可用于软组织肉瘤、骨肉瘤、横纹肌肉瘤、尤文肉瘤、肾母细胞瘤、神经母细胞瘤等肿瘤。

最常见的不良反应是骨髓抑制，严重的毒性反应为心肌退行性病变和心肌间质水肿，心脏毒性的发生可能与多柔比星生成自由基有关，右丙亚胺（dexrazoxane）作为化学保护剂可预防心脏毒性的发生。此外，胃肠道反应、口腔炎、皮肤色素沉着及脱发等也较常见。

其他常用的干扰转录过程和阻止 RNA 合成的药物见表 3-6 所示。

表 3-6　其他常用的干扰转录过程和阻止 RNA 合成的药物

名称	作用特点	临床应用
表柔比星（epirubicin，EPI）	是 ADM 的异构体，抗瘤谱与 ADM 相近，但治疗指数更高，对血液系统及心肌的毒性低于 ADM	用于白血病、恶性淋巴瘤、多发性骨髓瘤、乳腺癌、软组织肉瘤、胃癌、肝癌和卵巢癌等
吡柔比星（pirarubicin，THP）	抗瘤作用等同或优于 ADM，心肌毒性、消化道反应、脱发发生率较低	对恶性淋巴瘤和急性白血病有较好的疗效，对乳腺癌、胃癌、泌尿系统肿瘤及卵巢癌等有效
柔红霉素（daunorubicin，DRN）	机制与 ADM 相似，抗瘤谱较 ADM 窄，对实体瘤疗效不如 ADM 和表柔比星	急性淋巴细胞白血病或髓细胞白血病

续表

名称	作用特点	临床应用
米托蒽醌（mitoxantrone，MTZ）	结构上与蒽醌类化合物接近，可嵌入 DNA 并与其结合引起细胞损伤。心脏毒性小，剂量限制性毒性为骨髓抑制	对晚期乳腺癌疗效好，对急性白血病、恶性淋巴瘤也有作用
放线菌素 D（dactinomycin D，ACTD）	能嵌入到 DNA 与 DNA 结合成复合体，阻碍 RNA 多聚酶的功能，阻止 RNA 特别是 mRNA 的合成	可用于恶性葡萄胎、绒毛膜上皮癌、恶性淋巴瘤、肾母细胞瘤及神经母细胞瘤等

四、干扰蛋白质合成与功能的药物

干扰蛋白质合成的药物按照功能不同又可分为①影响微管蛋白装配的药物，如长春碱类和紫杉醇类等；②干扰核蛋白体功能的药物，如三尖杉生物碱类；③影响氨基酸供应的药物，如 L- 门冬酰胺酶。

（一）影响微管蛋白装配的药物

临床常用的微管蛋白抑制药主要包括抑制微管蛋白聚合的长春碱类，如长春碱长春花碱、长春新碱、长春地辛和长春瑞滨等，以及促进微管蛋白聚合、抑制微管蛋白解聚的紫杉醇类，如紫杉醇和多西他赛等。

长春新碱

长春新碱（vincristine，VCR）为夹竹桃科植物长春花中提取的有效成分，其通过抑制微管蛋白的聚合而影响纺锤体微管的形成，使有丝分裂停止于中期。还可干扰蛋白质代谢及抑制 RNA 多聚酶的活力，并抑制细胞膜类脂质的合成和氨基酸在细胞膜上的转运。

VCR 口服吸收差，静脉注射后迅速分布至各组织，但很少透过血脑屏障。肿瘤组织可选择性地浓集药物，且神经细胞中药物蓄积较多，因此神经毒性较严重。血浆蛋白结合率约为 75%，分布相半衰期约为 0.07 小时，药物主要在肝内代谢，通过胆汁排泄，可进入肠肝循环，70% 随粪便排泄，5%～16% 经尿排泄，终末相半衰期为 85 小时。

长春新碱抗瘤谱广，可用于治疗急性白血病、恶性淋巴瘤和生殖细胞肿瘤，也可用于乳腺癌、肺癌、软组织肉瘤和神经母细胞瘤等。

神经系统毒性是 VCR 的剂量限制性毒性，主要引起外周神经症状，与累积量有关。骨髓抑制和消化道反应较轻，反复静脉注药可致血栓性静脉炎，注射时漏至血管外可造成局部组织坏死。

紫 杉 醇

紫杉醇（paclitaxel，Taxol）是由短叶紫杉或红豆杉的树皮中提取的新型抗微管药物。本药能促进微管双聚体装配成微管，同时抑制微管的解聚，从而使纺锤体失去正常功能，细胞有丝分裂停止。

紫杉醇静脉滴注后，有广泛的血管外分布和组织结合效应，血浆蛋白结合率为 89%～98%。本品仅有少量以原形从尿中排出，约占给药剂量的 13%，主要经过肝脏代谢，经胆道排泄。药物呈双相消除，消除半衰期为 5.3～17.4 小时。

紫杉醇抗瘤谱较广，对卵巢癌、肺癌和乳腺癌有较好疗效，对头颈部肿瘤、食管癌、胃癌和软组织肉瘤等也有效。

紫杉醇的不良反应主要包括骨髓抑制、神经毒性、心脏毒性、胃肠道反应和过敏反应，其中骨髓抑制是剂量限制性毒性。紫杉醇的过敏反应可能与助溶剂聚氧乙烯蓖麻油有关。

其他常用的微管蛋白活性抑制药见表 3-7。

（二）干扰核蛋白体功能的药物

高三尖杉酯碱

高三尖杉酯碱（homoharringtonine）是从三尖杉属植物的枝、叶和树皮中提取的生物碱。可抑制蛋白合成的起始阶段，并使多聚核糖体解聚，干扰蛋白核糖体功能，对细胞内 DNA 的合成亦有抑制作用。本品对 G_1、G_2 期细胞杀伤作用最强，而对 S 期细胞作用较小。

表 3-7　其他常用的微管蛋白活性抑制药

名称	作用特点	临床应用
长春碱（vinblastine，VLB）	抑制微管蛋白聚合，妨碍纺锤体微管的形成，使有丝分裂停止于中期。也可干扰细胞膜对氨基酸的转运，使蛋白质合成受抑制，亦可抑制 RNA 合成	对恶性淋巴瘤、睾丸肿瘤、绒毛膜癌疗效较好，对肺癌、乳腺癌、卵巢癌、肾母细胞瘤及单核细胞白血病也有效
长春地辛（vindesine，VDS）	作用机制及药代动力学特点与其他长春碱相似，血液学毒性较 VLB 轻，神经毒性较 VCR 轻	对肺癌、恶性淋巴瘤、乳腺癌、食管癌及恶性黑色素瘤等有效
长春瑞滨（vinorelbine，NVB）	通过阻滞微管蛋白聚合和诱导微管解聚，使有丝分裂停止于中期，抗肿瘤活性强于 VCR、VDS	抗瘤谱广，主要用于非小细胞肺癌、乳腺癌、卵巢癌、食管癌、头颈部癌等，也可用于淋巴瘤
多西他赛（docetaxel，DOC）	作用机制与紫杉醇相同，稳定微管的作用比紫杉醇强 2 倍。与紫杉醇具有不完全交叉耐药	对卵巢癌、乳腺癌、非小细胞肺癌疗效较好；对头颈癌、胃癌、黑色素瘤、胰腺癌等有效

本品肌内注射或口服吸收慢而不完全，静脉注射后骨髓内的浓度最高，肾、肝、肺、脾、心及胃、肠次之，肌肉及脑组织最低。静脉注射 2 小时后，各组织的浓度迅速下降，而骨髓药物浓度下降较慢，半衰期为 3～50 分钟。本品主要在肝内代谢，代谢物尚不明确，主要经肾脏及胆道排泄，少量经粪便排泄，24 小时内约排出给药量的 50%，其中经尿排出 42.2%，经粪便排出 6.3%，在排出物中原形占 1/3。

本品可用于各型急性非淋巴细胞白血病的诱导缓解期及继续治疗阶段，也可用于骨髓增生异常综合征、慢性粒细胞白血病及真性红细胞增多症等。

常见不良反应主要包括骨髓抑制、胃肠道反应、低血压等。可引起心脏毒性，对于原有心律失常及各类器质性心血管疾病患者，应慎用本品或减少剂量。个别患者可产生脱发、皮疹，偶见严重过敏性休克。

（三）影响氨基酸供应的药物

L- 门冬酰胺酶

L- 门冬酰胺酶（L-asparaginase）可将血清门冬酰胺水解而使肿瘤细胞缺乏门冬酰胺供应，生长受到抑制。门冬酰胺是重要的氨基酸，某些肿瘤细胞不能合成，需从细胞外摄取，而正常细胞能合成门冬酰胺，受影响较少。

本品经肌内或静脉给药后，血浆蛋白结合率约为 30%，能在淋巴液中测出，但在脑脊液中的浓度很低。肌内注射后 12～24 小时达峰，血浆半衰期为 39～49 小时，静脉注射血浆半衰期为 8～30 小时。排泄似呈双相性，仅有微量出现于尿中。

本品主要用于治疗急性淋巴细胞白血病、急性髓细胞白血病、急性单核细胞白血病、慢性淋巴细胞白血病、霍奇金淋巴瘤及非霍奇金淋巴瘤、黑色素瘤等。

常见的不良反应有过敏反应、肝损伤、胰腺炎、食欲缺乏、恶心、呕吐、腹泻等，用药前应做皮试。少见血糖升高、高尿酸血症、高热、精神及神经毒性等。

第二节　细胞毒类药物的治疗原理

抗肿瘤药物治疗恶性肿瘤能否发挥疗效，受肿瘤、宿主及药物三方面因素的影响，这三者间既相互作用又相互制约。合理应用抗肿瘤药物不但能够增加疗效，而且可以减少毒性反应和耐药性产生。主要原则如下。

一、细胞周期动力学

肿瘤组织主要由增殖和非增殖两个细胞群组

成。增殖细胞群可不断分裂增殖，这部分细胞在肿瘤全部细胞群的比例称为生长比率（growth fraction，GF）。增长迅速的肿瘤 GF 值较大，接近 1，对药物最敏感，药物疗效也好；增长慢的肿瘤，GF 值较小，为 0.01 ~ 0.5，对药物敏感性低，疗效较差。同一种肿瘤早期的 GF 值较大，药物的疗效也较好。

肿瘤细胞从一次分裂结束到下一次分裂结束的时间称为细胞周期，此间历经 4 个时相，即 DNA 合成前期（G_1 期）、DNA 合成期（S 期）、DNA 合成后期（G_2 期）和有丝分裂期（M 期）。抗肿瘤药通过影响细胞周期的生化事件或细胞周期调控对不同周期（或时相）的肿瘤细胞产生细胞毒作用并延缓细胞周期的时相过渡。根据药物对各周期（或时相）肿瘤细胞的敏感性不同，大致可将抗肿瘤药物分为两大类。

（1）周期非特异性药物（cell cycle non-specific drug）：此类药物在大分子水平上直接破坏 DNA 的双链，与之结合成复合物，从而影响蛋白质的合成，除杀灭增殖细胞群中各期细胞外，对非增殖细胞也有较强的杀灭作用。常用的细胞周期非特异性药物有①抗肿瘤抗生素，如多柔比星、表柔比星、柔红霉素、放线菌素 D、丝裂霉素；②亚硝脲类，如司莫司汀、洛莫司汀、卡莫司汀；③烷化剂，如环磷酰胺、白消安、替莫唑胺、异环磷酰胺、氮芥；④杂类，如顺铂、卡铂、奥沙利铂、达卡巴嗪等。

（2）周期特异性药物（cell cycle specific drug）：此类药物仅对某一增殖周期的细胞有较强的作用，但有时也可能在几个时相同时发挥作用。它们在小分子水平上阻断 DNA 的合成，从而影响 RNA 转录与蛋白质的合成。常用的细胞周期（时相）特异性药物有①G_1 期特异性药物，如门冬酰胺酶、肾上腺皮质类固醇；② S 期特异性药物，如阿糖胞苷、吉西他滨、氟尿嘧啶、硫鸟嘌呤、甲氨蝶呤、羟基脲；③ G_2 期特异性药物，如博来霉素、平阳霉素；④ M 期特异性药物，如长春新碱、长春碱、长春瑞滨、紫杉类（紫杉醇、多西他赛）。

周期非特异性药物对癌细胞的杀灭作用强而快，能迅速杀死癌细胞，其剂量 - 反应曲线接近直线，在机体能耐受的毒性限度内，杀伤能力随剂量的增加而增加。在浓度（C）和持续时间（T）的关系中，C 是主要因素。周期特异性药物的杀灭作用弱而慢，需要一定的时间才能发挥杀伤作用，其剂量反应曲线是一条渐近线，即在小剂量时类似于直线，达到一定剂量后出现平坡。在影响疗效的 C 与 T 的关系中，T 是主要因素。因此，为使化疗药物发挥最大的作用，周期非特异性药物宜静脉一次注射，而周期特异性药物则以缓慢静脉滴注、肌内注射或口服为宜。在设计细胞周期非特异性药物和细胞周期特异性药物序贯应用时，可考虑以下策略：①对增长缓慢（GF 值不高）的实体瘤，可先用细胞周期非特异性药物杀灭增殖期及部分 G_0 期细胞，使瘤体缩小，进而招募更多 G_0 期细胞进入增殖周期；继而用细胞周期特异性的药物杀灭之。②对增长快（GF 值较高）的肿瘤细胞如急性白血病细胞等，宜先用细胞周期特异性药物（作用于 S 期或 M 期细胞的药物），使大量处于增殖周期的恶性肿瘤细胞被杀灭，此后再用细胞周期非特异性药物杀灭其他各相细胞，待 G_0 期细胞进入细胞周期时，再重复上述疗法。

二、剂量强度

20 世纪 80 年代，Hryniuk 首先提出剂量强度（dose intensity，DI）的概念，即不论给药途径、用药方案及疗程如何，单位时间内（一般指每周）所给抗肿瘤药物的总剂量，用 mg/（m·w）表示，mg 为化疗药物的剂量单位，m^2 为患者的体表面积单位，w 表示单位时间的概念。相对剂量强度（relative dose intensity，RDI）则指实际剂量强度（received or delivered dose intensity）与预期标准剂量强度之比，反映预期剂量强度的实施情况。

剂量 - 反应曲线为线性关系是剂量强度的基础，在临床上这种线性关系可见于淋巴瘤、急性白血病、睾丸生殖细胞肿瘤、乳腺癌和小细胞肺癌等少数对化疗敏感的肿瘤，对于这类肿瘤，剂量越高，疗效也越好，这是临床应用高剂量化疗的基础。因此，在临床治疗中，对于通过化疗有可能治愈的患者，应在患者机体和器官能够耐受的前提下，尽可能使用充足剂量强度的化疗药物，以获得最佳的抗肿瘤疗效。近年来，粒细胞集落刺激因子（G-CSF）、粒细胞巨噬细胞集落刺激因子（GM-CSF）、自体骨髓移植（ABMT）及自体外周血干细胞移植（PBSCT）的应用，使提高化疗的剂量强度成为可能，并已日益引起重视。但处理好其他问题，如防治中枢神经受侵、克服耐药和恢复免疫功能等同样重要。

中度敏感的肿瘤，如卵巢癌、非霍奇金淋巴瘤和白血病等，增加药物剂量强度可在一定程度上提高疗效，而造血因子如G-CSF、GM-CSF的应用和造血细胞的输注（如骨髓移植、造血干细胞输注）等支持治疗的积极使用可以保证患者的安全。化疗药物不敏感的肿瘤，如黑色素瘤、肝癌等，剂量强度与疗效无线性关系，提高剂量强度并不能提高疗效，反而会导致严重的不良反应。

周期非特异性药目前主张在最大耐受量下采用间断大剂量给药，以期在最大限度地杀伤肿瘤细胞的同时给骨髓及其他正常组织以恢复的时机。但对于周期特异性药物，尤其是治疗白血病，多数学者认为最好持续小剂量给药，这样可以持续杀灭不断进入敏感期的肿瘤细胞。

三、剂量密度

虽然增加药物剂量可提高疗效，但即使是最有效的化疗，单次给药后最多也只能达到亚临床治愈水平。另外，实体瘤的生长遵循Gompertzian模式，即亚临床肿瘤病灶的体积小，倍增时间缩短。因此，残存的肿瘤在化疗间期增殖加快，成为肿瘤不易根除的重要原因。而通过缩短化疗的间歇时间加快治疗频率，在尽可能短的时间内反复化疗，可望减少残存肿瘤在化疗间歇期的生长，从而达到提高疗效的目的，这就是剂量密度化疗。通常的化疗一般以3～4周为1个周期，剂量密度化疗则多为每2周重复。

不论是细胞周期特异性药物还是细胞周期非特异性药物，抗肿瘤药物对肿瘤细胞的杀灭作用均遵循一级动力学原则，即一定剂量的药物只能杀灭一定比例的肿瘤细胞，然而考虑到机体耐受性等方面的原因，不可能无限制地加大药物剂量或频繁给药。患者的免疫功能状态受多种因素的影响。当瘤体长大、病情加重时，宿主往往出现免疫功能下降，且大多数抗肿瘤药物具有免疫抑制作用，因此选用合适剂量并采用间歇给药的方式，在增加疗效的同时有可能保护宿主的免疫功能。

四、对数杀伤假说

肿瘤负荷与治愈率间有普遍的相关性，在许多肿瘤类型中，诊断时肿瘤的大小（或血液肿瘤中的细胞数量）可能是评估预后最常用的变量，较大的肿瘤与转移风险增加相关。Skipper和Schabel利用小鼠白血病细胞系L1210（增殖比率100%）进行了一系列抗肿瘤药物治疗，获得一条稳定的指数曲线，借此提出了著名的"对数杀伤假说（log-kill hypothesis）"，即不管肿瘤大小，抗肿瘤药物均成比例而不是一定数量地杀灭剩余的肿瘤细胞，药物的细胞杀灭效应符合一级动力学，药物的治疗效果直接由药物剂量、治疗的次数及重复的频率决定。假设一定剂量的某抗肿瘤药物可以杀伤3个对数级别的细胞，使肿瘤细胞总数由10^9减少至10^6，那么理论上相同剂量的该药可使细胞总数为10^5个的肿瘤缩小至含10^2个细胞。"对数杀伤假说"是许多现代肿瘤内科治疗学概念和策略的基础。"对数杀伤假说"对于抗肿瘤药物的合理应用有重要意义：①由于对数杀伤的比例与药物的剂量相关，化疗时采用足够的剂量是十分必要的；②根治肿瘤需要多个周期化疗；③化疗需要足够的疗程。

但除了少数对化疗高度敏感的肿瘤外，多数人类肿瘤并不呈指数生长，不符合"对数杀伤假说"，而符合Gompertzian生长曲线。在Gompertzian模型中，肿瘤细胞的增殖指数并非恒定不变，而随时间呈指数性下降，在肿瘤生长的初期，增殖期细胞较多，细胞呈指数生长，倍增时间短。当肿瘤达到最大负荷的37%时，增殖指数达高峰，之后随着肿瘤体积的增大，受肿瘤内部缺血缺氧、毒性代谢物的蓄积、出血、坏死等多种因素影响，其增殖指数不断下降，倍增时间逐渐延长，曲线趋向平坦，出现相对的平台期。肿瘤细胞对抗肿瘤药物的敏感性取决于治疗时肿瘤位于生长曲线的哪个位置。肿瘤早期，肿瘤负荷小，增殖指数高，杀伤细胞指数高，对治疗较敏感。而肿瘤晚期，肿瘤负荷大，增殖指数低，杀伤细胞指数小，治疗效果差。但临床上大多数肿瘤在诊断时都处于减速生长阶段，因此治疗效果不佳。

根据Gompertzian生长曲线，衍生出Norton-Simon的肿瘤细胞杀伤模型。在Norton-Simon模型中，化疗对大肿瘤的杀伤比例低于小肿瘤，大肿瘤的缓解率较低。当肿瘤负荷减小后，分裂较慢的细胞将加速增殖，对化疗将更加敏感。手术是减少肿瘤负荷的有效手段，因此 Norton-Simon 模型为术后辅助化疗提供了理论基础。类似的，在 1 个周期化疗后，肿瘤负荷减少，增殖加速，因此尽快开始下一周期化疗、缩短化疗用药的间隔（即剂量密集型化疗）可以提高部分肿瘤的疗效。也许最能解释肿瘤细胞生长及其治疗后消退的模型是 Norton-Simon 假说。基于 Gompertzian 生长曲线，这个模型适用于大多数实体肿瘤。根据该模型，肿瘤以 "S" 形方式生长——当肿瘤负荷较低时，生长速度呈指数级增长，当增长到较大尺寸时，其生长速度变慢接近平台期。因为药物可以缩小肿瘤的大小，所以它们会影响增殖动力学。在单次化疗后，残留的病灶可能会恢复到指数增殖的早期阶段。按照这一逻辑，在两次治疗之间阻止肿瘤的再次快速生长，可最大程度地提高根除肿瘤的可能性。根据这一理论，产生了剂量密集化疗的概念，即在尽可能短的时间间隔内给予药物最有效的剂量水平。

五、联合化疗

细胞毒性药物大多两药或多药联合应用。联合化疗可以增强疗效，将药物的毒性分散到各个器官，提高机体的耐受性，并且能减少耐药的发生，其基本原则如下：①每一种药物单独应用有效，各自的主要毒性靶器官不同；②杀灭肿瘤的机制不同，如烷化剂加抗代谢药；③合用的药物有协同作用而不是互相拮抗，各种药物之间无交叉耐药性；④注意各个药物的使用顺序，如根据细胞增殖动力学规律，增长缓慢的实体瘤，其 G_0 期细胞较多，一般先用周期非特异性药物杀灭增殖期及部分 G_0 期细胞，使瘤体缩小而驱动 G_0 期细胞进入增殖周期，继而用周期特异性药物杀灭之；⑤单克隆抗体类分子靶向治疗药物与化疗联合常可增强疗效，但某些小分子化合物靶向治疗药物，如吉非替尼、厄洛替尼等则不宜与化疗联合使用。

六、多药耐药

肿瘤细胞对抗肿瘤药物产生耐药性是化疗失败的重要原因。有些肿瘤细胞对某些抗肿瘤药有固有耐药性（intrinsic resistance），即对药物初始即有不敏感现象，如处于非增殖的 G_0 期肿瘤细胞一般对抗肿瘤药不敏感。也有些肿瘤细胞对于原来敏感的药物，治疗一段时间后才产生不敏感现象，称为获得性耐药（acquired resistance）。其中表现最突出、最常见的是多药耐药（multidrug resistance，MDR），即肿瘤细胞在接触一种抗肿瘤药后，产生了对多种结构不同、作用机制各异的其他抗肿瘤药的耐药性。多药耐药的共同特点如下：其产生一般针对亲脂性的药物，分子量为 $300 \sim 900kDa$；药物进入细胞是通过被动扩散的方式；药物在耐药细胞中的积聚比敏感细胞少，细胞内的药物浓度不足以产生细胞毒作用；耐药细胞膜上多出现一种称为 P 糖蛋白(P-glucoprotein，P-gp）的跨膜蛋白。

多药耐药的形成机制比较复杂，概括起来有以下几点：①药物的转运或摄取障碍；②药物的活化障碍；③靶酶质和（或）量的改变；④药物进入细胞后产生新的代谢途径；⑤分解酶的增加；⑥修复机制增加；⑦由于特殊的膜糖蛋白的增加，使细胞排出的药物增多；⑧ DNA 链间或链内的交联减少。目前研究最多的是多药耐药基因，以及由此基因编码的 P 糖蛋白，P 糖蛋白可作为依赖于 ATP 介导药物的外排泵，降低细胞内药物浓度。此外，多药耐药相关蛋白，DNA 拓扑异构酶含量或性质的改变亦起重要作用。

耐药性产生的机制十分复杂，不同药物的耐药机制不同，同一种药物也可能存在多种耐药机制。耐药性的遗传学基础研究证明，肿瘤细胞在增殖过程中有较固定的突变率，每次突变均可导致耐药性瘤株的出现。因此，分裂次数越多，耐药瘤株出现的概率越大。肿瘤发生的干细胞学说认为肿瘤干细胞的存在是导致肿瘤化疗失败的主要原因，耐药性是肿瘤干细胞的特性之一。

第三节 细胞毒类药物的不良反应及处理

细胞毒类抗肿瘤药物在杀伤恶性肿瘤细胞的同时，对某些正常的组织细胞也有一定程度的损害，毒性反应成为化疗时药物使用剂量受到限制的关键因素，同时影响了患者的生命质量。

一、近期毒性

（一）骨髓抑制

骨髓抑制是细胞毒类抗肿瘤药物最常见的不良反应之一。不同药物引起骨髓抑制的发生率、临床表现和严重程度各不相同，蒽环类和鬼臼毒素类药物可引起严重的骨髓抑制，亚硝基脲类、丝裂霉素和丙卡巴肼等可导致延迟性骨髓抑制，卡铂和吉西他滨等可导致明显的血小板下降，而博来霉素和 L- 门冬酰胺酶等药物则很少引起骨髓抑制。此外，细胞毒性药物引起的骨髓抑制不仅与药物本身的作用特点、剂量强度和给药方案等因素有关，而且与患者的年龄、营养状态和骨髓状况等有关。

骨髓抑制严重影响患者的生活质量和生命安全，应积极防治。化疗后定期检查血常规，早发现；加强支持治疗并积极预防或治疗感染；根据骨髓抑制类型，合理使用粒细胞集落刺激因子、粒细胞 - 巨核细胞集落刺激因子和促血小板生成素等对症治疗；有输血指征者，可进行成分输血。

（二）胃肠道反应

胃肠道反应是细胞毒类抗肿瘤药另一大类常见的不良反应，其中恶心、呕吐较为常见。此外，由于细胞毒性药物可损害增殖活跃的消化道黏膜细胞，腹泻、口腔溃疡或食管炎等不良反应也较常见。

1. 恶心和呕吐 发生率和严重程度与药物的种类、给药剂量、给药方式及患者的个体差异等因素有关。根据药物致吐作用的强弱，可分为①高度致吐性药物，如大剂量顺铂、环磷酰胺或卡莫司汀，以及达卡巴嗪、链佐星和丙卡巴肼等；②中度致吐性药物，如三氧化二砷、小剂量顺铂、大剂量阿糖胞苷或白消安、柔红霉素、多柔比星、异环磷酰胺、伊立替康和奥沙利铂等；③低度致吐性药物，如吉西他滨、卡培他滨、紫杉醇、多

西他赛、脂质体紫杉醇、依托泊苷、氟尿嘧啶、拓扑替康和培美曲塞等。而 L- 门冬酰胺酶、博来霉素、白消安和苯丁酸氮芥等较少引起恶心、呕吐。此外，根据发生时间的不同，可分为急性、迟发性和预期性呕吐。

常用的止吐药物有 5-HT$_3$ 受体拮抗剂如昂丹司琼（ondansetron）、格拉司琼（granisetron）、托烷司琼（tropisetron）、多拉司琼（dolasetron），以及地塞米松、多巴胺受体拮抗剂甲氧氯普胺等。其中，5-HT$_3$ 受体拮抗剂的疗效最好，不良反应最轻。

2. 口腔黏膜炎 化疗引起的口腔黏膜炎常发生于化疗后 1 ～ 2 周，表现为口腔内烧灼样疼痛，口腔黏膜红肿、溃疡，严重者可形成大片的白色假膜。甲氨蝶呤、多柔比星、放线菌素 D 和氟尿嘧啶等药物较易引起黏膜炎。黏膜炎以局部对症治疗为主，轻症患者可随停药而逐渐好转，严重者可出现营养不良或继发感染，应注意口腔清洁卫生，加强支持治疗和抗感染处理。

3. 腹泻和便秘 化疗相关性腹泻的主要原因是药物对肠道黏膜的损伤所引起的肠道吸收和分泌功能失调。常引起腹泻的化疗药包括氟尿嘧啶、伊立替康、阿糖胞苷、放线菌素 D、羟基脲、甲氨蝶呤等，其中氟尿嘧啶和伊立替康诱发的腹泻最为常见，发生率可高达 50% ～ 80%。持续腹泻需要预防和治疗相关的并发症，维持水、电解质、酸碱和营养平衡，必要时使用止泻药。

长春碱类药物可影响肠道的运动功能而产生便秘和麻痹性肠梗阻，老年人和长春碱类用量多的患者较易发生。应注意药物的给药剂量，增加食物中的纤维含量和水分，必要时适当使用大便软化剂和缓泻剂。

（三）过敏反应

含多肽类化合物或蛋白质类的抗肿瘤药物如 L- 门冬酰胺酶、博来霉素易引起过敏反应，用时应做好预防措施，用药后应密切观察。紫杉醇的过敏反应可能与增溶剂聚氧乙烯蓖麻油有关，用药前应给予相应的前处理措施。

（四）脱发

脱发是常见的化疗不良反应，可发生于化疗

后的数天至数周，其程度与化疗药物的种类、剂量、化疗间期长短和给药途径等相关。多数细胞毒类抗肿瘤药都能引起不同程度的脱发，其中蒽环类、烷化剂、鬼臼毒素类、长春碱类、紫杉醇、氟尿嘧啶和甲氨蝶呤等可引起明显的脱发，而博来霉素、顺铂和吉西他滨等较少引起脱发。在化疗时给患者戴上冰帽，使局部血管痉挛，或将止血带结扎于发际，减少药物到达毛囊可减轻脱发，停止化疗后头发仍可再生。

（五）肝脏毒性

抗肿瘤药物引起的肝损伤主要表现为肝功能障碍、药物性肝炎、静脉闭塞性肝病、慢性肝纤维化、脂肪变性和肉芽肿形成等。药物性肝炎通常与个体特异性的超敏反应和代谢特点相关。常见引起肝损伤的药物有 L-门冬酰胺酶、阿糖胞苷、依托泊苷、硫唑嘌呤、巯嘌呤、大剂量甲氨蝶呤等；达卡巴嗪、放线菌素 D 和大剂量环磷酰胺等可引起静脉闭塞性肝病；甲氨蝶呤可引起肝纤维化。目前尚无理想的药物性肝损害治疗方法，一旦发生，应及时停用可疑药物，并给予对症治疗。

（六）肾和膀胱毒性

化疗药物肾毒性的机制主要包括①通过原形或代谢产物直接损伤肾小球、肾小管、肾间质或肾的微循环系统；②肿瘤细胞大量崩解后，其细胞内物质经肾脏排泄的过程中引起肾损害。与肾毒性相关的危险因素包括年龄 > 60 岁、高血压、糖尿病、心血管疾病、家族性肾病、肾动脉灌注低及合用肾损伤药物等。常见的可引起肾毒性的药物包括顺铂、大剂量甲氨蝶呤、丝裂霉素、亚硝基脲类和异环磷酰胺等。预防和治疗肾毒性的方法主要是根据肾功能变化调整药物剂量、水化利尿及碱化尿液等。环磷酰胺、异环磷酰胺的代谢产物丙烯醛可损伤尿路上皮，尤其是膀胱黏膜上皮，引起出血性膀胱炎，使用美司钠可预防其发生。

（七）心脏毒性

心脏毒性发生率较低，但易出现不可逆性改变，导致心脏毒性的机制主要包括对心肌细胞、心脏血管、心电传导功能和心包的损伤等。常见引起心脏毒性的药物主要为蒽环类，烷化剂、氟尿嘧啶、紫杉类、博来霉素、丝裂霉素、顺铂和长春碱类药物也有一定的心脏毒性。心脏毒性与药物的剂量有关，多柔比星单药使用的累积剂量不超过 500mg/m^2，联合化疗多不超过 450mg/m^2。曾接受过胸部放疗者，多柔比星的总剂量不应超过 350mg/m^2。其他蒽环类药物的心脏毒性也与累积剂量有关。右丙亚胺对蒽环类药物引起的心脏毒性有一定的保护作用，应用维生素 E、辅酶 Q_{10} 等也可在一定程度上降低心脏毒性的发生率和严重程度。

（八）呼吸系统毒性

呼吸系统毒性主要表现为呼吸困难、胸闷、干咳，发病隐匿，通常在停药数周至数月后出现，但药物过敏反应所引起者可在数小时内发生，此时常伴有发热。组织病理学改变多为间质性肺炎或肺纤维化。常见引起肺毒性的药物包括博来霉素、环磷酰胺、异环磷酰胺、丝裂霉素、甲氨蝶呤、亚硝基脲类、紫杉醇、长春碱类和伊立替康等。肺毒性发生率不高，但往往后果严重，且机制尚不清楚。目前，药物性肺损伤没有标准的治疗方法，多数的肺损伤可在及时停药后缓解，及时应用糖皮质激素可以改善临床症状。

（九）神经毒性

化疗药物可引起中枢神经毒性及周围神经毒性，前者少见，而后者较常见。常见引起周围神经系统毒性的药物有长春碱类、铂类和紫杉类等，甲氨蝶呤和氟尿嘧啶类药物也可引起神经毒性。神经毒性的发生率和严重程度与药物的累积剂量和剂量强度明显相关，此外还可能与伴随疾病、年龄、烟酒嗜好及放疗等有关。感觉神经损伤可表现为四肢末端的感觉异常、烧灼感、疼痛和麻木；自主神经病变可产生便秘、麻痹性肠梗阻、阳痿、尿潴留和直立性低血压；运动神经损伤可表现为肌无力和肌萎缩；脑神经病变如视神经病变、复视和面瘫等。目前尚无有效的治疗方法，主要是控制累积剂量和降低剂量强度，出现神经系统毒性反应后应及时停药并予以对症治疗。

（十）组织坏死和血栓性静脉炎

刺激性强的药物如蒽环类、氮芥、长春碱类和丝裂霉素等可引起注射部位的血栓性静脉炎，漏于血管外可致局部组织坏死，注射时应加强监测，一旦外渗，应及时给予对症处理和（或）特效解毒剂治疗。

二、远期毒性

随着肿瘤化疗疗效的提高，长期生存患者增多，远期毒性受到越来越多的关注。

（一）致癌作用

烷化剂和亚硝基脲类药物具有较强的致癌作用，常发生于经化疗获得长期生存的患者或可罹患与化疗相关的第二原发恶性肿瘤。

（二）不育和致畸

多种细胞毒类抗肿瘤药，如烷化剂和亚硝基脲类药物可影响生殖细胞的产生和内分泌功能，使睾丸生殖细胞的数量明显减少，导致男性不育，也可使女性患者产生闭经和永久性卵巢功能障碍，特别是联合化疗对精子的影响更显著。

（刘加涛）

参 考 文 献

第4章 分子靶向药物治疗

2000年，Weinberg教授在 *Cell* 上发表的著名综述"The Hallmarks of Cancer"阐述了恶性肿瘤的六大基本特征：①促生长信号的自给自足；②对生长抑制信号不敏感；③组织侵袭和转移；④无限的复制潜能；⑤持续的血管生成；⑥凋亡逃逸。2011年又增加了基因突变与基因组不稳定、促肿瘤的炎症反应、逃避免疫破坏、细胞能量代谢失调四个基本特征。这十大恶性表型让我们对肿瘤有了更为全面的认识，也给抗肿瘤治疗的探索指引了方向。近20多年来，围绕这十大特征的肿瘤分子通路研究取得了长足的进步，众多针对这些异常通路的分子靶向药物的研发不断改变着临床实践，这一新型的治疗策略也将肿瘤治疗带入了分子靶向时代。

1997年第一个分子靶向药物利妥昔单抗（美罗华）问世，开启了肿瘤的分子靶向治疗时代。2001年上市的甲磺酸伊马替尼（用于治疗费城染色体阳性的慢性粒细胞白血病）是第一个小分子的肿瘤靶向药物。近20年，分子靶向药物异军突起，目前至少有涉及20多个靶点、100多种药物已经上市并用于肿瘤的治疗，而且随着新药研发速度的加快，这个数字在不断增加：一方面围绕既有靶点持续开发新型的药物；另一方面，全新的治疗靶点不断被发现并转化到药物研发和临床治疗中。

第一节 肿瘤分子靶向药物的分类方法

传统上，将分子靶向药物按照结构分为小分子化合物和单克隆抗体两大类，近年来又出现抗体偶联药物（antibody-drug conjugate，ADC），即将单克隆抗体与细胞毒性药物进行偶联，以抗体为载体将细胞毒性药物靶向运输到目标细胞中，也归类于分子靶向药物中。如果按照作用靶点来分，可以分为20多个靶点类别（表4-1），且在不断增加中。从作用方式上来看，有的药物是作用于单一靶点的，有的药物是作用于多个靶点的。例如，第一代EGFR抑制剂的作用靶点为EGFR本身（即HER1）；第二代EGFR抑制剂则即可作用于EGFR，也可作用于HER2；索拉非尼等小分子TKI则能同时作用于多个激酶靶点，包括VEGFR-2、VEGFR-3、PDGFR-β、RAF激酶、KIT和FLT-3。WHO药物统计方法合作中心（WHO Collaborating Centre for Drug Statistics Methodology）制定的药物解剖学、治疗学及化学（Anatomical Therapeutic Chemical，ATC）分类系统对抗肿瘤药物的分类既考虑了分子结构，又兼顾了治疗的靶点和作用机制，具有临床实用性和可操作性。表4-1是其中抗肿瘤分子靶向药物的分类情况，该分类系统将肿瘤分子靶向药物分别归于"蛋白激酶抑制剂""单克隆抗体和抗体偶联药物"及"其他抗肿瘤药物"三大类中，每一大类中又按照不同作用机制和靶点分为若干小类。为便于读者理解并方便临床记忆，本文叙述的时候将围绕靶点来展开，将同一靶点的蛋白激酶抑制剂和单克隆抗体/ADC类药物一并介绍。

表 4-1　WHO-ATC 分类系统中对抗肿瘤分子靶向药物的分类

分类	代表药物
蛋白激酶抑制剂	
BCR-ABL 酪氨酸激酶抑制剂	伊马替尼、达沙替尼、尼洛替尼、博舒替尼、普纳替尼、asciminib
表皮生长因子受体（EGFR）酪氨酸激酶抑制剂	吉非替尼、厄洛替尼、阿法替尼、奥希替尼、rociletinib、olmutinib、达可替尼、埃克替尼、阿美替尼、伏美替尼
B-Raf 丝/苏氨酸激酶（BRAF）抑制剂	维莫非尼、达拉非尼、恩考芬尼
间变性淋巴瘤激酶（ALK）抑制剂	克唑替尼、塞瑞替尼、阿来替尼、布格替尼、洛拉替尼、恩沙替尼
丝裂原活化蛋白激酶（MEK）抑制剂	曲美替尼、考比替尼、比美替尼、司美替尼
细胞周期蛋白依赖性激酶（CDK）抑制剂	哌柏西利、ribociclib、阿贝西利
哺乳动物雷帕霉素靶蛋白（mTOR）激酶抑制剂	西罗莫司、依维莫司、ridaforolimus
人表皮生长因子受体 2（HER2）酪氨酸激酶抑制剂	拉帕替尼、奈拉替尼、妥卡替尼、吡咯替尼
Janus 相关激酶（JAK）抑制剂	芦可替尼、fedratinib、pacritinib
血管内皮生长因子受体（VEGFR）酪氨酸激酶抑制剂	阿昔替尼、西地尼布、tivozanib
布鲁顿酪氨酸激酶（BTK）抑制剂	伊布替尼、阿卡替尼、泽布替尼
磷脂酰肌醇 3 激酶（PI3K）抑制剂	idelalisib、copanlisib、alpelisib、duvelisib
成纤维细胞生长因子受体（FGFR）酪氨酸激酶抑制剂	erdafitinib、pemigatinib、infigratinib、futibatinib
其他蛋白激酶抑制剂	舒尼替尼、索拉非尼、培唑帕尼、凡德他尼、瑞戈非尼、masitinib、卡博替尼、仑伐替尼、尼达尼布、安罗替尼、阿帕替尼
单克隆抗体和抗体偶联药物	
白细胞分化抗原 20（CD20）抑制剂	利妥昔单抗、奥法木单抗、奥妥珠单抗
白细胞分化抗原 22（CD22）抑制剂	inotuzumab ozogamicin、moxetumomab pasudotox
白细胞分化抗原 38（CD38）抑制剂	daratumumab、isatuximab
人表皮生长因子受体 2（HER2）抑制剂	曲妥珠单抗、帕妥珠单抗、恩美曲妥珠单抗(T-DM1)、德曲妥珠单抗(T-DXd, DS-8201a)、trastuzumab duocarmazine (SYD985)、维迪西妥单抗 (RC48)
表皮生长因子受体（EGFR）抑制剂	西妥昔单抗、帕尼单抗、necitumumab、尼妥珠单抗
程序性细胞死亡蛋白 1/ 死亡配体 1（PD-1/PD-L1）抑制剂	PD-1 抑制剂：纳武利尤单抗、帕博利珠单抗、替雷利珠单抗、卡瑞利珠单抗、信迪利单抗、特瑞普利单抗、派安普利单抗 PD-L1 抑制剂：度伐利尤单抗、avelumab、阿替利珠单抗、舒格利单抗
血管内皮生长因子 / 受体（VEGF/VEGFR）抑制剂	贝伐珠单抗、雷莫西尤单抗
其他单克隆抗体和抗体偶联药物	卡妥索单抗、伊匹木单抗
其他抗肿瘤药物（此处仅罗列分子靶向药物）	
蛋白酶体抑制剂	硼替佐米、卡非佐米、伊沙佐米
组蛋白去乙酰化酶（HDAC）抑制剂	伏立诺他、罗米地辛、帕比司他、贝利司他、entinostat
Hedgehog 通路抑制剂	vismodegib、sonidegib、glasdegib
多腺苷二磷酸核糖聚合酶（PARP）抑制剂	奥拉帕利、尼拉帕利、rucaparib、talazoparib、veliparib、帕米帕利、氟唑帕利

第二节 分子靶向药物的作用原理及临床应用

一、以 EGFR 为靶点的药物

（一）EGFR 的结构及意义

EGFR 是一种跨膜受体，广泛分布于人体各组织细胞表面。结构上分为胞外段、跨膜区和胞内段。胞外段可结合配体；跨膜区除具有锚定功能外，在受体二聚体形成和活化中也发挥一定的作用；胞内段具有酪氨酸激酶活性，可催化底物蛋白磷酸化，从而实现细胞外信号转导至细胞内，激活下游的信号通路。EGFR 又称人表皮生长因子受体 1 （human epidermal growth factor receptor1，HER1），与 HER2、HER3 和 HER4 共同组成 HER 家族蛋白，由于它们均由原癌基因 c-erbB 编码，所以分别又称 ErbB1、ErbB2、ErbB3 和 ErbB4。它们的胞内段酪氨酸激酶区具有高度的同源性和保守性（HER3 的胞内段无酪氨酸激酶活性）。正常情况下，EGFR 与细胞外的 EGF、TGF-β 等配体结合产生的信号通路是细胞增殖与分化所必需的。细胞膜上分布的 HER 家族成员在未激活状态下都是以单聚体形式存在的，并且胞外区形成一种所谓的"束缚型构象"以阻止二聚化和受体激活。当 HER 家族成员受体胞外区结合配体后，会引起构象改变并和其他受体形成配对（二聚化），如 HER2 自身可形成同源二聚体，与 EGFR 或 HER3 可形成异源二聚体。二聚体的形成直接导致酪氨酸激酶区的激活及 C 端部分的酪氨酸残基交叉磷酸化，引起细胞内信号级联激活，通过信号通路调控与肿瘤生长、侵袭、转移相关的基因表达，其中 PI3K/AKT/mTOR 和 RAS/RAF/ERK 是 HER 下游的两条重要信号转导通路。

在很多肿瘤中都发现有 EGFR 的表达上调，包括肺癌、结直肠癌、卵巢癌、乳腺癌、头颈部癌、胃癌等。例如，在非小细胞肺癌中，有 40% ～ 85% 存在 EGFR 过表达。这是以 EGFR 为靶点的药物治疗肿瘤的基础，其策略无外乎通过封闭 EGFR 胞外段配体结合区（抗 EGFR 抗体）或抑制胞内段酪氨酸激酶的活性（酪氨酸激酶抑制剂）。

（二）EGFR-TKI 的作用原理及临床应用

EGFR 基因位于 7 号染色体短臂上，全长 200kb，包含 28 个外显子，编码 1186 个氨基酸，其中第 18 ～ 21 外显子编码了 EGFR 蛋白胞内段的酪氨酸激酶区域。几乎所有的非小细胞肺癌 EGFR 基因突变均发生在这 4 个外显子区域。其中 44% 的突变类型为第 19 号外显子非移码缺失突变（称为 19-del 突变），导致转录翻译后的蛋白质氨基酸序列第 747 ～ 749 位出现缺失片段，即"亮氨酸（Leu，L）- 精氨酸（Arg，R）- 谷氨酸（Glu，E）"片段；41% 的突变发生在第 21 号外显子，为碱基置换突变，导致氨基酸序列的第 858 位的亮氨酸被精氨酸取代（称为 L858R 突变）。以上两种类型的突变最为常见，称为经典突变。另有 10% 的突变发生在 18 号外显子（G719X），剩余 5% 的突变为其他位点的少见突变。这些突变的直接后果是由氨基酸序列的变化导致胞内段构象的改变，使得酪氨酸激酶持续激活并通过信号转导通路引起细胞的增殖和侵袭。EGFR-TKI 可以和 ATP 竞争性结合酪氨酸激酶区域，特别是与 EGFR 突变体的结合能力更强，即针对活化的酪氨酸激酶发挥抑制作用，从而阻断细胞增殖信号，发挥抗肿瘤作用。目前已有数十种靶向 EGFR 的 TKI，分为第一代、第二代和第三代。第一代 EGFR-TKI 包括吉非替尼、厄洛替尼、埃克替尼；第二代 EGFR-TKI 药物主要指阿法替尼和达可替尼；第三代药物以奥希替尼（AZD9291）为代表，其他还有 rociletinib（CO-1686）、olmutinib、阿美替尼和伏美替尼。

第一代药物与 EGFR 的结合属可逆性结合，吉非替尼是最早被批准用于 NSCLC 治疗的药物，2003 年即获批上市用于二线及以上患者的治疗，厄洛替尼于 2004 年获批上市。在它们早期的研究中，不管是对比安慰剂或最佳支持治疗的研究（IDEAL1、IDEAL2 和 BR21 研究），还是对比化疗的 INTEREST 研究，抑或联合化疗的 TRIBUTE 研究，由于未对入组人群 EGFR 基因状态进行筛选，所取得的疗效非常有限，临床应用也未得到普遍认可。直到 2009 年 IPASS 研究发现携带 EGFR 基因突变的患者采用一线吉非替尼治疗的效果远大于化疗（PFS：9.5 个月 vs 6.3 个月，HR=0.48，

$P < 0.001$；ORR：71.2% vs 47.3%，OR=2.75，P=0.000 1），而 *EGFR* 基因突变阴性的患者吉非替尼疗效还不如化疗（PFS：1.5 个月 vs 5.5 个月，HR=2.85，$P < 0.001$；ORR：1.1% vs 23.5%，OR=0.04，P=0.001），这一里程碑式的研究不仅证实 EGFR-TKI 在 NSCLC 治疗中的价值，而且对临床肿瘤靶向药物的研究都具有很大的启发意义。随后的多项Ⅲ期研究进一步夯实了 EGFR-TKI 在 EGFR 阳性的 NSCLC 一线治疗中的地位，包括在日本进行的吉非替尼对比化疗的 WJTOG3405 研究和 NEJSG002 研究、在中国人群中的厄洛替尼对比化疗的 OPTIMAL/CTONG-0802 研究和埃克替尼对比化疗的研究，以及在欧洲开展的厄洛替尼对比化疗的 EURTAC 研究，均取得了阳性结果。

第二代 EGFR-TKI 药物作用有两个特点。第一，是与突变蛋白的结合为不可逆的；第二，除了作用于 EGFR 外，也可与 HER2 和 HER4 的酪氨酸激酶区域共价结合，所以它们被认为是 pan-HER 抑制剂。Lux-Lung 3（阿法替尼 vs 培美曲塞 + 顺铂）和 Lux-Lung 6（阿法替尼 vs 吉西他滨 + 顺铂）研究均证实了阿法替尼在 *EGFR* 基因突变阳性的 NSCLC 一线治疗中优于化疗（PFS 更长，缓解率更高）。将这两项试验中共 709 例患者的数据进行合并分析发现，阿法替尼并不延长总生存期（OS）（mOS 25.8 个月 vs 24.5 个月，HR=0.91，95%CI 0.75 ~ 1.11）；但对于外显子 19 缺失者，使用阿法替尼时在 OS 和 PFS 方面都有具有统计学意义的获益。阿法替尼最常见的副作用包括腹泻（95%）、皮疹（89%）、口腔炎（72%）、甲沟炎（57%）和皮肤干燥（29%）。另一个第二代 EGFR-TKI 达可替尼，在对比第一代药物吉非替尼的临床研究中证实，达可替尼组的 PFS（14.7 个月 vs 9.2 个月，HR=0.59，95%CI 0.47 ~ 0.74）和 OS（34 个月 vs 27 个月，HR=0.76，95%CI 0.58 ~ 0.99），但达可替尼组的 3 ~ 4 级皮疹（14%）和腹泻（9%）的发生率更高。所以，对于第二代的 EGFR-TKI 药物，虽然从某种程度上来说有生存获益，但由于其毒性的问题及第三代药物的问世，其潜在的临床实用性受到一定的影响。

第三代药物以奥希替尼为代表，该药在Ⅰ / Ⅱ期临床研究结果出来后就被美国 FDA 加速批准用于经其他 EGFR 抑制剂治疗后疾病进展的 *T790M* 突变阳性 NSCLC 患者。随后的Ⅲ期临床研究证实，对于一线接受过 EGFR-TKI 治疗后进展且合并 *T790M* 突变的 NSCLC 患者，奥希替尼较培美曲塞联合铂类的治疗可以明显改善 PFS（10.1 个月 vs 4.4 个月，HR=0.30，95%CI 0.23 ~ 0.41），客观缓解率也明显高于化疗组（71% vs 31%）。而且对于有脑转移的患者，奥希替尼还具有明显的优势。在奥希替尼对比一代 EGFR-TKI（吉非替尼或厄洛替尼）的Ⅲ期 FLAURA 研究中，奥希替尼组的 PFS 和 OS 均有获益，所以目前也推荐其用于一线治疗。

（三）抗 EGFR 单抗的作用原理及临床应用

目前在临床上使用的抗 EGFR 单克隆抗体有西妥昔单抗、帕尼单抗、necitumumab 和尼妥珠单抗。它们的作用机制相似，都是特异性识别 EGFR 胞外段结构域，阻断其与配体的结合，从而阻断下游信号转导通路，促进肿瘤细胞凋亡，并通过抗体介导的细胞毒作用和补体介导的细胞毒作用发挥抗肿瘤作用。necitumumab 是一种重组人源性 IgG1 单克隆抗体，被美国 FDA 批准用于晚期肺鳞癌的治疗，该药目前尚未在中国上市。西妥昔单抗是一种人 - 鼠嵌合型 IgG1 抗体，主要用于治疗结直肠癌和头颈部癌，帕尼单抗是第一个完全人源化单克隆抗体，即重组人 IgG2 kappa 单克隆抗体，获批用于晚期结直肠癌的治疗。尼妥珠单抗则是高度人源化（95% 的人源成分）的单抗，被批准用于与放疗联合治疗 EGFR 表达阳性的鼻咽癌。在转移性结直肠癌的治疗中，抗 EGFR 单抗西妥昔单抗和帕尼单抗的疗效与 *RAS* 基因和 *BRAF* 基因的状态有关，在 mCRC（转移性结直肠癌）患者中，最常检测出 *KRAS* 外显子 2（12、13 密码子）突变，引起 RAS-RAF-ERK 通路组成性激活，导致肿瘤对 EGFR 靶向治疗耐药；除此之外，*NRAS* 突变及 KRAS 外显子 2 之外的低频突变也可导致肿瘤对抗 EGFR 治疗耐药。目前建议对于所有拟使用抗 EGFR 治疗的患者，均应推荐检测肿瘤组织中是否存在 *KRAS* 和 *NRAS* 外显子 2（12、13 密码子）、3（59、61 密码子）和 4（117、146 密码子）突变，如果检出这些突变，则提示抗 EGFR 治疗无效。*BRAF* 是 RAS-RAF-MAPK 信号通路的组成部分，其激活突变与 *KRAS* 突变互斥，见于 5% ~ 12% 的 mCRC，证据表明，携

带 *BRAF V600E* 突变的患者，即便 *RAS* 为野生型，也不太可能从EGFR靶向药物(单用或与化疗联用)治疗中获益。实际上，即使对于 *RAS* 和 *BRAF* 检测均为野生型的肿瘤，抗 EGFR 单抗治疗也不一定有效，可能需要进行全面的生物标志物分析，以确定哪些 mCRC 患者能真正获益于抗 EGFR 单抗治疗。

二、以 HER2 为靶点的药物

（一）HER2 的结构及意义

HER2 基因定位于 17 号染色体上，编码分子量为 185kDa 的 HER2 蛋白（因此又称 p185）。HER2 与其他 HER 家族成员结构类似，如图 4-1 所示。位于 N 端的胞外区结构域（extracellular domain，ECD）具有结合配体的功能。ECD 可分为 4 个结构上连续的亚结构域（Ⅰ～Ⅳ），其中Ⅰ、Ⅲ亚结构域是真正的配体结合位点，但迄今未发现 HER2 的天然配体。Ⅱ、Ⅳ亚结构域富含半胱氨酸，负责与其他 HER 分子的相应亚结构域形成同源或异源二聚体，也是抗 HER2 抗体类药物的结合部位。曲妥珠单抗能特异性识别亚结构域Ⅳ，而帕妥珠单抗则作用于亚结构域Ⅱ。值得一提的是，在乳腺癌中常会存在一种缺少胞外区的截短型 HER2——p95HER2，虽然缺乏细胞外的配体结合区，但胞内区的酪氨酸激酶活性不受影响。这种截短型 p95HER2 的存在不仅导致免疫组化检测出现假阴性的结果，而且影响抗 HER2 抗体的结合，降低其疗效，这是曲妥珠单抗耐药的重要机制之一。

人类乳腺癌中有 20% ～ 30% 存在 *HER2* 基因扩增，其扩增的结果会导致细胞膜上过多地表达 HER2 蛋白。HER2 是乳腺癌重要的独立预后因子，肿瘤组织中 HER2 过表达预示着生存期短和早期复发转移；同时也是抗 HER2 治疗疗效的预测因子；此外，HER2 过表达可能也参与内分泌治疗的耐药，临床上，HER2 阳性乳腺癌对内分泌治疗反应率下降，而抗雌激素治疗联合抗 HER2 治疗则可以改善患者的预后。

（二）HER2 的激活机制

虽然二聚体的形成是 HER 通路激活的重要环节，而 HER 家族的成员尽管结构相似，但特性各异，因此形成二聚体的方式也不同。就 HER2 而言，其与 HER1/EGFR 和 HER3 不同，本身无天然配体，但其构象上始终处于准备二聚化的状态，而且 *c-erbB2* 扩增引起的受体过表达会促进 HER2 二聚体的形成，因此 HER2 介导的二聚体形成是配体非依赖的；HER3 的特点是天然缺乏激酶功能，但是在结合配体后构象发生改变，则具有较强的异源二聚体形成能力（配体依赖的二聚体形成）。在 HER 家族成员形成的多种同（异）源二聚体中，HER2∶HER3 异源二聚体信号转导活性最强，在 HER2 阳性的肿瘤中驱动着细胞增殖。

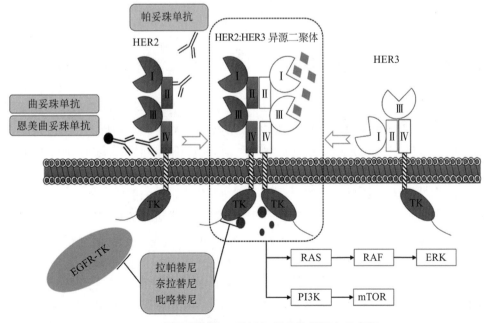

图 4-1　HER2 的结构、激活机制及作用靶点示意图

（三）靶向 HER2 的药物分类

抗 HER2 单克隆抗体曲妥珠单抗在临床上取得鼓舞人心的效果，也开创了乳腺癌分子靶向治疗的时代。实际上，目前以 HER2 为靶点的乳腺癌治疗策略已不仅仅局限于曲妥珠单抗的应用，从 HER2 受体到胞内信号通路激活的每一个环节都可以作为干预靶点来设计药物，包括针对受体其他位点的抗体、抑制受体二聚化、抑制胞内区酪氨酸激酶的活性及阻断 HER2 下游信号通路等。表 4-2 列出了目前围绕 HER2 信号通路的主要靶向治疗药物。

表 4-2　作用于 HER-2 信号通路的靶向治疗药物

药物和分类	作用原理
单克隆抗体：曲妥珠单抗	人源化单克隆抗体，阻断 HER2 介导的信号通路
酪氨酸激酶抑制剂：拉帕替尼、奈拉替尼、吡咯替尼	双重抑制 HER1/EGFR 和 HER2 胞内段的受体酪氨酸激酶活性
受体二聚化抑制剂：帕妥珠单抗	抑制 HER2：HER3 二聚体形成的人源化单克隆抗体
抗体偶联药物：恩美曲妥珠单抗（T-DM1）、德曲妥珠单抗（T-DXd, DS-8201a）、维迪西妥单抗（RC48）	抗 HER2 抗体与细胞毒性药物的共价结合物

（四）抗 HER2 单克隆抗体曲妥珠单抗的作用原理及临床应用

曲妥珠单抗为重组的人源化单克隆抗体，结构上类似 IgG 抗体，由两条轻链和两条重链组成。在发现 HER2 后不久，一些研究小组就制备了针对其胞外区的鼠单克隆抗体 mAb4D5，并发现其可以抑制 HER2 过表达乳腺癌细胞株的生长。但人们担心这种抗体在体内应用时会受到宿主针对纯鼠源抗体的免疫原性反应的影响，就通过基因重组技术对其进行改造，仅保留了高变区的鼠源成分，其恒定区和可变区的框架区为重组的人源（IgG）成分，即为曲妥珠单抗。因此这种所谓的人源化抗体实际上含有少量（5%）的鼠源成分。

曲妥珠单抗特异性识别 HER2 胞外区中紧邻跨膜区的亚结构域 IV 部分，使得过表达 HER2 的

肿瘤生长受到抑制。其抗肿瘤机制至少包括以下几个方面：①与 HER2 的胞外结构域 IV 结合，抑制（配体非依赖的）HER2 同源二聚体形成。②阻止 HER2 胞外结构域的水解切割，从而减少活性更强的 p95-HER2 的生成。③增加受体的细胞内降解。④曲妥珠单抗的人 IgG 片段的 Fc 部分与免疫效应细胞结合，增加抗体依赖的细胞毒性（antibody-dependent cellular cytotoxicity，ADCC）。

曲妥珠单抗目前主要用于治疗 HER2 阳性的乳腺癌和胃癌，即 HER2 蛋白免疫组化（+++）或荧光原位杂交（FISH）检测 *c-erbB2* 基因扩增（c-erbB2/CEP17 比值大于 2）。在乳腺癌的治疗中可联合化疗、放疗或内分泌治疗，也可单独应用。由于疗效确切，已经将其由晚期姑息性治疗推向辅助和新辅助治疗并渐成规范。在胃癌中，其目前主要是与化疗联合用于晚期胃癌的治疗。

（五）HER2 二聚化抑制剂帕妥珠单抗的作用原理及临床应用

同（异）源二聚体的形成是 HER2 信号激活的重要步骤，HER 受体间胞外区亚结构域 II 的结合是二聚体形成的分子基础。在含 HER2 的二聚体中，HER2：HER3 异源二聚体活性最强，该异源二聚体形成有赖于配体与 HER3 结合并诱导其构象发生改变，因此称为配体依赖的异源二聚体形成。帕妥珠单抗是全人源化单克隆抗体，与 HER2 受体胞外区 II 结合，从空间构象上干扰了配体依赖的 HER2：HER3 二聚体的形成，从而阻断下游信号转导。

帕妥珠单抗的作用位点在 HER2 胞外区亚结构域 II，而曲妥珠单抗则特异性识别亚结构域 IV 部分，两者虽同属抗 HER2 单抗，由于作用位点不同，作用机制也有所差异，帕妥珠单抗主要阻断配体依赖的 HER2 异源二聚体形成，曲妥珠单抗阻断配体非依赖的 HER2 同源二聚体形成，两者在作用上具有互补性。此外，两种抗体并不竞争性结合 HER2 的同一位点，它们的联合加重了肿瘤细胞表面的抗体负荷，引发更强的免疫反应，通过依赖抗体的细胞介导的细胞毒作用提高肿瘤抑制作用。临床前研究发现两者对移植瘤模型具有协同抗肿瘤作用，临床研究同样证实了这一效应。在曲妥珠单抗耐药的 HER2 阳性乳腺癌患者中，帕妥珠单抗联合曲妥珠单抗治疗的总反应率可达 25%，临床获益率达

50%。在 HER2 阳性的转移性乳腺癌的一线治疗中，CLEOPATRA 研究证实帕妥珠单抗联合曲妥珠单抗和多西他赛较安慰剂联合曲妥珠单抗和多西他赛显著延长了患者的 PFS（18.5 个月 vs 12.4 个月）。在新辅助治疗中，NeoSphere 研究表明，帕妥珠单抗联合曲妥珠单抗 + 化疗（45.8%）较曲妥珠单抗 + 化疗（29%）或者帕妥珠单抗 + 化疗组（24%）pCR 率均明显提高。因此帕妥珠单抗被批准与曲妥珠单抗和多西他赛联合用于 HER2 阳性转移性乳腺癌的一线治疗，以及早期、局部进展期和炎性乳腺癌的新辅助治疗。

（六）HER2 酪氨酸激酶抑制剂的作用原理及临床应用

拉帕替尼是口服双重酪氨酸激酶抑制剂，作用于 HER 受体胞内段的酪氨酸激酶活性位点，通过可逆性地与 ATP 位点结合抑制受体酪氨酸激酶自体磷酸化和下游信号转导途径的激活，可以同时抑制 HER1/EGFR 和 HER2 信号转导。和曲妥珠单抗一样，拉帕替尼仅推荐用于 HER2 阳性的肿瘤。在动物模型中，拉帕替尼可抑制 HER2 信号转导，以及 HER2 阳性乳腺癌细胞和移植瘤的生长。临床试验发现，在既往接受过多种治疗的 HER2 阳性晚期乳腺癌患者包括曲妥珠单抗耐药的乳腺癌患者中应用拉帕替尼仍然有效。拉帕替尼最常见的副作用是腹泻（发生率 60%），其他还有手足综合征、恶心、潮红和乏力。值得一提的是，拉帕替尼可透过血脑屏障，对脑转移的患者有效。在拉帕替尼联合卡培他滨的试验中，拉帕替尼组脑转移发生率低于卡培他滨组。

奈拉替尼是不可逆的第二代酪氨酸激酶抑制剂，可作用于 HER1、HER2、HER4 三个靶点，作用强于拉帕替尼。在一项针对 HER2 阳性的早期乳腺癌患者的临床研究中，患者在完成曲妥珠单抗辅助治疗后再继续接受奈拉替尼的辅助强化治疗，与安慰剂组相比，2 年的浸润性病变发生风险有所降低。

吡咯替尼是我国自主研发的小分子 TKI 药物，能不可逆地抑制 HER1 及 HER2，2018 年 9 月被批准上市用于晚期乳腺癌的治疗。

（七）HER2 抗体偶联药物的作用原理及临床应用

ADC 类药物是在单克隆抗体上连接细胞毒性药物，从而实现选择性地向表达靶抗原的肿瘤细胞释放细胞毒性药物。一个完整的 ADC 药物应包括细胞毒性药物、针对肿瘤过表达分子（或肿瘤特异性抗原）的单克隆抗体，以及能共价结合细胞毒性药物和抗体的连接物（linker）三个关键部分。在人类胎儿发育阶段，HER2 在不同组织中都有表达；而在成人正常上皮组织则很少表达 HER2，因此 HER2 在肿瘤组织中的选择性高表达使其成为开发 ADC 药物的理想靶抗原。

恩美曲妥珠单抗（T-DM1）由曲妥珠单抗通过硫醚连接物共价结合一种抗微管药物 maytansine 的衍生物 emtansine（DM1）构成。药物和抗体的比例约为 3.5 ∶ 1，T-DM1 识别过表达 HER2 的细胞，和 HER-2 结合后被内化并在溶酶体内降解，释放出有活性的化疗药物 Lys-MCC-DM1。除此之外，T-DM1 和曲妥珠单抗具有相同的 HER2 亲和性和结合能力，因此保留了曲妥珠单抗对 HER2 信号的抑制作用及 ADCC 效应。Ⅱ 期研究就发现 T-DM1 的抗肿瘤效应明显超过曲妥珠单抗联合化疗，即便在曲妥珠单抗和化疗进展的乳腺癌中，T-DM1 仍能获得较高的客观缓解率，且不良反应轻微。EMILIA 研究进一步将既往接受过曲妥珠单抗和紫杉类治疗的 HER2 阳性转移性乳腺癌随机分为 T-DM1 组和拉帕替尼联合卡培他滨组，证实了 T-DM1 在 PFS（9.6 个月 vs 6.4 个月，$P < 0.001$）及 OS（30.9 个月 vs 25.1 个月，$P < 0.001$）方面均有明显优势，不良反应则较拉帕替尼联合卡培他滨组减少。但是 T-DM1 在 HER2 阳性胃癌的临床研究中并未取得阳性结果。

德曲妥珠单抗（T-DXd，DS-8201a）是新一代 ADC，由人源化抗 HER2 抗体、酶切肽连接体和新型 DNA 拓扑异构酶 Ⅰ 抑制剂德卢替康（deruxtecan，DXd）组成。DS-8201a 的抗 HER2 抗体成分是参照曲妥珠单抗相同的氨基酸序列生产的人单克隆 IgG1。目前该药在 HER2 阳性乳腺癌和胃癌的临床研究中均取得优异的结果，特别是对于接受过抗 HER2 治疗耐药的患者，未来应用前景较好。

维迪西妥单抗（RC48）是一款国产的抗 HER2 的 ADC 药物，也是中国首个自主研发的 ADC 生物新药，被批准用于 HER2 阳性的胃癌及尿路上皮癌的治疗。其结构上包括 HER2 抗体部分、连接子和细胞毒性药物单甲基澳瑞他汀 E（monomethyl auristatin E，MMAE），MMAE 也是一种抗微管药物。

三、以细胞膜上白细胞分化抗原为靶点的药物

CD20 是表达于正常 B 细胞和 B 细胞淋巴瘤上的细胞表面分化抗原，为 B 细胞特有的抗原，90% 的 B 细胞淋巴瘤可见 CD20 的表达。由于其不易脱落，且与抗体结合后不发生内化，所以成为较理想的药物治疗靶点。利妥昔单抗是一种针对 CD20 的人鼠嵌合型抗体，是 B 细胞淋巴瘤治疗的一线用药，其抗肿瘤机制主要是通过补体依赖的细胞毒性（CDC）和 ADCC 来引发 B 细胞的溶解。在使用环磷酰胺 + 多柔比星 + 长春新碱 + 泼尼松方案（CHOP）对 65 岁以上的弥漫大 B 细胞淋巴瘤的患者进行诱导治疗时加入利妥昔单抗，相较于标准 CHOP 方案，患者的总生存率明显提高，同样对于 60 岁以下的 DLBCL 患者，诱导治疗中加入利妥昔单抗组的 3 年和 5 年无事件生存率更高（分别为 79% vs 59% 和 74% vs 56%），3 年和 5 年 OS 也更高（分别为 93% vs 84% 和 90% vs 80%）。在其他类型的 B 细胞淋巴瘤治疗中，利妥昔单抗也有重要的地位，与单用化疗相比，联合利妥昔单抗的治疗有着更高的缓解率、更长的 PFS 及 OS。由于其是人鼠嵌合型抗体，输液相关反应是最常见的不良反应，其他需要关注的不良反应还包括严重的皮肤黏膜反应、HBV 再激活及脑白质病变等。

四、以 VEGF/VEGFR 为靶点的药物

持续的血管生成（angiogenesis）是恶性肿瘤的特征之一。早在 20 世纪 70 年代，实验观察就发现如没有氧气和营养物质的供应，肿瘤增长难以超过 $1 \sim 2mm^3$。因此，Folkman 教授提出了血管生成的理论，认为新生血管对于肿瘤的生长和增殖是必需的，并指出血管生成机制可能是肿瘤治疗的潜在重要靶点。1989 年，血管内皮生长因子（vascular endothelial growth factor，VEGF）的发现将血管生成机制的研究引向深入，并直接促成了抗血管生成药物（anti-angiogenesis agent）的研发。从 2004 年第一个抗 VEGF 抗体——贝伐珠单抗被批准用于临床至今，已有几十种以血管生成为靶点的药物用于临床肿瘤的治疗，抗血管生成的策略也引领了分子靶向治疗的一个重要方向。

（一）VEGF-VEGFR 信号通路

肿瘤血管生成的机制复杂，目前研究认为至少包括 VEGF-VEGFR 信号通路和 delta 样配体 4（delta-like ligand 4，DLL4）-notch 信号通路的激活，以及循环中骨髓源性细胞参与的机制，其中 VEGF-VEGFR 信号通路是最重要且研究最为深入的。血管内皮生长因子受体（vascular endothelial growth factor receptor，VEGFR）是存在于血管内皮细胞膜上的跨膜受体，分为 VEGFR-1、VEGFR-2 和 VEGFR-3 三种，可形成同源或异源二聚体。其中，VEGFR-2 在血管生成中起主要作用，VEGFR-3 主要参与淋巴管的生成。VEGFR 的配体主要包括 VEGF-A ～ VEGF-D，以及胎盘生长因子（placenta growth factor，PIGF）1 和 2。血液循环中的 VEGF 主要由肿瘤细胞分泌，血管内皮细胞也可分泌少量的 VEGF，因此可通过旁分泌或自分泌的方式作用于血管内皮细胞表面的 VEGFR。6 种配体有选择性地和 3 种受体结合，其中 VEGF-A 与 VEGFR-1 和 VEGFR-2 均可结合（与前者结合引起的生物学效应较弱），VEGF-B、PIGF-1 和 PIGF-2 主要与 VEGFR-1 结合，VEGF-C 和 VEGF-D 则主要与 VEGFR-3 结合。

研究发现，多种肿瘤中 VEGF 表达增加，且与患者预后相关。VEGF 与 VEGFR-2 结合后引起受体二聚化，激活了其胞内段的受体酪氨酸激酶活性，并引起细胞内信号转导通路的级联反应，导致促生长增殖和血管生成的生物学反应。包括：①激活磷脂酶 C，合成一氧化氮（nitric oxide，NO）增加血管通透性；②激活 MAPK 和 PI3K-AKT-mTOR 通路，导致内皮细胞激活、细胞增殖和迁移；③通过作用于凋亡通路来抑制凋亡，促进细胞生存。

（二）VEGF/VEGFR 抑制剂

目前，以 VEGF/VEGFR 为靶点的抗血管生成药物从结构上分为单克隆抗体和小分子酪氨酸激酶抑制剂（TKI）两大类。以作用靶点分类，主要包括：①作用于 VEGF 的抗体，如贝伐珠单抗（bevacizumab）、VEGF-Trap；②作用于 VEGFR-2 胞外段的抗体，如雷莫西尤单抗（ramucirumab）；

③作用于 VEGFR（同时也作用于 PDGFR，c-Kit 等受体）胞内段酪氨酸激酶的多靶点 TKI，如索拉非尼、舒尼替尼、培唑帕尼、凡德他尼、阿昔替尼、瑞戈非尼等。有关多靶点 TKI 的作用机制及临床应用将在下文阐述。图 4-2 为 VEGF-VEGFR 信号通路及药物作用靶点。

贝伐珠单抗是一种人源化抗 VEGF 的单克隆抗体，也是首个被批准用于治疗恶性肿瘤的血管生成抑制剂，在临床上最早获批用于晚期结直肠癌的治疗，目前在多种实体肿瘤，如宫颈癌、卵巢癌、肺癌、肾细胞癌、结直肠癌、肝细胞癌、胶质母细胞瘤的治疗中均取得临床疗效。贝伐珠单抗的一个显著特点是在静脉滴注后具有极长的循环半衰期（17 ～ 21 日），明显超过小分子 TKI 的半衰期。另一个问题是，尽管具有广谱的抗肿瘤作用，但目前尚未找到能够预测该药物临床疗效的可靠生物标志物，这也成了目前血管生成抑制剂类药物（包括单克隆抗体和小分子 TKI）临床应用的窘境。关于贝伐珠单抗的抗肿瘤机制，目前认为至少有以下几种：①抑制内皮细胞增殖。使得肿瘤的微血管密度及血流量减少。②促进血管正常化。在贝伐珠单抗的临床研究中观察到其联合化疗的疗效要优于单药治疗，因此提出 VEGF 的抑制可以导致异常的肿瘤血管暂时性"正常化"，从而暂时改善肿瘤血流及氧供，增强化疗的作用；另外，VEGF 的抑制可以降低血管通透性、减少血管渗漏，进而使肿瘤组织间隙压降低。肿瘤血流量改善和肿瘤组织间隙压降低促进了化疗药物向肿瘤组织的递送。有学者认为，在中等强度的 VEGF 抑制时，该机制可能起主导作用，而经典的抑制血管内皮细胞增殖的机制则在高强度的 VEGF 抑制时才发挥作用。③减轻组织水肿。这一机制在贝伐珠单抗治疗脑肿瘤或脑转移瘤时的作用尤为明显。

阿柏西普（ziv-aflibercept，Zaltrap®）是一种重组融合蛋白，由 VEGFR-1 和 VEGFR-2 分子的 VEGF 结合结构域与人 IgG1 的 Fc 段融合而成，可作为可溶性的 VEGF 陷阱受体（VEGF-Trap）。阿柏西普通过阻断 VEGF 家族的多个成员（包括 VEGF-A、VEGF-B 和 PLGF）与其受体结合而使其失活，其与 VEGF-A 结合的亲和力高于贝伐珠

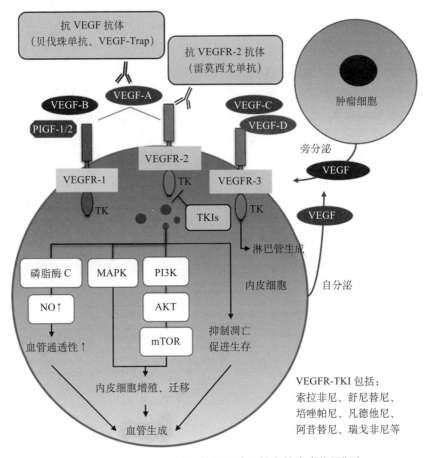

图 4-2　VEGF-VEGFR 信号通路及抗血管生成作用靶点

单抗。在肿瘤治疗中，阿柏西普主要与化疗联合用于治疗晚期结直肠癌。此类药物还可以经玻璃体腔内注射用于治疗糖尿病黄斑水肿、渗出性（湿性）年龄相关性黄斑变性等新生血管相关的眼病。

雷莫西尤单抗是一种重组 IgG1 单克隆抗体，可与 VEGFR-2 结合，阻断受体激活，雷莫西尤单抗与 VEGFR-2 的亲和力是 VEGF-A 的 8 倍，与受体结合后可诱导构象的改变和配体的位阻效应，抑制血管生成而发挥抗肿瘤作用。临床适应证包括胃癌、肠癌、非小细胞肺癌和肝细胞癌。

五、多靶点酪氨酸激酶抑制剂

很多小分子酪氨酸激酶抑制剂（tyrosine kinase inhibitor，TKI）可以抑制细胞内酪氨酸激酶的活性，由于酪氨酸激酶超家族中催化性 ATP 结合位点区域的结构具有相似性，所以这些 TKI 的作用具有广泛特异性，故称为多靶点 TKI，又由于它们的作用靶点中基本都包括 VEGFR，又被称为抗血管生成 TKI。TKI 的常见靶点包括血管内皮生长因子受体（VEGFR）、血小板衍生生长因子受体（platelet-derived growth factor receptor，PDGFR）、c-Kit 受体、表皮生长因子受体（EGFR）、成纤维细胞生长因子受体（fibroblast growth factor receptor，FGFR）、转染重排基因（rearranged during transfection，RET）及 FMS 样酪氨酸激酶 3（FMS-like tyrosine kinase 3，FLT3）等。这些受体或蛋白在细胞内广泛参与信号转导、血管生成、有丝分裂等过程，进而影响细胞存活、增殖及迁移。表 4-3 列出了常见多靶点 TKI 的作用靶点。

作为泛靶点的 TKI，这些药物在临床中可用于多种肿瘤的治疗，批准的适应证多集中于晚期肾细胞癌、肝细胞癌、分化型甲状腺癌、胰腺神经内分泌肿瘤、胃肠道间质瘤、小细胞肺癌等。

六、*bcr-abl* 酪氨酸激酶抑制剂

bcr-abl 是一种融合蛋白，对应的基因为 *bcr-abl*，是一个由染色体易位（translocation）产生的融合基因。最早是美国费城的研究人员在对慢性髓细胞性白血病（chronic myelogenous leukemia，CML）骨髓细胞进行核型分析时发现，分裂中期的细胞存在异常短 G 组染色体，命名为费城染色体（Ph 染色体）。后来通过染色体显带技术分析发现 Ph 染色体是由 9 号和 22 号染色体间的平衡易位所致，即 22 号染色体长臂部分易位至 9 号染色体长臂上，记为 t（9；22）（q34.1；q11.21），由此衍生出的 22 号染色体长臂部分缺失，即 Ph 染色体。此易位还导致另外一个结果，即 22 号染色体上的断裂点丛集区（breakpoint cluster region，*bcr*）基因片段与 9 号染色体上的 *abl* 基因融合，形成 *bcr-abl* 融合基因。*abl* 基因是埃布尔森（Abelson）鼠白血病病毒转化基因（v-Abl）的细胞同源物，故得名。*bcr-abl* 蛋白具有酪氨酸激酶活性，并持续激活下游信号通路促进 CML 细胞增殖。约 90% 的 CML 存在 Ph 染色体及 *bcr-abl* 融合蛋白，这也是 CML 的一个重要发病机制。

伊马替尼（imatinib）是针对 *bcr-abl* 所设计开发的酪氨酸激酶抑制剂，通过抑制这一融合蛋白激酶的活性，实现控制 CML 的目的，伊马替尼也是第一个问世的小分子肿瘤靶向药物，2001

表 4-3 常见小分子 TKI 的作用靶点

药物	VEGFR	PDGFR	FGFR	c-Kit	RET	FLT3
索拉非尼	✓	✓	✓			✓
舒尼替尼	✓	✓		✓	✓	✓
培唑帕尼	✓	✓	✓	✓		
阿昔替尼	✓					
凡德他尼	✓				✓	
瑞戈非尼	✓	✓	✓	✓	✓	
仑伐替尼	✓	✓	✓		✓	
西地尼布	✓					

年批准上市。应该说，伊马替尼的上市不仅使得CML 患者的生存得到极大的改善，10 年生存率从 20% 提高到 80% ～ 90%，也开创了 CML 靶向治疗的先河。伊马替尼之后，又研发了达沙替尼、尼洛替尼、博舒替尼、普纳替尼等 BCR-ABL 抑制剂用于 CML 的治疗。

实际上，伊马替尼的作用靶点不仅仅是 BCR-ABL 酪氨酸激酶，还可以抑制 PDGFR、c-Kit、干细胞因子（stem cell factor，SCF）等，也属于多靶点 TKI，伊马替尼还可以用于胃肠道间质瘤（GIST）的治疗。

七、ALK 抑制剂

在某些肿瘤，如 3% ～ 5% 的非小细胞肺癌、系统型间变性大细胞淋巴瘤、炎性肌成纤维细胞瘤等，会出现染色体的重排，导致一种酪氨酸激酶-间变性淋巴瘤激酶（anaplastic lymphoma kinase，ALK）的异常激活。NSCLC 中最常见的是 2 号染色体 *ALK* 基因位点重排，导致棘皮动物微管相关样蛋白 4（echinoderm microtubule-associated protein-like 4，EML4）基因的 5′ 端与 *ALK* 基因的 3′ 端相连，形成新的融合癌基因 *EML4-ALK* 并成为肺癌发生发展的驱动基因。此种类型的肿瘤对 ALK 酪氨酸激酶抑制剂较敏感。目前已有多种 ALK 抑制剂上市应用，克唑替尼（crizotinib）是首个用于临床的 ALK 抑制剂，第二代药物包括塞瑞替尼（ceritinib）、阿来替尼（alectinib）、布格替尼（brigatinib）和恩沙替尼（ensartinib），洛拉替尼（lorlatinib）属于第三代 ALK 抑制剂。

八、CDK4/6 抑制剂

细胞周期调控机制的异常是肿瘤细胞获得无限复制能力的基础，同时也使细胞表现出对生长抑制信号的不敏感。在细胞周期各时相的过渡中，G$_1$ 期向 S 期的转变是事关全局的调控点，因为细胞一旦越过 G$_1$ 期进入 S 期，几乎不可避免地要面临分裂。细胞周期素 D1（cyclin D1）是负责这一调控点的关键蛋白，它主要通过与周期蛋白依赖性激酶 4 和 6（cyclin-dependent kinase 4/6，CDK4/6）形成复合物而发挥作用。通常情况下，cyclin D1 呈周期性表达，CDK4/6 水平较为恒定，G$_1$ 期开始表达的 cyclin D1 一旦和 CDK4/6 结合，

就可以激活后者的激酶活性，使包括成视网膜细胞瘤蛋白（retinoblastoma protein，Rb）在内的一系列底物磷酸化，Rb 磷酸化后释放与其结合的转录因子 E2F，E2F 激活并转录一系列进入 S 期所需的基因。CDK4/6 的活性同时受 CDK4 抑制物（inhibitor of CDK4，INK4）和激酶抑制蛋白（kinase inhibitor proteins，KIP）两大家族蛋白的负调控，如图 4-3 所示。

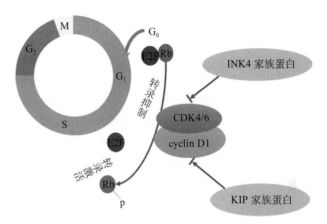

图 4-3　细胞 G$_1$ 期向 S 期转变的调控机制

乳腺癌细胞中普遍存在 cyclin D1-CDK4/6-INK4-Rb 通路的异常，如 cyclin D1 的过表达、*CDK4* 基因扩增、*INK4* 基因突变或甲基化致其表达缺失或下调等，这就加速了 G$_1$ 期进程，使肿瘤细胞增殖加快而获得生存优势。而以抑制 CDK4/6 激酶活性为靶点的药物可以抑制这一通路，从而发挥抗肿瘤细胞增殖的作用。

哌柏西利（palbociclib）是最早上市的 CDK4/6 抑制剂，一项 II 期临床试验（PALOMA-1）发现哌柏西利联合来曲唑一线用于 ER 阳性、HER-2 阴性的绝经后乳腺癌可使 PFS 延长近 1 倍（20.2 个月 vs 10.2 个月），疗效让人倍受鼓舞。此类药物还有阿贝西利（abemaciclib）、瑞波西利（ribociclib）及国内自主研发的达尔西利。

九、PI3K-AKT-mTOR 通路抑制剂

磷脂酰肌醇 3 激酶（phosphatidylinositol 3-kinase，PI3K）、AKT（又称蛋白激酶 B，PKB）和哺乳动物雷帕霉素靶蛋白（mammalian target of rapamycin，mTOR）都是具有丝 / 苏氨酸激酶活性的酶或酶复合体，三者在细胞内形成 PI3K-AKT-mTOR 信号通路。一般来说，该通路接受来

自细胞表面生长因子受体的信号并将其传递给下游的效应分子来调节细胞的生长、代谢、增殖和生存等生物学过程。该通路的异常激活也是肿瘤细胞内的一种常见现象，与肿瘤的恶性增殖、凋亡抵抗、血管生成和转移等表型密切相关，因此成为抗肿瘤治疗的重要靶点。

PI3K 有三类，其中 I 类 PI3K 与肿瘤治疗关系最为密切，它由 110kDa 的催化亚单位（phosphatidylinositol 3-kinase catalytic subunit，PIK3CA）和 85kDa 的调节亚单位（phosphatidylinositol 3-kinase regulatory subunit，PIK3R）组成。PI3K 可以 PtdIns(4,5)P2 为底物催化形成 PtdIns(3,4,5)P3，从而调节下游效应蛋白的活性并介导信号转导。而抑癌的 PTEN（phosphatase and tensin homolog deleted on chromosome ten）蛋白则可使 PtdIns(3，4，5)P3 去磷酸化，因而对 PI3K 信号通路起抑制作用。

肿瘤细胞内 PI3K-AKT-mTOR 信号通路激活的原因有多种，最常见的是 PIK3CA 基因突变、AKT 基因扩增和 PTEN 失活。例如，有研究发现约 30% 的乳腺癌存在 PIK3CA 突变，而且在 ER 和（或）HER-2 阳性患者中突变率更高。PTEN 失活的机制可以是遗传学改变如 PTEN 基因突变和等位基因的杂合性丢失（loss of heterozygosity，LOH），也可以是表观遗传学的机制如启动子甲基化、miRNA 干扰所致的基因表达沉默。

PI3K-AKT-mTOR 通路抑制剂包括单一激酶抑制剂（如 PI3K 抑制剂、AKT 抑制剂、mTOR 抑制剂）和双重抑制剂（如同时抑制 PI3K/mTOR 的药物），很多尚处于临床研究阶段。PI3K 抑制剂在国内尚未上市，国外上市的有 alpelisib、copanlisib、duvelisib、idelalisib 和 umbralisib。alpelisib 是一种口服具有活性的 PI3Kα 抑制剂，获批与内分泌治疗联用于激素受体阳性、HER2 阴性、PIK3CA 突变的晚期或转移性乳腺癌；copanlisib 是一种静脉给药的 PI3K 抑制剂，能抑制恶性 B 细胞表达的 α 和 δ 亚型，在美国获批用于治疗难治性滤泡淋巴瘤；duvelisib 是一种口服的 PI3K δ 和 PI3K γ 双重抑制剂，获批用于治疗慢性淋巴细胞白血病；idelalisib 是口服的 PI3K δ 抑制剂，在美国获批用于治疗复发性慢性淋巴细胞白血病、滤泡淋巴瘤和小淋巴细胞淋巴瘤；

umbralisib 是一种新型、口服、选择性 PI3Kδ 和酪蛋白激酶 -1 ε（CK1ε）的双重抑制剂，亦主要获批用于淋巴瘤的治疗。PI3K 抑制剂的毒性不容忽视，FDA 的黑框警示提示注意此类药物可导致死性和（或）严重肝毒性、腹泻、结肠炎、肠穿孔和肺炎的风险增加。

依维莫司（everolimus，RAD001）、替西罗莫司（temsirolimus）和西罗莫司（sirolimus）是 mTOR 抑制剂，mTOR 蛋白复合体（mTORC）作为 PI3K/AKT 通路的下游分子，负责整合来自生长因子、营养和能量代谢等方面的信号来调控细胞的生长和增殖。mTORC 分为 mTORC1 和 mTORC2，它们激活的方式和作用底物不完全相同。依维莫司是雷帕霉素（又称西罗莫司）衍生物，可抑制 mTORC1 激酶的活性，从而抑制了细胞的增殖。该药于 2009 年上市，其适应证包括进展期乳腺癌、进展期肾细胞癌、进展期胰腺神经内分泌肿瘤、伴结节性硬化症的肾血管平滑肌脂肪瘤和结节性硬化症相关的室管膜下巨细胞性星形细胞瘤。常见的不良反应包括口腔炎、乏力、感染、腹泻和食欲下降等。西罗莫司最初被研发为一种抗真菌药，但后来发现其具有免疫抑制（2003 年获美国 FDA 批准用于预防肾移植急性排斥）和抗增殖的特性，因此可能对治疗或预防增殖性疾病有用，如结节性硬化症、银屑病和恶性肿瘤。替西罗莫司在临床上用于治疗肾细胞癌。

十、FGFR 抑制剂

成纤维细胞生长因子受体 2（fibroblast growth factor receptor 2，FGFR2）为跨膜酪氨酸激酶受体，与配体结合后可以激活细胞内信号转导通路并介导增殖、迁移、血管生成等生物学过程。FGFR 融合基因在胆管癌中较常见，且几乎仅见于肝内胆管癌，13% ～ 14% 的肝内胆管癌可检测到 FGFR 基因融合，且融合基因可引起非配体依赖的酪氨酸激酶激活并活化下游信号通路。厄达替尼（erdafitinib）为另一种口服的泛 FGFR 抑制剂，其 I 期队列入组的 187 例患者均为经标准抗肿瘤治疗失败的实体瘤并携带 FGFR 基因变异，其中包括 11 例胆管癌患者。研究结果发现其治疗尿路上皮癌和胆管癌的有效率最高，ORR 分别为 46.2% 和 27.3%，常见的不良反应有高磷血症、口干和无力。目前该药作为治疗尿路上皮癌的适应证已获美国 FDA 批准，治疗胆管癌的临床研究正在进行中。一项 II 期研究采用泛 FGFR 抑制剂 BGJ398 治疗携带有 *FGFR* 融合基因或其他变异的化疗失败的进展期胆管癌，ORR 为 14.8%（*FGFR* 基因融合者为 18.8%），DCR（疾病控制率）为 75.4%（*FGFR* 基因融合者为 18.8%），病灶出现缓解的均为携带融合基因的患者，主要副作用为高磷血症、乏力、口腔炎和脱发。其他正在研究中的治疗胆管癌的 FGFR 酪氨酸激酶抑制剂还有 ponatinib、TAS-120、Debio1347 和 INCB054828 等。

十一、PARP 抑制剂

（一）DNA 损伤与修复机制

细胞内的 DNA 损伤反应（DNA damage response，DDR）是由 DNA 损伤信号的感知和监控系统、DNA 损伤修复机制和细胞周期调控机制等共同构成的复杂信号网络系统。DDR 与染色体末端端粒保护机制共同担负维护基因组稳定性的重要任务。DNA 损伤修复机制至少包括直接修复、错配修复（mismatch repair，MMR）、核苷酸切除修复（nucleotide excision repair，NER）、碱基切除修复（base excision repair，BER）和 DNA 双链断裂（double-strand break，DSB）重组修复五种方式。其中，直接修复、MMR 和 NER 与特定的 DNA 损伤类型相关，BER 主要参与 DNA 单链断裂（single-strand break，SSB）修复，DSB 重组修复又可分为非同源末端连接修复（non-homologous end joining，NHEJ）和同源重组修复（homologous recombinational repair，HRR）两种类型。上述损伤修复途径和 DDR 通路涉及众多蛋白的表达调控和相互作用。

PARP 即多聚（腺苷二磷酸 - 核糖）聚合酶 [poly (ADP-ribose) polymerase]，是认识相对较为深入的一种 DDR 通路蛋白。该酶存在于细胞核内，可感知 DNA 分子的缺损性改变、传递 SSB 信号并参与其修复过程，是介导 DNA SSB 修复的重要酶。PARP 包括 PARP-1 和 PARP-2 两种，前者在细胞中发挥主要作用，它们能以烟酰胺腺嘌呤二核苷酸（NAD）为底物催化形成 ADP- 核糖聚合物。PARP 的编码基因 *ADPRT-1* 长度约 43kb，由 23 个外显子组成，定位于 1 号染色体 q41-q42 区。

基因编码产物分子量约 113kDa，由 3 个功能结构域组成：N 端含锌指模序，可识别并结合 DNA 断裂；中间序列中含谷氨酸和赖氨酸残基，可发生自身多聚（ADP- 核糖）化；C 端为具有催化功能的结构域，同时也是目前大多数 PARP 抑制剂设计的作用靶点。PARP 一旦结合到断裂的 DNA 上即被激活，并在包括自身在内的受体蛋白上催化形成 ADP- 核糖聚合物，PARP 自身的多聚（ADP-核糖）化会招募 X 线修复交叉互补蛋白 1（X-ray repair cross-complementing protein 1，XRCC 1）、DNA 连接酶 III 和 DNA 聚合酶 β 共同形成碱基切除修复蛋白复合体，以修复 SSB。

（二）合成致死机制与 PARP 抑制剂的临床应用

临床常用的化疗药物如烷化剂、拓扑异构酶抑制剂类可损伤 DNA，引起 SSB，肿瘤细胞可借助 PARP 参与的 DDR 机制实现 DNA 修复，因此 PARP 抑制剂设计的初衷是通过抑制 DNA 修复来增强化疗药物的作用。除联合应用增加化疗敏感性外，PARP 抑制剂单药用于 *BRCA* 基因突变的乳腺癌取得了令人更为振奋的结果。体外研究发现，*BRCA* 缺失的乳腺癌细胞对 PARP 抑制剂表现出高度敏感性。PARP 抑制剂的这种作用与 DNA 修复缺陷引起的协同致死（synthetic lethality）机制有关。BRCA1 和 BRCA2 实际上也是 DDR 通路中的蛋白质，在 DNA 修复机制中，PARP 参与的是 SSB 修复机制，BRCA1/2 则参与传递 DSB 信号并介导同源重组修复。SSB 修复与 DSB 重组修复之间有着密切的联系，SSB 如不能得到修复，在 DNA 复制后则会变为 DSB，并激活 DSB 重组修复机制，而携带 *BRCA1/2* 基因突变的遗传性乳腺癌——卵巢癌综合征患者最大的特点就是 DSB 重组修复的缺陷。因此，这类患者应用 PARP 抑制剂时细胞内这两种修复机制同时存在缺陷，导致基因不稳定，细胞周期阻滞并引起细胞凋亡，此即为协同致死效应。

目前，各大制药企业已竞相研发出多种 PARP 抑制剂用于乳腺癌、卵巢癌和其他肿瘤的治疗，这些药物在毒性、与化疗联合的模式及抗瘤谱等方面并不完全相同。奥拉帕利（olaparib）为一种口服 PARP 抑制剂，II 期临床试验结果提示高剂量奥拉帕利（400mg 口服，每天 2 次）在 *BRCA*

基因突变乳腺癌中的客观缓解率可达 41%。奥拉帕利目前已获批准用于 *BRCA* 基因突变的卵巢癌和乳腺癌的治疗。其他已经上市的 PARP 抑制剂还包括尼拉帕利、卢卡帕利、氟唑帕利、帕米帕利、维利帕利、他拉唑帕利。

三阴性乳腺癌患者多有 *BRCA1* 突变，病理和遗传学上也往往表现出 *BRCA1* 基因突变的乳腺癌的特征，如分化差、染色体不稳定发生率高、抑癌蛋白 p53 缺失等。因此针对这类目前临床相对棘手且目前无靶向治疗药物的乳腺癌来说，PARP 抑制剂的应用备受关注。一项针对这种亚型乳腺癌的 Ⅱ 期临床研究结果提示，与单纯化疗（吉西他滨＋卡铂）相比，化疗联合静脉 PARP 抑制剂 iniparib 显著提高 ORR（48% vs 16%），并延长中位 TTP（6.9 个月 vs 3.3 个月）和中位 OS（9.2 个月 vs 5.7 个月）。

第三节 分子靶向药物作用特点及局限性

一、作用特点

在分子靶向药物问世之前，肿瘤的药物治疗主要依靠传统的化疗，其主要的理论基础是细胞周期动力学，在长达半个世纪的探索中，化疗药物的发展和临床应用也已经达到瓶颈。随着人类对生命现象的微观认识不断深入，2000 年之后的临床肿瘤药物治疗的探索多聚焦于肿瘤细胞的分子变异，或者说，分子靶向药物的理论基础是肿瘤分子生物学。理论基础的不同决定了分子靶向药物和传统化疗药物有着本质的不同，分子靶向药物有着独特的作用特点，"个体化"（individualization）和"精准"（precision）是分子靶向药物给人印象最深的两个标签。

（一）分子靶向药物使肿瘤治疗实现"个体化"

在对肿瘤性疾病认识和探索的过程中，临床医师主要关注两个问题：一是如何更加准确地判断患者的预后；二是如何能在治疗前知道该患者对何种治疗敏感。上升到科学问题层面，前者是在试图了解肿瘤的预后因子（prognostic factor），后者是在试图明确疗效的预测因子（predictive factor）。

在分子生物学兴起之前，人们往往按照解剖部位和组织学类型来划分肿瘤，并根据肿瘤大小和侵犯范围、淋巴结及全身转移状态来制定肿瘤分期，以及利用某些临床病理因素对患者进行危险度分层，其目的无外乎试图将某种肿瘤划分为预后不同的亚组，从而在临床上给予不同的处理策略。但很多情况下，仍然会发现同一个部位、组织学类型一致、分期相同的不同个体，即便采取相同的处理方法，其预后仍然存在很大的差异。

分子生物学的发展让我们认识到肿瘤性疾病在遗传学和表观遗传学上的差异，而这种差异也预示着不同的预后。落到临床治疗层面，携带有不同分子变异的肿瘤将接受不同的分子靶向药物治疗，即"个体化"治疗。

以肺癌为例，早年我们对肺癌的认识仅局限于组织学亚型不同，如分为鳞癌、腺癌、小细胞肺癌等，它们之间具有各自的临床病理特点和预后，临床化疗药物治疗时，往往仅区分小细胞肺癌和非小细胞肺癌，如果同为非小细胞肺癌，不管鳞癌还是腺癌，美国东部肿瘤协作组（ECOG）E1594 研究中的不同化疗方案对比并未见明显差异。仅在后续的 JMDB 研究中发现晚期非鳞癌的患者采用培美曲塞联合顺铂的 OS 优于吉西他滨联合顺铂，但在其他研究中并未证实，且与其他方案也未进行对比。总体来说，在化疗时代，如诊断为晚期非小细胞肺癌，药物治疗方案并未有明显"个体化"差异。但在分子靶向药物用于晚期肺癌的治疗以后，特别是 IPASS 研究的结果让我们对于非小细胞肺癌的认识"眼前一亮"，根据 *EGFR* 基因状态选择不同的治疗，患者之间的预后有着"天壤之别"，*EGFR* 基因敏感突变的患者治疗更加"个体化"。

（二）分子靶向药物使肿瘤治疗"有的放矢"

如上所述，临床医师一直希望在治疗前就能够知道该患者对何种治疗更为有效。遗憾的是，在化疗时代，我们根本无法预测化疗的疗效，所有适合化疗的患者都不加选择地给予化疗，但从临床研究数据上来看，大部分实体肿瘤化疗有效率在 30% ～ 40%，即便是化疗敏感的乳腺癌，联合化疗有效率最多也就 50% ～ 60%，相当一部分对化疗不敏感的患者实际上是"陪打化疗"。分子靶向药物由于有特异性的作用靶点，而且大部分药物靶点的变异状态与疗效之间存在相关关系，使得在治疗前通过检测靶点状态来选择合适的用药成为可能。

如乳腺癌的治疗，不管是早期辅助／新辅助的患者还是晚期姑息性治疗的患者，在拟使用抗 HER2 的治疗前明确 HER2 状态是必需的，因为只有 HER2 阳性的患者才会从抗 HER2 治疗中获益。类似的情况在临床上还有很多，如采用 EGFR 或 ALK 抑制剂治疗非小细胞肺癌，BCR-ABL 抑制剂治疗慢性粒细胞白血病等。但对于血管生成抑制剂类药物，不管是靶向 VEGF/VEGFR 的单克隆抗体还是多靶点 TKI 类药物，目前尚缺乏有效的疗效预测因子。

（三）分子靶向药物极大地改善了患者的生活质量

现代肿瘤的治疗理念不仅着眼于疗效和安全性，对于患者生活质量的重视也提到一定的高度，很多临床研究也将生活质量作为研究终点之一，特别是晚期不可治愈的肿瘤，生活质量有时候是主要关注的结局。分子靶向药物由于其作用靶点的专一性，总体上不良反应要低于传统化疗，患者接受程度高于化疗；另外很多分子靶向药物不管是输注剂型还是口服剂型，用药均相对方便，患者依从性高。因此，患者接受分子靶向药物治疗的生活质量实际上较传统化疗得到极大的改善，这也从某种程度上改变了人们对肿瘤和肿瘤治疗的认识，消除了恐惧心理。

二、局限性

分子靶向药物开辟了肿瘤治疗的新领域，让我们对这类疾病的认识和治疗水平又提到一个新的高度，但在广泛应用后发现还是有一定的局限性。耐药问题和毒性问题是制约分子靶向药物疗效进一步提高的两大主要障碍。

（一）耐药问题

分子靶向药物是 21 世纪临床肿瘤治疗的重大进展，尽管我们对靶向药物疗效预测因子的认识已经有了长足的进步，能够在治疗前更加精准地找到潜在获益人群，但纵观所有的分子靶向药物临床研究结果，虽然有效率较传统化疗明显提高，

但仍有一部分患者虽然有相关靶点基因的异常，但疗效并不理想。如 *EGFR* 突变型 NSCLC 患者中，TKI 的 ORR 为 70% 左右，即 30% 左右的患者有 *EGFR* 基因突变，但 TKI 治疗无效。除此之外，接受靶向药物治疗的患者在获得一段时间的肿瘤缓解或稳定以后，仍然会出现疾病的进展，如第一代 EGFR TKI 的 PFS 均在 1 年左右，即出现耐药。因此耐药问题是分子靶向药物治疗中绕不开的话题。

临床上，分子靶向药物治疗的耐药可以分为原发性耐药（primary resistance）和继发性耐药（secondary resistance），有的文献上也称为固有性耐药（intrinsic resistance）和获得性耐药（acquired resistance）。前者意味着从药物治疗一开始，肿瘤即对分子靶向药物存在天然的抵抗，可能与肿瘤本身的生物学行为有关；而后者一般指在使用一段时间分子靶向药物且获得一定的疗效以后出现疾病进展。

在不同的肿瘤和不同的分子靶向药物中，关于原发性耐药和继发性耐药的定义不同。例如，在接受伊马替尼治疗的 GIST 患者中，一般认为在开始治疗后 2 ～ 3 个月出现进展为原发性耐药，而经过一段时间病情稳定或缓解后出现进展或复发则称为继发性耐药。针对接受 EGFR TKI 治疗的非小细胞肺癌患者，Jackman 等于 2010 年提出了关于继发性耐药的定义：患者存在 *EGFR* 基因敏感突变，接受 ≥ 6 个月的 TKI 治疗并获得疗效 [RECIST 标准达到完全缓解（CR）、部分缓解（PR）或病变稳定（SD）]，在后续 TKI 持续治疗中出现疾病进展。对于接受曲妥珠单抗治疗的 HER2 阳性乳腺癌患者，由我国香港学者 2011 年在 *The Oncologist* 杂志上发文提出曲妥珠单抗原发性耐药的定义：①转移性疾病接受曲妥珠单抗治疗 3 个月内或在治疗 8 ～ 12 周行首次影像学评估时进展；②辅助／新辅助治疗的治疗期间或完成治疗后 12 个月内出现复发转移。但也有文献认为转移性疾病的患者接受曲妥珠单抗治疗 6 个月内进展为原发性耐药。实际上，到底如何定义曲妥珠单抗原发性耐药还有待商榷。

分子靶向药物耐药机制复杂，从分子层面上来说，可能涉及作用靶点通路本身的变异及靶点通路之外的变异；从组织细胞学层面上来说，由

于肿瘤异质性的存在，在长期某种药物的压力下，驱动基因阴性克隆可能会逐渐形成优势克隆，表现为肿瘤的进展。以 EGFR TKI 治疗 NSCLC 为例，第一代 EGFR TKI 治疗后继发性耐药患者 50% 是由于 EGFR 通路本身的变异，即出现了继发性 *T790M* 突变；还有一部分是 EGFR 通路以外的变异，即出现了旁路激活，如 c-MET 扩增等；还有的耐药表现为组织学类型的转变，如原来的腺癌通过再活检发现转变为鳞癌或小细胞癌，这种转变更多地可能与肿瘤的异质性有关，携带 *EGFR* 突变的腺癌部分被抑制，而不携带 *EGFR* 突变的其他组织学成分成为优势克隆。

（二）毒性问题

总体来说，分子靶向药物治疗的毒性事件发生率低于传统化疗，但并不意味着分子靶向药物的副作用可以被忽视，实际上，靶向药物带来的副作用更值得关注，因为这些副作用谱不同于传统化疗的副作用谱，且很多患者居家用药，对于副作用缺乏全面的监测。关于分子靶向药物的毒性特点和处理，将在本章第四节中专门介绍。

第四节　分子靶向药物毒性特点及处理

一、皮肤毒性

（一）EGFR 抑制剂

在接受 EGFR 抑制剂治疗的患者中，皮肤毒性是最常见的副作用，不管是抗 EGFR 单克隆抗体还是小分子TKI，都会导致明显的皮肤不良反应，原因是皮肤及其附属器结构中 EGFR 表达水平较高。该类药物皮肤毒性的表现包括丘疹脓疱性痤疮样皮疹、毛发异常（脱发、多毛症、睫毛粗长）、甲沟炎、干燥症和瘙痒症，长期皮肤后遗症包括炎症后色素沉着过度、毛细血管扩张和红斑。有文献将 EGFR 抑制剂所致的上述一系列皮肤表现合称为 PRIDE 综合征，即丘脓疱疹（papulopustule）和（或）甲沟炎（paronychia）、毛发生长调节异常（regulatory abnormalities of hair growth）、瘙痒（itching）和干燥（dryness）。

痤疮样皮疹是 EGFR 抑制剂最常见的皮肤反应，见于 60% 以上的患者，表现为发红的毛囊性丘疹和脓疱，通常无粉刺，部分患者伴瘙痒和毛囊间皮肤脱屑。皮损一般位于面部、头皮、胸部和背部，不累及四肢。一般在开始治疗的 1～2 周就可发生，出现痤疮样皮疹一般不影响继续治疗，而且有研究发现痤疮样皮疹的严重程度与抗肿瘤活性间存在一定的正相关，但 3 级（重度）皮肤不良事件则需要中断用药和减量。为预防痤疮样皮疹的发生，对于开始接受 EGFR 抑制剂治疗的患者，可考虑预防性口服抗生素联合外用皮质类固醇。一般在开始 EGFR 抑制剂治疗的同一日开始预防性治疗，并持续 6 周。如多西环素 100mg、一日 2 次，或米诺环素 100mg/d，或土霉素 500mg、一日 2 次，持续 6 周，还可使用头孢菌素类或复方磺胺甲噁唑；面部和胸部外用皮质类固醇软膏（如 2.5% 氢化可的松乳膏、0.05% 阿氯米松乳膏，一日 2 次）。

（二）多靶点 TKI

多靶点 TKI（包括索拉非尼、舒尼替尼、阿昔替尼、培唑帕尼、瑞戈非尼、卡博替尼、凡德他尼、仑伐替尼等）最常见的皮肤不良反应是手足皮肤反应（hand-foot skin reaction，HFSR），其中索拉非尼和瑞戈非尼导致 HFSR 的概率更高。传统的化疗药物如卡培他滨也可引起手足皮肤毒性，称为手足综合征（hand-foot syndrome，HFS）或肢端红斑，表现为整个手掌和足底的对称性水肿和红斑，可能进展为水疱和坏死，伴表皮丢失和结痂。多靶点 TKI 引起的 HFSR 与之不同，通常表现为红斑基底上的局灶角化过度性胼胝样皮损，位于受压或摩擦部位，如指尖、足跟和跖骨区域、关节，一般于治疗的 2～4 周发生。HFSR 通常呈自限性，虽然不危及生命，但可影响生活质量，导致药物减量或提前停药。治疗上一般可用尿素软膏等角质松解剂涂抹于角化过度区域，还可外用皮肤类固醇激素减轻皮肤炎症反应及抗生素预防感染，伴疼痛时可选择外用的表面麻醉剂或非甾体镇痛药。

（三）BCR-ABL 酪氨酸激酶抑制剂

对于 BCR-ABL 酪氨酸激酶抑制剂，如伊马替尼、达沙替尼和泊那替尼，最常见的皮肤反应是广泛性斑丘疹，常伴有全身症状。伊马替尼的皮疹发生率呈剂量依赖性，＜400mg/d时发生率为33%，≥600mg/d时则为93%。轻型患者可逐渐自行缓解，但严重的患者往往需要停药并口服糖皮质激素治疗。除此之外，伊马替尼可导致重度皮肤反应，包括Stevens-Johnson综合征（SJS）/中毒性表皮坏死松解症（TEN）、药物反应伴嗜酸性粒细胞增多和全身性症状（drug reaction with eosinophilia and systemic symptoms，DRESS）、急性泛发性发疹性脓疱病和急性发热性嗜中性皮病（Sweet综合征）。此类药物的其他皮肤反应还包括光敏反应、皮肤和毛发色素改变、水肿、银屑病样皮疹、毛周角化病和干燥症。

（四）其他靶向药物

BRAF抑制剂如维莫非尼、达拉非尼和康奈非尼（encorafenib），常引起斑丘疹，还常发生角质形成细胞增生性病变，包括皮肤鳞状细胞癌、角化棘皮瘤和疣状角化病变。维莫非尼还可诱发皮肤光毒性反应。其他皮肤反应包括脱发、掌跖角化病、掌跖感觉丧失性红斑、软垂疣、光化性角化病和化脓性肉芽肿。MEK抑制剂曲美替尼、考比替尼和比美替尼相关皮肤不良反应包括痤疮样皮疹、瘙痒和干燥病。值得注意的是，与单用BRAF抑制剂相比，BRAF抑制剂与MEK抑制剂联用的皮肤毒性明显减少。PI3K抑制剂艾代拉里斯、考泮利司、度维利塞和阿培利司可引起斑丘疹和口腔黏膜炎。CDK4/6抑制剂可引起脱发、斑丘疹和瘙痒。

二、肺毒性

分子靶向药物的肺毒性相对常见，但目前尚没有明确的诊断标准，临床上主要是通过排他性诊断。如果在靶向药物治疗开始后短期内出现肺部症状或体征，在通过仔细检查排除了机会性感染、放射性肺损伤或肺转移等其他原因后，应考虑诊断为药物相关的肺毒性。其临床表现各异，以间质性肺疾病（interstitial lung disease，ILD）、肺炎、胸腔积液多见，其他还可表现为肺栓塞、肺出血、肺动脉高压及呼吸衰竭。若患者在接受分子靶向药物治疗期间出现肺毒性，必须根据临床情况，肺毒性的性质和严重程度，慎重考虑是继续治疗、暂停治疗还是换药治疗，若怀疑存在明显肺毒性，则应停用该药，除此之外，尚无其他被证实有效的特异性治疗方法。

（一）EGFR抑制剂

关于EGFR-TKI引起的ILD，每个药物的报道不一。吉非替尼相关ILD发生率在亚裔人群中为2%～6%，明显高于白种人（0.2%～0.3%），危险因素包括年龄较大、体能状态差、吸烟、近期诊断为NSCLC、CT示有广泛浸润的慢性ILD、合并心脏疾病，纤维化肺病既往史或行同期胸部放疗也可能为加重因素。ILD有时可致死，日本一项纳入9907例患者的上市后监测研究结果显示ILD发生率约为4%（3%≥3级），致死率达30%。对于第二代EGFR-TKI，LUX-lung 3试验中，230例患者接受阿法替尼治疗，结果有3例（1%）疑似发生ILD；在达可替尼治疗的394例患者中，可致死ILD/肺炎的总体发生率为0.5%，0.3%为致死性。在接受第三代药物奥希替尼治疗的患者中，ILD/肺炎发生率为2%～3%，其中约17%（1/6）为致死性，而使用免疫检查点抑制剂之后再给予奥希替尼，发生ILD/肺炎的风险更高。对于同时作用于EGFR和HER2的拉帕替尼，则较少引起肺毒性。

（二）ALK抑制剂

ALK抑制剂治疗中也可出现ILD/肺炎，1719例接受克唑替尼治疗的患者中，有50例（3%）ILD/肺炎，通常在启动治疗3个月内出现，其中26例（1.5%）为重度、危及生命或致死性；塞瑞替尼治疗的患者中肺炎发生率为4%，3级以上肺炎为3%；报道的阿来替尼（0.4%）和洛拉替尼（＜2%）的ILD/肺炎发生率要低一些；另一种ALK抑制剂布格替尼ILD/肺炎的发生率则要高一些（4%～9%），3级或4级反应的发生率为3.7%，但与其他ALK抑制剂的肺毒性略有不同，其发病很快，在治疗开始的第1～9日，中位时间为2日，暂停布格替尼治疗直到肺炎消退后，约50%患者能够二次用药。除布格替尼外，其他ALK抑制剂治疗后出现ILD/肺炎的患者，一般都建议永久停药。

（三）BCR-ABL酪氨酸激酶抑制剂

伊马替尼治疗期间报道的肺部并发症大多与液体潴留相关，如胸腔或心包积液和肺水肿，但是较外周和眶周水肿还是少见一些。伊马替尼还可以引起较少见的急性肺炎（伴或不伴嗜酸性粒细胞浸润）和亚急性间质性肺炎，影像学表现为双侧弥漫性或斑片状磨玻璃影、肺实变和（或）细小结节影，外周血中也可出现嗜酸性粒细胞增多。而第二代 BCR-ABL TKI 达沙替尼的肺部副作用发生率更高，临床试验中，接受达沙替尼的治疗患者胸腔积液发生率为 10%～35%，积液可为双侧或单侧，多为渗出性，以淋巴细胞为主。另外，达沙替尼还可以引起可逆性肺动脉高压，表现为劳力性呼吸困难、乏力、呼吸加快和外周性水肿。

三、心血管毒性

（一）血管生成抑制剂的心血管毒性

1. **高血压** 是所有血管生成抑制剂共同的副作用，所有的血管生成抑制剂类药物，不管是抗VEGF 抗体，还是抗 VEGFR 抗体，抑或是作用于 VEGFR 通路的多靶点 TKI 类药物，都会引起高血压。一项纳入 12 000 多例晚期实体瘤患者的荟萃分析显示，接受贝伐珠单抗治疗的患者发生"血压显著升高"的相对危险度为 5.38（95%CI 3.63～7.97）。出现以下任一情况被认为是"血压显著升高"：①需要 1 种以上药物治疗；②降压药物治疗强度比之前更大；③出现高血压危象等危及生命的后果；④ CTCAE ≥ 3 级的高血压。贝伐珠单抗治疗导致的所有血压升高事件的发生率为24%（95%CI 20%～29%）。使用雷莫西尤单抗治疗的患者中，各级高血压发生率为 21%，安慰剂组为 9%。VEGFR-TKI 治疗导致的各级高血压事件的发生率为 23.0%（95%CI 20.1%～26.0%）。有研究认为，在接受贝伐珠单抗和其他抗血管生成 TKI 治疗时，发生收缩期或舒张期高血压与抗肿瘤疗效相关，但未得到明确证实。

血管生成抑制剂引起高血压的机制与 VEGF信号通路抑制相关。VEGF 通过调控具有血管舒张作用的一氧化氮的生成，并且通过产生新血管而降低血管阻力，一氧化氮的生成和血管阻力的下降均与血压的下降相关，因此，VEGF 信号转导抑制则会导致血压升高。有高血压基础、年龄 ≥ 60 岁、体重指数（BMI）≥ 25kg/m² 均与血管生成抑制剂引起的高血压风险增加独立相关。但目前我们尚不能在治疗前预测哪些接受治疗的患者会出现血压上升。所以，对拟接受血管生成抑制剂治疗的患者，均建议积极监测血压，特别是

在治疗开始前几周，应更频繁地监测。

2. **血栓栓塞事件** 最初在使用含贝伐珠单抗的方案治疗肠癌的患者中发现的动脉血栓栓塞事件（arterial thromboembolic event，ATE）包括短暂性脑缺血发作、脑卒中、心绞痛和心肌梗死的发生率增加。后来有报道提示贝伐珠单抗也可导致静脉血栓事件（venous thromboembolic event，VTE）的风险增加，但结论不一致。同样，在抗血管生成 TKI 治疗患者中 ATE 风险也增加，但与贝伐珠单抗一样，TKI 与 VTE 之间的关系也不明确。与上述两类药物不同，目前的数据显示雷莫西尤单抗的 ATE 和 VTE 风险均未明确增加。

接受血管生成抑制剂治疗患者血栓栓塞风险增加的机制尚不清楚。VEGF 通路诱导产生的一氧化氮的生物学效应本身具有保护和调节内皮细胞的功能，该通路的抑制可以导致血管内皮细胞功能受损，再加上肿瘤患者本身处于血液高凝状态，有易形成血栓的基础。

对于拟接受血管生成抑制治疗的患者，需要评估可能的血栓栓塞事件的风险，但对于既往有血栓栓塞事件的患者，不是使用贝伐珠单抗的绝对禁忌证。在抗血管生成 TKI 治疗之前，应积极处理患者的心血管易感因素（如高血压、高脂血症和糖尿病），6～12 个月发生过严重心血管事件的患者应避免应用 TKI，对于高风险患者（如既往有 ATE 病史），给予低剂量的阿司匹林是合理的。对于在使用期间出现血栓栓塞事件的患者，不论何种级别，应立即停药，后续治疗是否需要再考虑血管生成抑制剂，需慎重评估患者的受益和风险。

3. **左心室功能不全与心肌缺血** 所有的血管生成抑制剂均有引起左心室功能减退的报道。一篇纳入 77 项Ⅲ期试验的系统评价显示，血管生成抑制剂应用可增加心肌缺血和心脏功能障碍的风险，OR 值分别为 2.83（95%CI 1.72～4.65）和1.35（95%CI 1.06～1.70）。在接受 VEGFR-TKI治疗的 10 553 例患者中，各级别充血性心力衰竭的发生率为 3.2%。其中使用舒尼替尼的患者最为明显，有高达 28% 的患者出现左室射血分数下降，3%～15% 的患者发生临床心力衰竭。对于拟接受血管生成抑制剂治疗的患者，需进行基线 LVEF评估和基线 ECG 检查。

4. QTc 间期延长与心律失常　主要见于接受 VEGFR-TKI 治疗的患者。这与药物引起的心脏复极延迟有关，虽然出现 QTc 间期的延长可能不会马上带来危害，但可引起致死性心律失常，如尖端扭转型室性心动过速并发展为心室颤动。其中凡德他尼和舒尼替尼与 QTc 间期延长的关系最为密切。在使用凡德他尼治疗各种恶性肿瘤的患者中，所有级别（> 450 毫秒）和高级别（> 500 毫秒或出现症状和需要治疗）的 QTc 间期延长的总发生率分别是 16.4% 和 3.7%。在血管生成抑制剂给药前应纠正低钙血症、低钾血症和（或）低镁血症；在基线及治疗期间应密切行心电图监测 QT 间期，以及血清钾、钙、镁水平及促甲状腺激素，应避免同时给予能够延长 QTc 间期的药物。对于 QTc 间期大于 450 毫秒的患者，不应使用凡德他尼，其他 VEGFR-TKI 类药物也应慎重使用或减量使用。

5. 血栓性微血管病　血栓性微血管病的发生似乎与特定的药物相关。舒尼替尼可引起此类不良反应，贝伐珠单抗可能也会加剧此类病变的风险，即药物诱发性血栓性微血管病（thrombotic microangiopathy，TMA），又称为药物诱发性血栓性血小板减少性紫癜（thrombotic thrombocytopenic purpura，TTP）或药物诱发性溶血尿毒症综合征（hemolytic uremic syndrome，HUS）。临床表现为微血管病性溶血、仅有肾脏表现 [包括肾衰竭和（或）高血压]，或是累及范围更广的血栓性微血管病综合征。

（二）HER2 靶向药物的心脏毒性

接受曲妥珠单抗治疗的患者可能出现心脏毒性风险增加，主要表现为无症状性 LVEF 下降，有时也表现为临床上可见的心力衰竭。早年的一项纳入 11 991 例参加临床试验的 HER2 阳性早期乳腺癌患者的分析发现：相对于未接受曲妥珠单抗治疗的患者，曲妥珠单抗可使 LVEF 降低（RR 1.83，90%CI 1.36 ~ 2.47）、重度心力衰竭风险增加（2.5% vs 0.4%，RR 5.11，90%CI 3.00 ~ 8.72）。但一般认为曲妥珠单抗的心脏风险并不高，且与蒽环类药物不同，曲妥珠单抗相关心脏毒性似乎与药物累积剂量无关，而且在停止治疗后，大部分患者均可逆转并可耐受再次用药。心肌活检亦提示使用曲妥珠单抗后并不像蒽环类药物那样出现严重的心肌细胞破坏。尽管如此，仍建议不论是辅助治疗还是姑息治疗，对于拟接受曲妥珠单抗治疗的患者，都应于治疗开始前进行心脏功能的评估。曲妥珠单抗相关心脏毒性风险增加的危险因素有年龄 > 50 岁、既往或同时使用蒽环类药物、存在肥胖或超重。

四、肝脏毒性

肝脏是药物代谢的主要场所，分子靶向药物也不例外。实际上对于分子靶向药物的肝脏毒性，目前对机制的研究尚很少。因此在临床实践层面上，需要在治疗前和治疗期间仔细评估肝功能。分子靶向药物的肝脏毒性问题在临床上无外乎两大类问题：第一，靶向药物直接诱发的肝毒性；第二，潜在的肝脏基础疾病（包括病毒性肝炎）导致的肝脏代谢变化，在代谢转化靶向药物过程中出现的肝功能异常，为避免这一问题，就需要在治疗前进行充分评估，决定在使用靶向药物时是否需要减量。

肝脏毒性见于所有的 TKI 类药物，主要表现为肝脏酶学指标的升高，有时候也可表现为致命性的肝功能衰竭，虽然发生率比较低（约 0.8%）。一项纳入 52 项临床试验、共 18 282 例患者的研究分析提示抗血管生成 TKI 治疗期间，血清丙氨酸转氨酶（ALT）、天冬氨酸转氨酶（AST）、碱性磷酸酶（ALP）和胆红素升高的发生率分别为 15.5%、15.5%、6.6% 和 7.85%。但具体到每一种 TKI，它们引起肝功能损伤的侧重点又有所不同。索拉非尼的肝损伤以转氨酶显著升高为特征，可能会导致肝衰竭和死亡，所以对于服用索拉非尼期间出现转氨酶明显升高但又不能找到其他肝损伤原因的患者，应建议停药。培唑帕尼引起的肝损伤以高胆红素血症较为突出，而 *UGT 1A1* 基因多态性则与培唑帕尼导致的高胆红素血症相关。

五、肾脏毒性

很多分子靶向药物可引起显著的肾脏并发症，轻则为电解质紊乱，重则为需要透析的急性肾损伤。

（一）血管生成抑制剂

所有的抗血管生成药物都可以引起蛋白尿，并常伴随高血压。临床上患者通常无症状，一般在尿常规检查中发现，且不会有严重的后果，不过也有极少数患者会出现肾病综合征的表现。通用不良事件术语标准（Common Terminology Criteria for Adverse Events，CTCAE）将蛋白尿严重程度分为3级。1级：蛋白尿1+，24小时尿蛋白小于1.0g；2级：蛋白尿2+，24小时尿蛋白1.0～3.4g；3级：24小时尿蛋白≥3.5g。也有文献认为出现肾病综合征即为4级蛋白尿。

一项荟萃分析纳入16个研究共12 268例患者的数据，发现接受贝伐珠单抗治疗的患者所有级别蛋白尿的发生率为13.3%，≥3级的严重蛋白尿（尿蛋白3+，24小时尿蛋白>3.5g或有肾病综合征）发生率为2.2%，贝伐珠单抗显著增加严重蛋白尿和肾病综合征的风险。而接受雷莫西尤单抗治疗的患者蛋白尿风险似乎低一些，所有级别和≥3级的蛋白尿发生率分别是9.4%和1.1%。VEGFR-TKI导致的蛋白尿发生率可能依药物而不同。瑞戈非尼的蛋白尿发生率可能要低一些，所有级别和3级蛋白尿发生率分别为7%和1%。

对于出现蛋白尿的患者，目前尚无特异性治疗措施。一般对接受抗血管生成药物治疗的患者建议监测尿蛋白，如出现较为严重的蛋白尿，即建议暂停治疗。但对于暂停治疗的标准，每种药物则有不同的推荐：贝伐珠单抗建议在24小时尿蛋白≥2g时暂停治疗，培唑帕尼为在24小时尿蛋白≥3g时暂停治疗，仑伐替尼为在24小时尿蛋白≥2g时暂停治疗，而其他很多药物都没有推荐的暂停治疗标准。但如果患者发生了肾病综合征，则建议永久停药。

（二）EGFR抑制剂

靶向EGFR的单克隆抗体（西妥昔单抗和帕尼单抗）可引起肾脏镁丢失所致的进行性低镁血症。其机制为远曲小管的EGFR信号受抑制，正常生理情况下该信号在调节镁离子的跨膜转运中发挥重要作用。一项荟萃分析纳入19篇临床报告，共有3081例患者接受以西妥昔单抗为基础的治疗，37%的患者在治疗期间出现了不同程度的低镁血症，3～4级低镁血症（<0.9mg/dl）的发生率为5.6%。停药后低镁血症会消退。低镁血症可能导致继发性低钙血症，因此治疗期间及停药后至少8周内都需要定期监测血镁和血钙水平。

有报道阿法替尼、厄洛替尼和吉非替尼等小分子TKI会引起电解质紊乱，如低镁血症、低钾

血症和低磷血症，但总体发生率似乎低于EGFR单克隆抗体引起的电解质紊乱。

六、甲状腺功能不全

甲状腺功能不全一般见于接受抗血管生成TKI类药物治疗的患者，其他靶向药物报道不多。临床上通常表现为甲状腺功能减退（甲减），包括有症状的甲减或以血清促甲状腺激素（TSH）升高为主要表现的亚临床甲减；部分患者还可表现为一过性的甲状腺功能亢进（甲亢），但这种甲亢多为甲状腺滤泡细胞破坏所致（破坏性甲状腺炎），随后出现甲状腺滤泡细胞萎缩相关的甲减，而且这种甲亢与Graves病的高摄碘不同，往往表现为低的碘摄取水平。在接受仑伐替尼治疗的50例肝细胞癌患者中，分别有14%（7例）、52%（26例）和10%（5例）患者出现了亚临床甲减、临床甲减和甲亢，大部分（84.4%）甲状腺功能减退发生在开始用药的2周内。一项研究纳入42例接受舒尼替尼治疗的晚期GIST患者，在治疗前甲状腺功能正常且甲状腺完整，治疗后有36%（15例）的患者发生甲减。治疗开始到发生甲减的平均时间为50周。发生甲减的风险与用药时间有关，时间越长，风险越高。149例接受阿帕替尼治疗的晚期肿瘤患者中，有53例（35.6%）出现了甲状腺功能减低，且甲减发生率随着阿帕替尼治疗时间的延长而增加。有趣的是，多项研究发现这些小分子抗血管生成TKI诱导的甲减可能预示着更好的生存结局。临床上有症状的甲减患者需接受甲状腺激素替代治疗，一般不需要停用TKI或调整剂量。

七、神经毒性

分子靶向药物的神经系统并发症可能源自对神经系统的直接毒性作用，或者间接来自药物诱导的代谢紊乱或脑血管病，识别这些并发症非常重要，因为可能会与癌症转移、副肿瘤综合征或共存神经系统疾病这些不需要减量或停药的情况相混淆。

可逆性后部白质脑病综合征（reversible posterior leukoencephalopathy syndrome，RPLS）是由不同病因引起的一种临床及影像学影像综合征，具有相似的神经影像学表现。该综合征还有

其他的名称，如可逆性后部脑病综合征（posterior reversible encephalopathy syndrome，PRES）、脑毛细血管渗漏综合征等。临床表现包括头痛、意识模糊或意识水平降低、视觉变化和癫痫发作，并伴有后部脑白质水肿的特征性神经影像学表现。临床上多数 RPLS 的发生与高血压伴调节失败有关，肿瘤患者使用的很多药物（包括化疗药物、靶向药物、免疫抑制剂等）都与 RPLS 的发生关系密切。接受利妥昔单抗、贝伐珠单抗、阿仑单抗、贝伦妥单抗、索拉非尼和舒尼替尼治疗的患者中，均有报道出现罕见的进行性多灶性白质脑病的病例。

部分靶向 BCR-ABL 和其他酪氨酸激酶（如 PDGFR）的口服活性小分子酪氨酸激酶抑制剂，尤其是 PDGFRA 外显子 18 突变抑制剂阿伐替尼（avapritinib），可引起中枢神经系统毒性，如认知损害或颅内出血，可能需要暂停或停用药物。

ALK 抑制剂洛拉替尼可引起独特的神经毒性表现，包括认知功能障碍、情绪影响、言语障碍、幻听和周围神经病。

（马　泰）

参 考 文 献

第5章　免疫检查点药物治疗

恶性肿瘤是目前世界上导致人口死亡的主要疾病之一。《2020年全球癌症报告》显示，癌症新发和死亡率在全球均呈持续上升之势，在未来20年中，全球癌症例数可能会增加60%。传统的化疗药物不仅破坏肿瘤细胞，也破坏正常细胞。化疗后通常伴有骨髓抑制、恶心呕吐、脱发等严重不良反应；因靶向药物需要精准地作用于靶位点，用药前需要进行基因检测或活体组织检查，靶点基因的突变情况直接影响靶向药物疗效，因此临床亟须创新的治疗方式，免疫检查点抑制剂（immune checkpoint inhibitor，ICI）药物作为一种新型的抗肿瘤治疗手段，通过抑制肿瘤细胞发出的"下班休息"信号，恢复免疫系统的正常工作，进而对肿瘤细胞发动进攻。目前上市的免疫检查点抑制剂主要是程序性死亡受体1（programmed death 1，PD-1）/程序性死亡配体1（programmed death-ligand 1，PD-L1）抑制剂和细胞毒性T淋巴细胞相关抗原4抑制剂，其中PD-1/PD-L1抑制剂包括PD-1抗体（PD-1抑制剂）和PD-L1抗体（PD-L1抑制剂）。ICI以其对多种肿瘤卓越的疗效及良好的安全性得到广泛认可，预示着恶性肿瘤的治疗进入新纪元。

第一节　免疫检查点抑制剂治疗的原理

一、免疫检查点抑制剂原理

人体内免疫环境由固有免疫和适应性免疫组成，在健康人体内，免疫抑制性细胞和免疫促进细胞处于动态平衡的状态。当受到足够刺激的时候，这种平衡被打破，由此可能产生肿瘤、炎症、免疫缺陷等疾病，其中免疫细胞的状态由其表面表达的各类激活及抑制性受体共同调节，目前发现通过激活抑制信号，免疫检查点，如PD-1/PD-L1、细胞毒性T淋巴细胞相关抗原4（cytotoxic T lymphocyte-associated antigen-4，CTLA-4）、淋巴细胞活化基因-3（lymohocyte activation gene-3，LAG-3）、T细胞免疫球蛋白和免疫受体酪氨酸抑制性基序结构域（T cell immunoglobulin and immunoreceptor tyrosine-based inhibitory motif domain，TIGIT）等可负性调节激活免疫细胞维持机体的自我耐受。然而，在病理情况下，肿瘤细胞可通过提高抑制性免疫检查点的表达而实现免疫逃逸。免疫检查点抑制剂疗法通过阻断抑制性通路、阻碍肿瘤的免疫逃逸，从而增强免疫系统对肿瘤细胞的杀伤力。肿瘤免疫治疗为继外科、放疗、化疗、靶向之后的第5种肿瘤临床治疗模式，免疫检查点抑制剂为抗肿瘤治疗方面又一突破性进展，且在多种恶性肿瘤治疗中取得显著疗效。

二、免疫检查点抑制剂及其联合应用特点

（一）PD-1/PD-L1

1. PD-1　是CD28/CTLA-4家族共刺激受体中的一员，PD-1常表达于自然杀伤细胞、树突状细胞、激活的单核细胞，以及B细胞、T细胞。PD-1可以通过外周的T细胞促进自身抗原产生免疫耐受。PD-1的配体包括PD-L1和PD-L2 2种，

是免疫检查点的一部分，对预防自身免疫至关重要。PD-L1 通常表达于肿瘤细胞、肿瘤相关的巨噬细胞和肿瘤微环境的其他细胞，它可以通过与 PD-1 相互作用抑制 CD8$^+$ T 细胞效应功能。PD-L2 结构与 PD-L1 十分相似，但是它与 PD-1 的结合较强，是 PD-L1 的 3 倍，仅仅低表达在一些 B 细胞、巨噬细胞及树突状细胞之中。

2. PD-1/PD-L1 信号通路与免疫应答机制　正常的免疫系统可以根据免疫检查来识别和杀伤肿瘤，但是恶性肿瘤却可以通过许多通路免疫逃逸来躲避免疫系统的杀伤。通过激活 PD-1/PD-L1 信号通路可以导致抑制性的肿瘤微环境的形成，使恶性肿瘤逃脱免疫系统的监视与杀灭。PD-1 与 PD-L1 的结合可以抑制 CD4$^+$ T 细胞、CD8$^+$ T 细胞的增殖，从而降低 T 细胞的杀伤肿瘤作用，导致恶性肿瘤出现免疫逃逸，进而促进肿瘤快速进展。所以，通过阻断 PD-1 与 PD-L1 的结合，可以恢复肿瘤机体内 T 细胞的免疫杀伤作用，从而抑制恶性肿瘤的复发与转移。

3. PD-1/PD-L1 抗体与恶性肿瘤的免疫治疗特点　目前抗 PD-1 抗体（Pembrolizumab、Nivolumab）和抗 PD-L1 抗体（Atezolizumab、Durvalumab、Avelumab）陆续在各种实体瘤中获批使用于临床治疗。Pembrolizumab 是一种高度选择拮抗 PD-1 的人源性 IgG4-κ 同型性抗体，可以经过 T 细胞阻断 PD-1 受体，从而达到负性调节作用。Pembrolizumab 最早应用于晚期非小细胞肺癌的使用，KEYNOTE-001 研究是一项 I 期单臂临床研究，旨在评估 Pembrolizumab 在晚期非小细胞肺癌中使用的疗效与安全性。研究表明，肿瘤患者的 ORR 为 19.9%，mDoR（中位持续缓解时间）为 12.5 个月，mPFS 为 3.7 个月，mOS 为 12 个月。Nivolumab 是第 1 个被美国 FDA 批准用于临床的抗 PD-1 抑制剂，是一个转基因全人源化的单克隆抗体。CheckMate-063 研究针对晚期肺鳞癌患者使用 Nivolumab 单药治疗的结果显示，ORR 为 14.5%，mOS 为 8.2 个月。Atezolizumab 是第 1 个针对 PD-L1 的单克隆抗体，且首个被美国 FDA 批准用于晚期尿路上皮癌的二线治疗，或者一线用于不适宜含铂类药物治疗的尿路上皮癌。

4. CTLA-4 信号通路及免疫应答机制　CTLA-4 是一种典型的抑制性分子，在 T 细胞活化后

48 ～ 72 小时达到峰值。与 CD28 相比，CTLA-4 与 APC 的 B7-1（CD80）和 B7-2（CD86）分子有更高的亲和力，竞争性抑制共刺激 CD28 信号。PD-1 与其配体 PD-L1 和 PD-L2 主要在非淋巴组织中广泛表达，抑制外周 T 细胞活化。PD-1 和 CTLA-4 虽然都是抑制性分子，但作用机制不同。CTLA-4 抑制剂主要在 T 细胞启动中发挥作用，并扩大克隆多样性，也可以促进 T 细胞转运至免疫学上的"冷"肿瘤。PD-1/PD-L1 抑制剂主要影响耗竭型 CD8$^+$ T 细胞，既不会扩大克隆多样性，也不会促进 T 细胞向肿瘤的转运。

5. CTLA-4 抗体与恶性肿瘤的免疫治疗特点　与 PD-1/PD-L1 单抗相比，CTLA-4 抗体单抗类药物虽然起步与临床应用较早，但药物种类较为单一且多联合其他 ICI 使用。已被美国 FDA 获批的 CTLA-4 抑制剂仅有 Ipilimumab 和 Tremelimumab。Ipilimumab 仅在黑色素瘤的特定情况下获批单药治疗，其余均为联合治疗。一项 II 期临床试验（CheckMate-069）研究表明，与 Ipilimumab 单药治疗相比，"O+Y"[Nivolumab（PD-1 单抗）+ Ipilimumab（CTLA-4 单抗）] 联合治疗 *BRAF* 野生型患者客观缓解率（ORR）与完全缓解率均较高（61% vs 11%，22% vs 0），"O+Y"联合治疗 *BRAF* 突变型患者中位无进展生存期显著延长（8.5 个月 vs 2.7 个月）。越来越多的报道免疫检查点抑制剂带来了相当多的毒副作用，联合治疗比单药治疗显现出更强的免疫相关不良反应（irAEs）。皮肤毒性是最常见的首次应用 ICI 后的 irAE，在接受抗 CTLA-4 和抗 PD-1/PD-L1 治疗的患者中发生的比例分别为 47% ～ 68% 和 30% ～ 40%，主要表现为瘙痒、水疱、皮疹，其他较严重的 irAE 包括结肠炎、黄疸、免疫相关甲状腺炎、甲减/甲亢、免疫性肺炎等，部分 irAE 须永久停止免疫治疗。

（二）LAG-3

1. LAG-3 信号通路与免疫应答机制　目前临床使用的 ICI 抗体主要包括 CTLA-4 单抗及 PD-1/PD-L1 单抗。随着对机体免疫机制研究的深入，科学家们开发出了更多具有肿瘤治疗潜力的新型免疫检查点抑制剂，其中 LAG-3 是继 CTLA-4 及 PD-1/PD-L1 之后最受关注的靶点。LAG-3 主要在激活 T 细胞、B 细胞和自然杀伤细胞表面表达，

并可与其配体主要组织相容性复合体 Ⅱ（major histocompatibility complex Ⅱ，MHC Ⅱ）结合，激活胞内抑制性通路，降低 T 细胞的活性，抑制促炎性细胞因子的产生，并诱导 T 细胞分化为调节性 T 细胞（regulatory T cell，Treg）。

2. LAG-3 抗体与恶性肿瘤免疫治疗特点 有研究表明，在卵巢癌、霍奇金淋巴瘤、黑色素瘤、非小细胞肺癌（NSCLC）、弥漫大 B 细胞淋巴瘤、滤泡性淋巴瘤、头颈部鳞癌等肿瘤的肿瘤浸润性 T 细胞中，LAG-3 也有显著表达，而且与其他具有侵袭性肿瘤表型和总体预后不良的免疫检查点受体相关。既有单一抗 LAG-3 的研究，也有抗 LAG-3 与抗 PD-1、PD-L1 及 Tim-3 的联合研究。涉及的肿瘤包括 NSCLC、乳腺癌、卵巢癌、黑色素瘤、肾癌、结直肠癌、肝癌、胰腺癌，以及血液系统相关肿瘤。Sordo-Bahamonde 等将 LAG-3 抗体（瑞拉利单抗，relatlimab）与慢性淋巴细胞白血病患者的外周血单核细胞（peripheral blood mononuclear cell，PBMC）共培养，结果显示瑞拉利单抗可显著减少白血病细胞数量，并恢复 T 细胞及 NK 细胞的杀伤性。各项研究均提示 LAG-3 的高表达在实体肿瘤中与预后不良相关，应用相关药物阻断 LAG-3 可以提高抗肿瘤作用。目前 LAG-3 在自身免疫性疾病、炎症及感染中都有很多研究成果，为了解其在相关领域的作用提供了理论依据和研究方向。

（三）Tim-3

1. Tim-3 信号通路与免疫应答机制 T 细胞免疫球蛋白及黏蛋白域分子 -3（T cell immuno-globulin and mucin domain-3，Tim-3）亦是重要的免疫检查点负性调控分子。Tim-3 在 T 细胞、树突状细胞（dendritic cell，DC）、NK 细胞、巨噬细胞等多种免疫细胞表面均有表达，并通过不同的机制影响免疫细胞的作用。Tim-3 在 CD8$^+$ T 细胞中表达，往往标志着 T 细胞已处于终末期且功能衰竭，其机制为 Tim-3 通过拮抗 T 细胞干性维持和抑制其分化的重要 T 细胞因子 1（T cell factor 1，TCF-1），从而发挥对 CD8$^+$ T 细胞的负性调控作用。而表达于 CD4$^+$ T 细胞中的 Tim-3 则标志着更为免疫抗性的表型。研究表明，约 70% 的 Tim-3+CD4$^+$ 肿瘤浸润淋巴细胞（tumor infiltrating lymphocyte，TIL）表达叉头框蛋白 P3（forkhead box protein P3，Foxp3），且 Tim-3+Treg 的存在与非小细胞肺癌患者淋巴结转移密切相关。Tim-3 亦在 DC 表面表达，并通过与高速泳动率族蛋白 B1（high mobility group box protein 1，HMGB1）结合抑制免疫反应，阻碍 DC 的成熟，并影响免疫细胞的招募、浸润及活化。De Mingo Pulido 等研究发现，在小鼠乳腺癌模型中，使用 Tim-3 单抗可促进 DC 产生 CXCL9，从而显著增加肿瘤部位淋巴细胞的浸润和活化。

2. Tim-3 抗体与恶性肿瘤免疫治疗特点 越来越多的研究表明，Tim-3 是肿瘤免疫治疗的一个主要靶点，在临床研究方面，包括 Tim-3 在内的多种新兴免疫检查点抑制剂已进入临床研究阶段。2016 年开始 Ⅰ 期研究（NCT02817033），该研究旨在确定 TSR-022 单一疗法的安全性及联合 PD-1 抑制剂 TSR-042 的抗肿瘤活性。礼来制药公司研发的 Tim-3 单克隆抗体 LY-3321367 不论单药治疗还是联合 LY300054（PD-L1）都表现出较好的安全性和耐受性。在 Ⅰ 期研究（NCT03099109）中免疫相关不良反应仅 2 例。目前报道的 Tim-3 相关不良反应仅有较低皮肤毒性，但不排除随着研究深入而出现 3 级及以上严重不良反应。因此，如何更有效地实现低毒性反应是联合阻断治疗尚待解决的问题。抗 PD-1/PD-L1 抗体因具有更好的临床疗效和耐受性，其临床应用已大大超越抗 CTLA-4 抗体。还有部分患者经历了肿瘤消退、对 PD-1 产生耐药性及肿瘤复发，只有少部分患者获得持久的疗效。在对 PD-1 耐药患者的观察中发现，包括 Tim-3 在内的多种新兴替代性免疫检查点发生代偿性上调，当采用 Tim-3 联合 PD-1 治疗方案后，抗 PD-1 治疗的反应得到恢复。

（四）TIGIT

1. TIGIT 信号通路与免疫应答机制 T 细胞免疫球蛋白和免疫受体酪氨酸抑制性基序结构域（TIGIT）是近年来新发现的免疫检查点，作为免疫球蛋白超家族的一种受体，TIGIT 通过抑制免疫细胞功能参与免疫抑制并造成肿瘤免疫逃逸。TIGIT 在大多数 NK 细胞和多种 T 细胞亚群中表达，包括记忆和激活 T 细胞、调节性 T 细胞（Treg）和滤泡辅助性 T 细胞（Tfh）。在其配体激活后，TIGIT 在 T 细胞和 NK 细胞中的表达上调，其中 TIGIT 抑制细胞毒性活性。

2. TIGIT抗体及恶性肿瘤免疫治疗特点　研究显示，TIGIT 在癌症患者 T 细胞和 NK 细胞中表达升高，且与疾病进展和不良临床预后相关。在滤泡性淋巴瘤患者中，TIGIT 在瘤内 Treg 细胞和晚期记忆 CD8$^+$ T 细胞上高表达，表达 TIGIT 的肿瘤浸润 T 细胞数量的增加与患者低生存率紧密相关，并且抗 PD-1 治疗可下调 TIGIT$^+$ 衰竭 T 细胞，上调 TIGIT$^+$ 效应细胞。在肝细胞癌和转移性黑色素瘤患者中，TIGIT 表达后高抑制性肿瘤浸润性 Treg 细胞比例的增加与患者不良临床预后相关。迄今为止已有 11 种具有不同 IgG 同型或突变形式的人抗 TIGIT 单抗进入临床试验，包括 4 种处在 Ⅲ 期临床研究的药物 (tiragolumab、ociperlimab、domvanalimab、vibostolimab) 和 7 种处于 Ⅱ 期临床研究的药物 (AZD-2936、etigilimab、ZG-005、ONO-4686、belrestotug、JS-006、HLX-301)。最近，CITYSCAPE Ⅰ、Ⅱ 期试验显示，tiragolumab 联合 atezolizumab 在治疗 PD-L1 阳性非小细胞肺癌中疗效显著。TIGIT 有望成为下一代癌症免疫治疗的靶点，目前一些临床试验正在评估抗 TIGIT 单克隆抗体对不同类型癌症患者的疗效。然而，TIGIT 阻断治疗的具体作用机制还有待阐明。

三、双特异免疫检查点抑制剂治疗的原理及其临床应用特点

（一）CTLA-4/PD-1 双特异性抗体

CTLA-4 是 T 细胞上的一种穿膜受体，能竞争性地结合抗原提呈细胞上的 B7 配体，从而抑制 T 细胞的活化，PD-1 是一种 Ⅰ 型穿膜蛋白，当 PD-1 与其配体 PD-L1 相互作用时，T 细胞受体 (TCR) 信号转导受到干扰，进而抑制 T 细胞的活化。双特异性抗体 (bispecific antibody，BsAb) 是能够同时靶向 2 个不同抗原或同一个抗原不同表位的抗体，其能桥联肿瘤细胞与免疫细胞，增强免疫细胞的杀伤功能；也能激活或抑制同一靶细胞的多条信号通路，达到增强杀伤靶细胞的目的。

（二）PD-1/CTLA-4 中 BsAb 的化学结构

PD-1/CTLA-4 BsAb 是通过化学偶联、重组 DNA 或细胞融合的形式，将 2 个不同的 H 链和 2 个不同的 L 链组合，从而可以同时特异性结合两个不同抗原表位的人工抗体，同时阻断 CTLA-4

和 PD-1/PD-L1 两条免疫检查点通路。BsAb 在抗体分子中含有 Fab、Fc 结构域及 scFv 等多种功能成分。根据其结构和作用机制进行分类，主要分为两类，分别为无 Fc 片段的非 IgG 样 BsAb 和含有 Fc 片段的 IgG 样 BsAb。不含 Fc 片段的 BsAb 在肿瘤组织中表现出更好的生物分布、更高的效力和更少见的 irAE，然而，为了获得有利的药代学曲线，无 Fc 的 BsAb 需要连续静脉输注以延长其半衰期，临床依从性差。相反，含有 Fc 的 BsAb 的特点是半衰期更长，并且其能够激发免疫细胞的效应功能，例如依赖抗体的细胞毒性 (ADCC) 或补体依赖的细胞毒性 (CDC)。

（三）PD-1/CTLA-4 BsAb 信号通路及免疫应答机制

PD-1/CTLA-4 BsAb 是基于 IgG 样 Fc 的四价 BsAb，其分子结构复杂，信号通路调控机制涉及多种相关通路的相互作用：①结合同一抗原的两个表位，靶向 PD-1/PD-L1 和 CTLA-4，可以减少肿瘤细胞逃逸，克服耐药性，提高治疗效果；②T 细胞接合器 (BiTE) 连接两种不同类型的细胞，主要是肿瘤细胞和 T 细胞，绕过 TCR-MHC- Ⅰ 相互作用，通过 CD8$^+$ T 细胞和 CD4$^+$ T 细胞发挥其效应功能，以杀伤肿瘤细胞和诱导肿瘤细胞溶解；③双功能调节剂同时结合 PD-1/PD-L1 和 CTLA-4 的免疫共抑制分子，抑制 PD-1$^+$ 激活的 T 细胞中 CTLA-4 的功能，诱导 PD-1 的快速内化和降解，能够尽量保障药物在促进浸润 PD-1/CTLA-4 双阳性淋巴细胞激活的情况下，同时减少 CTLA-4 对外周 T 细胞的结合，提高临床安全性；④促蛋白复合体生成，利用双特异性抗体两个抗原结合臂分别结合两种特定蛋白分子，形成功能性复合体，从而促进完整的级联反应，激活下游通路。由于保留了完整的 Fc 功能，可靶向富集于 PD-L1 高表达的肿瘤微环境及清除抑制肿瘤免疫的调节性 T 细胞。

（四）PD-1/CTLA-4 抗体及恶性肿瘤免疫治疗特点

靶向 T 细胞共信号通路的免疫调节性 BsAb 对于开发有效的肿瘤免疫疗法可能是至关重要的。迄今为止，文献中已经报道了大量使用多种方法靶向 T 细胞共刺激和共抑制信号通路的 BsAb 候选药物，热门靶点包括 PD-(L) 1、CTLA-4、TGF-β、LAG-3 及 VEGF 等。进展最快、获得 CDE 批准

上市的 cadonilimab（AK104）是一种靶向 PD-1 和 CTLA-4 的人源化四价 IgG1 BsAb，用于治疗既往接受含铂化疗治疗失败的复发或转移性宫颈癌。2022 年美国临床肿瘤协会（ASCO）年会上 AK104-210 研究数据显示，20 例宫颈癌接受 cadonilimab+ 紫杉醇 + 顺铂 / 卡铂 +/ － 贝伐珠单抗治疗，结果显示在 3 个亚组中 ORR 均达到 66.7%～92.3%；另一项更大规模的Ⅲ期 AK104-303 研究评估了 cadonilimab 联合化疗 ± 贝伐珠单抗一线治疗复发或转移宫颈癌，无论 PD-L1 表达与否，ORR 为 79.3%，安全性和有效性均优于已报道数据的肿瘤免疫药物联合化疗 ± 贝伐珠单抗的临床研究。以上数据均提示，cadonilimab 联合标准治疗耐受性良好，在复发或转移性宫颈癌一线治疗中展示出令人鼓舞的抗肿瘤活性。

PD-1/CTLA-4 BsAb 安全性提高，BsAb 的 IgG1 骨架显示了更稳定的结构特征，并且引入了 Fc 段点突变，有效地消除了 Fc 段的效应功能，为 BsAb 带来了更好的安全性。BsAb 可同时结合 PD-1 和 CTLA-4，使其对肿瘤浸润淋巴细胞的选择性比外周淋巴细胞更强并抑制 CTLA-4 在外周血和正常组织内的结合，降低脱靶效应，进一步提高了 BsAb 在肿瘤免疫治疗中的疗效及安全性，大幅降低毒性。相比单抗与"PD1+CTLA-4 联用"，cadonilimab 在疗效显著提升的同时，安全性也明显提升，≥3 级的治疗相关不良事件（TRAE）仅占 12.9%。因为免疫检查点抑制剂独特的和高风险的毒性，其最佳管理在于早期识别与伴随治疗，包括支持治疗、替代疗法或停止治疗。

第二节 免疫检查点药物的分类和临床应用

截至 2023 年 7 月 15 日，在中国上市的免疫检查点抑制剂有 17 款，包括 10 个 PD-1 抑制剂、5 个 PD-L1 抑制剂、1 个 CTLA-4 抑制剂、1 个 PD-L1/CTLA-4 双特异性抗体。

一、PD-1 抑制剂

（一）纳武利尤单抗，欧狄沃®（适应证 9 个）

1. 单药治疗适应证

（1）晚期非小细胞肺癌：基于 CheckMate-078 研究，纳武利尤单抗于 2018 年 6 月获批用于单药治疗 EGFR 基因突变阴性和 ALK 阴性、既往接受含铂方案化疗后疾病进展或不可耐受的局部晚期或转移性 NSCLC。CheckMate-078 研究是一项多中心、随机Ⅲ期研究，在含铂双药化疗治疗后出现疾病进展的Ⅲb/Ⅳ期 EGFR 阴性和 ALK 阴性的 NSCLC 患者中，比较纳武利尤单抗与多西他赛的疗效和安全性。该研究主要在中国患者(n=451)中进行，同时入组少量俄罗斯（n=45）和新加坡（n=8）患者。研究不限制患者的病理类型，共入组鳞癌或非鳞 NSCLC 患者 504 例，以 2：1 的比例随机分配接受纳武利尤单抗（n=338）或多西他赛（n=166）治疗。具体给药方案为每 2 周纳武利尤单抗 3mg/kg 或每 3 周多西他赛 75mg/m²，治疗至疾病进展或发生不可耐受的毒性。主要研究

终点为总生存期。结果显示纳武利尤单抗对比多西他赛，可显著延长患者的总生存，两组的中位总生存期分别为 12.0 个月和 9.6 个月，纳武利尤单抗较多西他赛降低了 32% 的死亡风险(HR=0.68，97.7% CI 0.52～0.90；P=0.000 6)，1 年总生存率分别为 50% 和 39%。

（2）复发或转移性头颈部鳞癌：基于 CheckMate-141 研究，纳武利尤单抗于 2019 年 10 月获批用于接受含铂类方案治疗期间或之后出现疾病进展且肿瘤 PD-L1 表达阳性（TPS≥1%）的复发性或转移性头颈部鳞癌。CheckMate-141 研究是一项全球、随机、Ⅲ期多中心临床研究，旨在评估纳武利尤单抗单药治疗或研究者选择的标准单药（甲氨蝶呤、多西他赛或西妥昔单抗）治疗复发性或转移性Ⅲ/Ⅳ期头颈部鳞癌患者中的疗效和安全性。关键入组标准主要包括复发性或转移性头颈部鳞癌（口腔、咽部或喉部）。要求患者的 ECOG PS 评分 0～1 分；接受以铂类为基础治疗 6 个月内发生疾病进展；没有中枢神经系统转移；既往没有使用过免疫治疗。此外，也考虑了患者既往的治疗线数，纳入 50% 以上的二线治疗及二线以后的患者。入组患者按照 2：1 分组，一组接受纳武利尤单抗 3mg/kg 静脉滴注每 2 周一次，另一组接受研究者选择的标准单药治

疗 [甲氨蝶呤 40 ～ 60mg/m^2 静脉滴注，多西他赛 30 ～ 40mg/m^2 静脉滴注或西妥昔单抗 400mg/m^2 药剂继以每周 250mg/m^2 静脉滴注]。主要研究终点为总生存期：纳武利尤单抗组为 7.5 个月（95% CI 5.5 ～ 9.1），对比标准治疗（IC）组中位 OS 为 5.1 个月（95% CI 4.0 ～ 6.0）。根据预先设定的所有亚组中，OS 分析死亡风险比（HR）使用纳武利尤单抗治疗对比标准治疗，均小于 1。

（3）晚期或复发性胃腺癌和胃食管连接部腺癌：基于 ATTRACTION-2 研究，纳武利尤单抗 2020 年 3 月获批用于接受过 2 种或 2 种以上全身治疗方案的晚期或复发性胃腺癌和胃食管连接部腺癌。ATTRACTION-2 研究纳入了 493 例日本、韩国与中国台湾既往至少二线化疗失败或不耐受的晚期胃或胃食管连接部腺癌（G/GEJ）患者，按 2 ∶ 1 的比例随机分为纳武利尤单抗组（n=330）和安慰剂组（n=163）。中位 OS 显著延长（5.26 个月 vs 4.14 个月），死亡风险降低 38%（HR=0.62，P < 0.000 1）；2 年 OS 率超 3 倍于对照组（10.6% vs 3.2%）。

（4）有病理学残留的食管癌或胃食管连接部癌患者：基于 CheckMate-577 研究，纳武利尤单抗于 2022 年 6 月获批用于经新辅助放化疗及完全手术切除后仍有病理学残留的食管癌或胃食管连接部癌患者的辅助治疗，是中国首个食管癌免疫辅助疗法。CheckMate-577 是一项Ⅲ期、随机、多中心、双盲临床研究，旨在评估纳武利尤单抗在经过新辅助放化疗（nCRT）及完全手术切除后仍有病理学残留的食管癌或胃食管连接部癌的患者中使用的疗效与安全性。研究共入组 794 例患者，以 2 ∶ 1 的比例随机分配至接受纳武利尤单抗或安慰剂治疗，治疗时长为 1 年。主要终点为无病生存期（DFS），次要终点为 OS 和 1、2、3 年 OS 率，探索性终点为无远处转移生存期（DMFS）。主要终点方面，中位无病生存期（mDFS）达到 22.4 个月，较安慰剂组（10.4 个月）翻倍（HR= 0.67）；在探索性终点方面，中位无远处转移生存期（mDMFS）达到近 30 个月（29.4 个月，安慰剂组 16.6 个月）。

（5）有高复发风险的尿路上皮癌（UC）患者的辅助治疗：基于 CheckMate-274 研究，2023 年 1 月纳武利尤单抗获批单药用于接受根治性切除术后伴有高复发风险的尿路上皮癌（UC）患者的辅助治疗。在所有随机人群中，纳武利尤单抗组的中位 DFS 是对照组的 2 倍以上，分别为 22.0 个月和 10.9 个月（HR=0.71，95% CI 0.58 ～ 0.86），疾病复发或死亡风险降低 29%。在肿瘤细胞 PD-L1 表达≥ 1% 的患者中，纳武利尤单抗组中位 DFS 达到对照组的 6 倍以上，分别为 52.6 个月和 8.4 个月（HR=0.52，95% CI 0.37 ～ 0.72），疾病复发或死亡风险降低 48%。

2. 联合治疗适应证

（1）非上皮样恶性胸膜间皮瘤成人患者：基于 CheckMate-743 研究，2021 年 6 月纳武利尤单抗注射液联合伊匹木单抗注射液获批用于不可手术切除的、初治的非上皮样恶性胸膜间皮瘤成人患者。CheckMate-743 研究是首个且目前唯一证实一线双免疫治疗对比标准含铂化疗能够为所有恶性胸膜间皮瘤患者带来生存获益的随机、Ⅲ期临床研究。研究结果显示，最短随访 22 个月时，在总人群中双免疫治疗组患者的中位 OS 为 18.1 个月，化疗组为 14.1 个月（HR=0.74，P=0.002）。双免组患者 2 年生存率为 41%，化疗组为 27%。

（2）晚期或转移性胃癌、胃食管连接部癌或食管腺癌：基于 CheckMate-649 研究，纳武利尤单抗于 2021 年 8 月获批用于晚期或转移性胃癌、胃食管连接部癌或食管腺癌的一线治疗。CheckMate-649 是一项全球多中心、随机对照、开放标签、三臂设计的Ⅲ期临床研究，旨在评估与单独化疗相比，以纳武利尤单抗为基础的方案用于治疗既往未接受过治疗的晚期或转移性胃癌、胃食管连接部癌或食管腺癌患者的疗效。纳入全球 176 个研究中心的 2032 例患者（中国人占 13.4%），研究主要终点为双终点——CPS ≥ 5 人群的 PFS 与 OS，全球数据显示，在 CPS ≥ 5 的患者中，纳武利尤单抗联合化疗组的中位 OS 为 14.4 个月，与单独化疗组（11.1 个月）相比，死亡风险降低 29%；纳武利尤单抗联合化疗组的中位 PFS 为 7.7 个月，与单独化疗组相比（6 个月），疾病进展或死亡风险降低 32%。

（3）晚期或转移性食管鳞癌：基于 CheckMate-648 研究，2022 年 6 月纳武利尤单抗获批联合化疗用于晚期或转移性食管鳞癌（ESCC）的一线治疗。CheckMate-648 是迄今开展的纳入食管鳞癌患者数量最多的免疫治疗Ⅲ期研究，旨在评估与单纯化疗相比，纳武利尤单抗联合化疗，或纳武利尤单抗联合 CTLA-4 抑制剂逸沃®（伊匹木单抗）用于晚期食管鳞癌患者一线治疗的疗效与安全性。研究共纳入 970 例先前未经治疗且不可手术的晚期或转移性食管鳞癌患者，其中亚洲患者占比达 70%（包括中国大陆患者），研究结果显示，在所有随机人群中，纳武利尤单抗联合化疗对比单纯化疗可显著改善患者 OS。纳武利尤单抗联合化疗组的中位 OS 为 13.2 个月，单独化疗组为 10.7 个月。纳武利尤单抗联合化疗组还显示出具有临床意义的客观缓解率（ORR）改善，纳武利尤单抗联合化疗组的 ORR 为 47%，单独化疗组为 27%，在肿瘤表达 PD-L1 ≥ 1% 的患者中，纳武利尤单抗联合化疗观察到获益更大的趋势，中位 OS 为 15.4 个月，对比单纯化疗可使 OS 延长超 6 个月（化疗组为 9.1 个月），死亡风险降低 46%。纳武利尤单抗联合化疗组 ORR 为 53%，单纯化疗组 ORR 仅为 2%。

（4）NSCLC 成人患者的新辅助治疗：基于 CheckMate-816 研究，2023 年 1 月纳武利尤单抗获批联合含铂双药化疗（每 3 周 1 次，持续 3 个疗程）用于可切除的（肿瘤 ≥ 4cm 或淋巴结阳性）NSCLC 患者的新辅助治疗，无论 PD-L1 表达水平如何。研究评估了术前 3 个疗程纳武利尤单抗联合化疗新辅助治疗对比化疗用于可手术 NSCLC 患者的疗效和安全性。这是全球首个证实免疫联合疗法用于 NSCLC 的新辅助治疗，可带来显著临床获益的Ⅲ期研究。主要终点结果显示术前接受纳武利尤单抗联合化疗新辅助治疗的患者中，有 24% 在手术切除的原发灶和淋巴结标本中均未发现存活肿瘤细胞，即达到病理学完全缓解（pCR），这一比例是化疗组（2.2%）的近 11 倍。纳武利尤单抗联合化疗可显著延长患者中位无事件生存期（EFS）至 31.6 个月，较单用化疗（20.8 个月）延长近 11 个月，可降低 37% 的疾病进展、复发或死亡风险。亚组分析显示，患者不论病理类型（鳞癌或非鳞癌）、PD-L1 表达水平（< 1% 或 ≥ 1%）、疾病分期（Ⅰ B、Ⅱ 或Ⅲ A 期），均可从纳武利尤单抗联合化疗治疗中获益，且亚洲人群的 EFS 获益在数值上较优，可使疾病进展、复发或死亡风险降低 55%。

（二）帕博利珠单抗，可瑞达®（适应证 10 个）

1. 单药治疗适应证

（1）一线治疗失败的不可切除或转移性黑色素瘤：基于一项中国患者的 Ⅰ b 期临床研究 KEYNOTE-151，帕博利珠单抗于 2018 年 7 月获批用于经一线治疗失败的不可切除或转移性黑色素瘤。该研究使用帕博利珠单抗二线治疗中国晚期或转移性黑色素瘤患者。共纳入 103 例晚期黑色素瘤患者，基于帕博利珠单抗治疗 35 个周期（2 年）或直至确诊疾病进展，或无法耐受的毒性，或患者 / 研究者决定停止使用。全组患者的中位年龄 52.0 岁；42.7% 为男性；51.5% 的患者为 PD-L1 阳性；37.9% 的患者肿瘤为肢端来源，14.6% 的患者肿瘤为黏膜来源。中位随访时间为 7.9 个月。全组 ORR 为 16.7%，其中 CR 1 例，PR 16 例；22 例（21.4%）患者为疾病稳定（SD）。疾病控制率（DCR）为 38.2%。肢端患者的 ORR 为 15.8%，黏膜亚型 ORR 为 13.3%。*BRAF* 突变患者的 ORR 为 15.0%。

（2）PD-L1 阳性（CPS ≥ 10）既往一线全身治疗失败的局部晚期或转移性食管鳞癌：基于 KEYNOTE-181 研究，帕博利珠单抗于 2020 年 6 月获批单药治疗 PD-L1 阳性（CPS ≥ 10）既往一线全身治疗失败的局部晚期或转移性食管鳞癌。KEYNOTE-181 研究是一项国际性多中心、开放标签、随机对照的Ⅲ期临床研究。研究共纳入 628 例局部晚期或转移性食管癌患者，其中鳞癌 401 例，PD-L1 阳性（CPS 评分 ≥ 10）的患者 222 例，所有患者均在接受一线治疗后出现进展，所有患者按 1：1 的比例随机分配到帕博利珠单抗组（*n*=314，给药剂量 200mg，3 周 1 个疗程，连续治疗 2 年）或化疗组（*n*=314，紫杉醇、多西他赛或伊立替康单药治疗）。研究的主要终点为 PD-L1 阳性（CPS ≥ 10）患者、鳞癌患者和总体组的 OS，次要终点为 PFS、ORR 和安全性。值得一提的是，该研究还对病理类型（鳞癌 / 腺癌）和地区（亚洲 / 其他地区）因素等进行了分层分析。在 PD-L1 阳性（CPS ≥ 10）患者中，帕博利珠单抗组生存获益显著优于化疗组（中位 OS：9.3 个月 vs 6.7 个月；1 年 OS 率：43% vs 20.4%），差异具有统计学意义。鳞癌患者中帕博利珠单抗组中位 OS 为 8.2 个月，而化疗组为 7.1 个月，差异无统计学意义。总体人群帕博利珠单抗组和化疗组中位 OS 均为 7.1 个月，数据最终更新后中位 OS 无变化，HR 值从 0.89 降为 0.85，1 年生存率两组分别为 32.4% 和 24.2%，帕博利珠单抗显示出可能有临床获益的趋势。分层分析显示，经过最后的数据更新和延长 4 个月的随访，OS 获益最显著的是 PD-L1 阳性（CPS ≥ 10）的亚洲鳞癌患者。在肿瘤缓解方面，PD-L1 阳性（CPS ≥ 10）患者帕博利珠单抗和化疗组的中位 ORR 分别为 21.5% 和 6.1%，两组的中位缓解持续时间分别为 9.3 个月和 7.7 个月。进一步分析发现，在 PD-L1（CPS ≥ 10）的组群中，药物反应和病理类型没有必然关系。鳞癌患者组帕博利珠单抗和化疗组的中位 ORR 分别为 16.7% 和 7.4%；总体帕博利珠单抗组和化疗组的中位 ORR 分别为 13.1% 和 6.7%。

（3）PD-L1 肿瘤比例分数（TPS）≥ 1% 的 *EGFR* 基因突变阴性和 ALK 阴性的局部晚期或转移性 NSCLC：基于 KEYNOTE-042 研究，帕博利珠单抗单药于 2020 年 12 月获批用于 PD-L1 TPS ≥ 1% 的 *EGFR* 基因突变阴性和 ALK 阴性的局部晚期或转移性 NSCLC 的一线治疗。KEYNOTE-042 是一项国际性、随机、开放标签的 Ⅲ 期研究，旨在比较帕博利珠单抗单药与标准铂类化疗治疗局部晚期或转移性 PD-L1 阳性（TPS ≥ 1%）NSCLC 患者的疗效。患者按 1 : 1 的比例随机分组，接受帕博利珠单抗（200mg，每 3 周 1 次）治疗最多 35 个周期，或紫杉醇 / 培美曲塞＋卡铂最多 6 个周期，后续可选择培美曲塞维持治疗（仅限非鳞 NSCLC）。研究主要终点仍是 PD-L1 TPS ≥ 50%、TPS ≥ 20% 和 TPS ≥ 1% 患者的 OS。该研究评估了 262 例中国患者的临床结局（全球研究 *n*=92；中国扩展研究 *n*=170），研究中有 146 例（55.7%）患者 TPS ≥ 50%，204 例（77.9%）患者 PD-L1 TPS ≥ 20%。研究结果表明，帕博利珠单抗对比化疗显著改善了 PD-L1 TPS ≥ 50%、TPS ≥ 20% 和 TPS ≥ 1% 的患者的 OS。并且对于完成 35 个周期帕博利珠单抗治疗疗程的患者，客观缓解率可达 77.3%，且中位缓解持续时间为 27.6 个月，提示完成疗程的患者有长久的生存获益。

（4）PD-L1 阳性（CPS ≥ 20）的转移性或不可切除的复发性头颈部鳞状细胞癌：基于 KEYNOTE- 048 研究，帕博利珠单抗于 2020 年 12 月获批单药用于 PD-L1 阳性（CPS ≥ 20）的转移性或不可切除的复发性头颈部鳞状细胞癌的一线治疗。KEYNOTE-048 是一项随机、Ⅲ 期研究，复发或转移性头颈部鳞状细胞癌患者，既往未接受过化疗或生物治疗，ECOG PS 评分 0 ～ 1 分。入组人群随机按 1 : 1 : 1 比例分配至以下 3 组：①帕博利珠单抗单药，200mg，每 3 周 1 次，使用 35 个周期；②帕博利珠单抗联合化疗（顺铂或卡铂＋5-FU）；③目前标准治疗方案，即西妥昔单抗联合化疗。分层因素包括 PD-L1 表达状态（＜ 50% vs ≥ 50%）、p16 状态（阳性 vs 阴性）和 ECOG PS 评分（0 分 vs 1 分）。主要终点为 CPS ≥ 20、CPS ≥ 1 人群和总体人群的 OS 和 PFS；次要终点包括 CPS ≥ 20、CPS ≥ 1 人群和总体人群 6 个月和 12 个月的 PFS 率、ORR、生活质量和总体人群的安全性和耐受性。在 PD-L1 CPS ≥ 20 的患者中，帕博利珠单抗组的总生存期显著长于标准治疗组，mOS 分别为 14.9 个月和 10.7 个月，HR=0.61（0.45 ～ 0.83），*P*=0.000 7。在 PD-L1 表达较低（CPS ≥ 1）的患者中，两组对比观察到相似的结果。与标准治疗相比，帕博利珠单抗组的总生存期显著延长，mOS 分别为 12.3 个月和 10.3 个月，HR=0.78（0.64 ～ 0.96），*P*=0.008 6。

（5）*NRAS* 和 *BRAF* 基因均为野生型的转移性或不可切除 MSI-H/dMMR 结直肠癌：基于 KEYNOTE-177 研究，帕博利珠单抗于 2021 年 6 月获批单药用于 *KRAS*、*NRAS* 和 *BRAF* 基因均为野生型的转移性或不可切除 MSI-H/dMMR 结直肠癌的一线治疗。KEYNOTE-177 研究是帕博利珠单抗对比化疗一线治疗 MSI-H/dMMR mCRC 的 Ⅲ 期随机研究。307 例 MSI-H/dMMR 初治Ⅳ期 CRC 患者 1 : 1 随机接受帕博利珠单抗（*n*=153）或研究者选择化疗（mFOLFOX6/FOLFIRI ± 贝伐珠单抗 / 西妥昔单抗，*n*=154），对照组进展后可交叉至帕博利珠单抗组治疗。设定双主要终点为 PFS 和 OS。结果显示，与化疗组相比，帕博利珠单抗组中位 PFS 更长，分别为 16.5 个月和 8.2 个月（HR=0.60，*P*=0.000 2）；ORR 更高，分别为 43.8%（CR 11.1%+PR 32.7%）vs 33.1%（CR 3.9%+PR 29.2%）（*P*=0.027 5）；≥ 3 级 TRAE 发生率更低（22% vs 66%）。

（6）肝细胞癌（HCC）：基于KEYNOTE-394研究，帕博利珠单抗单药于2022年10月获批用于既往接受过索拉非尼或含奥沙利铂化疗的HCC患者的治疗。KEYNOTE-394研究是全球首个免疫检查点抑制剂单药在肝癌治疗获得阳性结果的随机对照Ⅲ期临床试验。该研究在亚洲患者中开展，其中85%的患者来自中国。入组患者为索拉非尼或奥沙利铂治疗后出现进展，或对索拉非尼或奥沙利铂治疗不耐受的二线HCC患者。以2：1随机入组帕博利珠单抗（200mg IV 每3周1次）+BSC（最佳支持治疗）或安慰剂（q3w IV）+BSC。主要研究终点为OS，次要研究终点包括PFS、ORR、DoR、DCR和安全性等。研究结果显示，与对照组相比，帕博利珠单抗组显著延长了患者的中位OS（14.6个月 vs 13.0个月，HR=0.79，P=0.018 0），这是迄今为止HCC二线免疫单药治疗Ⅱ、Ⅲ期研究中所观察到的最长中位OS数据。帕博利珠单抗组较对照组死亡风险降低21%，达到了预设的统计学终点。此外，帕博利珠单抗组2年OS为34.3%，高于对照组的24.9%，长期生存获益更为明显。针对两个次要研究终点的最终分析，中位PFS为2.6个月 vs 2.3个月，显著降低整组复发或死亡风险26%（24-mPFS率为11% vs 0）；ORR为12.7% vs 1.3%。

2. 联合治疗适应证

（1）转移性非鳞状非小细胞肺癌：基于KEYNOTE-189研究，2019年3月28日，NMPA批准帕博利珠单抗联合培美曲塞和铂类化疗药物适用于EGFR基因突变阴性和间变性淋巴瘤激酶（ALK）阴性的转移性非鳞状NSCLC的一线治疗。KEYNOTE-189研究是一项随机、对照、双盲设计的Ⅲ期临床试验，入组初治的EGFR突变阴性或ALK阴性的晚期非鳞状NSCLC患者，按2：1的比例随机入组到帕博利珠单抗联合培美曲塞和铂类组（帕博利珠单抗200mg，每3周给药1次，连续4个周期），或安慰剂联合培美曲塞和铂类组。后续可使用帕博利珠单抗或安慰剂联合培美曲塞维持治疗，直至35个周期结束。如果安慰剂联合化疗组患者出现疾病进展，允许交叉至帕博利珠单抗联合化疗组接受治疗。

研究设定PFS和OS为共同主要研究终点，ORR为次要研究终点，PFS2（定义为从随机开始至第2次疾病进展或死亡的时间）为探索性终点。中位随访时间为31.0个月，84例患者交叉到帕博利珠单抗治疗组，联合帕博利珠单抗治疗的中位OS为22.0个月（95% CI 19.5～24.5个月），优于单纯化疗的10.6个月（95% CI 8.7～13.6个月，HR=0.56，95% CI 0.46～0.69）。两组的PFS分别为9.0个月（95% CI 8.1～10.4个月）和4.9个月（95% CI4.7～5.5个月，HR=0.49，95% CI 0.41～0.59）。2年OS率为45.7% vs 27.3%，2年PFS率为22.0% vs 3.4%，ORR为48.3% vs 19.9%。该研究显示，帕博利珠单抗联合化疗可以给患者带来持续的OS、PFS获益，安全性可管理。研究结果支持帕博利珠单抗联合化疗作为EGFR/ALK阴性、先前未经治疗的转移性非鳞状NSCLC患者的一线治疗。

（2）转移性鳞状NSCLC：基于KEYNOTE-407研究，2019年3月帕博利珠单抗获批联合卡铂和紫杉醇/白蛋白结合型紫杉醇适用于转移性鳞状NSCLC的一线治疗。KEYNOTE-407研究为全球多中心随机、安慰剂对照Ⅲ期临床试验，头对头比较了帕博利珠单抗联合卡铂紫杉醇或白蛋白结合型紫杉醇与安慰剂联合卡铂紫杉醇或白蛋白结合型紫杉醇一线治疗转移性鳞状NSCLC的疗效和安全性。符合条件的患者被随机分配接受帕博利珠单抗联合化疗组（n=278）或安慰剂联合化疗组（n=281）。4周期联合治疗后继续使用帕博利珠单抗或安慰剂维持治疗，总疗程最多为35个周期，允许安慰剂联合化疗组患者在出现疾病进展后交叉接受帕博利珠单抗治疗。研究的主要终点为OS和PFS，PFS2为研究探索性终点。最终分析的OS数据显示，在整体人群中，帕博利珠单抗联合化疗组的中位OS为17.1个月，而安慰剂联合化疗组仅为11.6个月，帕博利珠单抗联合化疗降低29%的死亡风险（HR=0.71，95% CI 0.58～0.88），两组2年的OS率分别为37.5%和30.6%。在整体人群中，帕博利珠单抗联合化疗组和安慰剂联合化疗组的中位PFS分别为8.0个月和5.1个月，帕博利珠单抗联合化疗降低43%的疾病进展风险或死亡风险（HR=0.57，95% CI 0.47～0.69），两组2年的PFS率分别为18.6%和6.3%。盲态独立评审委员会根据RECIST v1.1标准评估的ORR，帕博利珠单抗联合化疗组的ORR为62.6%（174/278），安慰剂联合化疗组为

38.4%（108/281），同时在所有 PD-L1 TPS 亚组，均观察到帕博利珠单抗联合化疗所带来的 ORR 的提高。此外，帕博利珠单抗联合化疗中位 DoR 达到 8.8 个月，而安慰剂联合化疗组为 4.9 个月。在整体人群中，帕博利珠单抗联合化疗组和安慰剂联合化疗组的中位 PFS2 分别为 13.8 个月和 9.1 个月（HR=0.59，95% CI 0.49 ～ 0.72）。

（3）不可切除局部晚期或转移性食管癌的一线治疗：基于 KEYNOTE-590 研究，帕博利珠单抗于 2021 年 9 月获批联合顺铂和氟尿嘧啶用于不可切除局部晚期或转移性食管癌的一线治疗。KEYNOTE-590 研究是一项全球多中心、随机、对照、双盲、Ⅲ期临床研究，旨在探索帕博利珠单抗联合化疗对比安慰剂联合单纯化疗作为食管癌一线治疗的疗效，化疗方案为氟尿嘧啶联合顺铂，分层因素为地域（亚洲 vs 非亚洲区域）、病理类型（腺癌 vs 鳞癌）及 ECOG 评分（0 分 vs 1 分）。主要研究终点为 OS 和 PFS，次要研究终点是客观有效率（ORR，RECIST v1.1）。研究入组 749 例不可切除的局部晚期或转移性食管癌患者，其中食管鳞癌 548 例。将患者随机分配至帕博利珠单抗 200mg 每 3 周 1 次（至多 35 个周期）联合化疗（简称 P+C 组，373 例），或安慰剂 + 化疗（简称 C 组，376 例）。两组在基线临床病理特征方面基本均衡。在总体人群中，P+C 组的生存时间明显优于 C 组，mOS：12.4 个月 vs 9.8 个月（$P < 0.000\,1$，HR=0.73，95% CI 0.62 ～ 0.86）。进一步分析 CPS ≥ 10 的患者，P+C 组的生存优势更加显著（13.5 个月 vs 9.4 个月，$P < 0.000\,1$，HR=0.62，95% CI 0.49 ～ 0.78）。亚组分析显示，食管腺癌亚组中，P+C 组患者的生存时间对比 C 组有一定延长，但差异未达显著性（HR=0.74，95% CI 0.54 ～ 1.02）。而在食管鳞癌亚组中，P+C 组的生存获益显著优于 C 组（mOS：12.6 个月 vs9.8 个月，$P=0.000\,6$，HR=0.72，95% CI 0.60 ～ 0.88）；尤其在 PD-L1 CPS ≥ 10 的食管鳞癌中，P+C 组的获益优势更明显（13.9 个月 vs 8.8 个月，$P < 0.000\,1$，HR=0.57，95% CI 0.43 ～ 0.75）。在无进展生存（PFS）方面，所有人群、PD-L1 CPS ≥ 10 人群和食管鳞癌人群均达到研究终点，即 3 个人群中，P+C 组的 PFS 都显著优于 C 组。近期疗效方面，P+C 组的客观有效率较高（45.0%

vs 29.3%）、应答响应时间明显延长（8.3 个月 vs 6.0 个月，$P < 0.000\,1$）。在治疗相关不良事件方面，两组间差别并不显著，P+C 组对比 C 组为 98.4% vs 97.3%；3 级及以上治疗相关不良事件，P+C 组对比 C 组为 71.9% vs 67.6%；3 级以上免疫介导的不良事件和输注反应，P+C 组对比 C 组为 7.0% vs 2.2%。

（4）早期高危三阴性乳腺癌：基于 KEYNOTE-522 研究，帕博利珠单抗于 2022 年 11 月获批联合化疗新辅助治疗并在手术后继续帕博利珠单抗单药辅助治疗，用于经充分验证的检测评估肿瘤表达 PD-L1（CPS ≥ 20）的早期高危三阴性乳腺癌（TNBC）患者的治疗。1174 例既往未经治疗、T1c/N1 ～ 2 期或 T2 ～ 4/N0 ～ 2M0 期 TNBC 患者，以 2：1 比例随机分配至帕博利珠单抗 + 化疗组（4 个周期帕博利珠单抗 + 紫杉醇 + 卡铂序贯 4 个周期帕博利珠单抗 + 多柔比星 / 表柔比星 + 环磷酰胺）及单纯化疗组（4 周期安慰剂 + 紫杉醇 + 卡铂序贯 4 周期安慰剂 + 多柔比星 / 表柔比星 + 环磷酰胺）进行新辅助治疗。术后分别予以患者帕博利珠单抗或安慰剂辅助治疗 9 个周期，或直至复发 / 不耐受。分析的双重主要终点是 pCR 率和 EFS。结果显示，中位随访 39.1 个月，帕博利珠单抗 + 化疗组较单纯化疗组取得 EFS 显著改善，HR 为 0.63（95% CI 0.48 ～ 0.82，$P=0.000\,31$）。进而对新辅助治疗后 pCR（ypT0 ～ Tis ypN0）和 EFS 的关系分析显示帕博利珠单抗 + 化疗组均较单纯化疗组改善 EFS，pCR 人群中，3 年 EFS 率为 94.4% vs 92.6%，HR 为 0.73（95% CI 0.39 ～ 1.36）；非完全缓解（non-pCR）人群中，3 年 EFS 率为 66.9% vs 55.5%，HR 为 0.70（95% CI 0.52 ～ 0.95）。

（三）替雷利珠单抗 - 百泽安®（适应证 11 个）

1. 单药适应证

（1）二线系统化疗的复发或难治性经典型霍奇金淋巴瘤：基于 RATIONALE 203 研究，替雷利珠单抗于 2019 年 12 月获批至少经过二线系统化疗的复发或难治性经典型霍奇金淋巴瘤适应证。RATIONALE 203 研究是一项评价替雷利珠单抗治疗复发 / 转移经典型霍奇金淋巴瘤的Ⅱ期临床试验，共入组 70 例先前接受自体造血干细胞移植（ASCT）治疗失败、病情进展或先前接受至少两项经典型霍奇金淋巴瘤系统治疗且不适合 ASCT

的患者。所有患者都接受了剂量为每次 200mg，每 3 周一次静脉注射给药的替雷利珠单抗治疗。本次试验的主要研究终点为 ORR，将由独立评审委员会（IRC）根据 Lugano（2014 年）标准基于 PET 扫描检测结果评估。基于 IRC 评估的 ORR 为 85.7%（60/70）；其中 CR 为 61.4%（43/70），PR 为 24.3%（17/70）。

（2）PD-L1 高表达的含铂化疗失败 12 个月内进展的局部晚期或转移性尿路上皮癌：基于 RATIONALE 204 研究，替雷利珠单抗于 2020 年 4 月获批用于 PD-L1 高表达的含铂化疗失败 12 个月内进展的局部晚期或转移性尿路上皮癌。RATIONALE 204 研究为单臂、多中心 Ⅱ 期注册临床研究，数据显示替雷利珠单抗治疗的 ORR 达到 24%，CR 高达 10%，患者的 mPFS 与 OS 分别为 2.1 个月及 9.8 个月。

（3）至少经过一种全身治疗的肝细胞癌：基于 RATIONALE 208 研究，替雷利珠单抗于 2021 年 6 月获批用于至少经过一种全身治疗的肝细胞癌。RATIONALE 208 研究是一项全球、多中心、Ⅱ 期研究，旨在评价替雷利珠单抗单药用于二线及二线以上治疗不可切除肝细胞癌患者的有效性和安全性。研究共在全球入组 249 例患者（中国患者占 49%），其中 55.4%（138/249）患者接受过一线治疗方案，合并乙型和丙型病毒性肝炎人群分别占 51.4% 和 14.5%。尽管研究入组患者基线情况差，但最终结果仍相当可观，替雷利珠单抗单药二线及后线治疗不可切除肝细胞癌仍显示了良好疗效和安全性，二线 mOS 达 13.8 个月，一年 DoR 率为 79.2%，单药治疗后有 3 例患者达到 CR。

（4）接受铂类化疗后出现疾病进展的二线或三线局部晚期或转移性 NSCLC 患者：基于 RATIONALE 303 研究，替雷利珠单抗于 2021 年 6 月获批用于治疗接受铂类化疗后出现疾病进展的二线或三线局部晚期或转移性 NSCLC。RATIONALE-303 研究是一项国际多中心、随机、开放标签 Ⅲ 期临床研究（NCT03358875），旨在评估替雷利珠单抗对比多西他赛二线或三线治疗经含铂双药化疗失败的局部晚期或转移性 NSCLC 患者的有效性和安全性。与多西他赛相比，替雷利珠单抗显著改善了 OS（中位 OS：17.2 个月 vs 11.9 个月；

HR=0.64，95%CI 0.53 ～ 0.78，$P < 0.000\ 1$）。

（5）既往经治、局部晚期不可切除或转移性高度微卫星不稳定性（MSI-H）或错配修复缺陷型（dMMR）实体瘤患者：基于 RATIONALE 209 研究，替雷利珠单抗于 2022 年 3 月获批用于治疗既往经治、局部晚期不可切除或转移性 MSI-H 或 dMMR 实体瘤患者。RATIONALE 209 研究共纳入来自全国 26 家中心的 80 例符合条件的患者，接受替雷利珠单抗单药治疗，直至出现疾病进展或不可耐受的毒性反应。主要终点为 IRC 评估的 ORR。共 74 例患者被纳入分析，其中结直肠癌（CRC）、子宫内膜癌、胃或胃食管结合部癌、小肠腺癌占比较高，分别为 62.2%、17.6%、10.8% 和 4.1%。中位随访 11.78 个月，整体人群 ORR 为 45.9%，其中 CRC 患者 ORR 为 39.1%，其他瘤种患者 ORR 为 57.1%；DCR 为 71.6%，其中 CR、PR 分别为 5.4% 和 40.5%；达到缓解的患者中位至缓解时间（TTR）为 10.5 周，除 1 例开始新治疗的患者外，其余患者仍持续缓解，12 个月 DoR 无事件率为 100%，中位 DoR 未达到。整体人群临床获益率（CBR）（疾病控制时间 ≥ 24 周）为 52.7%。中位 PFS 和 OS 未达到，12 个月 PFS 率和 OS 率分别为 59.3% 和 75.3%，且结直肠癌患者与其他瘤种患者结果呈现出一致趋势。

（6）既往接受过一线标准化疗后进展或不可耐受的局部晚期或转移性食管鳞状细胞癌：基于 RATIONALE 302 研究，替雷利珠单抗于 2022 年 4 月获批用于既往接受过一线标准化疗后进展或不可耐受的局部晚期或转移性食管鳞状细胞癌（esophageal squamous cell carcinoma，ESCC）患者。RATIONALE 302 研究是首个以中国人群为主、面向全球、对比替雷利珠单抗与研究者选择的化疗药物（紫杉醇或多西他赛或伊立替康）二线治疗晚期食管鳞癌的大样本、Ⅲ 期、随机对照研究。研究结果显示，无论是总人群还是 PD-L1 高表达（CPS 评分 ≥ 10）人群，替雷利珠单抗治疗组的 OS 均较化疗组显著延长。意向治疗组（ITT）人群与化疗中位 OS 期分别为 8.6 个月和 6.3 个月，PD-L1 高表达人群与化疗组中位 OS 期分别为 10.3 个月和 6.8 个月。同时，在 ITT 人群中，替雷利珠单抗组与化疗组相比，ORR 更高（20.3% vs 9.8%），死亡风险降低 30%。

2. 联合治疗适应证

（1）晚期鳞状 NSCLC 的一线治疗：基于 RATIONALE 307 研究，替雷利珠单抗于 2021 年 1 月获批联合化疗（紫杉醇 / 白蛋白结合型紫杉醇 + 卡铂）用于局部晚期或转移性鳞状非小细胞肺癌的一线治疗。

RATIONALE 307 研究是一项随机、开放、多中心Ⅲ期临床研究，旨在评价替雷利珠单抗联合紫杉醇 / 白蛋白结合型紫杉醇及卡铂用于既往未接受治疗的局部晚期或转移性鳞状非小细胞肺癌患者的有效性和安全性。研究共纳入 360 例患者，按 1 : 1 : 1 随机分为 3 组。A 组：替雷利珠单抗 200mg 第 1 天 + 紫杉醇 175mg/m² 第 1 天 + 卡铂 AUC=5 第 1 天；21 天为一个周期。B 组：替雷利珠单抗 200mg 第 1 天 + 白蛋白结合型紫杉醇 100mg/m² 第 1 天、第 8 天、第 15 天 + 卡铂 AUC 5 第 1 天；21 天为一个周期。C 组：紫杉醇 175mg/m² 第 1 天 + 卡铂 AUC=5 第 1 天；21 天为一个周期。主要研究终点为由 IRC 评估的 PFS，次要研究终点为 IRC 评估的 OS、ORR、DoR 和安全性等。研究的结果显示 IRC 评估的 PFS（A 组，7.6 个月；B 组，7.6 个月；C 组，5.5 个月；HR 分别为 0.524[95% CI 0.370 ～ 0.742；$P < 001$（A vs C）] 和 0.478[95% CI 0.336 ～ 0.679；$P < 001$（B vs C）]。在 A 组中观察到较高的 IRC 评估的 ORR 和较长的 IRC 评估的缓解持续时间（A 组，72.5%，8.2 个月；B 组，74.8%，8.6 个月；C 组，49.6%，4.2 个月）。

（2）晚期非鳞状 NSCLC 的一线治疗：基于 RATIONALE 304 研究，替雷利珠单抗于 2021 年 6 月获批联合培美曲塞和铂类化疗晚期非鳞状 NSCLC 的一线治疗。RATIONALE 304 研究是一项在中国人群中开展的Ⅲ期、开放、多中心、随机研究（NCT03663205）。研究共入组 334 名 NSQ-NSCLC 患者，以 2 : 1 的比例随机分配至替雷利珠单抗联合化疗组（A 组，$n=223$）及单纯化疗组（B 组，$n=111$），中位随访时间为 9.8 个月（95%CI 9.23 ～ 10.38）。研究结果显示，替雷利珠单抗联合化疗 PFS 优于化疗组（9.7 个月 vs 7.6 个月；HR=0.645，$P=0.004\ 4$），ORR 更高达到 57%，其中 CR 率达 3.1%；中位 DoR 达 8.5 个月。

（3）PD-L1 高表达的局部晚期不可切除的或转移性的胃或胃食管结合部腺癌（G/GEJ）的一线治疗：基于 RATIONALE 305 研究，替雷利珠单抗于 2023 年 2 月获批联合氟尿嘧啶类和铂类药物化疗用于 PD-L1 高表达的局部晚期不可切除的或转移性的胃或胃食管结合部腺癌的一线治疗。RATIONALE 305 研究为全球多中心临床研究，在进行研究设计时，考虑到化疗是 HER-2 阴性胃癌的标准一线治疗方案，其中亚洲和欧洲以奥沙利铂 + 卡培他滨为主，美国则多采用顺铂 +5-FU 方案，因此化疗方案允许奥沙利铂 + 卡培他滨和顺铂 +5-FU 两种治疗方式入组，试验组为替雷利珠单抗联合化疗，对照组为安慰剂联合化疗。RATIONALE 305 研究一共划分为两个阶段，其中第一个阶段是针对 PD-L1 阳性的人群进行探索，研究结果显示研究终点已经到达，即不论是 PFS（7.2 个月 vs 5.9 个月）还是 OS（17.2 个月 vs 12.6 个月，HR=0.74），都取得了优异的结果。基于第一阶段的结果，中国 NMPA 批准替雷利珠单抗联合化疗治疗 PD-L1 阳性晚期胃癌一线治疗的适应证。

（4）晚期或转移性食管鳞状细胞癌（ESCC）患者的一线治疗：基于 RATIONALE 306 研究，替雷利珠单抗于 2023 年 5 月获批联合化疗针对既往未经治疗的晚期或转移性食管鳞状细胞癌（ESCC）患者的一线治疗。RATIONALE 306 研究是替雷利珠单抗联合化疗对比安慰剂联合化疗一线治疗晚期或转移性食管鳞状细胞癌（ESCC）的随机、全球性、安慰剂对照、双盲Ⅲ期研究；纳入亚洲、欧洲、北美及澳洲等地区共 162 家中心，入组 649 例患者。考虑到全球食管癌治疗的差异性，研究者可选择包括紫杉醇 + 顺铂、氟尿嘧啶 + 顺铂在内的多种化疗方案。替雷利珠单抗联合化疗 vs 单纯化疗的中位 OS 为 17.2 个月 vs 10.6 个月（HR=0.66）。

（5）联合化疗用于复发或转移性鼻咽癌（NPC）患者的一线治疗：基于 RATIONALE 306 研究，替雷利珠单抗于 2022 年 6 月获批联合化疗用于复发或转移性鼻咽癌（NPC）患者的一线治疗。RATIONALE 309 研究（NCT03924986）旨在评估替雷利珠单抗联合吉西他滨和顺铂（GP）化疗一线治疗复发或转移性鼻咽癌的疗效和安全性。该研究共纳入 263 例患者，按 1 : 1 随机分入 A、B 两组进行不同治疗，在疾病进展后，经研究者评估仍适合接受免疫治疗的患者，替雷利珠单抗组可继续接受治疗，安慰剂组可以交叉接受替雷利珠单抗单药治疗，中位随访时间15.5个月。主要研究终点为IRC评估的意向性分析（ITT）人群PFS；次要终点为研究者评估的PFS、二线无进展生存期（PFS2）、客观缓解率（ORR）及安全性等。替雷利珠单抗联合化疗组PFS显著延长（中位PFS：9.6个月 vs 7.4个月），HR值为0.50（0.37，0.68），与安慰剂联合化疗组相比，替雷利珠单抗联合化疗组的PFS2显著延长，HR为0.38（0.25，0.58）。替雷利珠单抗联合GP的ORR为69.5%，化疗组ORR为55.3%。

（四）卡瑞利珠单抗-艾瑞卡®（适应证8个）

1. 单药适应证

（1）至少经过二线系统化疗的复发或难治性经典型霍奇金淋巴瘤：基于卡瑞利珠单抗在中国复发/难治经典型霍奇金淋巴瘤（CHL）患者中的开放、单臂、多中心Ⅱ期临床研究，卡瑞利珠单抗于2019年6月获批用于治疗至少经过二线系统化疗的复发或难治性经典型霍奇金淋巴瘤。该研究共纳入75例18岁以上的自体造血干细胞移植后或≥2线全身化疗、不适合进行造血干细胞移植的复发或难治性cHL患者，给予卡瑞利珠单抗每次200mg，每2周1次，直至出现疾病进展或不可耐受的毒性。研究的主要终点为基于Lugano标准（2014年）的ORR（由IRC评价），次要终点为由研究者判定的ORR、DoR、治疗起效时间（TTR）、PFS、OS及安全性。研究结果显示，卡瑞利珠单抗治疗的ORR（由IRC评价）达到了77.3%，CR率达31.8%。研究期间可观察到患者靶病灶肿瘤负荷明显减少。在安全性方面，卡瑞利珠单抗单药治疗复发/难治性CHL患者安全性良好，不良反应可耐受。

（2）既往接受过索拉非尼治疗和（或）含奥沙利铂系统化疗的晚期肝细胞癌：基于一项多中心、开放标签、平行分组、随机Ⅱ期临床试验（NCT02989922），卡瑞利珠单抗于2020年3月获批用于既往接受过索拉非尼治疗和（或）含奥沙利铂系统化疗的晚期肝细胞癌。该研究旨在评估卡瑞利珠单抗在二线治疗中晚期HCC中的活性和安全性。将所有患者随机分组，接受卡瑞利珠单抗3mg/kg，每2周一次或每3周一次。主要终

点为ORR和6个月OS率。结果显示，在接受至少一种系统治疗的患者中，卡瑞利珠单抗达到了14.7%的ORR和74.4%的6个月OS率。

（3）一线化疗后疾病进展或不可耐受的局部晚期或转移性食管鳞癌：基于ESCORT研究，卡瑞利珠单抗于2020年6月获批用于既往接受过一线化疗后疾病进展或不可耐受的局部晚期或转移性食管鳞癌。ESCORT研究是一项在既往接受一线化疗失败的晚期或转移性食管鳞癌患者中的随机、开放、化疗阳性对照、多中心Ⅲ期临床研究。该研究共纳入457例既往接受一线化疗失败的晚期或转移性食管鳞癌患者，入组患者按1∶1的比例被随机分配为卡瑞利珠单抗组（228例）和化疗组（220例），分别接受卡瑞利珠单抗单药治疗（200mg，每2周给药一次）或研究者选择的化疗方案治疗：多西他赛（$75mg/m^2$，每3周给药一次）或伊立替康（$180mg/m^2$，每2周给药一次），研究的主要终点为OS。研究结果显示，与化疗相比，卡瑞利珠单抗可显著延长患者的中位OS（mOS，8.3个月 vs 6.2个月，HR=0.71，95%CI 0.57～0.87，P=0.001）；ORR：20.2% vs 6.4%；DoR：7.4个月 vs 3.4个月（HR=0.34，95%CI 0.14～0.92）。

（4）既往接受过二线及以上化疗后疾病进展或不可耐受的晚期鼻咽癌：基于CAPTAIN研究，卡瑞利珠单抗于2021年4月获批用于治疗既往接受过二线及以上化疗后疾病进展或不可耐受的晚期鼻咽癌。CAPTAIN研究为单臂、开放、多中心的Ⅱ期注册临床研究。患者入组标准：①病理确诊为Ⅳb期复发/转移性鼻咽癌；②既往接受≥二线化疗失败；③ECOG PS评分0～1分；④至少有1个可测量的靶病灶（根据RECIST v1.1标准）。患者入组后接受卡瑞利珠单抗单药治疗（200mg，每2周给药一次）。主要研究终点为IRC评估的ORR。研究共入组156例复发或转移性鼻咽癌患者。100%的患者既往接受过至少二线化疗，41%的患者既往接受过至少三线化疗。IRC评估的ORR为28.2%，其中2例完全缓解（1.3%），42例部分缓解（26.9%），DCR为54.5%。研究者评估的ORR为23.7%。IRC评估的中位PFS为3.7个月，OS为17.4个月。

2. 联合治疗适应证

（1）*EGFR*基因突变阴性和ALK阴性的、不

可手术切除的局部晚期或转移性非鳞状 NSCLC 的一线治疗：基于 CameL 研究，卡瑞利珠单抗于 2020 年 6 月获批联合培美曲塞和卡铂用于 *EGFR* 基因突变阴性和 ALK 阴性的、不可手术切除的局部晚期或转移性非鳞状 NSCLC 的一线治疗。该研究在中国 52 家医院纳入无 *EGFR/ALK* 突变、既往未经化疗的非鳞状 NSCLC 患者，按 1∶1 的比例随机分组，接受卡瑞利珠单抗（200mg）联合化疗（卡铂 AUC=5+ 培美曲塞 500mg/m²）（试验组）或含铂双药（对照组），每 3 周为 1 个周期，共 4～6 个周期；随后进行卡瑞利珠单抗加培美曲塞或培美曲塞单药的维持治疗。两个主要研究终点是盲态独立委评估的所有患者和 PD-L1 阳性患者的 PFS。卡瑞利珠单抗联合化疗 vs 单纯化疗：PFS，11.3 个月 vs 8.3 个月，HR 0.60，*P*=0.000 1；12 个月 PFS 率，49.6% vs 35.1%；ORR，60.5% vs 38.6%。

（2）局部复发或转移性鼻咽癌的一线治疗：基于 CAPTAIN-1st 研究，卡瑞利珠单抗于 2021 年 6 月获批联合顺铂和吉西他滨用于局部复发或转移性鼻咽癌的一线治疗。CAPTAIN-1st 研究是一项安慰剂对照、多中心Ⅲ期临床研究，旨在评估卡瑞利珠单抗联合顺铂和吉西他滨对比安慰剂联合顺铂和吉西他滨用于局部复发或转移鼻咽癌一线治疗的有效性和安全性随机、双盲。研究的主要终点是由 IRC 根据 RECIST v1.1 标准评估的 PFS。本研究共入组 263 例受试者。入组受试者均为晚期复发或转移的患者，均合并远处转移，按照 1∶1 的比例随机入组。入组受试者分别接受卡瑞利珠单抗 200mg 或安慰剂联合顺铂和吉西他滨（GP），联合治疗 4～6 个周期，之后接受卡瑞利珠单抗或安慰剂维持治疗，直至疾病进展、毒性不可耐受或其他需要终止治疗的情况。其主要终点为 IRC 评估的中位 PFS，卡瑞利珠单抗组为 10.8 个月（8.5～13.6 个月），安慰剂组为 6.9 个月（5.9～7.9 个月），HR=0.51（95% CI 0.37～0.69；*P* < 0.000 1）。次要终点 ORR 和 DoR 方面，卡瑞利珠单抗组同样优于安慰剂组（ORR，88.1% vs 80.6%；中位 DoR，9.9 个月 vs 5.7 个月）。

（3）局部晚期或转移性鳞状 NSCLC 患者的一线治疗：基于 CameL-sq 研究，卡瑞利珠单抗于 2021 年 12 月获批联合紫杉醇 + 卡铂用于局部晚期或转移性鳞状 NSCLC 患者的一线治疗。CameL-sq 研究（NCT03668496）共入组 389 例未经系统治疗的ⅢB～Ⅳ期鳞状 NSCLC 患者，按 1∶1 的比例随机分入卡瑞利珠单抗 + 卡铂 + 紫杉醇组（193 例，以下简称"卡瑞利珠单抗联合化疗组"）和安慰剂 + 卡铂 + 紫杉醇组（196 例，以下简称"化疗组"），接受相应的一线系统治疗；维持治疗方案分别为卡瑞利珠单抗单药（用药周期不超过 2 年）和安慰剂。卡瑞利珠单抗联合化疗组中位 PFS（由盲态独立评审委员会评估）优于单纯化疗组（8.5 个月 vs 4.9 个月，HR=0.37，95% CI 0.29～0.47，*P* < 0.000 1），疾病进展风险降低 63%；且无论患者 PD-L1 表达水平如何（< 1%，1%～49%，≥ 50%），患者均可从免疫联合化疗中获益。关键次要终点中，卡瑞利珠单抗联合化疗组的 ORR 和中位 DoR 分别为 64.8% vs 36.7% 和 13.1 个月 vs 4.4 个月。

（4）不可切除局部晚期 / 复发或转移性食管鳞癌患者的一线治疗：基于 ESCORT-1st 研究，卡瑞利珠单抗于 2021 年 12 月获批联合紫杉醇 + 顺铂用于不可切除局部晚期 / 复发或转移性食管鳞癌患者的一线治疗。ESCORT-1st 研究是一项评估卡瑞利珠单抗联合紫杉醇和顺铂（TP）用于晚期食管癌一线治疗的随机、双盲、安慰剂对照、多中心Ⅲ期临床研究，纳入 596 例受试者均为食管鳞癌，以 1∶1 随机分配至卡瑞利珠单抗 +TP 组和安慰剂 +TP 组，主要终点为独立影像评估委员会评估的 PFS 和 OS。ESCORT-1st 研究结果中，卡瑞利珠单抗 +TP 组与安慰剂 + TP 组相比，联合治疗延长晚期食管鳞癌患者的中位 OS（15.3 个月 vs 12.0 个月，*P*=0.001），降低患者 30% 的死亡风险，同时共同终点中位 PFS 也获益（6.9 个月 vs 5.6 个月，*P* < 0.001）。

（五）信迪利单抗，达伯舒®（适应证 7 个）

1. 单药治疗适应证　经过二线系统化疗的复发或难治性经典型霍奇金淋巴瘤：基于 ORIENT-1 研究，信迪利单抗于 2018 年 12 月获批用于至少经过二线系统化疗的复发性或难治性经典型霍奇金淋巴瘤。ORIENT-1 研究是一项在中国进行的多中心、单臂、Ⅱ期临床研究。入组患者为经 ≥ 2 个疗程全身治疗，包括自体造血干细胞移植（HSCT）失败的经典霍奇金淋巴瘤患者。每 3

周给予信迪利单抗 200mg 静脉注射，直至患者出现疾病进展、死亡、不可接受的毒性反应或退出研究。研究的主要终点是由独立放射学审查委员会（IRRC）根据 2007 年国际工作组标准评估的 ORR。96 名入组患者接受了治疗。中位随访 14 个月，72.9% 的患者持续接受治疗。治疗周期的中位数为 20（范围为 1 ~ 26）。根据 IRRC 的评估，ORR 为 85.4%（82/96，95%CI 76.7 ~ 91.8）。28 例患者（29.2%）通过 PET 扫描评估获得完全缓解。

2. 联合治疗适应证

（1）晚期非鳞状 NSCLC 的一线治疗：基于 ORIENT-11 研究，信迪利单抗于 2020 年 2 月获批联合培美曲塞和铂类化疗用于晚期非鳞状 NSCLC 的一线治疗。ORIENT-11 是一项信迪利单抗联合培美曲塞和铂类一线治疗 EGFR/ALK 阴性、非鳞状 NSCLC 的随机、双盲、安慰剂对照的 III 期临床研究，主要研究终点是 PFS，次要研究终点包括 OS、ORR、DoR、安全性。研究结果显示信迪利单抗联合化疗组的 mPFS 达 8.9 个月（vs 化疗组 5.0 个月），HR=0.482（0.362 ~ 0.643），有显著性差异。mOS 达 24.2 个月（vs 化疗组 16.8 个月），HR=0.65（0.50 ~ 0.85），取得了显著获益。

（2）不可手术切除的局部晚期或转移性鳞状 NSCLC 的一线治疗：基于 ORIENT-12 研究，信迪利单抗于 2021 年 6 月获批联合 GP 化疗用于不可手术切除的局部晚期或转移性鳞状 NSCLC 的一线治疗。ORIENT-12 是一项在中国 42 个中心进行的 III 期临床研究，纳入了 357 例初治 III ~ IV 期 SqCLC（肺鳞癌）患者，按 1 : 1 随机分为两组，分别接受信迪利单抗或安慰剂联合顺铂 / 吉西他滨（GP），结果显示，IRRC 评估的主要终点 PFS 的改善具有统计学差异。接受信迪利单抗 -GP 患者的中位 PFS 为 5.5 个月，而接受安慰剂 -GP 的患者中位 PFS 为 4.9 个月（HR=0.536，95%CI 0.422 ~ 0.681，$P < 0.000\ 01$）。信迪利单抗 +GP 组的 12 个月 PFS 率为 22.3%，而安慰剂 +GP 组为 3.1%。

（3）既往未接受过系统治疗的不可切除或转移性肝细胞癌的一线治疗：基于 ORIENT-32 研究，信迪利单抗于 2021 年 6 月获批联合贝伐珠单抗用于既往未接受过系统性治疗的不可切除或转移性肝细胞癌的一线治疗。这项随机、开放、II ~ III

期研究在中国的 50 个临床试验中心进行，年龄 ≥ 18 岁，组织学或细胞学诊断或临床确诊为不可切除或转移性肝癌，且既往未接受过系统性治疗，且基线 ECOG 状态评分为 0 或 1 的患者有资格入选。在试验的 II 期阶段，患者接受静脉注射信迪利单抗（200mg，每 3 周 1 次）和静脉注射贝伐珠单抗 15mg/kg，每 3 周 1 次。在试验的 III 期阶段，患者被随机分配（2 : 1）接受信迪利单抗 + 贝伐单抗或索拉非尼（400mg 口服，每天 2 次；索拉非尼组），直到疾病进展或不可耐受的毒性。根据大血管侵犯或肝外转移、基线甲胎蛋白和 ECOG 评分状态进行分层。III 期研究的共同主要终点是总生存期和 IRC 根据 RECIST v1.1 标准评估的无进展生存期。共入组 595 例患者，与索拉非尼组患者（2.8 个月）相比，信迪利单抗联合贝伐单抗组患者中位无进展生存期（4.6 个月，95%CI 4.1 ~ 5.7）显著延长（2.7 ~ 3.2 个月）；分层 HR=0.56，95%CI 0.46 ~ 0.70。在总生存期的第一次中期分析中，信迪利单抗 - 贝伐珠单抗显示出比索拉非尼显著更长的总生存期。

（4）不可切除的局部晚期、复发性或转移性食管鳞癌的一线治疗：基于 ORIENT-15 研究，信迪利单抗于 2022 年 6 月获批联合化疗（顺铂 + 紫杉醇或顺铂 + 氟尿嘧啶）用于不可切除的局部晚期、复发性或转移性食管鳞癌的一线治疗。ORIENT-15 研究是一项比较信迪利单抗联合化疗（顺铂 + 紫杉醇 / 氟尿嘧啶，TP/CF）与安慰剂联合化疗（顺铂 + 紫杉醇 / 氟尿嘧啶，TP/CF）一线治疗不可切除的局部晚期、复发或转移性食管鳞癌患者的随机、双盲、国际多中心、III 期临床研究。ORIENT-15 研究入组的患者为经组织学证实的不可切除的局部晚期、复发或转移性 ESCC；不适合根治性手术或根治性同步放化疗；既往无全身治疗（新辅助 / 辅助化疗或根治性放化疗后 > 6 个月疾病进展）的患者。受试者按 1 : 1 的比例随机分配到试验组或对照组，分层因素包括 PD-L1 表达水平、ECOG 评分、是否肝转移和化疗方案的选择等。受试者分别给予信迪利单抗或安慰剂联合化疗（化疗方案由研究者在 TP 和 CF 之间选择），每 3 周为 1 个周期，化疗最多使用 6 个周期；信迪利单抗或安慰剂可继续治疗至疾病进展、不可耐受的毒性、开始新的抗肿瘤治疗、撤回知情同意、失访或死亡，且最多治疗 24 个月。主要研究终点为全人群和 PD-L1 阳性（CPS 评分 ≥ 10）人群的 OS。研究达到了双主要研究终点——全人群和 CPS 评分 ≥ 10 人群 OS 均显著获益。在全人群中，信迪利单抗联合治疗组的中位 OS 达到 16.7 个月，远远优于双药化疗组的 12.5 个月（HR=0.63），死亡风险降低了 37%。全人群 1 年 OS 率分别为 64% 和 52%，2 年 OS 率分别为 39% 和 16%。在 PD-L1 CPS 评分 ≥ 10 的患者中，两组的中位 OS 分别是 17.2 个月和 13.6 个月，死亡风险降低了 36% 左右。

（5）一线治疗不可切除的局部晚期、复发性或转移性胃或胃食管结合部腺癌（G/GEJ）：基于 ORIENT-16 研究，信迪利单抗于 2022 年 6 月获批联合化疗（奥沙利铂＋卡培他滨）一线治疗不可切除的局部晚期、复发性或转移性胃或胃食管结合部腺癌（G/GEJ）。ORIENT-16 研究是一项随机、双盲、Ⅲ 期临床研究。符合入组条件的患者是未治疗、不能切除的局部晚期或转移性胃或胃食管结合部腺癌成人患者，650 例患者按 1 ∶ 1 的比例被随机分组到信迪利单抗组（体重＜ 60kg 和＞ 60kg 时，剂量分别为 3mg/kg 和 200mg，静脉注射，每 3 周一次）或者安慰剂联合化疗组（CapeOX：奥沙利铂 130mg/m²，静脉注射，每 3 周一次，最多 6 个周期；卡培他滨 1000mg/m² 口服，一日 2 次，d_{1-14} 为 1 个周期），最多持续 24 个月。主要终点为 PD-L1 CPS ≥ 5 的患者和所有随机分组患者的 OS。所有患者的中位 OS：15.2 个月 vs 12.3 个月，HR=0.766，95%CI 0.626 ～ 0.936，$P <$ 0.009；CPS ≥ 5 患者的中位 OS：18.4 个月 vs 12.9 个月，HR=0.660，95%CI 0.505 ～ 0.864，$P <$ 0.002；所有患者的中位 PFS：7.1 个月 vs 5.7 个月，HR=0.636，95%CI 0.525 ～ 0.771，$P <$ 0.000 1；CPS ≥ 5 患者的中位 PFS：7.7 个月 vs 5.8 个月，HR=0.628，95%CI 0.489 ～ 0.805，$P=$0.000 2。

（6）经 EGFR-TKI 治疗失败的 *EGFR* 基因突变阳性的局部晚期或转移性非鳞状 NSCLC：基于 ORIENT-31 研究，信迪利单抗于 2023 年 5 月获批联合贝伐珠单抗、培美曲塞和顺铂用于经 EGFR-TKI 治疗失败的 *EGFR* 基因突变阳性的局部晚期或转移性非鳞状 NSCLC 患者的治疗。ORIENT-31 研究纳入年龄 18 ～ 75 周岁的局部晚期或转移性

非小细胞肺癌患者，患者携带 *EGFR* 敏感突变且第一代 / 第二代靶向药物耐药后 *T790M* 突变阴性或第三代靶向药物耐药。PS 评分 0 ～ 1 分，鳞癌成分超过 10%、有症状脑转移患者、既往接受过免疫治疗的患者排除入组。符合入组标准的患者，按照 1 ∶ 1 ∶ 1 的比例分为四药联合（信迪利单抗＋贝伐单抗＋培美曲塞＋顺铂）或三药联合（信迪利单抗＋培美曲塞＋顺铂）或双药联合（培美曲塞＋顺铂），研究基于性别及肿瘤脑转移状态进行分层。信迪利单抗剂量 200mg，贝伐单抗 15mg/kg，培美曲塞 500mg/kg，顺铂 75mg/kg，治疗上限为 24 个月。研究允许信迪利单抗进行交叉。主要研究终点为 IRC 评估的 PFS，次要研究终点为研究者评估的 PFS、OS、ORR 等 444 例患者随机分组，四药、三药和两药联合分别有 148 例、145 例和 151 例患者。数据分析时，三组分别有 61%、66% 和 75% 的患者中止治疗。数据截止时，中位随访时间 9.8 个月，四药联合组和双药联合组分别有 50% 和 67% 的患者出现 PFS 事件，两组中位 PFS 分别为 6.9 个月和 4.3 个月，HR=0.46，$P <$ 0.000 1，6 个月的 PFS 率分别为 59% 和 30%；12 个月 PFS 率分别为 28% 和 12%。不同临床病理特点的患者，包括脑转移的患者，均可以从四药联合治疗中获益或有获益的趋势。研究者评估的 PFS 分别为 6.9 个月和 5.0 个月，HR=0.53，$P <$ 0.000 1。四药联合和双药联合的 ORR 分别为 44% 和 25%，DCR 分别为 83% 和 72%，中位至响应出现时间分别为 1.4 个月和 1.5 个月。中位 DoR 分别为 8.3 个月和 7.0 个月，研究者评估的 ORR 分别为 45% 和 24%，DCR 分别为 85% 和 75%，中位至响应出现时间均为 1.5 个月。

（六）特瑞普利单抗，拓益®[适应证 6 个（一线 3 个）]

1. 单药适应证

（1）既往接受全身系统治疗失败的不可切除或转移性黑色素瘤：基于 CT4 研究，特瑞普利单抗于 2018 年 12 月获批治疗既往接受全身系统治疗失败的不可切除或转移性黑色素瘤。CT4 研究是一项开放性、单臂、多中心、Ⅱ 期临床研究，纳入既往接受全身系统治疗失败后的不可手术或转移性黑色素瘤患者，给予特瑞普利单抗 3mg/kg 静脉滴注，每 2 周 1 次，直至患者疾病进展或不可接

受的毒性，评估特瑞普利单抗（3mg/kg，每2周1次）治疗的安全性及有效性。本研究入组128例中国黑色素瘤患者，127例纳入全分析集，中位年龄52.5岁（范围21～76岁），≥65岁的患者占14.2%，男性占45%，ECOG评分为0分、1分别占57%和43%，Ⅲ期和Ⅳ期患者分别占11%和89%，所有患者既往均接受系统性治疗，其中68.5%的患者既往接受过二线及以上系统性治疗，44.1%的患者既往接受过三线及以上系统性治疗。26.8%的患者有 BRAF 突变，20.5%的患者为PD-L1阳性。临床病理类型包括皮肤型（非肢端）22.8%，皮肤型（肢端）39.4%，黏膜型17.3%，原发灶不明型20.5%。总体客观缓解率为17.3%，疾病控制率为57.5%。不同患者亚型的客观缓解率结果如下：按照临床病理亚型分析，经确认的ORR分别如下：皮肤型（非肢端）为31.0%（9/29，95%CI：15.3%，50.8%）；皮肤型（肢端）为14.0%（7/50，95%CI：5.8%，26.7%）；黏膜型为0%（0/22，95%CI 0.0, 15.4%）原发灶不明型为23.1%（6/26，95%CI 9.0%，43.7%）。按照PD-L1表达状态分析，26例患者为PD-L1阳性（≥1%肿瘤细胞阳性），ORR为38.5%（10/26，95%CI：20.2%，59.4%）；84例患者为PD-L1阴性，ORR为11.9%（10/84，95%CI：5.9%，20.8%）；17例患者PD-L1状态未知。按照 BRAF 突变分析，86例患者为 BRAF 野生型，ORR为9.3%（8/86，95%CI 4.1%，17.5%）；34例患者为 BRAF 突变型，ORR为32.4%（11/34，95%CI 17.4%，50.5%）。7例患者 BRAF 状态未知。

（2）既往接受过二线及以上系统治疗失败的复发或转移性鼻咽癌：基于POLARIS-02研究，特瑞普利单抗注射液于2021年2月获批用于既往接受过二线及以上系统治疗失败的复发或转移性鼻咽癌（NPC）患者的治疗。POLARIS-02研究纳入的患者均为既往接受过全身系统化疗失败的复发或转移性NPC患者（≥18岁），且既往均未接受过抗PD-1/PD-L1单抗治疗。接受特瑞普利单抗治疗（3mg/kg，静脉注射，每2周1次），直至疾病进展、或出现不可耐受的毒性反应、或患者撤回知情同意。研究共纳入190例复发或转移性鼻咽癌患者接受特瑞普利单抗单药治疗，结果显示，在ITT人群中（n=190），ORR为20.5%，中位DoR为12.8个月，中位OS为17.4个月；在92例曾接受过至少二线

系统化疗失败的患者中，ORR为23.9%。

（3）含铂化疗失败包括新辅助或辅助化疗12个月内进展的局部晚期或转移性尿路上皮癌：基于POLARIS-03研究，特瑞普利单抗于2021年4月获批用于含铂化疗失败包括新辅助或辅助化疗12个月内进展的局部晚期或转移性尿路上皮癌的治疗。POLARIS-03研究是一项多中心、单臂、开放标签Ⅱ期研究，旨在评估特瑞普利单抗用于化疗不耐受或失败后局部晚期或转移性尿路上皮癌患者的安全性和疗效。研究纳入18岁以上系统化疗进展的病理学确认的局部晚期或转移性尿路上皮癌患者，入组患者接受特瑞普利单抗治疗（3mg/kg，q2w），主要终点为安全性和IRC评估的ORR。在意向治疗人群中观察到3例完全缓解、37例部分缓解和28例疾病稳定，根据IRC评估，ORR为26.5%，DCR为45.0%。中位DoR为25.8个月，中位PFS为2.3个月，中位OS为14.6个月。另外，肿瘤突变负荷（TMB）高的患者（n=27）比TMB低的患者（n=108）具有更好的ORR（48% vs 22%，P=0.014）。TMB高的患者组的PFS和OS也好于TMB低的患者组。染色质重构体SMARCA4/PBRM1或肿瘤抑制基因 RB1 突变的患者与携带野生型基因患者相比，对特瑞普利单抗的反应更好。FGFR2/FGFR3 突变或 FGFR2/FGFR3 基因融合患者的ORR为30%（6/20），NECTIN4 基因突变患者的ORR为42%（5/12）。

2.联合治疗适应证

（1）一线治疗未接受过系统治疗的复发或转移性鼻咽癌：基于JUPITER-02研究，特瑞普利单抗于2021年11月获批用于未接受过系统治疗的复发或转移性鼻咽癌的一线治疗。JUPITER-02是一项随机、双盲、安慰剂对照的国际多中心Ⅲ期临床研究，主要评估了吉西他滨＋顺铂（GP方案）联合特瑞普利单抗或安慰剂一线治疗复发或转移性鼻咽癌的疗效与安全性。研究纳入未接受过化疗的复发或转移性鼻咽癌患者，按1：1随机分为两组，分别每3周（q3w）接受特瑞普利单抗（240mg）联合GP（n=146）或安慰剂联合GP（n=143）治疗，6个周期后分别继续接受特瑞普利单抗或安慰剂单药维持治疗（q3w），直至疾病进展、出现不可耐受的毒性或完成2年治疗。研究的主要终点为盲态独立审查委员会评估的ITT人

群的 PFS。根据盲态独立审查委员会的评估，与安慰剂组相比，特瑞普利单抗组的 mPFS 显著延长了 13.2 个月（21.4 个月 vs 8.2 个月，HR=0.52，95% CI 0.37 ～ 0.73，$P < 0.000\ 1$），两组患者一年的 PFS 率分别为 59.0% 和 32.9%。特瑞普利单抗组的 ORR（78.8% vs 67.1%，$P=0.022\ 1$）更高，并且特瑞普利单抗有 26.7% 的患者实现了完全病理缓解（CR），化疗组 CR 率为 13.3%。

（2）联合铂类化疗一线治疗局部晚期或转移性食管鳞癌：基于 JUPITER-06 研究，特瑞普利单抗于 2022 年 5 月获批联合铂类化疗用于局部晚期或转移性食管鳞癌的一线治疗。JUPITER-06 研究是一项中国多中心、随机、双盲、安慰剂对照、Ⅲ期临床研究，旨在评估与安慰剂联合化疗相比，特瑞普利单抗联合紫杉醇 / 顺铂（TP）用于晚期或转移性食管鳞癌一线治疗的疗效及安全性。该研究共纳入 514 例未经治疗的晚期或转移性食管鳞癌患者，随机分配至特瑞普利单抗联合 TP 化疗组（$n=257$）或安慰剂联合 TP 化疗组（$n=257$），分别接受特瑞普利单抗或安慰剂联合化疗方案治疗最多 6 个周期，随后接受特瑞普利单抗或安慰剂维持治疗。基于 ECOG 评分（0 分 vs 1 分）和放疗史（有 vs 无）进行分层。主要联合终点为由盲态独立评审委员会（BICR）根据 RECIST v1.1 进行评估的 PFS 和 OS 结果。经 BICR 评估，安慰剂联合化疗组中位 PFS 为 5.5 个月，特瑞普利单抗联合化疗组中位 PFS 为 5.7 个月（HR=0.58，95% CI 0.46 ～ 0.74，$P < 0.000\ 1$）。安慰剂联合化疗组中位 OS 为 11.0 个月，特瑞普利单抗联合化疗组的中位 OS 达到 17.0 个月（HR=0.58，95% CI 0.43 ～ 0.78，$P=0.000\ 4$）。

（3）*EGFR* 基因突变阴性和 ALK 阴性、不可手术切除的局部晚期或转移性非鳞状 NSCLC 的一线治疗：基于 CHOICE-01 研究，特瑞普利单抗于 2022 年 9 月获批联合培美曲塞 + 铂类用于 *EGFR* 基因突变阴性和 ALK 阴性、不可手术切除的局部晚期或转移性非鳞状 NSCLC 的一线治疗。研究共纳入 465 例无 *EGFR/ALK* 突变的晚期 NSCLC 初治患者，随机（2∶1）接受特瑞普利单抗 240mg（$n=309$）或安慰剂（$n=156$）联合化疗 4 ～ 6 个周期，之后接受特瑞普利单抗或安慰剂维持治疗，直至疾病进展、不可耐受的毒性或特瑞普利单抗

治疗达 2 年。允许安慰剂组患者在疾病进展后交叉接受特瑞普利单抗治疗。主要终点为研究者评估的 PFS，次要终点包括 OS 和安全性等。研究结果显示，特瑞普利单抗联合化疗相较化疗一线治疗 NSCLC 可以显著改善 PFS。然而该研究鳞癌亚组的结果显示，特瑞普利单抗联合化疗组的 mOS 为 21 个月（化疗组为 17.6 个月），HR=0.99，$P=0.952\ 4$，很遗憾没有取得显著获益，特瑞普利单抗联合化疗并未能改善鳞癌亚组患者生存。非鳞癌亚组的结果显示，特瑞普利单抗联合化疗治疗非鳞癌 mPFS 为 9.7 个月（化疗组为 5.5 个月），$P < 0.000\ 1$。

（七）派安普利单抗，安尼可®（适应证 2 个）

1. 单药适应证　至少经过二线系统化疗的复发或难治性经典型霍奇金淋巴瘤患者（R/R CHL）：基于 AK105-201 研究，派安普利单抗于 2021 年 8 月获批用于至少经过二线系统化疗的复发或难治性经典型霍奇金淋巴瘤患者的治疗。AK105-201（NCT03722147）是一项评估派安普利单抗治疗 R/R CHL 的多中心、单臂、开放标签的Ⅰ / Ⅱ期临床研究。纳入该研究的为接受过自体造血干细胞移植（ASCT）或既往接受过二线及以上化疗，但未接受过抗 PD-1/PD-L1/CTLA-4 等抗体治疗的 R/R CHL 患者。所有患者每 2 周接受一次派安普利单抗 200mg 静脉注射，直至疾病进展或不可耐受。主要研究终点是 IRC 根据 Lugano 标准（2014 年）评估的 ORR；次要终点包括 CR、DCR、PFS、DoR、TTR。本研究共纳入 94 例患者，其中 85 例患者纳入疗效分析。患者的中位年龄为 31.9 岁，71 例（83.5%）患者为Ⅲ / Ⅳ期 CHL，32 例（37.6%）患者具有 B 症状，45 例（52.9%）患者接受过三线及以上治疗。截至 2020 年 11 月 8 日，47.1% 的患者达到 CR，42.4% 的患者达到 PR，ORR 89.4%，DCR 96.5%。经过中位 15.8 个月的随访，中位 PFS 尚未达到，6 个月和 12 个月时的 PFS 率分别为 88.2% 和 72.1%；18 个月时的 OS 率为 100%。

2. 联合治疗适应证　局部晚期或转移性鳞状 NSCLC 的一线治疗：基于 AK105-302 研究，派安普利单抗于 2023 年 1 月获批联合紫杉醇和卡铂用于局部晚期或转移性鳞状 NSCLC 的一线治疗。AK105-302 研究是一项随机、双盲、对照的多中

心Ⅲ期临床研究，旨在验证派安普利单抗联合化疗一线治疗局部晚期或转移性鳞状 NSCLC 的疗效与安全性。在 2022 年 ESMO IO 大会上，AK105-302 研究公布数据结果，试验组 ORR 达 71.4%，PFS 为 7.6 个月，HR=0.44，与对照组相比，疾病进展风险降低 56%。

（八）赛帕利单抗，誉妥®（适应证 2 个）

单药适应证

（1）二线及以上复发或难治性经典型霍奇金淋巴瘤（R/R CHL）：在一项关键性Ⅱ期临床研究中，经研究者评估治疗 R/R CHL 的 ORR 高达 92.86%，经 IRC 评估的 ORR 高达 91.67%，基于此研究，赛帕利单抗于 2021 年 8 月获批用于二线及以上 R/R CHL。

（2）一线或以上含铂标准化疗后进展的复发或转移 PD-L1 表达阳性（CPS ≥ 1）的宫颈癌：基于一项注册性Ⅱ期临床研究结果，赛帕利单抗于 2023 年 7 月获批用于一线或以上含铂标准化疗后进展的复发或转移 PD-L1 表达阳性（CPS ≥ 1）的宫颈癌。这是一项评价赛帕利单抗治疗复发或转移性宫颈癌有效性和安全性的开放、多中心、单臂、Ⅱ期临床研究，截至 2022 年 4 月 29 日，在全分析集中，赛帕利单抗单药治疗的 ORR 达到 27.8%，其中 5 例患者获得 CR，20 例获得 PR；mOS 达到 16.8 个月。

（九）斯鲁利单抗，汉斯状®（适应证 3 个）

1. 单药适应证　经标准治疗失败后、不可切除、转移性高度微卫星不稳定性（MSI-H）实体瘤患者。基于一项单臂、多中心、关键性Ⅱ期临床研究，斯鲁利单抗于 2022 年 3 月获批用于经标准治疗失败后、不可切除、转移性 MSI-H 实体瘤患者。该试验的主要终点为 IRRC 依据 RECIST v1.1 标准评估的 ORR。截至 2021 年 7 月 10 日，该试验共入组 108 例患者，其中 68 例经中心实验室或研究中心确认 MSI-H 的患者被纳入主要疗效分析人群。主要疗效分析人群中，经 IRRC 评估的 ORR 为 39.7%（95%CI 28.03, 52.30；3 例完全缓解，24 例部分缓解）。

2. 联合治疗适应证

（1）不可手术切除的局部晚期或转移性鳞状非小细胞肺癌（sqNSCLC）：基于 ASTRUM-004 研究，斯鲁利单抗于 2022 年 10 月获批用于联合卡铂和白蛋白结合型紫杉醇一线治疗不可手术切除的局部晚期或转移性鳞状非小细胞肺癌。ASTRUM-004 研究是一项斯鲁利单抗联合白蛋白结合型紫杉醇＋卡铂一线治疗晚期鳞状 NSCLC 的全球多中心、随机、双盲、安慰剂对照Ⅲ期临床研究，主要研究终点是 IRRC 评估的 PFS，次要研究终点包括 OS、ORR 等。研究结果显示，斯鲁利单抗联合化疗组的 mPFS 达 8.28 个月（化疗组为 5.72 个月），HR=0.55（0.42 ～ 0.73），差异具有显著性，并基于 PFS 的阳性结果获批了鳞癌适应证。

（2）一线治疗广泛期小细胞肺癌（ES-SCLC）：基于 ASTRUM-005 研究，斯鲁利单抗于 2023 年 1 月获批用于联合卡铂和依托泊苷用于一线治疗广泛期小细胞肺癌。ASTRUM-005 研究是一项随机、双盲、安慰剂对照的Ⅲ期临床试验，由来自 6 个国家的 114 家中心共同参与。人群主要纳入标准包括：①经组织学/细胞学确诊的 ES-SCLC 患者；②既准未接受过系统性治疗；③至少有一个可测量的病灶；④ ECOG 活动状态（PS）评分为 0 分或 1 分。患者按照 2∶1 的比例随机分配至实验组和对照组，两组治疗方案分别为斯鲁利单抗或安慰剂（4.5mg/kg，第 1 天）＋卡铂（AUC 5，第 1 天）＋依托泊苷（100mg/m²，第 1 ～ 3 天），静脉滴注，每 3 周一次，最多 4 个治疗周期；之后接受斯鲁利单抗（4.5mg/kg，第 1 天，3 周 1 次）或安慰剂维持治疗，直至疾病进展或不可耐受的毒性。研究的主要终点为 OS，次要终点包括 PFS、ORR、DoR 和安全性等。对 585 例 ITT 人群分析显示，斯鲁利单抗联合化疗组和对照组的中位 OS 差距被进一步拉大，分别为 15.8 个月和 11.1 个月，斯鲁利单抗联合化疗组患者死亡风险降低 38%（HR=0.62，95%CI 0.50 ～ 0.76）。在亚裔人群中，斯鲁利单抗联合化疗组和对照组的中位 OS 分别为 15.9 个月和 11.1 个月（HR=0.63，95%CI 0.49 ～ 0.81）；在非亚裔人群中，斯鲁利单抗联合化疗组和对照组的中位 OS 分别为 15.6 个月和 11.2 个月（HR=0.56，95%CI 0.37 ～ 0.83）。可以看到，斯鲁利单抗为亚裔人群带来的绝对获益是最为显著的，中位 OS 延长幅度达 4.8 个月。斯鲁利单抗联合化疗组 1 年和 2 年 PFS 率均超对照组的 4 倍（27.7% vs 6.9%，12.4% vs 2.9%）。两组中位 PFS 分别为 5.8 个月和 4.3 个月，降低疾病进展或死亡风险达 53%（HR=0.47，95%CI 0.38～0.58）。亚裔人群斯鲁利单抗联合化疗组和对照组的中位 PFS 分别为 6.1 个月和 4.3 个月（HR=0.47，95%CI 0.37～0.61），绝对获益同样优于 ITT 人群。

（十）普特利单抗，普佑恒®（适应证 1 个）

单药治疗适应证　既往接受一线及以上系统治疗失败的高度微卫星不稳定性（MSI-H）或错配修复缺陷型（dMMR）的晚期实体瘤患者：基于普特利单抗治疗二线及以上 MSI-H/dMMR 晚期实体瘤的 II 期临床研究，普特利单抗于 2022 年 7 月获批用于既往接受一线及以上系统治疗失败的 MSI-H 或 dMMR 的晚期实体瘤患者的治疗。本研究共入组 100 例经组织学确诊的晚期实体瘤患者，且经中心实验室检测明确为 MSI-H/dMMR。患者接受普特利单抗剂量为 200mg，静脉滴注，每 3 周给药一次。本研究的主要终点是 ORR，次要终点是 PFS 和 OS。研究结果显示，普特利单抗在 ITT 人群中的 ORR 达到了 49%，在三药治疗失败的结直肠癌（CRC）患者中，ORR 达到 50%，中位随访 23.5 个月，中位 PFS、OS 截至目前均未达到。

二、PD-L1 抑制剂

（一）度伐利尤单抗，英飞凡®-I 药（适应证 2 个）

1. **单药治疗适应证**　用于在接受铂类药物为基础的化疗同步放疗后未出现疾病进展的不可切除 III 期 NSCLC 的治疗：基于 PACIFIC 研究，度伐利尤单抗于 2019 年 12 月获批用于在接受铂类药物为基础的化疗同步放疗后未出现疾病进展的不可切除、III 期 NSCLC 的治疗。PACIFIC 研究纳入 713 例接受铂类药物为基础的同步放化疗后未发生疾病进展的不可切除的 III 期 NSCLC 患者，对比度伐利尤单抗和安慰剂作为巩固治疗的疗效和安全性。共同主要终点为 PFS 和 OS。在 2017 年的 ESMO 大会上，PACIFIC 研究首次公布了主要研究终点 PFS 数据，同年发表在《新英格兰医学杂志》上。度伐利尤单抗组的 PFS 得到显著改善，为安慰剂组中位 PFS 的 3 倍多（16.8 个月 vs 5.6 个月，HR=0.52，P＜0.001）。安全性方面，度伐利尤单抗巩固治疗与安慰剂相比并未显

著增加不良反应。度伐利尤单抗组中，29.9% 的患者出现了 3～4 级不良事件（AE），15.4% 的患者因 AE 中止治疗，而安慰剂组患者的发生率分别为 26.1% 与 9.8%。肺炎和放射性肺炎发生率方面，度伐利尤单抗组出现≥3 级的发生率为 3.4%，与安慰剂组发生率（2.6%）相当。2018 年的世界肺癌大会（WCLC）上，PACIFIC 研究首次公布了 OS 数据，同年再次发表于《新英格兰医学杂志》。中位随访 25.2 个月，度伐利尤单抗组的中位 OS 尚未达到，安慰剂组为 28.7 个月（HR=0.68，P=0.002 5）；度伐利尤单抗组的 2 年 OS 率 66.3%，而安慰剂组为 55.6%（P=0.005）。

2. **联合治疗适应证**　广泛期肺小细胞癌（SCLC）的一线治疗：基于 CASPIAN 研究，度伐利尤单抗于 2021 年 7 月获批联合化疗用于广泛期 SCLC 的一线治疗。CASPIAN 研究对比了度伐利尤单抗 +EP 化疗和单纯 EP 化疗一线治疗 ES-SCLC 的疗效与安全性。经过 2 年以上的中位随访后，度伐利尤单抗给 ES-SCLC 患者带来了持续且具有临床意义的 OS 改善。最终分析显示，与单纯化疗组相比，度伐利尤单抗联合化疗组的中位 OS 可达 12.9 个月，并降低死亡风险 25%（HR=0.75；95%CI 0.62～0.91；P=0.003 2）。

（二）阿替利珠单抗，泰圣奇®，T 药（适应证 5 个）

1. **单药治疗适应证**

（1）肿瘤细胞 PD-L1 染色阳性（TC≥50%）或肿瘤浸润 PD-L1 阳性免疫细胞（IC）覆盖≥10% 的肿瘤面积（IC≥10%）的 *EGFR* 基因突变阴性和 ALK 阴性的转移性 NSCLC 患者：基于 IMpower110 研究，阿替利珠单抗于 2021 年 4 月获批单药用于检测评估为≥50% 肿瘤细胞 PD-L1 染色阳性（TC≥50%）或肿瘤浸润 PD-L1 阳性免疫细胞（IC）覆盖≥10% 的肿瘤面积（IC≥10%）的 *EGFR* 基因突变阴性和 ALK 阴性的转移性 NSCLC 患者的一线治疗。IMpower110 III 期研究评估了一线 PD-L1 抑制剂阿替利珠单抗在 PD-L1 选择鳞状或非鳞状晚期 NSCLC 中的疗效，绝大部分患者驱动基因突变为阴性。所有患者按照 1：1 的比例随机分配至阿替利珠单抗治疗组（1200mg IV q3w）和化疗组（培美曲塞 / 吉西他滨联合铂类方案 4 个或 6 个周期后维持或支持治疗）。主要

疗效终点为 OS，次要疗效终点包括研究者评估的 ORR、DoR 及 PFS。2019 年 ESMO 公布的数据显示，在 PD-L1 高表达的 WT 组中，阿替利珠单抗组的中位 OS 达 20.2 个月，化疗组为 13.1 个月；阿替利珠单抗组的中位 PFS 达 8.2 个月，化疗组为 5.0 个月。

（2）PD-L1 TC ≥ 1% 经手术切除、以铂类为基础化疗之后的 Ⅱ ～ Ⅲ A 期 NSCLC 患者：基于 IMpower010 研究，阿替利珠单抗于 2022 年 3 月获批单药用于 PD-L1 TC ≥ 1% 的经手术切除、以铂类为基础化疗之后的 Ⅱ ～ Ⅲ A 期 NSCLC 患者的辅助治疗。IMpower010 研究是一项随机、开放标签的全球多中心 Ⅲ 期研究，该研究共纳入 1280 例完全性切除的 Ⅰ B ～ Ⅲ A 期（根据 UICC/AJCC 第 7 版）NSCLC 患者，术后接受 1 ～ 4 个周期以顺铂为基础的化疗后，满足要求的 1005 例患者按 1 ∶ 1 随机分配接受 16 个周期的阿替利珠单抗（1200mg，q3w）或最佳支持治疗（best supportive care，BSC），旨在比较阿替利珠单抗和 BSC 的疗效和安全性。在 2022 年世界肺癌大会中，IMpower010 重磅公布了首次 OS 中期分析结果。数据截至 2022 年 4 月 18 日，在 PD-L1 TC ≥ 1% 的 Ⅱ ～ Ⅲ A 期 NSCLC 患者（$n=476$）中，接受阿替利珠单抗辅助免疫治疗的患者显示 OS 的获益趋势，与 BSC 组相比，3 年 OS 率分别为 82.1% 和 78.9%，5 年 OS 率分别为 76.8% 和 67.5%，中位 OS 数据尚未成熟，HR=0.71（95%CI 0.49 ～ 1.03）。DFS 分别为 17.6 个月和 10.9 个月。

2. 联合治疗适应证

（1）广泛期小细胞肺癌的一线治疗：基于 IMpower133 研究，阿替利珠单抗于 2020 年 2 月获批与卡铂和依托泊苷联合用于广泛期小细胞肺癌的一线治疗。IMpower133 研究是一项全球、双盲、安慰剂对照的 Ⅲ 期研究。研究纳入 403 例未经治疗的 ES-SCLC 患者，按 1 ∶ 1 的比例随机分配接受 4 个周期阿替利珠单抗＋化疗或安慰剂＋化疗诱导治疗，之后继续使用阿替利珠单抗或安慰剂维持治疗，直到出现不可耐受的毒性、疾病进展或没有临床获益。中位随访 13.9 个月时，阿替利珠单抗组和安慰剂组的中位 OS 分别为 12.3 个月和 10.3 个月（HR=0.70；95%CI 0.54 ～ 0.91，$P=0.007$），中位 PFS 分别为 5.2 个月和 4.3 个月

（HR=0.77；95%CI 0.62 ～ 0.96；$P=0.02$）。由于疗效非常好，OS 和 PFS 在中期分析时已经达到了阳性结果，IMpower133 研究提前终止。

（2）既往未接受过全身系统性治疗的不可切除肝细胞癌的一线治疗：基于 IMbrave150 研究，阿替利珠单抗于 2020 年 10 月获批联合贝伐珠单二抗治疗既往未接受过全身系统性治疗的不可切除肝细胞癌的一线治疗。IMbrave150 研究是一项在 501 例既往未接受过系统性治疗的不可切除的 HCC 患者中开展的全球性 Ⅲ 期、多中心、开放性研究。患者按照 2 ∶ 1 的比例随机接受阿替利珠单抗和贝伐珠单抗联合治疗或索拉非尼治疗。阿替利珠单抗和贝伐珠单抗联合治疗组在每 21 天周期的第 1 天经静脉滴注给予阿替利珠单抗 1200mg；在每 21 天周期的第 1 天经静脉输注给予贝伐珠单抗 15mg/kg。索拉非尼组在每 21 天周期的第 1 ～ 21 天口服索拉非尼，400mg，每天 2 次。患者接受联合治疗或索拉非尼组治疗，直至出现不可接受的毒性或研究者确定无临床获益。该研究的共同主要终点为 IRF 评估的 OS 和 PFS。阿替利珠单抗＋贝伐珠单抗组和索拉非尼组 OS 分别为 19.2 个月和 13.4 个月，PFS 分别为 6.9 个月和 4.3 个月。

（3）*EGFR* 基因突变阴性和 *ALK* 阴性的转移性非鳞状 NSCLC 的一线治疗：基于 IMpower132 研究，阿替利珠单抗于 2021 年 6 月获批联合培美曲塞和铂类化疗用于 *EGFR* 基因突变阴性和 *ALK* 阴性的转移性非鳞状 NSCLC 的一线治疗。IMpower132 研究是一项全球多中心、开放标签、随机对照的 Ⅲ 期临床试验，旨在探索阿替利珠单抗联合培美曲塞＋铂类（卡铂/顺铂，APP 组），对比培美曲塞＋铂类（PP 组）一线治疗 *EGFR/ALK* 阴性、未经化疗的晚期非鳞状 NSCLC 的疗效和安全性。结果显示两组中位 PFS 分别为 7.7 个月和 5.2 个月（HR=0.56，95%CI：0.47 ～ 0.67，$P < 0.000\,1$）。两组的中位 OS 分别为 17.5 个月和 13.6 个月（$P=0.079\,7$）。

（三）恩沃利单抗，恩维达®（适应证 1 个）

单药适应证　既往标准治疗失败的微卫星不稳定（MSI-H）结直肠癌、胃癌及错配修复功能缺陷（dMMR）的晚期实体瘤：基于一项单臂研究，恩沃利单抗于 2021 年 11 月获批既往标准治

疗失败的微卫星不稳定结直肠癌、胃癌及错配修复功能缺陷的晚期实体瘤。此研究中，恩沃利单抗单药（150mg qw 皮下注射）用于 103 例 MSI-H/dMMR 实体瘤患者二线以上治疗的 ORR 为 44.7%，其中包括 65 例结直肠癌患者，ORR 达到 43.1%。总人群中位 PFS 为 11.1 个月，1 年 OS 率为 73.6%。

（四）舒格利单抗，择捷美®（适应证 3 个，一线 3 个）

1. 单药治疗适应证　不可切除的Ⅲ期 NSCLC：基于 GEMSTONE-301 研究，舒格利单抗于 2022 年 6 月获批用于同步或序贯放化疗后未发生疾病进展的不可切除的Ⅲ期 NSCLC 患者的巩固治疗。GEMSTONE-301 研究的入组条件为不可手术的Ⅲ期 NSCLC 同步或序贯放化疗后未进展，且没有驱动基因突变（*EGFR/ALK/ROS1*）。将患者随机按照 2：1 的比例接受 1200mg 舒格利单抗或安慰剂治疗，每 3 周一次，至 24 个月。按 ECOG 评分、放化疗方式及总放疗剂量进行分层，主要终点是 ITT 人群中经 BICR 评估的 PFS。中期分析数据截至 2021 年 3 月 8 日，研究达到了主要研究终点，舒格利单抗组对比化疗组中位 PFS 分别为 9.0 个月和 5.8 个月（HR=0.64，P=0.002 6），12 个月 PFS 率分别为 45.4% 和 25.6%。

2. 联合治疗适应证

（1）*EGFR* 突变阴性和 *ALK* 阴性的转移性非鳞状 NSCLC 的一线治疗：基于 GEMSTONE-302 研究，舒格利单抗于 2021 年 12 月获批联合培美曲塞 + 卡铂用于 *EGFR* 突变阴性和 *ALK* 阴性的转移性非鳞状 NSCLC 的一线治疗。

GEMSTONE-302 研究是一项Ⅲ期随机对照注册临床研究，旨在评估舒格利单抗联合含铂双药化疗（舒格利单抗 + 化疗，n=320）对比安慰剂联合含铂双药化疗（安慰剂 + 化疗，n=159）一线治疗驱动基因阴性Ⅳ期鳞状（SQ）或非鳞状（NSQ）NSCLC 的疗效和安全性。研究纳入既往未接受过任何系统性治疗的转移性 NSCLC 患者、有可测量病灶（基于 RECIST 1.1 版）、ECOG 评分 0～1 分，没有 *EGFR*、*ALK*、*ROS1* 和 *RET* 突变，患者按照 2：1 的比例随机接受舒格利单抗（1200mg，静脉注射）或安慰剂联合化疗（鳞癌：卡铂 + 紫杉醇；非鳞癌：卡铂 + 培美曲塞）治疗，每 3 周

为 1 个治疗周期，最多使用 4 个周期，维持治疗（鳞癌：舒格利单抗 / 安慰剂；NSQ-NSCLC：舒格利单抗 / 安慰剂 + 培美曲塞）至多 35 个周期，同时研究也允许安慰剂治疗组患者疾病进展后接受舒格利单抗单药治疗直至发生疾病进展。主要研究终点是研究者评估的 PFS，关键的次要研究终点包括 OS、PD-L1 ≥ 1% 患者的由研究者评估的 PFS、ORR。在所有鳞状和非鳞状 NSCLC 患者中，舒格利单抗联合化疗可延长中位 PFS 达 4.1 个月；舒格利单抗组和安慰剂组研究者评估的中位 PFS 分别为 9.0 个月和 4.9 个月（HR=0.48），12 个月 PFS 率分别为 36.4% 和 14.8%。其中，*EGFR* 突变阴性和 *ALK* 阴性的转移性非鳞状 NSCLC 患者的中位 PFS，两组分别为 8.3 个月和 4.8 个月。

（2）转移性鳞状 NSCLC 的一线治疗：基于 GEMSTONE-302 研究，舒格利单抗于 2021 年 12 月获批联合紫杉醇 + 卡铂用于转移性鳞状 NSCLC 的一线治疗。GEMSTONE-302 研究其中转移性鳞状 NSCLC 患者的中位 PFS，两组分别为 9.6 个月和 5.9 个月。

（五）阿得贝利单抗，艾瑞利®（适应证 1 个）

联合治疗适应证　一线治疗 ES-SCLC：基于 CAPSTONE-1 研究，阿得贝利单抗于 2023 年 3 月获批联合依托泊苷和卡铂一线治疗 ES-SCLC。CAPSTONE-1 研究是评估阿得贝利单抗（SHR-1316）联合 EC 与单纯 EC 比较一线治疗广泛期小细胞肺癌的疗效和安全性的随机、双盲、Ⅲ期研究。所有患者均接受 4～6 个周期的卡铂（AUC=5）和依托泊苷（100mg/m²，第 1～3 天）的化疗。同时接受阿得贝利单抗（20mg/kg）或安慰剂治疗至疾病进展，由于不可耐受毒副反应，患者拒绝继续治疗或治疗至 2 年。主要研究终点是 OS，次要研究终点是 12 个月和 24 个月的 OS 率，6 个月和 12 个月的 PFS 率、ORR 及安全性等。462 例患者入组研究：230 例入组免疫组，232 例入组安慰剂组。截至 2021 年 10 月 8 日，中位随访时间为 13.5 个月，免疫组有 175 例（76%）患者进展，其中 151 例（66%）患者死亡；安慰剂组有 191 例（82%）患者疾病进展，其中 185 例（80%）患者死亡。主要研究终点：免疫组及安慰剂组中位 OS（15.3 个月 vs 12.8 个月，HR=0.72）。次要研究终点：12 个月的 OS 率及 24 个月的 OS 率分

别为 62.5% vs 52.0%，31.3% vs 17.2%；6 个月的 PFS 率及 12 个月的 PFS 率分别为 49.4% vs 37.3%，19.7% vs 5.9%；ORR 为 70.4% vs 65.9%。

三、CTLA-4 抑制剂

伊匹木单抗，逸沃®，Y 药（适应证 1 个，一线 1 个）

联合治疗适应证 不可手术切除的、初治的非上皮样恶性胸膜间皮瘤：基于 CheckMate-743 研究，伊匹木单抗于 2021 年 6 月获批联合纳武利尤单抗（欧狄沃）用于不可手术切除的、初治的非上皮样恶性胸膜间皮瘤成人患者的一线治疗。CheckMate-743 研究是首个且目前唯一证实一线双免疫治疗对比标准含铂化疗能够为所有恶性胸膜间皮瘤患者带来生存获益的随机、Ⅲ 期临床研究。研究结果显示，最短随访 22 个月时，在总人群中双免疫治疗组患者的中位 OS 为 18.1 个月，化疗组为 14.1 个月（HR=0.74，P=0.002）。双免疫治疗组患者 2 年生存率为 41%，化疗组为 27%。

四、PD-L1/CTLA-4 双特异性抗体

卡度尼利单抗，开坦尼®（适应证 1 个）

单药治疗适应证 复发或转移性宫颈癌患者（R/M CC）：基于 AK104-201 研究，卡度尼利单抗于 2022 年 6 月获批用于治疗既往接受含铂化疗治疗失败的复发或转移性宫颈癌患者（R/M CC）。AK104-201（NCT04380805）研究是一项旨在评价卡度尼利单抗单药二线治疗 R/M CC 的疗效和安全性的单臂、Ⅱ 期临床研究，在 100 例疗效可评估的患者中，卡度尼利单抗在全人群的 ORR 为 33%，其中 CR 率 12%，PR 率 21%；亚组分析显示卡度尼利单抗在 PD-L1 阳性（CPS ≥ 1）患者中的 ORR 高达 43.8%，在 PD-L1 阴性人群的 ORR 为 16.7%；既往经贝伐珠单抗治疗患者的 ORR 为 28%，未使用贝伐珠单抗患者为 34.7%；DCR 为 52%，中位 PFS 为 3.75 个月，中位 OS 为 17.51 个月。免疫相关不良事件（irAE）的发生率为 30.6%，≥ 3 级 irAE 的发生率为 4.5%。

第三节 免疫检查点药物的不良反应处理

免疫检查点抑制剂（immune checkpoint inhibitor，ICI）在过去 10 年迅速发展，并成为最具有前景的肿瘤治疗药物之一。但 ICI 打破了机体的免疫平衡，通过阻断 T 细胞负性调控信号达到解除免疫抑制的作用，但也会引起正常的免疫反应变强，继而导致免疫系统发生耐受失衡，从而出现自身免疫样的炎症反应，称为免疫相关不良事件（immune-related adverse event，irAE）。irAE 可累及全身多脏器，包括内分泌、呼吸道、胃肠道和皮肤系统等，临床症状均不特异，尚无高特异性及高敏感性的预测因子出现。轻度的 irAE 可以通过停药缓解，严重的 irAE 需要积极治疗，一线治疗为糖皮质激素，激素效果不佳时可考虑使用免疫抑制剂。irAE 的发生时间从数天到数月不等，且可能累及机体不同的器官或系统，不仅影响肿瘤治疗进程，少数严重 irAE 还具有致死性。在临床工作中需要密切关注 irAE。

一、免疫相关性皮肤损伤

美国国家癌症研究所根据通用不良事件术语标准（Common Terminology Criteria for Adverse Events，CTCAE）对皮肤 irAE 的严重程度进行了分级。1 级：主要表现为斑疹、丘疹，累及 < 10% 的体表面积，可伴有自觉症状；2 级：皮损与 1 级类似，累及体表面积的 10% ~ 30%，伴或不伴瘙痒、疼痛等症状，限制日常活动；3 级：表现为严重皮损，皮损面积超过体表面积的 30%，伴或不伴瘙痒、疼痛等症状；4 级：有死亡风险的严重皮损，如中毒性表皮坏死松解症或伴有溃疡、坏死、出血性水疱的皮损。总之，irAE 的皮肤表现，轻者可以影响患者日常的生活质量、加重患者的经济负担、降低患者对正规免疫治疗的依从性，严重时甚至可以威胁患者的生命安全。

以下简单介绍常见的 ICI 相关皮肤不良反应

与处理原则。

（一）瘙痒

瘙痒作为最常见的皮肤 irAE 之一，常出现在治疗初期。有研究指出，瘙痒在单独使用 PD-1 抑制剂时的发生率为 13% ～ 20%，而在 CTLA-4 抑制剂或 CTLA-4/PD-1 抑制剂联合应用的情况下，其发生率可能高达 30%。轻度瘙痒有自限性，在用药间歇期或外用保湿剂后症状可自行消失。如果瘙痒持续不缓解，可外用小剂量糖皮质激素、口服抗组胺药物治疗；2 周后若仍无改善或加重，可考虑联合口服糖皮质激素或调整 ICI 的剂量；若瘙痒仍然顽固，应考虑停用 ICI。对于 3 级瘙痒症，加用 GABA 激动剂（如普瑞巴林或加巴喷丁）可能有效。当上述处理措施无效时，需要对患者做进一步的实验室检查、皮肤活检及直接免疫荧光检查等，以排除大疱性类天疱疮的早期或无水疱性类天疱疮。

（二）斑丘疹

斑丘疹在接受 ICI 治疗的肿瘤患者中很常见，在接受 PD-1 抑制剂治疗患者中的发生率为 13% ～ 21%，在使用 CTLA-4 抑制剂患者中的发生率可达 60%。通常在使用 ICI 治疗后不久或首次治疗后即可出现斑丘疹。皮损通常位于躯干和四肢，临床表现为非特异性的淡红色斑疹、斑丘疹，常伴有细碎鳞屑，自觉瘙痒或灼痛感。需要注意的是，有些患者出现斑丘疹的严重程度越高，免疫治疗的效果越好。对出现此类皮损的患者进行病理活组织检查也是有意义的，因为这种不典型皮损也可能是药物引起的其他皮肤病的早期表现，如银屑病、多形红斑、大疱性类天疱疮及苔藓样皮疹等。斑丘疹的治疗取决于其严重程度。对于 1 级和 2 级的不良反应，通常给予外用保湿剂、糖皮质激素及口服抗组胺药物治疗；如持续不缓解，建议使用糖皮质激素系统治疗；若出现较严重的 3 级皮肤反应，需要系统应用糖皮质激素治疗 4 周，同时应暂停免疫治疗。当皮损严重程度逐渐恢复至 1 级且激素剂量减为 ≤ 10mg/d 时，可以考虑恢复 ICI 的使用。

（三）苔藓样皮疹

在接受 PD-1 或 PD-L1 抑制剂治疗的患者中，苔藓样皮疹尤其多见。相比瘙痒和斑丘疹，其发生时间较晚。皮损通常局限于躯干，也可以累及四肢，或伴有严重瘙痒。其皮损临床表现不一，可表现为皮肤紫红色的鳞屑性丘疹，也可以融合成更大的斑块，有些甚至还与肥厚性扁平苔藓、大疱性扁平苔藓的表现类似。此类皮损也可累及黏膜，尤其是口腔和肛周黏膜。口腔黏膜病变通常分布于颊黏膜、舌、硬腭、牙龈和唇。苔藓样皮疹的确诊主要依靠病理活组织检查，其组织病理学特征包括真皮上部明显的带状淋巴细胞浸润，表皮可见散在的凋亡或坏死的角质形成细胞，可伴有角化过度、颗粒层增厚、棘层肥厚、海绵水肿等。苔藓样皮疹通常较轻，多数患者仅局部外用糖皮质激素治疗即可，严重者可考虑口服激素、维 A 酸类药物或进行光疗，极少有患者需要暂停或中断免疫治疗。

（四）银屑病

由 PD-1/PD-L1 抑制剂所致银屑病的发生率越来越高，可分为新发的银屑病或原有的银屑病恶化，具体的发病机制尚不明确。银屑病是一种常见的免疫介导的炎症性疾病。银屑病的皮损主要分布在躯干、四肢伸侧，表现为边界较清楚的鳞屑性丘疹或斑块。常诱发的类型是斑块状银屑病，偶见红皮病型银屑病、掌跖脓疱病。有研究指出 ICI 所致银屑病的严重程度可能与 ICI 的治疗效果成正比。对于 ICI 引起的银屑病，多数不需要暂停或终止免疫治疗，可以局部联合使用激素、维生素 D_3 衍生物或钙调磷酸酶抑制剂，同时配合光疗；病情较顽固的患者还可以口服阿维 A、甲氨蝶呤治疗。有证据表明，有些肿瘤坏死因子抑制剂可以降低银屑病发生风险，且不会降低疗效，这为 ICI 相关银屑病的预防提供了一种新思路。

（五）白癜风

白癜风通常出现在接受 ICI 治疗数月的黑色素瘤患者中，这可能是由于黑色素细胞与黑色素瘤细胞存在共同的抗原，从而发生交叉反应。白癜风在接受 CTLA-4 抑制剂治疗黑色素瘤患者中的发生率为 2.0% ～ 14.3%；与之相比，PD-1 抑制剂治疗后白癜风的发生率更高，为 9.6% ～ 25%。黑色素瘤患者在使用 ICI 的过程中出现白癜风可能是其预后良好的预测指标。另外，停止免疫治疗后的色素再沉着或许与黑色素瘤的进展或复发有关。有一些报道指出，应用 ICI 治疗的非小细胞肺癌、鳞癌、胆管细胞癌、肾细胞癌患者也会出现白癜风样皮损，其可能的机制仍需进一步的研究来阐明。在 ICI 诱导的白癜风出现前，可能会先发生一些炎症性损害，伴随着毛发脱色，皮损常分布在长期曝光区域，双侧对称。白癜风本身不会危及生命，可以在避光的同时继续行免疫治疗。但一些患者可能会因此产生心理问题，必要时可以通过局部外用激素、钙调磷酸酶抑制剂或联合光疗来改善色素脱失斑。

（六）反应性皮肤毛细血管增生症

反应性皮肤毛细血管增生症（reactive cutaneous capillary endothelial proliferation, RCCEP）是一种较独特的皮肤 irAE，是 PD-1 抑制剂卡瑞利珠单抗最常见的 irAE，其在联合化疗药或抗血管生成药使用时，RCCEP 的发生率明显降低。据报道，卡瑞利珠单抗引起 RCCEP 的概率可能与其药效呈正相关。但是 RCCEP 并非卡瑞利珠单抗独有，曾有报道称接受纳武利尤单抗和帕博利珠单抗治疗的黑色素瘤患者出现 RCCEP。目前 RCCEP 的发生机制尚不明确，但可以推测抗肿瘤免疫与抗血管生成之间可能存在某种联系。RCCEP 主要见于头面部和躯干部皮肤，极少数发生在口腔、鼻腔或眼睑黏膜处。按照形态可分为"红痣型""珍珠型""桑椹型""斑片型"和"瘤样型"。大多数患者的 RCCEP 在首次用药后即出现，多种形态的皮损可以同时出现，且能相互转化。随着用药频次增加，皮损灶的数量、体积增加。根据临床研究，专家提出以下 RCCEP 的分级标准。1 级：多个或单个结节，其中最大结节直径 ≤ 10mm，伴或不伴破溃出血；2 级：多个或单个结节，最大结节直径 > 10mm，伴或不伴破溃出血；3 级：全身泛发性皮肤结节，并发皮肤感染；4 级：多发和泛发皮肤结节，危及生命；5 级：皮肤结节引起死亡。ICI 引起的 RCCEP 大多为 1 ~ 2 级，且有自限性，一般不需要停药和特殊处理；3 级需要暂停用药，停药后大多数皮损可以自发消退；如出现破溃出血，可局部压迫止血，必要时可以应用激光、冷冻或手术切除治疗；如已威胁生命，则应永久停药。

（七）其他类型的皮肤不良反应

ICI 治疗后也可出现严重的皮肤不良反应，如药物超敏反应综合征（DRESS）、中毒性表皮坏死松解症（TEN）、自身免疫性大疱病等。虽然这类不良反应发生率低，但如果早期未重视，可能会造成不可逆转的后果。应根据疾病史、临床用药史、典型皮损表现及实验室检查、组织病理等及早做出诊断。通常需要立即停用相关 ICI，并系统应用糖皮质激素，或需要联合免疫球蛋白治疗。针对难以控制 DRESS 或 TEN 的患者，可视情况选择环孢素或英夫利昔单抗等治疗；而对于激素治疗效果不佳的自身免疫性大疱病患者，可考虑应用利妥昔单抗、奥马珠单抗。除上述疾病种类，其他少见的皮肤不良反应还包括痤疮、脱发、毛发卷曲脱色、血管炎、环状肉芽肿、Sweet 综合征等。

多数皮肤不良反应较轻，少数会危及生命。因此，应正确认识各种药物皮肤不良反应的共性与个性，对患者进行个体化的指导并制订合理的治疗方案。尽可能在保证肿瘤治疗疗效的同时，积极防治皮肤不良反应。此外，大量研究发现多数皮肤不良反应与药物临床疗效及预后相关，这提示未来仍需对 irAE 的发生机制进行深入研究，以探明相关作用机制。

二、免疫相关性内分泌毒性

ICI 免疫相关内分泌毒性是最为常见的 irAE 之一，主要涉及垂体、甲状腺、胰腺、肾上腺等内分泌腺体，引起相应的内分泌功能紊乱。临床上诊断和治疗的延误势必影响患者的生活质量，甚至危及生命。因此，早期识别和治疗对于改善患者预后具有重要意义。

（一）ICI 相关甲状腺损伤（甲状腺功能障碍）

ICI 相关甲状腺损伤的发生率为 6% ~ 20%。其中，PD-1 抑制剂治疗引发甲状腺功能紊乱最为常见，发生率为 5% ~ 10%，ICI 联合应用时发生率较单药治疗更高，有文献报道风险可达 3 倍。临床观察发现，甲状腺损伤易发生于女性、年龄较轻的群体，与种族相关，但尚无定论，需大样本数据进一步明确。ICI 引起甲状腺损伤与患者基础甲状腺疾病、TSH 水平、自身抗体滴度（基础自身免疫性疾病）、氟代脱氧葡萄糖（fluorode-oxyglucose, FDG）摄取，以及肿瘤免疫微环境状态（循环免疫细胞表型，如 T 细胞、NK 细胞、CD56、CD16 等，HLA-DR 等）等因素相关。有研究发现，某些特异的分子标志物，如 PD-L1 表达、非小细胞肺癌中甲状腺转录因子 1（thyroid transcription factor-1，TTF-1)、黑色素瘤中 IL-17 等也与 ICI 相关甲状腺损伤发病密切相关。此外，有研究显示，与 PD-1 抑制剂相比，CTLA-4 抑制剂所致甲状腺损伤具有剂量依赖性（在用药量超过 10mg/kg 的患者中尤为明显），提示药物剂量可能也是 ICI 引起甲状腺损伤的另一重要危险因素。

ICI 相关甲状腺损伤出现较早，但其确诊时间跨度较大，短则为用药后 1 周，长则可达停药后 2～3 年，这与患者多为无症状或症状较轻，或仅表现为疲劳等非特异症状有关。目前各类指南普遍认为，ICI 所致甲状腺损伤的发病时间主要在 ICI 给药后的 2～6 周。大量临床观察发现，甲状腺功能损伤患者中约 50% 是不可逆的，能否恰当管理甲状腺损伤直接影响患者预后，因此尽早诊断、及时给予相应干预治疗很重要。曾患其他自身免疫性疾病、既往有基础甲状腺疾病的患者，在应用 ICI 尤其是 PD-1/PD-L1 抑制剂时，需加强甲状腺功能的监测。原有甲状腺基础疾病的患者使用 ICI 后病情可出现不同程度加重，需调整药物剂量。

在临床表现上，ICI 引起的甲状腺损伤多数无症状或症状较轻，有症状者多表现为甲状腺功能减退，如疲劳、厌食、便秘、心动过缓或体重增加等；部分患者首发症状为甲状腺毒症，表现为心悸、出汗、怕热、腹泻、震颤、消瘦等；部分患者经历短暂的甲状腺毒症期（多为 2～12 周）后转为甲状腺功能减退，与甲状腺炎的自然病程相似。部分存在基础甲状腺疾病的患者，用药后可出现不同程度的病情加重。

目前暂无确切的 ICI 相关甲状腺损伤诊断标准。建议如出现以下情况，则考虑相关诊断：患者应用 ICI 2 周后，出现无法解释的乏力、体重增加、畏寒、抑郁等症状，考虑发生 ICI 相关甲状腺功能减退可能，若血清 TSH 升高，FT$_4$（游离甲状腺素）降低则确诊原发性甲状腺功能减退，若血清 TSH 正常或降低，FT$_4$ 降低，需考虑中枢性甲状腺功能减退，应进一步评价垂体功能，明确是否为 ICI 相关垂体炎；当患者出现无法解释的心悸、出汗、进食和排便次数增加、体重减轻等症状时，考虑发生 ICI 相关甲状腺毒症可能，若血清 TSH 降低，FT$_4$/FT$_3$（游离三碘甲状腺原氨酸）升高，则确诊甲状腺毒症。发现甲状腺功能异常后，需考虑检查 TPOAb（甲状腺过氧化物酶抗体）和

TRAb（促甲状腺激素受体抗体），以协助病因鉴别。

治疗建议：

（1）对于无临床症状的甲状腺功能异常患者，仅对临床症状和激素进行监测，暂时无须治疗。

（2）对于有症状的甲状腺毒症，建议在无禁忌证的情况下使用 β 受体阻滞剂。如确诊 Graves 病，根据指南进行抗甲状腺药物治疗。

（3）甲状腺功能减退有临床症状或 TSH > 10mU/L 时应接受治疗，TSH 在 5～10mU/L 时，应结合临床症状和 TPOAb 情况决定是否治疗。调整剂量的方式与其他甲状腺功能减退患者相同。

（4）甲状腺炎所致的甲状腺毒症缓解后可继之出现甲状腺功能减退，这部分患者在 ICI 治疗结束后甲状腺功能有可能恢复正常。在 ICI 治疗期间，如启用甲状腺素替代治疗，建议全程检测 TSH 水平并调整 L-T$_4$（左甲状腺素）应用剂量，ICI 治疗结束后可停用 L-T$_4$，但仍需要密切监测临床症状及 TSH。首次使用 ICI 治疗后出现的甲状腺损伤并不是使用其他 ICI 的禁忌证。

（5）对于甲状腺损伤相关治疗方案的确定，以及患者用药后定期监测、剂量调整，建议请内分泌科等其他相关科室会诊，必要时转科治疗。

（6）大剂量糖皮质激素并非常规需要，仅用于严重病例，疗效并不确切。目前建议，仅当患者出现甲状腺功能亢进危象、黏液性水肿昏迷等急症时，应用糖皮质激素治疗。建议请内分泌科等其他相关科室协助诊治，必要时转诊。ICI 相关甲状腺功能紊乱可以是一过性或永久性的，需定期随访。ICI 相关甲状腺毒症通常是破坏性甲状腺炎导致的，为轻度、自限性，多数于数周或数月内恢复正常或转变为甲状腺功能减退。ICI 相关甲状腺功能减退 50% 损伤不可逆，需终身治疗及随访。

（二）ICI 相关垂体损伤（垂体炎）

ICI 相关垂体损伤与 CTLA-4 类抑制剂关系密切，PD-1/PD-L1 类抑制剂引起的垂体不良事件很少有报道。有些研究发现，伊匹单抗治疗的患者垂体炎的发生率为 1.5%～17%，而纳武利尤单抗治疗的患者发生垂体炎的发生率仅为 0.6%～1.5%，联合药物治疗导致垂体炎的发生率更高，伊匹单抗联合纳武利尤单抗治疗的发生率为 4.0%～12.8%。

与其他常见类型垂体炎不同，ICI 相关垂体炎在男性中更多见，常见于 60 岁以上的男性，比女性风险高 2～5 倍。回顾性研究显示，因 CTLA-4 抑制剂治疗而引起的垂体炎，男女比例接近 4：1，可能与黑色素瘤在男性中的发生率高于女性相关，而这部分人多选用伊匹单抗治疗。在应用伊匹单抗治疗黑色素瘤的系列研究中，男性垂体炎的发生率为 15%～16%，而女性为 4%～9%，仍然提示男性发生率高于女性。药物剂量是影响 ICI 相关垂体炎的另一重要因素。与接受较低剂量（3mg/kg）治疗的患者相比，接受较高剂量伊匹单抗（10mg/kg）治疗的患者垂体炎发生率更高，风险约增加 2 倍。垂体炎发生的时间与 ICI 种类有关，联合治疗时出现垂体炎相对较早（平均为 30 天），单用 CTLA-4 抑制剂时发生垂体炎的时间为 2～3 个月，PD-1/PD-L1 抑制剂治疗时易在 3～5 个月出现。

ICI 相关垂体损伤的临床表现取决于垂体激素缺乏的种类及由于腺体肿胀而产生的压迫效应，最常见的症状是头痛和疲劳，尿崩症罕见，视觉障碍也比较罕见，因为垂体的肿大通常是轻度的，不足以影响视交叉。患者还会有垂体相关激素缺乏的症状，常见中枢性甲状腺功能减退、中枢性肾上腺皮质功能不全、低促性腺激素性性腺功能减退症相关症状，如乏力、疲劳、恶心、虚弱、嗜睡、闭经和性欲丧失等；也可能出现低血压、低血糖的临床表现。

对于考虑合并垂体炎患者，建议诊断检查应包括以下内容。

（1）评估 ACTH、皮质醇、TSH、FT$_4$ 和电解质。

（2）考虑评估男性的黄体生成素、促卵泡激素和睾酮水平，或评估有疲劳、性欲减退和情绪变化的绝经前女性的雌激素水平。

（3）对于伴有或不伴有新的严重头痛或视力改变的多发内分泌异常患者，考虑脑部磁共振成像（MRI）检查。

一旦确诊为 2 级或以上脑垂体炎，需立即中断免疫治疗，并采取激素替代疗法（HRT），如缺乏促肾上腺皮质激素用氢化可的松，甲状腺功能减退用左甲状腺素。如疑诊急性 ACTH 缺乏，应立即采血测定血皮质醇，同时静脉滴注氢化可的松，避免垂体危象或肾上腺危象的发生。然而，

大剂量的类固醇激素治疗不能纠正 CTLA-4 抑制剂治疗导致的激素缺乏。大多数患者在激素控制稳定后可以继续使用免疫治疗，但是需要长期 HRT。不建议大剂量糖皮质激素冲击治疗，除非存在难治性头痛和（或）视觉障碍。定期监测激素水平并进行患者教育。

（三）ICI 相关糖尿病

ICI 相关糖尿病的发生率＜1%，文献报道 PD-L1 单抗诱发糖尿病的发生率低于 PD-1 单抗，CTLA-4 单抗较少引发糖尿病。ICI 相关糖尿病确诊时间为药物开始使用后的 13～504 天，前 6 个月内发生概率更大。因此，建议每个治疗周期开始前（2～3 周）进行血糖监测，治疗结束后每隔 3～6 周进行血糖检测。曾患其他自身免疫性疾病、携带 HLA-DR4 等 1 型糖尿病易感基因、肠道菌群紊乱的患者，应用 PD-1/PD-L1 抑制剂时应加强血糖监测。

国内外指南在 CACTE 上结合不同内分泌器官不良事件的特点，给出了各自的严重程度分级标准。例如，2017 年美国肿瘤免疫治疗协会（SITC）制定的《免疫检查点抑制剂相关的毒性管理专家共识》按 CTCAE 4.0 版中的标准结合自身观点将内分泌器官不良事件的严重程度分级为 1～4 级；对 ICI 治疗后高血糖严重程度分级为 1～4 级（1 级：正常参考值上限＜空腹血糖＜8.9mmol/L；2 级：8.9mmol/L＜空腹血糖＜13.9mmol/L；3 级：13.9mmol/L＜空腹血糖＜27.8mmol/L，需要住院治疗；4 级：空腹血糖＞27.8mmol/L，危及生命）。

通常患者发病年龄较晚，平均为 61.7 岁（与肿瘤患病年龄相关），需与 2 型糖尿病相鉴别。发病性别比无显著差异（男性约占 55%）。患者可出现烦渴、多饮、多尿、体重减轻等高血糖症状，严重者可出现乏力、恶心、呕吐、腹痛、皮肤干燥、呼吸急促、呼吸有烂苹果味、昏睡、惊厥或昏迷等糖尿病酮症酸中毒（DKA）症状。ICI 相关糖尿病患者多急性起病，进展迅速，可在短时间内出现上述高血糖症状，50% 以上患者可诊断为暴发性 1 型糖尿病。76% 的 ICI 相关糖尿病患者出现 DKA，其中严重 DKA 占 38.9%，中度 DKA 占 20.4%，轻度 DKA 占 11.1%。

诊断与分型：ICI 相关糖尿病的诊断应结合

ICI 用药史和静脉血糖升高的证据。若患者存在 ICI 治疗史且用药前已确诊糖尿病，用药后如出现血糖快速升高或酮症倾向，则需加强血糖监测并完善以下检查：胰岛功能（重新评估）、胰岛自身抗体、糖化血红蛋白、血 pH、尿或血浆酮体等。若患者使用 ICI 前血糖正常，ICI 治疗后满足以下 3 条之一时，可诊断为 ICI 相关糖尿病：①典型糖尿病症状（高血糖所导致的烦渴、多饮、多尿、体重减轻）或皮肤瘙痒、视物模糊等急性代谢紊乱的临床表现，并且随机血糖 ≥ 11.1mmol/L；②空腹血糖（FPG）≥ 7.0mmol/L；③ 75g 葡萄糖负荷后 2 小时血糖 ≥ 11.1mmol/L。

处理原则：诊断明确后立即启动胰岛素治疗，有利于预后，除部分 1 ～ 2 级患者外，均建议使用每日多次胰岛素注射方案。由于 ICI 相关糖尿病主要破坏胰岛 β 细胞，因此单纯使用长效胰岛素是不够的。不推荐 ICI 相关糖尿病患者使用糖皮质激素，如果患者因为其他不良反应需要使用高剂量糖皮质激素治疗，应当对其加强血糖水平的监测，必要时可以请内分泌专家指导治疗。DKA 患者治疗还包括纠正脱水、高血糖及电解质紊乱等。除临床药物治疗外，对患者进行饮食、生活方式及血糖监测的宣教也非常重要。

ICI 相关糖尿病通常是永久性的，因此 ICI 治疗停止后也应继续糖尿病的治疗和随访。建议每个治疗周期开始前（2 ～ 3 周）进行血糖监测，治疗结束后每隔 3 ～ 6 周进行血糖检测。每 3 个月监测 1 次糖化血红蛋白。另外，ICI 相关糖尿病不是终止 ICI 治疗的禁忌，患者可在起始胰岛素治疗的同时继续 ICI 治疗。糖尿病病情较重者，可待血糖得以控制后继续 ICI 治疗，根据血糖水平进行病情分级，并依据病情分级决定是否调整肿瘤药物。

（四）ICI 相关肾上腺皮质功能减退（primary adrenal insufficiency，PAI）

ICI 相关 PAI 的发生率为 0.8% ～ 2.0%，其是药物诱发自身免疫性肾上腺炎的结果，但此数据可能由于肿瘤治疗中应用糖皮质激素或者 PAI 合并垂体炎继发的肾上腺皮质功能减退而被低估。联合使用 ICI 药物治疗患者中 PAI 的发生率可升至 4.2% ～ 7.9%。临床上合并自身免疫性疾病史、使用 CTLA-4 抑制剂治疗、慢性肾脏病 3 期及以上均为 ICI 相关 PAI 的高危因素。此外，药物剂量可能是影响 ICI 相关 PAI 的另一重要因素。研究显示，接受超过 5mg/kg 剂量伊匹单抗的患者更容易发生 PAI。

ICI 相关 PAI 是较罕见的内分泌 irAE，多于 PD-1 抑制剂单药治疗几个月后出现，CTLA-4 抑制剂单药治疗或联合治疗可提前出现，ICI 相关 PAI 的临床表现缺乏特异性，包括疲劳、直立性低血压、厌食、体重减轻和腹部不适。肾上腺危象可危及生命，其特征是严重的虚弱、晕厥、恶心、呕吐、腹痛、精神错乱、精神状态改变及谵妄，未经治疗可导致休克和死亡。生化检查表现为 ACTH 水平升高，而同时存在较低或相对低的皮质醇水平。而促肾上腺皮质激素刺激试验显示，在 ACTH 刺激下，皮质醇升高不足。由于 PAI，肾上腺球状带受影响，醛固酮水平倾向较低（盐皮质激素缺乏），肾素水平倾向升高。同时需要排除其他病因，如肾上腺转移、出血、感染等。

处理原则：对于怀疑 ICI 导致的急性肾上腺皮质功能减退，建议暂停 ICI 治疗，立即行血皮质醇和 ACTH 测定，请内分泌科医师会诊协助诊治，且无须等结果回报，在给予其他激素替代治疗之前即可开始补充氢化可的松。若患者发生肾上腺危象，应立即停止 ICI 治疗，且静脉给予氢化可的松 100mg，每 8 小时一次，同时注意控制感染等诱因；若确诊 PAI，还需补充盐皮质激素。肾上腺皮质功能减退很难恢复，甚至可能是永久性的，患者通常需要长期激素替代治疗，需咨询内分泌科医师以确定激素剂量和方式。临床上在给予激素治疗前，应对患者和家属进行宣教，并告知在应激状态时需及时增加糖皮质激素剂量（通常为替代剂量的 2 ～ 3 倍）。ICI 相关 PAI 一般不需要给予糖皮质激素冲击治疗。

预后及临床转归：ICI 相关 PAI 较为罕见，及时诊治预后较好，但未及时救治的 PAI 可能是永久性的，需长期激素替代治疗。目前临床观察的病例数量较少，仍需长期随访疗效及追踪疾病转归。目前认为，患者在 ICI 治疗结束后应至少随访 1 年以监测症状和辅助检查的变化。ICI 相关 PAI 患者在接受激素替代治疗且病情稳定后，可以考虑重启 ICI 治疗。此外，患者的肿瘤应答状态也是决定是否重启 ICI 治疗的一个重要因素。

三、免疫相关性肺炎

免疫治疗在临床上广泛应用并取得显著成就的同时，具有潜在致命性的免疫检查点抑制剂相关肺炎（checkpoint inhibitor pneumonitis，CIP）也逐渐被一线临床医师所熟知。CIP 的定义是在ICI 治疗后出现呼吸困难等其他呼吸道症状，或原有呼吸道症状加重，并在 CT 上显现出新的炎性反应性病变。

临床试验报道的 CIP 发生率大多在 3%～5%，其中 3 级以上发生率为 0～5%。肺炎是免疫治疗最常见的致死性毒性之一，占总体死亡病例的28.0%。CIP 的发病时间跨度大，从第 1 次使用ICI 后数小时至 24 个月不等，中位发病时间为开始治疗后的 2～3 个月，CIP 的发病时间可能晚于大多数免疫相关不良反应。

CIP 危险因素目前尚不清楚，高龄（年龄≥ 70 岁）、亚裔人群、吸烟史、肺部手术及放疗史等可能是潜在高危因素。基础肺部疾病（肺间质纤维化、COPD）的存在及肺功能的下降可导致患者合并 CIP 时耐受性更差，病情更重，预后更差；肿瘤类型（尤其是肺癌，其中鳞癌患者发生CIP 的概率更高）、使用的 ICI 种类（PD-1 抑制剂发生率较高，PD-L1 抑制剂发生率较低）可能与CIP 有关。另外，ICI 相关肺炎的发生率与其剂量无明显相关性，任何剂量的 ICI 均可能引起任何程度的免疫性肺炎。

ICI 相关肺炎的症状与一般肺炎相似，有咳嗽、咳痰、呼吸困难、发热等，也有约 1/3 的患者可能完全无症状。ICI 相关肺炎的影像学可表现为任何一种肺部炎症的特点，如隐源性机化性肺炎、间质性肺炎、磨玻璃样肺炎、过敏性肺炎、甚至肺部结节样改变等。一般情况下，病灶位于下叶多于上叶，肺部周边多见，部位多发。磨玻璃样为主，也可为实性。

ICI 相关肺炎的鉴别诊断要点：排除细菌性、病毒性细菌感染；排除肿瘤进展导致的癌性淋巴管炎；由于肿瘤患者自身免疫力下降，重点应鉴别巨细胞肺炎和耶氏肺孢子菌肺炎。对于免疫治疗中出现呼吸系统症状的患者，推荐早期行胸部CT 检查；对于 3 级以上的患者，行气管镜活检、肺泡冲洗液或组织微生物培养及二代测序检查，以排除感染因素及肿瘤进展导致的肺炎。

ICI 相关肺炎应按照其严重程度进行分级治疗，各大指南推荐的处理原则基本相似。美国肿瘤免疫治疗协会（SITC）首个发布 ICI 管理共识，将 ICI相关肺炎分为 1 级、2 级、3 级和 4 级，分别无为症状、有症状、症状严重需要吸氧和危及生命的 ICI 相关肺炎。美国国立综合癌症网络（NCCN）指南中将1 级列为轻度，2 级列为中度，3～4 级列为重度。对于轻度患者，可随访，酌情推迟 ICI 的治疗，密切观察，如果显示影像学进展，应升级治疗方案。对于中度患者需推迟 ICI 治疗，给予糖皮质激素和（或）支持治疗，如果症状改善至≤ 2 级，使用小剂量类固醇激素，1 个月内逐步减量；如果症状没有改善，甚至加重，按照 3～4 级反应治疗。对于重度患者，给予更高剂量糖皮质激素和（或）支持治疗，如果临床症状没有改善，加用英夫利昔单抗或环磷酰胺，吗替麦考酚酯或丙种球蛋白；如果临床症状改善，糖皮质激素减量并于 2 个月内逐渐停药。需要注意的是，激素必须缓慢减量，疗程需足够，否则很容易导致肺炎复发。

ICI 相关肺炎的转归通常良好，超过 2/3 的CIP 患者可通过停用 ICI 或使用糖皮质激素治疗得到缓解或治愈，对激素反应不佳的患者预后较差。CIP 治愈后再次使用 ICI 治疗肺炎的复发率为 25%～30%。目前的指南推荐中，对于 ICI 相关肺炎 3 级患者，再挑战治疗 ICI 应慎重，对于 4级患者，应永久停用 ICI。

四、免疫相关性肝损伤

ICI 相关肝脏毒性（ICI induced immune mediated hepatitis，IMH）的发生率与所用药物相关，PD-1抗体单药约 5%，CTLA-4 单抗约 10%，其中 3 级IMH 发生率为 1%～2%；双抗联合治疗肝炎的发生率增加，为 25%～30%，其中 3 级 IMH 发生率约为 15%。肝毒性可发生在开始治疗后的任意时间，最常出现在首次用药后的 8～12 周，联合治疗时发生时间可能提早，且持续时间延长。其主要表现为 ALT 和（或）AST 升高，伴或不伴胆红素升高。一般无特征性的临床表现，有时伴有发热、疲乏、食欲下降、早饱等非特异性症状，胆红素升高时可出现皮肤巩膜黄染、茶色尿等。症状也可来自同时发生的其他脏器毒性，如结肠炎、甲状腺炎或肺炎等。预后相对较好，较少发生肝衰竭和死亡。免疫检查点抑制剂引起自身免疫性肝炎的表现不尽相同。PD-1/PD-L1 抑制剂通常仅引起 AST/ALT 升高，组织学特征为小叶性肝炎。CTLA-4 抑制剂导致胆汁淤积，ALP、GGT（谷氨酰转移酶）增加。与抗 CTLA-4 药物相关的组织学特征为肉芽肿性肝炎，包括纤维蛋白环肉芽肿和中央静脉内皮炎。

IMH 的危险因素主要包括 ICI 的类型及剂量、是否联合治疗、潜在的肝脏疾病、基础的自身免疫性疾病、肿瘤类型。也有研究发现，有代谢相关脂肪性肝病的患者 ICI 相关肝损伤发生的概率更高，是独立的危险因素。

不同药物的肝脏 irAE 发生时间有差异。PD-1 单抗相关肝损伤发生早，通常发生在治疗后 25 ~ 60 天，40 天达高峰。CTLA-4 单抗相关肝损伤发生晚，通常发生在治疗后 30 ~ 90 天。皮肤、胃肠道、肝脏、肺部毒性较早发生，内分泌和肾脏毒性较晚发生。PD-1 单抗和 CTLA-4 单抗联合应用时会使肝损伤发生提前，症状加重。IMH 潜伏期不等，可以发生在用药后 6 ~ 12 周，甚至在用药结束后也可以发生；临床类型包括肝细胞型、淤胆型、混合型；临床表现可无症状或乏力、食欲缺乏、尿黄等。IMH 的诊断主要是依靠排他性诊断，需要排除其他常见肝损伤因素才可诊断。一方面，需结合患者的病史、临床表现、生化指标、影像学检查，必要时进行肝脏组织学检查，以排除引起肝损伤的其他潜在病因，如病毒性肝炎、非酒精性脂肪性肝病、酒精性肝病、自身免疫性肝炎等；另一方面，应仔细了解、询问患者其他的合并用药，以排除其他药物引起肝损伤的可能。

治疗前肝脏生物化学指标检查正常的患者，治疗中出现生物化学指标异常；或与治疗前的基线相比，肝脏生物化学指标显著异常，临床上提示有明确的肝损伤或肝损伤进展证据时，均应考虑 IMH 的可能性。

IMH 是对肝组织过度免疫反应或免疫耐受突破所致，停止 ICI 的肿瘤免疫疗法是治疗 IMH 的关键环节。目前绝大多数 irAE 推荐皮质类固醇作为一线用药选择，主要治疗手段为：①及时停止 ICI 治疗；②密切监测肝功能；③药物治疗，包括糖皮质激素、免疫抑制剂及抗胸腺球蛋白、缓解胆汁淤积药物等；④其他治疗，包括血浆置换及对症治疗等。根据分级管理：对于 1 级肝炎患者，应注意监测，所有指南建议继续免疫检查点抑制剂治疗。对于 2 级或以上肝炎的患者，应停用免疫检查点抑制剂治疗，并给予高剂量糖皮质激素。如果 3 天后没有改善（即激素难治性），应考虑吗替麦考酚酯。需要注意的是，出现肝炎不良反应，不能使用英夫利昔单抗，因为它与肝毒性有关。对于 4 级肝炎，建议永久停用 ICI，患者应住院接受治疗。

IMH 多在发生后的 5 ~ 9 周完全恢复，但激素不敏感型的患者恢复时间可能明显延长。有关于基线 IL-6 水平与 irAE 预后相关的报道，但并未指出在 IMH 中是否有特异性，所以目前尚无确切 IMH 预后相关的预测性指标。关于 irAE 恢复后免疫治疗再挑战问题，目前并无定论。NCCN 指南推荐 2 级 irAE 在恢复到 ≤ 1 级时，可以考虑重新开始 ICI 治疗。而出现 ≥ 3 级 irAE 后再次使用 ICI 治疗需要十分谨慎并密切监测。如再次发生 irAE，需要永久停药。

五、免疫相关性心肌炎

2014 年首例 ICI 相关心脏毒性的病例被报道，起初心血管 irAE 具有极低的发生率（0.09% ~ 0.27%），由于对 ICI 使用的增加和认识的提高，近几年心血管 irAE 的发生率也显著上升，在使用 ICI 治疗的肿瘤患者中，其发生率为 0.06% ~ 3.8%。虽然 ICI 相关心肌炎发生率低，但其致死率极高，达 39.7% ~ 50%，是 irAE 中致死率最高的一类疾病，而两种 ICI 联用引起的心肌炎死亡率更高。

ICI 相关心肌炎病例数量较少，因此尚无法全面掌握其临床特点。研究发现，此病的中位发病时间在首次应用 ICI 后 1 ~ 3 个月，大部分病例出现在用药 1 ~ 3 个周期后，短则可发生于用药 2 天后，长则可发生于用药后 1 年余。ICI 相关心肌炎的危险因素：ICI 联合治疗（2 种 ICI 联合、ICI 联合化疗或抗血管生成药物）；合并糖尿病、睡眠呼吸暂停或桥本甲状腺炎；有基础心脏疾病（如心力衰竭和急性冠脉综合征病史）；体重指数较高或高龄患者等。

ICI 相关心肌炎的临床表现广泛，可包括：无症状（无任何心血管症状）、轻微症状、明显症状和暴发性症状。常见症状包括呼吸短促、心悸、胸痛、水肿和乏力等，典型心肌炎综合征还包括心包炎、心包积液等表现。明显症状心肌炎患者可能伴发肌炎、呼吸功能障碍、肝功能异常和甲状腺功能异常等其他irAE；暴发性症状心肌炎患者起病急骤，病情进展迅速，常伴有血流动力学异常、心律失常如传导障碍或重症肌无力等其他症状。严重者可发生心源性猝死。

患者出现以下情况需警惕心肌炎可能：无法用其他原因解释的新发症状或体征，如心悸、胸痛、急性或慢性心力衰竭、心律失常、心包炎、心包积液等；发生肌炎、重症肌无力、呼吸障碍、肝功能异常、甲状腺功能异常等irAE；相对基线的心肌损伤标志物水平升高，如肌钙蛋白（cTn）、Mb、CK及CK-MB升高等；心电图出现新发异常，如各种类型的传导阻滞、ST-T改变、QRS波群增宽或心动过速等。

当患者疑似发生ICI相关心肌炎时，建议立即进行心血管科会诊，除详细询问症状和行体征检查外，推荐完善心电图、超声心动图、心肌损伤标志物（cTn、CK、CK-MB和Mb等）、脑钠肽、D-二聚体、天冬氨酸转氨酶、白细胞计数、炎性标志物（红细胞沉降率、C反应蛋白）、甲状腺功能、促肾上腺皮质激素（ACTH）、皮质醇水平及可溶性生长刺激表达基因蛋白2（sST2，可选）等检查。若上述项目结果较基线未变化，不推荐进一步行心脏MRI检查。若上述结果出现异常，建议进行心血管科会诊。心肌损伤标志物可以用于ICI相关心肌炎的初步诊断。心脏MRI是诊断心肌炎的首选影像学方法，有条件者可以行心脏MRI检查，若无法进行心脏MRI，正电子发射计算机断层显像（PET/CT）是一个很好的替代方案，且该方法在检测ICI相关心肌炎时的灵敏度高，尤其是在心肌炎的早期阶段。必要时行心内膜心肌活检。

对于确诊为ICI相关心肌炎的患者，建议应尽早启用糖皮质激素治疗，并酌情考虑使用高剂量治疗。高剂量糖皮质激素治疗24～48小时患者病情无改善时，建议调整免疫抑制治疗方案。除糖皮质激素外，ICI相关心肌炎的治疗选择还包括：①化学药物（吗替麦考酚酯和他克莫司）、小分子靶向药物（托法替布）、生物制剂（英夫利昔单抗、托珠单抗、阿仑单抗、抗胸腺细胞球蛋白和阿巴西普）和免疫球蛋白等药物治疗方案；②生命支持治疗，有条件时可行血浆置换和淋巴细胞清除等非药物治疗方案。

2022年欧洲心脏病学会（European Society of Cardiology，ESC）年会颁布的《欧洲心脏病学会肿瘤心脏病学指南（2022版）》把接受至少3天糖皮质激素和其他心脏相关治疗后，发生下列任一情况：① cTn无显著降低（降低幅度小于峰值的50%）；②房室传导阻滞、室性心律失常或左心室功能不全仍持续存在，定义为激素抵抗型ICI相关心肌炎。对于激素抵抗型ICI相关心肌炎的治疗，应考虑强化免疫抑制方案或二线免疫抑制方案。

ICI相关心肌炎的病情发展迅速且死亡率较高，在心肌炎症状缓解期间也应进行定期监测和随访。任何分型ICI相关心肌炎在未彻底治愈之前不推荐重启ICI治疗。亚临床心肌损伤患者在心肌损伤标志物恢复基线水平后可考虑重启ICI治疗，轻症型ICI相关心肌炎患者在心肌损伤标志物恢复基线水平后应慎重再次进行ICI治疗，重症型ICI相关心肌炎和危重型ICI相关心肌炎患者需永久停用ICI治疗。

六、其他irAE

（一）胃肠道不良反应

胃肠道不良反应的主要表现是腹泻或结肠炎，这是非常常见的不良反应。CTLA-4抑制剂的胃肠道不良反应发生率要远高于PD-1/PD-L1抑制剂，出现在治疗的任意时间点，而PD-1/PD-L1抑制剂的不良反应一般出现在用药后的3个月。大多数患者的病变在比较靠下的乙状结肠和直肠，累及胃和小肠比较罕见，结肠镜多表现为黏膜红斑、糜烂、溃疡形成。主要表现为腹泻，还可出现腹痛、大便带血和黏液、发热等症状，少部分患者可能会合并口腔溃疡、肛门病变（肛瘘、脓肿、肛裂），以及关节疼痛、内分泌紊乱、皮肤病变等肠外表现。

根据腹泻次数及伴随症状分级如下。

（1）腹泻次数小于4次/天，没有腹痛、大便带血等症状的，属于轻度1级不良反应，因为很多患者都是化疗联合免疫治疗，化疗本身也可以引起腹泻，治疗过程中感染也会引起腹泻，当患者出现腹泻的症状时，首先除外感染因素，一般情况下，对症治疗病情就能好转，不需要停止免疫检查点抑制剂治疗。

（2）腹泻次数4～6次/天，伴有腹痛、大便带血、带黏液等症状的，属于 2 级不良反应。

（3）腹泻次数大于 7 次 / 天，伴有剧烈腹痛、大便带血、带黏液等症状的，属于 3 级不良反应。

（4）出现脱水、休克、肠穿孔等危及生命的症状时，属于 4 级不良反应。

对于免疫治疗相关肠炎的患者，建议先除外感染性病因，对症支持 1 ～ 2 天，如果没有好转，就开始经验性使用激素治疗，2 级肠炎先暂停 ICI 治疗，静脉注射糖皮质激素用 2 ～ 3 天，如果症状未缓解，增加糖皮质激素剂量（如果需要明确病因，再做肠镜下活检）。3 ～ 4 级肠炎使用高剂量糖皮质激素，观察 2 ～ 3 天，若效果不好，联合其他免疫抑制剂，如英夫利昔单抗或者维得利珠单抗。

（二）肌肉骨骼毒性

肌肉骨骼毒性属于发生率也比较高的关节和肌肉不良反应，大部分肿瘤患者或多或少都存在肌肉骨骼症状，所以肌肉和骨骼不良反应临床试验报道比较多，未必都是真正的不良反应。真正的免疫相关性关节不良反应出现时间为治疗后 2 ～ 24 个月，主要表现与类风湿关节炎是一样的，早期症状是早上起床时手、足小关节僵硬，可持续 30 ～ 60 分钟，伴有疼痛、肿胀；更严重时会出现关节畸形。症状较轻的患者应用非甾体抗炎药（布洛芬）或小剂量激素后即能得到缓解，重者则有可能需要联合其他免疫抑制剂治疗。如果出现比较典型的关节疼痛症状，建议患者去风湿科进一步就诊，评估严重程度，再共同决策下一步治疗方案。一般情况下，若关节性损伤预后比较好，不需要停止使用 ICI。

与关节炎相比，ICI 引起的肌炎少见。一般发生在 ICI 治疗的前 2 个月，发病比较急。患者临床常表现为肌痛、肌无力，并可有肌酸激酶的升高，严重时可能累及呼吸肌或心肌而危及生命。少数 ICI 所致肌炎（包括心肌炎）患者还有可能合并重症肌无力，这种情况一定要积极处理。

在使用 ICI 期间，一定要注意肌酸激酶变化及全身肌肉疼痛评估，如果患者仅表现为肌痛，可对症镇痛治疗，并继续免疫治疗，同时密切监测肌酶水平。如果肌酶出现轻度至中度升高，但患者没有任何症状，也可以继续观察或先暂停一下免疫治疗。对于中度至重度肌炎的患者，建议加用糖皮质激素治疗。

（三）肾脏毒性

急性肾功能损伤是 ICI 治疗的一种罕见并发症，在免疫单药治疗中发生率为 1% ～ 2%，在联合治疗中发生率为 4.5%。急性肾损伤一般发生在 ICI 治疗后数周至数月，肾小管间质性肾炎是最常见的肾脏不良反应。肾脏损伤主要的表现是肌酐升高，因为肾功能查的比较多，很少在发展到 3 级以上时才开始进行干预治疗。对于肌酐轻度升高、正常值 2 倍以下的患者，一般建议不停用 ICI，先水化治疗，找原因，密切检测肾功能。如果还是进行性升高，需要请肾内科医师评估肾脏损伤程度，明确是否需要肾穿刺明确诊断，共同商议停药时机及启动免疫抑制剂干预治疗时机等关键问题。

（四）胰腺毒性

胰腺损伤也比较少，胰腺包括内分泌腺和外分泌腺，前面讲到的分泌胰岛素的胰岛就属于胰腺的内分泌腺，胰腺的外分泌腺体专门分泌淀粉酶和脂肪酶。在使用 ICI 早期，很多人的淀粉酶和脂肪酶轻度升高，但很快能恢复正常。有些患者仅仅有淀粉酶和脂肪酶的升高，没有任何症状，可以继续免疫治疗，并检查升高的原因、是否有转移等情况，密切监测淀粉酶和脂肪酶的变化。如果患者有淀粉酶和脂肪酶升高，并且出现腹痛、恶心、呕吐、血糖升高的症状，需要警惕胰腺炎。

（五）眼毒性

眼部不良反应发生率比较低，如果患者既往没有眼病，初次使用 ICI 出现的视物模糊、飞蚊症、闪光、色觉改变、红眼症、畏光、光敏感、视物扭曲、视野改变、盲点、眼球柔软或动眼疼痛、眼睑水肿或突出或复视等症状，要警惕眼部不良反应。尤其是葡萄膜炎和巩膜炎，早期治疗一般很容易恢复，时间久了，治疗就比较困难，可能有失明的风险。

（六）神经系统毒性

免疫相关性神经系统不良反应常见的有重症肌无力、吉兰 - 巴雷综合征、周围神经病变、脑膜炎、脑炎、脊髓炎。但是发生率比较低，大多数为 1 ～ 2 级非特异性症状，3 ～ 4 级及以上发生率低于 1%，一般发生在治疗后 6 周，症状不特异。

吉兰 - 巴雷综合征和周围神经病变是比较罕见的并发症，主要表现为四肢感觉丧失、"戴手套、穿袜子"样麻木感、轻瘫、虚弱、感觉异常、麻木、吞咽困难，少数人有面瘫的症状。

ICI 所致的免疫相关性脑炎具有症状的多样性和非典型性，诊断较困难，缺乏特异性，以头痛、发热、精神错乱、记忆力障碍、嗜睡、幻觉、癫痫发作、颈强直、精神状态下降、注意力受损和定向障碍等脑病症状为主要症状。

无菌性脑膜炎是一种罕见的副作用，主要症状包括颈部僵硬、发热和头痛。

横断性脊髓炎的临床表现为截瘫、尿潴留及下肢感觉障碍。

七、免疫检查点抑制剂不良反应的处理原则及常用药物

（一）处理分级原则

ICI 相关不良反应分为 5 个级别。

（1）1 级，轻度不良反应：无须住院，不推荐使用糖皮质激素及其他免疫抑制剂，建议继续免疫治疗及后续应用。

（2）2 级，中度不良反应：无须住院，可局部激素或全身激素治疗 [口服甲泼尼龙 0.5～1mg/（kg·d）]，不推荐使用其他免疫抑制剂，建议暂时停用免疫治疗及后续应用（仅表现为皮肤或内分泌症状者可继续免疫检查点抑制剂治疗）。

（3）3 级，严重不良反应：需住院治疗，予全身糖皮质激素治疗 [口服或静脉使用甲泼尼龙 1～2mg/（kg·d）]，在激素治疗 3～5 天，症状未能缓解的患者可考虑在专科医师的指导下使用其他免疫抑制剂，建议停用免疫治疗及后续应用，基于患者的风险/获益比，讨论是否恢复 ICI 治疗。

（4）4 级，危及生命的不良反应：要求住院治疗并考虑 ICU，全身糖皮质激素治疗 [静脉使用甲泼尼龙 1～2mg/（kg·d），连续 3 天，若症状缓解，则逐渐减量至 1mg/（kg·d）维持，之后逐步减量，6 周左右减量至停药]，在激素治疗 3～5 天后，症状未能缓解的患者可考虑在专科医师指导下使用其他免疫抑制剂，建议永久停用。

（5）5 级，与不良反应相关的死亡。

另外需要注意：①使用糖皮质激素要及时，延迟使用（＞5 天）会影响部分 PD-1 抑制剂相关不良反应的最终处理效果，如腹泻、结肠炎。②输注反应的预防不建议使用糖皮质激素。③甲状腺功能减退和其他内分泌不良反应（如糖尿病），不需要使用糖皮质激素治疗，推荐使用替代激素治疗。

（二）处理免疫检查点抑制剂不良反应的常用药物

在处理 ICI 的治疗中，最主要的就是激素治疗，对于糖皮质激素抵抗或高级别 irAE，可以单独或者联合使用其他免疫抑制剂治疗。相对于熟知的传统免疫抑制剂，如甲氨蝶呤、环磷酰胺、环孢素、硫唑嘌呤等，因为其副作用比较大，临床研究报道了一些细胞毒类、靶向药物、生物类制剂等在 irAE 中的应用。

1. 吗替麦考酚酯（mycophenolate mofetil，MMF） 是麦考酚酸（mycophenolic acid，MPA）的 2- 乙基酯类衍生物。MPA 通过非竞争性抑制嘌呤合成途径中次黄嘌呤核苷酸脱氢酶的活性，抑制 T 细胞、B 细胞的增殖反应，发挥免疫抑制作用，具有高效、高选择性、非竞争性、可逆性的药理学特质。与糖皮质激素联合应用，每次 0.5～1.0g，每 12 小时 1 次。服药过程中禁止压碎吗替麦考酚酯片或打开吗替麦考酚酯胶囊。持续性腹泻是麦考酚酯最常见的不良反应，还可见细菌或病毒感染、骨髓抑制和一过性 ALT 升高等。

2. 英夫利昔单抗（infliximab） 是一种人-鼠嵌合抗肿瘤坏死因子 -α（TNF-α）单克隆抗体，与 TNF-α 结合具有高亲和力和高稳定性，不易解离，从而导致 TNF-α 失去生物活性，影响炎症因子生成，使炎症得到缓解，促进黏膜修复。ASCO 推荐英夫利昔单抗用于治疗多系统的激素抵抗型和中重度 irAE，如结肠炎、肺炎、心肌炎、关节炎、神经炎。合并免疫性肝炎的患者禁用英夫利昔单抗治疗。英夫利昔单抗可能会诱发心力衰竭，并可能增加患者心血管死亡风险，因此合并中重度心力衰竭，即心功能 Ⅲ～Ⅳ级且 LVEF ≤ 35% 的患者用量不宜超过 5mg/kg。英夫利昔单抗常用于胃肠道 irAE，控制结肠炎的腹泻等症状。

3. 维得利珠单抗（vedolizumab） 为人源化 α4β7 整合素单克隆抗体，可以和肠道辅助 T 细胞上的 α4β7 整合素结合，减轻胃肠道炎症症状，临床用于治疗溃疡性结肠炎和克罗恩病。对于糖皮质激素耐药的中度或重度结肠炎患者，可以先使用英夫利昔单抗，对于英夫利昔单抗耐药或者副作用过强、有使用禁忌证的结肠炎，可以换用维

得利珠单抗。

4. 度普利尤单抗（dupilumab）　是白细胞介素 -4（IL-4）人源化单克隆抗体，可以抑制 IL-4/IL-13 信号转导。IL-4 和 IL-13 是皮肤炎症的驱动因素。临床上用于治疗特应性皮炎，3～4 级皮肤 irAE 如果出现持续的重度瘙痒性皮炎，会给患者生活带来极大的烦恼和精神压力，可以使用度普利尤单抗进行治疗。

5. 乌司奴单抗（ustekinumab）　是选择性 IL-12 和 IL-23 抑制剂。IL-12 和 IL-23 是前炎性细胞因子，在免疫介导的炎症性疾病中起致炎作用。乌司奴单抗可抑制 IL-12 和 IL-23 介导的炎症反应，临床用于治疗难治性 irAE 结肠炎。

6. 托法替尼（tofacitinib）　是一种新型的口服 Janus 激酶抑制剂（JAKi），通过作用于 JAK-STAT 通路，阻断 JAK 信号转导，抑制细胞因子合成，达到控制免疫炎症反应、阻止骨破坏等作用。托法替尼目前被用于治疗自身免疫性疾病，如类风湿关节炎和溃疡性结肠炎，也可用于难治性 irAE 结肠炎。

7. 托珠单抗（tocilizumab）　是一种免疫球蛋白 IgG1 亚型的重组人源化 IL-6 受体单克隆抗体，特异性结合可溶性 IL-6 受体及膜结合 IL-6 受体（sIL-6R 和 mIL-6R），并抑制由 sIL-6R 或 mIL-6R 介导的信号转导，从而缓解全身性炎症反应。临床上用于治疗对多种 TNF 抗体耐药的中重度活动性类风湿关节炎。irAE 在治疗应用方面和类风湿关节炎类似，所有对 TNF-α 抑制剂耐药的 irAE 都可以换用托珠单抗治疗。也有病例报告报道了在糖皮质激素治疗失败后，加用托珠单抗联合治疗 ICI 相关心肌炎，取得一定疗效，且在激素减量后未出现心脏或心肌炎相关不良事件复发。

8. 阿仑单抗（alemtuzumab）　是 CD52 抑制剂，临床上治疗复发性多发性硬化症。阿仑单抗有引起补体介导的外周免疫细胞破坏，快速耗竭循环中的 T 细胞，减轻自身免疫性导致的心肌损伤的作用，可以用于 irAE 相关性难治性心肌炎，作为 irAE 心肌炎的二线用药。

9. 阿巴西普（abatacept）　是 CTLA-4 激动剂，通过与抗原提呈细胞上的 CD80 和 CD86 结合，抑制 T 细胞的激活，抑制 ICI 激活的途径，对于 irAE 相关性糖皮质激素抵抗的难治性心肌炎可起

到治疗作用。阿巴西普可以直接作用于 T 细胞，是 irAE 心肌炎的二线用药。

10. 他克莫司（tacrolimus）　又名 FK506，是从链霉菌属中分离出的发酵产物，是一种强力的新型免疫抑制剂，主要通过抑制 IL-2 的释放，全面抑制 T 细胞的作用。与糖皮质激素联合应用，可用于治疗复杂性 ICI 相关心肌炎。

11. 利妥昔单抗（rituximab）　是抗 CD20 单抗，作用于 B 细胞，作为最常用靶向治疗药物之一被血液肿瘤医师熟知。可用于治疗 irAE 相关的皮肤病变、肌炎、脑炎、重症肌无力，特别是对静脉注射免疫球蛋白和血浆置换耐药的重症肌无力。

12. 依库珠单抗（eculizumab）　是人源型抗 C5 单克隆抗体，可通过结合补体蛋白 C5，阻断其裂解，从而阻断末端补体成分 C5a 和膜攻击复合物 C5b-9 的生成，可显著减轻血管内溶血。当发生 irAE 溶血性尿毒综合征（HUS）时，可考虑使用依库珠单抗治疗。

13. 抗胸腺细胞球蛋白（anti-thymocyte globulin，ATG）　可通过破坏再循环池中的淋巴细胞发挥其免疫抑制作用，通过补体介导的血管内裂解、次级淋巴组织中的细胞凋亡和吞噬作用，以及抗原依赖性细胞介导的细胞毒性来耗竭体内的 T 细胞。有病例报道用于暴发性 ICI 相关心肌炎患者的成功案例。

小剂量激素可改善患者免疫治疗不良反应且不影响疗效，但大剂量激素可能干扰疗效。另外，其他一些免疫抑制剂也会影响免疫治疗疗效。目前常用的治疗手段大多基于抑制全身免疫反应，可能有促肿瘤生长风险，因此在针对 irAE 治疗时，临床医师需权衡利弊，建议多学科联合诊治并遵循个体化治疗原则。

（杜瀛瀛）

参考文献

第6章 肿瘤治疗的心理因素

第一节 常见心理反应

恶性肿瘤目前已经成为威胁人类健康的头号疾病，当患者被告知确诊肿瘤后，绝大多数患者会出现恐惧、焦虑、抑郁、悲观绝望、情绪低落、回避现实、负罪感、遗弃感等不良情绪反应。严重影响患者的生活质量及疾病的预后。恶性肿瘤不仅是一种身体的疾病，更是心理的疾病。

一、恐惧

恐惧是恶性肿瘤患者最主要的心理反应之一，尤其是初诊患者。癌症在现阶段尚无特效的治疗，加之对于恶性肿瘤认识的传统观念影响，许多人仍然将癌症的诊断看作是死亡的代名词。一经确诊，很多患者即产生极大的恐惧心理，害怕死亡，希望是误诊，心理矛盾，情绪紧张，心神不安。传统的观念认为恶性肿瘤是不治之症，从而使患者心理产生强烈的恐惧感。

患者在未发现或未确诊阶段精神状态良好，日常生活及活动丝毫不受影响。但确诊后，由于对癌症和死亡的恐惧，其身心反应剧烈，很快便无法正常工作、生活，甚至卧床不起，需要家人和朋友的照顾。长时间的恐惧对身体的损害甚至超过癌症本身对患者的损害，使患者出现急躁、心灰意冷、情绪消沉等心理反应，继而出现失眠、食欲缺乏、全身乏力、自主神经紊乱等一系列躯体症状。由于很难摆脱恐惧的折磨，甚至有些患者出现自损行为、自杀的念头与计划。也有很多被误诊的患者，由于对癌症的恐惧，同样产生了类似癌症的症状，严重影响生活质量。

二、焦虑

大多数恶性肿瘤患者在患病过程中都有焦虑的体验。由于担忧日后身体健康、生活能力、经济负担、家庭关系等各方面可能出现的问题，而产生焦虑。患者的病情严重程度，如是否有疼痛、有无转移、早中期还是晚期、肿瘤的恶性程度，以及患者的职业、文化程度、家庭状况、年龄大小、经济情况都会影响患者的焦虑程度。恐惧往往也是焦虑产生的原因，如果恐惧得不到及时有效的解除，会发展为无法克制的焦虑，如心悸、出汗、失眠、头痛、眩晕等，更加剧了患者的恐惧程度，认为是癌症本身导致了这些症状，继而出现行为失去控制，容易激动、缺乏耐心、发脾气、自责和谴责他人。

针对这种情况，护理人员应主动与患者交谈，听取患者的倾诉。在掌握病情和国内外有关癌症治疗进展和治愈率等前提下向患者提供全面正确的医疗信息，使患者心中有数，稳定患者情绪。重视治疗前的心理疏导，及时地介绍手术、化疗、放疗的相关知识如治疗方法、可能出现的不良反应及预防措施等。使患者了解医疗方案的必要性，指导患者进行积极的抗癌治疗。同时做好家属的思想工作，使家属积极主动地关心体贴患者，使患者在情绪稳定的情况下接受治疗。

三、抑郁

抑郁是一种忧愁压抑的消极情绪，它的表现方式多种多样。有的故作姿态、极力掩饰；有的少言寡语，对外界任何事物都不感兴趣；有的饮泣不语或哭叫连天；还有的自暴自弃，甚至出现轻生的念头。处于抑郁状态的患者思想包袱重，接触这种患者时要给患者以新鲜而带有积极意义的语言刺激。有研究表明，对于癌症患者来说，使其对生活充满希望是增强其身心健康的关键因素，癌症患者的生活质量和治疗效果可能受到抑郁的影响，约 25% 新确诊的癌症患者有抑郁或抑郁相关情绪调节紊乱。患者情绪低落、心境悲观、对生活绝望，自我评价降低、自我感觉不佳。应主动与患者交谈，了解其思想动态，注意其情绪变化及异常言行，体会患者的心情，给予必要的关心与理解，诱导启发患者倾诉内心的痛苦，以诚恳的态度做好解释、劝慰和说服工作。针对其病情，说服患者参加一些活动，改善其生活质量。

四、怀疑

怀疑大多是一种消极自我暗示，由于缺乏根据，常影响对客观事物的正确判断。患者变得异常敏感，坐立不安，多方求证，心情紧张，猜疑不定；怕吃错了药、打错了针；担心偶尔的医疗差错或意外不幸降临在自己身上；对别人的好言相劝半信半疑，甚至曲解原意。怀疑往往出现在癌病患者病程的早中期，随着病程的发展，患者的心理负担也发生着变化，一些癌症患者渐渐地接受身患癌症这一现实，并开始积极地调整心态，乐观地面对生活，配合治疗。然而，另一些患者的心理压力愈加沉重，继而出现焦虑、抑郁和自我感觉负担等心理问题。此时，医护人员应谨言慎行，要探明患者询问的目的，科学委婉地回答患者所提问题。给药打针时，在患者面前要表现出严谨的态度，以取得患者的信任。医护人员在患者面前交谈时，尽可能做到大方、自然，以减少患者的猜疑。对于那些医学知识一知半解的患者，更要耐心地讲解，并要劝告那些对医学似懂非懂的亲友，不要在患者面前乱作解释。

五、悲观

证实自己患了癌症，一些患者便会产生悲观、失望情绪。有的乱发脾气，有的郁郁寡欢，对周围的一切漠不关心，少言寡语，对治疗失去信心，甚至拒绝治疗，消极悲观地等待死亡。对于这些患者，医务人员应以高度的同情心和责任感，积极真诚的态度，和蔼的言行，去关心体贴患者。在患者情绪不佳、出言不逊时，做到克制忍让，以情感人，有意识地多接近患者，解释癌症绝不是不治之症，有 50% 可以治愈，还有 50% 经治疗可减轻症状，延长生命。介绍有关癌症治疗的新进展及取得成功的典型病例，通过多种形式的实例教育达到理想的护理效果，有效地帮助患者度过心理危机，进而转入良性心理状态，增加成功抗癌的可能性。

六、谵妄

谵妄是晚期恶性肿瘤患者常见的一种精神症状，以认知功能损害和意识下降为特征、可逆转、通常急性发作、持续时间不等为特征。在住院的恶性肿瘤患者中，谵妄的比例可达 15% ～ 30%，终末期患者可高达 85%。谵妄的发生不仅影响疾病本身的进程，延长患者住院时间，还影响其生存期，严重影响其生活质量，对家属造成沉重的护理负担及心理压力。针对此类患者，除了药物干预措施外，在实际的临床工作中可采用非药物干预措施来改善患者的生活质量。医师需要重点关注谵妄患者，通过向患者及家属进行宣教干预，使谵妄患者在日常生活功能上有所改善。

七、自杀

恶性肿瘤患者存在自杀的倾向。自杀定义为一种自发完成的、故意的行为结果，行为者本人完全了解或者期望这一行动的致死性后果。自杀的心理活动包括自杀意念、自杀计划、自杀准备、自杀行动四个心理活动。恶性肿瘤患者自杀的倾向是普通人群的 2 倍，美国普通人群年自杀率约为 16.7/10 万，而恶性肿瘤患者年自杀率为 31.4/10 万。中国普通人群自杀念头仅 3.9%，而研究显示中国妇科肿瘤患者自杀意念比例高达 18.1%。针对此类患者，除了药物干预外，非药物性干预同样重要。对于重度抑郁出现自杀倾向的患者，建议住院期间避免接触危险品，同时予以心理干预，从而帮助当事人重拾信心，恢复心理平衡。

第二节 心理反应对肿瘤进展复发、患者生存期、生存质量的影响

肿瘤患者的焦虑、抑郁、愤怒等不良心理反应对于其进展、复发、生存时间和生存质量均有严重的影响，不良心理反应明显的患者往往更容易出现疾病的进展和复发，生存期进一步缩短，生存质量进而下降，而肿瘤的不良发展同样将反作用于患者，导致其他的心理反应，目前关于这些影响的研究日益增多，相关研究的结果将有助于提高临床医师对患者不良心理反应的关注度，未来将吸引更多临床学者寻找方法改善患者的生活质量，延长患者生存期。

一、心理反应对肿瘤进展复发的影响

肿瘤的进展复发受到复杂的因素调控，其中心理因素往往受到忽视，在医学模式由传统医学向现代化的生物-心理-社会医学模式转变过程中，心理反应越来越为人们关注，并成为潜在的调控肿瘤进展复发的因素。既往一项发表在权威期刊 *BMJ* 的荟萃分析发现心理反应在肿瘤复发中的影响效果仍不明确。美国康奈尔大学的 Miller 教授发表的一项研究指出严重的不良心理反应将导致癌细胞加速扩散，进而使病情稳定的癌症患者突然出现复发。愤怒的心理反应同样会影响癌症的复发，以中医的角度来看即"怒伤肝"，患者情绪较大的起伏将影响肝肾功能，产物代谢能力的减退影响了肿瘤的复发。患者长期的社交孤立带来的不良心理反应同样影响着癌症的复发，*Cancer* 上发表的一项研究结果显示，社交孤立的女性乳腺癌复发风险高达 40%，死于乳腺癌的风险高达 60%。

知名期刊 *Nature Medicine* 既往发表的一项文章指出，压力可以改变免疫系统和内分泌系统的神经化学功能，该文章的研究人员通过小鼠的慢性压力模型证明压力环境会导致卵巢癌的肿瘤负荷更大、癌细胞的浸润性生长能力更强，这项研究提示不良心理反应将导致卵巢癌进展加快。

Argaman 学者团队曾设计了一种心理反应与肿瘤进展的实验动物模型：这种动物模型实现了将无助无望的心理状态与肿瘤进展进行关联，该模型显示当动物的大脑遭受无法避免的应激反应

时，动物机体的白细胞介素-1β 升高，而控制白细胞介素-1β 的机体水平可以显著改善动物无助无望的程度。这项实验表明不良心理反应可以使动物机体白细胞介素-1β 水平升高，而高水平的白细胞介素-1β 增加了实验动物肿瘤扩散的概率，其潜在生物学机制可能与外周血白细胞介素-1β 能够促进肿瘤逃避细胞凋亡、肿瘤血管反应性生长及肿瘤转移密切相关。

2018 年美国 MD 安德森癌症中心 Nilsson 团队发现压力激素（去甲肾上腺素和肾上腺素）可以促进肿瘤细胞的生长，同时能够促进肿瘤细胞对治疗 NSCLC 的经典药物即 TKI 抑制剂产生耐药性，该团队通过研究证实压力激素会通过激活 β2-AR 而诱导肿瘤细胞生成大量的白细胞介素-6（IL-6），而 IL-6 是 NSCLC-*T790M* 突变患者对 TKI 抑制剂产生耐药性的重要因素。这项研究结果提示不良心理反应将促进癌症进展、影响靶向治疗疗效。

二、心理反应对肿瘤患者生存期的影响

2019 年发表在 *Nature Medicine* 上的一项探索性研究分析了精神相关因素与肿瘤治疗效果的关系。该团队通过建立小鼠的压力模型探讨了社交失败情况引发的焦虑/抑郁状态对肿瘤患者治疗预后可能产生的影响，结果发现内源性糖皮质激素由于持续的社交失败而不断在应急反应中增加，进一步介导了免疫抑制的作用。

既往的一项前瞻性研究发现抑郁症状的发病状态与肺癌患者的死亡率存在相关性，而抑郁症状缓解后患者的死亡率与无抑郁症状的患者相似。2007 年韩国的一项研究发现 I～III 期胃癌患者出现的不良心理反应如心理痛苦将影响患者的 DFS，存在心理痛苦的患者 5 年 DFS 率显著低于无心理痛苦的患者（60% vs 75%）。而对于 IV 期患者来说，心理痛苦会影响患者的中位 OS，有心理痛苦的患者中位 OS 显著低于无心理痛苦的患者（12.2 个月 vs 13.8 个月）。

王建等学者曾对晚期胃癌患者、胃癌长期生存者及健康人群的心理反应进行了调查，结果发

现负性心理反应较少的患者更容易获得长期的生存时间，可更多地采取成熟的态度面对胃癌的诊断治疗，体内的自然杀伤（NK）细胞水平也更高。2008 年汪晓炜等学者的研究也进一步验证了这一结论。以上研究均提醒我们应关注癌症的不良心理反应对癌症患者生存期的影响。

三、心理反应对肿瘤患者生存质量的影响

（一）焦虑对肿瘤患者生存质量的影响

Linden 等学者调查发现，19% 的肿瘤患者伴有临床意义的焦虑症状，而焦虑发作时常导致患者发生头晕、心悸、胸闷、口干和出汗等躯体症状，这些症状将影响患者的正常工作和休息，因此对患者的生存质量同样具有深刻的影响。

（二）抑郁对肿瘤患者生存质量的影响

抑郁常导致患者出现长期的心境低落，患者持续的情绪消沉最终可导致发生自杀等危险行为。抑郁作为肿瘤患者重要的不良心理反应，对患者的工作和社会角色产生严重的影响，其在肿瘤的发生和进展中同样起重要作用，也因而严重影响患者的生存质量。

（三）谵妄对肿瘤患者生存质量的影响

晚期恶性肿瘤患者部分会出现谵妄不良心理反应，表现为急性的认知功能下降，谵妄的发生将影响患者的康复，增加死亡的风险，同时给看护者带来沉重的心理和护理负担，患者的生存质量也被显著影响。

（四）失眠对肿瘤患者生存质量的影响

失眠将影响患者的睡眠质量，进而影响患者日间的正常工作和生活，而患者的生存质量往往与睡眠质量密切相关。失眠带来的不良情绪体验也会对患者的认知和心理反应产生巨大影响。

由于肺癌的部位特殊及特定的心理反应和躯体症状，患者的心理反应对其生存质量的影响更为显著，如呼吸困难会引起患者的焦虑及惊恐发作，慢性咳嗽会引起患者的睡眠质量降低。Neises 等学者对乳腺癌患者进行了心理社会干预，结果发现干预后随着情绪压力减低，生活质量提高，患者的 NK 细胞活性增加，T 细胞活性降低，这提示通过减轻不良的心理反应可以通过神经免疫系统提高患者的生活质量。Fazwy 等学者进行了类似的研究，该研究将恶性黑色素瘤患者随机划分为社会基础心理干预组和常规护理组，并进行了 6 周的心理干预试验，在此过程中收集了至少 10 年的干预情况，并分析了复发率、病死率等数据。结果发现，6 周内社会基础心理干预组的患者积极心理反应增加，负面情绪减少，干扰素刺激 NK 细胞后细胞的毒性增加，患者的复发和生存均有所改善。

四、心理反应对肿瘤治疗的影响

2019 年，中国医学科学院马瑜婷团队在 *Nature Medicine* 杂志上发表的一项研究发现精神应激可导致肿瘤局部及全身系统性的免疫抑制，同时分析了精神压力导致的神经内分泌系统与免疫系统之间的联络机制，以及其对免疫治疗、化疗结局的影响。该团队通过小鼠社交挫折（social defeat，SD）模型、急性束缚（acute restraint，AR）模型诱导小鼠精神应激，并通过旷场、明暗盒、仪容整理、社交躲避等多种行为学测试指标来量化小鼠的焦虑及抑郁表型。通过系统性解析肿瘤免疫微环境、外周血中免疫细胞群及可溶性因子，该团队证实不良心理反应可影响化疗及免疫治疗的疗效。

有研究建立了小鼠压力模型以探索社交失败引发的焦虑/抑郁状态对肿瘤患者治疗预后产生的影响，结果提示内源性糖皮质激素由于社交失败等应急反应会持续增加，进而介导免疫抑制作用。在小鼠皮下移植瘤（肺癌、肠癌及骨肉瘤）模型、致癌物诱导的原发肺癌及肠癌模型中发现，精神压力诱导的皮质酮上调可使 DC 细胞内 *Tsc22d3* 表达增强，而该分子可抑制肿瘤内 DC 细胞的 I 型干扰素应答，并下调其 MHC-I/II 抗原提呈途径相关分子的表达。在正常小鼠中，人为给予外源性糖皮质激素或使小鼠的 DC 细胞特异性过表达 *Tsc22d3*，结果导致化疗及免疫治疗的应答效率显著下降。反之，条件性敲除小鼠 DC 细胞的 *Tsc22d3* 基因，即使施加 SD 预处理或人为给予外源性糖皮质激素，小鼠仍然可保持对化疗及免疫治疗的敏感性。以上研究结果均提示心理反应对肿瘤治疗有着深刻的影响。

第三节　心理反应与肿瘤治疗

一、癌症患者的心理反应

癌症是威胁人类生命的最主要疾病之一。作为一种全心身性疾病，癌症的发生、发展和转归与心理社会因素有着密切的联系。患者的情形状态和心理变化可直接影响疾病的疗效和康复进程。癌症患者的心理是复杂且多样的。医学心理学表明，不同性格、不同文化素养的癌症患者心理反应类型往往大不相同。即使是同一类型的癌症，疾病不同阶段患者的心理反应也各不相同。

随着疾病意识、医学监测和治疗方面的进步，越来越多的患者在癌症中幸存下来。存活率的普遍提高意味着更多的幸存者经历着癌症带来的生理和心理上的副作用。特别是手术导致身体形象的改变、治疗过程中伴随的不良反应、疾病的危机感及社会角色的转变等诸多负性应激，使患者极易产生情绪困扰，许多癌症患者在被诊断后的几个月到几年时间里都会经历疲劳、痛苦、抑郁和（或）焦虑，这些症状与更大的残疾和更差的生活质量有关，并对治疗的依从性产生负面影响，使患者死亡风险增加。特别是在新型冠状病毒感染（简称新冠）全球大流行的特殊时期，由于医疗资源的紧缺，癌症诊断人数急剧下降，诊断和治疗的延误可能会进一步增加癌症的发病率和死亡率，这种现象将不可避免地加重患者的情绪困扰，并给家庭和社会带来更沉重的经济负担。

据报道，在新冠流行期间，癌症患者和幸存者的焦虑、抑郁和恐惧等不良症状会增加他们的回避行为，并影响治疗的决策。对外出就医过程中感染新冠的担心，对医师在非新冠相关症状上浪费时间的高层次的道德担忧，以及关于非新冠相关医疗保健服务能力不足的假想，或许能够解释这类患者在寻求医疗保健方面的心理障碍。这些现象说明，在医疗过程中，不仅要对患者治疗相关不良反应进行有效的管理，更需要对患者的负面情绪进行积极的心理干预，鼓励他们进行必要的医疗保健行为。特别是在保持社交距离的时期，电子心理健康应用和心理干预对于改善高危人群的负面情绪、提高生活质量尤为重要。事实

上，一些肿瘤学的临床医师已经得出结论：癌症患者的心理反应是一种慢性疾病，应进行相应的治疗。

心理肿瘤学研究中对心理反应的关注一直是通过常规的问卷筛查、识别寻求帮助的行为及识别接受服务的障碍来确定癌症幸存者的支持性医疗需求。因此，建议卫生保健专业人员应定期检查患者的身体疾病所带来的心理后果，并提供适当的转诊，确保患者能够接受精神健康从业人员的服务。

二、癌症心理变化的分期

（一）怀疑否认期

患者突然得知诊断为癌症，企图以否认的心理方式来达到心理平衡，怀疑医师的诊断错误或检查结果错误。会去不同的医院找不同的医师来求证，重复做多项相同的检查，以图推翻原来的诊断。怀揣着一丝侥幸心理，在人们面前尽量掩饰着内心的痛苦、担忧，故意保持乐观、平和的神态，给人以假象。

（二）恐惧愤怒期

当极力否认仍不能改变诊断结果时，会产生恐惧，包括对疾病的恐惧、对疼痛的恐惧、对身体缺失的恐惧、对死亡的恐惧等，患者表现为恐慌、哭泣、警惕、挑衅行为、冲动性行为及一系列生理功能改变，如颤抖、尿频、尿急、心悸、血压升高、呼吸急促、晕厥、皮肤苍白、出汗等。同时患者还会感到对世间的愤怒和不平，为什么厄运偏偏降临在自己头上，表现为愤怒、烦躁、极度悲痛、情绪激动、拒绝治疗，并把这种愤怒向周围人发泄。常与亲人或医务人员无理取闹。这种情绪会消耗患者战胜疾病与正常生活的精力，易发生情绪失控，甚至引发意外事件。

（三）合作协议期

此时患者心理状态趋于平静、安详、友善、沉默不语。能顺从地接受治疗并希望得到好的治疗和护理，取得好的治疗效果，并且存在许多幻想，如希望出现奇迹，希望能发明一种新药来根除自己的疾病。幻想不一定对患者产生负性影响，相反，

可以支持患者与疾病抗争，增强信心，提高应对能力，改善恐惧、焦虑程度。

（四）悲伤抑郁期

经历长时间痛苦的放疗、化疗，症状未见改善，甚至病情逐步加重，自觉生命已为时不远，产生悲观、沮丧的情绪，对疾病及生活失去信心，因而消沉、灰心、情绪低落、精神萎靡，对一切都不抱希望，消极等待生命的终结，甚至可能自杀。

（五）接受升华期

也有许多患者最终能坦然、平静地接受事实，放下对死亡的恐惧，反而变得更坚强，生活地更充实、更有价值，希望在有限的生命里实现自己的愿望和理想，把消极的心理转为积极的反应。

虽然对癌症有一些常见的心理反应，但心理反应是高度个体化的。例如，痛苦的程度取决于如癌症本身、治疗的副作用，以及社会和生存因素等。不同心理特征的人在心理变化分期方面存在很大差异，各期持续时间也不尽相同，出现顺序也有所不同，在临床治疗中应因人而异，注意个体化差异。

三、心理反应的治疗

（一）焦虑

肿瘤患者预防或减轻焦虑症状最有效的干预包括心理和药物两种。对于焦虑症状较轻的患者，推荐以心理社会干预为主，但对于持续恐惧或焦虑的患者，需要通过药物治疗控制。心理社会干预包括教育性干预、认知行为疗法、正念疗法、支持性疗法、补充替代疗法。其中，认知行为疗法是治疗焦虑障碍的一线治疗。教育性干预、支持性疗法、补充替代疗法，如针灸等，虽然在一些临床研究中显示出了益处，但实施标准和研究结果往往混乱混淆，仍需进一步探讨。此外，催眠可以降低癌症患者的焦虑，特别是针对儿童的医疗性检查引起的焦虑。音乐和运动疗法也被证实可以显著改善癌症患者的焦虑和抑郁。

（二）抑郁障碍

轻度到中度抑郁以心理治疗为主，重度抑郁首选药物治疗。大多数情况下适用于两者联合治疗。常用的心理治疗包括支持性心理治疗和认知行为疗法等。前者适用于所有就诊对象的各类抑郁障碍，帮助患者学习应对技巧，减少孤独感；后者可以

缓解特殊的情绪、行为和社会问题。除上述治疗外，团体心理治疗也在改善各类癌症患者的抑郁障碍方面取得了不错的治疗效果，包括乳腺癌、肺癌、胃癌等。此外，针对晚期患者，CALM 干预作为一种较为新颖的治疗方法，在临床研究中也取得了不错的初步成果。CALM 治疗通常应用于预计生存期大于 6 个月的晚期癌症患者。该治疗改善了终末期患者的抑郁情绪和心理状态，最近的研究报道了 CALM 干预可以显著改善乳腺癌患者的认知功能损害症状并降低外周炎性细胞因子的水平。此外，基于虚拟现实（VR）的 CALM 干预已证实不仅能够使患者的焦虑、抑郁等负面情绪得到改善，还在提高患者生活质量方面发挥了显著作用。

在药物治疗方面，抗抑郁药物已被证实对肿瘤相关性抑郁同样有效。其中，选择性 5- 羟色胺再摄取抑制剂因具有良好的疗效、较少的不良反应、耐受性好、服用方便等特点被广泛应用，主要包括氟西汀、舍曲林、帕罗西汀、西酞普兰和艾司西酞普兰。新型抗抑郁药文拉法辛、度洛西汀和米氮平主要以增加 5- 羟色胺和去甲肾上腺素的浓度来发挥其作用，一些临床研究已证明它们能够改善肿瘤患者的焦虑、抑郁情绪，并且米氮平还能有效调节失眠症状。此外，国内小样本随机对照试验显示氟哌噻吨美利曲辛也具有改善癌症患者焦虑、抑郁情绪的作用。

（三）谵妄

目前针对非药物干预预防和治疗谵妄的临床随机对照研究并没有显示出显著的益处，可能是研究方法过于简单而研究的患者均是终末期患者所导致的。我国学者也报道过使用多因素非药物干预口腔癌患者，发现术后谵妄发生率和持续时间均低于对照组。但是这类研究还存在许多方法学上的局限性，特别是针对肿瘤临床特征的风险因素进行干预，还需要更进一步的研究。而关于药物性干预方面，目前尚无肿瘤临床研究的相关报道，缺乏相应的证据。在治疗方面，虽然抗精神药物可以控制恶性肿瘤患者的谵妄症状，但美国 FDA 尚未批准任何一种药物应用于治疗和预防谵妄。

（四）自杀

识别患者存在的自杀危险因素，包括重度抑郁，控制欠佳的症状如疼痛、无望、预后差、分

期晚等,有助于临床医师制订更有针对性的预防、干预和治疗计划。自杀的预防一般分为三个等级,以提高癌症患者的心理素质、加强精神卫生服务为主要方向。一级预防以公众科普教育、普及心理健康知识、增强患者及家属的预防意识、提高医护人员的识别和防治能力为主,即预防个体自杀倾向的发展。二级预防包括提高医护人员对自杀危险因素的识别和正确的处理能力,建立相关小组或学科会诊,给予患者充分的支持和帮助,减少自杀工具的获得等,即对处于自杀边缘的个体进行危机干预。三级预防主要指采取积极措施预防自杀未遂的患者再次自杀。

自杀的治疗分为非药物治疗和药物治疗两种。对于重度抑郁出现自杀意念或行为的患者,建议住院治疗,给予积极的药物干预,包括使用规范化的镇痛治疗、抗焦虑药和抗精神病药。非药物治疗包括一般干预治疗和心理治疗,其中,常见的心理治疗有尊严治疗、意义治疗、CALM 干预、危机干预等。

(五)失眠

针对失眠的心理治疗通常包括睡眠卫生教育、松弛疗法、刺激控制疗法及认知行为治疗等。其中,认知行为疗法是最有效的治疗方法,基本内容包括保持合理的睡眠期望;保持自然入睡;不过分关注睡眠;培养对失眠影响的耐受性。应在药物治疗的同时进行认知行为疗法。对于药物治疗,原则是在病因治疗和非药物治疗措施的基础上酌情给予相应的药物。常用的药物包括苯二氮䓬类受体激动剂、褪黑素受体拮抗剂和具有催眠作用的抗抑郁药物等。

(六)疼痛

现有的研究表明,心理社会干预对癌症相关疼痛的严重程度及疼痛带来的困扰均有中等程度的效应。认知 - 行为技术可用于癌症管理,包括意向性想象、认知分离与认知关注、带来被动性放松、渐进性肌肉放松、生物反馈、催眠及音乐治疗等。放松技术可用于达到精神与躯干放松状态,使肌肉紧张、自主唤醒等加剧的疼痛得到缓解。药物治疗是癌痛治疗的有效措施,在临床中使用时应遵循 WHO 三阶梯镇痛原则。常用的药物包括阿片类药物、弱阿片类药物、非甾体抗炎药等。精神科药物如抗抑郁药、抗癫痫药、精神兴奋剂

等通常可以提高阿片类药物的疗效,可以通过改善导致疼痛的并发症状来管理疼痛,并具有独立的镇痛作用。因此,推荐合理使用精神科药物作为多模式镇痛的一部分。

(七)癌症相关疲乏

疲乏的干预措施应在改善导致疲乏的潜在因素的基础上,如纠正贫血、改善营养不良等,再针对主观症状给予综合干预。虽然有研究报道了不同形式的活动,如体能锻炼、瑜伽、针灸和按摩等可以帮助癌症患者改善疲劳,但具体的活动形式及其存在的优势仍需更进一步研究。在药物治疗方面,中枢兴奋剂哌甲酯和莫达非尼在肿瘤患者显示出较少的获益,造血生长因子也因明显的不良反应而不被推荐。国内也有一些关于中成药治疗癌症相关疲乏的临床研究,虽然取得了不错的成果,但由于缺乏大样本数据,且研究报告不符合国际规范,因此证据等级较低。总的来说,癌症晚期的心理社会干预对改善疲乏疗效的证据不足。为数不多的研究显示能够降低抑郁、提高生活质量,主要是通过意义治疗和尊严治疗。

(八)预期性恶心呕吐

患者在经历两次以上化疗后,会由化疗相关的环境因素诱发恶心呕吐,常规的镇吐治疗如昂丹司琼几乎无效。然而,有前瞻性随机对照研究证实苯二氮䓬类药物如地西泮、阿普唑仑能够预防预期性恶心呕吐的发生。奥氮平在预防化疗引起的恶心呕吐方面要优于其他镇吐药物。在心理社会治疗方面,系统脱敏被证明能够缓解预期性恶心呕吐,主要分为三个步骤:第一,找出引起患者恶心呕吐的事件并按其严重程度排序;第二,通过有步骤的放松达到全身肌肉松弛的渐进性肌肉放松训练;第三,通过想象或者接触某一等级(从低级到高级)的刺激事件,在开始感到恶心时进行全身放松练习,直到不再对刺激物产生恶心呕吐反应为止。目前,催眠疗法常用于儿童和青少年患者。生理反馈疗法利用现代生理科学机器让患者达到一种放松的状态,从而缓解预期性恶心呕吐。目前,预期性恶心呕吐干预中等级比较高的研究基本来自国外,国内关于肿瘤化疗患者的预期性恶心呕吐证据等级还比较低。

(九)厌食及恶病质

两者常同时出现,临床上统称为恶性肿瘤厌

食恶病质综合征。通过身体成分、生活质量、生理功能全面评估恶病质。根据预期生存期的不同，推荐早期及多模式干预。在针对可控病因进行治疗的基础上，给予营养治疗，药物干预，还可以给予健康宣教及心理治疗。药物治疗主要包括孕激素、糖皮质激素，还包括精神科药物米氮平、奥氮平和喹硫平。其中，孕激素是治疗恶性肿瘤厌食和恶病质的一线药物，但大剂量应用也会产生大量副作用，应权衡利弊。在非药物治疗方面，主要的方法有饮食咨询和饮食调节、营养治疗和心理治疗。对恶性肿瘤恶病质患者提供支持性干预时，医护人员应告知患者及家属恶病质不可逆转的本质，采用心理社会、教育和沟通策略来帮助患者及家属应对恶病质。

心理科学在癌症诊断和积极治疗期间提供了很多帮助。心理和社会因素在癌症诊断和治疗中产生的重大问题的病因和持续方面扮演着重要的角色。因此，心理和行为干预可以在预防和管理这些问题时发挥主要或重要的补充作用。心理科学也可以在促进改善身心健康方面发挥作用。在未来，心理科学面临的挑战是需要发展基于证据的治疗，可以推广到临床实践，以及需要与其他学科的科学家合作，开发新的转化方法，以解决癌症患者的临床问题。

第四节　肿瘤心理治疗的一般原则

恶性肿瘤给患者及其家庭带来了巨大的心理压力，高度的精神打击和痛苦对患者的预后、生活质量、治疗依从性、住院时间及生活自理能力具有负面影响。心理治疗对于肿瘤患者及其家庭具有重要意义。心理治疗能增强患者的适应能力，改善肿瘤症状和心理痛苦，提高其生活质量甚至延长生存期。在家庭层面，心理治疗能减少照护者负性情绪，提高患者的健康状态和自我效能。

肿瘤心理治疗要求肿瘤科医护人员和专业的心理治疗师密切配合，在整个治疗过程中保持积极的态度。肿瘤科医护人员须向患者及家属事先说明心理治疗的意义，而心理治疗师必须熟悉患者当前的肿瘤进展状况，充分了解患者的躯体情况，克服诸如放、化疗等治疗措施对精神检查的影响，利用多种访谈技巧尽可能投入地与患者交流，时时提醒自己在不过多涉入患者生活的前提下建立与患者的共情，尽量不要让患者本身存在的急性躯体和情绪障碍、失望情绪、反移情反应等因素妨碍与患者的交流。

肿瘤科医护人员能做的心理干预包括支持性干预和教育性干预。支持性心理干预是一种间断的或持续进行的治疗性干预，旨在帮助患者处理痛苦情绪，强化自身已存在的优势，促进对疾病的适应性应对。支持性干预常以团体的方式进行，最为常见的是作为团体干预的一个重要元素而出现，但一对一的简单的支持性干预也能够起到积极的作用。《中国肿瘤心理临床实践指南 2020》

强烈推荐医护人员在恶性肿瘤患者全病程中都应提供一般性心理支持，包括主动关心患者，了解患者的感受和需求，倾听并给予共情的反应。同时给予患者信息和知识上的支持，减轻其不确定感，特别是在患者的诊断期、治疗期及晚期伴有严重躯体症状时给予支持性干预（中等质量证据）。教育性干预是指通过健康教育、提供信息来进行干预的方法。教育内容包括疾病及治疗相关信息、行为训练、应对策略、沟通技巧及可以利用的资源等。其中，行为训练即通过催眠、引导想象、冥想及生物反馈训练等教授患者放松技巧；而应对策略、沟通技巧训练则通过教授患者积极的应对方式和管理压力的技巧来提高患者应对应激事件的能力。对于那些对疾病有误解甚至没有概念，以及对询问这类信息抱有迟疑态度的患者，教育性干预不仅为他们提供了有关疾病诊断和治疗的具体信息，而且还增强了他们的应对技巧。《中国肿瘤心理临床实践指南 2020》强烈推荐医护人员通过面对面咨询、电话访谈、团体干预及发放宣传资料的方式给予患者教育性干预（中等质量证据）。

专业的心理治疗师除了能够为患者提供教育性心理干预和支持性心理干预，还可以利用其他多种干预方式来帮助恶性肿瘤患者。干预形式包括个体干预、团体干预、夫妻及家庭干预。其中，个体干预包括支持治疗、认知行为治疗、认知分析治疗、正念疗法、叙事疗法、尊严疗法、写作情感宣泄疗法、意义中心疗法、接纳承诺疗法、CALM 治疗和战胜恐惧疗法。团体干预包括支持表达性团体、短期结构性心理教育团体、意义中心团体和夫妻团体。夫妻及家庭干预包括晚期恶性肿瘤患者的夫妻治疗（聚焦亲密关系和生命意义）、性功能障碍的治疗和哀伤辅导。无论恶性肿瘤种类和分期，可以向所有患者介绍正念减压训练。对于完成了治愈性治疗但存在中高度转移复发恐惧的恶性肿瘤患者，应接受战胜恐惧疗法。对于肿瘤伴抑郁的患者，认知行为治疗是首选的心理治疗方式。对于功能失调或中等功能的家庭，在姑息治疗期间或居丧期建议使用以家庭为中心的哀伤干预。对于进展期恶性肿瘤患者，特别是生存期大于 6 个月、存在抑郁情绪或痛苦的患者，推荐使用 CALM 治疗或个体意义中心疗法。当患者处于疾病终末期，因为情绪问题或灵性问题而具有中度以上心理痛苦，且体力尚可（KPS 评分＞50 分）时，应予以意义中心团体干预。对于生命末期（预计生存时间低于 6 个月）的恶性肿瘤患者，应接受尊严疗法以改善患者的生命末期体验。

恶性肿瘤不仅影响患者，也会给家庭成员和照护人员带来心理困扰并影响其生活质量。恶性肿瘤患者的照护很复杂并且需要专业技能，而家庭照护者大多缺乏足够的知识、资源和技能。照护者的负性情绪状态、认知和躯体损害（包括疲劳）会严重影响患者的生活质量及治疗结局。对照护者进行心理干预可减少照护者负担，获得更多知识及较少的焦虑、抑郁和痛苦，提高自我效能，有利于更好的婚姻和家庭关系。照护者干预研究主要包括支持-教育干预、照顾技能/症状管理干预、应对技能干预和聚焦于关系的干预。《中国肿瘤心理临床实践指南 2020》强烈推荐给予癌症患者照护者最基本的心理社会照顾（高质量证据），强烈推荐为照护者提供支持-教育干预、照顾技能/症状管理干预、应对技能干预和聚焦于关系的干预（中等质量证据）。

（程怀东）

参 考 文 献

第 7 章　肿瘤治疗的营养因素

营养不良是恶性肿瘤最常见的合并症，30% ～ 80% 的肿瘤患者存在营养不良，国内一项多中心常见恶性肿瘤营养状况调查结果显示，58.2% 的住院肿瘤患者存在中重度营养不良，其中重度营养不良高达 26%。营养不良可导致患者抗肿瘤治疗疗效降低、生活质量下降、并发症增加、住院时间延长、生存期缩短。20% 的肿瘤患者直接死于营养不良，而非肿瘤本身。营养治疗已成为肿瘤多学科综合治疗的重要组成部分，合理、有效地提供营养治疗对大部分营养不良肿瘤患者具有积极意义。

第一节　常见营养问题

一、病理生理

肿瘤一旦发生，肿瘤组织和宿主均会出现一系列代谢变化，主要表现为能量消耗增加，糖异生、糖酵解增强，脂肪动员和氧化加速，蛋白质合成减少、分解增加，分解代谢与合成代谢失衡。癌性恶病质是一种持续骨骼肌丢失为特征（伴或不伴脂肪丢失），不能被常规营养支持完全逆转，并导致进行性功能损害的多因素综合征。肿瘤细胞产生的代谢因子如脂肪动员因子（lipid mobilizing factor，LMF）、蛋白水解诱导因子（proteolysis-inducing factor，PIF），肿瘤诱导宿主免疫细胞产生的细胞因子如肿瘤坏死因子（tumor necrosis factor，TNF）、白细胞介素 -6（interleukin 6，IL-6）、白细胞介素 -1（interleukin 1，IL-1）等，这些代谢因子和细胞因子相关的系统炎症是介导代谢异常、能量消耗增加、厌食等引发恶病质的主要因素。手术的创伤、放疗及抗肿瘤药物治疗过程中的不良反应（如恶心、呕吐、口干、便秘、腹泻、口腔黏膜炎症等）、味觉异常、消化道梗阻、厌食、疼痛、焦虑抑郁、疲乏等，均会引起营养摄入不足、消耗增加，出现营养不良。患者及家属营养知识缺乏、不规范的营养治疗，均会加重肿瘤患者的营养不良。

二、肿瘤营养不良特征

值得注意的是，与单纯营养不良不同，肿瘤患者发生的能量负平衡和骨骼肌丢失是由食物摄入减少和肿瘤引起的代谢紊乱双重因素导致的，患者可出现静息代谢率升高、胰岛素抵抗、由系统性炎症和分解代谢因子诱发的脂肪分解和蛋白质分解、肿瘤细胞有氧糖酵解，这些都会加重体重丢失。由于代谢异常的存在，单纯营养支持仅能逆转部分肿瘤营养不良。

三、筛查与评估

肿瘤确诊时应常规评估患者的营养摄入量、体重变化与体重指数（body mass index，BMI），并依据病情反复评估。欧洲临床营养和代谢学会（European Society for Clinical Nutrition and Metabolism，ESPEN）、美国肠外肠内营养学会（American Society for Parenteral and Enteral Nutrition，ASPEN）和中国临床肿瘤学会（Chinese Society of Clinical Oncology，CSCO）相关指南建议对所有肿瘤患者应进行营养筛查，现阶段应用最广泛的恶性肿瘤营养风险筛查工具为营养风险筛查 2002 (nutritional risk screening 2002, NRS 2002), 建议入院后 24 小时内完成。2020 年《国家基本医疗保险、工伤保险和生育保险药品目录》明确要求：使用肠内肠外营养制剂需要经营养风险筛查明确有营养风险。对于营养筛查阴性的患者，在 1 个疗程结束后，再次进行营养筛查。对于筛查阳性者，应进行营养状况评估和综合评定，营养评估应包括膳食调查、体格测量、实验室检查（含炎症指标及代谢指标）、人体成分分析（含肌肉量及肌力）、体能测试和营养综合评估量表等多层面指标，且随疾病治疗的进行可多次评估。营养评估量表临床以患者主观整体评估 (patient-generated subjective global assessment, PG-SGA) 最为常用，建议入院 72 小时内完成。最近，国际上又推出了一种新的营养评估方法——全球营养不良领导倡议 (Global Leadership Initiative on Malnutrition, GLIM) 标准。对不同人群实施营养评估时应选择不同的量表。

第二节 营养不良治疗的一般原则

一、营养支持

（一）能量与营养底物需求

1. 总能量需求 肿瘤患者能量摄入推荐量与健康人相似，通常为卧床患者 20 ～ 25kcal/ (kg·d)，活动患者 25 ～ 30kcal/ (kg·d)。同时区分肠外营养与肠内营养，建议采用 20 ～ 25kcal/ (kg·d) 计算非蛋白质能量（肠外营养），采用 25 ～ 30kcal/ (kg·d) 计算总能量（肠内营养）。应考虑患者的应激系数和活动系数。营养治疗的能量应满足患者需要量的 70% 以上。

2. 营养底物需求

（1）蛋白质：蛋白质需要量应该满足机体 100% 的需求，蛋白质目标需要量一般为 1 ～ 1.2g/ (kg·d)，重度营养不良为 1.2 ～ 2g/ (kg·d)，不少研究发现肿瘤患者肌肉蛋白合成能力并未下降，对饮食中添加氨基酸有反应，且比健康人群需要更多的氨基酸或蛋白质。

（2）糖类和脂肪：参考健康人群标准，糖类供能比占 50% ～ 65%，脂肪供能比占 20% ～ 30%。肿瘤组织存在 Warburg 效应，即无论是否氧供应充足，肿瘤组织都倾向通过糖酵解方式获取能量。存在胰岛素抵抗的患者肌肉细胞的葡萄糖摄取与氧化功能受损，然而其脂肪利用率常保持正常或升高。脂肪是肿瘤患者可有效动员并利用的能量来源，因此通过提高脂肪与糖类摄入的比例可使患者获益。为适应肿瘤患者代谢改变，对胰岛素抵抗伴体重丢失的肿瘤患者，建议增加脂肪供能比，两者比例可达到 1:1，甚至脂肪供能更多。中华人民共和国卫生行业标准 WS/T 559—2017 建议恶性肿瘤患者脂肪供能占总能量的 35% ～ 50%。

（3）微量营养素：对于口服和肠内营养，每日微量营养素参考我国营养学会营养素每日推荐摄入量 (recommended daily allowance, RDA)。在没有特定缺乏条件下，不建议使用高剂量微量营养素。

（二）营养干预途径

1. 营养教育和口服营养补充 营养教育和膳食指导是营养治疗的首要形式，要贯穿于恶性肿瘤诊疗全过程。对能经口进食的营养不良患者，增加经口饮食，包括给予膳食建议、治疗影响进食的相关症状及提供口服营养补充 (oral nutritional supplements, ONS)。营养教育和膳食指导是营养治疗的第一步，使用含充足能量与蛋白质的膳食是维持并改善患者营养状态的理想途径，当患者摄食量不足时（如摄入量低于 50% 需求量 > 1 周），则需开展营养治疗。当膳食无法满足营养需求时，建议额外使用 ONS 作为补充，若营养咨询和 ONS 均无法满足营养需求，则建议开展肠内营养，仍不能满足者则应使用肠外营养补充。

2. 肠内营养 管饲肠内营养是胃肠功能正常或部分存在，但无法经口摄食或摄食（包括 ONS）不足的患者接受肠内营养的首选途径，包括经鼻胃管、鼻肠管、经胃或空肠造瘘等。管饲肠内营养较肠外营养更符合生理条件，可维护肠道功能，改善门静脉循环和肝胆功能，使用方便、安全、经济，患者依从性高。短期（≤ 4 周）管饲肠内营养可选择鼻胃管或鼻肠管，长期（> 4 周）管饲营养，建议行胃或空肠造瘘。

3. 肠外营养（parenteral nutrition，PN）　是通过静脉途径为机体提供营养素的临床营养治疗方式，分为完全肠外营养（total parenteral nutrition，TPN）和补充性肠外营养（supplemental parenteral nutrition，SPN）。肠外营养的适应证包括不能通过肠内途径提供营养，或肠内营养无法满足能量与蛋白质目标需要量。需要接受营养治疗的患者，若肠内营养提供的能量和蛋白质低于目标需要量60%超过3天，应启动肠外营养。放射性肠炎、肠梗阻、短肠综合征、腹膜广泛转移、胃肠道活动性出血、严重腹腔感染、顽固性腹泻等小肠功能严重障碍的患者均为肠外营养适应证。肠外营养处方应包括葡萄糖、氨基酸、脂肪乳、矿物质和维生素等成分；处方成分和剂量应考虑混合液的稳定性与相容性。肠外营养输注时，应将各种营养物质按一定比例和规定程序混合于一个输液袋（"全营养混合液"）后滴注，推荐使用工业化多腔袋（包括三腔袋和双腔袋），也可使用医院配制的"全营养混合液"。避免单瓶、多瓶平行或序贯串输等形式输注。肠外营养实施过程中，应监测血糖水平，预防血糖代谢紊乱的发生。

肿瘤患者与良性疾病患者行肠内营养和肠外营养的适应证、禁忌证、并发症及检测方式并无区别，每例行营养治疗的患者必须从个体与家庭方面评估其生理和心理的潜在获益，并与治疗风险、可能造成的损伤及其有效性相权衡。通常预期寿命<2个月的患者行肠外营养的风险将超过其获益。

4. 再喂养综合征　是指经口进食量长期严重下降的患者开始接受人工喂养（包括肠内营养和肠外营养）时，可能发生的潜在水、电解质紊乱。再喂养综合征的典型病理生理表现为低磷血症，常伴血钠异常、体液失衡、三大营养素代谢改变、维生素 B_1 缺乏、低钾血症与低镁血症等。建议此类患者接受营养治疗时以 10～15kcal/（kg·d）开始，4～7天逐步增加直到满足能量需求。在营养治疗过程中，补充维生素 B_1 200～300mg/d及均衡的微量元素。

（三）运动锻炼

运动锻炼有助于维持患者肌肉质量、机体功能及代谢状态。适量的运动对肿瘤患者是安全、有益的，且适用于不同的诊断、年龄、分期和肿瘤治疗阶段的患者。美国癌症协会和美国运动医学学会建议肿瘤患者每周应进行至少5次中高强度运动，每次30分钟。由于患者的体力状态及肿瘤分期不同，每周保证至少一次30分钟以上的中强度运动是最低要求。运动锻炼有助于维持并显著改善肿瘤患者的有氧能力、肌力、生活质量与自信心，同时缓解乏力与焦虑感。应鼓励患者每天散步，以降低失用性肌萎缩发生的风险。在有氧运动的基础上个体化制订抗阻训练以维持肌肉力量和质量。有研究结果显示运动量减少和肿瘤治疗带来的严重不良反应将严重影响肌肉质量，而大部分肿瘤患者的运动强度较低。有氧运动和阻力训练均有助于改善四肢肌力，阻力训练的效果则可能优于有氧运动。

二、药物治疗

（一）糖皮质激素

对于有厌食的进展期肿瘤患者，推荐短期内（1～3周）使用糖皮质激素以增加食欲，但需警惕肌肉丢失、胰岛素抵抗及感染等不良反应。一项研究实体瘤患者厌食及体重下降的系统综述结果显示：仅孕激素及糖皮质激素类药物有充足证据证明在促进肿瘤患者食欲方面安全有效，而糖皮质激素的抗厌食作用在数周后减弱或消失并伴有肌病与免疫抑制。胰岛素抵抗是较早出现的代谢性不良反应，骨质疏松则在后期出现。鉴于长期使用导致的不良反应，糖皮质激素更适用于预期寿命较短的患者，尤其是同时存在的疼痛及恶心等症状，也可通过此类药物缓解。

（二）孕激素

对于有厌食的进展期肿瘤患者，推荐使用孕激素以增加食欲，但需注意血栓形成等不良反应。孕激素（醋酸甲地孕酮或醋酸甲羟孕酮）可促进食欲并增加非瘦组织体重，但存在阳痿、阴道出血、血栓形成及死亡风险。

（三）胃肠动力药

对于主诉有早饱感的患者，在诊断并治疗便秘后，推荐使用促胃动力药，但需注意甲氧氯普胺对中枢神经系统的不良反应及多潘立酮对心率的影响。甲氧氯普胺及多潘立酮等促胃动力药可刺激胃排空，故常用于改善早饱感。两项随机对照试验（RCT）结果显示：与安慰剂比较，进展期肿瘤与慢性恶心患者每天使用 40mg 或 80mg 甲氧氯普胺可改善恶心症状，但对促进食欲与能量摄入无效。

（四）阿那莫林

阿那莫林（anamorelin）是一种生长激素释放肽受体激动剂，通过激活生长激素释放促进因子受体 1a 型（GHS-R1a）和促进食欲来促进生长激素（GH）的分泌，从而增加体重。阿那莫林是首个治疗癌症恶病质的药物，临床数据显示，阿那莫林在癌症恶病质患者中具有增加体重、肌肉质量、食欲的作用。2016 年发表的两项阿那莫林治疗 NSCLC 患者合并恶病质的随机双盲、安慰剂对照研究（ROMANA 1 和 ROMANA 2）显示，两项试验中安慰剂组中位增加体重分别为 −0.47kg 和 −0.98kg，ROMANA 1 和 ROMANA 2 治疗组较安慰剂组患者的体重均增加，中位增加体重分别为 0.99kg 和 0.65kg。阿那莫林增加了晚期非小细胞肺癌恶病质患者的肌肉质量，但未能改善握力，且两项临床试验的治疗组间 3～4 级治疗相关不良事件发生率差异无统计学意义，最常见的 3～4 级不良事件为高血糖症，从安全性和有效性考虑，阿那莫林可作为癌症恶病质患者的一种治疗选择。阿那莫林于 2021 年 1 月在日本获得批准。该批准主要基于在日本对癌症恶病质患者开展的 2 项临床研究的结果：①在非小细胞肺癌患者中开展的一项多中心、安慰剂对照、随机、双盲、平行组研究（ONO-7643-04 研究）；②在结直肠癌、胃癌、胰腺癌患者中开展的一项多中心、开放标签、非对照Ⅲ期研究（ONO-7643-05 研究）。在这些研究中，阿那莫林在癌症患者恶病质方面显示出增加体重、肌肉质量及食欲的作用。

（五）多不饱和脂肪酸

对化疗或存在体重下降及营养不良风险的进展期肿瘤患者，推荐补充长链 n-3 脂肪酸或鱼油，以保持或改善食欲、进食量、瘦组织群及体重。即使部分系统综述的研究结果并不支持使用长链 n-3 脂肪酸治疗肿瘤恶病质患者。最近的 2 篇综述显示长链脂肪酸有助于改善体重下降患者的食欲、体重、术后并发症和生活质量。放化疗患者应用长链 n-3 脂肪酸的相关研究也得出类似结果。此外，部分研究结果显示鱼油对化疗相关不良反应如周围神经病变也具有保护作用。大部分患者能耐受常规剂量的鱼油和长链 n-3 脂肪酸，偶有轻微的胃肠道反应，而其口感与鱼腥味则可能影响患者依从性。鱼油及长链 n-3 脂肪酸制剂不良反应发生风险较低，未出现严重的安全事故且营养治疗益处多，再加上其潜在的生物学效应，推荐补充长链 n-3 脂肪酸或鱼油。

第三节 营养问题与肿瘤治疗

一、围手术期营养

接受手术治疗的肿瘤患者，按照加速康复外科（enhanced recovery after surgery，ERAS）原则进行围手术期管理，使手术应激最小，维持患者营养状态，减少并发症并加快康复速度。ERAS 营养管理包括避免术前长时间禁食、术前进食液体和糖类、术后尽早经口进食。ERAS 实施过程中，应对患者进行营养不良筛查，若存在营养不良风险或已经存在营养不良，则先行营养治疗。对采用传统围手术期管理的上消化道肿瘤手术患者，推荐使用口服或肠内免疫营养（如精氨酸、n-3 脂肪酸、核苷酸）。术前肠外营养有助于降低存在严重营养风险上消化道肿瘤患者的并发症发生率。即使行常规围手术期诊断与治疗措施，也可通过经口或经肠内途径给予上消化道肿瘤患者免疫营养，以降低术后感染发生率。ASPEN 认为消化道恶性肿瘤围手术期营养干预显著降低术后并发症发生率，缩短住院时间，推广这些干预措施预计每年可为美国节约 2.42 亿美元的直接医疗费用。

二、放疗期间的营养

约 80% 接受头颈部或食管放疗的肿瘤患者出现黏膜炎，导致摄食量及体重下降，另外，有近 80% 的盆腔放疗患者可出现消化道症状。因此，应对所有行消化道或头颈部放疗的患者进行全面营养评估与咨询，并根据症状与营养状态给予营养治疗。营养治疗应尽早开展，若摄入能量不足，建议给予 ONS 或肠内营养。

对于所有存在吞咽困难的患者，在营养治疗

前后与过程中常规进行吞咽功能评估，并对患者进行专业的吞咽训练辅导。因此，推荐常规进行吞咽困难评估与预防，必要时开展相应治疗。

放疗过程中不常规推荐进行肠外营养，除非口服或肠内营养无法满足营养需求或无法实施。盆腔放疗过程中出现难治性恶心呕吐、腹部疼痛、吸收不良或腹泻的患者长期存在严重食物耐受不良，经口或经肠摄食量不足且管饲无法满足需求，此类患者约 5% 将发展为肠衰竭，故应启用肠外营养以满足能量与营养需求。

目前尚缺乏足够的临床数据支持推荐使用谷氨酰胺预防放疗导致的肠炎、腹泻、胃炎、食管炎或皮肤毒性。目前尚缺乏足够的临床数据支持推荐使用益生菌来减少放疗导致的腹泻。

三、根治性或姑息性抗肿瘤药物治疗期间营养

在使用抗肿瘤药物治疗期间，应保持合适的营养摄入并坚持体育锻炼。体重丢失是靶向药物和多激酶抑制剂的常见不良反应，可导致骨骼肌丢失。研究结果显示，维持体重稳定可显著改善消化道及肺恶性肿瘤患者的生存率，而肌肉质量减少是发生抗肿瘤药物不良反应的一大危险因素。

患者在有效抗肿瘤药物治疗过程中，若给予营养咨询和（或）ONS 患者的经口食物摄入仍然不足，推荐补充肠内营养，若仍不能满足患者营养需求，可用肠外营养。有关标准细胞减灭治疗中行能量导向营养治疗的临床数据较少，而研究发现与肠外营养比较，肠内营养更易施行且中性粒细胞减少症发生率更低。

对于传统的细胞毒性药物或靶向药物治疗期间，目前尚缺乏足够的临床数据支持推荐补充添加谷氨酰胺。鉴于研究间存在异质性且缺乏谷氨酰胺对肿瘤反应的研究，暂不推荐补充添加谷氨酰胺。

早期营养和心理学支持治疗联合标准一线化疗较单纯化疗可显著延长晚期上消化道恶性肿瘤生存时间（14.8 个月 vs 11.9 个月，P=0.021），死亡风险降低 32%。

四、肿瘤幸存者

肿瘤幸存者应常规进行体育锻炼，体育锻炼可有效改善有氧能力、身体素质和功能健全。不少研究结果均支持肿瘤幸存者参与体育锻炼。有观察性研究发现体育锻炼可有效降低乳腺癌与结肠癌幸存者的复发率与病死率，然而其他肿瘤幸存者行体育锻炼与病死率降低间的关系还有待证据支持。

肿瘤幸存者应终身保持健康的体重（BMI 18.5 ~ 24.0kg/m²），并通过调整能量摄入与开展体育锻炼来避免超重，超重或肥胖的肿瘤幸存者应坚持减重至 BMI 达到健康标准。肥胖与代谢相关症状可能与乳腺癌及胃癌患者复发率升高及生存率下降有关，猪、牛、羊等红肉摄入过多是乳腺癌发生的危险因素，且与总体肿瘤病死率升高相关。目前还不清楚蔬菜对肿瘤复发率的影响，摄入蔬果混合物对吸烟、饮酒相关性肿瘤有保护作用，大量摄入蔬果并常规进行中强度体育锻炼的女性的乳腺癌发病率低于活动少和（或）蔬果摄入少的患者，建议肿瘤幸存者食用富含蔬果的膳食。

五、终末期肿瘤患者

临终患者的治疗推荐以舒适为主。大部分临终患者不能从肠外水化和肠外营养中获益。然而，对于急性精神错乱患者，推荐使用短期限制性水化以排除脱水诱发因素。生命仅剩数周的患者并不能从营养治疗中获得身体或精神上的受益。事实上，对于代谢功能极低的患者而言，常规剂量的能量与底物补充可能超过其需求量并可能诱发代谢衰竭。尽管如此，家属可能要求为临终患者提供营养治疗与水化，故必须向患者及家属解释营养治疗的目的在于使患者感到舒适，告知继续行营养治疗的优缺点，并尊重患者及家属的意愿。

（杨守梅）

参 考 文 献

第8章 肿瘤的中医药治疗

第一节 病因病机

一、病因学说

肿瘤的中医病因学说旨在探究各种肿瘤发生的原因与条件及其作用的规律。随着中医对肿瘤研究的不断深入，目前认为引起肿瘤发生的病因具有多元性特点，即多种因素综合作用于机体，导致机体元气化生异常、内环境稳定性破坏，继而引起脏腑功能、气血阴阳、津液代谢等发生一系列变化，最终导致肿瘤的产生。这与现代医学认为肿瘤的发生基于多因素、多阶段、多基因相互作用的观点相契合。

肿瘤的病因分为外源性因素、内源性因素、不内外因及特殊因素四大方面。外源性因素主要包括外感六淫邪气和饮食水土失宜；内源性因素主要包括正气不足和情志内伤；特殊因素包括元气化生异常，瘤毒内生。

（一）外源性因素

1. 外感六淫邪气　六淫即风、寒、暑、湿、燥、火，邪气侵袭人体，影响脏腑功能，阻碍气血运行，导致气滞血瘀，痰湿凝聚，积久各种病理产物胶结形成恶性肿瘤。随着现代对肿瘤病因深入的研究，外感因素不断丰富外延，不止局限于传统的外感六淫。现代医学研究的化学性致癌因素如多环芳烃、芳香胺及偶氮染料类；金属类、物理性、生物性等如电离辐射、长期暴晒阳光、病毒等致癌因素均可定义为广义外感邪气的范畴。

2. 饮食水土失宜　酒食不节，饥饱失常，损伤脾胃，脾失健运，不能输布水谷精微，湿浊凝聚成痰；痰阻气机，血行不畅，脉络壅滞，痰浊与气血相搏结，积久干扰化生过程，形成恶性肿瘤。据河南、四川等食管癌高发区资料分析发现，约有70%的患者平素好热饮、硬食、快食、饮酒、食用亚硝酸盐含量高的咸菜等。食品中的致癌物可以是天然成分，也可以在收获、保藏、加工或烹调过程中产生。另外，因地区方域不同，水土不同，同样也影响恶性肿瘤的发生。

（二）内源性因素

1. 正气不足　正气充实，则脏腑功能旺盛，气血充盛，卫外密固，邪弗能害。正气亏虚是恶性肿瘤发生的根源，气血失调，阴阳失衡，致使病理产物不断生成、堆积，终致气滞血瘀，痰结毒聚。随着病情的进展，尤其是肿瘤晚期患者出现大肉尽脱，大骨枯槁之症，正虚逐渐成为疾病的主要矛盾。

2. 情志内伤　七情过度可以影响五脏的功能。七情如超过个体生理调节范围，则会引起气血失和、脏腑失调，元气在化生时导致瘤毒内生。如长期过度忧郁、焦虑、失望和难以解脱的悲伤等不良情绪可导致大脑皮质兴奋与抑制失调，使心理平衡破坏，进而产生生理功能的紊乱和免疫机制的麻痹，可直接促使正常细胞发生异常变化，也可使人体内原来潜伏的恶性细胞激发增生，形成恶性肿瘤。

（三）不内外因

外伤性损伤，如车祸、跌倒、手术、烫伤、放疗等造成局部组织的气血不畅，久之形成痰湿、气滞、血瘀，在一定程度上导致肿瘤产生。外伤性损伤破坏了人体的完整性后，导致人体自身祛邪除积能力下降，通过表里脏腑相应、五行生克制化、脏腑别通理论、经络流注等多渠道，发生局部邻近组织或远处脏腑转移，亦一定程度上与肿瘤的转移复发病机密切相关。

（四）特殊因素

元气化生异常，瘤毒内生。正常情况下元气化生一身之气、化生五脏之气，在此过程中如遭受六淫、情志内伤、饮食水土失宜、痰浊瘀血阻滞、虫毒结石等致病因素作用下，导致元气化生异常形成瘤毒，瘤毒的产生导致恶性肿瘤。

二、病机学说

肿瘤的中医病机学说旨在阐释肿瘤发生、发展、变化及其结局的规律和机制。恶性肿瘤的证候表现虽然因其病变部位不同而各异，其发生发展的基本病机，可以概括为正气亏虚、痰瘀毒滞、瘤毒内生、毒生病络四个方面。

（一）正气亏虚

正气亏虚既是肿瘤发病的根本病因，又是贯穿疾病全程的重要病机。正气不足，气血亏虚，阴阳失和，脏腑功能失调，气机紊乱，致使瘀血、痰浊、湿邪、毒邪等病理产物丛生，久而成为癥积，为肿瘤发病之基础。扶正固本，通过辨别气血阴阳之不足而调之，以平为期。

（二）痰瘀毒滞

全身或局部的气滞血瘀及痰凝、湿阻是瘤毒扩散和转移的适宜土壤与环境。一是瘤毒随经络循行，气血失和，痰瘀毒聚，即可形成转移瘤；二是瘤毒入血后停留机体某个部位，进而形成转移灶。此外，瘀血与瘤毒胶结不解，产生瘤栓。痰瘀毒滞是肿瘤转移的重要基础。

（三）瘤毒内生

元气化生异常是恶性肿瘤的始动之因。外感六淫侵袭，致使经脉阻滞，气血失和，脏腑功能失调，浊邪积聚，从而使元气化生异常而形成。具有起病隐匿、暗耗正气、酿生痰瘀、易于传变、毒势鸱张、阻络成结等特性。需要指出的是，瘤毒产生的本质与机体正气不足密切相关。若机体正气充足，拒邪于外，或在浊邪积聚之初及时将其清除，恢复机体阴阳平秘的状态，可有效遏制毒邪的产生。

（四）毒生病络

毒生病络是瘤毒增殖迁移的基础。经络是运行气血，输布营养，沟通内外，联系上下的通道，瘤毒一旦产生，病络亦随之出现，各种病理产物胶结于病络，终致络脉恣行，增生无制或络脉瘀阻，使瘤毒易于传变他处，从而导致恶性肿瘤的浸润和转移。

第二节 辨证论治

一、辨证思路

辨证是将四诊（望、闻、问、切）所收集的有关疾病的所有资料，包括症状和体征，运用中医学理论进行分析、综合，辨清疾病的原因、性质、部位及发展趋向，然后概括、判断为某种性质的证候的过程。准确的辨证是论治的前提，因此掌握并遵循辨证的基本原则和具体步骤，是提高临床辨证论治水平的重要途径。

（一）抓主证

辨证的关键在于抓住主证，主证反映疾病的本质，对病情发展起着关键性的作用。临床肿瘤患者往往表现为复杂的症候群，抓住主证有助于治法及方药主次的确定。例如，肺癌患者症见干咳少痰、低热盗汗、恶心呕吐、肢软乏力、便溏、夜寐欠安。抓住干咳少痰为其主症，结合次症辨为肺气阴不足，治拟益气养阴润肺为主，余证则皆视为兼证，可视具体情况适当佐以健脾和胃，理气降逆，养心安神药物，这样形成的方药就主次分明，相比平分秋色的方药更容易取得预期疗效。

（二）辨真假

辨证过程中，典型的证候往往容易辨识，但临床出现自相矛盾症状，甚至假象的情况也不少，如寒热的真假，表现为"真寒假热""真热假寒"。例如，部分肿瘤晚期阳气衰惫的患者一方面可出现自觉身热，口渴，舌红，脉大，另一方面却表现为欲饮热水、欲近衣、舌质滑润、脉按之不实。前后两者虽然矛盾，但究其本质欲饮水、欲近衣乃患者求生自救本能的体现，加之脉虽大而不实，舌质虽红却滑润，皆为阴寒内盛，格拒阳气于外的表现，均为"假热"之象。

（三）审标本

中医学中标本是一个相对的概念，在不同的角度，标本的含义不尽相同。例如，针对肿瘤，若着眼于邪正关系，则痰、瘀、毒等邪气均为标，而免疫力低下、骨髓抑制等正虚表现皆为本。以病因与症状关系而言，则癌瘤为本，瘤体占位继发的水肿、咳嗽、咯血、疼痛、高热等都属于标。通过辨析病证之标本，抓住矛盾的主要方面，视其轻重缓急或先治其标，或先顾其本，或标本同治。

（四）定虚实

肿瘤发生发展的过程从一定意义上说，就是邪正斗争及其盛衰变化的过程。虚实就是对邪正消长与病情发展演变关系的客观评估与分析。肿瘤早期正气未虚，邪盛为主要矛盾，随着疾病的进展，正气逐渐损耗，过渡到以正虚为主要矛盾。因此，明确疾病之虚实对肿瘤疾病阶段的把握、具体治法的确立都有重要的意义。

二、治则与治法

（一）治则

治则是治疗疾病时所需遵循的基本大法。肿瘤的治则基于肿瘤治疗过程中所需解决的共性问题，如处理邪正关系，协调标本缓急，调理阴阳气血等。

1. 扶正祛邪　扶正可助正以祛邪，达到正胜而邪自去的目的。祛邪则可阻止、清除邪气对机体的损害，达到克敌制胜，邪去而正自安的目的。治疗过程中应灵活调整扶正祛邪药物的比例尽可能做到扶正留邪，邪不伤正。

2. 调整阴阳　肿瘤发生发展过程中产生的机体阴阳的偏盛偏衰，阴阳偏盛，则损其有余；阴阳偏衰，则补其不足，使阴阳处于动态平衡、和谐的状态。常见治法有清热解毒、滋阴潜阳、温中散寒、回阳救逆等。

3. 调理气血　气血失和既是肿瘤发病的重要原因，又可使肿瘤继发病理产物进一步促进疾病进展。临证时需关注气血之间相互资生、相互依存和相互为用的关系，如气虚行血无力而为血瘀，气虚生血无源而为血虚，气虚摄血不能而表现为出血，血虚气失濡养而为气虚等。常见治法有补气生血、益气行血、益气摄血、气血并补等。

4. 调理脏腑　是中医肿瘤论治的重要法则。一般包括两方面，一是调整某一脏腑的某种生理功能的亢进或衰退；二是调理脏腑之间生理功能的失衡。

5. 三因制宜　"三因"即指因人、因地、因时。"三因制宜"是指治疗疾病必须从实际出发，依据当时的季节、环境、人的体质、年龄等实际情况，制订适当的治疗方法。

（二）整体治法

1. 整体与局部结合　肿瘤是全身性疾病的局部表现。因此，掌握整体与局部对立统一的辨证关系，对肿瘤的治疗至关重要。治疗前必须全面了解患者的整体功能状况、精神情绪、体质、饮食状况、各脏腑气血功能失调状态等。

2. 辨病与辨证结合　肿瘤具有特有的生物学特性，单靠辨证显然是不够的。在临床中，我们应该尽量明确癌肿发生的具体部位，病理细胞类型，癌症所处阶段、患者体质状况等。

3. 治标与治本结合　辨标本缓急是肿瘤论治过程中的一个重要原则。恶性肿瘤的并发症和急迫症状，有些甚至威胁着患者的生命，这些症状属标症。针对如出血、感染、疼痛、胸腔积液、腹水等施治，即治标，临床施治当标本兼顾。

（三）具体治法

1. 扶正培本法　恶性肿瘤属慢性消耗性疾病，多数患者会出现不同程度气、血、阴、阳的亏损，通过益气、补血、滋阴、温阳的治法，调整脏腑经络的生理功能，提高自身的免疫功能和抗病能力。

2. 通畅气机法　气机不畅则津、液、血运行代谢障碍，积而成块而生肿瘤。方法有疏肝理气、健脾和胃降逆、理气通腑等。

3. 活血化瘀法　恶性肿瘤患者易发生高凝状态，常表现为体内或体表肿块经久不消，舌质紫黯或瘀斑瘀点、肌肤甲错、局部疼痛，痛有定处、脉涩等。运用活血类药物可通行血道，减轻肿瘤所致高凝状态。

4. 清热解毒法　病情发展过程中，常出现发热、疼痛、肿块增大、局部灼热疼痛、口渴、便秘、苔黄、脉数等毒热内蕴表现，清热解毒药具有较强的抗肿瘤活性，控制和清除肿瘤周围的炎症和感染。

5. 化痰祛湿法　痰凝湿聚是肿瘤发病的病因。临床见胸部痞闷，身困神倦，四肢乏力，口不渴或呕恶纳呆，腹胀便溏，眩晕心悸，肢重嗜卧，舌淡胖，苔滑腻，脉滑或缓弦滑等证，皆可用化痰祛湿法。

6. 固摄抑瘤法　"固"有使之"牢固""巩固""坚固"之意；"摄"一方面指"收摄""摄纳离散脱失的物质"，另一方面有"摄护""摄养""节制"之意。固摄抑瘤法是指采用具有收敛、固涩、收摄等作用的药物，以治疗正气有形或无形的消耗、散失及邪气的侵袭、扩散之证候的一种治法。

第三节　中医药治疗在肿瘤综合治疗中的应用

一、中药在围手术期中的应用

外科手术切除是绝大多数可切除实体瘤最为有效的治疗手段。术前的中医药治疗一般以扶正培本为主，通过补益气血、运脾开胃等方式改善患者的营养状况，增加机体储备，利于手术的顺利进行。术后分期具有高危因素的患者可通过中医药维持治疗，防治肿瘤复发。此外中医药在治疗术后并发症具有独特的优势。

（一）上肢静脉炎

常见于胸部术后损伤致局部淋巴液及血液回流障碍，抵抗力下降等原因诱发。中医学认为病机为术后损伤脉络气血、致经脉阻塞不通，气滞血瘀、郁久化热表现为患侧上臂内侧皮下一根至数根痛性条索状硬结，上肢抬举动作时疼痛加重，伴随硬结周围皮肤潮红灼热，上肢肿胀等。

1. 中药汤剂　以活血消肿、益气清热为基本治法。

（1）推荐中药：黄芪、川芎、当归、红花、赤芍、玄参、地龙等。

（2）古方参考：补阳还五汤（《金匮要略》）、四妙勇安汤（《重订严氏济生方》）、桃红四物汤（《玉机微义》）、五味消毒饮（《医宗金鉴》）等。

（3）临症加减：①局部红肿灼热者，加金银花、贝母、皂角刺；②疼痛明显者，加乳香、没药；③上肢水肿者，加茯苓、扁豆；④口干口苦者，加花粉、黄柏；⑤大便秘结者，加生大黄（后下）；⑥心烦不寐者，加合欢皮、郁金。

（4）参考中成药：七叶皂苷钠、如意金黄膏等。

2. 外治疗法　中药外敷。①双柏散200g，蜂蜜20g，加入适量水浸透药散并搅拌均匀外敷于患处，每次4小时，每日2次；②消积散（大黄粉200g，芒硝100g，冰片5g）外敷于患处。

（二）术后胸腔积液

1. 中药汤剂　以温阳化气，利水平喘为基本治法。

（1）推荐中药：黄芪、葶苈子、桑白皮、猪苓、车前子、防己、大腹皮、泽泻、茯苓等。

（2）古方参考：苓桂术甘汤（《伤寒论》）、葶苈大枣泻肺汤（《金匮要略》）、防己茯苓汤（《金匮要略》）、五苓散（《痘科类编》）、小半夏加茯苓汤（《金匮要略》）等。

（3）临症加减：①干咳少痰者，加枇杷叶、芦根、杏仁；②神疲乏力者，加黄芪、仙鹤草；③夜寐不安者，加夜交藤、煅龙骨、煅牡蛎。

2. 外治疗法　消积散（大黄100g，芒硝200g，冰片5g）外敷于患处。

（三）胃瘫

1. 中药汤剂　以行气导滞、健脾理气、燥湿化痰为基本治法。

（1）推荐中药：黄芪、党参、茯苓、陈皮、枳壳、枳实、厚朴、生姜、旋覆花、代赭石、莱菔子等。

（2）古方参考：枳实消痞汤（《金匮要略》）、旋覆代赭汤（《重订严氏济生方》）、加味四君子汤（《医林改错》）、当归四逆汤（《伤寒论》）等。

（3）临症加减：①热重甚者，加生石膏18g（先煎）；②寒重甚者，加附片（先煎）；③反酸者，加海螵蛸、白及；④腹胀伴便秘者，加大黄。

（4）参考中成药：气滞胃痛颗粒、枳术宽中胶囊、乌梅丸、升降胶囊等。

2. 外治疗法

（1）穴位贴敷：胃瘫外敷方[丁香、木香、枳壳、厚朴、穿山甲、肉桂、干姜等为主]，外用贴敷神阙和中脘穴。

（2）中药灌肠：健脾理气汤（黄芪15g，党

参 12g，茯苓 12g，陈皮 10g，附子 10g，枳壳
8g，白术 8g，厚朴 8g，生姜 8g，半夏 6g，甘草
6g 等）灌肠治疗。

（四）粘连性肠梗阻

1. **中药汤剂** 以行气导滞、通里攻下、活血
化瘀为基本治法。

（1）推荐中药：大黄、芒硝、冰片、枳实、
川楝子、木香、厚朴、桃仁、赤芍、莱菔子等。

（2）古方参考：复方大承气汤（《中西医结
合治疗常见外科急腹症》）、麻子仁丸（《伤寒论》）、
六磨汤（《世医得效方》）、大柴胡汤（《金匮要
略》）。

（3）临症加减：①腹痛及腹胀者，加槟榔、
延胡索；②口苦及嗳气者，加柴胡、黄芩；③气
血不足者，加黄芪、当归、党参。

（4）参考中成药：七叶皂苷钠、莪术油注射液、
复方丹参注射液。

2. **外治疗法**

（1）中药灌肠：以血府逐瘀汤（红花、桃仁、
当归、川芎、牛膝、生地黄、柴胡、赤芍、桔梗、
枳壳、甘草等）、通腑泄热合剂灌肠、大黄免煎颗
粒等中药灌肠治疗。

（2）中药外敷：①脐周外敷（大黄 100g，芒
硝 200g，冰片 5g）；②神阙穴外敷中药治疗（白
芷 30g，小茴香 30g，檀香 30g，大黄 30g，赤
芍 30g，厚朴 30g，木香 30g，枳实 30g，大腹皮
30g，芒硝 10g）。

（五）短肠综合征

中药汤剂 以补益中气、升阳举陷为基本
治法。

（1）推荐中药：黄芪、党参、白术、炙甘草、
当归、陈皮、升麻、柴胡、生姜等。

（2）古方参考：补中益气汤（《脾胃论》）、
六君子汤（《医学正传》）等。

（3）临症加减：①脘腹重坠胀满，进食益甚，
或便意频数，肛门重坠甚者，重用黄芪、党参，
加山茱萸；②少腹下坠或有痉挛者，重用升麻；
③腹中痛者，加白芍、延胡索。

（4）参考中成药：参麦注射液、参芪扶正胶囊、
补中益气丸等。

（六）盆腔淋巴囊肿

1. **中药汤剂** 以活血化瘀、消癥散结、清利
湿热为基本治法。

（1）推荐中药：桃仁、赤芍、当归、路路通、
泽泻、防己、络石藤、怀牛膝、薏苡仁、土茯苓、
龙葵、蒲公英、金银花等。

（2）古方参考：桂枝茯苓丸（《伤寒论》）、
当归芍药散（《校注妇人良方》）等。

2. **外治疗法** 中药外敷。大黄、芒硝研末后
按 1：1 比例配比，温水调成糊状外敷于腹部治疗。

（七）尿潴留

1. **中药汤剂** 以补肾健脾、清热化瘀、通利
水道为基本治法。

（1）推荐中药：黄芪、当归、白术、茯苓、猪
苓、桔梗、干姜、杜仲、车前草、泽泻、牛膝、
牡丹皮、知母、三棱、莪术、山萸肉等。

（2）古方参考：黄芪建中汤（《金匮要略》）、
当归补血汤（《重订严氏济生方》）、五苓散（《医
林改错》）、真武汤（《伤寒论》）等。

（3）参考中成药：桂枝茯苓胶囊、癃闭舒胶囊、
车前子黄芪颗粒、五苓散颗粒、泌炎宁颗粒等。

2. **外治疗法** 穴位贴敷：舒泉膏（熟地黄
30g，山茱萸 15g，补骨脂 15g，黄芪 15g，升麻
6g，肉桂 6g，车前子 10g，川芎 6g）与等份蜂蜜、
甘油充分混合成膏，选取关元、中极、气海、三
阴交和太冲穴进行穴位贴敷，保留 4～6 小时。

（八）术后切口处疼痛

1. **中药汤剂** 以理气健脾、活血止痛为基本
治法。

（1）推荐中药：黄芪、当归、白术、桃仁、赤芍、
白芍、延胡索、红花、枳壳、陈皮、香附、牛膝、
僵蚕、地龙、三七等。

（2）古方参考：血府逐瘀汤（《金匮要略》）、
桃红四物汤（《重订严氏济生方》）、八珍汤（《医
林改错》）、阳和汤（《伤寒论》）等。

（3）参考中成药：元胡止痛颗粒、抗癌注射液、
清开灵注射液等。

2. **外治疗法** 中药外敷。蟾乌巴布膏，由蟾酥、
川乌、两面针、重楼、关白附、三棱、莪术、细辛、
丁香、肉桂、乳香、冰片等组成。混匀后贴敷于
疼痛部位，或外敷于天突穴、膻中穴等。

（九）静脉血栓

1. **中药汤剂** 以活血化瘀通络为基本治法。

（1）推荐中药：川芎、赤芍、桃仁、红花、

全蝎、蜈蚣、水蛭、土鳖虫、当归尾、丹参、乳香、没药等。

(2) 古方参考: 血府逐瘀汤 (《医林改错》)、桂枝茯苓丸 (《金匮要略》)、补阳还五汤 (《医林改错》)、桃红四物汤 (《玉机微义》)。

(3) 参考中成药: 血塞通注射液、丹参注射液、红花黄色素注射液、丹参川芎嗪注射液、通脉饮、中药防栓合剂等。

2. 外治疗法 中药热奄包。运用透骨草、大黄、败酱草、红藤、蒲公英、沉香、姜黄、没药、赤芍、鸡血藤、桂枝等中药进行热奄包治疗。

二、中药在化疗中的应用

化疗是现代医学治疗肿瘤最常用的手段之一, 同时也带来诸多不良反应, 如胃肠道反应、骨髓抑制等, 给患者带来了较大的心理压力, 也严重影响了患者治疗的依从性。中医与化疗合理联用, 缓解化疗不良反应增强患者对化疗的耐受性。

(一) 周围神经毒性

1. 中药汤剂 以益气活血、温经通络为基本治法。

(1) 推荐中药: 黄芪、桂枝、芍药、红花、艾叶、赤芍、川芎、当归、木瓜、蚕沙等。

(2) 古方参考: 黄芪桂枝五物汤 (《金匮要略》)、通络蠲痹汤 (《重订严氏济生方》)、补阳还五汤 (《医林改错》)、当归四逆汤 (《伤寒论》) 等。

(3) 参考中成药: 参芪扶正注射液、参麦注射液、参附注射液、正元胶囊等。

(4) 临症加减: ①肢体末端麻木重者加络石藤 15g, 木瓜 10g; 上肢麻木重者加桑枝、羌活各15g; ②眩晕耳鸣, 五心烦热, 盗汗者, 加女贞子、墨旱莲、鳖甲胶、龟甲胶、浮小麦; ③腰膝酸软, 畏寒肢冷, 下利清谷或五更泻, 面色白者, 加鹿角胶、蛤蚧、补骨脂。

2. 外治疗法 中药外洗: 老鹳草方 (老鹳草、黄柏、紫草、苦参、白鲜皮、牡丹皮各 30g) 煎煮 30 分钟, 将药液加入泡洗治疗器中, 水温38 ~ 42℃, 泡洗双手、双足, 每次泡洗约 20 分钟, 每晚 1 次。

(二) 骨髓抑制

1. 中药汤剂 以健脾补肾填精, 益气养血为基本治法。

(1) 推荐中药: 黄芪、当归、地黄、白术、枸杞子、党参、肉桂、附子、山茱萸、麦冬、白芍、淫羊藿等。

(2) 古方参考: 归脾汤 (《金匮要略》)、右归丸 (《重订严氏济生方》)、左归丸 (《医林改错》)、龟鹿二仙胶 (《伤寒论》) 等。

(3) 参考中成药: 生脉饮口服液、益血生胶囊、再造生血胶囊、黄芪口服液、生白口服液、维血宁颗粒、复方皂矾丸、再造生血胶囊等。

(4) 临症加减: ①红细胞减少者, 可选用黄芪、党参、当归、鸡血藤、枸杞子、紫河车、阿胶、龙眼肉等。②白细胞减少者, 可选用黄芪、黄精、女贞子、菟丝子、补骨脂、淫羊藿等。③血小板减少者, 可选用花生衣、仙鹤草、鸡血藤、熟地黄、龟甲胶、鳖甲胶等。以上药物可在结合辨证论治的基础上酌情选用。

2. 外治疗法

(1) 穴位贴敷: 常选择神阙、关元、大椎、气海, 以及双侧足三里、血海、肾俞、脾俞、膈俞, 贴敷药物可选用益肾填精、益气养血功效的药物。

(2) 穴位注射: 选取双侧足三里, 以黄芪注射液每穴 1ml, 或地塞米松每穴 5mg 进行注射, 根据情况每日或隔日 1 次, 连续 3 ~ 6 次。

(三) 恶心呕吐

1. 中药汤剂 以和胃降逆、健脾祛湿为基本治法。

(1) 推荐中药: 半夏、陈皮、竹茹、茯苓、黄连、麦冬、旋覆花、郁金、香附、丁香、柿蒂、生姜、麦芽、藿香、佩兰等。

(2) 古方参考: 橘皮竹茹汤 (《金匮要略》)、丁香柿蒂汤 (《症因脉治》)、半夏泻心汤 (《伤寒论》)、枳实消痞汤 (《兰室秘藏》) 等。

(3) 参考中成药: 健脾丸、香砂平胃颗粒、藿香正气液、养正消积胶囊等。

(4) 临症加减: ①胃纳不佳, 食入难化, 脘腹胀闷, 喜温喜按者, 加干姜、高良姜、麦芽、莱菔子、豆蔻仁、神曲; ②反复干呕, 口燥咽干, 胃中嘈杂者, 加麦冬、天冬、石斛、天花粉、知母、粳米; ③呕吐酸腐, 嗳气频作, 大便干结, 气味臭秽者, 加黄芩、黄连、吴茱萸、柴胡、枳实、旋覆花、代赭石、香附、川楝子、郁金; ④呕吐清水痰涎, 胸脘痞闷, 头眩心悸者, 加竹茹、橘皮;

⑤呕吐之物完谷不化，伴汗出肢冷、腰膝酸软者，加制附子、肉桂、高丽参。

2. 外治疗法

（1）穴位贴敷：止吐膏（姜半夏、黄连、吴茱萸、柿蒂、紫苏梗、丁香、白术、党参各37.5g）加入冰片、凡士林、香油、生姜汁调剂成膏剂，选取内关、中脘、神阙穴等进行穴位贴敷，每天每穴位贴敷1剂，每贴持续8小时，连续贴敷4日。

（2）中药膏摩：降气止呃方（党参10g，旋覆花30g，苦杏仁20g，紫苏叶12g，半夏9g，竹茹20g，茯苓10g），以中脘穴为中心进行膏摩15～20分钟。连续治疗5日。

（四）腹泻

1. 中药汤剂 以健脾渗湿止泻为基本治法。

（1）推荐中药：党参、山药、白扁豆、茯苓、薏苡仁、乌梅、赤石脂、藿香、佩兰、泽泻、猪苓等。

（2）古方参考：参苓白术散（《金匮要略》）、葛根芩连汤（《症因脉治》）等。

（3）参考中成药：补脾益气丸、参芪扶正注射液、康复新液等。

（4）临症加减：①大便清稀、完谷不化，面色㿠白，四肢厥冷者，加补骨脂15g，肉桂5g，炮姜3g；②苔腻纳差者加川厚朴、苍术各10g，沉香5g；③小便短少者，加车前子、泽泻各10g；④腹痛明显者加白芍15g；⑤里急后重明显者，加槟榔、枳壳各10g；⑥久泻不止者，加石榴皮15g，煨诃子5g。

2. 外治疗法

（1）中药外敷：选取诃子10g，肉豆蔻15g，炒艾叶10g，肉桂、吴茱萸各6g，丁香10g，研磨后以麻油适量调和后敷于脐上，外用麝香止痛膏粘贴固定，每日1次。

（2）中药灌肠：选取中药败酱草30g，苦参15g，皂角刺、白芷、黄连各10g，煎水100ml保留灌肠，每日1次。

（五）心脏毒性

中药汤剂 以益气养阴、养心安神为基本治法。

（1）推荐中药：黄芪、三七、西洋参、沉香、瓜蒌、桂枝、丹参、党参、黄精、琥珀、甘松等。

（2）古方参考：炙甘草汤（《伤寒论》）、黄连阿胶汤（《伤寒论》）、参麦汤（《医学衷中参西录》）、四逆汤（《伤寒论》）等。

（3）参考中成药：心脉隆注射液、丹参注射液、参芪扶正注射液、苦参注射液、稳心颗粒、贞芪扶正颗粒等。

三、中药在放疗中的应用

放疗被广泛运用于肿瘤的根治性、辅助性和姑息性治疗中。但放疗的不良反应，如对周围组织的放射损伤作用、全身各区域急性及亚急性反应等仍然是其运用过程中的主要障碍。中医联合放疗，不仅可以减轻放疗的不良反应，部分中药尚具有放疗增敏的功效，可有效提高肿瘤治疗的近期和远期疗效。

（一）放射性脑病

中药汤剂 以滋补肝肾、养脑生髓为基本治法。

（1）推荐中药：钩藤、天麻、生地黄、鳖甲、牛膝、菊花、蔓荆子、郁金、石菖蒲、珍珠母、羚羊角（代）、地龙、全蝎、蜈蚣等。

（2）古方参考：天麻钩藤饮（《中医内科杂病证治新义》）、镇肝熄风汤（《医学衷中参西录》）、河车大造丸（《活人心统》）、大补元煎（《景岳全书》）等。

（3）参考中成药：灯盏细辛注射液、丹参注射液、参芎葡萄糖注射液等。

（二）放射性口腔黏膜炎

1. 中药汤剂 以养阴生肌、凉血化瘀为基本治法。

（1）推荐中药：生地黄、麦冬、玄参、贝母、牡丹皮、薄荷、白芍、水牛角、苦参、金银花、连翘等。

（2）古方参考：养阴清肺汤（《内外伤辨惑论》）、凉膈散（《正体类要》）、黄连解毒汤（《医学统旨》）、五味消毒饮（《仙授理伤续断秘方》）、沙参麦冬汤（《温病条辨》）等。

（3）参考中成药：康复新液、亮菌口服液、养阴生血合剂、参麦饮等。

（4）临症加减：①涕血、痰血者，加仙鹤草、白及；②恶心、呕吐者，加代赭石、川厚朴、竹茹；③鼻塞严重者，加苍耳子、辛夷花；④乏力、纳差者，加太子参、白术、麦芽、谷芽。

2. 外治疗法 穴位贴敷。采用吴茱萸、香附、大黄各等量研成细末，与陈醋调匀后，贴敷于双侧足涌泉穴。

（三）放射性肺炎

1. **中药汤剂** 以滋阴清热、宣肺化痰为基本治法。

（1）推荐中药：麻黄、杏仁、生石膏、桑白皮、黄芩、赤芍、牡丹皮、桔梗、紫菀、鱼腥草、白果、芦根、沙参等。

（2）古方参考：千金苇茎汤（《内外伤辨惑论》）、定喘汤（《正体类要》）、养阴益肺汤（《医学统旨》）、沙参麦冬汤（《温病条辨》）等。

（3）参考中成药：痰热清注射液、生脉注射液、参麦注射液、丹参注射液、川芎嗪注射液、复方苦参注射液、鱼胆草注射液等。

（4）临症加减：①咳嗽者，加金荞麦、鱼腥草、桑白皮、川贝母等；②干咳或有痰难咳者，加桔梗、玉竹、百合、远志、紫菀等；③胸闷呼吸不畅者，加木香、瓜蒌、枳壳、香附、香橼等。④胸骨后疼痛者，加重楼、荜拔、延胡索等；⑤胸部积液者，加葶苈子、水红花子等。

2. **外治疗法** 中药雾化。采用中药花粉 3g，百合 3g，丹参 3g，桃仁 3g，杏仁 3g，桔梗 3g，清半夏 3g，炮姜 1g，皂角刺 1g，白芥子 1g。每日放疗前及后 1 小时各雾化 1 次，时间分别为 15 分钟左右。

（四）放射性食管炎

1. **中药汤剂** 以凉补气血、开郁散结为基本治法。

（1）推荐中药：竹叶、生石膏、太子参、麦冬、半夏、生甘草、生薏苡仁、莪术、冬凌草、白花蛇舌草、半枝莲等。

（2）古方参考：竹叶石膏汤（《伤寒论》）。

（3）参考中成药：康复新液、复方竹叶石膏颗粒、痰热清注射液等。

（4）临症加减：①胸闷甚者，加瓜蒌根、木香、枳实等；②痰甚者，加黄连、苦参、清半夏、薏苡仁、茯苓、延胡索等；③乏力甚者，加西洋参、白术、甘草等。

2. **外治疗法** 穴位贴敷。贴膏（消炎止痛膏加冰片粉）敷于足三里、天突和膻中等穴位。

（五）放射性肠炎

1. **中药汤剂** 以清热解毒利湿、养阴和胃为基本治法。

（1）推荐中药：槐角、地榆、败酱草、白头翁、马齿苋、白芍、乌梅、山楂、秦皮、沙参、玉竹等。

（2）古方参考：葛根芩连汤（《伤寒论》）、白头翁汤（《伤寒论》）、益胃汤（《医学衷中参西录》）等。

（3）参考中成药：三黄合剂、亮菌口服液等。

（4）临症加减：①头晕乏力，四肢无力，少气懒言，面色少华者，加黄芪、黄精、当归等；②身热夜甚，便血量多，腹痛剧烈者，加鳖甲胶、白茅根、牡丹皮、仙鹤草等；③口燥咽干，口渴思饮者，加石斛、沙参等。

2. **外治疗法** 热熨法、耳穴压豆、中药熏洗等。中药保留灌肠：白及 60g，地榆炭 20g，三七粉 3g 配伍，水煎，每次 50ml 保留灌肠，每日 1 次。或蒙脱石散和康复新液保留灌肠。

（六）放射性膀胱炎

中药汤剂 以益肾养阴、清利湿热、凉血解毒为基本治法。

（1）推荐中药：知母、黄柏、女贞子、墨旱莲、木通、滑石、竹叶、车前仁、白花蛇舌草、半枝莲、白茅根、石韦、小蓟、泽泻、茯苓等。

（2）古方参考：八正散（《太平惠民和剂局方》）、小蓟饮子（《济生方》）。

（3）参考中成药：热淋清颗粒、康复新液。

（4）临症加减：刺痛甚者，加蒲黄、五灵脂、延胡索。

（七）放射性皮炎

中药汤剂 以清热解毒活血为基本治法。

（1）推荐中药：金银花、玄参、当归、生甘草、蒲公英、连翘、紫草、生黄芪等。

（2）古方参考：四妙勇安汤（《验方新编》）。

（3）参考中成药：复方紫草油、康复新液、复方苦参注射液、紫白黄芪膏、湿润烧伤膏。

（4）临症加减：①痒甚者，加蝉蜕、蛇蜕、徐长卿；②肌肤热甚者，加牡丹皮、知母、黄芩。③肌肤干燥甚者，加阿胶、白芍。

（八）放射性骨髓抑制

1. **中药汤剂** 以益气养血、补肾健脾为基本治法。

（1）推荐中药：人参、黄芪、当归、阿胶、熟地黄、菟丝子、牛膝、龟甲胶、鹿角胶、山药、山茱萸、枸杞子等。

（2）古方参考：左归丸（《景岳全书》）、十全大补汤《太平惠民和剂局方》)、龟鹿二仙胶(《医便》)等。

(3) 参考中成药：生白口服液、复方阿胶浆、地榆升白片、复方皂矾丸、芪胶升白胶囊、艾愈胶囊、参芪扶正注射液、黄芪注射液、参附注射液、艾迪注射液、参麦注射液等。

(4) 临症加减：①畏寒肢冷，面色㿠白甚者，加肉桂、附子、干姜；②心悸、自汗、盗汗甚者，加人参、麦冬、五味子；③畏寒肢冷，面色无华，兼五心烦热，咽干舌燥甚者，加鹿角胶、龟甲胶。

2. 外治疗法

(1) 穴位贴敷疗法：神阙、关元、大椎、气海，以及双侧足三里、血海、肾俞、脾俞、膈俞等。气血虚者，黄芪、当归、党参、白术、熟地黄、炒白芍、茯苓、炙甘草等。研极细末，用生姜汁或蜂蜜水调成泥膏状，做成直径 1.5～2cm，厚约 0.2cm 的药膏饼，放置于穴位上固定，药物保留 2～6 小时，每日 1 次。

(2) 穴位注射：常选用双侧足三里，也可选择血海、肾俞。黄芪注射液每穴 1ml，或地塞米松每穴 5mg，也有选择胎盘多肽注射液及维生素 B_{12} 注射液。根据情况每日或隔日 1 次，连续 3～6 次。

四、中药在靶向治疗中的应用

分子靶向治疗是一种在细胞分子水平上，针对已经明确的致癌位点设计相应的治疗药物，致使肿瘤细胞特异性死亡的治疗方式。中医药联合治疗可有效改善靶向药物的不良反应，提高患者的依从性，改善患者的生活质量，提高生存率。

（一）靶向药物相关性皮疹

1. 中药汤剂 以疏风清热，养阴润燥为基本治法。

(1) 推荐中药：荆芥、防风、生地黄、赤芍、当归、川芎、白鲜皮、紫草、蝉蜕、老鹳草等。

(2) 古方参考：荆防四物汤（《张皆春眼科证治》）、消风散（《外科正宗·卷四》）、黄芪桂枝五物汤（《金匮要略》）。

(3) 参考中成药：老鹳草膏、尿素-黄芩霜、清热润燥膏、紫草膏等。

(4) 临症加减：①皮疹红斑、丘疹、水疱，皮肤肿胀，皮损，甚至渗液者，加萆薢、苦参、徐长卿、紫草；②皮损潮红，有丘疹、瘙痒，抓后糜烂渗出者，加白鲜皮、苍术、茯苓；③病程日久，反复发作，皮损色暗，皮肤粗糙、脱屑、皲裂，瘙痒难忍者，加蝉蜕、丹参、当归、乌梢蛇、防风；④四肢麻木者，加海风藤、赤芍、路路通、三棱；⑤皮肤红、肿、热痛明显者，加金银花、蒲公英。

2. 外治疗法 可予以金银花、蒲公英、地肤子、关黄柏、紫花地丁、白鲜皮、冰片等中药汤剂或"止痒平肤液"（由黄芩、苦参、白鲜皮、马齿苋等组成）外敷或浸泡皮疹处，每日 2 次。

（二）靶向药物所致腹泻

1. 中药汤剂 以理气化湿，暖脾止泻为基本治法。

(1) 推荐中药：藿香、大腹皮、法半夏、白芷、紫苏叶、茯苓、苍术、厚朴、陈皮、五味子、干姜等。

(2) 古方参考：藿香正气散（《太平惠民和剂局方》）、参苓白术散（《太平惠民和剂局方》）等。

(3) 参考中成药：参苓白术丸、黄连素、乌梅丸等。

(4) 临症加减：①神疲乏力，腹胀纳少，少气懒言，舌苔淡白者，加党参、白扁豆、莲子、人参、山药、薏苡仁等；②嗳腐吞酸，泄下物酸腐臭秽，舌苔厚腻，脉滑或沉实者，加山楂、砂仁、鸡内金等；③嗳气吞酸，善太息者，加柴胡、郁金、川楝子等；④神疲乏力，腰背冷痛，五更泄泻，舌淡胖苔白，脉沉弱而迟者，加四神丸（肉豆蔻、补骨脂、五味子、吴茱萸）等；⑤久泻脱肛者，加黄芪、升麻、干姜等；⑥急躁易怒，泛酸嘈杂、呕吐、口苦、舌红苔黄，脉弦数，加黄连、栀子等。

2. 外治疗法 穴位敷贴。将丁香、生半夏、吴茱萸、炮附片、肉桂等中药碾成粉末，并用生姜汁调和成糊状，制成贴剂，选用中脘穴、内关穴、神阙穴等进行敷贴，每日贴敷 6 小时，连续贴敷 3～5 日。

（三）靶向药物所致口腔黏膜炎

1. 中药汤剂 以养阴清热，清心泻火为基本治法。

(1) 推荐中药：麦冬、玄参、生地黄、金银花、当归、牡丹皮、黄连、灯心草、桑叶、升麻等。

(2) 古方参考：清胃散（《脾胃论》）、银翘散（《温病条辨》）、三仁汤（《温病条辨》）、甘露消毒丹（《续名医类案》）等。

（3）参考中成药：康复新液、亮菌口服液、金蚕颗粒、锡类散等。

（4）临症加减：①热盛伤阴者，加用知母、黄柏、玄参、天花粉、蒲公英、连翘；②大便秘结者，可加用大黄、芒硝、玄参；③心烦失眠者，加栀子、竹叶、麦冬；④手足心热，失眠多梦，夜间盗汗者，加鳖甲、龟甲、北沙参。

2.外治疗法　中药含漱法：可给予大青叶15g，玄参15g，甘草5g，煎成500ml含漱液，或康复新液，每日含漱口腔 3 次。

3.生活调护　用药期间发生的口腔黏膜炎的患者，在日常生活中需积极预防与调护，如注意口腔卫生，早晚刷牙，饭后漱口；避免进食硬物，以防损伤口腔黏膜，佩戴义齿者，需注意义齿的机械刺激损伤黏膜。而对于已发生口腔溃疡的患者，饮食需多加注意，如实火口疮者，忌食辛辣刺激、肥甘厚味之物；虚火口疮者，忌食生冷寒凉之物，同时颐养心性，戒忧思、恼怒。不宜过劳，避免劳累或熬夜损伤正气。

（四）靶向药物所致手足综合征

1.中药汤剂　以清热解毒、行气活血通络为基本治法。

（1）推荐中药：桃仁、红花、川芎、黄芪、当归、地黄、白芍、大黄、牡丹皮、马齿苋、紫草、苦参等。

（2）古方参考：消风散（《外科正宗·卷四》）、四妙散（《仙拈集》）、桃红四物汤（《玉机微义》）、黄芪桂枝五物汤（《金匮要略》）等。

（3）参考中成药：紫草膏、黄连消肿膏、苦参注射液等。

2.外治疗法　中药外洗处方一：大黄20g，牡丹皮20g，紫草10g，马齿苋20g，苦参20g。处方二（金黄散）大黄25g，黄柏25g，姜黄25g，苍术10g，厚朴10g，陈皮10g，甘草10g，白芷10g，天花粉10g，忍冬藤25g，络石藤25g。有水疱者，加苦参20g，明矾6g；瘙痒、脱皮者，加白鲜皮15g，防己15g；皲裂者，加白芍30g，白及20g。将上述中药放入500ml水中浸泡15分钟，煎煮30分钟至200ml药液后置于恒温足浴桶，加 35～37℃温水1000ml，浸泡手足。每次20分钟，每日 2 次；14 日为 1 个疗程。

（五）靶向药物所致心脏毒性

同"中药在化疗中的应用"部分的"心脏毒性"

的内容。

（六）靶向药物所致高血压

中药汤剂　以平肝潜阳为基本治法。

（1）推荐中药：党参、麦冬、五味子、钩藤、僵蚕、白芷、川芎、桃仁、红花、茯苓、泽泻、猪苓、桃仁、地龙等。

（2）古方参考：天麻钩藤饮（《中医内科杂病证治新义》）、鳖甲煎丸（《金匮要略》）、半夏白术天麻汤（《脾胃论》）等。

（3）参考中成药：红花黄色素、丹参注射液、脑清通颗粒、天麻钩藤颗粒、清肝降压胶囊等。

（七）靶向药物所致蛋白尿

中药汤剂　以清热利湿通淋为基本治法。

（1）推荐中药：车前子、木通、瞿麦、萹蓄、滑石、山栀子、甘草、大黄、生地黄、小蓟、蒲黄、藕节、淡竹叶、当归等。

（2）古方参考：八正散（《金匮要略》）、小蓟饮子（《金匮要略》）、萆薢分清饮（《金匮要略》）等。

（3）参考中成药：昆仙胶囊、百令胶囊、保元胶囊、八正颗粒等。

五、中药在免疫治疗中的应用

免疫检查点抑制剂是抑制免疫调节的单克隆抗体，是通过调动机体的免疫系统，降低肿瘤细胞的免疫逃逸，从而达到清除肿瘤细胞的目的。针对免疫介导的不良反应，现代医学常用糖皮质激素治疗，但其仅作为治疗手段，目前临床管理缺乏预防的措施。中药联用治疗可以增强免疫调节功能，降低不良反应发生率，减轻严重程度等。

（一）免疫相关性皮肤反应

1.中药汤剂　以疏风清热，养阴润燥为基本治法。

（1）推荐中药：荆芥、防风、生地黄、赤芍、当归、川芎、白鲜皮、紫草、蝉蜕等。

（2）古方参考：黄芪桂枝五物汤（《金匮要略》）、消风散（《外科正宗》）、萆薢渗湿汤（《疡科心得集》）、清营汤（《温病条辨》）。

（3）参考中成药：紫草膏、老鹳草膏、苦参丸等。

（4）临症加减：①皮疹红斑、丘疹、水疱，皮肤肿胀，皮损，甚至渗液者，加萆薢、苦参、徐长卿、紫草；②皮损潮红，有丘疹、瘙痒，抓后糜烂渗出者，加白鲜皮、苍术、茯苓；③病程日久，反复发作，皮损色暗，皮肤粗糙、脱屑、皲裂，瘙痒难忍者，加蝉蜕、丹参、当归、乌梢蛇、防风；④四肢麻木者，加海风藤、赤芍、路路通、三棱；⑤皮肤红、肿、热、痛明显者，加金银花、蒲公英。

2.外治疗法 中药外洗。采用金银花、蒲公英、地肤子、黄柏、紫花地丁、白鲜皮、冰片等药物，外敷或浸泡患处，每日2次。

（二）免疫相关性胃肠道反应

中药汤剂 以健脾和胃，清热燥湿为基本治法。

（1）推荐中药：山药、砂仁、薏苡仁、人参、白术、茯苓、甘草、白扁豆、陈皮等。

（2）古方参考：参苓白术散《太平惠民和剂局方》、香砂六君子汤《古今名医方论》、理中丸《伤寒论》、葛根芩连汤《伤寒论》等。

（3）参考中成药：参苓白术颗粒、健脾丸、香砂平胃颗粒、藿香正气液、养正消积胶囊等。

（4）临症加减：①久泻不愈而致中气下陷者，加黄芪、白术、陈皮、人参、柴胡、升麻等；②里急后重、腹痛痉挛，甚至血便或黏液便严重者，加葛根、黄芩、黄连；③饮食积滞者，加神曲、麦芽、山楂、鸡内金。

（三）免疫相关性疲劳

中药汤剂 以补益气血为基本治法。

（1）推荐中药：党参、人参、黄芪、当归、熟地黄、鹿茸、紫河车等。

（2）古方参考：当归补血汤（《内外伤辨惑论》）、补中益气汤（《脾胃论》）、八珍汤（《瑞竹堂经验方》）。

（3）参考中成药：大株红景天胶囊、生脉注射液、参麦注射液、参芪扶正颗粒等。

（四）免疫相关性肺炎

中药汤剂 以益气养阴、清热宣肺、止咳化痰为基本治法。

（1）推荐中药：麻黄、射干、杏仁、黄芪、陈皮、半夏、党参、太子参、北沙参、熟地黄。

（2）古方推荐：三拗汤（《太平惠民和剂局方》）、二陈汤（《太平惠民和剂局方》）、三子养亲汤（《韩氏医通》）、小青龙汤（《伤寒论》）。

（3）参考中成药：痰热清注射液、疏风解毒胶囊、复方丹参注射液等。

（4）临症加减：①咳嗽明显者，加浙贝母、化橘红、桔梗等；②咳黄稠痰，伴胸痛者，加瓜蒌、桔梗、知母等；③午后潮热者，加银柴胡、青蒿、鳖甲等。

（五）免疫相关性口腔黏膜炎

1.*中药汤剂* 以养阴清热、清心泻火为基本治法。

（1）推荐中药：生地黄、当归、牡丹皮、黄连、灯心草、桑叶、升麻组成。

（2）参考中成药：康复新液、亮菌口服液、锡类散等。

（3）临症加减：①热盛伤阴者，加用知母、黄柏、玄参、天花粉、蒲公英、连翘；②大便秘结者，加用大黄、芒硝、玄参；③心烦失眠者，加用栀子、竹叶、麦冬；④手足心热，失眠多梦，夜间盗汗，舌红少苔或有裂纹，脉细数者，加用鳖甲、龟甲、北沙参。

2.*外治疗法*

（1）中药含漱法：可给予大青叶15g，玄参15g，甘草5g，煎成500ml含漱液，或康复新液，每日含漱口腔3次。

（2）中药外涂：愈疡散（煅石膏、硼砂、乳香、没药、三七、白及、黄芪、黄连、雄黄各5g，珍珠2g，冰片、五味子各3g）打成细粉，早、中、晚餐后30分钟于生理盐水漱口后涂满患处，2周为1个疗程。

（六）免疫相关性血小板减少

中药汤剂 以益气生血为基本治法。

（1）推荐中药：黄芪、当归、地黄、白术、枸杞子、党参、附子、山茱萸、桃仁、红花、白芍、淫羊藿等。

（2）古方参考：归脾汤（《金匮要略》）、右归丸（《重订严氏济生方》）、左归丸（《医林改错》）、桃红四物汤（《医宗金鉴》）等。

（3）参考中成药：维血宁颗粒、复方皂矾丸、益血生胶囊、再造生血胶囊、血速升颗粒等。

（七）免疫相关性毛细血管增生症

1.*中药汤剂* 以清热凉血、活血通络为基本治法。

（1）推荐中药：黄芩、黄连、知母、浙贝母、石膏、积雪草、石见穿、牡丹皮、红花、丹参、白花蛇舌草、重楼、半枝莲、全蝎等。

（2）古方参考：芩连二母丸（《外科正宗·瘰疬论》）、桃红四物汤（《医宗金鉴》）、桃红四物汤（《医宗金鉴》）等。

（3）参考中成药：云南白药、消红霜、活血美颜粒等。

2. *外治疗法*　中药外敷。可给予消瘤散（大戟、甘遂、芫花、红花、甘草、冰片各等份，研极细末，冷开水、醋各半调成糊状）外敷，2日更换1次，共治疗30日。

（八）免疫相关性甲状腺功能减退

1. *中药汤剂*　以疏肝理气、健脾化痰为基本治法。

（1）推荐中药：半夏、厚朴、茯苓、紫苏子、陈皮、柴胡、白术、黄芪、党参、附子、何首乌、熟地黄、枸杞子、肉苁蓉等。

（2）古方参考：四君子汤（《太平惠民和剂局方》）、四逆散（《伤寒论》）、半夏厚朴汤（《金匮要略》）、补中益气汤（《内外伤辨惑论》）、二仙汤（《寿世保元》）等。

（3）参考中成药：逍遥丸、金匮肾气丸、右归丸、参芪膏、红参五子丸、夏枯草颗粒等。

2. *外治疗法*　中药外敷。可给予扶脾通阳方（蛇床子300g，吴茱萸、甘松各100g，怀牛膝150g，肉桂、半夏各100g，淫羊藿、肉苁蓉各150g，白术200g，川椒、附子、干姜、木香、木瓜各100g等）穴位贴敷肾俞穴、脾俞穴、命门穴，贴敷时间一般为6～8小时，1次/日，15次为1个疗程，共贴敷3个疗程。

（九）免疫相关性糖尿病

中药汤剂　以清热润燥、养阴生津为基本治法。

（1）推荐中药：天花粉、葛根、麦冬、生地黄、黄连、黄芩、石膏、栀子、黄芪、党参、白术、熟地黄、山萸肉、枸杞子、五味子、肉桂等。

（2）古方参考：消渴方（《丹溪心法》）、玉女煎（《景岳全书》）、七味白术散（《小儿药证直诀》）、六味地黄丸（《小儿药证直诀》）、金匮肾气丸（《金匮要略》）等。

（3）参考中成药：参芪降糖颗粒、六味降糖颗粒、丹栀降糖胶囊、黄葵胶囊、杞黄降糖胶囊、

糖脉康颗粒等。

（4）临症加减：①烦躁不止，小便频数者，而脉数有力者，加人参、黄芪、葛根、麦冬等；②大便秘结者，加玄参、麦冬、五味子等；③尿量多而浑浊者，加益智仁、桑螵蛸、覆盆子、金樱子等；④身体困倦，气短乏力者，加党参、黄芪、黄精等。

六、中药在内分泌药物中的应用

内分泌药物治疗是通过抑制体内激素水平来达到治疗肿瘤的目的，对乳腺癌、前列腺癌等激素依赖性肿瘤是不可或缺的。因其人为地改变了机体的内分泌环境，故最常见的不良反应有类更年期综合征、骨质疏松等，影响患者的生活质量。中医药联合治疗可以显著降低内分泌药物所致的不良反应。

（一）类更年期综合征

1. *中药汤剂*　多从肝、肾、脾三脏论治，主要包括滋补肝肾、疏肝解郁、健脾益肾等，另有和法、调理冲任等治疗方法。

（1）推荐中药：熟地黄、山药、山茱萸、炒泽泻、茯苓、甘草、柴胡、当归、白芍、党参、知母等。

（2）古方参考：六味地黄丸（《小儿药证直诀》）、知柏地黄丸（《医方考》）、甘麦大枣汤（《金匮要略》）、加味逍遥散（《内科摘要》）、甘麦大枣汤等（《金匮要略》）。

（3）参考中成药：知柏地黄丸、丹栀逍遥丸、消更散、坤泰胶囊、二至丸等。

（4）临症加减：①腰酸怕冷者，加杜仲、牛膝、肉苁蓉、淫羊藿；②抑郁不舒者，加柴胡、香附、绿萼梅；③烦躁失眠者，加酸枣仁、夜交藤；④骨关节痛者，加五灵脂、牛膝、鸡血藤、延胡索；⑤腰酸乏力者，加杜仲、狗脊、太子参、生黄芪；⑥心悸胸闷者，加丹参、川楝子、龙骨；⑦子宫内膜增生者，加红花、川芎、泽兰。

2. *外治疗法*　敛汗脐疗膏（主要成分：墨旱莲、女贞子、知母、五倍子，为软膏制剂，每支10g，黑色糊状，芳香气味）。每日2次，早晚各1次。14日为1个疗程。

（二）骨质疏松

中药汤剂　以补肾健脾疏肝为基本治法。

（1）推荐中药：熟地黄、山药、山茱萸、泽泻、茯苓、牡丹皮、桑寄生、炒杜仲、怀牛膝、炒白术、生薏苡仁、半夏、陈皮、柴胡、郁金、生白芍、炙甘草等。

（2）参考中成药：六味地黄丸、仲黄颗粒、仙灵骨葆胶囊、青娥丸、左归丸等。

七、中药在恶性肿瘤并发症中的应用

在恶性肿瘤发生发展的过程中，会出现一系列的并发症如癌性疼痛、恶性肠梗阻、恶性胸腔积液等，严重影响患者的生活质量，延缓了治疗的进程，运用中医辨证论治，针对不同癌症所致的并发症进行综合治疗，临床疗效显著。

（一）癌性疲乏

中药汤剂 以调补元气、滋阴养血为基本治法。

（1）推荐中药：黄芪、党参、沙参、麦冬、熟地黄、当归、杜仲、肉苁蓉等。

（2）古方参考：补中益气汤（《内外伤辨惑论》）、八珍汤（《正体类要》）、柴胡疏肝散（《医学统旨》）、四物汤（《仙授理伤续断秘方》）等。

（3）参考中成药：参苓白术散、参麦注射液、参芪扶正注射液、正元胶囊、温阳升白颗粒等。

（4）临症加减：①口干咽燥，不思饮食，大便干结，舌干少苔者，加沙参、麦冬、玄参、神曲、桑寄生、桑葚子；②眩晕耳鸣，五心烦热，盗汗者，加女贞子、墨旱莲、鳖甲胶、龟甲胶、浮小麦；③腰膝酸软，畏寒肢冷，下利清谷或五更泻，面色白者，加鹿角胶、蛤蚧、补骨脂。

（二）癌性发热

中药汤剂 以升阳散火、解郁透火、化积消火、益阴清火为基本治法。

（1）推荐中药：黄芪、白术、陈皮、升麻、柴胡、人参、甘草、青蒿、鳖甲、知母、生地黄、牡丹皮、当归、白花蛇舌草、藤梨根、半枝莲。

（2）古方参考：青蒿鳖甲汤（《温病条辨》）、补中益气汤（《内外伤辨惑论》）、白虎加人参汤（《伤寒论》）、竹叶石膏汤（《伤寒论》）、桃红四物汤（《医宗金鉴》）等。

（3）参考中成药：血必净注射液、新癀片、清开灵注射液、痰热清注射液等。

（4）临症加减：①五心烦热、盗汗者，加玉竹、石斛、沙参、麦冬等；②兼见失眠，加夜交藤、酸枣仁、远志等；③头晕倦怠、气短乏力者，加麦冬、五味子、太子参等。

（三）癌性疼痛

1. **中药汤剂** 以祛瘀通络、益气养血、行气镇痛为基本治法。

（1）推荐中药：黄芪、川芎、当归、红花、赤芍、延胡索、地龙、贝母、皂角刺、乳香、没药、郁金等。

（2）古方参考：复元活血汤（《医学发明》）、柴胡桂枝汤（《伤寒论》）、当归四逆汤（《奇效良方》）、芍药甘草汤（《伤寒杂病论》）。

（3）参考中成药：天蟾胶囊、华蟾素胶囊、延胡索颗粒、复方苦参注射液等。

2. **外治疗法** 中药外敷。痛块消乳膏（由延胡索20g，姜黄20g，白芥子3g，川芎20g，血竭10g，乳香20g，没药20g，冰片10g等组成）外用贴敷。

（四）恶性胸腔积液、腹水

1. **中药汤剂** 以温阳化气、平冲降逆为基本治法。

（1）推荐中药：葶苈子、桑白皮、附子、桂枝、干姜、黄芪、白术、补骨脂、蛤蚧、猪苓、车前子、防己、大腹皮等。

（2）古方参考：五苓散（《伤寒论》）、苓桂术甘汤（《伤寒论》）、木防己汤（《金匮要略》）、葶苈大枣泻肺汤（《金匮要略》）等。

（3）参考中成药：鸦胆子油乳注射液、榄香烯乳注射液等。

（4）临症加减：①口干咽燥，午后潮热，手足心热者，加沙参、麦冬、桑白皮、天花粉、太子参、石斛、玉竹等；②气喘气促，动则尤甚，胸闷，纳少，形寒肢冷，神疲乏力者，加附子、桂枝、干姜、黄芪、白术、补骨脂、蛤蚧等。

2. **外治疗法** 中药外敷。实脾消水膏（由生黄芪50g，桂枝20g，猪苓20g，老鹳草30g，莪术20g，桃仁20g，土鳖虫10g，黑丑、白丑各20g组成）外敷于患处。

（五）恶性肠梗阻

中药汤剂 以行气通腑为基本治法。

（1）推荐中药：大黄、芒硝、桃仁、枳实、厚朴、木香、槟榔、牡丹皮、丹参、火麻仁、生地黄等。

（2）古方参考：桃核承气汤（《伤寒论》）、小承气汤（《普济方》）、增液承气汤（《温病条辨》）、大黄附子细辛汤（《金匮要略》）、大承气汤（《伤寒论》）等。

（3）参考中成药：通便灵胶囊、麻仁润肠丸、西黄丸等。

（4）临症加减：①大便不通，胃脘灼热，心烦口干，小便短赤者，加玄参、白花蛇舌草、山慈菇、半边莲、穿心莲、白头翁等；②腹部疼痛固定不移，或呕出内容物为咖色者，加三七粉（冲）、丹参、赤芍、桃仁、红花、生地黄、熟地黄；③泛吐清涎、胸膈满闷、嗳气频作者，加沙参、浙贝母、旋覆花、半夏、砂仁、郁金等。

八、中药在巩固和维持治疗中的应用

巩固治疗适用于早期恶性肿瘤患者，这类患者手术切除较为完全，无须辅助治疗或已经完成了辅助治疗，但仍存在复发风险，需定期复查。维持治疗是指晚期或复发转移的恶性肿瘤患者经过标准治疗获得疾病控制后，选择性停用不良反应大的药物，采用低强度、不良反应小的药物进行持续治疗的一种模式。临床研究证实，巩固和维持治疗阶段应用中医药治疗可以降低肿瘤的复发率和转移率，提高患者的生活质量，改善临床症状，延长总生存期。

例如，乳腺癌术后主要以扶正攻邪、调和冲任、疏肝行气散结等为主，常用参麦地黄汤、八珍汤、二仙汤、黄英桂枝加龙骨牡蛎汤、姜贝逍遥散、归脾汤、左归饮合二至丸等方巩固治疗，显著延缓了乳腺癌患者的复发转移，提高了患者的生活质量。有大样本量的临床研究证实，在肺癌的维持治疗阶段给予中药（汤药、中药注射液、中成药），结果显示在延长生存时间方面，中医综合维持治疗与现代医学化疗作用相当，且中医综合治疗方案具有提高生活质量和降低不良反应发生率的优势。

但是目前设计严谨的关于中医药在肿瘤巩固和维持治疗中应用效果的临床研究不多，需要通过提供开展多中心、大样本量中医药巩固和维持治疗的临床研究，提高更高级别的中医药治疗恶性肿瘤的循证医学证据，筛选出中医药巩固和维持治疗的优势人群，将更多巩固和维持治疗的中医治疗方案嵌入到现代医学治疗中。

九、中药在晚期带瘤生存中的应用

越来越多的临床研究结果表明，对于失去手术、放疗、化疗机会的晚期肿瘤患者，纯中药治疗不仅可以有效缓解患者的临床症状（如癌性疼痛、纳差、神疲乏力、恶心呕吐、便秘腹泻、失眠等），提高生存质量，还可使不少患者长期带瘤生存，其积极的治疗作用不可忽视。

例如，无法接受现代医学治疗的食管癌患者常出现噎膈症状，治则多以润燥解郁、化痰降逆为主，启膈散加减治疗可显著缓解症状。晚期胃癌多伴有恶性胸腔积液，治宜健脾益气、温阳利水，以黄芪、薏苡仁、茯苓健脾益气扶正为主，协同桂枝、车前子等温阳利水，酌加莪术、红花等活血化瘀、抗癌解毒之药。

此外，随着临床研究的不断深入，许多中药有效抗癌成分被提取并制成疗效确切的中药制剂。经临床多中心验证的中成药，如金复康口服液、正得康胶囊、康莱特注射液、华蟾素注射液、复方苦参注射液、消癌平注射液、鸦胆子油乳注射液、榄香烯注射液、肿节风片、贞芪扶正胶囊、参芪扶正注射液、平消胶囊、小金片、西黄丸等，均酌情应用于临床，在提高患者生存质量，延长生存期方面都发挥着重要的作用。

（张　梅）

参 考 文 献

第9章 药物相互作用

第一节 概 述

随着我国人口老龄化趋势的加剧，以及环境及生活方式的改变，恶性肿瘤已成为严重危害中国居民健康和社会发展的主要疾病之一。药物是肿瘤治疗的重要手段，近年来传统的细胞毒性药物、新型分子靶向药物和肿瘤免疫药物已被广泛应用于各种类型肿瘤的治疗。

癌症病因复杂，涉及多靶点多环节，肿瘤患者完整的治疗方案中常包含多种抗肿瘤药物，还可能会使用镇痛、治疗化疗副作用的支持性药物；有些患者还会使用替代药物（如草药）或非处方（over the counter，OTC）药物，而且肿瘤患者的平均年龄较大，所患有的其他基础疾病也需要药物治疗。因此，在医疗实践中，肿瘤患者很少使用单一药物，常需要多药联用，肿瘤患者很容易发生药物相互作用。

药物相互作用（drug-drug interaction，DDI）是指患者同时或在一定时间内先后服用2种或2种以上药物时，由于药物之间或药物与机体之间的相互作用，改变了药物原有的理化性质、体内代谢过程或组织对药物的敏感度，以致出现使用单种药物所没有的药理效应或毒性效应，从而产生有益作用或不良反应。药物相互作用广义上是指其中一种药物的作用受另一种药物的影响，导致作用加强或减弱。从临床角度考虑，作用加强可表现为疗效提高，也可表现为毒性加大；作用减弱可表现为疗效降低，也可表现为毒性减轻。药物相互作用可对治疗作用增强或不良反应减轻产生影响。而由于药物相互作用引起的疗效降低或丧失、毒性增强等均可以影响药物的安全性和有效性，这称为狭义的药物相互作用，绝大多数

药物相互作用属于此范畴，这种不良影响是单独应用一种药物时不会出现的。

有研究显示，20%～30%的临床药物不良反应是药物相互作用所引起的，其中约10%的患者需要临床干预。约4%的肿瘤患者死亡可能是不合理的联合用药所致。尽管抗肿瘤药物的毒性较强，但既往针对药物相互作用开展的研究较少。但随着肿瘤患者预期寿命的延长，以及治疗模式的转变，临床抗肿瘤治疗时发生药物相互作用的概率越来越大，人们对其也越来越重视（表9-1）。

表9-1 抗肿瘤药物与临床常用药物的相互作用

药物类别	相互作用
抗酸剂	含有铝和镁的抗酸剂可提高卡培他滨的生物利用度
抗生素	青霉素通过肾小管分泌影响甲氨蝶呤清除率，致其浓度升高
抗凝剂	同时服用华法林和卡培他滨，凝血功能发生改变
抗惊厥药	卡马西平可增加替尼泊苷的总清除率
止吐剂	昂丹司琼与顺铂、环磷酰胺合用，可减少顺铂和环磷酰胺的全身暴露
抗真菌剂	酮康唑抑制伊立替康代谢，导致其活性代谢产物 SN-38 的暴露量增加
皮质类固醇	可降低重组人白介素 -2 的抗肿瘤效果
草药	圣约翰草可降低伊马替尼的血浆浓度
非甾体抗炎药	通过肾小管分泌影响甲氨蝶呤清除率，致其浓度升高

药物相互作用主要分为药动学、药效学和体外的相互作用。药动学相互作用包括吸收、分布、代谢和排泄相互作用。而药效学相互作用表现为药物联用产生的相加、协同或拮抗，主要发生效应的强度变化。

药物相互作用也可根据严重程度及临床后果进行分级评价，其中国际主流的 DDI 查询数据库 Lexicomp 将药物相互作用分为 X 级（避免联用：存在相互作用，且有临床意义，合并用药通常风险大于获益，应避免联用）、D 级（建议改进治疗方案：存在相互作用，且有临床意义，需对患者进行个体评估以权衡利弊，同时需进行更密切的监测、剂量调整或者更换治疗用药）、C 级（监测下治疗：存在相互作用，且有临床意义，合并用药通常获益大于风险，需进行监测，少数患者可能需要调整用药剂量）、B 级（无须采取措施：存在相互作用，但无证据显示有临床意义）、A 级（无已知相互作用）。另一数据库 Micromedex 将药物相互作用分为 5 级，分别为禁忌（contraindicated）、严重（major）、中等（moderate）、较弱（minor）和未知（unknown），与 Lexicomp 的分级基本对应（表 9-2）。

如果药物相互作用已明确，并且具有临床意义，是需要干预和警惕的。若药物相互作用已明确，但不具临床意义或药物相互作用尚未明确，则无须干预和警惕。因此，全面研究药物相互作用，医疗保健专业人员监测和管理药物相互作用，向大众普及用药知识，有助于降低不良反应风险，提高用药方案的疗效，并降低治疗成本。

表 9-2　药物相互作用的严重程度和临床后果

严重程度	举例
临床无关效应（药物浓度升高或下降，但不会产生直接的临床后果）	酪氨酸激酶抑制剂、去甲基他莫昔芬（他莫昔芬的活性代谢物）
短暂的不良反应	恩扎卢胺可降低辛伐他汀 / 唑吡旦浓度水平
持续时间较长的不良反应	CYP3A4 酶抑制剂使依维莫司浓度升高；卡培他滨、氟尿嘧啶（5-FU）使苯妥英钠的浓度升高
长期或永久的不良反应	叶酸 / 甲硝唑提高卡培他滨、5-FU 的毒性某些抗肿瘤药物降低卡马西平、苯妥英钠、丙戊酸的血药浓度
严重不良反应	别嘌醇、非布索坦增加巯嘌呤的毒性；CYP3A4 酶抑制剂增强长春碱、长春新碱的神经肌肉毒性；伊曲康唑 / 酮康唑与白消安联用出现肝静脉闭塞
潜在的致命影响	白消安与甲硝唑联用可致多器官功能衰竭、甲氨蝶呤与甲氧苄啶或复方新诺明联用致患者死亡

第二节　药动学方面的药物相互作用

服用药物后，药物需从给药部位吸收（absorption）进入体循环，随血液循环分布（distribution）到各个组织 / 器官中，在肝脏等组织中的药物代谢酶作用下发生代谢（metabolism），药物及其代谢产物随胆汁、尿液和粪便等排泄（excretion）出体外，即药物吸收、分布、代谢和排泄等体内过程，简称 ADME。药代动力学相互作用主要是通过影响药物代谢酶或转运体活性，改变药物吸收、分布、代谢和排泄，进而增加或降低血药浓度，增加药物不良反应或降低疗效。

一、药物吸收过程中产生的药物相互作用

药物吸收过程中产生的药物相互作用是指一种药物能使另一种合用的药物在体内的药代动力学（吸收、分布、代谢和排泄）过程发生改变，从而影响后一种药物的血浆浓度，进而改变药物在其作用靶位的浓度，使其作用强度改变（加强或减弱）。药代动力学方面药物相互作用只改变药物的药理效应大小及作用持续时间，不会改变药理效应类型。

大多数抗肿瘤药物为静脉给药，因此吸收因素对药代动力学影响较小。然而，为了方便患者和易于给药，口服抗肿瘤药物在肿瘤长期治疗中发挥的作用越来越显著。口服给药需仔细考虑影响药物吸收的各种因素，因其会导致生物利用度的改变。

（一）胃酸碱度的改变

胃内 pH 是影响药物溶解的重要因素之一。肿瘤患者为对抗胃食管反流疾病的症状，常服用抑酸药进行治疗，其可中和胃酸、降低胃内酸度，由此产生的药物相互作用不容忽视。

酪氨酸激酶抑制剂（tyrosine kinase inhibitor, TKI）的结构中多含有仲胺、叔胺等弱碱性基团，因此该类药物多为弱碱性，在胃内以解离和非解离 2 种形式存在。抑酸药可使胃内 pH 升高，这会打破 TKI 2 种存在形式间的平衡，使难溶的非解离形式增多。结果就是可吸收药物减少，血药浓度的降低。这种 TKI 与抑酸药物之间的相互作用，对克唑替尼、达沙替尼、厄洛替尼、拉帕替尼和帕唑帕尼尤为重要。在健康志愿者中，吉非替尼给药前 1 小时给予雷尼替丁，吉非替尼的暴露量可显著下降。因此，应尽可能避免这些 TKI 与质子泵抑制剂、H_2 拮抗剂和制酸剂联合使用或间隔给药。

（二）CYP450 酶

口服抗肿瘤药物的吸收也可因胃肠道内的代谢而改变。有研究表明，肠壁中的细胞色素 P450 酶（CYP450 酶）活性是改变某些口服抗肿瘤药物（CYP450 酶底物）生物利用度的重要因素。当底物与肠道 CYP450 酶抑制剂或诱导剂同时给药时，可能会发生药物 - 食物、药物 - 草药或药物 - 药物相互作用。

食物改变肠道 CYP450 酶活性的典型例子是葡萄柚汁。葡萄柚汁中的 2 种主要成分（佛手柑素、6'，7' - 二羟基佛手素）是强效 CYP3A4 酶抑制剂，其可以减慢多种抗肿瘤药物的代谢过程，增加生物利用度，增强药物作用，延长作用时间。TKI 是肠道 CYP3A4 酶的底物，联用酶抑制剂或诱导剂可改变其药物暴露和毒性。研究发现葡萄柚汁可使舒尼替尼的药时曲线下面积（area under the curve，AUC）增加 11%，尼罗替尼增加 29%，但对伊马替尼的 AUC 影响不显著。

（三）ABC 转运蛋白

ATP4 结合盒转运蛋白（ATP-binding cassette transporter，ABC）超家族目前被认为是产生肿瘤耐药的重要原因之一。其不仅在肿瘤细胞中有表达，同时在正常组织中亦有表达。其成员 P- 糖蛋白（P glycoprotein，P-gp）、乳腺癌耐药蛋白（Breast cancer resistance protein，BCRP）及多药耐药相关蛋白 2（multidrug resistance-associated protein2，MRP2）在肠上皮细胞中表达量较高。它们位于肠上皮细胞顶膜上，可将底物从上皮细胞分泌回肠腔，所介导的药物外排是口服药物吸收不佳的重要因素。

某些药物、食物及草药可抑制 P-gp 的活性，从而与肿瘤药物产生相互作用。表 9-3 列出了选择性 P-gp 底物和抑制剂。例如，拉帕替尼、吉非替尼和帕唑帕尼可直接抑制 P-gp 的活性，增加同时使用的 P-gp 底物的生物利用度。拉帕替尼可使地高辛的 AUC 增加 80%。拉帕替尼、吉非替尼可使伊立替康活性代谢物 SN-38 的暴露增加。紫杉醇与帕唑帕尼联合使用时，其暴露量可增加 26%。

表 9-3　P-gp 底物和抑制剂中的抗肿瘤药物

底物	放线菌素 D、柔红霉素、多西他赛、多柔比星、依托泊苷、伊马替尼；紫杉醇；伊立替康、米托蒽醌、拓扑替康、长春碱、长春新碱
抑制剂	吉非替尼、他立喹达、替尼泊苷、伐司朴达

（四）食物

食物可影响血流、胃排空、改变胃肠道 pH、刺激胆汁分泌，高脂饮食可影响药物的溶解，与药物具有共同功能的物质可影响药效，并抑制肠道的 CYP3A 酶代谢和 P-gp 转运。因此，食物与药物之间存在着复杂的相互作用，即食物 - 药物相互作用（food-drug interaction，FDI）。

食物对口服抗肿瘤药物药代动力学的净影响取决于药物的化学性质及配方、胃肠道生理学及食物类型 / 数量等因素。食物 - 药物相互作用可影响口服抗肿瘤药物的生物利用度，会出现吸收增加、减少、延迟或不变的效果（表 9-4）。

例如，当白血病 / 淋巴瘤患者在进食状态而非空腹状态下给予苯丁酸氮芥时，可出现吸收延迟和减少，这是胃排空速度减慢的结果。此外，苯丁酸氮芥不稳定，在胃液中会发生水解。因此，胃中滞留时间延长会导致水解速率增加，生物利用度降低。

一些口服抗肿瘤药物是前药，如卡培他滨、阿曲他明、磷酸依托泊苷和磷酸雌莫司汀等，在进入循环系统之前需要通过胃肠道和（或）肝中的首过效应代谢，从而激活细胞毒活性。因此，一些改变这些药物吸收的素会对其药代动力学过程产生深远影响。与食物或牛奶一起服用磷酸雌莫司汀时，其吸收程度会降低，生物利用度分别降低了 36% 和 63%。因此，建议在餐前 1 小时或餐后 2 小时服用该药物。

因此，口服抗肿瘤药物给药可以参考进餐时间（餐前、餐中或餐后），优化食物 - 药物相互作用以改善抗肿瘤效果。

表 9-4　食物对口服抗肿瘤药物药代动力学的影响

抗肿瘤药物	进食的影响	受影响的参数
白消安、5-FU、甲氨蝶呤、拓扑替康	吸收延迟（影响速率）	C_{max} 和 T_{max}
卡培他滨、苯丁酸氮芥、雌莫司汀、吉非替尼、美法仑、硫鸟嘌呤	吸收减少（影响程度）	AUC 和 C_{max}
厄洛替尼、维 A 酸	吸收增加 [影响速率和（或）程度]	AUC，C_{max} 和（或）T_{max}
依托泊苷、伊马替尼、巯基嘌呤、替莫唑胺	吸收无影响（未影响速率或程度）	AUC 和 C_{max} 无显著变化

二、药物分布过程中产生的药物相互作用

药物在分布环节的相互作用可表现为竞争血浆蛋白结合部位、改变药物在某些组织的分布量等。

吸收后药物的靶部位分布主要取决于该区域的血流量，以及药物与血浆蛋白的结合。抗肿瘤药物可与血液中的成分如白蛋白、α_1 酸性糖蛋白、红细胞、免疫球蛋白及脂蛋白结合。游离药物是生物活性部分，能对组织内的药理学靶点发挥作用。因此，若与血液成分结合会限制药物的活性。一些细胞毒性药物如紫杉醇、依托泊苷等具有较高的血浆蛋白结合率，可能会与血浆蛋白结合率高的药物，如华法林发生药物相互作用，其常用于预防和治疗癌症患者的血栓形成。然而，目前尚未证实将抗肿瘤药物从蛋白结合状态中置换出来具有显著的临床意义。这是因为尽管蛋白结合变化会影响药代动力学参数，但很少会改变药物的

总暴露量。

脂质体等药物载体可显著降低药物的分布容积，如多柔比星脂质体可明显地降低心脏毒性。

三、药物代谢过程中产生的药物相互作用

2 种或 2 种以上药物同时或序贯用药后，通过促进药物代谢酶的合成、抑制代谢酶降解或竞争代谢酶的结合，改变联用药物代谢，结果可使疗效增强甚至产生毒副作用，或疗效减弱甚至治疗失败，这种在代谢环节发生的药物相互作用称为代谢性药物相互作用。

肝 CYP450 酶系是主要的药物代谢酶系，大部分抗肿瘤药物都通过该酶代谢（表 9-5），药物间的相互作用都由此环节产生。治疗过程中如果患者同时服用的药物可产生酶诱导或抑制作用，便会对药物的代谢产生影响。由于大多数药物在体内经过生物转化后，其代谢产物失去药理活性，因此肝药酶诱导将使该药本身或其他药物的代谢加速，药效减弱或作用时间缩短。而肝药酶被抑制可减慢其他药物的代谢，导致药效增强或作用时间延长，并可能引起中毒。CYP450 酶可以通过 2 种方式被抑制：① 2 种底物在同一 CYP450 酶结合位点发生竞争性结合；②抑制剂与底物共同给药，对同一 CYP450 酶发生非竞争性抑制，可使底物的 AUC 增加。对 CYP450 酶底物 AUC 的净效应，取决于共同给药药物的酶诱导和酶抑制效力。

表 9-5　与 CYP450 酶有关的抗肿瘤药物

抗肿瘤药物	抑制的 CYP450 酶	介导生物转化的 CYP450 酶
阿那曲唑	1A2，2C8，2C9，3A4	3A4
白消安		3A4
皮质类固醇：地塞米松、甲泼尼松、泼尼松	3A4	3A4
环磷酰胺		2B6，2D6，3A4
阿糖胞苷	3A4	3A4
多西他赛		3A4
多柔比星		3A4

续表

抗肿瘤药物	抑制的 CYP450 酶	介导生物转化的 CYP450 酶
厄洛替尼		1A2，3A4
依托泊苷		3A4
依西美坦		3A4
吉非替尼	2C19，2D6	3A4
伊达比星	2D6	2C9，2D6
异环磷酰胺		3A4
甲磺酸伊马替尼	2C9，2D6，3A4	3A4
伊立替康		3A4
酮康唑	3A4，2C9	
来曲唑	2A6，2C19	2A6，3A4
紫杉醇		2C8，3A4
他莫昔芬	3A4	1A2，2A6，2B6，2D6，2E1，3A4
替尼泊苷		3A4
维 A 酸		2C8，3A4
长春碱	2D6	3A4
长春新碱	2D6	3A4
长春瑞滨	2D6	3A4

吉非替尼与苯妥英钠（CYP3A4 酶诱导剂）合用可致 C_{max} 降低 26%，AUC 降低 47%。人参是 CYP3A4/5 酶的诱导剂，停用人参后患者可从无反应者变为部分反应者。圣约翰草可通过激活孕甾烷 X 受体（pregnane X receptor，PXR）诱导 CYP3A4 酶，也可产生这种相互作用。如果无法避免吉非替尼与强效 CYP3A4 酶诱导剂共同给药，其剂量应从 250mg/d 增加到 500mg/d。

四、药物排泄过程中产生的药物相互作用

肾是药物排泄的主要器官。一般药物及其代谢产物大部分通过肾由尿液排出。药物及其代谢产物在肾的排泄是肾小球滤过、肾小管主动分泌和肾小管重吸收的综合作用结果。药物排泄过程中产生的相互作用在抗肿瘤药物临床治疗中的角色亦不容忽视。

P-gp 位于近端肾小管（管腔侧）的刷状缘，可将药物泵入肾小管滤液中，从而影响肾消除。抑制 P-gp 可导致底物的全身暴露和组织分布增加，而诱导 P-gp 可导致全身暴露减少。肝中的 P-gp 位于肝细胞小管膜中，可将原形药物和代谢物泵入胆汁，经粪便中清除。同时给予 P-gp 抑制剂（如抗心律失常药物胺碘酮、抗高血压药物维拉帕米）和底物长春碱，会导致肝和肾中长春碱及其代谢物的浓度增加。这种增加并不是由药物代谢抑制引起的。

伊立替康与吉非替尼联用可致胃肠道和血液学毒性增加。这种相互作用的机制是吉非替尼抑制 ATP 结合转运蛋白 G 超家族成员 2（ATP-binding cassette superfamily G member 2，ABCG2）蛋白，使伊立替康的肾和（或）胆汁排泄减少。

应充分利用有益的药代动力学相互作用，提高治疗效果。而对于那些在吸收、分布、代谢和排泄环节容易发生不良药物相互作用的药物，特别是安全范围狭窄、需要保持一定血药浓度的药物，应注意加强治疗药物监测，及时调整给药方案，避免或减少毒副作用的发生。

第三节　药效学方面的药物相互作用

药效学方面的药物相互作用是指某种药物在药代动力学过程和作用部位浓度不变的情况下，因受其他药物影响而发生的药物效能变化。药物作用的发挥，可视为它和机体的效应器官、特定的组织、细胞受体或其他生理活性物质（如酶等）相互作用的结果。如不同性质的药物对"受体"可起激动（兴奋）或阻断（拮抗、抑制）作用。2 种药物作用于同一"受体"或同一生化过程中，就可以发生药效学方面的相互作用。一般来说，作用性质相同的药物联合应用，可产生药效增强（相加、协同）。作用性质相反的药物联合，其结果是药效减弱（拮抗）。

一、相加作用

相加作用（addition）即两种性质相同的药物联合应用所产生的效应相等或接近两药所产生的

效应之和。可用下式来表示（设 A 药和 B 药的效应各为 1）：A（1）+B（1）=2。

临床研究发现，与曲妥珠单抗单用相比，联用多柔比星会增加转移性乳腺癌患者的心脏毒性。

联合使用具有肾毒性的化疗药物时，这种相互作用尤为重要。对肾脏的累加效应可致轻度至中度肾衰竭。当顺铂与其他肾毒性药物（如氨基糖苷类、两性霉素 B 和利妥昔单抗）合用时，肾毒性会显著增加。既往或当前使用紫杉醇的患者，联用长春瑞滨可能会增加神经毒性。

二、协同作用

协同作用（synergism）即联合用药的效果等于或大于各药单用效果之和，并且药物的主要药理作用及副作用均可相加。可表示为：A（1）+B（1）>2。

例如，亚叶酸通过稳定 5-FU 与胸苷酸合酶的复合物，增强 5-FU 的细胞毒作用，对结直肠癌的疗效良好。同时此协同作用也会增强 5-FU 的毒性反应。

吉西他滨与其他化疗药物如顺铂联用，可在非小细胞肺癌中显示出协同效应。机制可能是吉西他滨抑制顺铂所致 DNA 损伤的修复，增加双链断裂和顺铂 -DNA 复合物的形成。

三、拮抗作用

拮抗作用（antagonism）是指 2 种或 2 种以上药理效应相反的药物，合用可产生竞争性或生理性拮抗作用，表现为联合用药的效果小于单用效果之和。

例如，皮质类固醇与白细胞介素 -2（IL-2）联用可导致拮抗作用。同时使用地塞米松和 IL-2 治疗的肿瘤患者，能够耐受更大剂量的 IL-2，减轻其毒性。但从治疗角度出发，这一相互作用并无益处，类固醇可消除 IL-2 的抗肿瘤作用。其机制可能与皮质类固醇抑制 IL-1 生成，从而阻止 IL-2 和肿瘤坏死因子的释放有关。

四、时序依赖效应

多药合用时，由于药物起效顺序的不同，所致组织细胞状态发生改变，因而导致药物效应发生改变。其药理学基础为当机体组织细胞的功能状态发生改变时，对药物的反应性也会发生改变。

多西他赛和顺铂联用时，多西他赛先行给药可能发生不良反应的概率更低。

当紫杉醇先于卡铂给药时，血小板减少症的发生率显著降低。这可能是由于紫杉醇可与微管蛋白结合、聚集在富含微管蛋白的血小板中，抑制微管蛋白介导的血小板活化、减少网状内皮系统的清除，因此可以延长血小板的寿命。不同的给药顺序对 2 种药物的药代动力学过程并无影响。

肿瘤治疗实践中药效学方面的相互作用较为常见，如果能对其进行预测并采取适当的对策，可将不良反应降至最低。

第四节　体外药物相互作用

体外药物相互作用是指患者用药之前（即药物尚未进入机体以前），药物相互间发生化学或物理性相互作用，而使药物性质或药效发生变化，又称为化学配伍禁忌或物理配伍禁忌。本类相互作用多发生于液体制剂。

在进行静脉注射时，有些抗肿瘤药物需要以溶媒为载体。选择溶媒时主要考虑溶液的酸碱度、离子作用与盐析作用等。对于需溶解和（或）稀释的抗肿瘤药物，溶媒品种若选择不恰当，药物与溶媒混合后可能发生相互作用，出现变色、浑浊、结晶、沉淀、络合、降解等现象，导致药物失活从而影响疗效，严重时甚至会引起药物不良事件的发生。同一种药物因不同生产厂家、不同剂型、不同给药途径等情况均可能影响溶媒品种的选择。

例如，在奥沙利铂说明书中明确指出不可与碱性药物合用。如果使用 0.9% 氯化钠作溶媒，会使奥沙利铂发生絮状沉淀，滴注时可能会引起不良反应，因此应使用 5% 葡萄糖作为溶媒。并且与奥沙利铂同时使用的药品，滴注间隔期应使用葡萄糖注射液冲管。

紫杉醇脂质体、白蛋白结合型紫杉醇，因剂型不同，对溶媒品种的要求也不同。脂质体因性质不稳定，对 pH 要求较高，若在 0.9% 的氯化钠溶液中易氧化水解，导致药物泄漏、包封下降而影响疗效。因此，该药配制时用无菌注射水溶解后，应用 5% 葡萄糖注射液稀释。

阿糖胞苷可溶于含或不含防腐剂的注射用水、0.9% 氯化钠注射液或 5% 葡萄糖注射液中。但鞘内给药时，说明书建议采用不含防腐剂的 0.9% 氯化钠注射液配制。

另外，依托泊苷在葡萄糖溶液中不稳定，容易形成微粒沉淀，其在 0.9% 氯化钠溶液中的浓度不应超过 0.25mg/ml。超出规定浓度则难以完全溶解，产生微粒沉淀，堵塞血管。

抗肿瘤治疗中的药物相互作用尚未充分阐明。但是随着抗肿瘤药物的类型及数量的增加，以及新的联合用药方式的发展，应重视药物相互作用。需要深入研究药物相互作用的机制，并在研发新的治疗方案时应注意：①是否存在重复给药，包括同种药物的重复使用和相同药理机制的不同药物的重复使用；②是否存在药动学或药效学上的相互作用；③是否存在配伍禁忌，以避免可能造成不利影响的联合用药。

（徐　戎）

下篇 各 论 »»

第10章 鼻 咽 癌

鼻咽癌是我国华南地区高发肿瘤，具有地域聚集性、种族易感性及家族高发性的特点，其发病因素与遗传、环境及EB病毒感染等相关。因该病生长部位特殊，放射治疗是鼻咽癌的主要治疗手段。早期可采用单纯放射治疗，中晚期患者采用放疗和化疗等联合治疗。随着调强放疗技术的应用及综合治疗进展，鼻咽癌的5年局部控制率和生存率较前明显升高，远处转移为主要的治疗失败原因，对于转移性鼻咽癌，因转移部位的不同，总生存期在数月至数年波动。

第一节 临床表现与诊断

一、症状与体征

鼻咽癌因生长部位隐匿，早期诊断较困难。仅在常规体检或普查时发现，或直到出现颈部淋巴结转移才发现。

（一）鼻咽癌七大症状

1. 涕血 又称回吸性涕血，主要表现为鼻涕中带血，或表现为从口中回吸出带血的鼻涕。涕血常发生在早晨起床后。涕血量不多时，经常被患者疏忽，误认为是鼻炎或鼻窦炎，或被当作咯血到内科就诊。

2. 鼻塞 常为单侧性，是肿瘤堵塞后鼻孔所致。

3. 耳鸣 侧壁肿瘤堵塞或压迫咽鼓管引起的。

4. 听力下降 侧壁肿瘤易于堵塞或压迫咽鼓管，导致传导性听力障碍。

5. 头痛 以单侧颞顶部或枕部的持续性疼痛多见，往往是肿瘤浸润、向颅底扩展并累及脑神经或合并感染而引起的。

6. 面麻 多为单侧第Ⅴ对脑神经的一支或多支受侵犯或压迫而引起的相应神经支配区域麻痹。

7. 复视 为第Ⅲ、Ⅳ、Ⅵ对脑神经受侵犯所致，最多见是第Ⅵ对脑神经损害而致的外展受限。

（二）鼻咽癌的三大体征

1. 鼻咽肿物 间接或纤维鼻咽镜可完整观察鼻咽腔内肿瘤局部情况。

2. 颈淋巴结肿大 常是鼻咽癌的首发表现，其典型部位是颈深上组淋巴结转移，也有部分患者的淋巴结转移首先出现在颈后三角的副神经链区。

3. 脑神经损害 病灶发生在或累及咽隐窝后，容易侵犯颅底的颈内动脉管或破裂孔，继而进入颅中窝的岩蝶区（包括破裂孔、颞骨岩尖、卵圆孔、海绵窦等），使第Ⅲ、Ⅳ、Ⅵ对脑神经及第Ⅴ对脑神经的第1、2支受侵犯。当鼻咽癌扩展至咽旁间隙的茎突后区，或颈深淋巴结向深部浸润时，可侵犯或压迫第Ⅸ、Ⅹ、Ⅺ、Ⅻ对脑神经和颈交感神经节。第Ⅴ对脑神经的第3支可在颅内受浸润，也可在咽旁间隙受压。而第Ⅰ、Ⅱ、Ⅶ、Ⅷ对脑神经较少受累。

二、诊断

（一）病史及体检检查

凡有五官科症状或有头痛、颈部肿块或普查EB病毒抗体效价，尤其是EA-IgA效价明显增高者，或来自鼻咽癌高发地区，或有鼻咽癌家族史者，均应进行鼻咽镜、影像学及病理学等一系列临床检查，以便确诊、了解病变范围、提供临床分期的证据和为疗效判定及随访奠定基础。临床检查除包括一般状况评价（KPS）、体重、身高、视力、生命体征的测定，心、肺、肝、脾、骨及神经系统的检查外，还应进行详细的专科检查。

1. **耳鼻喉科检查** 对有回吸性涕血、持续性鼻塞、单侧性耳鸣、无痛性颈淋巴结肿大、头痛、原因不明的脑神经损害等症状的患者，应通过间接鼻咽镜或电子鼻咽镜仔细检查鼻咽腔，必要时结合鼻咽 MRI/CT 检查。

2. **颈淋巴结检查** 注意检查颈内静脉链、副神经链及颈横动静脉链有无肿大淋巴结。

3. **脑神经检查** 仅需要逐项认真按常规进行，而对疑有眼肌、咀嚼肌和舌肌瘫痪者，有时需反复检查才能引出阳性结果。

（二）辅助检查

1. **磁共振成像检查（MRI）或 CT 扫描** 其临床意义如下所述。

（1）协助诊断。

（2）确定病变范围及其临床分期。

（3）正确确定治疗靶区，设计放射野。

（4）准确观察放疗后肿瘤消退情况和随访。

2. **全身骨显像** 骨转移是鼻咽癌常见远处转移部位，骨扫描对鼻咽癌骨转移的诊断有较高的价值，它比普通的 X 线和 CT 敏感，一般较 X 线早 3～6 个月，骨显像对骨转移瘤敏感度高，但缺乏特异度。因此，应结合病史综合判断。

3. **PET/CT 全身显像扫描** 有助于明确鼻咽原发灶和区域转移淋巴结的范围、远处转移灶的位置和范围，精确的肿瘤临床分期；确定鼻咽癌的生物靶区，提高放射治疗的精确度，从而减少正常组织放射性损伤；鉴别肿瘤治疗后的复发、残存或治疗后改变；评价及监测肿瘤的治疗效果，协助临床医师制订和调整治疗方案。

（三）病理诊断

鼻咽癌患者应尽可能取鼻咽原发灶组织送病理检查，在治疗前必须取得明确的组织学诊断；临床上仅在原发灶无法获得明确病理诊断时才考虑做颈淋巴结的活检。鼻咽癌的诊断需要根据患者的症状，进行相应的影像学检查及病理学检查才能够确诊，其中病理学检查是诊断的金标准。

1. **大体病理分型** ①结节型：肿瘤呈结节或肿块状，临床多见；②菜花型：肿瘤呈菜花状，血管丰富，容易出血；③溃疡型：肿瘤边缘隆起、中央坏死、凹陷，局部呈溃疡、糜烂状，会有表面出血等症状，预后相对较差；④黏膜下浸润型：肿瘤向腔内凸起，左右不对称。部分做病理检查会发现是炎性组织，所以经常会漏诊、误诊，需要进行多次病理检查，才可能确诊。

2. **组织学分型** 根据 2005 年世界卫生组织（WHO）的组织学分型，将鼻咽癌分为非角化性癌（分化型或未分化型）、角化性鳞状细胞癌和基底样鳞状细胞癌三大类型。

3. **分子病理** 与健康人群相比，鼻咽癌患者对 EB 病毒免疫学反应最显著的差异是抗 VCA 和 EA 抗原的 IgA 水平升高。这些血清学指标已成为在高危人群中筛查鼻咽癌的重要指标及在日常临床工作中进行鼻咽癌鉴别及早期诊断的重要工具。一些研究认为抗 VCA-IgA 和抗 EA-IgA 抗体水平与鼻咽癌分期和肿瘤总负荷存在相关性。

三、分期

目前，临床广泛采用第八版国际抗癌联盟 / 美国癌症联合委员会（UICC/AJCC）推荐使用的鼻咽癌 TNM 分期（2017 版）。详见表 10-1 及表 10-2。

表 10-1 AJCC/UICC 鼻咽癌 TNM 分期（第八版）

原发肿瘤（T）

Tx	原发肿瘤无法评估
T0	无原发肿瘤的证据
Tis	原位癌
T1	肿瘤局限在鼻咽，或肿瘤侵犯口咽和（或）鼻腔但不伴有咽旁间隙侵犯 *
T2	肿瘤侵犯咽旁间隙及邻近软组织受侵（翼内肌、翼外肌、椎前肌）
T3	肿瘤侵犯颅底骨质和（或）鼻窦或颈椎或翼状结构
T4	肿瘤侵犯颅内和（或）脑神经、下咽、眼眶、腮腺和（或）翼外肌侧缘软组织受侵

区域淋巴结（N）

Nx	区域淋巴结无法评估
N0	无区域淋巴结转移
N1	单侧颈淋巴结转移，最大直径≤6cm，淋巴结位于环状软骨下缘以上部位，和（或）单侧或双侧咽后淋巴结转移，最大直径≤6cm**

续表		表 10-2 AJCC/UICC 鼻咽癌 TNM 分期 (第八版)	
N2	双侧颈淋巴结转移, 最大直径 ≤ 6cm, 淋巴结位于环状软骨下缘以上部位 **	0 期	TisN0M0
		Ⅰ期	T1N0M0
N3	淋巴结 ** 最大径 > 6cm 和 (或) 环状软骨以下转移 (无论侧数)	Ⅱ期	T1N1M0, T2N0-1M0
		Ⅲ期	T1-2N2M0, T3N0-2M0
远处转移 (M)		ⅣA 期	T4 或 N3M0
M0	无远处转移	ⅣB 期	任何 T 任何 N M1
M1	有远处转移		

注: *. 咽旁间隙侵犯是指肿瘤向后外侧方向浸润; **. 中线淋巴结认为是同侧淋巴结。

第二节　一般治疗原则

鼻咽癌大多对放射治疗高度敏感，因解剖部位特殊，放射治疗是最主要的治疗方法之一。但对于一些较晚期患者，综合运用放化疗可提高疗效。鼻咽癌的治疗以个体化分层治疗为原则：Ⅰ期和Ⅱ期患者可采用单纯外照射放疗；对于局部晚期的Ⅲ期和Ⅳ期患者采用放疗 + 化疗的综合治疗模式；对于已有远处转移的患者应以化疗为主，并根据患者情况结合姑息性放射治疗。对于部分较高分化癌，病期较晚及放疗后复发的病例，手术切除和其他药物治疗亦是可选择治疗手段。放疗剂量根据鼻咽原发灶、亚临床灶、颈淋巴结转移灶和颈淋巴引流区不同，分别给予不同的处方剂量，提高肿瘤的局部剂量同时减少邻近正常组织受照剂量。调强适形放射治疗（IMRT）技术是放射肿瘤技术的重大进展，已成为鼻咽癌的标准放射治疗技术。它既能使照射区的形状在三维方向上与受照射肿瘤的形状相适合，还能根据肿瘤照射与周围正常组织保护的需要分别给予不同的照射剂量，使周围正常组织和器官少受或免受不必要的照射，从而提高放射治疗的增益比，提高肿瘤局控率，减轻放疗反应，提高生存质量。目前，早期鼻咽癌 IMRT 治疗后，5 年局控率约为 93%，5 年总生存率约为 80%。放疗靶区为大体肿瘤区（gross tumor volume，GTV），是指临床和影像学检查所能发现的肿瘤范围，包括原发肿瘤（GTVnx）与转移性淋巴结（GTVnd）病灶；临床靶区（clinical target volume，CTV）除

包含 GTV 外，还包括显微镜下可见的、亚临床灶及肿瘤可能侵犯的范围。CTV 又分为高危的亚临床病灶（CTV1）和低危的亚临床病灶（CTV2）。目前，原发性肿瘤 CTV 的勾画主要基于二维放疗和临床实践的经验，2017 年来自全世界 25 个单位的放疗专家提出了鼻咽癌原发肿瘤 CTV 勾画的国际共识指南。指南提出以 GTVnx 外扩 5mm 作为 CTV1，以 CTV1 外扩 5mm 并包括全部鼻咽黏膜作为 CTV2，同时需参照解剖结构对 CTV2 进行适当调整，使其包括咽旁间隙、翼腭窝、至少 5mm 的鼻腔及上颌窦、犁骨、卵圆孔、棘孔、破裂孔、岩尖、斜坡前 1/2 及蝶窦的下 1/2；此外，T3 ~ 4 的患者需包括海绵窦及整个蝶窦，斜坡侵犯的患者需包括整个斜坡；当肿瘤邻近重要器官（如脑干、脊髓）时 GTVnx 到 CTV1 及 CTV1 到 CTV2 之间的距离可以缩小至 1mm。存在转移性淋巴结的颈部淋巴引流区及需要预防照射的颈部淋巴引流区勾画为 CTV2。计划靶区（planning target volume，PTV）是指包括 GTV 和 CTV 本身、照射中患者器官运动，以及由于日常摆位、治疗中靶位置和靶体积变化等因素引起的扩大照射的组织范围，以确保 GTV 和 CTV 得到规定的治疗剂量。照射剂量推荐 GTVnx：68 ~ 70Gy/30 ~ 33f/6 ~ 7W；CTV1：60Gy/30 ~ 33f/6 ~ 7W；CTV2：50 ~ 56Gy/30 ~ 33f/6 ~ 7W；GTVnd：66 ~ 70Gy/30 ~ 33f/6 ~ 7W。

第三节 辅 助 治 疗

一、辅助治疗历史沿革

自 Intergroup 0099 试验结果提示局部晚期鼻咽癌同步放化疗联合辅助化疗能够提高患者的生存率后，美国国家癌症协作网将同步放化疗联合辅助化疗作为局部晚期鼻咽癌的标准治疗方式。但该研究并不能排除生存获益主要来自同步放化疗；此外，多项研究显示，同步放化疗联合传统辅助化疗并未改善局部区域晚期鼻咽癌患者的生存与疗效，反而增加近期毒性；同时，由于辅助化疗患者顺应性较差，限制了其应用。在调强放疗时代，鼻咽癌中同步放化疗加用辅助化疗是否可给患者带来额外获益存在争议。2012 年，来自中山大学肿瘤防治中心的 Chen 等报道了一项Ⅲ期随机试验的初步结果显示，在局部晚期鼻咽癌中单纯同步放化疗组与同步放化疗加辅助化疗组的所有结局终点均无显著差异，长期随访结果也证实了这些发现（5 年 OS：80%vs83%，P=0.35；5 年 PFS：71%vs75%，P=0.72）。因此，同步放化疗后额外的辅助化疗不能给局部区域晚期鼻咽癌患者带来获益，并增加了毒副反应。基于该研究，美国 NCCN 指南于 2013 年将同期放化疗＋辅助化疗从 1 类推荐降低为 2A 类推荐，单纯同步放化疗增加为 2B 类推荐。但也有数项回顾性研究显示氟尿嘧啶类口服化疗药物具有良好的耐受性及便携性，可为患者带来生存获益。一项大型Ⅲ期随机对照临床试验显示，标准放化疗后使用卡培他滨节拍化疗维持一年可将 3 年无瘤生存率从 75.7% 提高至 85.3%。

二、治疗原则

Intergroup 研究是对Ⅲ、Ⅳ期鼻咽癌患者进行的Ⅲ期临床试验，结果显示放化疗组与单纯放疗组相比，3 年 OS、PFS 均显著提高（78% 和 47%，69% 和 24%），从而奠定 3 个疗程顺铂同步放化疗＋3 个疗程 PF（DDP+5-FU）辅助化疗是局部晚期鼻咽癌的标准方案。

三、辅助化疗常用方案及评价

1. PF 方案　DDP 100mg/m² 静脉注射，第 1 天；5-FU 每天 800～1000mg/m² 静脉注射，第 1～5 天持续静脉灌注，每 3 周 1 次。

2. TP 方案　多西他赛 75mg/m² 静脉滴注，第 1 天；DDP 75mg/m² 静脉滴注，第 1 天，每 3 周 1 次。

3. 卡培他滨方案　对于老年不能耐受静脉化疗的患者或可考虑长期低剂量口服卡培他滨（625mg/m²，每天 2 次）辅助治疗 1 年。

Intergroup0099 研究的结果确定了 PF 方案作为辅助化疗的标准方案。如果有禁忌证无法使用顺铂，可用卡铂替代顺铂。另一项研究比较了该方案与同期卡铂 100mg/m² 化疗，发现使用顺铂的患者中 42% 完成了 3 个疗程的辅助化疗，而使用卡铂的患者中 73% 完成了辅助化疗。两组生存结局相似；顺铂组的肾毒性、白细胞减少和贫血发生率更高，而卡铂组血小板减少的发生率更高。几项荟萃分析结果显示，尽管同步放化疗加辅助化疗组可观察到有潜在的获益趋势，但同步放化疗加用辅助化疗后患者的生存结局并没有得到显著改善。患者对根治性放疗后辅助化疗的耐受性相对较差，通常只有 50%～76% 的患者完成了规定的辅助化疗疗程，这可能解释了辅助化疗较难带来额外的生存获益的原因。节拍化疗是一种新兴的抗肿瘤模式。与传统化疗使用最大耐受剂量治疗不同，通过低剂量、长时间口服的"节拍式"给氟尿嘧啶类化疗药可使其长时间维持在相对较低的血药浓度，从而可在持续抗肿瘤的同时降低毒副作用，尤为适合放化疗结束后患者的辅助治疗。一项大型Ⅲ期随机对照临床试验显示，标准放化疗后使用卡培他滨节拍化疗维持一年可将 3 年无瘤生存率从 75.7% 提高至 85.3%。将辅助化疗药物从 PF 方案更改为长期口服卡培他滨等化疗药，可使患者顺应性更好，或可从中获益。该模式安全性良好，患者可耐受。是否在同期放化疗的基础上加用辅助化疗可以根据患者的实际情况灵活采用。治疗后 EBV-DNA 是目前常用的筛选辅助化疗高危人群的分子指标。对于高复发转移风险患者，推荐在根治性放化疗结束后使用节拍化疗进行辅助治疗。

第四节　新辅助治疗

一、新辅助化疗及同步放化疗的历史沿革

鼻咽癌新辅助化疗又称诱导化疗,是指在放射治疗前化疗。优点包括:放疗前化疗,患者体质较好,更易耐受;提前杀灭潜在的亚临床病灶;减轻肿瘤负荷,尤其对于肿瘤负荷大的患者;放疗增敏;评估该药物化疗敏感度。2009 年的一项 Ⅱ期随机试验首次报道在同步放化疗之前加用 2 个疗程多西他赛（75mg/m²）加顺铂（75mg/m²）新辅助化疗可将鼻咽癌患者的 3 年 OS 从 68% 提高到 94%（HR=0.24；95%CI 0.08 ～ 0.73），奠定了新辅助化疗对于局部晚期鼻咽癌的治疗地位。目前为止有 4 个随机对照临床试验对新辅助化疗的疗效进行了评价,结果均显示新辅助化疗可以降低远处转移率,而且对提高局部控制率及无瘤生存率也有一定的作用,但是未提高总生存率。中国香港和广州中山大学肿瘤防治中心的学者把既往发表的 2 个新辅助化疗的临床研究数据合并进行分析显示:新辅助化疗 + 放疗组与单纯放疗组 5 年总生存率未见显著差异（61.9% vs 58.1%），复发率降低 14.3%,肿瘤相关死亡率降低 12.9%,总生存期无明显改善。由于总生存无获益,临床上已不单纯采用新辅助化疗来治疗局部晚期患者,而是多采用新辅助化疗 + 同步放化疗进一步控制远处转移。

同步放化疗指在鼻咽癌放射治疗同时使用化疗。化疗药物除直接杀灭作用外,还能增强放射治疗的敏感度。同步放化疗是局部晚期鼻咽癌治疗模式的基石。目前为止有 3 个随机对照临床试验对同步放化疗的疗效进行了评价。尽管最佳化疗方案和用药方式尚未确定,同步放化疗在提高局部晚期鼻咽癌局控率及无进展生存率等方面显示了其增益作用。在传统二维放疗时代,Chen 等报道的一项前瞻性Ⅲ期随机对照试验结果表明,对于Ⅱ期（T1N1/T2N0-1M0）鼻咽癌患者,与单纯放疗相比,同步放化疗能显著提高 5 年 OS 和 PFS。然而,该研究使用的是我国 1992 年分期系统且使用的是传统二维放疗,该试验的 10 年长期随访结果与初始结论一致,同步放化疗所带来的生存获益主要体现在 T2N1 患者中。具有里程碑意义的 Intergroup 0099 随机试验发现同步放化疗和辅助化疗的生存终点优于单纯放疗,同步放化疗在提高局部区域晚期鼻咽癌（Ⅲ～Ⅳ A 期）局控率、无进展生存率及总生存率等方面显示了其增益作用,从而确立了同步放化疗作为局部晚期（Ⅲ～Ⅳ A 期）鼻咽癌的标准疗法的地位。

EGFR 单克隆抗体以其高效低毒的特性在初治鼻咽癌中的综合治疗中占有重要地位。目前 EGFR 抑制剂主要适用于与放化疗联合治疗 EGFR 表达阳性的初治局部区域晚期鼻咽癌患者,包括在推荐的新辅助化疗或同步放化疗方案。

二、治疗原则

对于局部区域晚期鼻咽癌Ⅲ～Ⅳ A 期（T1-2N2-3/T3-4 任何 NM0）,新辅助化疗 + 同步放化疗是首选治疗方案（CSCO：1A 证据,Ⅰ级专家推荐）。在调强放疗时代,同步放化疗在Ⅱ期鼻咽癌中的作用尚未明确。对于局部晚期（Ⅲ～Ⅳ A 期）鼻咽癌患者同步放化疗是标准治疗方案。Chan 等报道了局部晚期鼻咽癌每周中等剂量顺铂（40mg/m²）同步放疗化疗的临床研究,其结果表明同步放化疗患者比单纯放疗组 5 年生存率提高 11.7%（70.3% vs 58.6%，P=0.065），多因素分析有统计学差异（P=0.049）。因此,同步放化疗 ± 辅助化疗目前是局部晚期鼻咽癌的标准治疗模式。目前同步放化疗推荐 DDP 80 ～ 100mg/m²,每 3 周 1 次,共 3 次,或 DDP 40mg/m²,每周 1 次,共 7 次。有研究表明相同剂量的奈达铂可在同步化疗时替代 DDP。

三、新辅助治疗及同步放化疗治疗方案及评价

（一）新辅助治疗方案

1. TPF 方案　多西他赛（docetaxel）60 ～ 75mg/m²,静脉滴注,第 1 天;DDP 60 ～ 75mg/m²,静脉滴注,第 1 天;5-FU 600 ～ 750mg/m²,静脉滴注,第 1 ～ 5 天持续静脉滴注（120 小时持续

静脉滴注），每3周1次。

2. TP 方案　多西他赛75mg/m²，静脉滴注，第1天；DDP 75mg/m²，静脉滴注，第1天，每3周1次。

3. PF 方案　DDP 80～100mg/m²，静脉滴注，第1天，或DDP 20mg/m²，第1～5天；5-FU 750～1000mg/m²，静脉滴注，第1～5天持续静脉滴注（120小时持续静脉滴注），每3周1次。

4. GP 方案　吉西他滨（gemcitabine）1000mg/m²，静脉滴注，第1天和第8天；DDP 80mg/m²，静脉滴注，第1天，每3周1次。

5. 尼妥珠单抗+化疗　尼妥珠单抗200mg，静脉滴注，第1天，每3周1次+选择上述任何一种化疗方案。

6. 西妥昔单抗+化疗　西妥昔单抗400mg/m²，静脉滴注，第1天，每3周1次+选择上述任何一种化疗方案。

（二）同步放化疗 ± 靶向方案

1. 顺铂（DDP）单药

方案1：顺铂80～100mg/m²，静脉滴注，每3周1次。采用大剂量顺铂（60～100mg/m²）时，应给予水化以加速顺铂及其代谢产物的排泄。

方案2：顺铂30～40mg/m²，静脉滴注，每周1次。

2. 奈达铂单药　70～100mg/m²，静脉滴注，第1天，每3周1次。

3. 紫杉醇单药　80mg/m²，静脉滴注3小时，每周1次。

4. PF 方案　5-FU 4～5g/m²，持续静脉灌注120小时；顺铂80～100mg/m²，静脉滴注，第1天，每3周1次。

5. GP 方案　吉西他滨1g/m²，静脉滴注，第1、8天；顺铂75～100mg/m²，静脉滴注，第1天，每3周1次。

6. TP 方案

方案1：顺铂80mg/m²，静脉滴注，第1天；紫杉醇/白蛋白紫杉醇135～175mg/m²，静脉滴注，第1天，每3周1次。

方案2：顺铂75mg/m²，静脉滴注，第1天；多西他赛75mg/m²，静脉滴注，第1天，每3周1次。

7. GC 方案　吉西他滨1g/m²，静脉滴注，第1、8天；卡铂（AUC=5或6），静脉滴注，第1天，每3周1次。

8. 尼妥珠单抗+化疗方案　尼妥珠单抗200mg静脉滴注，第1天，每周1次配合同步化疗方案。

9. 西妥昔单抗+化疗方案　放疗第1周西妥昔单抗400mg/m²静脉滴注，其后250mg/m²静脉滴注，每周1次配合同步化疗方案。

以上同步放化疗期间化疗方案皆要配合每天1次，每周5次的鼻咽部及颈部淋巴结引流区放射治疗，总疗程6～7周。总剂量GTVnx：68～70Gy/30～33f/6～7W；CTV1：60Gy/30～33f/6～7W；CTV2：50～56Gy/30～33f/6～7W；GTVnd：66～70Gy/30～33f/6～7W。

2个大型Ⅲ期随机对照试验分别评估了TPF方案和GP方案在局部晚期鼻咽癌患者（T3-4N0除外）中的疗效。在TPF方案中，与单纯同步放化疗组相比，新辅助化疗加同步放化疗组的5年OS（HR=0.65；95%CI 0.43～0.98）、PFS（HR=0.65；95%CI 0.43～0.98）、无远处复发生存率（HR=0.60；95%CI 10.38～0.95）和无局部复发生存率（HR=0.58；95%CI 0.34～0.99）均得到显著提高。在另一项使用GP作为新辅助化疗方案的试验中，患者的3年OS（HR=0.43；95%CI 0.24～0.77）、PFS（HR=0.51；95%CI 0.34～0.77）和无远处转移生存（HR=0.43；95%CI 0.25～0.73）均得到提高。患者对GP方案的耐受性相对较好，3～4级毒性反应，如中性粒细胞减少、白细胞减少和腹泻的发病率分别为21%、11%和0.4%。因此，除同步放化疗外，新辅助化疗在调强放疗时代局部晚期鼻咽癌的治疗中也起着重要的作用，主要是通过提高远处转移控制率来提高生存获益。目前尚无直接比较不同新辅助化疗方案的随机对照研究。因此，新辅助化疗方案可以视患者的情况来选择。未来还需要进行比较新辅助化疗加同步放化疗和同步放化疗加辅助化疗的头对头随机试验。同步放化疗时必须考虑患者的耐受情况，一般采用顺铂单药化疗，从放疗第1天开始，每3周1次，共2～3个疗程。若采用2药或2药以上联合方案，则剂量强度应作相应调整。对于最常见的推荐在放疗的同时使用顺铂100mg/m²每3周1次或40mg/m²每周1次的化疗。已有头对头的临床试验对 2 种方案进行了比较。Lee 等报道，2 种方案的疗效和毒性差异无统计学意义，每周方案似乎更有利于提高患者生活质量。一项纳入 526 例局部晚期鼻咽癌患者的大型试验正在进行中，初步结果显示，2 种方案的生存结局相似，但是每周 1 次顺铂的方案，血液学毒性的发生率更高。

同步放化疗是局部晚期鼻咽癌治疗模式的基石，对于肿瘤负荷大患者，可在新辅助化疗或同步放化疗期间加入西妥昔单抗或尼妥珠单抗靶向治疗。此外，对于拒绝接受化疗或化疗不耐受的患者，放疗联合西妥昔单抗或尼妥珠单抗为可选替代方案，但仍缺乏随机对照研究证据。

第五节　进展期药物治疗

一、进展期药物治疗历史沿革

复发或转移性鼻咽癌为进展期鼻咽癌，是一组具有异质性的疾病，在确定治疗策略之前，强调全面的再次分期评估，包括鼻咽、颈部增强磁共振，以及全身的 PET/CT 或相应部位增强 CT 扫描和（或）全身骨扫描来明确局部复发、全身转移状态。由于复发转移性鼻咽癌系统治疗领域缺乏高质量的临床研究，药物治疗方案主要包括化疗、靶向治疗、免疫治疗等。

作为一种全身性的治疗手段，化疗在复发转移性鼻咽癌患者的治疗中扮演着重要角色。对于局部复发和（或）远处转移的患者，一线化疗方案以铂类化疗药物联合氟尿嘧啶、紫杉醇类化疗药物和吉西他滨为主。既往研究中 PF（顺铂 +5-FU）是最常见的一线方案。越来越多的临床试验证实含多西他赛的两药或三药联合方案在转移性鼻咽癌中的安全性及有效性，因此，TP（多西他赛 + 铂类）或 TPF（多西他赛 + 铂类 +5-FU）方案亦被推荐作为转移性鼻咽癌的一线治疗方案。

靶向治疗主要适用于局部晚期鼻咽癌或复发转移性鼻咽癌。分子靶向药物具有选择性高、疗效独特、毒性较小的特点，在标准的放疗与化疗之外，靶向治疗可为鼻咽癌患者提供新的治疗选择。目前临床上应用较多的为人表皮生长因子受体（epidermal growth factor receptor，EGFR）及血管生成抑制剂，在鼻咽癌的综合治疗中占有重要地位。目前靶向治疗对于颈部鳞状细胞癌的疗效已得到多项研究证实。2006 年，Bonner 等报道了放疗联合西妥昔单抗对比单纯放疗治疗局部区域晚期头颈部鳞状细胞癌的 III 期临床试验，结果证实放疗联合西妥昔单抗可延长局部控制时间，降低死亡率，但不增加放疗相关的常见不良反应。

对于 EGFR 阳性的复发与转移鼻咽癌，EGFR 抑制剂主要与常规化疗药物联用。

当前，在复发或转移性鼻咽癌的二线治疗中，以 PD-1/PD-L1 等免疫检查点抑制剂为主的免疫治疗引领了鼻咽癌治疗领域的重大突破。鼻咽癌进行免疫治疗的主要理论基础：①鼻咽癌肿瘤组织中存在大量浸润淋巴细胞；②鼻咽癌细胞表达 PD-L1 高达 89% ～ 95%；③包括中国在内的鼻咽癌流行病区中，鼻咽癌的发生发展与 EB 病毒感染密切相关，可表达一系列 EB 病毒相关抗原。因此，在传统放化疗基础上联合使用免疫治疗，制订适合鼻咽癌的综合治疗新模式，是进一步提升疗效的重要策略。

二、治疗原则

2016 年，一项由中山大学肿瘤防治中心张力教授牵头的 III 期随机对照研究（GEM 20110714）证实了在复发转移性鼻咽癌的一线治疗中，吉西他滨联合顺铂（GP 方案，吉西他滨 $1g/m^2$，第 1、8 天；顺铂 $80mg/m^2$；每 3 周 1 次，最多 6 个疗程）相比氟尿嘧啶联合顺铂（PF 方案，顺铂 $80mg/m^2$；5-FU $1g/m^2$，第 1 ～ 4 天；每 3 周一次，最多 6 个疗程）具有更优的疗效，两者具有统计学意义和临床意义上的差异。GP 方案相比 PF 方案具有更高的效益 - 成本比，该试验具有里程碑式的意义，从此确立了晚期鼻咽癌一线优选方案。多项回顾性临床研究提示，与 1 ～ 3 周期化疗相比，接受 ≥ 4 周期化疗的转移性鼻咽癌患者的 OS 及 PFS 显著延长。同时，接受 > 6 周期化疗的患者与接受 ≤ 6 个周期化疗的患者相比，生存率并无明显差异。因此，首先推荐转移性鼻咽癌患者接受 4 ～ 6 个周期的化疗。

目前 EGFR 抑制剂主要适用于与放化疗联合

治疗 EGFR 表达阳性的初治局部区域晚期鼻咽癌患者，包括推荐在诱导化疗或同期化疗方案基础上联用西妥昔单抗 / 尼妥珠单抗。对于 EGFR 阳性的复发与转移鼻咽癌，EGFR 抑制剂主要与常规化疗药物联用，目前报道的联用方案包括西妥昔单抗联合卡铂、尼妥珠单抗联合 PF 方案。针对血管内皮生长因子靶点的治疗主要应用于复发转移性鼻咽癌患者的后续治疗。

在常规化疗基础上联合 PD-1/PD-L1 免疫治疗，将其作为一种长期的维持治疗方案，是目前临床研究的方向之一。目前国家药品监督管理局先后已批准特瑞普利单抗、卡瑞利珠单抗、替雷利珠单抗用于既往接受过二线及以上化疗后疾病进展或不可耐受的晚期鼻咽癌患者的治疗。

三、进展期药物治疗方案及评价

（一）常见复发转移性鼻咽癌一线治疗方案

1. 顺铂 + 吉西他滨 + 卡瑞利珠单抗　卡瑞利珠单抗 200mg，第 1 天，21 天为 1 个疗程，持续维持至疾病进展或患者不良反应不可耐受；顺铂 80mg/m²，21 天为 1 个疗程，4～6 个疗程；吉西他滨 1000mg/m²，第 1、8 天，21 天为 1 个疗程，4～6 个疗程。

2. 顺铂 + 吉西他滨 + 特瑞普利单抗　特瑞普利单抗 240mg，第 1 天，21 天为 1 个疗程，持续维持至疾病进展或患者不良反应不可耐受；顺铂 80mg/m²，第 1 天，21 天为 1 个疗程，最多 6 个疗程；吉西他滨 1000mg/m²，第 1、8 天，21 天为 1 个疗程，最多 6 个疗程。

3. 顺铂 + 吉西他滨 + 替雷利珠单抗　替雷利珠单抗 200mg，第 1 天，21 天为 1 个疗程，持续维持至疾病进展或患者不良反应不可耐受；顺铂 80mg/m²，第 1 天，21 天为 1 个疗程，最多 6 个疗程；吉西他滨 1000mg/m²，第 1、8 天，21 天为 1 个疗程，最多 6 个疗程。

4. 顺铂 + 吉西他滨　顺铂 80mg/m²，第 1 天，21 天为 1 个疗程，4～6 个疗程；吉西他滨 1000mg/m²，第 1、8 天，21 天为 1 个疗程，4～6 个疗程。

5. 顺铂 +5-FU　顺铂 100mg/m²，第 1 天，21 天为 1 个疗程，4～6 个疗程；5-FU 1000mg/m²，第 1～4 天，21 天为 1 个疗程，4～6 个疗程。

6. 顺铂 + 紫杉醇 + 卡培他滨　顺铂 75mg/m²，第 1 天，21 天为 1 个疗程，4～6 个疗程；紫杉醇 175mg/m²，第 1 天，21 天为 1 个疗程，4～6 个疗程；卡培他滨 1000mg/m²，第 1～14 天，21 天为 1 个疗程，持续维持至疾病进展或患者不良反应不可耐受。

7. 顺铂 + 多西他赛　顺铂 75mg/m²，第 1 天，21 天为 1 个疗程，4～6 个疗程；多西他赛 75mg/m²，第 1 天，21 天为 1 个疗程，4～6 个疗程。

8. 卡铂 + 紫杉醇　卡铂 AUC=5，第 1 天，21 天为 1 个疗程，4～6 个疗程；紫杉醇 175mg/m²，第 1 天，21 天为 1 个疗程，4～6 个疗程。

9. 顺铂 + 白蛋白紫杉醇　顺铂 75mg/m²，第 1 天，21 天为 1 个疗程，4～6 个疗程；白蛋白紫杉醇 100mg/m²，第 1、8、15 天，21 天为 1 个疗程，4～6 个疗程。

10. 顺铂 + 白蛋白紫杉醇　顺铂 75mg/m²，第 1 天，21 天为 1 个疗程，4～6 个疗程；白蛋白紫杉醇 140mg/m²，第 1、8 天，21 天为 1 个疗程，4～6 个疗程。

11. 顺铂 + 白蛋白紫杉醇　顺铂 75mg/m²，第 1 天，21 天为 1 个疗程，4～6 个疗程；白蛋白紫杉醇 260mg/m²，第 1 天，21 天为 1 个疗程，4～6 个疗程。

12. 顺铂 + 卡培他滨　顺铂 80～100mg/m²，第 1 天，21 天为 1 个疗程，4～6 个疗程；卡培他滨 1000mg/m²，第 1～14 天，21 天为 1 个疗程，持续维持至疾病进展或不良反应不可耐受。

13. 顺铂 + 吉西他滨 + 恩度　顺铂 80mg/m²，第 1 天，21 天为 1 个疗程，最多 4 个疗程；吉西他滨 1000mg/m²，第 1、8 天，21 天为 1 个疗程，最多 4 个疗程；恩度 15mg，第 1～14 天，21 天为 1 个疗程，最多 4 个疗程。

14. 化疗 + 靶向

（1）尼妥珠单抗，200mg，静脉滴注，第 1 天，每 1 周 1 次。

（2）西妥昔单抗，首次 400mg/m²，静脉滴注，第 1 天，其后 250mg/m²，静脉滴注，第 1 天，每 1 周 1 次。与化疗同步使用。

（二）复发转移性鼻咽癌二线治疗方案

仍是以化疗为主，二线方案主要选择一线未使用过的化疗方案，配合免疫治疗；如体质无法耐受化疗，则可单药免疫治疗。抗 PD-1 单抗联合化疗用法及适用人群如下所述。

1. 吉西他滨 + 顺铂 + 卡瑞利珠单抗 200mg（每 3 周；联合化疗 4 ~ 6 个疗程，后单药维持治疗）适用于复发或转移后未经系统治疗的鼻咽癌患者。

2. 吉西他滨 + 顺铂 + 特瑞普利单抗 240mg（每 3 周；联合化疗最多 6 个疗程，后单药维持治疗）适用于复发或转移后未经系统治疗的鼻咽癌患者。

3. 吉西他滨 + 顺铂 + 替雷利珠单抗 200mg（每 3 周；联合化疗 4 ~ 6 个疗程，后单药维持治疗）适用于复发或转移后未经系统治疗的鼻咽癌患者。

（三）抗 PD-1 单抗单药用法及适用人群

1. 纳武利尤单抗 3mg/kg（每 2 周）。适用于经过至少一线系统治疗失败或无法耐受的复发或转移性鼻咽癌患者。

2. 帕博利珠单抗 10mg/kg（每 2 周）。适用于经过至少一线系统治疗失败或无法耐受的 PD-L1 TPS ≥ 1% 的复发或转移性鼻咽癌患者。

3. 卡瑞利珠单抗 200mg（每 2 周）。适用于至少二线系统治疗失败的复发或转移性鼻咽癌患者。

4. 特瑞普利单抗 3mg/kg（每 2 周）。适用于经过至少一线系统治疗失败或在辅助化疗 / 放化疗结束后 6 个月内疾病进展的复发或转移性鼻咽癌患者。

5. 派安普利单抗 200mg（每 2 周）。适用于经过至少二线系统治疗失败的复发或转移性鼻咽癌患者。

吉西他滨联合顺铂是复发转移性鼻咽癌（RM-NPC）一线治疗的优选化疗方案。这个推荐是基于对复发转移性鼻咽癌领域开展的首个Ⅲ期临床试验（GEM20110714）的研究结果。2016年，该研究首次证实了在 RM-NPC 的一线治疗中，吉西他滨联合顺铂（GP 方案，吉西他滨 1g/m²，第 1、8 天；顺铂 80mg/m²；每 3 周 1 次，最多 6 个疗程）相比氟尿联合顺铂（FP 方案顺铂 80mg/m²；5-FU 1g/m²，第 1 ~ 4 天；每 3 周 1 次，最多 6 个疗程）具有更优的疗效，GP 方案相比 FP 方案具有更高的效益 - 成本比。该试验具有里程碑式

的意义，是首个得出明确 OS 获益的研究，并确立了 GP 方案在晚期鼻咽癌一线治疗中的基石地位，后续多个研究探索了以 GP 为基础的一线联合治疗方案，其中 GP 联合 PD-1 单抗方案已先后被证实可以进一步提高患者的 PFS，基于此，国家药品监督管理局（NMPA）分别批准了特瑞普利单抗联合 GP、卡瑞利珠单抗联合 GP 和替雷利珠单抗联合 GP 一线治疗 RM-NPC 的适应证。但 GP 联合 PD-1 单抗的 PFS 获益能否转化为 OS 获益，仍需更长时间的随访评估。

一项 EGFR 单抗尼妥珠单抗加放疗同步治疗 137 例晚期鼻咽癌的多中心Ⅱ期临床试验结果显示放疗联合尼妥珠单抗较单独放疗可提高 3 年总生存率（84.29% vs 77.61%，$P < 0.05$），并且药物不良反应轻微。另外，有研究提示在同步放化疗的基础上，联合 EGFR 单抗西妥昔单抗治疗局部晚期鼻咽癌具有较好的近期疗效和耐受性。Extreme 研究证实了西妥昔单抗在复发和（或）转移性头颈部鳞状细胞癌的疗效：在顺铂或卡铂联合 5-FU 的基础上加用西妥昔单抗（西妥昔单抗初始剂量 400mg/m²，随后每周 1 次 250mg/m²）显著提高了肿瘤缓解率（20% vs 36%）和中位生存期（7.4 个月 vs 10.1 个月），且三药联合方案的毒性可以耐受。复旦大学肿瘤医院的研究也显示西妥昔单抗联合放化疗治疗复发或转移鼻咽癌的有效率达 87.5%。Chan 等报道转移性鼻咽癌患者在接受含铂方案化疗后 12 个月内进展者接受西妥昔单抗联合卡铂（AUC=5，3 周重复）治疗。在可评价 59 例患者中，PR 为 11.7%，SD 为 48.3%，中位疾病进展时间为 81 天，中位生存时间为 233 天，且不良反应轻。

血管内皮生长因子是一种分泌性糖蛋白，与血管上 VEGF 受体相结合，可以促进肿瘤的血管生成，影响肿瘤的生长和转移。靶向治疗为鼻咽癌的治疗又提供了一种崭新的方式。但是，目前在临床应用中还需积累经验和观察远期疗效。在一项Ⅱ期临床研究中，研究者发现恩度联合 GP 化疗方案治疗转移性鼻咽癌可以有效缩小肿瘤，控制疾病进展，治疗后 ORR 高达 77%，中位 PFS 达 19.5 个月。基于该研究，恩度联合 GP 方案一线治疗复发转移鼻咽癌被写入 CSCO 指南（2B 类证据，Ⅲ级专家推荐）。值得注意的是，血管内皮

生长因子抑制剂易出现出血等不良反应，因此在使用时需要选择合适的病例，警惕器官，特别是鼻咽出血。关于针对 VEGF 和 HER2 等靶点在鼻咽癌中的作用的临床试验也正在进行中。

综上所述，进展期鼻咽癌一线标准治疗依然是以吉西他滨 + 顺铂为基础，在此基础上联合 PD-1 单抗可进一步提高短期疗效（PFS）。对于一线 GP+PD-1 免疫治疗的患者，化疗后疾病未进展者建议给予 PD-1 单抗单药维持治疗至出现不可耐受不良反应、疾病进展或治疗满 2 年，不建议联合或单用化疗药物进行维持治疗。一线单纯化疗者，部分患者可考虑使用副作用较小的口服氟尿

嘧啶类药物（如卡培他滨、S1 等）进行维持。对于初诊转移患者，在一线姑息治疗有效的情况下，部分患者可从鼻咽 + 区域淋巴结放疗中获益。一线含铂化疗失败以后（二线及二线以上），暂无高级别循证学证据提供优选方案，二线可推荐单药化疗，三线可考虑 PD-1 免疫治疗，建议一线失败后的患者参加新方案临床研究。免疫检查点抑制剂与何种化疗方案联合最佳，能否与其他靶向治疗联合，是否能应用于初治无转移患者，免疫治疗维持治疗最佳治疗时间等众多问题仍待解决，目前 PD-1/PD-L1 单克隆抗体在鼻咽癌的应用仍在不断探索中。

第六节　临床问题导向的药物治疗

一、特殊病理类型鼻咽癌治疗

特殊类型鼻咽癌病理类型主要包括腺癌、黏液表皮样癌、腺样囊性癌，该类肿瘤具有发病率低、对放疗不敏感的特征，手术完整切除为首选治疗方法的特征。对于无法耐受手术的患者，可考虑行含铂类药物的同期放化疗作为替代治疗方案。

二、青少年儿童鼻咽癌治疗

发病年龄 < 18 岁的鼻咽癌，发病率极低，遗传易感性是引起儿童鼻咽癌的主要因素。尽管儿童鼻咽癌大多数属于局部区域晚期，但预后优于成人。治疗原则为以放射治疗为主的综合治疗，早期患者建议采用单纯放疗。推荐行 IMRT 治疗，靶区勾画范围同成人鼻咽癌。放疗剂量：① ≥ 10 岁儿童，放疗剂量以 50 ～ 72Gy 为宜；② < 10 岁

者，应在总剂量基础减少 5% ～ 10%。儿童鼻咽癌对化疗也敏感局部晚期患者建议采用放化疗的综合治疗模式包括新辅助化疗及同步化疗模式，药物选择参考成人鼻咽癌。目前儿童鼻咽癌多采用以顺铂为基础的多药联合方案，常见的包括 PF（顺铂 +5-FU）、TPF（多西他赛 + 顺铂 +5-FU）、TP（多西他赛 + 顺铂）GP（吉西他滨 + 顺铂）等。

三、妊娠期鼻咽癌治疗

按照妊娠时间推荐治疗方案，具体如下所述。①中期妊娠：人工流产后行放射治疗；②晚期妊娠：行引产或剖宫术后再行放射治疗。妊娠期鼻咽癌必须慎重考虑化疗，妊娠初期避免使用顺铂和 5-FU。育龄期妇女接受放射治疗后，建议在放射治疗结束两年后再生育，以减少放射治疗对胎儿产生的影响。

第七节　鼻咽癌治疗的展望

一、鼻咽癌的临床分期

准确的分期有利于个体化治疗策略的制订，是目前研究的重点。包括影像学分期和分子学分期。影像学分期是功能影像的研究及临床使用，对鼻咽癌的异质性进行进一步的区分。分子学分期是指基因检测、定位及分子病理的诊断，对研究鼻咽癌的生物学行为非常有帮助，可以选择对放疗

不敏感的肿瘤细胞，以及远处转移率高的个体，采用更针对性治疗手段，使得治疗更加个体化。

二、放疗技术的进一步提高

如采用重粒子或质子治疗，可以更好地保护正常组织，并给予肿瘤更高的剂量，以提高局部控制等。乏氧示踪剂的使用，使得肿瘤靶区中在不同区域获得不同的照射剂量成为可能，进一步

提高治疗疗效。

三、全身综合治疗

尽管目前使用了同步放化疗，甚至靶向治疗，但鼻咽癌仍有较高的失败发生在远处转移。这需要充分了解鼻咽癌不同个体的生物学特点，并寻找更有效的全身综合治疗手段（包括新型的化疗药物、靶向药物及免疫治疗药物等），以减少远处转移，进一步提高鼻咽癌的生存率。肿瘤疫苗（如靶向 EB 病毒的鼻咽癌疫苗）仍处于基础研究阶段，过继性免疫细胞治疗（如嵌合抗原受体 T 细胞免疫治疗）治疗鼻咽癌的研究尚未充分开展。在未来，鼻咽癌的免疫治疗联合放化疗策略仍有一系列问题有待探讨和解决，如免疫治疗前推至局部区域晚期鼻咽癌的疗效和安全性、放化疗和免疫治疗结合的最佳时机、应用免疫治疗后放疗设计（如分割次数、剂量、靶区范围）的调整、免疫治疗预后预测的分子指标等。对其他类型免疫检查点抑制剂药物（如抗 PD-L1 单抗、抗 PD-1/CTLA-4 双靶点单抗、抗 TIGIT 单抗和抗 TIM-3 单抗）的研究有助于扩展鼻咽癌免疫治疗的选择。在二线及以上化疗失败的转移性鼻咽癌患者中，抗 PD-1/CTLA-4 双靶点单抗药物卡度尼利单抗已通过一项 I 期临床试验（NCT04220307），其客观缓解率达 30%，疾病控制率达 70%。局部区域晚期鼻咽癌中第一项抗 PD-1/CTLA-4 双靶点单抗的 III 期临床试验（NCT05587374）目前已经注册，考虑到双靶点单抗药物可能具有比单靶点单抗药物更大的安全性风险，该试验采用了"诱导与辅助"的三明治式联用策略，最大程度上避免同步放化疗阶段发生严重毒性的风险。随着免疫治疗药物类型的不断扩充，安全性需要引起充分的重视。

第八节　预后和随访

一、预后

放射治疗是鼻咽癌的主要治疗方法。20 世纪 80 年代鼻咽癌 5 年生存率仅为 50% 左右。随着影像技术的发展，放射治疗技术的进步及综合治疗的运用，近 10 年鼻咽癌的预后有了显著改善，中国医学科学院对该院自 1990 年 1 月至 1999 年 5 月收治的接受根治量放疗的 905 例鼻咽癌患者分析结果显示，5 年生存率为 76.7%，I～IV 期 5 年生存率分别为 95.5%、87%、76.9% 和 66.9%。我国香港报道的 1996～2000 年治疗的 2687 例无转移患者的 5 年总生存率为 75%，I～IV 期 5 年生存率分别为 90.0%、84%、75% 和 58%。鼻咽癌的治疗后随访十分重要，主要目的包括评估治疗效果、早期发现复发和转移病灶、监测和处理治疗相关的并发症、促进功能康复等。

二、随访

（一）推荐的随访方案

1. 放疗后 1 个月　行血常规、生化常规、EB 病毒抗体五项、EB 病毒 DNA 检测及鼻内镜检查。

2. 放疗结束后 3 年内　每 3～6 个月复查血常规、生化常规、EB 病毒抗体五项、EB 病毒 DNA 检测及鼻咽内镜检查，并行鼻咽＋颈部 MRI 检查、胸部 X 线检查及腹部超声检查。

3. 放疗结束后 3～5 年　每 6～9 个月复查血常规、生化常规、EB 病毒抗体五项、EB 病毒 DNA 检测及鼻咽内镜检查，并行鼻咽＋颈部 MRI 检查、胸部 X 线检查及腹部超声检查，第 5 年时可加做全身骨扫描检查。

4. 放疗结束后 5 年后　每年复查血常规、生化常规、EB 病毒抗体五项、EB 病毒 DNA 检测及鼻咽内镜检查，并行鼻咽＋颈部 MRI 检查、胸部 X 线检查及腹部超声检查，并加做全身骨扫描检查。

5. 其他　随访期间，如有临床症状，无论是否到按期随访的日期，均应行相关检查，有远处转移症状者，可推荐行 PET/CT 检查。

（二）影响预后的因素

1. 患者相关性因素　包括患者的年龄（< 40 岁的年轻人预后较好）、性别（女性预后较好）、行为状态评分（KPS）、人种、疗前血红蛋白等。

2. 疾病相关因素　疾病分期、病理类型、原发肿瘤的体积、颅底和脑神经受侵、咽旁间隙受侵等是影响鼻咽癌放射治疗的预后因素。

3.治疗相关因素　放疗技术（IMRTvs3D/2D）、放疗的方式（分段治疗、连续治疗、加速超分割治疗）、总剂量、化疗与否等均对预后有影响。

4.分子生物学相关因素　EGFR 的表达，治疗前患者血浆中 EB 病毒 DNA 的拷贝数，鼻咽癌组织中 VEGF 表达率，COX-2（环氧酶 -2）的表达等因素与预后密切相关。

（汪红艳）

参 考 文 献

第11章 甲状腺癌

甲状腺癌（thyroid carcinoma）是头颈部常见恶性肿瘤之一，占全身恶性肿瘤的 1%～2%，发病率在多个国家和地区不断上升。病理类型较多，以乳头状癌最常见，占甲状腺癌的 90% 左右，不同类型甲状腺癌在临床表现、治疗、预后方面差异较大。

第一节 临床表现与诊断

一、症状与体征

1. 甲状腺结节或肿物　为常见症状，既往多为患者、家人或医师无意中发现，现多在体检时 B 超发现甲状腺结节，可单发或多发，早期可发现甲状腺内质硬结节，随吞咽上下移动。肿物合并出血时可出现肿瘤短期内增大或伴有疼痛。

2. 局部侵犯和压迫症状　晚期病变常可侵犯周围结构出现相应症状，侵犯喉返神经表现为声音嘶哑，侵犯气管表现为呼吸困难，侵犯食管引起吞咽障碍，侵犯颈静脉表现为颈静脉怒张、面部水肿等。

3. 颈淋巴结肿大或其他脏器转移　甲状腺乳头状癌易出现颈部淋巴结转移，滤泡状癌远处转移率高，间变/未分化癌两者均常见。当肿瘤发生颈淋巴结转移时，可在颈深上、中、下（Ⅱ～Ⅳ区）等处扪及肿大淋巴结。

二、诊断

（一）病史和体格检查

需通过病史和体格检查初步评估甲状腺肿物，甲状腺结节性质的鉴别是重点。

病史采集需注意患者的年龄、性别、有无放射线接触史、肿物的大小和增长的快慢、有无局部压迫和侵犯症状、有无类癌综合征表现、有无嗜铬细胞瘤、甲状腺髓样癌、甲状腺腺瘤或多发性内分泌肿瘤家族史等。

体格检查需注意甲状腺肿物的数目、大小、形态、质地、活动度、表面是否光滑、有无压痛、能否随吞咽上下活动、局部淋巴结有无肿大及声带活动情况等。如有下列情况者，应警惕或考虑为甲状腺癌：男性与儿童患者；短期内突然增大；产生压迫症状；肿瘤质地硬实，表面粗糙不平；肿瘤受限或固定；颈淋巴结肿大。

（二）辅助检查

1. 血清学检查　主要包括甲状腺激素、肿瘤标志物检查。所有甲状腺肿物患者都应行甲状腺激素检测，包括血清 T_3、T_4、FT_3、FT_4、促甲状腺激素（thyroid stimulating hormone，TSH）等，甲状腺癌患者的甲状腺功能绝大多数是正常的，其中 TSH 检测是明确甲状腺功能的重要初筛试验，接受 TSH 抑制治疗的甲状腺癌患者也需要定期检测血甲状腺激素水平，并根据检测结果调整左甲状腺素剂量。甲状腺肿瘤标志物包括甲状腺球蛋白（thyroglobulin，Tg）、降钙素和癌胚抗原（carcinoembryonic antigen，CEA）。Tg 是甲状腺产生的特异性蛋白，但对鉴别甲状腺结节良、恶性缺乏特异性价值，主要用于监测分化型甲状腺癌（differentiated thyroid cancer，DTC）术后复发和转移。若甲状腺肿物伴血清降钙素水平明显升高，应高度怀疑甲状腺髓样癌；有甲状腺髓样癌家族史或多发性内分泌肿瘤家族史者，应检测血清降钙素，以明确是否患有甲状腺髓样癌。血清降钙素和 CEA 检测有助于髓样癌患者的疗效评估和病情监测。

2. 影像学检查

（1）超声检查：是筛查甲状腺结节的首选影像学手段，对于甲状腺癌发病的高危人群，如有童年期头颈部放射线照射史或放射性接触史、全身放射治疗史者，需尽早进行甲状腺超声筛查。超声也是对甲状腺结节进行风险评估的首要影像学手段，简便无创，能清晰显示结节的边界、形态、大小及内部结构等信息，特异度和敏感度较高。颈部超声可确定甲状腺结节的大小、数量、位置、囊实性、形状、边界、钙化、血供及与周围组织的关系，同时评估颈部有无异常淋巴结及其部位、大小、形态、血流和结构特点等。甲状腺结节恶性征象中特异性较高的为：微小钙化、边缘不规则、纵横比＞1；其他恶性征象包括实性低回声结节、晕圈缺如、甲状腺外侵犯、伴有颈部淋巴结异常超声征象等。

（2）核素扫描：多数 DTC 都有摄碘功能，表现为温结节，如有囊性变，则可全部或部分表现为凉结节或冷结节，如临床检查、B 超和 CT 检查等均认为是实性肿物，核素扫描为凉结节或冷结节应考虑到癌的可能性。

（3）X 线检查：气管正侧位片能显示甲状腺肿瘤内钙化灶、气管受压移位、变窄的情况及椎前软组织影，也可显示甲状腺肿物下缘向纵隔延伸情况；胸片可了解纵隔及双肺情况；上消化道钡剂可显示食管是否受压、侵犯。

（4）CT 检查：可显示肿物的数目、位置、有无钙化、内部结构、边界是否规则等，协助定位诊断，CT 表现为不规则或分叶状的软组织肿物影，大多密度不均，边界不清，可伴有钙化，增强后不规则强化。建议采用薄层增强 CT 扫描了解甲状腺肿物及区域淋巴结情况。

（5）MRI 检查：一般不作为常规检查，对软组织肿瘤的显示效果较 CT 强，对甲状腺癌的定位诊断及其与周围器官、血管和组织的关系显示良好。

（6）PET 检查：对甲状腺良恶性病变的鉴别诊断准确率较高，但价格昂贵，对较小的癌变检出率不高，不是确诊手段。

3. 病理诊断 病理检查方法主要包括手术前或复发性肿瘤 / 淋巴结超声引导下细针穿刺（fine-needle aspiration，FNA）、粗针穿刺、术中快速冷冻切片诊断、术后常规病理及分子病理检查。病理是诊断的金标准，在甲状腺癌术前评估、复发风险分层、指导临床诊疗过程中发挥重要作用。FNA 细胞学辅助细胞蜡块和免疫细胞化学方法、粗针穿刺辅助免疫组织化学染色，有助于术前明确肿瘤性质，为后续诊疗提供判定依据。如有明确的 FNA 细胞病理学报告作为依据，术中快速冷冻切片诊断建议用于淋巴结转移、手术切缘、甲状旁腺的判定。术后病理检查包括大体检查、HE 切片形态学观察、电镜观察、免疫组织化学检查和分子病理检测等方面，从而明确病变性质、肿瘤组织学类型及亚型、肿瘤大小、侵及范围、腺内播散、手术切缘、脉管侵犯、神经侵犯、淋巴结转移数和总数、TNM 分期。分子检测结果有助于肿瘤良恶性鉴别、肿瘤复发风险分层，并为靶向治疗提供分子依据。

（1）细胞病理学诊断：FNA 是目前甲状腺结节术前定性诊断最常用的方法，具有安全、方便、便宜和准确性较高的优点。超声引导下细针穿刺细胞学检查或活检，可提高取材成功率和诊断准确率，有利于穿刺过程中对重要组织结构的保护及判断穿刺后有无血肿，推荐作为进一步确定甲状腺结节良恶性的诊断方法。对于乳头状癌诊断准确性较高，可达 90%。细胞免疫化学方法利用细胞涂片或细胞蜡块进行免疫化学染色，可用于肿瘤组织来源、病变性质的诊断与辅助诊断，TTF-1、PAX-8、TG 为甲状腺滤泡上皮细胞标志物。细胞病理学诊断报告采用甲状腺细胞病理学 Bethesda 报告系统（the Bethesda system for reporting thyroid cytopathology，TBSRTC），在此报告系统中，细胞学诊断分为 6 级：Ⅰ级，不能诊断 / 不满意；Ⅱ级，良性；Ⅲ级，意义不明的非典型细胞 / 意义不明的滤泡性病变；Ⅳ级，滤泡性肿瘤 / 可疑滤泡性肿瘤；Ⅴ级，可疑恶性；Ⅵ级，恶性。不同细胞学诊断分级的患者其恶性风险不同，临床处理措施也不同。

（2）组织病理诊断：术前粗针穿刺病理检查用于细胞学诊断为 Bethesda Ⅴ类或Ⅵ类、考虑恶性淋巴瘤、转移性癌或者不能明确分类、需免疫组织化学方法辅助诊断的病变。术中冷冻病理诊断目的是对术前未做穿刺病理诊断或病理诊断不明确的甲状腺结节定性，对淋巴结有无转移进行明确，以决定甲状腺切除的术式或淋巴结清扫的范围。术后常规病理检查包括大体检查、HE 切片形态学观察。其中大体检查应包括以下内容：标本类型、肿瘤部位、肿瘤大小、大体形态、肿瘤与毗邻组织结构的关系、淋巴结检出数目、大小和分组。光镜检查应包括以下内容：组织学类型（参照 2017 年新版 WHO 甲状腺肿瘤分类）、肿瘤大小、侵及范围、腺内播散、切缘、淋巴管、血管侵犯、神经侵犯、淋巴结转移数和总数、TNM 分期。

（3）组织学分型：甲状腺具有 2 种不同的内分泌细胞，具有不同的功能。约 95% 的甲状腺肿瘤来自甲状腺滤泡上皮，其余的多来自甲状腺滤泡旁细胞。滤泡上皮与滤泡旁细胞混合性肿瘤十分罕见，同时含有滤泡上皮与滤泡旁细胞来源的肿瘤细胞，在组织来源上是否作为一种独立的甲状腺肿瘤尚有争议。甲状腺淋巴瘤是最常见的甲状腺非上皮来源肿瘤，可独立发生于甲状腺，亦可为全身淋巴系统肿瘤的一部分。甲状腺肉瘤、继发性甲状腺恶性肿瘤等在临床中较少见。

1）DTC：根据 2017 年 WHO 甲状腺肿瘤分类，DTC 主要包括甲状腺乳头状癌（papillary thyroid carcinoma，PTC）、甲状腺滤泡癌（follicular thyroid carcinoma，FTC）和嗜酸细胞癌（hürthle cell carcinoma，HCC），共占甲状腺癌的 94%。PTC 是指甲状腺滤泡上皮细胞起源、具有特征性 PTC 细胞核特征的恶性上皮性肿瘤。免疫表型包括 TG、TTF1、PAX8 及广谱 CK 阳性；CK20、CT 及神经内分泌标记通常阴性。根据组织学特征，2017 版 WHO 将 PTC 分为 14 个亚型，侵袭性形态特征、甲状腺外浸润和淋巴结转移等提示肿瘤复发风险高。对形态学为 PTC 的病例，在可能的情况下进一步报告可能提示不良预后的组织学亚型，如高细胞亚型、柱状细胞亚型、实体型及鞋钉亚型等；如所含对应肿瘤成分达不到某一亚型的诊断标准，应注明提示不良预后的组织学亚型所占比例。甲状腺 FTC 定义为甲状腺滤泡上皮细胞起源、缺乏 PTC 细胞核特征的恶性肿瘤，约占甲状腺癌的 10%，5 年生存率近 88%，10 年生存率为 78%，通常具有包膜浸润性生长。诊断 FTC 须判定包膜和（或）血管浸润，可分为以下三类：①微小浸润型（仅包膜浸润）；②包裹性血管浸润型；③弥漫浸润型。HCC 多呈实性梁状结构，滤泡结构罕见，可见灶性小细胞，可由纤维结缔组织分割为巢团状或簇状，肿瘤含少量间质，可形成假乳头结构，不具有 PTC 细胞核特点。嗜酸细胞肿瘤良恶性诊断标准与 FTC 相同。HCC 不同于 FTC 的特异性表现是可发生颈部淋巴结转移，亦可侵犯静脉经血道转移至肝、肺和其他远处器官。因 HCC 较易出现碘抵抗，临床治疗方案较 PTC 和 FTC 局限。微小浸润性 HCC 总体生存率约 85%，弥漫浸润型约 10%，伴有低分化组织学特征者预后更差。小部分 HCC 转化成间变性癌，可发生在复发性 HCC，也可发生在具有 HCC 的背景病变中。

2）甲状腺髓样癌（medullary thyroid carcinoma，MTC）：是甲状腺滤泡旁细胞（滤泡旁细胞）来源的恶性肿瘤。发病率达 2%～3%，分为散发性和家族性，散发性约占全部髓样癌的 70%，好发于 50～60 岁，家族性发病年龄轻，约占 30%，是常染色体显性遗传疾病。多发性内分泌肿瘤综合征（multiple endocrine neoplasia，MEN）分为 MEN-1 型和 MEN-2 型，其中 MEN-2 型包括 MEN-2A 型、MEN-2B 型和家族性髓样癌，目前家族性髓样癌被认为是 MEN-2A 的疾病谱。血清降钙素的水平与肿瘤负荷相关，但也有＜1% 的病例为非分泌性的。血清 CEA 的检查是髓样癌随诊过程中的重要指标，尤其是在降钙素低水平时，更有意义。MTC 镜下形态多样，可以与任意甲状腺恶性肿瘤相似，典型结构为实性、分叶、管状或岛状。肿瘤细胞体积变化较大，可以是圆形、多角形、浆细胞样或梭形。细胞核低 - 中度异型，核分裂活性相对较低。免疫组化指标可以表达降钙素、神经内分泌标志物（CD56、突触素、嗜铬素 A）、TTF-1、PAX8 和 CEA 等，不表达 TG。

3）甲状腺低分化癌（poorly differentiated thyroid carcinoma，PDTC）和甲状腺未分化癌（anaplastic thyroid cancer，ATC）　PDTC 是显示有限的滤泡细胞分化的恶性肿瘤，在形态和生物学行为上介于 DTC 和 ATC 之间。主要的组织学形态有岛状、梁状和实性，核分裂象易见，大片坏死可导致残留肿瘤细胞呈血管外皮瘤样聚集在血管周围。PDTC 可以同时伴有不同比例的分化型癌成分，但有研究显示即使出现 10% 的 PDTC 成分也伴随着侵袭性行为和对预后的不良影响。PDTC 的 Ki-67 指数通常在 10% ～ 30%，BCL2、CyclinD1 通常呈阳性，P53、P21 和 P27 灶状阳性。ATC 是由未分化的甲状腺滤泡细胞构成的高度侵袭性恶性肿瘤。典型症状为迅速增大、质硬、固定的颈部包块伴广泛侵犯周围组织，30% ～ 40% 患者伴远处转移，如肺、骨和脑。主要的组织学形态有肉瘤样、瘤巨细胞样和上皮样，以上形态可单独或不同比例混合出现，也可出现灶状的鳞状分化或异源性分化；通常伴有坏死、多量的核分裂象和血管侵犯。免疫组化显示，TTF1 和 TG 通常呈阴性，PAX8 约 1/2 病例呈阳性，CK 可以在上皮样分化区域呈阳性，LCA、肌源性标记和黑色素瘤标记等主要用于排除性诊断。非滤泡和滤泡旁细胞来源的高度恶性的甲状腺原发肿瘤一般也归为 ATC 范畴，如鳞状细胞癌、肉瘤、黏液表皮样癌等。

（4）分子检测：FNA 仍不能确定良恶性的甲状腺结节，可对穿刺标本进行基因检测，对乳头状癌可行 *BRAF*、*RAS*、*TERT* 基因突变检测或 *RET/PTC* 基因重排检测等，对髓样癌可行 *RET* 基因点突变检测，有助于提高确诊率。检测术前穿刺标本的 *BRAF* 突变状况，还有助于甲状腺乳头状癌的诊断和临床预后预测，便于制订个体化的诊治方案。因此，建议对 FNA 的 Bethesda Ⅲ级（AUS/FLUS，意义不明确的细胞非典型病变 / 意义不明确的滤泡性病变）及 Bethesda Ⅳ级（FN/SFN，滤泡性肿瘤或可疑滤泡性肿瘤）进行分子检测。对于晚期的、侵袭性的、危及生命的肿瘤（不能切除的复发性 / 持续性病变、软组织、骨及中枢神经系统转移），推荐进行有指导意义的基因突变（*ALK*、*NTRK*、*RET* 基因融合）、DNA 错配修复（deficiency of mismatch repair，dMMR）、微卫星不稳定（microsatellite instability，MSI）及肿瘤突变负荷（tumor mutation burden，TMB）检测（表 11-1）。

表 11-1　WHO 甲状腺肿瘤组织学分类

甲状腺肿瘤组织学分类

Ⅰ. 原发性上皮肿瘤

A. 滤泡上皮肿瘤

良性：滤泡性腺瘤

交界性：恶性潜能未定的滤泡性肿瘤、恶性潜能未定的高分化肿瘤、具有乳头状核特征的非浸润性滤泡性肿瘤、透明变梁状肿瘤

恶性：甲状腺癌，包括：①分化型甲状腺癌，如甲状腺乳头状癌、甲状腺滤泡癌、甲状细胞癌；②甲状腺低分化癌；③甲状腺未分化癌

B. 甲状腺髓样癌

C. 滤泡上皮与滤泡旁细胞混合性肿瘤

Ⅱ. 原发性非上皮肿瘤

A. 副节瘤和间叶性肿瘤

B. 淋巴造血系统肿瘤

C. 生殖细胞肿瘤

D. 其他

Ⅲ. 继发性肿瘤

三、分期

目前多采用美国癌症联合委员会（American Joint Committee on Cancer，AJCC）制定的甲状腺癌 TNM 分期系统（第八版，2017）（表 11-2 ～ 表 11-6）。

表 11-2　AJCC/UICC 分化型甲状腺癌、低分化癌、许特莱氏细胞癌 TNM 分期（第八版）

原发肿瘤（T）	
TX	原发肿瘤不能评估
T0	无肿瘤证据
T1	肿瘤局限在甲状腺内，最大径 ≤ 2cm
T1a	肿瘤最大径 ≤ 1cm
T1b	肿瘤最大径 > 1cm，≤ 2cm
T2	肿瘤最大径 > 2cm，≤ 4cm，并局限于甲状腺内
T3	肿瘤最大径 > 4cm 且局限于甲状腺内，或任意大小肿瘤出现肉眼可见的甲状腺外侵犯且只侵犯带状肌群
T3a	肿瘤最大径 > 4cm 且局限于甲状腺内
T3b	任意大小肿瘤出现肉眼可见的甲状腺外侵犯且只侵犯带状肌群（胸骨舌骨肌、胸骨甲状肌、甲状舌骨肌、肩胛舌骨肌）

续表

T4	包括肉眼可见的腺体外侵犯
T4a	任意大小的肿瘤，明显甲状腺外侵犯包括扩散超出甲状腺被膜侵入皮下软组织，喉、气管、食管或者喉返神经
T4b	任意大小的肿瘤，明显甲状腺外侵犯包括肿瘤侵入椎前筋膜，或包绕颈动脉或纵隔的脉管

区域淋巴结（N）

Nx	区域淋巴结转移情况无法评估
N0	无淋巴结转移证据
N0a	组织细胞病理下无淋巴结转移
N0b	影像学上无淋巴结转移证据
N1	区域淋巴结转移
N1a	转移至Ⅵ、Ⅶ区（包括气管旁、气管前、喉前 / Delphian 或上纵隔）淋巴结，可以为单侧或双侧
N1b	单侧、双侧或对侧的颈侧区淋巴结转移（包括Ⅰ、Ⅱ、Ⅲ、Ⅳ或Ⅴ区）或咽后淋巴结转移

远处转移（M）

M0	无远处转移
M1	有远处转移

注：所有分类可再细分为（s）单发肿瘤和（m）多发肿瘤（最大肿瘤决定分期）。

表 11-3　AJCC/UICC 甲状腺髓样癌 TNM 分期（第八版）

原发肿瘤（T）

TX	原发肿瘤不能评估
T0	无肿瘤证据
T1	肿瘤局限在甲状腺内，最大径≤ 2cm
T1a	肿瘤最大径≤ 1cm
T1b	肿瘤最大径＞ 1cm，≤ 2cm
T2	肿瘤最大径＞ 2cm，≤ 4cm，并局限于甲状腺内
T3	肿瘤最大径＞ 4cm 或伴有腺体外侵犯
T3a	肿瘤局限于腺体内，最大径＞ 4cm
T3b	任何大小的肿瘤伴只侵犯颈前肌（胸骨舌骨肌、胸骨甲状肌、甲状舌骨肌、肩胛舌骨肌）的肉眼腺体外侵犯
T4	晚期病变
T4a	中度晚期病变：任何大小的肿瘤，肉眼腺体外侵犯至颈部邻近组织，包括皮下软组织、喉、气管、食管或者喉返神经

续表

T4b	非常晚期病变：任何大小的肿瘤向脊椎侵犯或侵入邻近的大血管，侵犯椎前筋膜或包裹颈动脉或纵隔血管

区域淋巴结（N）

Nx	区域淋巴结转移情况无法评估
N0	无淋巴结转移证据
N0a	组织细胞病理下无淋巴结转移
N0b	影像学上无淋巴结转移证据
N1	区域淋巴结转移
N1a	转移至Ⅵ、Ⅶ区（包括气管旁、气管前、喉前 / Delphian 或上纵隔）淋巴结，可以为单侧或双侧
N1b	单侧、双侧或对侧的颈侧区淋巴结转移（包括Ⅰ、Ⅱ、Ⅲ、Ⅳ或Ⅴ区）或咽后淋巴结转移

远处转移（M）

M0	无远处转移
M1	有远处转移

表 11-4　AJCC/UICC 分化型甲状腺癌 TNM 分期（第八版）

＜ 55 岁的分化型甲状腺癌	
Ⅰ 期	任何 T 任何 N M0
Ⅱ 期	任何 T 任何 N M1
≥ 55 岁的分化型甲状腺癌	
Ⅰ 期	T1 ～ 2 N0/NX M0
Ⅱ 期	T1 ～ 2 N1 M0；T3 任何 N M0
Ⅲ 期	T4a 任何 N M0
Ⅳ A 期	T4b 任何 N M0
Ⅳ B 期	任何 T 任何 N M1

表 11-5　AJCC/UICC 甲状腺未分化癌 TNM 分期（第八版）

Ⅳ A 期	T1 ～ 3a N0/Nx M0
Ⅳ B 期	T1 ～ 3a N1 M0；T3b ～ 4 任何 N M0
Ⅳ C 期	任何 T 任何 N M1

表 11-6　AJCC/UICC 甲状腺髓样癌 TNM 分期（第八版）

Ⅰ 期	T1 N0 M0
Ⅱ 期	T2 ～ 3 N0 M0
Ⅲ 期	T1 ～ 3 N1a M0
Ⅳ A 期	T4a 任何 N M0；T1 ～ 3 N1b M0
Ⅳ B 期	T4b 任何 N M0
Ⅳ C 期	任何 T 任何 N M1

第二节 一般治疗原则

DTC 的治疗以外科治疗为主，辅以术后内分泌治疗、放射性核素治疗，某些情况下需辅以放射治疗、靶向治疗。甲状腺髓样癌以外科治疗为主，某些情况下需辅以放射治疗、靶向治疗。未分化癌的治疗，少数患者有手术机会，部分患者行放疗、化疗可能有一定效果，总体预后很差、生存时间短。对于不适宜手术的患者，可以考虑 [131]I 治疗（适用于摄碘的病灶），非手术的局部治疗（外照射治疗、射频或激光消融、[125]I 粒子植入治疗），L-T4 抑制治疗下的随诊观察及参加临床试验等。对于无法接受局部根治性手术的放射性碘难治性患者，需要和广泛转移性患者一样接受姑息性系统治疗或最佳支持治疗，从而延长生存时间，提高患者的生存质量。

第三节 辅 助 治 疗

一、辅助治疗的历史沿革

在一项前瞻性研究中，纳入了 254 例接受全甲状腺切除术后高血清 ps-Tg 水平 DTC 患者，经过危险度分层系统评估后超过 90% 为中高危，行 [131]I 治疗辅助治疗有助于降低其复发及肿瘤相关死亡风险。Hilo 研究是一项非劣效性、平行、开放、随机对照的临床研究，共入组了 29 个中心的 438 名低危或中危的 DTC 患者，比较低剂量（1.1GBq）和高剂量（3.7GBq）[131]I 治疗 2 组患者的生存情况，结果显示 2 组患者 3 年复发率分别为 1.5% 和 2.1%，5 年复发率分别为 2.1% 和 2.7%，7 年复发率分别为 5.9% 和 7.3%，提示低剂量 [131]I 治疗并未增加复发率，且未使用 rhTSH 也并没有增加复发率。

二、治疗原则

DTC 总体预后较好，死亡率比较低，但依据临床病理特点不同疾病复发率差异较大。根据术中病理特征如病灶残留、肿瘤大小与数目、病理亚型、包膜血管侵犯、淋巴结转移与外侵、术后 TSH 刺激后 Tg 水平（sTg）、分子病理特征等将患者复发风险分为低、中、高危。对于高危组强烈建议术后行辅助治疗，中危组可考虑行辅助治疗，低危组一般不行 [131]I 甲状腺清除治疗，但应考虑术后辅助内分泌治疗（表 11-7）。

表 11-7 分化型甲状腺癌复发危险度分层

复发风险分层	符合条件
低危	甲状腺乳头状癌（符合以下所有）
	无区域淋巴结或远处转移
	大体肿瘤无残留
	肿瘤无外侵
	原发灶非侵袭性病理亚型（如高细胞型、鞋钉型或柱状细胞型等）
	首次术后全身核素扫描未见甲状腺床外的摄碘灶
	无血管侵犯
	cN0 或少于 5 个微小淋巴结转移（直径 < 0.2cm）pN1 滤泡亚型乳头状癌：腺内型、包裹性
	甲状腺滤泡状癌
	位于甲状腺内，分化良好的侵及包膜的滤泡状癌，无或仅有少量（< 4 处）血管侵袭
	甲状腺乳头状微小癌
	位于甲状腺内，单灶或多灶，无论 *BRAF V600E* 是否突变

续表

复发风险分层	符合条件
中危	符合以下任一条件者
	甲状腺周围组织的微小侵犯
	术后首次核素显像有颈部病灶摄碘
	侵袭性病理亚型（高细胞、柱状细胞、弥漫硬化等）
	伴有血管侵犯
	cN1 或 5 个以上淋巴结转移的 pN1（最大径 < 3cm）
	伴有腺外侵袭和 *BRAF V600E* 突变（如果检测 *BRAF*）的多灶性甲状腺乳头状微小癌
高危	符合以下任一条件者
	明显侵犯甲状腺周围软组织
	肿瘤残留
	远处转移
	术后高血清 Tg 提示远处转移
	pN1 且转移淋巴结转移灶直径 ≥ 3cm
	滤泡性甲状腺癌广泛侵犯血管（> 4 处）

三、常用辅助治疗的方案及评价

（一）^{131}I 治疗

1. ^{131}I 治疗指征　大部分 DTC 细胞在一定程度上保留了甲状腺滤泡上皮细胞的特性，如钠/碘转运体的表达和摄碘、合成 Tg、依赖于 TSH 生长等，这些生物学特点为包括放射性碘在内的诊治奠定了坚实的基础。^{131}I 发出的射线具有破坏甲状腺滤泡细胞的作用，^{131}I 治疗根据适应证、目的和方法的不同细分为清甲、辅助治疗和清灶治疗。采用 ^{131}I 清除手术后残留的甲状腺组织，称为清甲治疗；采用 ^{131}I 清除手术后影像学无法证实的可能存在的转移或残留病灶，称为辅助治疗；采用 ^{131}I 治疗手术后已知存在的无法手术切除的局部或远处 DTC 转移灶，称为清灶治疗。

清甲可提升血清 Tg 监测疾病的可靠性，为 DTC 的疗效归类和动态危险度分层奠定基础；辅助治疗可降低当前影像学检查尚未检出的亚临床疾病患者的复发风险，协助明确高甲状腺球蛋白血症的原因，改善患者无进展生存和疾病特异性生存；清灶治疗可改善具有摄碘功能残留、复发、转移性病灶患者的无进展生存期、疾病特异性生

存期和总生存期。我们应当在临床实践中，根据评估结果、明确治疗目的，合理制订 ^{131}I 治疗剂量，避免过度治疗和治疗不足。

2. 清甲和辅助 ^{131}I 治疗剂量　中、低危患者的清甲剂量常规推荐给予 1.11 ～ 3.70GBq（30 ～ 100mCi），对于伴有可疑或已证实的镜下残存病灶或高侵袭性组织学亚型（高细胞型、柱状细胞型等）但无远处转移的中、高危患者，推荐 ^{131}I 辅助治疗剂量为 3.7 ～ 5.55GBq（100 ～ 150mCi）。

3. ^{131}I 治疗禁忌证　妊娠期或哺乳期妇女，计划 6 个月内妊娠者，手术切口未完全愈合者。

（二）内分泌治疗

1. 内分泌治疗原理　DTC 术后内分泌治疗主要指 TSH 抑制治疗。垂体分泌的 TSH 可以促进甲状腺细胞的生长。DTC 细胞尚存分化功能，仍可表达 TSH 受体。因此，术后抑制 TSH 水平可有效抑制残存 DTC 细胞的生长，防止肿瘤进展、复发和转移，需充分权衡复发风险及治疗副作用。

2. 药物　TSH 抑制治疗用药首选 L-T4 口服制剂，早餐前 60 分钟空腹顿服 L-T4 利于维持稳定的 TSH 水平。L-T4 起始剂量需结合患者年龄和伴发疾病情况。年轻患者可足量起始；老年或伴有冠心病或其他高危因素的患者，初始剂量为 12.5 ～ 25μg/d 甚至更少，增量更缓、调整间期更长，并严密监测心脏状况。根据术前 TSH 浓度和合并的自身免疫性甲状腺炎，对初始剂量进行个体调整。L-T4 终剂量的确定有赖于血清 TSH 的目标和监测结果。推荐采用 ATA 推荐的复发风险分层来制订术后 TSH 初始控制目标，然后在随访期间结合患者治疗反应调整 TSH 抑制目标。总体认为，复发低危 DTC 患者术后的 TSH 水平应控制低于 2.0mU/L。

高危：TSH 抑制治疗目标 < 0.1mU/L。

中危：TSH 抑制治疗目标 0.1 ～ 0.5mU/L。

低危：全切或近全切，无论是否清甲，血清 Tg 可测，TSH 抑制治疗目标 0.1 ～ 0.5mU/L；全切或近全切，无论是否清甲，血清 Tg 测不到，TSH 抑制治疗目标 0.5 ～ 2.0mU/L；腺叶切除，TSH 抑制治疗目标 0.5 ～ 2.0mU/L。

（三）放疗

DTC 对常规放疗不敏感，且对放射线的耐受性较低，因此不主张常规术后辅助放疗，对术后局部肿瘤残留、不摄取 ^{131}I 的病变推荐辅助放疗。

第四节 进展期药物治疗

一、进展期药物治疗的历史沿革

DECISION 研究是 DTC 靶向治疗的重要里程碑，首次探索了靶向药物索拉非尼用于局部晚期 / 转移性 / 放射性碘难治性 DTC 患者的疗效，在 18 个国家的 77 个中心共纳入 417 例患者，并随机分入索拉非尼组及安慰剂组，主要研究终点为无进展生存期，安慰剂组患者在疾病进展时可交叉进入索拉非尼组。结果显示，索拉非尼较安慰剂显著改善了客观缓解率（12% vs 0.5%）和无进展生存期（10.8 个月 vs 5.8 个月，HR=0.59），但总生存期没有差别，索拉非尼成为首个获批用于 DTC 的分子靶向药物。在一项名为 SELECT 的 Ⅲ 期随机对照临床研究中，仑伐替尼较安慰剂显著改善了客观缓解率（64.8% vs 1.5%）和无进展生存期（18.3 个月 vs 3.6 个月，HR=0.21），总生存期同样和 DECISION 研究一样没有获益，可能是由于安慰剂组的患者在疾病进展后接受了试验组的交叉治疗，在中国患者中，仑伐替尼获得了 70% 的客观缓解率，中位无进展生存期（23.9 个月）显著优于安慰剂组（3.7 个月）。分化型甲状腺癌中有不到 10% 的患者具有 RET 融合基因，一项名为 ARROW 的临床研究纳入了 21 例 RET 基因融合阳性的放射性碘难治性分化型甲状腺癌（radioiodine refractory differentiated thyroid cancer, RAIR-DTC）患者，全部为既往经抗血管生成药物等系统治疗进展的患者，接受普拉替尼治疗。结果显示，普拉替尼的总缓解率为 85.7%，mPFS 为 19.4 个月。这提示，普拉替尼治疗 RET 融合的 RAIR-DTC 患者，即使是经多线治疗进展的患者，疗效仍非常优异。

阿帕替尼作为我国自主研发的抗血管小分子多靶点激酶抑制剂，在 2020 年的 ESMO 会议上报道了其治疗 RAIR-DTC 的 REALITY Ⅲ 期随机对照临床研究结果，阿帕替尼获得了 54.3% 的客观缓解率，中位无进展生存期（22.2 个月）和总生存期（29.9 个月）均显著优于安慰剂组。同样，安罗替尼在 2020 年的 ESMO ASIA 会议上报道了类似的临床研究结果。这项 Ⅱ 期随机对照临床研究针对 RAIR-DTC 患者（其中 80.5% 的患者在入组前 12 个月内疾病进展），安罗替尼获得了 59.2% 的客观缓解率，

在无进展生存上显著优于安慰剂组，并且在调整了交叉治疗的影响后获得了总生存的获益。

2011 年，凡德他尼成为首个获批用于晚期甲状腺髓样癌的 TKI，其 Ⅲ 期 ZETA 临床试验结果显示，凡德他尼组患者无进展生存期显著长于安慰剂组（30.5 个月 vs 19.3 个月），客观缓解率亦明显更高（45% vs 13%）。卡博替尼于 2012 年获批治疗甲状腺髓样癌的适应证，在此之前的 Ⅲ 期临床试验（EXAM）显示，卡博替尼显著延长晚期甲状腺髓样癌患者的无进展生存期至 11.2 个月，相比之下，对照组患者无进展生存期仅为 4.0 个月；而在客观缓解率方面，卡博替尼组为 28%，安慰剂组则为 0。

二、治疗原则

对于持续 / 复发及转移性 DTC 的治疗方案包括手术切除、对可摄取 ^{131}I 的病灶行 ^{131}I 治疗、外照射治疗、L-T4 抑制治疗下的随诊观察、试验性治疗（如靶向药物、射频消融及经皮超声引导乙醇注射）等。其中，对有手术指征且可以手术切除的病灶应首选手术治疗。

对于 DTC，建议在外科治疗和 ^{131}I 治疗均无效，且疾病仍有显著进展的情况下考虑靶向治疗。

三、进展期药物治疗的方案及评价

（一）^{131}I 治疗

对具有摄碘性转移或复发病灶的 DTC，可考虑清灶治疗。

对于具有摄碘能力的肺转移病灶，^{131}I 治疗为一线治疗，治疗剂量 5.55 ～ 7.4GBq（150 ～ 200mCi）。肺转移患者的 ^{131}I 治疗疗效与转移灶大小及摄碘能力有关。

对于摄碘的骨转移灶病灶，^{131}I 治疗可作为其一线治疗方案，虽然很少能通过 ^{131}I 治疗达到治愈，但可改善骨痛、延长患者生存期及无疾病进展期，推荐 5.55 ～ 7.4GBq（150 ～ 200mCi）的 ^{131}I 固定剂量法或基于患者个体进行调整或采用计算剂量。针对骨转移通常建议多学科综合治疗，可选择手术、外照射、栓塞、消融、^{125}I 粒子植入或骨水泥成形术等局部治疗，可考虑双膦酸盐、地诺单抗抑制破骨细胞。

对于摄碘的脑转移病灶，应首先考虑手术和立体定向外照射治疗。^{131}I 推荐剂量为 5.55～7.4GBq（150～200mCi），为预防或减轻 ^{131}I 治疗引起的脑水肿，需结合外照射治疗、糖皮质激素等治疗。

（二）内分泌治疗

对于疾病复发，若刺激性 Tg 1～10ng/ml 且影像学检查为阴性，非可切除的肿瘤，对放射性碘无摄取，可口服 L-T4 抑制 TSH，并继续监测超声及其他影像学检查。

（三）系统治疗

1. 系统治疗指征　在无外源性碘负荷干扰的情况下，TSH 刺激状态（＞30mU/L）时，经过规范的 ^{131}I 治疗后的分化型甲状腺癌患者，出现下列情形之一即可界定为 RAIR-DTC。

（1）病灶在 ^{131}I 治疗后全身显像上表现为不摄碘，且无法从后续的 ^{131}I 治疗中获益（如残留甲状腺太多，可能会影响转移灶摄碘，可清甲后再次治疗时进行评估）。

（2）原本摄碘的病灶经 ^{131}I 治疗后逐渐丧失摄碘能力。

（3）同一患者体内部分病灶摄碘，而部分病灶不摄碘，且生化无缓解。

（4）病灶摄碘，但在 1 年内出现疾病进展。

（5）^{131}I 累积用量超过 600mCi，但疾病无缓解。

判断为 RAIR-DTC 的患者，倘若出现疾病相关症状或影像学进展则需要考虑以分子靶向药物为主的系统治疗。

2. 系统治疗药物

（1）靶向治疗：对于复发转移性 RAIR-DTC，如果患者无症状且疾病稳定或缓慢进展，建议每 3～6 个月定期随访，提前进行系统性治疗并未证明可改善总生存期。对于有症状、疾病快速进展的患者，抗血管小分子多靶点激酶抑制剂是目前的标准治疗，只有在少数情况可以考虑化疗。索拉非尼是全球首个获批用于治疗 RAIR-DTC 的靶向药物，并于 2017 年 3 月在中国获得该适应证。2020 年 11 月，仑伐替尼同样在中国获批用于治疗 RAIR-DTC。目前缺乏索拉非尼和仑伐替尼的随机对照研究，但鉴于仑伐替尼较高的肿瘤缓解率和降低疾病进展的风险率，ESMO 和 NCCN 指南均优先推荐仑伐替尼。仑伐替尼或索拉非尼进展

后，可考虑使用卡博替尼。*NTRK* 基因融合阳性的晚期患者可考虑拉罗替尼或恩曲替尼。*RET* 融合基因阳性的患者可考虑塞尔帕替尼或普拉替尼，普拉替尼已凭借 ARROW 研究的结果于 2022 年 3 月获得我国国家药品监督管理局（NMPA）的批准，应用于 RET 突变型甲状腺髓样癌成人和 12 岁及以上儿童患者的治疗，以及需要系统性治疗且放射性碘难治（如果放射性碘适用）的晚期或转移性 RET 融合阳性甲状腺癌成人和 12 岁及以上儿童患者的治疗。国产小分子抗血管生成药物阿帕替尼和安罗替尼，在临床研究中也显示存在一定疗效，在 CSCO 指南中作为 1B 类证据推荐。

对复发转移性髓样癌，作为 1 类证据推荐的靶向治疗药物有凡德他尼、卡博替尼，*RET* 融合基因阳性的患者可考虑塞尔帕替尼或普拉替尼，若无效也可考虑其他小分子激酶抑制剂（索拉非尼、舒尼替尼、仑伐替尼等）。

对未分化癌 NCCN 指南推荐的靶向治疗药物包括对 *BRAF V600E* 突变的患者可使用达拉非尼联合曲美替尼，对 *NTRK* 基因融合阳性的晚期患者可考虑拉罗替尼或恩曲替尼，*RET* 融合基因阳性的患者可考虑塞尔帕替尼或普拉替尼。

1）索拉非尼：400mg，每日 2 次，连续口服。

2）仑伐替尼：24mg，每日 1 次，连续口服。

3）塞尔帕替尼：120mg，每日 2 次，连续口服（＜50kg）；160mg，每日 2 次，连续口服（≥50kg）。

4）普拉替尼：400mg，每日 1 次，连续口服。

5）达拉非尼：150mg，每日 2 次，连续口服。

6）曲美替尼：2mg，每日 1 次，连续口服。

7）拉罗替尼：100mg，每日 2 次，连续口服。

8）恩曲替尼：600mg，每日 1 次，连续口服。

9）凡德他尼：100mg，每日 1 次，联合化疗；300mg/d，连续口服，单用。

10）阿帕替尼：500mg，每日 1 次，连续口服。

11）安罗替尼：12mg，每日 1 次，服药 2 周停药 1 周。

（2）化疗：对于 DTC 患者，目前缺乏有效的化疗药物，因此化疗仅选择性用于一些晚期无法手术或有远处转移患者的姑息治疗，或配合其他治疗方法，多柔比星是唯一经美国 FDA 批准用于治疗转移性甲状腺癌的化学药物。

对于ⅣA期和ⅣB期甲状腺未分化癌,可考虑在放疗基础上加用化疗。化疗可以与放疗同步使用,也可在放疗后辅助给予化疗。化疗常用药物包括紫杉类、蒽环类和铂类,同步放化疗时,化疗推荐采用每周方案。常用化疗方案如下。

1)紫杉醇/卡铂:紫杉醇50mg/m²,卡铂AUC 2mg/m²,静脉滴注,每周一次。

2)多西他赛/多柔比星:多西他赛60mg/m²,IV,多柔比星60mg/m²,静脉滴注(须聚乙二醇化非格司亭支持),每3~4周一次。

3)多西他赛/多柔比星:多西他赛20mg/m²,IV,多柔比星20mg/m²,静脉滴注,每周一次。

4)紫杉醇:30~60mg/m²,静脉滴注,每周一次。

5)顺铂:25mg/m²,静脉滴注,每周一次。

6)多柔比星:60mg/m²,静脉滴注,每3周一次。

7)多柔比星:20mg/m²,静脉滴注,每周一次。

对于ⅣC期甲状腺未分化癌,可考虑给予全身化疗。推荐用于ⅣC期甲状腺未分化癌的方案包括紫杉醇联合铂类、多西紫杉醇联合多柔比星、紫杉醇单药、多柔比星单药。常用化疗方案如下。

1)紫杉醇/卡铂:紫杉醇60~100mg/m²,卡铂AUC 2mg/m²,静脉滴注,每周一次。

2)紫杉醇/卡铂:紫杉醇135~175mg/m²,卡铂AUC 5~6mg/m²,静脉滴注,每3~4周一次。

3)多西他赛/多柔比星:多西他赛60mg/m²,IV,多柔比星60mg/m²,静脉滴注(须聚乙二醇化非格司亭支持),每3~4周一次。

4)多西他赛/多柔比星:多西他赛20mg/m²,IV,多柔比星20mg/m²,静脉滴注,每周一次。

5)紫杉醇:60~90mg/m²,静脉滴注,每周一次。

6)紫杉醇:135~200mg/m²,静脉滴注,每3~4周一次。

7)多柔比星:60~75mg/m²,静脉滴注,每3周一次。

8)多柔比星:20mg/m²,静脉滴注,每周一次。

第五节 临床问题导向的药物治疗

一、儿童及青少年分化型甲状腺癌

依据儿童甲状腺结节和DTC的管理指南,对推荐诊断为DTC的大部分儿童病例,应进行甲状腺全切除术。2016年,Balachandar等发表在*Thyroid*杂志上的研究提示,儿童及青少年DTC病灶累及双侧腺体的概率高达40%,其中23%的病灶在术前超声检查中未被发现。在近40年的长期随访研究亦发现,与单侧腺叶切除相比,全甲状腺切除能够明显降低复发风险。所以,只有在疾病无明显侵袭性特点,病灶局限在甲状腺内,无颈部淋巴结转移的微小癌,超声提示病灶外侵概率较低时,才考虑单侧腺叶切除或甲状腺半切除术的手术,且需经治疗组讨论决定。儿童甲状腺滤泡状癌的特点稍不同于乳头状癌,更易出现血供转移而淋巴结转移概率较低,处理同成人。

儿童及青少年DTC放射性¹³¹I治疗不推荐以单纯清甲为目的治疗,清灶是RAI治疗的主要目的,清灶治疗的指征与成人基本相同,肿瘤较大明显侵犯(分期为T3/T4)或伴有广泛颈部淋巴结转移者(N1a/N1b),也可考虑常规行¹³¹I辅助治疗,减少疾病复发和转移风险。

儿童分化型甲状腺癌术后需接受甲状腺激素治疗。美国甲状腺协会将儿童分化型甲状腺癌分为3个复发风险等级,主要依据淋巴结转移及病灶局部侵犯程度,更侧重于识别患者持续存在的淋巴结病变风险而非死亡风险。初治期应结合儿童甲状腺癌复发风险,设定个体化TSH目标。发现或怀疑疾病持续存在,可继续维持该目标,否则可在治疗一段时期后将TSH恢复到正常低值。对中、高危患者随访3~5年后无疾病证据时,TSH可控制于正常低值。

高危:区域淋巴结广泛转移(广泛的N1b)或局部侵袭性病灶(T4期),伴或不伴远处转移,TSH抑制治疗目标<0.1mU/L。

中危:广泛的N1a转移或小范围的N1b转移,TSH抑制治疗目标0.1~0.5mU/L。

低危:病变局限于甲状腺内,N0/Nx或偶发N1a转移(少量中央区颈部淋巴结的镜下转移),TSH抑制治疗目标0.5~1.0mU/L。

二、妊娠期甲状腺癌

妊娠可能会导致甲状腺癌的进展。有研究显示，妊娠女性甲状腺微小乳头状癌进展的发生率高于非妊娠女性，妊娠期诊断与非妊娠期诊断的分化型甲状腺癌患者的预后无明显差异。妊娠期诊断的 DTC，若分娩后再行手术治疗，肿瘤复发风险和死亡率也未见升高。因此，建议妊娠早期发现的 DTC，应行超声监测；若在妊娠 24 ～ 26 周前肿瘤明显增大（体积增加 50%，直径增加 20%）或出现颈部淋巴结转移，应行手术治疗。若肿瘤直到妊娠中期仍保持稳定，或在妊娠后半期才诊断为甲状腺癌，手术应在分娩后进行。甲状腺手术可在妊娠第 4 ～ 6 个月进行，以减少母婴手术并发症的发生。

妊娠前已确诊 DTC 者，建议 TSH 抑制治疗达标后再妊娠，妊娠期间患者 TSH 抑制治疗的首选用药为左甲状腺素（L-T4），妊娠期间和产后哺乳期根据抑制治疗目标合理使用 L-T4 是安全的，妊娠期间和产后 L-T4 的服药方法与普通成人一致。DTC 术后妊娠患者 TSH 抑制目标与妊娠前设定的目标一致，在妊娠前半期（1 ～ 20 周）根据 TSH 水平及药物调整情况，每 2 ～ 4 周监测 1 次甲状腺功能；血清 TSH 稳定后，每 4 周检测 1 次甲状腺功能直到妊娠 20 周；26 ～ 32 周至少检测 1 次。妊娠期间新诊断且暂不行手术治疗的 DTC 患者，TSH 抑制治疗目标可设定为 0.3 ～ 2.0mU/L。产后患者 TSH 抑制治疗目标与妊娠前设定的目标一致。妊娠前 TSH 抑制治疗已达标，妊娠期间增加 L-T4 者，分娩后可将 L-T4 减量至妊娠前用量；妊娠期间未增量 L-T4 者，分娩后可继续维持原剂量。

第六节 药物治疗展望

基于 KEYNOTE-158 研究的结果，NCCN 指南推荐对于高肿瘤突变负荷（TMB-H）（≥ 10mut/Mb）甲状腺肿瘤，可选择帕博利珠单抗。一项诺华公司支持的 Ⅰ / Ⅱ 期多中心临床研究（NCT02404441）纳入了 42 例局部晚期或转移性未分化甲状腺癌患者，静脉使用 spartalizumab，主要目标为评估其抗肿瘤活性，总体客观缓解率为 19%，包括 3 例患者 CR、5 例患者 PR。

免疫联合靶向治疗可能是未来临床研究探讨的方向，一项回顾性研究分析了 6 例转移性未分化甲状腺癌患者、2 例差分化甲状腺癌患者使用仑伐替尼联合帕博利珠单抗的疗效，结果显示未分化癌患者中有 4 例 CR、1 例 SD、1 例 PD，差分化癌患者中 2 例 PR，中位无进展生存期为 17.75 个月，该组合疗法的疗效有待在一项 Ⅱ 期临床研究（ATLEP）中进一步探讨。

甲状腺癌对传统放化疗不敏感，对局部晚期甲状腺癌患者能否通过靶向及免疫治疗手段实现局部晚期患者的转化治疗，有研究正在该领域进行尝试。复旦大学附属肿瘤医院嵇庆海教授与陈嘉莹博士领衔的索凡替尼治疗甲状腺癌全国多中心 Ⅱ 期临床试验，旨在观察和评价索凡替尼联合特瑞普利单抗对局部晚期甲状腺癌患者的有效性和安全性。该研究纳入了 59 例局部晚期或转移性甲状腺髓样癌或 RAIR-DTC 患者，局部晚期包括不可手术切除、预估手术困难无法 R0/R1 切除的或 AJCC 定义的 T4 期甲状腺癌。研究的主要终点为客观缓解率，次要研究终点为 R0/1 切除率、疾病控制率、至缓解时间、无进展生存期、总生存期、不良事件等。给予索凡替尼联合特瑞普利单抗新辅助治疗并进行影像学疗效评估，直至患者可以进行手术治疗、疾病进展或药物毒性不可耐受出组。总体客观缓解率为 23.2%，疾病控制率为 87.5%，89% 的患者肿瘤靶病灶较基线水平缩小，使部分患者获得了手术机会。

第七节 预后和随访

一、预后

（一）影响预后的因素

肿瘤组织学、原发肿瘤大小、局部浸润、坏死、血管浸润、*BRAF V600E* 突变状态和转移被认为会影响预后。

（二）生存时间

DTC 通常预后良好，10 年生存率为 90% ～

95%，尽管更常见于女性，但年轻女性的死亡率较低。尽管近年来发病率逐年上升，但死亡率并无显著变化。未分化癌预后极差。

（三）改善预后的策略

需要多学科规范化综合诊疗，包括外科、核医学科、放疗科、内分泌科、肿瘤内科、影像诊断科、病理科等，针对不同患者或同一患者的不同治疗阶段应实施个体化精准治疗。其治疗和随访过程以外科为主导，需长期随访，早期发现肿瘤复发和转移。

二、随访

（一）复发高峰时间

30% 的 DTC 患者可能在几十年内发生肿瘤复发，其中 66% 的复发发生在初始治疗后的第一个 10 年内。

（二）首发部位和常见部位

对于 DTC，在一项大型研究中，颈部中心复发最常见于颈部淋巴结（74%），其次是甲状腺残留（20%），然后是气管或肌肉（6%）。在局部复发中，8% 最终死于癌症。21% 患者的复发部位是远处转移，最常发生在肺部（63%），在远处转移的患者中，50% 死于癌症。

对于未分化癌，15% ～ 50% 的患者在最初出现疾病时发现远处转移，肺和胸膜是最常见的远处转移部位，5% ～ 15% 的患者有骨转移，5% 有脑转移。

（三）复发的检查手段

DTC 随访期间应定期进行颈部超声检查，评估甲状腺床和颈部中央区、侧颈部的淋巴结状态。术后首次超声检查建议为高危患者术后 3 个月，中、低危患者术后 6 个月。

CT 和 MRI 不是随访中的常规检查项目。以下情况应行颈胸部 CT 或 MRI 检查：淋巴结复发广泛，转移病灶可能侵及上呼吸消化道，高危患者中血清 Tg 水平升高（> 10ng/ml）或 TgAb 升高。

目前不推荐在 DTC 随访中常规使用 ^{18}F-FDG PET，但在下述情况下可考虑使用：血清 Tg 水平升高（> 10ng/ml）而 Dx-WBS 阴性时，协助寻找和定位病灶；对于病灶不摄碘者，评估和监测病情；对于侵袭性或转移性 DTC 者，评估和监测病情。

（四）随访方案

DTC 术后需要给予外源性甲状腺素抑制治疗。根据术后复发危险度决定 TSH 抑制治疗的程度。每次调整口服外源性甲状腺素的剂量后，4 ～ 6 周随访复查甲状腺功能，待达到理想的平衡点后可酌情延长随访间隔。对已清除全部甲状腺（手术 +^{131}I 甲状腺清除治疗后）的 DTC 患者，应定期监测血清 Tg 水平（同时测 TgAb），建议采用同种检测试剂。对血清 Tg 的长期随访从 ^{131}I 甲状腺清除治疗后 6 个月起开始，此时检测基础 Tg 或 sTg。^{131}I 治疗后 12 个月，复查 sTg。随后，每 6 ～ 12 个月复查基础 Tg。复发危险度中、高危者可在甲状腺清除治疗后 3 年内复查 sTg。

DTC 的长期随访还应纳入以下内容。① ^{131}I 治疗的长期安全性：包括对继发性肿瘤、生殖系统的影响，但应避免过度筛查和检查。② TSH 抑制治疗的效果：包括 TSH 抑制治疗是否达标、治疗的副作用等。③ DTC 患者的伴发疾病：由于某些伴发疾病（如心脏疾病、其他恶性肿瘤等）的临床紧要性可能高于 DTC 癌本身，所以长期随访中也要对上述伴发疾病的病情进行动态观察。

对于甲状腺髓样癌，术后甲状腺功能的随访与分化型甲状腺癌一致，但不需要 TSH 抑制治疗。血清降钙素和 CEA 是其较特异的生化指标，为随访复查时的必查项目。术后血清降钙素和 CEA 水平恢复正常的患者，其随访期可参考低危分化型甲状腺癌的随访；血清降钙素和 CEA 未降至正常范围，但处于较低水平者，可参考高危分化型甲状腺癌的随访；对于生化指标仍处于较高水平的患者，应密切随访，建议 3 ～ 6 个月复查超声，并根据血清降钙素和 CEA 上升的幅度，结合 CT 或 MRI 明确肿瘤范围，必要时行 PET/CT 检查。

（王 芳）

参 考 文 献

第 12 章　非小细胞肺癌

肺癌（lung cancer）是起源于支气管黏膜上皮的恶性肿瘤，包括非小细胞肺癌（non-small cell lung cancer，NSCLC）和小细胞肺癌（small cell lung cancer，SCLC）。近年来，肺癌发病率显著升高，已居男性恶性肿瘤发病率首位，在女性恶性肿瘤发病率上仅次于乳腺癌。

吸烟是肺癌的最重要高危因素，有吸烟史且吸烟指数＞400支/年是肺癌高危人群；其他的肺癌高危因素，包括职业和环境接触，如长期接触甲醛、工业废气；肺部慢性感染；家族遗传和先天性因素及免疫功能降低等也可能是肺癌的高危因素。近年来，基于对非小细胞肺癌发病机制的深入认识，肺癌相关肿瘤生物标志物检测成为常规，在传统细胞毒性药物治疗基础上，出现了靶向治疗药物、抗血管生成药物和免疫检查点抑制剂等新型抗肺癌治疗药物，肺癌的整体治疗格局发生了深刻的变化，NSCLC多学科协作诊疗模式被广为接受，诊疗效果得到较大提高。

第一节　临床表现与诊断

一、症状与体征

肺癌的临床表现多样，其症状、体征与原发病灶部位、大小、转移灶部位及副肿瘤综合征有关，包括以下几个方面。

（一）原发肿瘤引起的症状

1. 咳嗽　咳嗽为常见的早期症状，肿瘤在气管内可有刺激性干咳或少量黏液痰，肺泡癌可有大量黏液痰。肿瘤引起远端支气管狭窄，咳嗽呈现高音调金属音，是一种特征性的阻塞性咳嗽。

2. 咯血　以中央型肺癌多见，多为痰中带血或间断血痰，如侵蚀大血管，可引起大咯血。

3. 喘鸣　由于肿瘤引起支气管部分阻塞，可引起局限性喘鸣。

4. 胸闷、气急　中央型肺癌；肿瘤转移至肺门淋巴结，肿大的淋巴结压迫支气管或隆突；发生大量胸腔积液或心包积液；或有膈肌麻痹、上腔静脉压迫及肺部广泛受累，均可发生胸闷、气促。

5. 体重下降　消瘦为肿瘤的常见症状之一。

6. 发热　肿瘤坏死可引起发热，多数发热是肿瘤继发性感染所致。

（二）肿瘤局部侵犯引起的症状

1. 胸痛　约有30%的肺部肿瘤直接侵犯胸膜、肋骨和胸壁，引起不同程度的胸痛。肿瘤位于胸膜附近时可产生不规则的钝痛或隐痛，呼吸咳嗽时加重。肋骨、脊柱受侵犯时，则有压痛点，而与呼吸、咳嗽无关。肿瘤压迫肋间神经，胸痛可累及其分布区。

2. 呼吸困难与吞咽困难　癌肿压迫大气道可出现吸气性呼吸困难，侵犯或压迫食管可引起吞咽困难，严重者可发生支气管食管瘘。

3. 声音嘶哑　癌肿直接压迫或转移至纵隔淋巴结压迫喉返神经（多见左侧），可发生声音嘶哑。

4. 上腔静脉综合征　癌肿侵犯纵隔压迫上腔静脉时，可出现头面部、颈部和上肢水肿及胸前部淤血和静脉曲张。

5. 霍纳综合征　位于肺尖部的肺癌又称上沟癌，可压迫颈部交感神经，引起病侧眼睑下垂、瞳孔缩小、眼球内陷，同侧额部与胸壁无汗或少汗，也有肿瘤压迫臂丛，表现为以腋下为主、向上肢内侧放射的火灼样疼痛。

（三）癌肿远处转移引起的症状

（1）转移至脑、脑膜，可发生头痛、呕吐、眩晕、复视、共济失调、一侧肢体无力甚至半身不遂等神经系统症状。

（2）转移至骨骼，特别是肋骨、脊柱骨、骨盆时，则有局部疼痛和压痛。

（3）转移至肝脏，可有厌食、肝区疼痛、肝大、黄疸和腹水等表现。

（4）转移至淋巴结，如锁骨上淋巴结是肺癌常见转移部位，典型的多位于前斜角肌区，固定而坚硬，可以融合，多无痛感。皮下转移时可触及皮下结节。

（四）肺癌相关肺外表现

肺癌相关肺外表现包括内分泌系统、神经肌肉、结缔组织、血液系统和血管的异常改变，又称副癌综合征。主要有以下几种表现。

1. 肥大性肺性骨关节病 多侵犯上下肢长骨远端，发生杵状指（趾）和肥大性骨关节病。切除肺癌后，症状可减轻或消失，肿瘤复发又可出现。

2. 分泌促性腺激素 引起男性乳房发育，常伴有肥大性肺性骨关节病。

3. 分泌抗利尿激素 引起稀释性低钠血症，表现为食欲不佳、恶心、呕吐、乏力、嗜睡、定向障碍等症状，称抗利尿激素异常分泌综合征。

4. 神经肌肉综合征 包括小脑皮质变性、脊髓小脑变性、周围神经病变、重症肌无力和肌病等，这些症状与肿瘤的部位和有无转移无关，多见于小细胞肺癌。

5. 高钙血症 高血钙可引起呕吐、恶心、嗜睡、烦渴、多尿和精神错乱等症状，多见于鳞癌。

二、诊断

（一）病史与体格检查

根据患者年龄、吸烟史、相关症状初步判断肺部肿瘤的可能性，体格检查中重点关注锁骨上淋巴结、肺部听诊、腹部体检，对于有中枢神经系统症状患者，还需要关注神经系统专科体检。

（二）辅助检查

影像学辅助检查是诊断肺癌的重要依据，胸部平扫及增强CT扫描、上腹部平扫及增强CT扫描、脑部平扫及增强MRI扫描，以及全身骨扫描是肺癌诊断和分期的重要方法。^{18}F-FDG标记的PET/CT对于淋巴结转移和病灶良恶性性质判断有更好的诊断效能。当纵隔淋巴结是否转移影响治疗决策，难以准确分期时，推荐采用纵隔镜或超声支气管镜检查等有创手段，明确纵隔淋巴结肿大的原因和性质。肿瘤标志物，如癌胚抗原CEA、糖链抗原19-9（CA19-9）、神经元特异性烯醇化酶NSE、鳞状细胞相关抗原SCC等有助于肺癌的辅助诊断。

（三）病理学诊断

肺癌的确诊依赖于组织学或细胞学病理诊断，根据组织学形态特点及免疫组织化学染色结果可以对标本进行准确诊断、分型，并可进行相关驱动基因检测。

组织标本诊断原则：病理诊断报告应将NSCLC分型为腺癌、鳞癌、NSCLC-NOS及其他类型，腺癌免疫组化鉴别指标包括TTF-1、Napsin-A；鳞癌免疫组化鉴别指标包括P40、CK5/6，神经内分泌肿瘤标志物包括CD56、Syn、CgA等。

需要特别指出的是，NSCLC的病理学诊断已经不再限于组织学类型，而进一步要求驱动基因突变诊断和治疗疗效相关标志物诊断，尤其是*EGFR*、*ALK*、*ROS-1*等基因突变检测、PD-L1免疫组化表达等，以指导后续治疗。

（四）肺癌TNM分类系统分期

肺癌TNM分类系统分期见表12-1及表12-2。

表 12-1 AJCC/UICC 非小细胞肺癌 TNM 分期（第八版）

原发肿瘤（T）	
Tx	原发肿瘤无法评估或痰脱落细胞、支气管肺泡灌洗液找到癌细胞但影像学和支气管镜没有可见肿瘤
T0	无原发肿瘤证据
Tis	原位癌
T1	肿瘤最大径≤3cm，周围被肺或脏层胸膜所包绕，支气管镜下肿瘤侵犯没有超出叶支气管（即没有累及主支气管）
T1a	肿瘤最大径≤2cm
T1b	肿瘤最大径>2cm且≤3cm

续表

T2	肿瘤大小或范围符合以下任何一项：肿瘤最大径＞3cm；但不超过7cm；累及主支气管，但距隆突≥2cm；累及脏层胸膜；扩展到肺门的肺不张或阻塞性肺炎，但不累及全肺
T2a	肿瘤最大径≤5cm，且符合以下任何一点：肿瘤最大径＞3cm；累及主支气管，但距隆突≥2cm；累及脏层胸膜；扩展到肺门的肺不张或阻塞性肺炎，但不累及全肺
T2b	肿瘤最大径＞5cm且≤7cm
T3	任何大小的肿瘤已直接侵犯了下述结构之一者：胸壁（包括肺上沟瘤）、膈肌、纵隔胸膜、心包；或肿瘤位于距隆突2cm以内的主支气管，但尚未累及隆突；或全肺的肺不张或阻塞性肺炎。肿瘤最大径＞7cm；与原发灶同叶的单个或多个的卫星灶
T4	任何大小的肿瘤已直接侵犯了下述结构之一者：纵隔、心脏、大血管、气管、食管、喉返神经、椎体、隆突；或与原发灶不同叶的单发或多发病灶

区域淋巴结（N）

Nx	区域淋巴结无法评估
N0	区域淋巴结无转移
N1	同侧支气管或肺门淋巴结有转移
N2	转移至同侧纵隔和（或）隆突下淋巴结
N3	转移至对侧纵隔、对侧肺门淋巴结、同侧或对侧斜角肌或锁骨上淋巴结

远处转移（M）

Mx	远处转移不能评估
M0	无远处转移
M1a	胸膜播散（包括恶性胸腔积液、恶性心包积液、胸膜转移结节）
M1b	单发转移灶；对侧肺叶的转移性结节；远处转移（肺或胸膜除外）
M1c	多发转移灶

表 12-2　TNM 分期

	T	N	M
隐匿性癌	Tx	N0	M0
0 期	Tis	N0	M0
ⅠA1 期	T1mi	N0	M0
	T1a	N0	M0
ⅠA2 期	T1b	N0	M0
ⅠA3 期	T1c	N0	M0
ⅠB 期	T2a	N0	M0
ⅡA 期	T2b	N0	M0
ⅡB 期	T1a	N1	M0
	T1b	N1	M0
	T1c	N1	M0
	T2a	N1	M0
	T2b	N1	M0
	T3	N0	M0
ⅢA 期	T1a	N2	M0
	T1b	N2	M0
	T1c	N2	M0
	T2a	N2	M0
	T2b	N2	M0
	T3	N1	M0
	T4	N0	M0
	T4	N1	M0
ⅢB 期	T1a	N3	M0
	T1b	N3	M0
	T1c	N3	M0
	T2a	N3	M0
	T2b	N3	M0
	T3	N2	M0
	T4	N2	M0
ⅢC 期	T3	N3	M0
	T4	N3	M0
ⅣA 期	任何 T	任何 N	M1a
	任何 T	任何 N	M1b
ⅣB 期	任何 T	任何 N	M1c

第二节 一般治疗原则

一、Ⅰ期、ⅡA期早期肺癌

早期肺癌的治疗原则是以手术为主的综合治疗，尤其推荐以肺癌手术为主要特长的肿瘤胸外科医师来判断手术切除的可能性，根据病变的程度和并发疾病，一般认为Ⅰ期或ⅡA期患者适合接受手术和对纵隔淋巴结标记分组，包括行纵隔淋巴结清扫在内，对于不能耐受手术患者，可考虑接受局部根治性放疗。手术切除后的患者应常规进行驱动基因检测和PD-L1表达的检测，对于 *EGFR* 突变阳性患者，需考虑术后奥西替尼的辅助治疗，对于PD-L1表达阳性患者，需考虑阿替丽珠单抗术后辅助免疫治疗。总之，对于以治愈为目标的早期肺癌，治疗原则是采取根治性切除基础上尽可能提高治愈率的综合治疗。

二、ⅡB期、ⅢA期、ⅢB期局部晚期肺癌

对于ⅡB期、Ⅲ期可切除的局部晚期肺癌患者，通常考虑使用多种治疗手段（手术、放疗、化疗）进行综合治疗，尤其建议多学科协作模式下的综合治疗。对于在术前已探明的N1患者，建议行脑MRI和PET扫描以排除远处转移，尤其是淋巴结转移阳性患者是否接受新辅助治疗后再行手术，需要肺癌多学科协作诊治讨论决定。对某些ⅡB期和ⅢA期肿瘤患者，应根据肿瘤位置（即肺上沟、胸壁、接近气道或纵隔等）选择治疗方式。胸壁、接近气道或纵隔受侵犯的T3N0-1病变首选外科切除。对于可切除的肺上沟瘤患者，建议同步放化疗后手术切除和化疗。对于切缘呈阴性的患者，多数机构建议给予化疗贯序放疗；对于切缘呈阳性的患者则给予同步放化疗。

对于纵隔淋巴结呈阳性的患者，应根据纵隔镜、支气管镜、脑MRI和PET扫描的检查结果决定治疗方案。对怀疑N3者，建议通过纵隔镜或其他检查（如锁骨上淋巴结活检、胸腔镜、粗针活检或超声支气管镜下穿刺活检术）获得淋巴结病理学证据。

三、不可手术的ⅢC期、Ⅳ期晚期肺癌

ⅢC期、Ⅳ期晚期肺癌肿瘤一般不考虑根治性手术切除，延长生存时间、改善生活质量是此类不可治愈性疾病的治疗目标。因此一般采取药物治疗为主，对于孤立病灶、出血、缓解局部症状等可采取局部治疗措施。目前，特别强调对于晚期肺癌患者进行生物标志物检测的重要性，至少包括常见的驱动基因检测和免疫治疗标志物检测。值得注意的是，胸腔或心包积液是诊断T4的另一标准，在所有胸腔积液患者（无论是否为恶性）中有95%的病例无法行手术治疗。

第三节 辅助治疗

一、辅助治疗的历史沿革

（一）术后辅助化疗

手术是早期非小细胞肺癌首选的治疗方法，但在完全切除后的NSCLC患者中，仍有40%的Ⅰ期患者、60%的Ⅱ期患者和75%的ⅢA期患者会在5年内死亡。绝大多数手术切除的NSCLC患者，在术后都要进行术后辅助治疗，术后辅助治疗包括辅助化疗、辅助放疗、辅助靶向治疗、辅助免疫治疗等。1995年NSCLC协作组的一项荟萃分析纳入52项随机对照试验，共9387例NSCLC术后患者，评估了NSCLC患者术后辅助含铂化疗的有效性。结果显示，与单纯手术组患者相比，手术加铂类为基础的化疗组患者2年生存率提高了3%，5年生存率延长了5%。虽然2组间总生存期差异无统计学意义，但2条生存曲线始终分开，提示有获益趋势。2006年，分别开展的5项临床研究（ALPI、BLT、ANITA、IALT和JBR10研究）共包括4584例NSCLC患者，中位随访5.2年，结果显示，辅助化疗组OS显著延长，

死亡风险下降 11%，5 年生存获益增加 5.4%。进一步亚组分析显示，与对照组相比，术后行长春瑞滨/顺铂方案的Ⅲ期 NSCLC 患者生存获益最大（5 年 OS 率提高 14.7%），其次是Ⅱ期（5 年 OS 率提高 11.6%），Ⅰ期生存无显著获益（5 年 OS 率提高 1.8%），Ⅰa 期患者不能从中获益；Ⅰb 期患者有改善的趋势，但没有统计学意义。2019 年 ASCO 报道的一项Ⅲ期随机对照、开放标签的临床研究探讨了更低毒性的辅助化疗方案，共纳入日本 804 例Ⅱ～ⅢA 期（第七版 TNM 分期）肺叶或全肺切除术后的非鳞 NSCLC 患者，术后随机接受长春瑞滨联合顺铂或培美曲塞联合顺铂辅助治疗。研究结果显示，在 mITT 人群中，长春瑞滨联合顺铂组和培美曲塞联合顺铂组的中位无复发生存时间 RFS 分别是 37.3 个月和 38.9 个月（HR=0.98；95% CI 0.81～1.20；P=0.474），差异无统计学意义。在副作用方面，培美曲塞联合顺铂组的 3～4 级发热性中性粒细胞降低、白细胞计数降低、中性粒细胞降低、贫血的发生率更低，提示培美曲塞联合顺铂方案的安全性和耐受性更佳。E1505 研究进一步探讨术后辅助化疗联合贝伐珠单抗的疗效，该试验纳入 1501 例 NSCLC 术后患者，按 1∶1 随机分为化疗加贝伐珠单抗组（n=752）和单纯化疗组（n=749）。最终研究数据显示两组 OS 无显著差异（HR=0.99；95%CI 0.81～1.21；P=0.93）。作为次要终点的 DFS 也得到了相似的结果（HR=0.98；95%CI 0.84～1.14；P=0.5）。该研究表明，接受肺癌切除术的早期 NSCLC 患者在随后的辅助化疗中加入贝伐珠单抗并不能改善 OS。

（二）术后辅助靶向治疗

由于 EGFR-TKI 在晚期 EGFR 突变 NSCLC 中取得了巨大成功，其在早中期可手术切除 NSCLC 的术后辅助治疗也在积极探索。其中最引人注目的是奥希替尼辅助治疗可切除 EGFR 突变ⅠB～ⅢA 期 NSCLC 的双盲、随机、安慰剂对照、国际多中心研究，旨在评估完全切除术后的ⅠB～ⅢA 期 EGFR 突变阳性（Ex19del 或 Ex21 L858R）NSCLC 患者完成辅助化疗后（非必需，根据医师和患者的选择）使用奥希替尼的疗效和安全性，并与安慰剂进行了比较。符合入组的患者以 1∶1 随机分组，分别接受奥希替尼

或安慰剂治疗，直至观察到疾病复发、试验治疗方案完成（3 年）或符合停药标准，主要终点是Ⅱ～ⅢA 期疾病患者研究者判定的 DFS（无病生存期）。次要终点包括ⅠB～ⅢA 期疾病患者 DFS（无病生存期）、OS（总生存期）和安全性。结果显示，在接受随机分组的 682 例患者中，339 人接受奥希替尼治疗，343 人接受安慰剂治疗。在Ⅱ～ⅢA 期疾病患者中，奥希替尼组 5 年总生存率为 85%，安慰剂组为 73%。在总体人群（ⅠB～ⅢA 期疾病患者）中，奥希替尼组 5 年总生存率为 88%，安慰剂组为 78%。值得注意的是，ADAURA 研究在设计中没有舍弃辅助化疗，约 60.1%（410/682）的患者接受了含铂基础的化疗后序贯奥希替尼，ⅠB 期、Ⅱ期和ⅢA 期患者接受辅助化疗的比例分别为 26%、71% 和 80%。ADAURA 研究并未进行 EGFR-TKI 与化疗头对头的比较，而 EVIDENCE、ADJUVANT、EVAN 研究则是通过头对头的比较证实了接受 EGFR-TKI 单药辅助靶向治疗相比于标准辅助化疗，DFS 显著获益。EVIDENCE 研究结果显示，埃克替尼用于 *EGFR* 基因敏感突变的 NSCLC 患者术后辅助治疗的疗效明显优于标准辅助化疗，中位 DFS 为 47.0 个月，而标准化疗仅为 22.1 个月（HR=0.36，$P<0.0001$），降低复发或死亡风险达 64%，3 年的无病生存率分别为 63.6% 和 31.7%。此外，在亚组分析中，评估为 N0-1 期和 N2 期的患者，HR 值均为 0.36，均展现了获益；而不同 T 分期及手术方式的患者，同样可以从埃克替尼的治疗中获益或有获益趋势。在安全性方面，埃克替尼组不良反应发生率明显低于标准辅助化疗组。

（三）术后免疫检查点抑制剂治疗

基于 IMpower010 研究，阿替利珠单抗获批单药用于 PD-L1 TC≥1% 经手术切除、以铂类为基础化疗之后的Ⅱ～ⅢA 期 NSCLC 患者的辅助治疗。IMpower010 是一项随机、开放标签的全球多中心Ⅲ期研究，该研究共纳入 1280 例完全性切除的ⅠB～ⅢA 期（根据 UICC/AJCC 第七版）NSCLC 患者，术后接受 1～4 个周期以顺铂为基础的化疗后，满足要求的 1005 例患者按 1∶1 随机分配接受 16 个周期的阿替利珠单抗或最佳支持治疗，旨在比较早期 NSCLC 患者辅助化疗后使用阿替利珠单抗的疗效和安全性。

2022年世界肺癌大会上，IMpower010公布了首次OS中期分析结果，数据截至2022年4月18日，在PD-L1 TC≥1%的Ⅱ～ⅢA期NSCLC患者（*n*=476）中，接受阿替利珠单抗辅助免疫治疗的患者显示OS的获益趋势，与BSC组相比，3年OS率分别为82.1%、78.9%，5年OS率分别为76.8%、67.5%，中位OS数据尚未成熟(HR=0.71；95%CI 0.49～1.03)，无病生存时间DFS分别17.6个月、10.9个月。

二、治疗原则

基于以上研究，非小细胞肺癌完全切除术后辅助治疗有以下原则：ⅠA期术后不需要辅助治疗，*EGFR*突变阴性的ⅠB期NSCLC患者，肿瘤完全切除术后常规不推荐辅助化疗；对于其中存在高危因素的患者，推荐进行多学科综合评估，结合评估意见及患者意愿，可考虑术后辅助化疗。*EGFR*突变阴性的Ⅱ～ⅢB期NSCLC患者，肿瘤完全切除术后推荐进行辅助化疗。辅助化疗的方案推荐采用以顺铂为基础的双药方案，其联合药物包括长春瑞滨、吉西他滨、多西他赛、紫杉醇、白蛋白结合型紫杉醇、培美曲塞（仅用于非鳞癌）和依托泊苷等；对于无法耐受顺铂的患者，可采用卡铂为基础的双药方案。待患者术后体能状况基本恢复正常，可开始辅助化疗，一般在术后4～6周开始，建议最晚不超过手术后3个月。术后辅助化疗常规推荐4周期，更多化疗周期不会增加患者获益，反而可能增加不良反应。

*EGFR*突变阳性的ⅠB～Ⅲ期NSCLC患者，肿瘤完全切除术后推荐进行奥希替尼3年的辅助治疗，对于淋巴结转移阳性患者，亦可接受埃克替尼术后2年的辅助治疗。阿替利珠单抗辅助治疗1年用于PD-L1 TC≥1%、经手术切除、以铂类为基础化疗之后的Ⅱ～ⅢA期NSCLC患者。

三、常用治疗方案及评价

铂类（顺铂或卡铂）联合第三代化疗药物（吉西他滨、紫杉醇、多西他赛、长春瑞滨、培美曲塞）的两药联合方案，是目前肺癌辅助治疗的标准方案。培美曲塞联合顺铂方案只能用于非鳞癌患者，而顺铂和卡铂在治疗NSCLC的疗效上没有的显著差异。

（一）NP方案

长春瑞滨：25mg/（m^2·d），静脉滴注，第1、8日，21日为1个周期。

顺铂：75mg/（m^2·d），静脉滴注，第1日，21日为1个周期。

NP方案可用于NSCLC术后辅助治疗和晚期一线化疗，主要毒副作用是粒细胞减少和周围神经毒性，在治疗过程中应避免长春瑞滨血管外渗，一旦发生外渗及时处理。

（二）GP方案

吉西他滨：1000～1250mg/（m^2·d），静脉滴注，第1、8日，21日为1个周期。

顺铂：75mg/（m^2·d），静脉滴注，第1日，21日为1个周期。或卡铂，AUC=5～6，静脉滴注，第1日，21日为1个周期。

GP方案是治疗晚期NSCLC的一线标准方案，也可用于肺癌术后辅助治疗，与其他含铂方案相比，GP方案在生存时间上稍有优势但未达到统计学差异。GP方案主要的毒副作用为血小板下降和消化道反应等，总体耐受性良好。

（三）TP方案

紫杉醇：135～175mg/（m^2·d），静脉滴注，第1日，21日为1个周期。

顺铂：75mg/（m^2·d），静脉滴注，第1日，21日为1个周期。或卡铂，AUC=5～6，静脉滴注，第1日，21日为1个周期。

TP方案是治疗晚期NSCLC的一线标准方案，也用于肺癌术后辅助治疗，常见的毒副作用包括过敏反应、粒细胞下降、消化道反应、脱发和周围神经毒性等。由于紫杉醇的溶解性较差，助溶剂聚乙烯蓖麻油可能导致急性过敏反应，因此使用紫杉醇前需要使用地塞米松、苯海拉明和抗组胺药西咪替丁进行预处理。

（四）DP方案

多西他赛：60～75mg/（m^2·d），静脉滴注，第1日，21日为1个周期。

顺铂：75mg/（m^2·d），静脉滴注，第1日，21日为1个周期。或卡铂，AUC=5～6，静脉滴注，第1日，21日为1个周期。

DP方案是治疗晚期NSCLC的一线标准方案，也用于肺癌术后辅助化疗，DP方案的主要毒副作用包括粒细胞下降、过敏反应、消化道反应、水钠潴留和脱发等。使用多西他赛治疗前后应接受糖皮质激素的预处理。

（五）AP 方案

培美曲塞：500mg/（m² · d），静脉滴注，第 1 日，21 日为 1 个周期。

顺铂：75mg/（m² · d），静脉滴注，第 1 日，21 日为 1 个周期。或卡铂，AUC=5 ～ 6，静脉滴注，第 1 日，21 日为 1 个周期。

目前 AP 方案可用于非鳞非小细胞肺癌的术后辅助治疗和晚期一线化疗。AP 方案主要剂量限制性毒性为骨髓抑制，包括中性粒细胞减少、贫血和血小板下降等。为降低不良反应，治疗前需要进行规范的预处理，包括治疗前 1 日、治疗当日和治疗后 1 日连续口服地塞米松，治疗前 7 日开始口服叶酸 350 ～ 1000μg，直至结束治疗后 3 周，

治疗前 1 周肌内注射维生素 B₁₂，每次 1000μg，此后每 9 周一次贯穿全疗程。

（六）奥希替尼

奥希替尼：80mg，口服，qd。

用于 *EGFR* 基因突变（exon19 缺失突变、exon21 L858R 突变）患者术后辅助治疗，在接受或不接受辅助化疗后开始使用，口服 3 年。副作用包括皮肤反应、腹泻、部分患者有轻度的白细胞或血小板下降。

（七）阿替利珠单抗单药

阿替利珠单抗单药 1200mg，静脉输注，第 1 日，21 日为 1 个周期。用于 PD-L1 阳性患者接受辅助化疗后的免疫检查点抑制剂辅助治疗，共 16 个周期。

第四节　新辅助治疗

一、新辅助治疗的历史沿革

2018 年《新英格兰医学杂志》报道了一项小样本的研究，研究共纳入 21 例患者，经过 2 周期的纳武利尤单抗治疗后，2 例患者取得 PR，18 例患者取得疾病稳定，1 例患者发生疾病进展。在 20 例接受手术治疗的患者中，8 例患者取得了疾病的降期。值得注意的是，在手术切除的患者中，有 9 例患者（45%）取得了病理显著缓解（即新辅助治疗后经手术切除肿瘤，显微镜下观察残余的肿瘤细胞比例≤ 10%）。研究人员进一步对治疗前有足够肿瘤样本进行全外显子测序（12 例）分析，发现发生病理显著缓解的患者 TMB 显著高于无病理学显著缓解的患者。在经过中位随访 12 个月后，接受手术治疗的 20 例患者中，16 例患者仍然存活且无复发，18 个月无复发生存率为 73%。2019 年 ASCO 报道的 NEOSTAR 研究进一步评估了纳武利尤单抗单药与纳武利尤单抗联合伊匹木单抗作为新辅助治疗在可切除的 NSCLC 患者中的疗效。结果显示，无论是总人群，还是手术切除组，联合组患者的疗效均优于单药组（总人群，病理显著缓解 + 完全缓解率为 25%，其中单药组为 17%，联合组为 33%；手术切除患者，病理显著缓解 + 完全缓解率 30%，联合组为 44%，明显

优于单药组的 19%）。亚组分析发现，PD-L1 表达越高，获益越多。NADIM 研究是主要评估纳武利尤单抗联合紫杉醇 + 卡铂作为新辅助治疗在可切除 Ⅱ ～ N2 期 NSCLC 患者中的疗效和安全性。研究共入组了 46 例患者，其中 41 例患者经新辅助治疗后最终接受了手术治疗，35 例患者（85.3%）达到了病理显著缓解，其中 25 例患者（71.4%）取得了完全病理缓解，展现了非常好的应用前景。

此外，有关肺癌新辅助治疗模式还尝试过很多模式，有多项探讨各种新辅助治疗联合手术模式对比传统根治性放化疗的随机对照研究。迄今为止，前期发表的联合治疗模式包括诱导化疗后手术对比放疗（EORTC 08941：Ⅲ A/N2 新辅助化疗 3 周期后随机接受手术 vs 根治性放疗）、诱导放化疗后手术对比根治性放化疗（INT0139：pN2 患者新辅助同步放化疗后接受手术 vs 根治性同步放化疗，并都辅以 2 个周期巩固化疗）、新辅助化疗后手术对比新辅助序贯放化疗后手术（SAKK：Ⅲ A/N2 新辅助化疗 3 个周期后根治性手术 vs 新辅助诱导化疗序贯放疗 44Gy/22 次后根治性手术）、新辅助化疗 + 序贯同步放化疗后根治性手术对比新辅助化疗后序贯根治性放化疗（ESPATUE：3 周期的 PC 方案新辅助化疗后同步放化疗，45

Gy/1.5Gy，每日 2 次。共 3 周，同步 1 个周期顺铂 + 长春瑞滨，可切除病变接受推量至根治性放化疗 vs. 根治性手术）、新辅助靶向治疗后手术对比新辅助含铂双药化疗后手术（CTONG1103：Ⅲ A/N2 新辅助厄洛替尼治疗 42 天后接受手术 vs 吉西他滨 + 顺铂新辅助治疗 2 个周期后手术）等。

二、治疗原则

对可切除的 Ⅱ～Ⅲ 期 NSCLC 可选择含铂两药联合免疫检查点抑制剂 3～4 个周期的术前新辅助治疗，应当及时评估疗效，并注意判断不良反应，避免增加手术并发症。手术一般在化疗结束后 2～4 周进行，术后辅助治疗应当根据术前分期及新辅助化疗疗效，有效者延续原方案或根据患者的耐受性酌情调整。

三、常用新辅助治疗的方案及评价

纳武利尤单抗 360mg 静脉输注，第 1 日，21 日为 1 个周期，联合化疗方案参考含铂两药联合方案，共计 3 个周期新辅助联合治疗，然后进行手术。

第五节 进展期药物治疗

一、姑息治疗的历史沿革

（一）晚期非小细胞肺癌的一线化疗

晚期 NSCLC 是一组高度异质性的疾病，不同组织学分型对化疗药物的反应有很大差别。以 2007 年公布的 JMDB 研究为例，晚期 NSCLC 患者随机以培美曲塞 + 顺铂或吉西他滨 + 顺铂作为一线治疗，两组的总体 OS、PFS、至疾病进展时间（TTP）、客观缓解率（ORR）等均无显著差异，但接受培美曲塞 + 顺铂治疗的非鳞癌患者 OS 显著优于吉西他滨 + 顺铂治疗者。据此，培美曲塞 + 顺铂作为非鳞癌 NSCLC 的一线化疗方案。

在一线化疗基础上联合抗血管生成治疗是目前常见的联合治疗方案，具体药物包括贝伐珠单抗、重组人血管内皮抑素等。贝伐珠单抗的临床研究是基于在中国人群开展的 BEYOND 研究，贝伐珠单抗联合组较单纯化疗组显著延长中位 PFS，疾病进展风险下降，中位 OS 显著延长至 24.3 个月，并显著提高了客观缓解率（ORR）和疾病控制率（DCR），不良反应可以接受，2018 年批准含铂双药化疗联合贝伐珠单抗一线治疗方案。一项随机、双盲、多中心、头对头Ⅲ期临床研究 QL1101-002 研究结果显示，贝伐珠单抗生物类似物与原研药贝伐珠单抗相比，ORR 达到主要研究终点（52.8% vs 56.8%，FR=0.93），且安全性相似，随后我国多个贝伐珠单抗生物类似物已经获得 NMPA 批准上市。长春瑞滨联合顺铂方案一线化疗的基础上联合重组人血管内皮抑素治疗晚期 NSCLC 患者，能显著提高 ORR 并延长疾病进展时间。

（二）常见非小细胞肺癌的免疫检查点抑制剂治疗

1. 免疫检查点抑制剂单药治疗 基于 KEYNOTE-042 研究，帕博利珠单抗单药获批用于 PD-L1 肿瘤比例分数（TPS）≥ 1% 的 *EGFR* 基因突变阴性和 ALK 阴性的局部晚期或转移性 NSCLC 的一线治疗。KEYNOTE-042 旨在比较帕博利珠单抗单药与标准铂类化疗治疗局部晚期或转移性 PD-L1 阳性（肿瘤比例评分 TPS ≥ 1%）NSCLC 患者的疗效。该研究评估了 262 例中国患者的临床结局（全球研究 *n*=92；中国扩展研究 *n*=170），研究中有 146 例（55.7%）患者 TPS ≥ 50%，204 例（77.9%）患者 PD-L1 TPS ≥ 20%。研究结果表明，帕博利珠单抗对比化疗显著改善了 PD-L1 TPS ≥ 50%、≥ 20% 和 ≥ 1% 的患者 OS。并且对于完成了 35 个周期帕博利珠单抗治疗疗程的患者，客观缓解率可达 77.3%，且中位缓解持续时间为 27.6 个月，提示完成疗程的患者有长久的生存获益。

基于 IMpower110 研究，阿替利珠单抗获批单药用于检测评估为 ≥ 50% 肿瘤细胞 PD-L1 染色阳性（TC ≥ 50%）或肿瘤浸润 PD-L1 阳性免疫细胞（IC）覆盖 ≥ 10% 的肿瘤面积（IC ≥ 10%）的 *EGFR* 基因突变阴性和 ALK 阴性的转移性 NSCLC 患者的一线治疗。2019 年 ESMO 公布的这个随机、开放的 3 期临床试验结果显示，在 PD-L1 高表达的 WT 组中，阿替利珠单抗组的中位 OS 达 20.2 个月，化疗组的中位 OS 达 13.1 个月；

阿替利珠单抗组的中位 PFS 达 8.2 个月，化疗组中位 PFS 达 5.0 个月。

2. 免疫检查点抑制剂联合化疗　基于 KEYNOTE-189 研究，帕博利珠单抗联合培美曲塞和铂类化疗药物适用于 *EGFR* 基因突变阴性和 ALK 阴性的转移性非鳞状非小细胞肺癌的一线治疗。KEYNOTE-189 研究是一项随机、对照、双盲设计的Ⅲ期临床试验，研究设定 PFS 和 OS 为共同主要研究终点，中位随访时间为 31.0 个月，84 例患者交叉到帕博利珠单抗治疗组，联合帕博利珠单抗治疗的中位 OS 为 22.0 个月（95%CI 19.5 ～ 24.5 个月），优于单纯化疗的 10.6 个月（95%CI 8.7 ～ 13.6 个月；HR=0.56，95%CI 0.46 ～ 0.69）。两组的 PFS 分别为 9.0 个月（95%CI 8.1 ～ 10.4 个月）和 4.9 个月（95%CI 4.7 ～ 5.5 个月；HR=0.49，95%CI 0.41 ～ 0.59）。研究结果支持帕博利珠单抗联合化疗作为 EGFR/ALK 阴性、先前未经治疗的转移性非鳞 NSCLC 患者的一线治疗。

RATIONALE 304 研究是一项在中国人群中开展的Ⅲ期、开放、多中心、随机研究，共入组 334 名非鳞癌 NSCLC 患者，研究结果显示，替雷利珠单抗联合化疗 PFS 优于化疗组（9.7 个月 vs 7.6 个月），ORR 更高达到 57%，其中 CR 率达 3.1%；中位 DoR 达 8.5 个月。CameL 研究是卡瑞利珠单抗联合培美曲塞和卡铂用于 *EGFR* 基因突变阴性和 ALK 阴性的、不可手术切除的局部晚期或转移性非鳞状非小细胞肺癌的一线治疗。该研究 1∶1 比例随机分组，接受卡瑞利珠单抗联合化疗或含铂双药对照组，卡瑞利珠单抗联合化疗 vs 单纯化疗的无进展生存期（PFS）：11.3 个月 vs 8.3 个月，HR=0.60，*P*=0.000 1。ORIENT-11 研究是信迪利单抗联合培美曲塞和铂类化疗用于晚期非鳞状 NSCLC 的一线治疗。ORIENT-11 研究结果显示信迪利单抗联合化疗组的中位无进展生存期（mPFS）达 8.9 个月（化疗组为 5.0 个月），HR=0.482（0.362 ～ 0.643），取得显著差异。中位总生存期（mOS）达 24.2 个月（化疗组为 16.8 个月），HR=0.65（0.50 ～ 0.85），取得了显著获益。

基于 CHOICE-01 研究，特瑞普利单抗获批联合培美曲塞 + 铂类用于 *EGFR* 基因突变阴性和 ALK 阴性、不可手术切除的局部晚期或转移性非鳞状 NSCLC 的一线治疗。研究结果显示，特瑞普利单抗联合化疗相较化疗一线治疗 NSCLC 可以显著改善 PFS。然而该研究鳞癌亚组的结果显示，特瑞普利单抗联合化疗组的 mOS 为 21 个月（化疗组为 17.6 个月），HR=0.99，*P*=0.952 4，很遗憾没有取得显著获益，特瑞普利单抗联合化疗并未能改善鳞癌亚组患者生存。非鳞癌亚组的结果显示，特瑞普利单抗联合化疗治疗非鳞癌 mPFS 为 9.7 个月（化疗组为 5.5 个月），*P* < 0.000 1。GEMSTONE-302 研究是舒格利单抗获批联合培美曲塞 + 卡铂用于 *EGFR* 突变阴性和 ALK 阴性的转移性非鳞状 NSCLC 的一线治疗适应证。在所有包含鳞状和非鳞状 NSCLC 患者中，舒格利单抗联合化疗可延长中位 PFS 达 4.1 个月；舒格利单抗组和安慰剂组研究者评估的中位 PFS 分别为 9.0 个月和 4.9 个月（HR=0.48）。

基于 KEYNOTE-407 研究，帕博利珠单抗获批联合卡铂和紫杉醇 / 白蛋白紫杉醇适用于转移性鳞状 NSCLC 的一线治疗。KEYNOTE-407 研究头对头比较了帕博利珠单抗联合卡铂紫杉醇或白蛋白紫杉醇与安慰剂联合卡铂紫杉醇或白蛋白紫杉醇一线治疗转移性鳞状 NSCLC 的疗效和安全性，研究的主要终点为 OS 和 PFS。最终分析 OS 数据显示，在整体人群中，帕博利珠单抗联合化疗组的中位 OS 为 17.1 个月，而安慰剂联合化疗组仅为 11.6 个月，帕博利珠单抗联合化疗降低 29% 的死亡风险（HR=0.71，95%CI 0.58 ～ 0.88），在整体人群中，帕博利珠单抗联合化疗组和安慰剂联合化疗组的中位 PFS 分别为 8.0 个月和 5.1 个月，帕博利珠单抗联合化疗降低 43% 的疾病进展风险或死亡风险（HR=0.57，95%CI 0.47 ～ 0.69）。在整体人群中，帕博利珠单抗联合化疗组和安慰剂联合化疗组的中位 PFS2 分别为 13.8 个月和 9.1 个月（HR=0.59，95%CI 0.49 ～ 0.72）。

基于 RATIONALE 307 研究，替雷利珠单抗获批联合化疗（紫杉醇 / 白蛋白紫杉醇 + 卡铂）用于局部晚期或转移性鳞状非小细胞肺癌的一线治疗。RATIONALE 307 研究纳入 360 例患者，主要研究终点为由独立审评委员会（IRC）评估的 PFS，研究的结果显示 IRC 评估的联合治疗组 PFS 达到 7.6 个月。CameL-sq 研究是卡瑞利珠单抗获批联合紫杉醇 + 卡铂用于局部晚期或转移性鳞状 NSCLC 患者的一线治疗。CameL-sq 研究共入组了 389 例未经系统治疗的 ⅢB～Ⅳ期鳞状 NSCLC 患者，卡瑞利珠单抗联合化疗组中位 PFS 优于单纯化疗组（8.5 个月 vs 4.9 个月），疾病进展风险降低 63%，且无论患者 PD-L1 表达水平如何，患者均可从免疫联合化疗中获益。ORIENT-12 研究是信迪利单抗获批联合 GP 方案化疗用于不可手术切除的局部晚期或转移性鳞状 NSCLC 的一线治疗。ORIENT-12 是一项在中国 42 个中心进行的 Ⅲ 期临床研究，纳入了 357 名初治 Ⅲ～Ⅳ期 SqCLC 患者，1∶1 随机分为 2 组，分别接受信迪利单抗或安慰剂联合铂 / 吉西他滨铂（GP），结果显示，独立影像评估委员会评估的主要终点无进展生存 PFS 的改善具有统计学差异。接受信迪利单抗 -GP 患者的中位 PFS 为 5.5 个月，而接受安慰剂 -GP 的患者中位 PFS 为 4.9 个月。AK105-302 研究是派安普利单抗获批用于联合紫杉醇和卡铂用于局部晚期或转移性鳞状 NSCLC 的一线治疗。AK105-302 研究是一项随机、双盲、对照的多中心 Ⅲ 期临床研究，2022 年，AK105-302 研究公布数据结果，试验组客观缓解率（ORR）达 71.4%，无进展生存期（PFS）为 7.6 个月，HR=0.44，与对照组相比，疾病进展风险降低 56%。ASTRUM-004 研究是斯鲁利单抗获批用于联合卡铂和白蛋白紫杉醇一线治疗不可手术切除的局部晚期或转移性鳞状非小细胞肺癌。ASTRUM-004 研究主要研究终点是 IRRC 评估的 PFS，研究结果显示，斯鲁利单抗联合化疗组的 mPFS 达 8.28 个月（化疗组 5.72 个月），HR=0.55（0.42～0.73），取得显著性差异。基于 GEMSTONE-302 研究，舒格利单抗获批联合紫杉醇 + 卡铂用于转移性鳞状 NSCLC 的一线治疗。GEMSTONE-302 研究其中转移性鳞状 NSCLC 患者的中位 PFS，两组分别为 9.6 个月、5.9 个月。

（三）晚期非小细胞肺癌的维持治疗

维持治疗是指患者一线治疗达到 CR、PR 或 SD 后，使用原方案中的药物或换其他药物继续治疗以维持疗效，从而达到提高生活质量和延长生存期的目的。2008 年 ASCO 会议上提出了关于晚期 NSCLC 一线治疗之后的维持治疗，用第三代化疗药单药维持治疗，提早维持治疗优于疾病进展时治疗，延长了 PFS，这一结果可能给临床

医师和患者提供了一种一线治疗之后的选择。以往晚期 NSCLC 化疗的合适周期被认为是 4～6 个周期。JMEN 研究中培美曲塞维持治疗使患者 PFS 显著延长 65%，患者疾病进展或死亡风险降低 50%。对 JMEN 研究按预设方案进行亚组分析后发现，培美曲塞维持化疗组非鳞癌患者的中位 OS 显著延长，晚期非鳞癌 NSCLC 患者可有更多获益。在维持治疗中，是继续采用一线有效药物，还是换用非交叉耐药的二线药物，值得进一步研究。单药培美曲塞方案常用于晚期肺腺癌的二线治疗、继续维持治疗和换药维持治疗。研究证实，培美曲塞联合顺铂 4 周期后无进展的患者，继续应用培美曲塞单药维持治疗直至疾病进展或出现不可耐受的毒性反应，可延长 PS 评分为 0～1 分患者的 PFS 及 OS，且治疗相关毒副作用轻微。

PACIFIC 研究是一项针对不可手术切除的局部晚期 NSCLC 根治性同步放化疗后，予以 PD-L1 抑制剂度伐利尤单抗巩固治疗对比安慰剂的 Ⅲ 期随机对照研究。结果显示同步放化疗后度伐利尤单抗巩固治疗组的 PFS 显著优于安慰剂组（中位 PFS16.8 个月 vs 5.6 个月，HR=0.52，$P < 0.001$）。且度伐利尤单抗巩固治疗组的疾病缓解率、疾病缓解维持时间、发生远处转移或死亡的时间均显著优于对照组。基于 PACIFIC 研究的结果，2018 年 2 月 FDA 批准其用于局部晚期 NSCLC 同步放化疗后的巩固治疗。在不良反应方面，度伐利尤单抗组 3 度或 4 度不良反应发生率，因不良反应导致治疗中断率要高于对照组。2019 年 12 月 9 日，NMPA 批准度伐利尤单抗在我国上市，用于同步放化疗后未进展的不可切除的 Ⅲ 期 NSCLC 患者的巩固治疗。2021 年 ASCO 会议公布了度伐利尤单抗巩固治疗组的 5 年 OS 率为 42.9%，显著高于对照组（33.4%）。

（四）晚期非小细胞肺癌的二线三线治疗

在一线治疗期间或之后疾病进展的患者，单药多西他赛、培美曲塞可作为二线药物。已证实多西他赛可延长生存期，改善生活质量，疗效优于最佳支持治疗、长春瑞滨或异环磷酰胺。

CheckMate-078 研究是一项在含铂双药化疗后出现疾病进展的 Ⅲ b/ Ⅳ期 EGFR 阴性和 ALK 阴性的 NSCLC 患者中，比较纳武利尤单抗与多西他赛的疗效和安全性的多中心、随机 Ⅲ 期

研究。入组鳞癌或非鳞 NSCLC 患者 504 例，2∶1 随机分配接受纳武利尤单抗（$n=338$）或多西他赛（$n=166$）治疗，主要研究终点为总生存期。结果显示纳武利尤单抗对比多西他赛，显著延长患者的总生存，两组的中位总生存期分别为 12.0 个月和 9.6 个月，纳武利尤单抗较多西他赛降低了 32% 的死亡风险（$HR=0.68$，97.7% CI 0.52～0.90；$P=0.000\ 6$）。RATIONALE 303 研究是替雷利珠单抗获批用于治疗接受铂类化疗后出现疾病进展的二线或三线局部晚期或转移性 NSCLC 患者。旨在评估替雷利珠单抗对比多西他赛二线或三线治疗经含铂双药化疗失败的局部晚期或转移性非小细胞肺癌患者的有效性和安全性。与多西他赛相比，替雷利珠单抗显著改善了总生存期（OS）（中位 OS：17.2 个月 vs 11.9 个月；$HR=0.64$，95%CI 0.53～0.78，$P < 0.000\ 1$）。

盐酸安罗替尼三线治疗的 Ⅲ 期临床研究（ALTERO303）纳入 437 例至少经二线治疗的 Ⅲ B/ Ⅳ 期 NSCLC 患者，分别给予安罗替尼（$n=296$）或安慰剂（$n=143$），结果显示，安罗替尼能够显著延长中位 PFS（5.4 个月 vs 1.4 个月，$P < 0.000\ 1$）和中位 OS（9.6 个月 vs 6.3 个月，$P=0.001\ 8$）。2018 年安罗替尼的三线适应证获得批准，用于既往至少接受过 2 种系统化疗后出现进展或复发的局部晚期或转移性非小细胞肺癌患者的治疗。对于 PS 评分为 0～2 分的患者，积极的三线治疗或可带来获益，但需综合评估潜在的治疗风险与获益。推荐三线治疗可给予二线治疗未用的治疗方案，如纳武利尤单抗单药治疗或多西他赛或培美曲塞单药治疗。

（五）Ⅳ 期 *EGFR* 突变阳性非小细胞肺癌的治疗

EGFR 突变阳性晚期 NSCLC 患者一线治疗的多个随机对照研究显示，吉非替尼、厄洛替尼、埃克替尼、阿法替尼对比化疗均可显著改善患者的 PFS，且 3 级及以上不良反应显著低于化疗。LUX-Lung7、ARCHER 1050 研究、FLAURA 研究和 AENEAS 研究分别显示阿法替尼、达可替尼、奥希替尼和阿美替尼疗效优于一代 TKI，奠定了第一代 EGFR-TKI 吉非替尼、厄洛替尼、埃克替尼，第二代 TKI 阿法替尼、达可替尼，以及第三代 TKI 奥希替尼、阿美替尼、伏美替尼在 *EGFR*

突变晚期 NSCLC 一线治疗的地位。

1. 第一代 EGFR 抑制剂 第一代 EGFR-TKI 代表药物有厄洛替尼、吉非替尼及我国自行研发的埃克替尼。荟萃分析显示，在治疗 *NSCLC EGFR* 基因突变的患者中，这 3 种药物的治疗效果无明显差异，但是在药物副作用方面或许会存在差异。

（1）吉非替尼：是第一个获批上市的 EGFR-TKI 类药物，最初批准二线治疗用于治疗化疗失败的晚期 NSCLC，后期研究发现，EGFR-TKI 对于亚裔、女性、不吸烟的腺癌患者治疗效果更好。IPASS 研究发现，对于未经治疗的 Ⅳ 期 NSCLC 患者，吉非替尼和卡铂联合紫杉醇治疗组患者的 1 年无进展生存率分别为 24.9% 和 6.7%，而对于有 *EGFR* 基因敏感突变的患者，尤其是亚洲女性非吸烟的肺腺癌患者吉非替尼的治疗优势更加明显。目前吉非替尼已被批准用于 *EGFR* 突变患者的一线治疗和维持治疗。吉非替尼的常见毒性反应包括腹泻和皮疹，间质性肺炎等严重不良反应少见。

（2）厄洛替尼：是美国 FDA 批准的第二个治疗 *EGFR* 突变的 EGFR-TKI 类药物。有研究发现，使用厄洛替尼或吉非替尼治疗 *EGFR* 外显子 19 缺失或 21 突变的复发或转移的 Ⅲ B/ Ⅳ 期 NSCLC 患者的有效率（74.4% vs 76.9%）、疾病控制率（86.8% vs 90.1%）和中位 PFS（14.5 个月 vs 11.7 个月）均无统计学差异。目前，厄洛替尼已被批准用于 *EGFR* 突变阳性的患者可以一线治疗选择，也可作为二线治疗和维持治疗的选择。毒副作用与吉非替尼类似。

（3）埃克替尼单药：ICOGEN Ⅲ 期研究发现，在既往接受过 1 个或 2 个化疗方案治疗的患者中分别给予埃克替尼或吉非替尼，结果显示埃克替尼的临床疗效不劣于吉非替尼，且毒副作用类似。BRAIN 研究是一项全球多中心、随机开放的 Ⅲ 期临床试验，共纳入 176 例 NSCLC EGFR 阳性脑转移的患者，随机分为埃克替尼组（125mg，每天 3 次）或 WBI（30Gy，10F）± 化疗组（同步或序贯化疗 4～6 个周期）；结果显示，在中位随访期为 16.5 个月之时，2 组（埃克替尼组，WBI± 化疗组）患者的颅内无疾病进展生存期分别为 10.0 个月和 4.8 个月，且在安全性方面，2 组（埃克替尼组，WBI± 化疗组）发生 3 级以上不良事件的发生率分别为 8% 和 38%，说明埃克替尼对 NSCLC EGFR 阳性脑转移的患者有一定的疗效和较好的安全性，可有效延长患者 iPFS。

2. 第二代 EGFR-TKI 阿法替尼、达克替尼均是二代 EGFR-TKI。目前，达克替尼已获得 FDA 批准用于一线治疗 EGFR exon19Del 或 exon21-L858R 突变的转移性 NSCLC 患者。一项随机Ⅲ期临床研究 ARCHER-1050 纳入 452 例 *EGFR* 突变的Ⅲ B/ Ⅳ期或复发性无脑转移的非小细胞肺癌患者，结果显示，一线治疗口服达克替尼组的患者中位 PFS 较吉非替尼组延长 5.5 个月，且降低疾病进展风险至 41%，中位生存期（OS）分别为 34.1 个月和 26.8 个月，其中 30 个月的 OS 率分别为 56.2% 和 46.3%。ARCHER-1050 研究没有入组脑转移患者，所以无法评价达克替尼对脑转移的疗效。

3. 第三代 EGFR-TKI 奥希替尼、阿美替尼、伏美替尼是三代 EGFR-TKI。大多数使用一代或二代 EGFR-TKI 的晚期 NSCLC 患者在 1 年内会产生耐药，导致肿瘤进展，其耐药机制常见 *EGFR T790M* 突变，占 50% ~ 60%。

（1）奥希替尼：在脑组织细胞中较第一代及第二代 EGFR-TKI 血脑屏障穿透率更强，被认为是治疗晚期 NSCLC EGFR T790M 突变的标准。在 AURA2 和 AURA3 研究中，奥西替尼被证明具有很强的颅内活性；随后的 FLAURA 试验确定了奥西替尼为 *EGFR* 突变的转移性 NSCLC 的标准一线治疗药物。AURA-3 研究显示，奥希替尼对一线 EGFR-TKI 治疗后进展且有 *T790M* 突变的 NSCLC 脑转移患者较培美曲塞 + 铂类可有效延长患者的中位 PFS（10.1 个月 vs 4.4 个月），且可以提高患者的客观缓解率（ORR）（71% vs 31%）。AURA-2 研究显示，奥希替尼二线治疗用于既往接受 EGFR-TKI 治疗后进展的 T790M 突变患者，中位 PFS 为 12.3 个月，而 ORR 为 62%，疾病控制率（DCR）高达 90%。OCEAN 研究显示，对于 T790M 突变的肺癌脑转移患者在放疗前接受奥希替尼治疗，其颅内 ORR 为 70%，颅内中位 PFS 为 7.1 个月。与其他 TKI 相比，高剂量奥希替尼（160mg/d）对肺癌脑转移患者疗效更佳，其颅内 ORR 为 70%，颅内中位 PFS 达 11.7 个月。在 AURA 系列研究（AURA 扩展队列、AURA2、

AURA3 及 AURA17）中挑选出 22 例 T790M 突变的脑膜转移（LM）晚期 NSCLC 患者进行分析，该部分患者均接受奥希替尼（80mg，1 天 1 次）治疗，结果显示脑膜转移灶 ORR 达到 55%，DCR 为 91%。一项前瞻性研究 BLOOM 中纳入了 41 例 *NSCLC EGFR* 突变阳性并伴有脑膜转移的患者，结果显示脑膜转移灶的 ORR 达 62%，提示大剂量奥希替尼对控制肺癌脑转移有显著疗效。

（2）阿美替尼：是我国自主研究的第一个三代 EGFR-TKI，其中位 PFS 超过 1 年的三代 EGFR-TKI。主要用于经一代 EGFR-TKI 治疗之后出现疾病进展，且伴有 T790M 突变的 NSCLC 患者。一线 AENEAS 研究中，阿美替尼组基线 CNS 转移的患者中位 PFS 相比于吉非替尼组显著延长（15.3 个月 vs 8.2 个月，HR=0.38）。

（3）伏美替尼：是我国自主研发的三代 EGFR-TKI，并于 2021 年 3 月在我国获批用于治疗曾经接受 EGFR-TKI 治疗后出现进展且 T790M 阳性的晚期 NSCLC。患者一线 FURLONG 研究显示，在伏美替尼和吉非替尼治疗组的 CNS 全分析集（cFAS）人群中，中位 CNS PFS 分别为 20.8 个月和 9.8 个月（HR=0.40）。二线 ALSC003 研究显示，在 23 例可测量有脑转移病灶的 NSCLC T790M 阳性患者中，伏美替尼的 CNS ORR 为 65.2%，CNS 疾病控制率（DCR）为 91.3%。

（六）Ⅳ期 AL 融合突变阳性非小细胞肺癌的治疗

1. 一代 ALK-TKI 克唑替尼是一种小分子多靶点口服 TKI，可对 ALK、ROS1 融合蛋白等产生剂量依赖性抑制作用。在 PROFILE 1014 的Ⅲ期临床研究中，343 例未接受化疗的晚期 ALK 阳性 NSCLC 患者随机分配至克唑替尼组或培美曲塞 + 铂类化疗组，克唑替尼组 mPFS 为 10.9 个月，化疗组为 7.0 个月（HR=0.45，$P < 0.001$），但 OS 无显著差异。克唑替尼是第一种用于临床 ALK 抑制剂，对于 ALK 阳性的晚期 NSCLC 患者，该药无论是用作一线治疗还是二线治疗，对结局的改善都明显优于化疗。由于血脑屏障的存在，导致克唑替尼的中枢神经系统（CNS）渗透性差，主要由其中的 p- 糖蛋白（p-gp）介导的外排及扩散受限所致，使得脑是疾病进展的最常见转移部位，因此最初对克唑替尼有反应的 ALK 阳

性 NSCLC 患者通常会在 1 ～ 2 年发生肿瘤进展。克唑替尼最常见的不良反应为 1 ～ 2 级，包括视力障碍、腹泻、便秘、呕吐等。

2. 二代 ALK-TKI

（1）塞瑞替尼：是一种新型 ALK 抑制剂，在临床前试验和临床试验中均显示出比克唑替尼更强的抗肿瘤效力。ASCEND-4 研究是一项国际多中心、开放标签、随机对照的Ⅲ期临床试验，纳入了 376 例初治Ⅲ B/Ⅳ期 ALK 阳性 NSCLC 患者，1：1 随机接受塞瑞替尼（空腹 750mg/d）治疗或化疗，研究表示塞瑞替尼 750mg 一线空腹治疗较化疗显著改善患者的 ORR 及 PFS（PFS 16.6 个月 vs 8.1 个月；ORR 72.5% vs 26.7%）。塞瑞替尼对颅内转移灶的控制也有效，对于颅内转移基线可测量的患者，中位 PFS 达 26.3 个月。ASCEND-5 一项随机的开放性Ⅲ期临床研究比较了塞瑞替尼和化疗对既往接受克唑替尼或化疗治疗且进展的 ALK 阳性 NSCLC 患者的有效性，结果显示，塞瑞替尼组患者的 mPFS 为 5.4 个月，化疗组患者的 mPFS 为 1.6 个月，塞瑞替尼组患者 ORR 为 42.6%，化疗组患者为 6%，中位生存期（mOS）塞瑞替尼组患者为 18.1 个月，化疗组患者为 20.1 个月）。ASCEND-8 研究是一项多中心、随机、开放标签的临床研究，共纳入 306 名患者，头对头比较塞瑞替尼 450mg 随餐、600mg 随餐和 750mg 空腹口服 3 种给药方案的疗效与安全性的差异，研究显示 3 组客观缓解率（ORR）分别为 78.1%、72.5%、75.7%，无明显差异，中位 PFS 塞瑞替尼 450mg/d 随餐服用组随访 25 个月尚未达到，塞瑞替尼 600mg/d 随餐服用组为 17 个月，750mg/d 空腹服用组为 12.2 个月，塞瑞替尼 450mg 随餐组 PFS 高于另外两组，且药物动力学及血药浓度平稳。在治疗脑转移患者 ORR（75% vs 60% vs 52.4%），塞瑞替尼 450mg 随餐组在全身及脑转移治疗上有效率最高，不良反应最小。在亚裔人群中，450mg 随餐组的 3 年生存率为 93.1%，且 3 年 PFS 率为 58.9%，因此更推荐塞瑞替尼 450mg 随餐口服剂量。塞瑞替尼的 1 ～ 2 级不良反应通常为腹泻、恶心和呕吐，3 ～ 4 级不良反应为谷丙转氨酶、γ 谷氨酰转移酶和谷草转氨酶水平升高。虽然部分患者需要调整剂量或中断或延迟试验，但只有少数患者因不良反应而停药或死亡。

（2）阿来替尼：是一种高度选择性的二代 ALK-TKI。其对 *L1196M* 突变及克唑替尼相关耐药突变具有明显的抑制作用。在一项全球性研究（ALEX）中，303 例患者被随机分配至一线治疗采用阿来替尼或克唑替尼组，阿来替尼组和克唑替尼组的中位 PFS 分别为 34.8 个月和 10.9 个月，阿来替尼组使疾病进展或死亡风险降低 57%。对于基线合并 CNS 转移的患者，阿来替尼组和克唑替尼组中位 PFS 分别为 25.4 个月和 7.4 个月；而对于基线无 CNS 转移的患者，两组中位 PFS 分别为 38.6 个月和 14.8 个月。2021 年 ASCO 年会上，日本临床Ⅲ期 J-ALEX 研究的总生存期数据显示，阿来替尼与克唑替尼一线治疗患者的 5 年生存率无显著差异，阿来替尼为 60.85%，克唑替尼为 64.11%。

（3）布格替尼：可以选择性地抑制 ALK、ROS1 和其他超过 250 种激酶，其效力在体外比克唑替尼高 12 倍，并且能够克服克唑替尼的耐药。临床前试验发现布格替尼对 *L1196M* 突变和 *G1202R* 突变具有抗肿瘤活性，L1196M 是与克唑替尼耐药相关的最常见突变体；*G1202R* 突变与克唑替尼、塞瑞替尼和阿来替尼的耐药均相关。ALTA-1L 试验是克唑替尼与布格替尼的头对头一线治疗试验，该试验中布格替尼组与克唑替尼组的 mPFS 时间分别为 24 个月和 11 个月（HR = 0.49，95% CI 0.33 ～ 0.74），ORR 分别为 71% 和 60%，证实布格替尼可用于 ALK 阳性晚期 NSCLC 一线治疗。在单臂、开放、多中心Ⅰ/Ⅱ期试验中，共纳入 137 名患者（79 名患有 ALK 重排的 NSCLC），在 79 名 ALK 阳性非小细胞肺癌患者中，布格替尼治疗的 ORR 为 74%，中位 PFS 为 13.4 个月；71 例曾接受过克唑替尼治疗的 ALK 重排 NSCLC 患者，布格替尼组 ORR 为 44%，中位 PFS 为 13.2 个月；79 名在基线评估时有可测量的脑转移病灶的患者颅内反应率为 87%，颅内无进展生存期中位数为 15.6 个月。这些结果证实了布格替尼在克唑替尼进展后患者的抗肿瘤活性。

（4）恩沙替尼：是一种新型二代 ALK-TKI，其具有抗 ALK、MET、ROS1、ABL、EphA2、AXL、SLK 和 LTK 的活性。临床前数据表明，与克唑替尼和其他二代 TKI 相比，恩沙替尼药效更强，而且恩沙替尼对 ALK 的 F1174、C1156Y、L1196M、

S1206R、T1151 和 G1202R 耐药突变也有疗效。eXalt3 研究对恩沙替尼和克唑替尼疗效进行比较，mPFS 分别为 31.3 个月和 12.7 个月。这一结果表明，恩沙替尼是一种新的一线选择。

3. 第三代 ALK-TKI 劳拉替尼是一种新型、高效、可渗透血脑屏障的选择性 ALK 和 ROS1 抑制剂，已在临床前试验中证实其对肿瘤相关突变的活性。2020 年一项Ⅲ期 CROWN 试验研究，该研究将劳拉替尼和克唑替尼作为一线治疗方法头对头进行比较，共纳入 296 名 ALK 阳性患者，结果显示，劳拉替尼组和克唑替尼组患者中位随访时间分别为 36.7 个月和 29.3 个月（BICR）时，mPFS 分别为未达到（NR）和 9.3 个月，HR=0.27（95% CI 0.184 ～ 0.388），两组 3 年 PFS 率分别为 63.5% 和 19%。颅内进展风险降低 92%，在基线脑转移患者中，劳拉替尼的颅内客观缓解率为 83%，完全缓解率为 72%，克唑替尼的颅内客观缓解率和完全缓解率分别为 23% 和 8%。因此，在基线时伴有或不伴有脑转移的晚期 ALK 阳性非小细胞肺癌患者中，与克唑替尼相比，一线劳拉替尼可明显改善 PFS，并减少 CNS 进展。由吴一龙教授、陆舜教授开展的一项Ⅱ期研究，评估了劳拉替尼在 ALK 阳性中国 NSCLC 患者中的疗效，研究纳入 ALK-TKI 治疗进展后的患者，该研究共分为 2 个队列 [队列 1 既往接受过克唑替尼治疗；队列 2 既往接受过除克唑替尼外的一种 ALK-TKI（± 先前克唑替尼）]，结果显示，在队列 1 中，客观缓解率（ORR）为 70.1%，中位反应持续时间（DoR）为尚未达到（NR）。中位随访时间 12 个月的 PFS 率为 66.4%。在队列 2 中，ORR 为 47.6%，中位 DoR 为 11.2 个月。中位随访时间 12 个月的 PFS 率为 34.2%。该研究证实劳拉替尼为我国 ALK 阳性患者带来临床获益，不良反应发生率与既往全球实验一致。最常见的不良反应是高胆固醇血症、高甘油三酯血症和水肿、周围神经病变、呼吸困难、情绪影响、腹泻等。特殊不良事件包括中枢神经系统的影响，如癫痫发作、精神影响，以及认知功能（如意识、记忆、时空定位、注意力等）、情绪（包括自杀意念）、言语、精神状态和睡眠改变。绝大多数中枢神经系统不良反应为 1 级或 2 级，未导致治疗终止。所有患者的不良反应发生率为 95%，多为 1 级或

2 级，可通过延迟给药、减少剂量和标准临床治疗进行干预。

综合考虑目前的治疗模式显示，二代 ALK-TKI 已成为晚期 ALK 重排 NSCLC 的首选一线治疗方法，可以根据药物疗效及不良反应综合考虑，最好是观察到 ALK 耐药突变的发生，这可以高度预测劳拉替尼药物的敏感。

二、治疗原则

晚期 NSCLC 的一线治疗已有了共识，目前认为，基于生物标志物的检测结果提供个体化治疗是晚期肺癌治疗的基本原则。对于驱动基因阳性患者，一线使用分子靶向治疗疗效优于传统化疗已经成为临床共识，对于部分高表达 PD-L1 的患者，单药免疫检查点抑制剂也有很好的疗效。与最佳支持治疗相比，含铂类的化疗方案可以延长生存期，改善症状控制，提高生活质量；在 PS 较好的患者中，新药（长春瑞滨、吉西他滨、紫杉醇、多西紫杉醇）联合铂类化疗的疗效达到较稳定的水平；一般状况评分是含铂方案联合化疗能否获益的指标，只有 PS ≤ 2 的患者才适合选用含铂的联合方案；化疗时间仍为 4 ～ 6 周期；PS 较好的老年患者应给予适当治疗；PS 较差的任何年龄的患者都不能从化疗（细胞毒性药物治疗）中获益。在一线治疗获益后的维持治疗成为广为接受的治疗模式，基于培美曲塞的原药维持和换药维持治疗具有延长患者生存时间的效果。基于免疫检查点抑制剂的联合方案在肺腺癌和鳞癌中均已经成为驱动基因阴性患者一线治疗首选。抗血管生成治疗是肺癌的重要治疗手段，对于非鳞癌、无咯血患者尤为重要，一线选择贝伐珠单抗或者血管内皮抑素联合治疗，三线治疗选择安罗替尼的小分子靶向药物是肺癌治疗中最常见的抗血管生成治疗药物。

三、进展期药物治疗的方案及评价

（一）NP 方案

长春瑞滨：25mg/m²，静脉滴注，第 1、8 日，21 日为 1 个周期，4 ～ 6 个周期。

顺铂：75mg/m²，静脉滴注，第 1 日，21 日为 1 个周期，4 ～ 6 个周期。

（二）PP 方案

紫杉醇：$135 \sim 175mg/m^2$，静脉滴注，第 1 日，21 日为 1 个周期，$4 \sim 6$ 个周期。

顺铂：$75mg/m^2$，静脉滴注，第 1 日，21 日为 1 个周期，$4 \sim 6$ 个周期，或卡铂 AUC=$5 \sim 6$，静脉滴注，第 1 日，21 日为 1 个周期，$4 \sim 6$ 个周期。

（三）nab-PP 方案

白蛋白结合紫杉醇：$100mg/m^2$，静脉滴注，第 1、8、15 日，21 日为 1 个周期，$4 \sim 6$ 个周期。

顺铂：$75mg/m^2$，静脉滴注，第 1 日，21 日为 1 个周期，$4 \sim 6$ 个周期，或卡铂 AUC=$5 \sim 6$，静脉滴注，第 1 日，21 日为 1 个周期，$4 \sim 6$ 个周期。

（四）LP 方案

紫杉醇脂质体：$135 \sim 175mg/m^2$，静脉滴注，第 1 日，21 日为 1 个周期，$4 \sim 6$ 个周期。

顺铂：$75mg/m^2$，静脉滴注，第 1 日，21 日为 1 个周期，$4 \sim 6$ 个周期，或卡铂 AUC=$5 \sim 6$，静脉滴注，第 1 日，21 日为 1 个周期，$4 \sim 6$ 个周期。

（五）GP 方案

吉西他滨：$1000 \sim 1250mg/m^2$，静脉滴注，第 1、8 日，21 日为 1 个周期。

顺铂：$75mg/m^2$，静脉滴注，第 1 日，21 日为 1 个周期，或卡铂 AUC=$5 \sim 6$，静脉滴注，第 1 日，21 日为 1 个周期

（六）DP 方案

多西他赛：$60 \sim 75mg/m^2$，静脉滴注，第 1、8 日，21 日为个周期。

顺铂：$75mg/m^2$，静脉滴注，第 1 日，21 日为 1 个周期，或卡铂 AUC=$5 \sim 6$，静脉滴注，第 1 日，21 日为 1 个周期。

（七）AP 方案

培美曲塞：$500mg/m^2$，静脉滴注，第 1 日，21 日为 1 个周期。

顺铂：$75mg/m^2$，静脉滴注，第 1 日，21 日为 1 个周期，或卡铂 AUC=$5 \sim 6$，静脉滴注，第 1 日，21 日为 1 个周期。

（八）重组人血管内皮抑素

重组人血管内皮抑素：$7.5mg/(m^2 \cdot d)$，静脉滴注，第 $1 \sim 14$ 日，21 日为 1 个周期。

（九）贝伐珠单抗

贝伐珠单抗 $7.5mg/kg$ 或 $15mg/kg$，静脉滴注，第 1 日，21 日为 1 个周期。

（十）多西他赛单药

多西他赛 $60 \sim 75mg/m^2$ 静脉滴注，第 1 日，21 日为 1 个周期。

（十一）吉西他滨单药

吉西他滨 $1000mg/m^2$ 静脉滴注，第 1、8、15 日，28 日为 1 个周期。

（十二）培美曲塞单药

培美曲塞 $500mg/m^2$ 静脉滴注，第 1 日，21 日为 1 个周期。

（十三）免疫检查点抑制剂

1. 纳武利尤单抗单药　$3mg/kg$ 静脉滴注，第 1 日，14 日为 1 个周期。

2. 帕博利珠单抗单药　$200mg$ 静脉滴注，第 1 日，21 日为 1 个周期。

3. 阿替利珠单抗单药　$1200mg$ 静脉滴注，第 1 日，21 日为 1 个周期。

4. 替雷利珠单抗单药 $200mg$　静脉滴注，第 1 日，21 日为 1 个周期。

5. 帕博利珠单抗 + 化疗（非鳞癌）

帕博利珠单抗：$200mg$，静脉滴注，第 1 日，21 日为 1 个周期。

卡铂：AUC=5，静脉滴注，第 1 日，21 日为 1 个周期。

培美曲塞：$500mg/m^2$，静脉滴注，第 1 日，21 日为 1 个周期。

6. 帕博利珠单抗 + 化疗（鳞癌）

帕博利珠单抗：$200mg$，静脉滴注，第 1 日，21 日为 1 个周期。

卡铂：AUC=6，静脉滴注，第 1 日，21 日为 1 个周期。

紫杉醇 / 白蛋白紫杉醇：$175/100mg/m^2$，第 1 日或第 1、8、15 日，21 日为 1 个周期。

7. 卡瑞利珠单抗 + 化疗（非鳞癌）

卡瑞利珠单抗：$200mg$，静脉滴注，第 1 日，21 日为 1 个周期。

卡铂：AUC=5，静脉滴注，第 1 日，21 日为 1 个周期。

培美曲塞：$500mg/m^2$，静脉滴注，第 1 日，21 日为 1 个周期。

8. 卡瑞利珠单抗＋化疗（鳞癌）

卡瑞利珠单抗：200mg，静脉滴注，21日为1个周期。

卡铂：AUC=5，静脉滴注，21日为1个周期。

紫杉醇：$175mg/m^2$，静脉滴注，21日为1个周期。

9. 信迪利单抗＋化疗（非鳞癌）

信迪利单抗：200mg，静脉滴注，第1日，21日为1个周期。

顺铂/卡铂：$75mg/m^2$/AUC=5，静脉滴注，第1日，21日为1个周期。

培美曲塞：$500mg/m^2$，静脉滴注，第1日，21日为1个周期。

10. 信迪利单抗＋化疗（鳞癌）

信迪利单抗：200mg，静脉滴注，第1日，21日为1个周期。

顺铂/卡铂：$75mg/m^2$/AUC=5，静脉滴注，第1日，21日为1个周期。

吉他西滨：$1000mg/m^2$，静脉滴注，第1、8日，21日为1个周期。

11. 替雷利珠单抗＋化疗（非鳞癌）

替雷利珠单抗：200mg，静脉滴注，第1日，21日为1个周期。

卡铂：AUC=5，静脉滴注，第1日，21日为1个周期。

培美曲塞：$500mg/m^2$，静脉滴注，第1日，21日为1个周期。

12. 替雷利珠单抗＋化疗（鳞癌）

替雷利珠单抗：200mg，静脉滴注，第1日，21日为1个周期。

卡铂：AUC=5，静脉滴注，第1日，21日为1个周期。

紫杉醇/白蛋白紫杉醇：$175/100mg/m^2$，静脉滴注，第1日或第1、8、15日，21日为1个周期。

13. 斯鲁利单抗＋卡铂＋白蛋白紫杉醇（鳞癌）

斯鲁利单抗：4.5mg/kg，静脉滴注，第1日，21日为1个周期。

卡铂：AUC=5，静脉滴注，第1日，21日为1个周期。

白蛋白紫杉醇：$100mg/m^2$，静脉滴注，第1、8、15日，21日为1个周期。

14. 阿替利珠单抗四药联合方案

阿替利珠单抗：1200mg，静脉滴注，第1日，21日为1个周期。

贝伐珠单抗：15mg/kg，静脉滴注，第1日，21日为1个周期。

卡铂：AUC=6，静脉滴注，第1日，21日为1个周期。

紫杉醇：$175mg/m^2$，静脉滴注，第1日，21日为1个周期。

15. 阿替利珠单抗联合化疗（非鳞癌）

阿替利珠单抗：1200mg，静脉滴注，第1日，21日为1个周期。

顺铂/卡铂：$75mg/m^2$/AUC=6，静脉滴注，第1日，21日为1个周期。

培美曲塞：$500mg/m^2$，静脉滴注，第1日，21日为1个周期。

16. 舒格利单抗联合化疗（非鳞癌）

舒格利单抗：1200mg，静脉滴注，第1日，21日为1个周期。

卡铂：AUC=5，静脉滴注，第1日，21日为1个周期。

培美曲塞：$500mg/m^2$，静脉滴注，第1日，21日为1个周期。

17. 舒格利单抗联合化疗（鳞癌）

舒格利单抗：1200mg，静脉滴注，第1日，21日为1个周期。

卡铂：AUC=5，静脉滴注，第1日，21日为1个周期。

紫杉醇：$175mg/m^2$，静脉滴注，第1日，21日为1个周期。

18. 派安普利单抗联合化疗（鳞癌）

派安普利单抗：200mg，静脉滴注，第1日，21日为1个周期。

卡铂：AUC=5，静脉滴注，第1日，21日为1个周期。

紫杉醇：$175mg/m^2$，静脉滴注，第1日，21日为1个周期。

第六节　临床问题导向的药物治疗

一、早期 NSCLC 围手术期免疫治疗

根治性手术联合化疗是预防疾病复发的手段之一，但化疗作为术前新辅助或术后辅助治疗的临床获益有限，仅能将患者的 5 年生存率提高约5%。近年来免疫治疗的迅速发展已彻底改变了多种癌症的治疗方式。新辅助免疫治疗在众多研究中展现出良好的临床应用前景，部分新近研究对免疫检查点抑制剂应用于新辅助治疗提供了大量的数据支持。

CheckMate-816 研究是一项随机、开放标签、多中心的Ⅲ期临床研究，入组ⅠB～ⅢA期可切除性非小细胞肺癌 358 例患者，术前随机接受纳武利尤单抗 360mg 联合含铂双药化疗（每 3 周 1次，最多 3 个周期），或者单用含铂双药化疗（每 3 周 1 次，最多 3 个周期），主要研究终点是 pCR和无事件生存期（EFS），关键次要终点包括总生存期（OS）、主要病理缓解（MPR），以及至死亡或远处转移的时间。其结果表明联合治疗显著延长无事件生存期（EFS：31.6 个月 vs 20.8 个月；HR=0.63），并提高病理学完全缓解率（pCR：24% vs 2.2%），这是全球首个获得 EFS 和 pCR 阳性结果的免疫联合化疗治疗非小细胞肺癌的Ⅲ期临床试验，为可切除肺癌带来疗效突破，大幅提高 pCR 和 MPR。

NENTORCH 研究是一项随机、双盲、安慰剂对照的Ⅲ期临床研究，旨在比较特瑞普利单抗联合含铂双药化疗对比安慰剂联合含铂双药化疗治疗可手术 NSCLC 患者的疗效和安全性。共纳入 404 例Ⅲ期 NSCLC 患者，随机入组至特瑞普利单抗联合化疗组（n=202）或安慰剂联合化疗组（n=202），术前 3 周期及术后 1 周期治疗（鳞癌患者化疗方案为紫杉类＋铂类，非鳞癌患者化疗方案为培美曲塞＋铂类），随后接受特瑞普利单抗或安慰剂巩固治疗 13 周期，试验组和对照组的中位 EFS 分别为尚未成熟及 15.1 个月，$P < 0.000\,1$），疾病复发、进展或死亡风险降低达 60%（HR=0.40）。2 组的 1 年 EFS 率和 2 年 EFS 率分别为 84.4%、57.0% 和 64.7% vs 38.7%。2 组中位 OS 分别为未成熟、30.4 个月（HR=0.62）。病理缓解（MPR）率和完全病理缓解（pCR）率分别为 48.5%、8.4%（$P < 0.000\,1$）和 24.8%、1.0%（$P < 0.000\,1$）。研究是全球首个 NSCLC 围手术期（涵盖新辅助和辅助）免疫治疗达到 EFS 阳性的Ⅲ期研究，开创了全球首个 "3+1+13" NSCLC 围手术期治疗模式。可显著延长患者的无事件生存期（EFS），提升主要病理缓解（MPR）率和完全病理缓解（pCR）率，并且更多患者可通过特瑞普利单抗联合治疗获得根治性手术的机会。

随着肺癌精准诊疗的发展、围手术期免疫治疗地位的日益提升，探索围手术期免疫治疗的最佳获益人群成为当前的重中之重。CheckMate-816亚组分析提示，与ⅠB～Ⅱ期患者相比，ⅢA期患者新辅助免疫治疗获益更多。CheckMate-816研究开启了 NSCLC 新辅助免疫治疗模式，NENTORCH 研究设计与 CheckMate-816 研究有较大区别，开创了免疫检查点抑制剂联合化疗 "3+1+13" 模式，并率先公布其主要终点 EFS 达阳性，且大幅提高主要病理缓解率（MPR 率）和完全病理缓解率（pCR 率），有望成为 NSCLC 围手术期免疫治疗新标准。

二、局部晚期肺癌放化疗后免疫维持治疗

临床中约 1/3 的 NSCLC 患者在初诊时就已发展至局部晚期，不可切除的局部晚期 NSCLC 最佳治疗手段是同步放化疗，其疗效显著优于序贯放化疗，目前对于局部晚期 NSCLC 强调多学科诊疗团队（multidisciplinary team，MDT）指导下的综合治疗。

PACIFIC 研究是一项随机、双盲、安慰剂对照的Ⅲ期临床研究。研究共纳入 702 例不可切除Ⅲ期 NSCLC 行同步放化疗后无进展的患者，按照 2∶1 的比例被随机分配到度伐利尤单抗治疗组和安慰剂组，旨在评估度伐利尤单抗作为巩固治疗，用于接受了标准含铂方案同步放化疗后，未发生疾病进展的Ⅲ期不可切除 NSCLC 患者的疗效与安全性。共同主要终点为无进展生存

期 PFS 和总生存期 OS，关键的次要终点包括客观缓解率 ORR、缓解持续时间 DoR、至发生死亡或远处转的时间、安全性等。试验组较对照组，中位 OS 提高 18.4 个月（47.5 个月 vs 29.15 个月，HR=0.72），42.9% 的患者生存超过 5 年；中位 PFS 提高 11.3 个月（16.95 个月 vs 5.6 个月，HR=0.55），33.1% 的患者 5 年时仍处于无进展生存状态。基于 PACIFIC 研究结果，CSCO 指南及 NCCN 指南均 1 级推荐同步放化疗后疾病稳定的患者，接受度伐利尤单抗巩固治疗。

Gemstone-301 研究是局晚不可切除Ⅲ期中国 NSCLC 患者、在同步或序贯放化疗后使用舒格利单抗或安慰剂的Ⅲ期临床试验，研究纳入 381 例不可手术的Ⅲ期 NSCLC 同步或序贯放化疗后未进展的患者且没有驱动基因突变（*ALK/EGFR/ROS1*）的患者，按 2：1 随机接受舒格利单抗或安慰剂巩固治疗。该研究显示舒格利单抗巩固治疗在所有患者及亚组均使中位 PFS 延长（9.0 个月 vs 5.8 个月），复发风险降低 36%。基于此，2022 年 6 月 6 日舒格利单抗在中国被批准用于治疗同步或序贯放化疗后无进展的不可切除Ⅲ期 NSCLC 患者。Gemstone-301 的后续研究结果显示，序贯化疗和同步放化疗后使用舒尼单抗或安慰剂，其中位 PFS 时间分别为 10.5 个月和 6.2 个月（序贯放化疗后：8.1 个月 vs 4.1 个月；同步放化疗后：15.7 个月 vs 8.3 个月）；舒格利单抗组和安慰剂组的 OS 分别为未达到、25.9 个月。无论是序贯放化疗还是同步放化疗，舒格利单抗组 PFS、OS 显著获益。

GEMSTONE-301 研究与 PACIFIC 研究有几点不同。

（1）入组人群：东亚人群 *EGFR* 突变患者比例较高，尤其女性患者中 *EGFR* 突变患者比例更是超过 50%。既往研究显示，免疫治疗对 *EGFR*、*ALK* 突变患者疗效并不理想，因此该研究与 PACIFIC 不同，明确排除了驱动基因阳性的患者，符合东亚患者人群流行病学特征，且纳入患者以中国肺癌患者为研究对象。

（2）治疗模式：并非所有Ⅲ期 NSCLC 患者都能接受同步放化疗。在欧美国家，不能接受同步放化疗的患者仅占 30%，PACIFIC 研究数据报告后，能够接受同步放化疗的患者比例也介于

60%～70%。在中国，多数医院仍采用序贯放化疗，其关键因素在于患者身体状况。同步放化疗毒性更大，要求患者身体状况较好，部分患者无法耐受同步放化疗。PACIFIC 研究中仅纳入同步放化疗患者，GEMSTONE-301 研究设计既纳入同步放化疗患者，也纳入序贯放化疗患者，患者 PFS 得到明显改善。

（3）GEMSTONE-301 研究证实，患者同步放化疗或序贯放化疗后使用 PD-L1 抑制剂进行免疫维持治疗副作用发生率不高，治疗相关的间质性肺炎发生率仅为 3%。

三、罕见基因突变药物治疗的进展

非小细胞肺癌占所有肺部恶性肿瘤的 80%～85%，包括表皮生长因子受体（EGFR）、间变性淋巴瘤激酶（ALK）在内的驱动突变及其相应靶向药物的出现给晚期 NSCLC 的治疗和预后带来革命性变化。随着检测技术的改善，其他少见的驱动基因的靶点逐渐被发现，如 ROS1、HER2、RET、MET、NTRK、BRAF 等，相应的靶向药物也有大量的临床研究进行，部分已经获批用于临床，部分虽然仍在研究阶段，但已取得了明显的疗效。

1. *ROS1* 基因融合　*ROS1* 基因融合在 NSCLC 患者中的发生率为 1%～2%，多见于非吸烟及轻度吸烟的年轻患者，并且在 *EGFR*、*KRAS*、*ALK* 基因突变阴性的 NSCLC 患者中 ROS1 基因融合的发生率更高。目前国际上获批用于 *ROS1* 阳性 NSCLC 一线治疗的酪氨酸激酶抑制剂（TKI）仅有克唑替尼和恩曲替尼两种。克唑替尼针对亚洲人群的Ⅱ期临床研究（OO1201）数据显示，其治疗 *ROS1* 融合阳性 NSCLC 的客观缓解率（ORR）为 71.7%，中位无进展生存期（mPFS）为 15.9 个月。恩曲替尼的批准是基于 STARTRK-1、STARTRK-2 和 ALKA-372-001 三项临床研究的数据，结果显示，恩曲替尼对 ROS1 融合阳性 NSCLC 患者的 ORR 为 77%，mPFS 为 19 个月，中位持续缓解时间（mDoR）为 24.6 个月，其中脑转移患者的缓解率为 55.0%。目前，还有多款可靶向 ROS1 的抑制剂正在研究中，如已经纳入美国 NCCN 指南的塞瑞替尼（ceritinib）和劳拉替尼（lorlatinib）。

2. *BRAF V600E* 突变　BRAF 突变在 NSCLC

中的发生率为 1.5%～3.5%，而 *BRAF V600* 约占所有 *BRAF* 突变的 50%，其中 *V600E* 突变最为常见。*BRAF V600E* 突变的 NSCLC 患者以腺癌为主。目前化疗和免疫治疗的临床获益并不理想，而近年来靶向治疗的应用，为肺癌 *BRAF* 突变患者带来了新的希望。目前，NCCN、ESMO 及 CSCO 指南均建议对 NSCLC 患者进行 *BRAF* 突变检测，并推荐达拉非尼联合曲美替尼用于 *BRAF V600E* 突变 NSCLC 患者。指南推荐基于一项名为 BRF113928 研究的 II 期临床试验，最近更新的数据显示初治和经治的晚期 *BRAF V600E* 突变 NSCLC 患者，采用达拉非尼联合曲美替尼治疗的 ORR 分别为 63.9% 和 68.4%，mPFS 分别为 10.8 个月和 10.2 个月，mOS 分别为 17.3 个月和 18.2 个月。ESMO 2021 年会报道了一项纳入 63 051 例患者的真实世界研究，与 BRF113928 研究中总体人群 mOS 为 24.6 个月相比，达拉非尼联合曲美替尼在真实世界中展现出更长的生存获益（29.3 个月）。

3. *NTRK* 基因融合　在 NSCLC 患者中的发生率约为 0.2%，通常不与 *EGFR*、*ALK* 或 *ROS1* 等其他驱动基因同时发生突变。NCCN 指南推荐拉罗替尼（larotrectinib）或恩曲替尼作为一线治疗。拉罗替尼在 *NTRK* 基因融合突变 NSCLC 患者中的最新研究结果显示：在 15 例可评估患者中，ORR 为 73%；1 例（7%）患者完全缓解，10 例（67%）患者部分缓解，3 例（20%）患者病情稳定，1 例（7%）患者病情进展，并且 DoR 长达 33.9 个月（近 3 年），PFS 为 35.4 个月（近 3 年），OS 为 40.7 个月（超过 3 年）。更值得一提的是，在基线脑转移患者中，ORR 为 63%，具有强大的入脑活性。对于拉罗替尼、恩曲替尼获得性耐药的问题，新一代 TRK 抑制剂如 TPX-0005、LOXO-195 目前正在进行 I / II 期临床试验。

4. *MET* 基因 14 号外显子跳跃突变（*MET ex14*）　在 NSCLC 中的总发生率为 3%～6%。但在中国肺癌患者人群中，*MET ex14* 跳跃突变相对较少。*MET ex14* 的人群特征表现为多发于女性、非吸烟者和年龄较大的 NSCLC 患者。这些患者人群年龄较大，对化疗的耐受性相对较差。近 2 年，国内外已有针对 NSCLC *MET ex14* 的靶向药获批，其中卡马替尼在 2021 ASCO 年会上更新了在 *MET ex14* 队列的更新数据，结果显示，接受卡马替尼一线治疗患者（*n*=28）的 ORR 高达 67.9%，mDoR 为 11.14 个月，mPFS 达 12.4 个月，mOS 达 20.8 个月。接受卡马替尼二线治疗患者（*n*=69）的 ORR 为 40.6%，mDoR 为 9.7 个月，mPFS 为 5.4 个月，mOS 达 13.6 个月。赛沃替尼获批是基于一项单臂、多中心、开放标签、II 期临床研究，这项研究共纳入 70 例局部晚期或转移性 *MET ex14* SA 阳性，组织学类型为肺肉瘤样癌（PSC）或其他 NSCLC 亚型的患者，评估的赛沃替尼治疗 ORR 为 49.2%（95%CI：36.1～62.3），疾病控制率（DCR）为 93.4%，中位缓解持续时间（mDoR）为 8.3 个月，有 7 例（10%）患者缓解持续时间至少为 12 个月，中位无进展生存期（mPFS）为 6.8 个月。亚组分析则显示，无论病理类型还是既往治疗线数，赛沃替尼均展示出良好的肿瘤缓解和疾病控制。谷美替尼（SCC244）是一种高选择性 MET 抑制剂，在 2022 年 AACR 大会上公布的 1/2 期 GLORY 研究（NCT04270591）共纳入 163 名患者，其中 73 名 *MET ex14* 的非小细胞肺癌患者参加了试验并接受了谷美替尼治疗。几乎所有患者都来自中国（90.4%），其余来自日本（9.6%），其中 13.7% 存在脑转移。结果显示接受谷美替尼治疗的患者的总体缓解率 ORR 高达 60.9%。其中，未接受过治疗和既往接受过治疗的患者的缓解率 ORR 分别为 66.7% 和 51.9%。此外，初治患者的疾病控制率达到 88.1%，经治的患者中也有 74.1% 得到控制，总体来看，疾病控制率达到 82.6%。

5. *RET* 基因融合　在我国 NSCLC 患者中的发生率为 1.4%～2.5%。对于 RET 通路而言，靶向治疗药物主要包括多靶点 RET 抑制剂和特异性 RET 抑制剂，前者包括 cabozantinib（卡博替尼）、vandetanib（凡德替尼）等，后者主要包括普拉替尼、LOXO-292、RXDX-105 和 BOS172738。由于多靶点 RET 抑制剂只能给患者带来轻微获益，且由于脱靶效应的存在，有较大的不良反应，因此限制了其临床应用。在特异性 RET 抑制剂中，普拉替尼研究进展较快，是第一个在国际和国内都获批的针对 *RET* 融合基因的靶向药物。2021 年的 WCLC 报道了普拉替尼治疗中国晚期 *RET* 融合阳性 NSCLC 患者的有效性和安全性数据，结果显示，普拉替尼治疗 *RET* 融合阳性患者，无论是一线治疗还是二线治疗使用，均具有卓越疗效，初治患者的 ORR 达到 80%，经治患者的 ORR 达到 66.7%，优于化疗。LIBRETTO-001 是一项全球多中心 I/II 期研究，评估了塞普替尼对携带 RET 改变的实体瘤患者疗效，2022 年 ELCC 大会报道的最新数据显示，在 *RET* 融合阳性的 NSCLC 患者中，既往接受过铂类治疗患者的 ORR 为 61.1%，中位 PFS 为 24.9 个月，中位 DoR 为 28.6 个月；而初治患者的 ORR 达 84.1%，中位 PFS 为 22.0 个月，中位 DoR 为 20.2 个月。脑转移患者的颅内 ORR 达 84.6%，中位 DoR 为 9.6 个月。基于该研究成果，2020 年 5 月 8 日，美国 FDA 加速批准塞普替尼用于 *RET* 融合基因阳性的转移性 NSCLC 患者，成为全球首个获批的高选择性 RET 抑制剂。LIBRETTO-321 研究是一项评估塞普替尼用于中国 RET 变异晚期实体瘤患者疗效与安全性的多中心、II 期临床试验，患者 ORR 为 69.2%，经治和初治患者分别为 61.1% 和 87.5%。临床获益率（CBR）为 77.8%。中位随访 9.7 个月时，中位 DoR 未达到，94.4% 的患者仍在持续缓解中；中位 PFS 和 OS 均未达到。

6. *HER2* 基因突变 *HER2* 在 NSCLC 中的异常表现为扩增、过表达和突变 3 种形式。*HER2* 扩增和 *HER2* 过表达分别占约 20% 和 6%～35%，*HER2* 突变占 1%～2%，其中 96% 是激酶激活的外显子 20 插入突变。*HER2* 变推荐和在研的药物较多，如 T-DM1、阿法替尼、曲妥珠单抗、吡咯替尼（Pyrotinib）和波奇替尼、德曲妥珠单抗等。DESTINY-Lung01 研究 T-DXd 治疗既往标准治疗失败的晚期 *HER2* 突变 NSCLC 患者的 ORR 为 55%，mPFS 为 8.2 个月，mOS 为 17.8 个月。

基于 DESTINY-Lung 研究，T-DXd 已成为 FDA 获批的首个 *HER2* 靶向药物，NCCN 指南也将 T-DXd 列入了 *HER2* 突变 NSCLC 的推荐用药。T-DXd 在 *HER2* 突变的 NSCLC 中具有显著的前景，在 *HER2* 过表达的 NSCLC 中的疗效有限。2020 年 *JCO* 杂志发表一项单臂、开放标签的多中心 II 期临床研究，该研究结果初步验证了吡咯替尼作为单药治疗 *HER2* 外显子 20 突变 NSCLC 患者的疗效与安全性。还有多项研究表明吡咯替尼在 *HER2* 突变肺癌患者中有良好的抗肿瘤活性。2023 年发表一项以患者为中心的 II 期临床试验，该研究结果严格入排（CF）队列客观缓解率（ORR）为 35.7%，疾病控制率（DCR）为 89.3%，中位无进展生存期（PFS）为 7.3 个月，中位总生存期（OS）为 14.3 个月。同情用药（CU）队列 ORR 为 16.7%，DCR 为 83.4%，中位 PFS 为 4.7 个月，中位 OS 为 14.2 个月。真实世界（RWS）队列中位随访时间 12.2 个月，均未达到完全和部分缓解，DCR 为 75.0%，中位 PFS 为 3.0 个月，中位 OS 为 12.2 个月。结果显示在既往未经治疗的 *HER2* 突变型晚期 NSCLC 患者中，一线吡咯替尼治疗能够带来显著临床获益且安全性可控（表 12-3）。

表 12-3 NSCLC 常用罕见靶向药物

靶向药物	剂量	频次	剂型
达拉非尼	150mg	bid	50mg/75mg
曲美替尼	2mg	bid	0.5mg/1mg/2mg
恩曲替尼	成人：600mg 儿童：300mg/m²	成人：qd 儿童：qd	100mg/200mg
Capmatinib	400mg	bid	150mg/200mg
Tepotinib	500mg	qd	250mg
普拉替尼	400mg	qd	100mg
Sotorasib（AMG 510）	960mg	qd	120mg
吡咯替尼	400mg	qd	80mg；160mg

第七节　药物治疗展望

随着基因组学、蛋白组学的发展及大量靶向药物的临床研究和应用，肺癌的治疗已从传统的"一刀切"模式走上以驱动基因为导向的个体化治疗之路。肺癌的分子分型在指导药物选择和临床治疗策略方面扮演着越来越重要的角色。

尽管靶向、免疫等治疗策略已成为晚期 NSCLC 患者的一线标准疗法，但耐药问题仍不可避免。抗体偶联药物（antibody-drug conjugates，ADC）是由抗体、连接子和细胞毒性药物组成的靶向生物制剂，其进入机体后，抗体与表达相应肿瘤抗原的靶细胞特异性结合，ADC 通过内吞作用进入肿瘤细胞内，之后在溶酶体蛋白或低 PH 作用下进行降解，小分子细胞毒性药物在胞内以高效活性形式被足量释放，通过破坏微管蛋白或 DNA 的形式对肿瘤细胞进行杀伤，从而实现了以"减毒增效"为目的的小分子细胞毒性药物和单抗药物靶向治疗的强强联合，为 NSCLC 的精准治疗提供了一种崭新的选择。

一、HER2 ADC 药物

（一）T-DM1（恩美曲妥珠单抗）

T-DM1（恩美曲妥珠单抗）是第一个应用于实体瘤治疗的 ADC，由曲妥珠单抗、DM1（美登素衍生物）通过不可裂解的硫醚连接子偶联而成，DAR 为 3.5。2022 年《欧洲癌症杂志》发表的一项 T-DM1 治疗晚期 *HER2* 突变肺癌的 II 期研究，此研究显示 T-DM1 治疗 *HER2* 突变肺癌的 ORR 为 44%，mPFS 为 5 个月，其中 11 例 *HER2* 外显子 20 插入突变患者的 ORR 明显高于其余 7 例其他 *HER2* 突变患者（55% vs 29%），表明 T-DM1 可能是 *HER2* 突变肺癌患者的潜在治疗药物，但仍需进一步研究 T-DM1 治疗的潜在生物标志物。NCCN 指南仅将恩美曲妥珠单抗作为 *HER2* 突变后线的治疗的其他推荐。

（二）T-DXd（德曲妥珠单抗）

T-DXd（德曲妥珠单抗）由曲妥珠单抗和拓扑异构酶 I 抑制剂 Deruxtecan（DXd）组成。DESTINY-Lung01 研究发现 T-DXd 治疗既往标准治疗失败的晚期 *HER2* 突变的 NSCLC 患者

的 ORR 为 55%（超过预设主要终点 ORR30%），mPFS 为 8.2 个月，mOS 为 17.8 个月。但在该研究中，49% 的患者发生了 ≥ 3 级治疗相关不良反应；26% 的患者发生了药物相关间质性肺病；由于 TRAE 而导致永久停药、减量和暂停用药的患者比例分别为 25%、34% 和 32%。DESTINY-Lung02 研究进一步探索 T-DXd 治疗 *HER2* 突变晚期 NSCLC 的最佳剂量，该试验研究了 T-DXd 5.4mg/kg 和 6.4mg/kg 在 *HER2* 突变患者中的疗效和安全性。其中期结果显示，5.4mg/kg 组的 ORR 可达 53.8%，6.4mg/kg 组的 ORR 为 42.9%；在安全性分析组中，T-DXd 5.4mg/kg 组患者 ≥ 3 级 TR AEs 发生率为 31.7%，间质性肺炎发生率仅为 5.9%；T-DXd 6.4mg/kg 组患者 ≥ 3 级 TRAEs 发生率为 58%，间质性肺炎发生率为 14.0%。显而易见，5.4mg/kg 剂量的 T-DXd 在 *HER2* 突变患者中也有较好的疗效，且安全性更好。基于 DESTINY-Lung02 研究，T-DXd 已成为 FDA 获批的首个 *HER2* 靶向药物，NCCN 指南也将 T-DXd 列入 *HER2* 突变 NSCLC 的推荐用药。目前关于 T-DXd 在 *HER2* 阳性 NSCLC 的相关研究仍在进行中。

（三）HER3-DXd（德帕瑞鲁单抗）

U31402-A-U102 是一项 I 期、全球、多中心、剂量增加和剂量扩增的研究，用以评估 HER3-DXd 在局部晚期或转移性 NSCLC 患者中的作用，包括具有 EGFR 激活突变和 EGFR-TKI 治疗的 NSCLC 患者。结果显示，ORR 为 39%，DCR 为 72%，中位缓解持续时间为 6.9 个月，中位 PFS 为 8.2 个月，绝大多数肿瘤缩小，该数据远超一线化疗。同时该数据显示，HER3-DXd 在具有多种已知或未知 EGFR-TKI 耐药机制患者中都有较好的有效性和安全性，如 EGFR T790M、EGFR C797S、MET 扩增等，给耐药患者的治疗提供了借鉴，或可成为临床治疗新选择。

二、TROP2 ADC

近年来关于 TROP2 靶点是肺癌靶向治疗领域的研究热点。TROP2 是表达于上皮细胞表面的跨膜糖蛋白，在乳腺癌、肺癌、胃癌等众多实体

瘤中呈高表达。在 NSCLC 患者中，在高达 64% 腺癌和高达 75% 鳞状细胞癌中观察到 TROP2 表达。戈沙妥珠单抗是首个抗 TROP2 ADC，具有高 DAR（7.6）。在 Ⅰ／Ⅱ期 IMMU-132-01 篮子试验中，无论 TROP2 的表达水平如何，被纳入的肺癌患者接受 8～18mg/kg 的剂量进行治疗，包括 NSCLC 和小细胞肺癌（SCLC）队列。在 NSCLC 队列中，54 例患者接受 8mg/kg、10mg/kg 或 12mg/kg 的剂量，ORR 为 16.7%，PR 有 9 例（16.7%），SD 有 22 例（40.7%），中位 DoR 为 6.0 个月，中位 PFS 为 4.4 个月，中位 OS 为 7.3 个月，选择 10mg/kg 用于剂量扩展阶段。在 NSCLC 队列中，59.6% 的患者经历了≥ 3 级治疗相关 AE，包括中性粒细胞减少、贫血、腹泻、疲劳等。在 SCLC 队列中，在既往接受过多线治疗的患者，ORR 为 17.7%，中位 PFS 为 3.7 个月，中位 DoR 为 5.7 个月，中位 OS 为 7.1 个月，安全性可控。

三、MET ADC 药物

MET 变异是肿瘤发生和转移的驱动因素之一，包括 MET 14 号外显子跳跃突变（NSCLC 中发生率为 4%）、MET 扩增（新诊断肺腺癌中发生率为 1.4%）、MET 点突变、MET 融合及 MET 蛋白过表达。一项正在进行的 METADC 药物 2 期研究预计将纳入 233 例患者（2 个阶段），93 例第 1 阶段研究的可评估者的结果：在 MET 高表达群体当中，ORR 为 53.8%，DoR 为 6.9 个月，在鳞癌患者当中，缓解率只有 14.3%，DoR 为 4.4 个月。因此，MET ADC 可能有望在 MET 高表达肺腺癌患者中开发出靶向药物。

四、CEACAM5 ADC 药物

CEACAM5 是一种分子质量为 180kDa、含有 60% 碳水化合物的糖蛋白，其 N- 端含有一个免疫球蛋白 V 型结构域，紧跟着有 6 个免疫球蛋白 C2 型结构域。癌胚抗原相关细胞黏附分子 5（CEACAM5）通常在癌组织中高表达，在约 25% 非鳞状 NSCLC 患者中呈高表达状态。Tusamitamab ravtansine（SAR408701）是目前针对 CEACAM5 靶点进展最快的同类首创抗体偶联药物（ADC），其由靶向 CEACAM5 的人源化单抗（IgG1）、溶酶体降解后可裂解的连接子及强效抗微管蛋白药物美登素（DM4）组成。根据 ELCC2023 刚刚公布的结果，Tusamitamab ravtansine 最新的研究为一项针对非小细胞肺癌（NSCLC）的 Ⅱ期研究（CARMEN-LC05），主要研究 Tusamitamab ravtansine 联合帕博利珠单抗 ± 化疗用于复发性或转移性 CEACAM5 阳性非鳞 NSCLC 的疗效及安全性，其 ORR 为 40%，DCR 为 88%。

HER2、TROP 2、Met 等靶点的 ADC 的临床前数据和 Ⅰ／Ⅱ期临床试验都显示出令人鼓舞的结果。目前除了 ADC 单药的临床研究，与化疗、靶向或免疫联合治疗的临床研究也在不断推进中，其疗效同样值得期待。针对不同的 ADC，应密切关注其特异性不良反应，如间质性肺炎等，及早发现并给予对症处理。相信在不久的将来，ADC 在肺癌的治疗中将占据一席之地。在精准治疗时代，肺癌治疗的策略和理念不断更新，同时也给临床上提出了更多的挑战，如适宜人群的选择、标志物的选择、最佳治疗方案的组合、不同免疫药物的选择、单药还是联合用药、联合的顺序、时机、剂量、副作用的处理、疗效的评估、耐药的克服等。

第八节 预后和随访

影响肺癌预后的因素有年龄、部位、分期、分型和一般状况等。

对于接受完全性切除术后的早期肺癌患者，术后头 2 年，每 6 个月随访 1 次，除常规病史、体格检查外，应进行胸部 CT 复查；术后 3～5 年，每 12 个月随访一次，进行低剂量胸部 CT 平扫；手术 5 年后，鼓励患者坚持每年随访 1 次，继续胸部 CT 平扫。

对于完全性切除术后的 Ⅰ～Ⅱ期 NSCLC，临床常用的影像学复查手段主要是胸部 X 线和 CT。回顾性研究提示，CT 对比胸部 X 线，能更早期发现复发灶，虽然不能提高患者的总生存期。临

床常规不推荐术后无症状患者采用 PET/CT 复查。对于局部晚期肺癌，NCCN 指南推荐在治疗结束后前 3 年应每 3 ～ 6 个月进行 1 次胸腹部 CT 复查（包括肾上腺），之后 2 年每 6 个月 1 次，5 年之后复查频率可改为每年一次。

对于 Ⅰ ～ Ⅲ A 期 NSCLC 患者，确诊肺癌后继续吸烟，会显著增加患者的死亡和复发风险，还能增加第二原发肺癌的风险，因此在随访过程中，应对患者吸烟状况进行评估，鼓励患者戒烟。考虑到晚期肺癌侵袭性强，建议 6 ～ 8 周进行随访及影像学复查。

（杜瀛瀛）

参 考 文 献

第 13 章 小细胞肺癌

小细胞肺癌（small cell lung cancer，SCLC）是一种高度侵袭的神经内分泌肿瘤。SCLC 占肺部恶性肿瘤的 13% ~ 17%，每年新增患者约 25 万人，死亡患者约 20 万人。SCLC 主要发生于主支气管和叶支气管，常表现为肺门周围肿块，具有生长快速、分化程度低，极易在早期出现局部或远处转移，以及初始治疗敏感，但复发后极易形成耐药等特征。超过 70% 的 SCLC 患者在就诊时已出现远处转移，并且与吸烟密切相关，常见转移部位包括淋巴结、对侧肺、脑、肝脏、肾上腺和骨骼等，部分患者表现为上腔静脉综合征。SCLC 预后较差，中位生存时间为 8 ~ 11 个月，5 年生存率不足 7%。

第一节 临床表现与诊断

一、症状与体征

小细胞肺癌的临床症状主要和发病部位、肿瘤大小、侵犯范围和转移情况有关。其常见的症状包括咳嗽、胸痛、发热、出血、淋巴结肿大等。

（一）肿瘤引起的局部和全身症状

肺癌的早期症状通常是普遍存在的，如咳嗽、痰中带血、低热、胸痛和气喘等，但这些症状往往被人们忽视。

1. 咳嗽 是一种常见的呼吸系统症状，SCLC 常导致刺激性干咳，以及持续的金属音性咳嗽、呛咳等。部分患者可出现咳痰，痰量多少不等。若伴有继发感染，可排黏液脓痰，痰量明显增多。

2. 低热 SCLC 在生长过程中可阻塞肺支气管，引发阻塞性肺炎，导致发热，其严重程度各异。大多数患者表现为低热，少数患者可出现高热，接受抗生素治疗可短暂好转，但发热易反复发生。

3. 胸闷胸痛 SCLC 早期可有胸痛症状，一般症状较轻。疼痛性质及部位不定，多为闷痛或隐痛，与呼吸运动无明确相关。可能与肿瘤侵犯胸膜或转移有关，当发生阻塞性肺炎，高凝状态引起的肺栓塞时均可引起持续性钝痛。

4. 痰血 为 SCLC 最典型的症状之一，系肿瘤生长导致组织坏死和毛细血管的破裂，从而使得少量的出血和痰液形成了混杂的情况，呈持续或间断出现。

5. 气促 当 SCLC 出现区域性扩散时，患者常表现气促症状。这主要是由于在病灶生长过程中，阻塞了正常回流的组织液，导致心包积液或胸腔积液，引发呼吸困难。尽管两种情形都会引发急性呼吸窘迫，但吸烟患者常伴有慢性阻塞性肺疾病，使得气促的诊断变得复杂。

（二）肺癌外侵与转移的症状

1. 上腔静脉综合征 转移性淋巴结、原发性肺癌及上腔静脉内栓塞均可导致上腔静脉综合征的产生。这种综合征表现为急性呼吸困难、颜面部肿胀。

2. 声嘶 是肺癌外侵的常见症状之一。喉返神经控制左侧发音功能，其位于颈部，绕过心脏的大血管，然后返回到喉。当喉返神经受到外侵肿瘤压迫时，控音功能受损，导致声嘶。

3. 霍纳综合征（Horner's syndrome） 当小

细胞肺癌发生在肺尖部时，病灶可压迫邻近的交感神经，导致患者出现患侧瞳孔缩小、眼球内陷、上睑下垂及患侧面部少或无汗等表现的综合征。

4. **潘寇综合征（Pancoast's syndrome）** 又称肺尖肿瘤综合征。是指肿瘤侵袭第 1、2 肋骨和臂丛神经所导致的上肢疼痛，可伴有同侧霍纳综合征表现。

5. **胸腔积液** 由于肿瘤侵袭胸膜或阻碍肺部淋巴回流所引起，其发病率约占 10%。

6. **吞咽困难** 由于肿瘤的侵袭或压迫食管，患者可能会出现吞咽困难的症状。

7. **其他** 若肿瘤转移至颅内，患者可出现头痛、视矇等症状。部分患者可出现意识模糊、癫痫等；若肿瘤转移至骨，可出现骨骼疼痛或骨折；若肿瘤转移至脊柱或脊髓，患者可出现疼痛不适，下肢活动受限，二便失禁，严重者可出现转移部位以下瘫痪。

（三）胸外表现

小细胞肺癌可表现出一些非特异性的全身症状，如出现乏力、厌食、体重下降等，同时还可以出现一些副肿瘤综合征。

1. **类癌综合征** 小细胞肺癌可分泌过多的 5-羟色胺，表现为皮肤、心血管、胃肠道和呼吸道功能异常。主要症状为皮肤潮红、水肿、消化不良、腹泻、心率加快等。

2. **抗利尿激素分泌异常综合征** 可表现为低钠低渗性水、电解质紊乱，患者出现厌食、恶心、呕吐等水中毒症状，还可引起脑水肿，甚至呼吸暂停。大多数患者的症状可在初始化疗后 1～4 周缓解。

3. **库欣综合征** SCLC 可分泌促肾上腺皮质激素样物质，导致脂肪重新分布，表现为向心性肥胖、满月脸、水牛背、紫纹、糖尿病、高血压、骨质疏松等。

4. **肥大性肺性骨关节病** 是一种常见的慢性疾病，常侵犯长骨的远端，表现为杵状指，指（趾）端疼痛等其他相关症状。

5. **Eaton-Lambert 综合征** 通常与恶性肿瘤有关，其中小细胞型肺癌最为典型。由于运动神经末梢的乙酰胆碱释放量减少，影响神经肌肉的传导。表现为患者躯干肌肉无力，下肢症状明显；稍事活动即感疲劳，但若肌体持续运作，肌

力反而得到暂时改善；偶尔会出现眼外肌及其他神经系统的肌腱损伤；大多数患者会出现四肢麻痹、口唇发干、性功能障碍；使用胆碱酯酶抑制剂，疗效欠佳。患者腱反射明显减弱，但无肌萎缩现象。

二、诊断

（一）影像学检查

胸部和腹盆腔增强 CT、头颅增强 MRI/CT 及全身骨显像是 SCLC 分期和诊断的主要方法。

1. **胸部正侧位片** 属于影像学基本检查，但不能提供肿瘤侵犯范围及淋巴结肿大情况等细节，常作为普通体检使用。

2. **胸腹部 CT** 可准确判断原发肿瘤侵犯范围、纵隔淋巴结转移情况，腹部重要脏器，如肾上腺、肝、腹膜后淋巴结等有无肿瘤转移。无禁忌证的情况下均推荐增强扫描。

3. **脑 MRI** SCLC 易发生脑转移，需予以明确是否存在脑转移；患者有 MRI 检查禁忌证时，则应改行脑增强 CT 扫描。10%～18% 的 SCLC 患者在确诊时伴有脑转移，其中 30% 患者无明显脑转移症状。对于脑转移的检出率，MRI 优于 CT 和 PET/CT。

4. **全身骨显像** 是排除骨转移的常规检查，敏感度高，但特异度较低；当全身骨显像检查发现可疑的骨转移病灶，建议进一步行 MRI 等检查加以明确。

5. **超声检查** 推荐行双侧颈部、锁骨上的超声检查，以弥补体格检查及 CT 检查对判断该区域淋巴结转移的不足，且可以对怀疑转移的淋巴结穿刺活检明确病理诊断。

6. **PET/CT 检查** PET/CT 有助于更好的评估 SCLC 的分期，并为患者制订更合理的治疗计划。多项随机对照研究显示，通过 PET/CT 扫描可以使 17%～20% 的局限期 SCLC 患者上调至广泛期，避免了无意义的外科手术。此外，全身 PET/CT 对于指导放疗靶区的精确勾画也有重要作用。但由于 PET/CT 价格过于昂贵，不推荐常规使用。

（二）病理诊断

细胞学标本常来源于气管镜刷检、浆膜腔积液、细针穿刺、痰及支气管肺泡灌洗。当 SCLC 患者

出现纵隔淋巴结肿大或浆膜腔积液，可导致临床分期困难，影响治疗策略。因此，推荐采用有创操作，如 EBUS、浆膜腔积液穿刺等，以更准确地识别病变的性质。痰细胞学检查简便易行，但可能产生诊断错误。因此，在组织学检查可行的情况下，应减少痰细胞学的应用。

SCLC 镜下表现为小的圆形、卵圆形或梭形的裸核状结构，以及"人工挤压"现象。免疫组化常用抗体包括 TTF-1、CD56、Syn、CgA、Ki-67、CK 等。CD56、Syn、CgA 均属于神经内分泌肿瘤的常见生物标志物，它们的形态学表现出一致的结果，若其中任一种具有显著的阳性，并且其中的肿瘤细胞的比例超过 10%，则有助于准确地识别出神经内分泌肿瘤。如果没有明显的神经内分泌肿瘤的病理学特征，则不推荐进行神经内分泌标志物染色。85%～90% 的 SCLC 患者存在 TTF-1 阳性表达。即使少数小细胞肺癌患者没有 CD56、Syn 和 CgA 的正常表型，通过观察 TTF-1 的分布情况、CK 核旁的阳性颗粒及高 Ki-67 指数（50%～100%），也对 SCLC 的诊断提供一定的参考。

低钠血症是 SCLC 患者的一种常见并发症，低钠血症的出现会导致患者的总生存期明显缩短。因此，采取有效措施来纠正低钠血症，有助于改善 SCLC 患者的预后。对于局限期 SCLC 患者，放疗前血小板/淋巴细胞（P/L）比值与其 OS 显著相关，P/L 比值每增加 1，HR 随之上升 1.001，但还需进一步在临床中验证。

NSE（神经元特异性烯醇化酶）和 ProGRP（胃泌素释放肽前体）对于 SCLC 的诊断具有重要意义。这两个生物标志物可为 SCLC 的鉴别提供帮助。由于溶血可对 NSE 的检测产生严重干扰，为了避免出现误报，建议在 60 分钟之后将其与红细胞进行分离。ProGRP 是 SCLC 的一种独立检测指标，其特异度高，与 SCLC 的临床分期密切相关。

三、分期

小细胞肺癌的分期方法主要有两种，美国退伍军人肺癌协会（VALG）的二期分期法和 AJCC TNM 分期系统都具备良好的应用价值。在 SCLC 治疗策略中，两种分期方法各有优势。VALG 二期分期法对于放疗的应用起到至关重要的作用，而 TNM 分期有助于筛选出那些 T1-2N0M0 的局限期患者以进行外科手术。对于 I～II A 期的 SCLC 患者，术前应进行病理性纵隔分期，包括纵隔镜检查、纵隔切开术、经气管或经食管的超声引导下活检及电视胸腔镜检查等。如果患者不愿意接受手术，则可以不必行上述检查。PET/CT 对于 SCLC 的分期较常规影像学检查更优，研究显示，19% 的常规影像学检查分期为局限期的 SCLC 经 PET/CT 检查后重新分期为广泛期，8% 的广泛期患者经 PET/CT 重新分期后转为局限期。NCCN 强烈推荐医师采用 VALG、TNM 等多种分期方法，结合实际情况，精细化诊断 SCLC，从而为患者提供有效的治疗方案，并有助于改善其预后。年轻、女性、PS 评分较好、LDH 正常、血钠正常、白蛋白正常的局限期患者通常预后较好。

（一）VALG 分期法

局限期 SCLC 指病变局限于一侧胸腔，有/无同侧肺门、同侧纵隔、同侧锁骨上淋巴结转移，可合并少量胸腔积液，轻度上腔静脉压迫综合征。即可包含在单个可耐受的放射野内。

广泛期 SCLC 指病变超过一侧胸腔，包括恶性胸腔积液和心包积液，以及血行转移。

对侧纵隔和同侧锁骨上淋巴结肿大一般被归类为局限期，而对侧肺门和对侧锁骨上淋巴结肿大的分类则争议较大，且治疗需个体化。

（二）VALG 二期分期法和 AJCC TNM 分期法相结合

NCCN SCLC 专家组建议使用 VALG 二期分期法和 AJCC TNM 分期（表 13-1，表 13-2）法相结合。

局限期 SCLC：AJCC（第八版）I～III 期（T any、N any、M0），可以安全地进行根治性放疗，不包括多个肺结节的 T3～4、肿瘤/淋巴结体积太大而无法包含在可耐受的放射计划中。

广泛期 SCLC：AJCC（第八版）IV 期（T any、N any、M1a/b/c）或因为有多个肺结节而分期为 T3～4 或肿瘤/淋巴结体积太大而无法被包含在可耐受的放射计划中。

表 13-1　AJCC 肺癌 TNM 分期（第八版）

原发肿瘤（T）

Tx	原发肿瘤无法评估，或通过痰细胞学或支气管灌洗发现癌细胞，但影像学及支气管镜无法发现
T0	无原发肿瘤的证据
Tis	原位癌
T1	肿瘤最大径≤ 3cm，局限于肺和脏层胸膜内，支气管镜见肿瘤可侵及叶支气管，未侵及主支气管
T1a	肿瘤最大径≤ 1cm，任何大小的表浅扩散型肿瘤，但局限于气管壁或近端主支气管壁
T1b	肿瘤最大径＞ 1cm，≤ 2cm
T1c	肿瘤最大径＞ 2cm，≤ 3cm
T2a	具有以下任何一种情况：①肿瘤最大径＞ 3cm，≤ 4cm；②侵犯主支气管，但未侵及隆突；③侵及脏层胸膜；④伴有部分或全肺阻塞性肺炎或肺不张
T2b	肿瘤最大径＞ 4cm，≤ 5cm
T3	肿瘤最大径＞ 5cm，≤ 7cm；或直接侵及以下任何一个器官：胸壁、心包、膈神经；原发肿瘤同一肺叶转移性结节
T4	肿瘤最大径＞ 7cm；或侵犯以下任何一个器官：纵隔、膈肌、心脏、大血管、喉返神经、隆突、主气管、食管、椎体；原发肿瘤同侧不同肺叶转移性结节
T4a	肿瘤侵犯浆膜（脏腹膜）
T4b	肿瘤侵犯邻近结构

区域淋巴结（N）

Nx	区域淋巴结无法评估
N0	无区域淋巴结转移
N1	同侧支气管周围和（或）同侧肺门淋巴结及肺内淋巴结转移，包括原发肿瘤直接侵犯累及
N2	同侧纵隔和（或）隆突下淋巴结转移
N3	对侧纵隔和（或）对侧肺门、同侧或对侧前斜角肌及锁骨上淋巴结转移

远处转移（M）

M0	无远处转移
M1a	对侧肺叶出现转移性结节；胸膜播散（胸膜结节或恶性胸腔积液或心包积液）
M1b	远处单个器官单发转移
M1c	远处单个或多个器官多处转移

表 13-2　AJCC 肺癌 TNM 分期（第八版）

0 期	Tis N0 M0
ⅠA1 期	T1a N0 M0
ⅠA2 期	T1b N0 M0
ⅠA3 期	T1c N0 M0
ⅠB 期	T2a N0 M0
ⅡA 期	T2b N0 M0
ⅡB 期	T1a ～ 2b N1 M0；T3 N0 M0
ⅢA 期	T1a ～ 2b N2 M0；T3 N1 M0；T4 N0 ～ 1 M0
ⅢB 期	T1a ～ 2b N3 M0；T3 ～ 4 N2 M0
ⅢC 期	T3 ～ 4　N3 M0
ⅣA 期	任何 T，任何 N，M1a、M1b
ⅣB 期	任何 T，任何 N，M1c

第二节　一般治疗原则

SCLC 的治疗依据其分期不同采用不同的治疗策略。

一、局限期（T1-2N0M0，Ⅰ期）

这部分患者仅占 SCLC 的 5%，对纵隔进行分期检查阴性（纵隔镜或 PET/CT）的患者，进行肺叶切除术（推荐）和淋巴结清扫或取样手术，术后辅以辅助化疗。超出该分期的患者是否能从手术中获益，需要进一步开展前瞻性研究加以证实。多项回顾性研究及荟萃分析提示，接受肺叶切除的患者的生存预后优于楔形切除者。术后病理检查显示淋巴结为阴性，建议进行术后辅助化疗。如果检查显示淋巴结为阳性，则建议进行术后同步化疗 + 纵隔放疗。一项回顾性研究纳入了 82 例患者，术后含铂方案辅助治疗后，5 年 OS 率高达 68%；而来自 SEER 数据库的资料则显示，Ⅰ期 SCLC 接受手术治疗后，5 年 OS 率超过 50%；Takenaka 等也报道，接受手术治疗的 Ⅰ期 SCLC 患者较未接受手术患者显著提高了 5 年生存率（62% vs 25%；P=0.01）。另一项回顾性研究显示，在经过严格筛选的Ⅰ～Ⅲ期 SCLC 患者中，手术可带来良好的局部控制，并有利于患者的长期生存。对于早期不适合手术或拒绝手术的Ⅰ～ⅡA 期 SCLC 患者，SBRT/SABR 后序贯全身化疗是一种选择。针对 SCLC 的剂量分割方案参照 NSCLC，生物等效剂量（biologically equivalent dose，BED）应达到 100Gy，从而有助于抑制肿瘤细胞的扩散，延长患者的生存，改善患者预后。与 NSCLC 患者不同，SCLC 患者在接受 SBRT//SABR 治疗后，尚需序贯辅助化疗。对于那些无法接受 SBRT 的患者，也可接受根治性同步放化疗，其疗效与 SBRT/SABR 相当。对于早期 SCLC 患者而言，预防性颅内照射能否带来额外的生存获益尚有争论。

二、局限期（T3-4N0-3M0，T1-2N1-3M0，ⅡB～ⅢC期）

这部分患者接受全身化疗/胸部放疗的联合疗法作为最佳的治疗方案。治疗方案的选择主要基于患者的机体状况。对于体力状况较好的（PS 0～2）患者，推荐化疗联合放疗（同步或序贯）。同步放化疗的治疗模式得到国际社会的普遍认同，若患者无法耐受同步放化疗的毒副作用，可选择

诱导 2 周期化疗后再予以放疗的序贯模式。研究显示，放疗早期介入可能会给患者带来更好的疗效。对于体力状况较差的（PS 3～4）患者，由于 SCLC 对放化疗较为敏感，若患者状况因肿瘤所致，可酌情予以化疗 ± 放疗；若患者状况并非与肿瘤相关，则推荐给予支持治疗。

三、广泛期 SCLC

若患者没有明显的局部症状和脑转移，体力状况良好（PS 0～2）或由于肿瘤所致的体力状况较差（PS 3～4），各大指南推荐化疗联合或不联合免疫治疗。若患者肿瘤缩小明显，达到 CR 或 PR，后续予以胸部放疗及预防性颅内照射。对于非肿瘤原因导致体力状况较差（PS 3～4）的患者，推荐给予支持治疗。若患者存在明显的局部症状（上腔静脉压迫征、脊髓压迫症、骨转移等），建议在全身化疗的基础上，予以胸部放疗或转移部位的姑息放疗。如果患者存在无症状脑转移，建议先进行化疗联合或不联合免疫治疗，再行全脑放疗；若患者存在活动性脑转移症状，建议先进行全颅放疗，待病情得到控制后，再行全身化疗和免疫治疗。

第三节 辅助治疗

一、辅助治疗的历史沿革

NCCN 指南及 CSCO 指南推荐，pT1-2N0M0 的小细胞肺癌应该在完成手术之后接受辅助治疗。但是，目前支持该推荐的临床研究数据相对较局限。截至目前，仅仅只有 4 项单中心的Ⅱ期临床研究数据显示，术后辅助化疗能够对这部分人群带来获益。这表明，在早期 SCLC 手术之后，如何选择最合适的治疗模式仍有待进一步的讨论及真实世界数据的支持。Speicher 等开展的一项回顾性研究首次评价了对于 pT1-2N0M0 的早期 SCLC 术后不同辅助治疗方式的获益。经随访发现，相较于术后观察，接受辅助化疗的早期 SCLC 患者的生存获益显著提高。Andrew 等开展的一项回顾性研究探讨了 SCLC 完全性切除术后辅助放疗对生存的影响，该研究纳入 3017 例接受

R0 手术的 SCLC 患者，亚组分析显示，N0 SCLC 患者，接受辅助放疗组 5 年 OS 率达 39.3%，未接受放疗组 46.3%（$P=0.07$）；N2 患者，接受辅助放疗者 5 年 OS 率达 29.0%，未接受放疗组 18.6%（$P < 0.001$）；N1 患者，接受放疗者与未接受放疗者之间无统计学差异。一项意大利的Ⅱ期研究结果显示，42 例 cT1-3N0M0 SCLC 患者，接受手术联合 6 周期化疗（CTX+EPI+VP-16），未行预防性头颅照射及胸部放疗，5 年的 OS 率达 36%，mOS 为 32.7 个月，治疗耐受性良好，毒性可接受。肿瘤大小是患者生存的独立影响因素。国际化疗学会肺癌研究组（ISC-LCSG）的另一项Ⅱ期研究评估了手术联合 6 周期化疗（CTX+ADM+VCR）+ 预防性头颅照射在 T1-2N0M0 SCLC 患者中的作用，结果显示 T1N0M0 患者 30 个月 OS 率达 63%，T2N0M0 患者 30 个月 OS 率为 37%。

二、治疗原则

基于以上研究，CSCO 指南推荐 T1-2N0M0 的早期 SCLC 患者接受肺叶切除术＋肺门、纵隔淋巴结清扫术后，根据术后淋巴结状态选择后续治疗方案。对于术后 N0 者，建议 EC 或 EP 方案 4～6 个周期；术后 N1 者接受 EC 或 EP 方案 4 个周期化疗 ± 纵隔放疗；术后 N2 者予以 EC 或 EP 方案 4 个周期化疗＋纵隔放疗。

三、常用辅助治疗的方案及评价

目前 SCLC 术后辅助治疗方案常选择 EP 或 EC 方案 ± 放疗。

1. EP 或 EC 顺铂 $75mg/m^2$，静脉滴注，第 1 日；依托泊苷 $100mg/m^2$，静脉滴注，第 1～3 日，21 日为 1 个周期，4～6 个周期。

卡铂 AUC=5～6，静脉滴注，第 1 日；依托泊苷 $100mg/m^2$，静脉滴注，第 1～3 日，21 日为 1 个周期，4～6 个周期。

JCOG9101 研究显示，62 例 SCLC 患者接受手术联合 4 周期 EP 方案辅助化疗，3 年总体 OS 率为 61%（Ⅰ期为 68%，Ⅱ期为 56%，Ⅲ期为 13%，$P=0.02$），43% 的患者出现复发（局部复发率为 10%，远处转移率为 34%），其中Ⅲ A 期患者局部复发更为常见。JCOG1205/1206 研究比较了接受手术的高级别神经内分泌肿瘤（包括 SCLC）辅助接受铂类联合 VP-16 对比铂类联合伊立替康的疗效和安全性。结果显示，EP 组和 IP 组的 3 年 RFS 分别为 65.4% 和 69.0%（HR=1.076，$P=0.619$）。EP 组中性粒细胞减少性发热（20% vs 4%）、中性粒细胞减少（97% vs 36%）的发生率显著高于 IP 组。同时，3～4 级厌食症（6% vs 11%）和腹泻（1% vs 8%）在 IP 组更为常见。IP 在改善接受根治性切除后的 SCLC 的 RFS 方面并没有优于 EP。因此，EP 或 EC 方案仍然是 SCLC 术后辅助化疗的标准方案。

2. 辅助放疗 一项纳入 NCBD 3101 例 SCLC 患者的回顾性研究显示，在 pN1、pN2 患者中，辅助纵隔放疗可带来较低的死亡风险（HR=0.79，$P=0.05$；HR=0.60，$P=0.000\ 1$）。而 pN0 患者无法从术后辅助纵隔放疗中获益。2020 年 ESTRO 专家共识也指出，对于 SCLC 术后，存在淋巴结受累的患者应行术后辅助放疗及预防性头颅照射，对于高龄或无淋巴结受累的患者，不推荐术后辅助放疗及预防性头颅照射。

第四节 进展期药物治疗

一、进展期小细胞肺癌治疗的历史沿革

自 20 世纪七八十年代 EP 方案作为小细胞一线治疗方案以来，SCLC 的一线化疗一直没有较大的进展。临床学者不断通过尝试，如替换传统 EP 方案中的 VP-16 或铂类，或在 EP 的基础之上联合紫杉醇，或提高剂量强度、改变给药方法，或尝试联合靶向治疗，依然无法取得显著进展。EP 和 CAV 方案交替给药的研究显示，无论是 ORR、PFS、OS，都没有获得提高。而 EP 和拓扑替康的交替和序贯给药模式，也不能给患者带来生存的改善。CLGBT-9732 研究显示，在 EP 的基础上加紫杉醇，PFS 和 OS 没有提高，治疗相关死亡率显著增加（6.5% vs 2.4%）。ECOG-7593 研究显示，在 4 个周期 EP 方案基础上，继续使用 4 个周期拓扑替康，PFS 延长 1 个月（3.6 个月 vs 2.3 个月），但 OS 没有改善（8.9 个月 vs 9.3 个月，$P=0.43$），生活质量也没有提高。迄今为止，EP 方案依然是 SCLC 一线治疗的标准。

二、治疗原则

局限期 SCLC 主要治疗方法包括系统治疗和放射治疗。EP 方案是最常用的初始方案，其中顺铂常作为首选，但荟萃分析显示顺铂和卡铂方案在 ORR 率、PFS 或 OS 方面没有差异。化疗联合放疗可改善局限期 SCLC 患者的生存率和局部控制，尤其是在早期阶段；CONVER 研究显示，在化疗基础上，联合每日 2 次放疗（45Gy/30 次）较每日 1 次（66Gy/33 次）可提高患者的 2 年生存率（56% vs 51%），但差异无统计学意义。目前各个指南尚不推荐免疫治疗在局限期 SCLC 中的使用。

广泛期 SCLC 以全身化疗为主，EP 或 EC 是一线治疗的标准方案。此外，伊立替康联合铂类方案也是一线治疗的可选择方案。由于顺铂有剂量限制性肾毒性、耳毒性、神经毒性和消化道毒性，以及治疗诱导性耐药等缺点，对于不适用顺铂的患者，也可以选择 VP-16 联合洛铂方案。近年来，免疫检查点抑制剂的发展为广泛期 SCLC 的治疗带来巨大进步。目前我国有 3 款 PD-L1 抑制剂和 1 款 PD-1 抑制剂获批用于广泛期 SCLC 的一线治疗。对于无局部症状且无脑转移的广泛期 SCLC 患者，根据 PS 评分进行治疗：PS 评分 0 ～ 2 分和肿瘤所致 PS 评分较差，一线可给予化疗 + 免疫治疗；若非肿瘤所致的 PS 评分差，推荐最佳支持治疗，若患者存在局部症状，给予放疗和全身化疗。伴有脑转移的患者，若无症状，先接受全身治疗，后给予全脑放疗；存在症状的脑转移患者，优先考虑全脑放疗，症状稳定后行全身治疗。

SCLC 患者接受一线治疗获得疾病控制，持续 6 个月以上出现疾病复发或进展，尤其是一线化疗疗效评估为 CR 或 PR 的患者，将一线治疗方案重新引入得到各个指南及专家共识的一致推荐。而对于接受一线治疗无效或有效但在 6 个月内出现复发的，应予以二线换药治疗。

三、常用辅助治疗的方案及评价

（一）化疗

NCCN 指南及 CSCO 指南均推荐同步或序贯放化疗用于局限期 SCLC 的治疗，化疗周期建议为 4 ～ 6 个周期。依托泊苷或伊立替康联合铂类作为广泛期 SCLC 的一线治疗方案，具体剂量取决于患者的个体状况，并根据化疗所致的不良反应进行调整。

1. 一线治疗

（1）EP+ 同步 / 序贯放疗：顺铂 $60mg/m^2$，静脉滴注，第 1 日；依托泊苷 $120mg/m^2$，静脉滴注，第 1 ～ 3 日，21 日为 1 个周期，4 ～ 6 个周期。

一项 EP 方案联合不同剂量的放疗用于局限期 SCLC 的研究，共纳入 417 名局限期 SCLC 患者，予以 4 个周期的 EP 方案，同步予以 45Gy 的胸部放疗，每日 2 次（A 组）或每日 1 次（B 组）。结果显示，A 组患者中位 OS 为 23 个月，B 组 18 个月，两组患者 2 年生存率分别为 47% 和 23%，5 年生存率分别为 26% 和 16%。A 组患者的预后相较 B 组更优，但放疗频率的增加也使 A 组患者 3 级以上食管炎的发生率明显增加（27% vs 11%）。

（2）EP+ 同步放疗：顺铂 $80mg/m^2$，静脉滴注，第 1 日；依托泊苷 $100mg/m^2$，静脉滴注，第 1 ～ 3 日，21 日为 1 个周期，4 ～ 6 个周期。

WJTOG 9902 研究是一项 II 期临床研究，探讨局限期 SCLC 患者接受 EP 联合同步每日 2 次胸部放疗（45Gy）之后继续以 IP 方案巩固 3 周期治疗的疗效和安全性。该研究共纳入 49 名患者，结果显示，ORR 为 88%，mPFS 为 11.8 个月，mOS 为 23 个月，2 年和 3 年生存率分别为 49% 和 29.7%。3 ～ 4 度不良反应为中性粒细胞减少（84%），以及中性粒细胞缺失所致的发热（31%）、感染（33%）、电解质紊乱（20%）和腹泻（14%）。

（3）EC+ 同步 / 序贯放疗：卡铂 AUC=5 ～ 6，静脉滴注，第 1 日；依托泊苷 $100mg/m^2$，静脉滴注，第 1 ～ 3 日，21 日为 1 个周期，4 ～ 6 个周期。

HeCOG 研究是一项 II 期随机研究，主要探索早期和延迟超分割胸部放疗联合同步化疗治疗局限期 SCLC 的疗效。该研究共入组 81 例患者，所有患者均接受 6 个周期 EC 方案化疗，其中 42 例患者同步第 1 周期开始的胸部放疗（A 组），39 例患者于第 4 周期开始放疗（B 组）。结果显示，A 组和 B 组的 ORR 分别为 76% 和 92.5%（P=0.07）。中位随访 35 个月后，2 组 mTTP（9.5 个月 vs 10.5 个月）、mOS（17.5 个月 vs 17 个月）、2 年生存率（36% vs 29%）、3 年生存率（22% vs 13%）均无显著差异。A 组远处复发率显著低于 B 组（38% vs 61%，P=0.046）。

（4）EP：顺铂 $80mg/m^2$，静脉滴注，第 1 日；依托泊苷 $80mg/m^2$，静脉滴注，第 1 ～ 3 日，21 日为 1 个周期，4 ～ 6 个周期。

CALGB9732 研究探索了 EP± 紫杉醇和粒细胞集落刺激因子治疗广泛期 SCLC 的疗效。该研究共纳入 587 例患者，两组患者分别接受 EP 方案和 EP+ 紫杉醇 +G-CSF。结果显示，两组 ORR 分别为 68% 和 75%，mPFS 分别为 5.9 个月和 6.0 个月（P=0.179），mOS 分别为 9.9 个月和 10.6 个月（P=0.169）。EP 组因毒性而导致患者死亡的发生率较联合紫杉醇组更低（2.4% vs 6.5%）。

（5）EP：顺铂 $75mg/m^2$，静脉滴注，第 1 日；

依托泊苷 100mg/m²，静脉滴注，第 1～3 日，21 日为 1 个周期，4～6 个周期。

一项贝伐珠单抗联合化疗治疗广泛期 SCLC 的随机 Ⅱ 期研究纳入 102 名患者接受顺铂或卡铂联合依托泊苷治疗，并随机接受贝伐珠单抗（$n=52$）或安慰剂（$n=50$）治疗，首要研究终点 PFS。贝伐珠单抗组 PFS 更长（5.5 个月 vs 4.4 个月，HR=0.53）；mOS 分别为 9.4 个月、10.9 个月（HR=1.16）；ORR 分别为 58%、48%；中位 DoR 分别为 4.7 个月、3.2 个月。3 级以上不良事件发生率为 75%、60%。

（6）IP：顺铂 60mg/m²，静脉滴注，第 1 日；伊立替康 60mg/m²，静脉滴注，第 1、8、15 日，28 日为 1 个周期，4～6 个周期。

JCOG9511 研究是一项 Ⅲ 期临床研究，共纳入 154 例广泛期 SCLC 患者，对比 IP 和 EP 方案的疗效和安全性。该研究显示，IP 组患者的中位 OS 较 EP 组有显著获益（12.8 个月 vs 9.4 个月，$P=0.002$）；两组患者的 2 年 OS 率分别是 19.5% 和 5.2%。在不良反应方面，EP 组发生严重骨髓抑制的比例高于 IP 组，而 IP 组严重腹泻的发生率高于 EP 组。基于此项研究，NCCN 指南推荐 IP 方案作为广泛期 SCLC 的一线治疗方案。

（7）IP：顺铂 30mg/m²，静脉滴注，第 1、8 日；伊立替康 65mg/m²，静脉滴注，第 1、8 日，21 日为 1 个周期，4～6 个周期。

EP 对比 IP 治疗广泛期 SCLC 的 Ⅲ 期研究，患者随机接受 IP（$n=221$）或 EP（$n=110$）治疗。结果显示，IP 组与 EP 组 ORR 分别为 48.0%、43.6%，mOS 分别为 9.3 个月、10.2 个月（$P=0.74$）。接受 IP 的患者出现 3/4 级贫血（4.8% vs 11.5%）、血小板减少（4.3% vs 19.2%）、白细胞减少（36.2% vs 86.5%）和发热性中性粒细胞减少（3.7% vs 10.4%；$P=0.06$）的患者较少，但发生 3/4 级腹泻（21.3% vs 11.5%）和呕吐（12.5% vs 3.8%；$P=0.04$）的患者较多。该研究显示，该给药模式的 IP 方案与 EP 方案相比，不能延长广泛期 SCLC 患者的中位生存时间。这可能是药物使用、个体差异等多种因素的影响。

（8）IC：卡铂 AUC=5，静脉滴注，第 1 日；伊立替康 50mg/m²，静脉滴注，第 1、8、15 日，28 日为 1 个周期，4～6 个周期。

伊立替康＋卡铂对比依托泊苷＋卡铂治疗广泛期 SCLC 的随机 Ⅲ 期研究共有 8 个中心 216 例患者入组，随机接受卡铂 AUC=5+ 伊立替康 50mg/m² 第 1、8、15 日或卡铂 AUC=5+ 依托泊苷 140mg/m² 第 1～3 日治疗。IC 与 EC 组的 mOS 分别为 10 个月、9 个月（$P=0.06$），mPFS 均为 6 个月（$P=0.07$），ORR 分别为 62%、63%。在不良反应方面，IC 组的腹泻发生率较高，而 EC 组的血液学毒性更加显著。这一研究结果也奠定了 IC 方案用于广泛期 SCLC 的一线治疗地位。

2. 二线治疗

（1）拓扑替康口服：2.3mg/m²，每日 1 次，第 1～5 日，21 日为 1 个周期。

拓扑替康二线治疗 SCLC 的 Ⅲ 期研究显示，309 名一线治疗结束后 ≥ 90 日复发的 SCLC 患者接受拓扑替康 2.3mg/m²，第 1～5 日口服（$n=153$）或 1.5mg/m² 第 1～5 日静脉滴注（$n=151$），21 日为 1 个周期。首要研究终点是 ORR。两者疗效类似，ORR 分别为 18.3%、21.9%，mOS 分别为 33.0 周、35.0 周，1 年生存率分别为 32.6%、29.2%，2 年生存率分别为 12.4%、7.1%。主要 3～4 级不良反应为骨髓抑制，口服给药较静脉给药血小板减少的发生率有所增加（29% vs 18%），而中性粒细胞减少（47% vs 64%）及贫血（23% vs 31%）的发生率相对降低。

（2）拓扑替康静脉滴注：1.25mg/m²，第 1～5 日，21 日为 1 个周期。

拓扑替康治疗复发性 SCLC 的研究纳入 211 名一线化疗后 ≥ 60 日复发的患者，分别予以拓扑替康（$n=107$）或 CAV（环磷酰胺＋多柔比星＋长春新碱）方案（$n=104$）治疗，ORR 分别为 24.3%、18.3%（$P=0.285$），TTP 分别为 13.3 周、12.3 周（$P=0.552$），OS 分别为 25.0 周、24.7 周（$P=0.795$）。主要 3～4 级不良反应为骨髓抑制，两组在粒细胞减少、血小板减少及贫血的发生率分别为 37.8%、51.4%，9.8%、1.4%，17.7%、7.2%。

（3）伊立替康：100mg/m²，静脉滴注，每周 1 次。

伊立替康治疗难治复发 SCLC 的 Ⅱ 期研究显示，16 名难治复发的 SCLC 患者接受治疗，中位脱离化疗时间为 7.3 个月。可评估的 15 名患者中，ORR 为 47%，中位 DoR 为 58 日。主要毒副作用为骨髓抑制（白细胞减少较为明显）、腹泻及肺毒性。

(4) 紫杉醇：175mg/m²，静脉滴注，第1日，21日为1个周期。

紫杉醇治疗经治SCLC，24名一线治疗后3个月内复发的SCLC患者接受紫杉醇175mg/m²，每3周1次，再治疗，21例评估疗效和毒性。7例PR（29%），5例SD。中位生存为100日。毒性致死4例，非血液学毒性可控。

(5) 多西他赛：100mg/m²，静脉滴注，第1日，21例为1个周期。

多西他赛治疗经治SCLC的Ⅱ期研究纳入34名患者，接受多西他赛单药治疗。结果显示，有7例患者PR（25%），DoR为3.5～12.6个月。主要不良反应为中性粒细胞减少，脱发和无力。

(6) 替莫唑胺：75mg/m²，口服，每日1次，第1～21日，28日为1个周期。

替莫唑胺治疗敏感复发或难治性SCLC的Ⅱ期研究纳入64例患者（包括48例敏感复发，16例难治）接受替莫唑胺75mg/（m²·d）×21日28天为1个周期，首要研究终点是ORR。亚组分析显示，敏感复发组和难治组的ORR分别为23%（1例CR，10例PR）和13%（2例PR）；二线和三线治疗患者的ORR分别为22%和19%；基线伴有脑转移的患者ORR 38%。3级以上血液学毒性为血小板减少和粒细胞减少。

(7) 替莫唑胺：200mg/m²，口服，每日1次，第1～5日，28日为1个周期。

替莫唑胺5日方案治疗复发SCLC的研究显示，25例患者接受替莫唑胺200mg/m²×5日28天为1个周期治疗，ORR为12%。主要3～4级不良事件发生率为20%。

(8) 替莫唑胺联合奥拉帕利

替莫唑胺75mg/m²，口服，每日1次，第1～7日；奥拉帕利200mg，口服，每日2次，第1～7日，21日为1个周期。

Farago开展了一项Ⅰ/Ⅱ期的临床研究显示，替莫唑胺联合奥拉帕利治疗小细胞肺癌的疗效显著，该研究入组50例受试者，其中ORR为41.7%，DCR为79.2%，mPFS为4.2个月，mOS为8.5个月，铂类敏感患者的疗效相较铂类耐药患者更优（ORR47.1% vs 28.6%，中位PFS4.5个月 vs 2.9个月，中位OS9.4个月 vs 7.4个月），但均无显著性差异。

(9) 长春瑞滨：25～30mg/m²，静脉滴注，第1日，每周1次。

长春瑞滨治疗经治SCLC的Ⅱ期研究纳入26例距离一线治疗至少3个月的复发SCLC患者接受长春瑞滨30mg/m²每周1次治疗。结果显示，ORR为16%，DCR为42%，80%的患者出现不同程度的白细胞计数减少。

(10) 依托泊苷（未经过VP-16治疗者）：50mg/m²，口服，每日1次，连续口服。

口服VP-16治疗难治性SCLC的Ⅱ期研究纳入26例经治的难治性SCLC患者接受口服依托泊苷50mg/（m²·d）治疗，25例没有经过顺铂+依托泊苷治疗，14例接受过CAV化疗。总体ORR为23%，主要不良反应为剂量限制性粒细胞减少。

(11) 吉西他滨：1000mg/m²，静脉滴注，第1、8、15日，28日为1个周期。

ECOG 1597，吉西他滨治疗难治复发性SCLC的Ⅱ期研究纳入46例患者（20例难治，26例敏感）接受吉西他滨1000mg/m²，第1、8、15日，28天为1个周期。可评估患者42例，ORR为11.9%，其中难治组1例，敏感组4例，mOS为7.1个月。主要3～4级不良反应为中性粒细胞降低（27%）、血小板降低（27%）、肺毒性（9%）和神经系统毒性（14%）。

(12) 芦比替丁：3.2mg/m²，静脉滴注，21日为1个周期。

芦比替丁是海鞘素的衍生物，作为RNA聚合酶Ⅱ的抑制剂，芦比替丁诱导DNA双链断裂和调节肿瘤微环境，在铂类耐药细胞和SCLC移植瘤模型中观察到很好的抗肿瘤活性。2020年6月芦比替丁凭借一项多中心Ⅱ期篮子研究的结果获得美国FDA加速批准用于治疗铂类药物化疗后疾病进展的转移性SCLC。该研究一共纳入105例SCLC，芦比替丁的ORR为35.2%，PFS为3.5个月，OS为9.3个月，进一步的分析纳入20例无化疗间歇（CTFI）≥180日的患者，芦比替丁单药治疗的ORR为60%，OS达16.2个月，对于适合铂类再治疗的SCLC患者，芦比替丁略优于既往铂类再治疗的疗效，毒性相当，提示芦比替丁是敏感复发 SCLC 铂类再治疗的一种替代选择。我国的桥接研究也显示，对于 22 例一线含铂化疗失败的 SCLC，ORR 为 45.5%，PFS 为 5.6 个月，OS 达 11.0 个月。基于这些研究结果，2023 版 CSCO 的 SCLC 指南将芦比替丁作为复发 SCLC（≤ 6 个月和 > 6 个月）的治疗选择，为 Ⅲ 级 2A 类推荐。

（二）免疫检查点抑制剂

1. **阿替利珠单抗联合 EC** 阿替利珠单抗 1200mg，静脉滴注，第 1 日；卡铂 AUC=5，静脉滴注，第 1 日；依托泊苷 100mg/m²，静脉滴注，第 1 ～ 3 日，21 日为 1 个周期，共 4 个周期，阿替利珠单抗 1200mg 维持治疗，每 3 周一次，直至疾病进展或毒性不可耐受。

IMpower133 研究是一项评估阿替利珠单抗 + 依托泊苷 / 卡铂对比安慰剂 + 依托泊苷 / 卡铂一线治疗 ES-SCLC 疗效和安全性的 Ⅲ 期研究，也是首个较一线标准化疗方案显著改善 OS 的研究。这项研究共纳入 403 例初治 ES-SCLC 患者，并按照 1 ：1 的比例分为单纯化疗组和化疗联合 ICI 组（阿替利珠单抗，1200mg，每 3 周一次）。研究表明，阿替利珠单抗 + 依托泊苷 / 卡铂较标准化疗可延长 2 个月的 mOS（12.3 个月 vs 10.3 个月，HR=0.70，P=0.007），mPFS 也延长了 0.9 个月（5.2 个月 vs 4.3 个月，HR=0.77，P=0.02），患者死亡风险和疾病进展风险分别下降 30% 和 23%。免疫联合组的 12 个月 OS 率和 18 个月 OS 率也显著提高（51.9% vs 30.9%，34.0% vs 21.0%），两组患者 3/4 级 AE 的发生率相似。

2. **度伐利尤单抗联合 EP 或 EC** 度伐利尤单抗 1500mg，静脉滴注，第 1 日；顺铂 75 ～ 80mg/m² 或卡铂 AUC=5 ～ 6，静脉滴注，第 1 日；依托泊苷 80 ～ 100mg/m²，静脉滴注，第 1 ～ 3 日，21 日为 1 个周期，共 4 个周期，后度伐利尤单抗 1500mg 维持治疗，每 4 周一次，直至疾病进展或毒性不可耐受

CASPIAN 研究评估了联合 EP 方案和单纯 EP 化疗一线治疗广泛期 SCLC 的疗效及安全性。该研究是一项随机、多中心的 Ⅲ 期临床研究，共纳入 805 例患者。经过 2 年以上的中位随访后，度伐利尤单抗给 ES-SCLC 患者带来了持续且具有临床意义的总生存期（OS）改善。结果显示，联合组的 mOS 显著优于单纯化疗组（13.0 个月 vs

10.3 个月，HR=0.73，P=0.004 7），死亡风险下降 27%。进一步分析表明，联合组 12 个月、18 个月和 24 个月的 PFS 率分别为 17.9%、13.9% 和 11.0%，单纯化疗组 12 个月、18 个月和 24 个月的 PFS 率分别为 5.3%、3.4% 和 2.9%。同时该研究还发现度伐利尤单抗 +EP 可以给患者带来长期获益，联合治疗组患者 2 年 OS 率达 22.2%，尤其是那些 PFS 时间超过 12 个月的患者，2 年 OS 率高达 77%。该研究的中国队列也取得了相似的结果，中位 OS 长达 14.4 个月。度伐利尤单抗成为首个证实在中国 SCLC 人群中有获益的 PD-L1 抑制剂。

3. **阿得贝利单抗联合 EC** 阿得贝利单抗 20mg/kg，静脉输注，第 1 日；卡铂 AUC=5，静脉滴注，第 1 日；依托泊苷 100mg/m²，静脉滴注，第 1 ～ 3 日，21 日为 1 个周期，4 ～ 6 个周期，后阿得贝利单抗 20mg/kg 维持治疗，3 周 1 次，直至疾病进展或毒性不可耐受。

CAPSTONE-1 研究是首个针对中国 ES-SCLC 患者免疫一线治疗的 Ⅲ 期研究。旨在探索阿得贝利单抗联合化疗在中国人群中的疗效和安全性。该研究显示，阿得贝利单抗联合化疗相较化疗组可以显著的延长 PFS（5.8 个月 vs 5.6 个月，HR=0.67，P < 0.000 1）和 OS（15.3 个月 vs 12.8 个月，HR=0.72，P=0.001 7）。研究组 1 年的 PFS 率是对照组的 3 倍多，证实广泛期小细胞肺癌中免疫联合化疗 PFS 的获益可以转化为 OS 的获益。同时，CAPSTONE-1 研究中，阿得贝利单抗组 PFS 曲线在 2 年后表现得非常平稳。该研究还显示，阿得贝利单抗联合化疗组和安慰剂联合化疗组分别有 61.3% 和 73.7% 的患者接受后续抗肿瘤治疗，与 IMpower133 和 CASPIAN 研究相比接受后续抗肿瘤治疗的比例更高，可能是 CAPSTONE-1 研究阿得贝利单抗联合化疗组和安慰剂联合化疗组的 OS 较其他研究更长的原因。

4. **斯鲁利单抗联合 EC** 斯鲁利单抗 4.5mg/kg，静脉滴注，第 1 日；卡铂 AUC=5，静脉滴注，第 1 日；依托泊苷 100mg/m²，静脉滴注，第 1 ～ 3 日，21 日为 1 个周期，共 4 周期，斯鲁利单抗 4.5mg/kg 维持治疗，3 周一次，直至疾病进展或毒性不可耐受。

ASTRUM-005 研究是一项随机、双盲、安慰

剂对照的Ⅲ期临床研究，入组了6个国家的114家中心的585例未接受过系统治疗的ES-SCLC患者（68.4%为中国患者）。结果显示，与安慰剂相比，斯鲁利单抗组mOS提高（15.4个月 vs 10.9个月，HR=0.63，$P < 0.001$），死亡风险降低了37%。两组的mFPS分别为5.7个月和4.3个月（HR=0.48，95% CI 0.38～0.59），24个月OS率分别为43.1%和7.9%。斯鲁利单抗成为全球首个一线治疗ES-SCLC取得阳性结果的PD-1抑制剂，也是以中国人群为基础的临床试验，成功为广泛期SCLC治疗提供了更多中国数据。

5. 特瑞普利单抗联合EP或EC　特瑞普利单抗240mg，静脉滴注，第1日；顺铂75mg/m²或卡铂AUC=5，静脉滴注，第1日；依托泊苷100mg/m²，静脉滴注，第1～3日，21日为1个周期，4～6个周期，后特瑞普利单抗240mg维持治疗，3周1次，直至疾病进展或毒性不可耐受。

EXTENTORCH研究是一项随机、双盲、安慰剂对照、多中心、Ⅲ期临床研究，共纳入442例既往未接受过全身系统治疗的ES-SCLC患者。结果显示，与单纯化疗组相比，特瑞普利单抗联合化疗组的PFS显著改善（5.8个月 vs 5.6个月，HR=0.667，P=0.000 2）和OS（14.6个月 vs 13.3个月，HR=0.798，P=0.032 7），1年PFS率分别为18.1%、4.9%，OS率分别为63.1%、54.9%。安全性数据显示，特瑞普利单抗联合化疗组、单纯化疗组导致停药及死亡的不良事件发生率均相似（3.2% vs 3.2%；5.4% vs 3.2%），特瑞普利单抗联合化疗的安全性可控可管理。

6. 贝莫苏拜单抗联合安罗替尼+EC　贝莫苏拜单抗1200mg，静脉滴注，第1日；安罗替尼每次12mg，口服，1次/日，第1～14日，卡铂AUC=5，静脉滴注，第1日；依托泊苷100mg/m²，静脉滴注，第1～3日，21日为1个周期，4个周期，然后贝莫苏拜单抗联合安罗替尼维持治疗，3周1次，直至疾病进展或毒性不可耐受。

ETER701研究纳入738例未经治疗的ES-SCLC患者，探讨了一线免疫治疗联合抗血管生成及化疗在SCLC中的疗效和安全性。结果显示，联合治疗组较单纯化疗组可显著改善患者的OS（19.32个月 vs 11.89个月，HR=0.61，P=0.000 2）及PFS（6.93个月 vs 4.21个月，HR=0.32，$P <$

0.000 1）。而此前PD-1/PD-L1联合化疗一线治疗的OS为12～15个月。联合治疗组的ORR和缓解持续时间（DoR）显著高于对照组（81.3% vs 66.8%，5.8个月 vs 3.1个月）。两组3级及以上不良反应发生率分别为94.3%和89.0%，无显著差异。这一研究显示在免疫联合化疗的基础上，加入抗血管生成治疗可能可以起到协同增效作用，且安全可控。

7. 替雷利珠单抗联合EP或EC　替雷利珠单抗200mg，静脉滴注，第1日；顺铂75mg/m²或卡铂AUC=5，静脉滴注，第1日；依托泊苷100mg/m²，静脉滴注，第1～3日，21日为1个周期，4～6个周期，然后替雷利珠单抗200mg维持治疗，3周1次，直至疾病进展或毒性不可耐受。

RATIONALE-312研究纳入457名未经治疗的ES-SCLC患者，分为替雷利珠单抗组（n=227）和安慰剂组（n=230）。中位随访14.2个月，结果显示，替雷利珠单抗联合化疗组较单纯化疗组可显著改善患者的PFS（4.8个月 vs 4.3个月，HR=0.63，$P < 0.000 1$）、OS（15.5个月 vs 13.5个月，HR=0.75，P=0.003 5），ORR（68.3% vs 61.7%）及DoR（4.3个月和3.7个月）也有不同程度的改善。两组3级及以上治疗相关不良事件发生率分别为85.5%和86.0%，整体耐受性良好。

（三）抗血管生成治疗

SCLC对放疗和化疗较为敏感，但由于其恶性程度高，肿瘤增殖快，极易产生耐药。因此抗血管生成治疗的研究受到关注，但抗血管生成药物的研究和临床应用还存在一些瓶颈，值得继续探讨。

1. 贝伐珠单抗+EP/EC　贝伐珠单抗15mg/kg，静脉滴注，第1日；顺铂60mg/m²，静脉滴注，第1日；依托泊苷120mg/m²，静脉滴注，第1～3日，21日为1个周期。

贝伐珠单抗是一种重组人源化抗VEGF单克隆抗体，通过阻断VEGF/VEGFR信号通路，重塑肿瘤微环境发挥作用。E3501研究纳入63例广泛期SCLC患者，治疗方案为顺铂+依托泊苷联合贝伐珠单抗（15mg/kg），并以其维持直至疾病进展或死亡。该研究表明，这种联合模式ORR为63.5%，mPFS为4.7个月，mOS为10.9个月，

6 个月 PFS 率为 60.2%，为初治广泛期 SCLC 患者带来了希望。但随后的 SALUTE 研究及 GOIRCAIFA FARM6PMFJM 研究显示，在 EP/EC 基础上联合贝伐珠单抗，可显著延长患者的疾病进展时间，但无法改善患者的 OS。

2. 安罗替尼　每次 12mg，口服，1 次 / 日，第 1～14 日，21 日为 1 个周期。

安罗替尼是一种具有抑制血管生成功能的小分子 TKI，并同时具有抑制肿瘤生长的功能。ALTER1202 研究是一项随机的、多中心 Ⅱ 期研究，旨在评估安罗替尼用于小细胞肺癌患者的三线及以上治疗的疗效和安全性。研究纳入经病理证实为 SCLC 且至少接受二线化疗失败的患者。该研究表明，较安慰剂组相比接受安罗替尼治疗的患者 mPFS 延长 3.4 个月（4.1 个月 vs 0.7 个月，HR=0.19，$P < 0.000\ 1$），mOS 延长 2.4 个月（7.3 个月 vs 4.9 个月，HR=0.53，P=0.002 9）。两组的 DCR 率分别为 71.6% 和 13.2%（$P < 0.000\ 1$），1 年 OS 率分别为 30.6% 和 13.1%。在 ECOG PS 评分、疾病分期、复发类型、既往治疗线数、脑转移等大多数亚组中，安罗替尼均带来 PFS 和 OS 的获益。

3. 阿帕替尼　每次 500mg，口服，1 次 / 日，连续口服。

阿帕替尼可选择性地作用于 VEGFR2，抑制肿瘤内新生血管生成。NCT0294-5852 研究纳入 40 例二至三线治疗失败的广泛期 SCLC 患者，予以阿帕替尼 500mg qd 治疗。结果显示，ORR 为 17.5%，mPFS 为 3.0 个月，mOS 为 5.8 个月。NCT02875457 研究纳入 24 例广泛期 SCLC 患者，在化疗间歇期口服阿帕替尼，化疗 4～6 个周期后阿帕替尼单药维持治疗。结果显示，联合组和单纯化疗组 mPFS 分别为 7.8 个月和 4.9 个月（HR=0.18，P=0.002），mOS 分别为 12.1 个月和 8.2 个月（HR=0.38，P=0.023）。这提示阿帕替尼联合及维持治疗在广泛期 SCLC 中有一定效果，但纳入病例数较少，尚需要进一步验证。

第五节　临床问题导向的药物治疗

一、局限期 SCLC 和广泛期 SCLC 局部放疗的介入时机

虽然 SCLC 对化疗相当敏感，但 75%～90% 局限期 SCLC 患者化疗后出现局部复发。两项荟萃分析显示，化疗联合胸部放疗较单纯化疗可将 SCLC 的 3 年 OS 率提高 5.4%，并降低 25%～30% 的局部复发率。这也确立了放疗在局限期 SCLC 治疗中的地位。但对于局限期 SCLC 胸部放疗和化疗配合的具体实施过程中仍有诸多细节值得重视。局限期 SCLC 术后分期为 T1-2N0M0 者，CSCO 指南推荐手术 + 辅助化疗，可不进行放疗。而术后 N+ 的局限期 SCLC 患者，推荐加用辅助胸部放疗，其中术后 N1 患者可采用辅助化疗 ± 纵隔淋巴结放疗；对于术后 N2 患者，可采用辅助化疗 + 纵隔淋巴结放疗。对于不适宜手术或不愿意手术者，治疗失败模式主要为远处转移。为了改善这部分患者的疗效，推荐予以 SBRT 治疗后再序贯化疗或同步 / 序贯放化疗。超过 T1-2N0M0 的局限期 SCLC 患者，若 PS 为 0～2 分，推荐化疗 + 同步 / 序贯放疗；若 PS 为 3～4 分，推荐化疗 ± 放疗。对于原发灶治疗后达 CR/PR 患者，推荐脑预防放疗（PCI）。目前的研究结果显示，同步放化疗的疗效较序贯放化疗更佳，建议胸部放疗应早期介入，最好与化疗同时进行，最迟不晚于第 2 周期化疗。对于肿瘤巨大，特别是合并肺不张等情况下，也可以给予 2 个疗程的诱导化疗后再行胸部放疗。

广泛期 SCLC 患者对一线化疗敏感者，疗效判定为 CR 或 PR，且一般状态良好，加用胸部放疗可有所获益，尤其对于胸部有残余病灶和远处转移病灶体积较小者。胸部原发灶剂量推荐 30Gy/10 次，并结合 PCI 技术，可使 SCLC 患者胸部复发的风险降低 50%，并显著改善了患者的 2 年 OS 率（13% vs 3%，P=0.004）。

二、SCLC 患者是否需要接受预防性全脑照射

SCLC 生物学行为倾向于早期发生远处转移，而脑是 SCLC 患者常见的远处转移部位，约 20%

的患者在初次诊断时即有脑转移。由于血脑屏障的存在，常规化疗药物难以有效进入脑组织，此处也就成为潜在的脑部微小转移病灶的"庇护所"。因此，预防性脑照射（prophylactic brain irradiation，PCI）并非真正是起到"预防"脑转移发生的作用，其原理是消灭脑内可能已经存在但尚不能被发现的微小转移病灶。对于接受放化疗达 PR/CR 的局限期 SCLC 患者，推荐予以 PCI；疗效评估为 SD、接受手术 + 术后辅助化疗的 T1-2N0M0 患者，应根据患者的具体情况酌情考虑；疗效评估为 PD 者，慎重考虑 PCI；高龄患者、体力评分较差者（PS 为 3 ～ 4 分）以及神经认知功能受损者不推荐接受 PCI。由于Ⅰ～Ⅱ期 SCLC 发生脑转移的比例极低，这部分患者能否从 PCI 获益尚不清楚。有研究显示，对于术后分期为Ⅰ期的患者，PCI 并不能提高 SCLC 患者的总生存率，也不能降低脑转移发生率。而术后分期为Ⅱ、Ⅲ期的患者，PCI 可显著提高总生存率。

广泛期 SCLC 系统化疗和胸部放疗后，达 CR/PR 的患者，PCI 生存获益仍有争议，应慎重决定。根据 EORTC 的研究结果，PCI 治疗有助于改善患者的预后，同时也有助于减少后期的脑部转移风险。日本的一项随机试验表明，在基线无颅内转移的患者中，进行 PCI 治疗，可显著降低脑转移的发生（48% vs 69%，$P < 0.0001$），但对患者的 OS 依然无法明显改善。对于未行 PCI 的 SCLC 患者，建议脑 MRI 检查频率：第一年每 3 个月一次；第二年每 6 个月一次。因为 SCLC 的颅内病变进展很快，若未行 PCI 的患者不进行监测，一旦颅内发生有症状脑转移，可能会错失挽救性的机会。

三、SCLC 脑转移患者的治疗选择

SCLC 患者首次就诊时脑转移的发生率为 20%，诊疗过程中为 40% ～ 50%，生存 2 年以上的患者脑转移达 60% ～ 80%。脑转移最常见的发生部位为大脑半球，其次为小脑和脑干。其临床表现主要包括共性的颅压升高、特异性的局灶性症状和体征。对于初治无症状的 SCLC 脑转移患者，可先行全身化疗后再行全脑放疗（whole brain radiotherapy，WBRT）；对于有症状的 SCLC 脑转移患者，应积极行 WBRT。预期生存时间 > 4 个

月的患者，可采用序贯立体定向放疗（stereotactic radiotherapy，SRT）或同步加量的调强放疗对脑转移灶进行更高剂量的治疗。对于既往接受过 PCI 等 WBRT 的复发患者，再次进行 WBRT 时要谨慎评估，或建议对复发病灶进行 SRT 治疗。

四、局限期 SCLC 接受免疫治疗能否获益

同步放化疗（cCT-RT）是局限期 SCLC 患者的标准治疗。在 NSCLC 中，PACIFIC 研究已报道与安慰剂组比较，cCT-RT 后采用度伐利尤单抗巩固治疗 1 年能改善 PFS 和 OS，4 年 OS 分别为 49.6%、36.3%。基于此研究，cCT-RT 联合 ICI 目前在局限期 SCLC 患者中的探索也在进行之中。近期一项Ⅰ/Ⅱ期临床研究纳入 40 例局限期 SCLC 患者接受 cCT-RT 联合帕博利珠单抗已报告良好的耐受性和疗效结果（RR：79%，mPFS：19.7 个月，OS：39.5 个月）。STIMULI 研究是一项评估完成同步放化疗和 PCI 治疗后接受纳武利尤单抗联合伊匹木单抗对比安慰剂的Ⅱ期临床研究，153 例患者被纳入并接受 ICI 治疗，与安慰剂组相比，ICI 治疗未改善患者的 PFS 和 OS。由于这项研究开展较早，研究选择了毒性较大的方案（nivolumab 1+ipilimumab 3），AE 和因 AE 导致治疗终止的患者较观察组明显增加，55% 的患者因毒性中断治疗，这可能是影响免疫治疗发挥疗效的因素之一。ADRIATIC 研究是同步放化疗后 durvalumab 联合安慰剂或者 durvalumab 联合 tremelimumab 与安慰剂巩固治疗局限期 SCLC 的国际多中心的Ⅲ期研究，目前这项研究正在招募入组中。另外，新型免疫药物 TIGIT 抑制剂联合 atezolizumab 巩固治疗局限期 SCLC 的Ⅱ期研究也即将启航。

五、免疫治疗联合抗血管治疗在 SCLC 治疗中地位

虽然免疫治疗使 ES-SCLC 的生存获得显著改善，而且获益也从 2 个月左右提升到 4.5 个月，但是免疫治疗带给 ES-SCLC 的获益仍然有待提升，如何进一步提高治疗疗效，优化 SCLC 的治疗策略，一直是重要的探索方向。CASPIAN 研究探索了 PD-L1 抑制剂 + 化疗 +CTLA-4 抑制剂的治疗策略，但疗效未超过标准化疗，反而增加了毒

性；SKYSCRAPER-02 研究在阿替利珠单抗联合化疗基础上增加 TIGIT 抑制剂也没有超越阿替利珠单抗联合化疗。在 NSCLC 治疗领域，Impower150 研究显示，免疫联合抗血管及化疗，较化疗联合抗血管显著改善 PFS 及 OS。这也给研究人员提供了一些思路，在 SCLC 治疗领域，免疫联合抗血管治疗这种诊疗策略能否给研究人员带来惊喜。ETER701 研究是目前广泛期 SCLC 一线治疗研究中生存期最长，同时也是第一个证实抗血管生成药物在广泛期 SCLC 一线治疗中具有确切作用的临床探索。这无疑有望极大限度地改变广泛期 SCLC 的一线治疗格局，为广泛期 SCLC 患者带来新的治疗选择。

在一线治疗失败后，免疫治疗和抗血管生成治疗的这种组合模式也进行了尝试。PASSION 研究是一项卡瑞利珠单抗联合阿帕替尼二线治疗广泛期 SCLC 的多中心、两阶段 II 期研究，该研究共纳入 59 例患者，总体 ORR 为 34.0%，PFS 为 3.6 个月，OS 为 8.4 个月。无论敏感复发患者抑或耐药复发患者均能从抗血管联合免疫治疗中获益，且联合治疗的毒性可以接受，这为进一步探索免疫联合抗血管治疗复发 SCLC 提供了依据。索凡替尼联合特瑞普利单抗也在一线铂类化疗失败的 SCLC 患者中取得了一定疗效，该 II 期单臂研究显示，入组的 19 例患者中，ORR 为 10.5%，DCR 为 94.7%，PFS 2.96 个月，OS 10.94 个月。一项前瞻性、单臂、II 期研究显示，安罗替尼联合信迪利单抗治疗至少一次治疗失败的 26 例广泛期 SCLC 患者，ORR 为 45.5%，DCR 为 86.4%，PFS 为 5.7 个月，OS 为 11.4 个月。这些研究结果表明，免疫治疗联合抗血管生成治疗在 SCLC 的治疗中可以起到协同增效的作用。

六、复合型 SCLC 的治疗

复合型 SCLC（combined small cell lung cancer，C-SCLC）是指既含有 SCLC 成分，又含有 NSCLC 成分的混合性肿瘤。其中 NSCLC 成分可以为鳞状细胞癌、腺癌、大细胞神经内分泌肿瘤、梭形细胞癌、巨细胞癌等。C-SCLC 约占 SCLC 的 10%，其中 50% 为周围性肺癌，且分期上 I～II 期居多，手术治疗上 C-SCLC 相对纯小细胞肺癌（P-SCLC）获益较大，但相对放化疗不敏感，部分 C-SCLC 使用 EGFR-TKI 潜在有效。C-SCLC 的治疗至今尚缺乏大样本前瞻性随机对照临床研究数据，绝大多数为小样本回归性分析和个案报道。目前各个指南均将 C-SCLC 归为 SCLC 范畴，治疗参照 SCLC 治疗模式。由于 C-SCLC 中混杂了 NSCLC 细胞成分，C-SCLC 的化疗敏感度较 SCLC 低，有效率 50% 左右。但相较于 SCLC 中 4% 的 EGFR 突变发生率，C-SCLC 中 EGFR 突变的发生率高达 15%～20%，多发生在无吸烟或轻度吸烟且混有腺癌成分的 C-SCLC。部分研究显示，EGFR 突变的 SCLC 和 EGFR 突变的混杂腺癌成分的 C-SCLC 患者均能够从 EGFR-TKI 的治疗中获益。这提示我们，对于那些存在驱动基因突变的混杂腺癌成分的 C-SCLC 患者，靶向治疗可能会带来潜在获益。由于 SCLC 的发病机制主要是基因组及其相关的染色体结构的极端失调，因此患者 TMB 水平显著提高。而 C-SCLC 也会出现 TP53、RB1、PTEN 等高频突变，使其发病机制越加复杂。尽管目前已有较多研究证实免疫治疗可以在一线为 SCLC 带来生存获益，但由于 C-SCLC 患者较少，免疫治疗在这部分人群的疗效尚需进一步探索。

第六节　药物治疗展望

近年来，免疫治疗和多靶点抗血管药物打破了 SCLC 治疗 30 余年的沉寂，建立了广泛期 SCLC 一线治疗和 SCLC 后线治疗的新标准。随着对 SCLC 分子机制认识的深入，新的药物不断涌现，SCLC 领域也出现了突破性进展。尽管免疫治疗联合化疗为广泛期 SCLC 患者带来了 OS 的突破，但免疫治疗对于总体生存率带来的改善仍较为有限，如何进一步提升患者的生存获益仍有待更优化的治疗方案探索。

IMpower133 研究的探索性分析显示，接受免疫维持治疗的患者 OS 更长，这提示免疫维持可以改善患者的预后。CREST 研究显示，广泛期 SCLC 在化疗缓解后联合胸部巩固放疗，可进一步提高患者的 OS 率。CASPIAN 模式基础上联合低剂量放疗疗效与安全性的全国多中心、Ⅱ期、单臂 LEAD 研究也在探索 TRT 是否会进一步改善免疫 + 化疗方案的疗效。基于以上研究，在免疫治疗时代，一线免疫联合化疗获得疾病控制后，如何选择免疫联合维持治疗模式也正在开展相关研究。其次，如何筛选 SCLC 免疫治疗长期获益人群也是目前研究的热点。PD-L1 的表达和肿瘤突变负荷均不是 SCLC 免疫治疗的有效预测生物标志物。ANPY/ANPI 分子分型、CD8 阳性 TIL 和 NLR 被认为是具有潜力的 SCLC 预后预测标志物，但尚需更进一步的研究数据进行验证。此外，如何应对免疫治疗的原发性耐药和获得性耐药也是亟待解决的问题。免疫联合治疗包括放疗、化疗、抗血管生成治疗等具有协同增效作用，也已被多项研究所证实，早期应用联合方案，或可最大程度克服耐药，提高疗效。随着免疫治疗成为广泛期 SCLC 一线治疗标准，免疫治疗在局限期 SCLC 的治疗中也进行了探索，Pembrolizumab 联合同步放化疗治疗局限期 SCLC 的单臂单中心Ⅰ～Ⅱ期研究中，同步放化疗中加入免疫治疗具有良好的耐受性，初步的结果看到了良好的疗效，这项研究为后续开展随机对照研究提供了数据。斯鲁利单抗联合同步放化疗治疗局限期小细胞肺癌的国际多中心Ⅲ期研究目前已入组完成，我们也期待能够获得阳性结果，改变局限期小细胞肺癌治疗现状。

除了免疫治疗新靶点，新机制的药物也是小细胞肺癌重要的探索方向。2016 年 ASCO 年会报道了一项 Rova-T（rovalpituzumab tesirine，一种靶向 DLL3 的抗体偶联药物）治疗复发难治性小细胞肺癌的临床研究，ORR 20%～30%，DCR 73%。对于 DLL3 高表达的患者（表达超过 50%），有效率能到 55%，疾病控制率达 98%，mOS 达 8 个月。Alisertib 是一种正处于研究阶段的选择性 Aurora A 激酶抑制剂，其联合紫杉醇治疗 c-MYC+ 小细胞肺癌较紫杉醇单药可使 PFS 延长 2.4 个月（4.64 个月 vs 2.27 个月），而对于 c-MYC 阴性的患者，联合组较单药组的 PFS 更低（3.32 个月 vs 5.16 个月）。这提示 *c-MYC* 基因可能是 SCLC 可用的治疗靶点。共刺激分子 B7-H3 是 B7 免疫球蛋白超家族的新成员，在多种肿瘤组织异常高表达，并与肿瘤的生物学特性密切相关，被认为可能是一种新的肿瘤标志物和潜在的治疗靶点。DS-7300 是一种以 B7-H3 为靶点的抗体偶联药物，在 SCLC 的Ⅰ期研究中，显示出令人振奋的抗肿瘤活性，ORR 为 53%，DoR 为 5.5 个月，且耐受性良好。目前，DS-7300 治疗复发 SCLC 的Ⅱ期研究已经开启，是复发小细胞肺癌重要的探索方向。

随着免疫治疗的快速发展，为生存率低、复发率高、易转移的 SCLC 患者提供了更多治疗的可能性。免疫细胞疗法的疗效和安全性值得更多的临床研究探讨。不可否认的是，免疫治疗已经撼动了过去 30 年来 SCLC 一线标准传统化疗方案的地位，期待靶向及免疫治疗等新兴治疗手段联合手术、放化疗等传统治疗方式，以及不同的免疫抑制剂和靶向药物相互之间的不同联合。

第七节　预后和随访

一、预后

分期是最重要的预后因素，局限期 SCLC 的 2 年、5 年生存率分别为 20%～40% 和 10%～13%，而广泛期 SCLC 的 2 年、5 年生存率为 4%～5% 和 1%～2%。此外，PS 评分、体重、性别、年龄等也影响患者的预后。

局限期 SCLC 患者接受手术与否至关重，据美国 SEER 数据库数据显示，对于Ⅰ期 SCLC 患者，接受肺叶切除的患者 5 年生存率高达 50.3%，同期未接受手术仅接受外照射的患者 5 年生存率仅为 14.9%。广泛期 SCLC 患者的预后与转移部位、数目等密切相关，肝转移、骨髓侵犯的患者预后更差。乳酸脱氢酶升高也是预后不良的因素。

二、随访

经系统治疗后获得疾病缓解或稳定的患者定期进行随访。局限期 SCLC 随访频率如下：第 1～2

年，每 3 个月随访 1 次；第 3 年，每 6 个月随访 1 次；3 年以上，每年随访 1 次。广泛期 SCLC 随访频率如下：第 1 年，每 2 个月随访 1 次；第 2～3 年，每 3～4 个月随访 1 次；第 4～5 年，每 6 个月随访 1 次；5 年以上，每年随访 1 次。随访内容包括病史，体格检查，胸部、腹部、盆腔增强 CT，头颅增强 MRI，局部 CT 或 MRI（骨转移患者），颈部及锁骨上淋巴结彩超。并对患者吸烟情况进行评估，鼓励患者戒烟。PET/CT 不作为常规推荐的随访检查。

（朱益平）

参 考 文 献

第14章 食 管 癌

2022年我国食管癌新发患者22.4万,发病率排在第七位,其中男性16.8万,女性5.7万,死亡患者18.8万,位居第5位。食管癌发病整体呈下降趋势,食管癌农村人口病例数(11.95万)高于城市人口(10.45万),我国中部地区和东部地区是食管癌的高发地区。

第一节 临床表现与诊断

一、症状与体征

(一)临床症状

典型症状为进食不畅进行性加重,起初为进食普通固体饮食间断出现不畅哽噎感,逐渐加重为进食半流质饮食不畅,进而加重为流质饮食后不畅伴有呕吐,也可有异物感、烧灼感,伴或不伴有胸骨后疼痛及声音嘶哑,若为髓质型或者溃疡型食管癌进食哽噎感可以不明显,若肿瘤侵犯气管可出现食管气管瘘,出现进食水时呛咳、继发肺部感染;肿瘤破溃可以出现呕血、黑便;肿瘤若侵犯纵隔可以出现食管纵隔瘘及纵隔感染,是临床非常严重情况。疾病后期随着进食状况进一步恶化及肿瘤消耗体重显著下降。

(二)体征

早期无明显阳性体征;若肿瘤颈部淋巴结转移,可以触及颈部质硬肿大淋巴结,尤以锁骨上多见;肝转移可有右上腹疼痛;骨转移可以出现全身疼痛;随着病情加重可以出现消瘦,体重显著下降,营养不良表现明显呈恶病质状态。

二、诊断

对所有疑似食管癌患者诊断流程包括详细而全面的病史采集、体格检查、内镜、血液和影像学检查,食管病变或转移病灶的细胞学或组织学病理诊断是金标准,包括分期诊断和分型诊断。

1. 检验 血液检查可以出现由进食不佳营养不良所致贫血、白蛋白减低,肝转移患者可以出现转氨酶异常;肿瘤标志物中鳞癌患者可以出现细胞角蛋白19片段(CA211)及鳞状细胞癌抗原(SCC)等肿瘤标志物升高。

2. 影像学检查

(1)上消化道造影:可以显示食管狭窄间接征象,有助于了解狭窄程度及病变程度,同时可以帮助发现食管气管瘘,食管纵隔瘘,对于严重狭窄者及怀疑瘘患者建议使用碘水造影。

(2)内镜:最直接的检查,可以获得直观镜下特征及活检组织或者细胞学病理诊断,超声内镜可以用于评估T分期和N分期,尤其是T分期。

(3)B超:主要用于食管癌的颈部及锁骨上区域淋巴结评估,可以用于腹部脏器的检查了解是否存在相关部位的转移,亦可以行B超引导下的淋巴结或者转移部位的穿刺取得组织或细胞学病理诊断。

(4)CT:胸腹部CT检查可对疾病评估分期,可以了解肿瘤周围的淋巴结转移及肿瘤浸润深度,肿瘤与周围结构及器官关系,肿瘤是否存在远处转移。

(5)MRI:脑部MRI和肝脏MRI,对可能存在的脑部及肝转移评估较准确,对可疑转移者需要行增强扫描。

（6）PET-CT：有助于发现隐匿转移部位，有研究表明约15%的患者可检出未预料到的转移性病灶，在关键决策时制订整体诊疗计划有一定帮助。

3.病理 组织或细胞学诊断是金标准。如果内镜下所见与活检病理不一致，建议复查或者精细内镜检查，需要警惕管腔严重狭窄导致内镜活检取材表浅问题。食管癌的大体分型早期包括隆起型、表浅型和凹陷型，进展期包括髓质型、蕈伞型、溃疡型、缩窄型和腔内型。食管癌两种最常见的组织学亚型是食管鳞癌（SCC）和食管腺癌（AC）占98%，以及其他极少见病理类型。鳞癌和腺癌在病因有很大差异。SCC主要发生在胸中段食管可定位于气管分叉处或更高处，具有早期淋巴扩散的倾向，并且与较差的预后相关，其主要危险因素包括大量饮酒、吸烟、食用高温和腌制食物及口腔卫生不良等，在东欧和亚洲高发。而AC在北美和西欧更常见，主要发生在下段食管，它代表了高收入国家的大多数食管癌病理特点，主要危险因素是体重超标和胃食管反流。在我国食管癌以鳞癌为主，占90%以上，而欧美国家则以腺癌为主，占50%以上。

三、分期

分期见表14-1～表14-3。

表 14-1 AJCC/UICC 食管癌 cTNM 分期（第八版）

原发肿瘤（T）	
Tx	原发肿瘤无法评估
T0	无原发肿瘤的证据
Tis	高级别上皮内瘤变/异型增生
T1	肿瘤侵及黏膜固有层，黏膜肌层或黏膜下层
T1a	肿瘤侵及固有层或黏膜肌层
T1b	肿瘤侵及黏膜下层
T2	肿瘤侵及固有肌层
T3	肿瘤侵及食管纤维膜
T4	肿瘤侵及邻近结构
T4a	肿瘤侵及胸膜、心包、奇静脉、膈肌或腹膜
T4b	肿瘤侵及其他邻近结构，如主动脉、椎体或气道

续表

区域淋巴结（N）	
Nx	区域淋巴结无法评估
N0	无区域淋巴结转移
N1	1～2个区域淋巴结转移
N2	3～6个区域淋巴结转移
N3	≥7个区域淋巴结转移

远处转移（M）	
M0	无远处转移
M1	有远处转移

组织学分级（G）	
Gx	分级无法评估
G1	高分化
G2	中分化
G3	低分化，未分化

表 14-2 AJCC/UICC 食管鳞状细胞癌 cTNM 分期（第八版）

分期	TNM
0	Tis N0 M0
I	T1N0-1M0
II	T2 N0-1M0；T3N0M0
III	T3N1M0；T1-3N2M0
IV A	T4N0-2M0，任何 TN3M0
IV B	任何 T 任何 NM1

表 14-3 AJCC/UICC 食管腺癌/食管胃交界部腺癌 cTNM 分期（第八版）

分期	TNM
0	Tis N0 M0
I	T1N0M0
II A	T1N1M0
II B	T2N0M0
III	T2N1M0；T3N0-1M0；T4aN0-1M0
IV A	T1-4aN2M0；T4bN0-2M0；任何 TN3M0
IV B	任何 T 任何 NM1

若肿瘤累及食管胃交界部，肿瘤中心在食管胃交界部食管侧者或在胃侧2cm之内者（Siewert 分

型Ⅰ型和Ⅱ型），按食管癌分期；肿瘤中心在近端胃 2cm 之外（Siewert 分型Ⅲ型）按胃癌分期。肿瘤中心虽在近端胃 2cm 之内但未累及食管胃交界部者，按胃癌分期。UICC/AJCC（2017 年第八版）的 TNM 和日本 JES 分期，对于锁骨上淋巴结和腹腔干淋巴结转移分期一直不同，其中 AJCC 分期认为锁骨上淋巴结属于远处转移 M1，腹腔干淋巴结属于区域淋巴结；日本食管协会认为锁骨上淋巴结仍然是胸段食管癌的区域淋巴结，而腹腔干淋巴结不是胸上段食管癌的区域淋巴结。对于锁骨上淋巴结和腹腔干淋巴结是否为远处或区域淋巴结，关键是这一部位的淋巴结是否可以通过局部治疗手段处理。

第二节　一般治疗原则

由于不同部位食管癌毗邻结构不同，有些部位涉及重要功能的保留，故食管的治疗手段不仅取决于肿瘤分期属于局部还是远处转移，还需要结合肿瘤部位等特点，还需要结合患者的体能状态及患者的意愿选择恰当治疗。

一、非远处转移食管癌的治疗

（一）早期食管癌内镜治疗

较早的 T 分期，如 Tis/T1a 可以内镜下切除，包括内镜下黏膜剥离术（endoscopic submucosal dissection，ESD）、内镜下黏膜切除术（endoscopic mucosal resection，EMR）、多环套扎黏膜切除术（multi-band mucosectomy，MBM）等，可内镜下微创治疗。

（二）可切除食管癌的治疗

根据食管肿瘤的 T 分期、N 分期、M 分期及肿瘤的部位结合患者的身体状况，综合使用现有的治疗手段。已有研究表明放化疗和手术治疗的联合治疗模式优于仅行局部切除术。少数分期较早的食管癌适宜行内镜下治疗或直接食管病灶切除；对于局晚期的患者单纯手术治疗效果不佳，即使经历了根治性手术治疗，仍有较高的复发率，局部晚期食管癌可以从术前化疗或放化疗中获益。新辅助同步放化疗后 R0 切除手术者，术后病理未达完全缓解者可以行免疫辅助治疗；新辅助化疗后 R0 切除手术，术后病理未达完全缓解者可以行辅助化疗及放疗；由于颈段或胸段食管癌距环咽肌＜5cm 解剖部位特殊，考虑到重要功能的保留，推荐优选根治性同步放疗加化疗。

（三）不可切除局部晚期食管癌的治疗

根据食管肿瘤的 TNM 分期及肿瘤的部位结合患者的身体状况选择根治性同步放化疗、根治性放疗、姑息性放疗，联合免疫、化疗及靶向治疗等综合治疗。目前临床放化疗及免疫综合治疗可以使一部分局部晚期患者肿瘤达到较好退缩，从而转化为可根治手术。

二、转移性食管癌的治疗

（一）系统性药物治疗

根据病理类型及分子分型，系统药物治疗包含传统化疗、新型靶向药物、免疫药物等，特别是免疫治疗药物的联合应用已显著改善晚期食管癌治疗效果。

（二）局部治疗

对于食管癌术后转移的患者，若病灶局限可根据具体位置予以相应的局部治疗后补充系统治疗，特别是孤立的颈部淋巴结和肺部病灶的局部处理可带来生存获益。手术后吻合口复发和根治性放化疗后复发再手术需要谨慎评估。复旦大学附属肿瘤医院赵快乐教授团队开展了第一个全国多中心、随机、Ⅱ期临床试验（ESO-Shanghai 13 研究），评估局部加全身治疗与仅全身治疗在少转移性食管鳞状细胞癌患者中的疗效并证实对于寡转移食管鳞癌，全身系统治疗加局部治疗（放疗、手术或消融等），可明显提高 PFS 和 OS。对于转移性食管癌患者充分评估转移的部位及是否可行局部治疗对于治疗策略制订和改善患者预后是必要的。

（三）营养及对症支持治疗

由于食管癌患者食管病灶导致进食受限，晚期患者往往合并严重营养不良，需要予以合理的综合营养支持，优先考虑肠内营养，可予以十二指肠营养管置入或者经皮胃造瘘。对于其他伴随症状，如疼痛等应予以相应处理，提高生活质量。

第三节 辅 助 治 疗

一、辅助治疗的历史沿革

（一）术后辅助化疗／放化疗

根据 INT-0116 及 CLASSIC 入组患者 5 年随访结果，根治术后予以辅助化疗或放化疗在局部复发率、OS、3 年 OS 率及无复发生存率方面均优于单纯手术组；我国学者对食管癌术后淋巴结阳性患者进行了紫杉醇联合顺铂等辅助治疗的研究获得阳性结果。推荐方案有氟尿嘧啶类联合奥沙利铂（腺癌）、紫杉醇联合顺铂（鳞癌）等。

（二）术后辅助免疫治疗

食管癌患者即使经历新辅助放化疗和手术，仍有部分患者存在高复发风险。CheckMate 577 研究是一项全球、随机、双盲、安慰剂对照的Ⅲ期临床试验，评估免疫检查点抑制剂作为食管或胃食管结合部癌患者的辅助治疗价值，将Ⅱ期或Ⅲ期食管或胃食管结合部癌接受新辅助放化疗后R0 切除且术后病理提示有残留的患者，以 2：1 的比例随机分配接受纳武利尤单抗 200mg 每 2 周 1 次序贯 480mg 每 4 周 1 次直至 1 年或匹配安慰剂。试验干预期的最长持续时间为 1 年，在接受纳武利尤单抗治疗的 532 名患者中，中位无病生存期为 22.4 个月，而未能接受纳武利尤单抗治疗的 262 名患者的中位无病生存期为 11.0 个月，疾病复发或死亡的风险比 0.69。在多个预先指定的亚组中，无病生存期有利于纳武利尤单抗组。纳武利尤单抗组 532 名患者中的 71 名（13%）和安慰剂组 260 名患者中的 15 名（6%）发生了研究者认为的与药物或安慰剂相关的 3 级或 4 级不良事件。该研究表明：在接受新辅助放化疗的切除食管或胃食管结合部癌患者中若未能达到病理学完全缓解，接受纳武利尤单抗辅助治疗的患者无病生存期明显长于接受安慰剂的患者。该研究首次证实纳武利尤单抗在食管癌辅助治疗中免疫检查点抑制剂的价值，为多个国家指南及中国指南推荐用药。

二、治疗原则

目前对于局部进展期食管癌提倡进行术前的新辅助放化疗治疗，CROSS 和 5010 研究证实了新辅助放化疗给患者带来无复发生存期及总生存期的改善。由于中国医疗资源的实际情况及患者自身状况，仍有大部分患者未能行术前新辅助治疗，而是直接手术治疗，对于此类患者存在术后推荐术后辅助化疗及放疗，R0 根治术后患者不推荐靶向治疗；鉴于单药的有效率较低，联合治疗可以提高疗效并且毒性可耐受，多数患者推荐双药治疗，三药治疗虽然 ORR 略有提高，但其治疗相关毒性显著增加，不推荐 R0 根治术后三药辅助化疗。一般三药推荐用于术前转化治疗且患者要有较好的体能状态，需要密切关注治疗相关不良反应，在免疫及靶向治疗加入食管癌系统治疗时代，三药联合化疗少有使用。

三、常用辅助治疗的方案及评价

食管癌病理类型有鳞癌、腺癌和少见类型的不同，需要根据病理类型选择合适的化疗方案及免疫辅助治疗方案。

（1）纳武利尤单抗：240mg，静脉滴注，第 1 日，2 周重复 1 次，治疗 16 周；然后序贯纳武利尤单抗 480mg，静脉滴注，第 1 日，4 周重复 1 次，总治疗时长 1 年。

纳武利尤单抗的 CheckMate 577 研究是首个探索在接受新辅助放化疗未达完全病理缓解患者，进行免疫治疗的临床价值的大型全球Ⅲ期研究，对于食管癌患者接受标准新辅助放化疗后未达完全缓解患者的辅助治疗是里程碑研究，然而对因各种因素未能行术前新辅助放化疗患者的术后，术后辅助单用免疫治疗尚无明确证据推荐，缺少此类患者大型 RCT 研究结论。

（2）紫杉醇＋顺铂（TP）（推荐鳞癌）：紫杉醇 150mg/m² 静脉滴注，第 1 日，顺铂 50mg/m² 静脉滴注，第 1 日，2 周重复 1 次。

中国人群中的Ⅱ期前瞻性临床研究表明，在淋巴结阳性、根治性切除的食管鳞癌患者紫杉醇联合顺铂使用 4 ～ 6 个周期，可改善的 3 年 DFS 和 OS。

（3）奥沙利铂＋卡培他滨（XELOX）（推荐腺癌）：奥沙利铂 130mg/m²，静脉滴注，第 1 日；

卡培他滨 1000mg/m², 口服, 每日 2 次, 第 1～14 日, 口服 (饭后半小时), 3 周重复 1 次。

第四节 新辅助治疗

一、新辅助治疗的历史沿革

(一) 新辅助放化疗

新辅助放化疗与新辅助化疗或直接手术相比显著提高了局部食管癌患者的 OS、PFS 及 pCR。荷兰大型 Ⅲ 期前瞻性临床研究 CROSS 研究奠定了新辅助放化疗在新辅助治疗中的地位, 该研究旨在了解新辅助放化疗在可切除食管或食管胃交界部癌患者手术中的总体生存获益情况。2004 年 3 月 30 日至 2008 年 12 月 2 日, 荷兰 8 个参与中心 366 名患者参加研究, 178 名患者进行手术加新辅助放化疗治疗, 188 名患者进行单独手术治疗。pCR 在鳞癌组为 49%, 腺癌组为 23%。中位随访 84.1 个月, 新辅助放化疗加手术组中位总生存期为 48.6 个月, 单纯手术组为 24.0 个月。新辅助放化放加手术组鳞状细胞癌患者的中位总生存期为 81.6 个月, 而单手术组为 21.1 个月; 新辅助放化放加手术组腺癌患者的中位总生存期为 43.2 个月, 单手术组为 27.1 个月。而且新辅助放化疗组有更高的 R0 切除率。长期随访进一步证实, 对于可切除的食管癌或食管胃交界部癌患者, 新辅助放化疗 (紫杉醇联合卡铂方案) 在手术中的总体生存获益。这种改善与鳞状细胞癌和腺癌亚型在临床特点上是相关的。因此, 根据 CROSS 研究结果, 新辅助放化疗后进行手术切除应被视为可切除局部晚期食管癌或食管胃交界部癌患者的标准治疗。2018 年由我国中山大学傅剑华教授领导的 NEOCRTEC5010 研究主要针对我国食管鳞癌患者, 2007 年 7 月至 2014 年 12 月共入组患者 451 例, 随机分组为术前放化疗组 224 例, 单纯手术组 227 例。同样显示出新辅助放化疗联合手术切除相对于单纯手术的巨大生存优势, 中位生存期分别为 100.1 个月、66.5 个月, 新辅助放化疗组 pCR 率为 43.2%。结果证实术前放化疗并手术可延长局部晚期食管癌的总生存期, 将食管癌患者的中位生存寿命延长将近 50%。因此鉴于 CROSS 研究与 NEOCRTEC5010 研究的优异结果, 新辅助放化疗联合手术成为食管癌标准治疗模式之一。FOLFOX 联合放疗及紫杉类药物联合放疗相关临床研究用于食管癌新辅助放化疗中获得 28%～38%pCR, 目前可切除的 ⅡB～Ⅲ 期食管癌中术前新辅助放化疗不同方案 FOLFOX 与紫杉醇联合卡铂的临床研究正在进行中。

(二) 新辅助免疫联合治疗

目前有多个免疫联合放化疗及免疫联合化疗的新辅助治疗小样本研究获得积极的阳性结果, 多个大型 Ⅲ 期临床研究正在进行中, 尚未获得远期生存获益证据, 目前无明确指南推荐。

二、治疗原则

对于局部可切除食管癌, 不仅要根据 T 和 N 分期情况, 还需考虑肿瘤的部位。颈段或胸段食管癌距环咽肌＜5cm 解剖部位特殊, 考虑到重要功能的保留, 推荐优选根治性同步放疗加化疗。对于 T 分期≤T2 的较早分期患者可行内镜下切除或直接食管病灶切除, 其他 T 分期和 N 阳性患者均建议行新辅助同步放化疗。对于存在出血、食管气管瘘及食管纵隔瘘的患者需要先予以处理后方可行系统治疗, 若存在相关风险也需予以积极预防监测。

三、常用新辅助药物治疗的方案及评价

基于多项大型多中心、全球或中国研究证实术前新辅助放化疗加入较单纯手术治疗显著改善 OS、PFS 及 pCR, 目前可切除食管癌或食管胃结合部癌的术前新辅助放化疗已经作为多个指南治疗推荐标准治疗。同时目前多个新辅助免疫联合化疗或者联合放化疗的小样本研究取得令人欣喜的结果, 大样本 Ⅲ 期可切除食管鳞癌免疫联合化疗 / 放化疗的新辅助治疗正在进行中, 未来有望改写新辅助治疗方案的格局。

(1) 氟尿嘧啶＋顺铂 (FP): 氟尿嘧啶 1000mg/m², 持续静脉滴注 24 小时, 第 1～4 日, 顺铂 80mg/m², 静脉滴注, 第 1 日, 3 周重复 1 次,

CLASSIC 研究表明在术后行 XELOX 方案辅助化疗组的 5 年生存率明显高于观察组。

术前 2 个周期。

OE02 研究表明对于初始可接受根治性手术的食管癌患者相较于直接手术，术前 2 周期的 CF 方案可以延长患者的 DFS 和 OS。OE05 研究在 02 研究的基础上探索加入表柔比星并增加至 4 个疗程，未见生存获益。

（2）多西他赛 + 顺铂 + 氟尿嘧啶（DCF）（推荐鳞癌）：多西他赛 70mg/m²，静脉滴注，第 1 日；顺铂 70mg/m²，静脉滴注，第 1 日；氟尿嘧啶 750mg/m²，静脉滴注，第 1～5 日，3 周重复 1 次。JCOG1109 研究中，三药 DCF 方案与两药 CF 方案相比，DCF 作为局部晚期 ESCC 的新辅助治疗显著改善了 OS，且毒性特征可控。

（3）紫杉醇 + 顺铂（TP）：紫杉醇 150mg/m²，静脉滴注，第 1 日；顺铂 50mg/m²，静脉滴注，第 1 日，2 周重复 1 次。

中国科学院一项回顾性研究表明紫杉醇联合铂类双周方案在食管鳞癌患者术前化疗中，有分期降低及部分轻中度病理反应，且安全可控。

第五节　进展期药物治疗

一、进展期药物治疗的历史沿革

系统性药物治疗用于局部晚期或者全身广泛转移的患者可以提高生存期，改善患者生活质量。多数食管癌患者在初始诊断为局部晚期或已经合并远处转移，部分患者即使经历了根治性治疗，在后期也可能出现复发转移。超过 1/2 的患者在病程中会经历疾病进展，在病程中某个时间点接受系统药物等治疗。食管癌药物治疗包括化疗、靶向、免疫等。

（一）系统化疗

20 世纪 90 年代可用于食管癌的化疗药物有氟尿嘧啶、顺铂、丝裂霉素，也是消化道肿瘤常用的化疗药物，单药反应率比较低，为 10%～25%；其他具有抗肿瘤活性的单药包括氟尿嘧啶类药物（卡培他滨、替吉奥）、紫杉类（紫杉醇、多西他赛）、伊立替康，单药反应率比较低，为 15%～45%，较前略有提高。在荟萃分析提示化疗的加入延长了中位生存期 4.3～11 个月。双药或三药方案也进行了广泛的研究。尽管取得了进展，但现代单药和联合方案的反应持续时间通常仅为 4～6 个月，中位 OS 为 10～12 个月。联合化疗对比单药化疗，可以提高缓解率，顺铂联合 5-FU 是目前国际上推荐标准化疗方案，其他可选药物包括氟尿嘧啶类药物（卡培他滨、替吉奥）、紫杉类（紫杉醇、白蛋白紫杉醇、多西紫杉醇）、伊立替康、长春瑞滨及吉西他滨，铂类药物可以选择顺铂、卡铂、奥沙利铂及奈达铂。

（二）系统靶向治疗

1. 抗 HER2 治疗　HER2 是 ERBB 酪氨酸激酶受体家族的成员，在食管癌中 HER2 过度表达约 20%，Ⅲ期随机对照研究 ToGA 首次证明曲妥珠单抗在 HER2 过表达进展期胃癌和胃食管结合部癌改善 OS，该项研究建立了曲妥珠单抗联合化疗在 HER2 过表达阳性胃癌和胃食管结合部癌的标准治疗。此后有曲妥珠单抗联合 CAPOX 方案和 FOLFOX 方案的研究都显示积极的结果，耐受性良好。因此推荐曲妥珠单抗联合化疗一线治疗 HER2 过表达的腺癌；然而如果一线使用后治疗进展，目前对于曲妥珠单抗是否可以作为跨线治疗尚无研究证实。KEYNOTE-811 研究中，帕博利珠单抗联合曲妥珠单抗及双药化疗可提高客观缓解率（74% vs 52%）及中位缓解时间（10.6 个月 vs 9.5 个月），推荐 HER2 阳性此类患者靶免联合化疗。抗 HER2 靶点治疗在乳腺癌治疗中取得了巨大的成功，在这条通路上进行较多研究，多种抗 HER2 相关治疗药物，如拉帕替尼、抗 HER2 的抗体偶联药 ADC，如 DS8201 及我国自主研发的 RC48 在多种 HER2 过表达和低表达的肿瘤中展现出良好疗效。

2. 抗血管内皮生长因子　肿瘤新生血管在肿瘤的发生、发展上有不可缺少的重要作用，是控制恶性肿瘤的重要手段。阿帕替尼是一种 VEGF-2 酪氨酸激酶抑制剂，在一项Ⅲ期研究中对 267 名接受过 2 种或以上化疗方案的中国胃食管结合部和胃腺癌患者进行了评估。他们被随机分配接受阿帕替尼或安慰剂。阿帕替尼组的中位 OS 显著改善（6.5个月 vs 4.7个月），PFS也得到改善（2.6个月 vs 1.8个月），安全性良好。基于这项研究的基础上，阿帕替尼在我国被批准用于胃及胃食管结合部腺癌适应证。安罗替尼是一种抑制新生血管的多靶点酪氨酸激酶抑制剂，在含铂类或紫杉类药物化疗进展的食管癌患者，安罗替尼组与安慰剂组疾病控制率（DCR）分别为64%和18%，在安罗替尼组中位缓解持续时间为5.8个月，基于该项研究安罗替尼被指南推荐为食管癌靶向治疗。

3. 抗表皮生长因子　西妥昔单抗及尼妥珠单抗在食管癌放化疗上有一些积极的结果，结果不完全一致，尼妥珠单抗联合紫杉醇和顺铂大型Ⅲ期随机对照研究结果尚未公布。

（三）系统免疫治疗

免疫治疗已经占据食管癌药物治疗的重要地位，免疫联合化疗可以显著提高有效率、无进展生存期和总生存期。

1. 食管癌免疫治疗一线治疗　里程碑研究是KEYNOTE-590研究，该研究是了解帕博利珠单抗加化疗与单纯化疗在晚期食管癌一线治疗中疗效和安全性的Ⅲ期全球多中心研究，帕博利珠单抗加化疗中位OS优于安慰剂加化疗（13.9个月 vs 8.8个月），在所有食管鳞状细胞癌患者中，帕博利珠单抗加化疗组的中位OS为12.6个月，化疗组为9.8个月；所有随机分组患者中，帕博利珠单抗加化疗组的中位OS为12.4个月，化疗组为9.8个月，帕博利珠单抗联合化疗组有266例（72%）患者发生3级或更高级别的治疗相关不良事件，而安慰剂联合化疗组有250例（68%）患者发生3级或更高级别的治疗相关不良事件。帕博利珠单抗加化疗改善了之前未经治疗的晚期食管鳞癌患者的总生存期。此后多个免疫联合化疗大型Ⅲ期RCT临床研究，如CheckMate-648、ESCORT-1st、JUPITER-06、ORIENT-15、RATIONALE306及ASTRUM-007获得阳性结果，均展现在晚期食管癌系统性药物治疗上PD-1抑制剂联合化疗优于单纯化疗，中国人群较全球人群生存获益更明显，肿瘤免疫评分更高患者表现出更高的生存获益。CheckMate-648研究设定了去化疗的双免治疗（纳武利尤单抗联合依匹木单抗），TPS > 1%人群中也获得阳性结果，为不适合化疗的患者提供去化疗免疫治疗的依据。该研究长期随访结果提示

纳武利尤单抗联合化疗对比化疗及双免组，均在PFS2有获益，提示一线中加入免疫治疗对患者的获益不仅仅是展现在一线治疗的疗效中，更延续至二线治疗的疗效中。

2. 二线免疫治疗　KEYNOTE-181、ATTRCTION-3、ESCORT、RATIONALE-302均探索PD-1抑制剂单药对比单药化疗在晚期食管癌二级疗效，均使ORR提升，PFS和OS延长，获批适应证。然而，单药的ORR非常有限不超过20%，PFS延长1～2个月，OS延长2个月左右，显然二线单药不能满足患者疾病需求，已有联合靶向、化疗、其他免疫药物的探索性研究取得一些积极结果。

二、治疗原则

进展期疾病要区分是局部进展还是广泛转移，对于局部进展或复发的病灶局部治疗手段是优选，可以局部手术或放疗；对于既往复发部位已行放疗的患者可行化疗或化疗联合免疫治疗；有条件患者应当进行基因检测，HER-2阳性腺癌患者可使用曲妥珠单抗治疗；单药化疗或双药化疗仍然是可选方案，多靶点抗血管小分子口服药物可以选择。

三、进展期药物治疗的方案及评价

免疫联合化疗是目前系统药物治疗主要治疗模式。虽然没有专门开展的食管癌紫杉醇联合顺铂对比其他化疗方案的大型RCT研究，但目前多个一线食管癌的免疫联合化疗的Ⅲ期随机对照研究中，可以看到顺铂联合氟尿嘧啶化疗组ORR不足30%，紫杉醇联合顺铂化疗组ORR在40%～60%，这与在中国开展研究主要入组人群是食管鳞癌有一定相关性，侧面也反映食管鳞癌对紫杉类药物敏感。多个免疫联合化疗，无论是紫杉醇联合顺铂还是氟尿嘧啶联合顺铂均取得提高客观缓解率，PFS改善和OS的延长，进一步证实这类治疗方案在晚期食管癌治疗中有效和重要地位，因此多种PD-1抑制剂获批适应证和获得指南推荐，改善了食管癌患者的整体预后。目前二线治疗获益有限，多种联合方案正在进行中，哪一种方案最佳或是合适的人群还需进一步探索。

临床常用方案如下所述。

（一）晚期一线方案

1. 氟尿嘧啶 + 顺铂（PF） 氟尿嘧啶 750 ～ 1000mg/m²，持续静脉滴注 24 小时，第 1 ～ 4 日；顺铂 70 ～ 100mg/m²，静脉滴注，第 1 日，4 周 1 次。

早年食管癌药物治疗有限，联合治疗较单药顺铂提高了疗效并延长了 OS，但有更多不良反应，是目前多个国际研究的标准一线化疗方案。中国患者对此剂量耐受有限，需要在支持治疗下进行。

2. 紫杉醇类 + 顺铂（TP） 紫杉醇 175mg/m²，静脉滴注，第 1 日；顺铂 75mg/m²，静脉滴注，第 1 日，3 周 1 次。

3. 顺铂 + 白蛋白结合型紫杉醇 顺铂 75mg/m²，静脉滴注，第 1 日；白蛋白结合型紫杉醇 125mg/m²，静脉滴注，第 1、8 日，3 周 1 次。

一项中国回顾性研究表明白蛋白紫杉醇较溶剂型紫杉醇联合顺铂，OS 相似，但有更好的客观缓解率。

4. 奥沙利铂 + 亚叶酸钙 + 氟尿嘧啶（FLO）（推荐腺癌） 奥沙利铂 85mg/m²，静脉滴注 2 小时，第 1 日；亚叶酸钙 200mg/m²，静脉滴注 2 小时，第 1 日，之后用氟尿嘧啶 2600mg/m²，持续静脉滴注 24 小时，第 1 日，2 周 1 次。

FLO 对比 DF 方案的 Ⅲ 期研究中前者的治疗相关血液学及消化道毒性更低。在 65 岁以上的老年患者中 FLO 方案 OS 提高。

5. 卡培他滨 + 奥沙利铂（推荐食管胃交界部腺癌） 卡培他滨 1000mg/m²，口服，每日 2 次，第 1 ～ 14 日；奥沙利铂 130mg/m²，静脉滴注，第 1 日，3 周 1 次。

6. 多西他赛 + 顺铂 + 氟尿嘧啶（改良的 DCF 方案）（推荐腺癌） 多西他赛 40mg/m²，静脉滴注，第 1 日；顺铂 40mg/m²，静脉滴注，第 3 日；氟尿嘧啶 2000mg/m²，持续静脉滴注 48 小时，第 1 日，2 周 1 次。

7. 伊立替康 + 氟尿嘧啶 / 亚叶酸钙（推荐腺癌） 伊立替康 180mg/m²，静脉滴注，第 1 日；亚叶酸钙 400mg/m²，静脉滴注，第 1 日；氟尿嘧啶 400mg/m²，静脉推注，第 1 日；氟尿嘧啶 1200mg/m²，持续静脉滴注 24 小时，第 1 ～ 2 日，2 周 1 次。

8. 顺铂 + 长春瑞滨 顺铂 80mg/m²，静脉滴注，第 1 日；长春瑞滨 25mg/m²，静脉滴注，第 1、8 日，3 周 1 次。

在早年的一项 Ⅱ 期研究中，长春瑞滨联合顺铂有一定的客观缓解率。

9. 帕博利珠单抗 + 氟尿嘧啶 + 顺铂 帕博利珠单抗 200mg，静脉滴注，第 1 日；氟尿嘧啶 800mg/m²，持续静脉滴注，第 1 ～ 5 日；顺铂 80mg/m²，静脉滴注，第 1 日，3 周 1 次。

KEYNOTE-590 研究首次证实 PD-1 单抗联合化疗可以带来 OS 获益，但其联合的 DF 方案与中国临床实践有一定差异，中国临床实践中紫杉醇联合顺铂是最常见的一线化疗方案。

10. 纳武利尤单抗联合氟尿嘧啶类 + 奥沙利铂（推荐腺癌）/ 氟尿嘧啶类 + 顺铂（推荐鳞癌）

（1）纳武利尤单抗 360mg，静脉滴注，第 1 日；卡培他滨 1000mg/m²，口服，每日 2 次，第 1 ～ 14 日；奥沙利铂 130mg/m²，静脉滴注，第 1 日，3 周 1 次。或者纳武利尤单抗 240mg，静脉滴注，第 1 日；奥沙利铂 85mg/m²，静脉滴注，第 1 日；亚叶酸钙 400mg/m²，静脉滴注，第 1 日；氟尿嘧啶 400mg/m²，静脉滴注，第 1 日；氟尿嘧啶 1200mg/m²，持续静脉滴注，第 1 ～ 2 日，2 周 1 次。

（2）纳武利尤单抗 240mg，静脉滴注，第 1 日，2 周 1 次，联合氟尿嘧啶 800mg/m²，持续静脉滴注，第 1 ～ 5 日；顺铂 80mg/m²，静脉滴注，第 1 日，4 周 1 次。

11. 卡瑞利珠单抗 + 紫杉醇 + 顺铂（推荐鳞癌） 卡瑞利珠单抗 200mg，静脉滴注，第 1 日；紫杉醇 175mg/m²，静脉滴注，第 1 日；顺铂 75mg/m²，静脉滴注，第 1 日，3 周 1 次。

12. 信迪利单抗 + 奥沙利铂 + 卡培他滨（腺癌） 信迪利单抗 200mg，静脉滴注，第 1 日；奥沙利铂 130mg/m²，静脉滴注，第 1 日；卡培他滨 1000mg/m²，口服，每日 2 次，第 1 ～ 14 日，3 周 1 次。

13. 替雷利珠单抗联合奥沙利铂 + 卡培他滨或者顺铂 + 氟尿嘧啶 替雷利珠单抗 200mg，静脉滴注，第 1 日；奥沙利铂 130mg/m²，静脉滴注，第 1 日；卡培他滨 1000mg/m²，口服，每日 2 次，第 1 ～ 14 日，3 周 1 次。或者替雷利珠单抗 200mg，静脉滴注，第 1 日；顺铂 80mg/m²，静脉滴注，第 1 日；氟尿嘧啶 800mg/m²，持续静脉输注，第 1 ～ 5 日，3 周 1 次。

14. 特瑞普利单抗＋顺铂＋紫杉醇 特瑞普利单抗240mg，静脉滴注，第1日；顺铂75mg/m²，静脉滴注，第1日；紫杉醇175mg/m²，静脉滴注，第1日，3周1次。

15. 斯鲁利单抗＋顺铂＋氟尿嘧啶 斯鲁利单抗3mg/kg，静脉滴注，第1日；顺铂50mg/m²，静脉滴注，第1日，氟尿嘧啶1200mg/m²，每日持续静脉输注，第1～2日，2周1次。

16. HER2 阳性腺癌靶向治疗 曲妥珠单抗＋帕博利珠单抗＋化疗（HER2 阳性腺癌）。曲妥珠单抗，第1个周期负荷剂量8mg/kg，静脉滴注，第1日，之后周期维持剂量6mg/kg，静脉滴注，第1日；帕博利珠单抗200mg，静脉滴注，第1日；顺铂80mg/m²，静脉滴注，第1日；氟尿嘧啶800mg/m²，每日持续静脉输注，第1～5日，3周1次。

KEYNOTE-811 研究证实帕博利珠单抗联合曲妥珠单抗和化疗可以将 HER2 阳性晚期食管和食管胃结合部癌患者 ORR 显著提高。

（二）晚期二线及后线治疗

1. 卡瑞利珠单抗单药 卡瑞利珠单抗200mg，静脉滴注，第1日，2周1次。

2. 帕博利珠单抗单药 帕博利珠单抗200mg，静脉滴注，第1日，3周1次。

3. 纳武利尤单抗单药 纳武利尤单抗3mg/kg或240mg，静脉滴注，第1日，2周1次。

4. 替雷利珠单抗单药 替雷利珠单抗200mg，静脉滴注，第1日，3周1次。

5. 紫杉类单药

（1）紫杉醇175mg/m²，静脉滴注，第1日，3周1次。

（2）白蛋白结合型紫杉醇100～150mg/m²，静脉滴注，第1、8日，3周1次。

（3）多西他赛75～100mg/m²，静脉滴注，第1日，3周1次。

6. 伊立替康单药 伊立替康150～180mg/m²，静脉滴注，第1日，2周1次。

7. 伊立替康联合替吉奥 伊立替康160mg/m²，静脉滴注，第1日；替吉奥40～60mg，口服，每日2次、第1～10天，每2周1次。

8. 阿帕替尼 阿帕替尼250～500mg 口服每日1次，连续口服。

9. 安罗替尼 12mg，口服，每日1次，第1～14日，3周1次。

10. 维迪西妥单抗（HER2 阳性腺癌，三线及以上） 维迪西妥单抗2.5m/kg，静脉滴注，第1日，2周1次。

第六节 临床问题导向的药物治疗

一、更强的组合是否带来更高的获益

卡瑞利珠单抗联合阿帕替尼和双药化疗的小样本 II 期研究 ORR 达 80%，是目前报道最高的 ORR，3/4 级毒性主要是血液学毒性；目前有系列 PD-1 抑制剂联合抑血管和化疗的研究在进行中；有研究表明在三药和两药的 65 岁以上局部晚期或者转移性食管胃癌，三药组合较两药方案的 3/4 级毒性更大，生活质量下降，特别是血液学毒性，但能改善局部晚期和 65～70 岁患者的反应率和无进展生存，在转移组和 70 岁以上组没有看到改善。这提醒研究人员在临床实践中三药化疗联合使用需要患者有较好的体能状态，并增加相关毒性的评估频率。目前在辅助化疗推荐双药方案，在新辅助治疗中为了更好地降期以利于后续

根治手术，对于身体条件可耐受患者可使用三药方案，鉴于目前免疫治疗加入后可显著提高 ORR 及 pCR，三药化疗在临床中使用减少。对于化疗剂量是否需要严格遵循临床试验开展时剂量，考虑到 RCT 临床试验开展时的计划剂量不一定是临床实践最佳选择，在实践中出现 2 级以上血液学毒性或其他治疗相关的毒性，需要考虑进行减量或者积极预防。

二、维持治疗问题

在现有的临床研究设计中，多将有效组列为持续用药直至疾病进展或不可耐受毒性为停药时间，有些病程较长的疾病进行减药维持或换药维持，在食管癌中尚无此类研究，终究原因晚期食管癌患者病程较短。对于免疫治疗维持时间，目

前国内外研究设计定为 2 年，由于联合治疗的相关毒性增加，以及免疫治疗毒性的多样性和难以预测，现在有学者指出根据患者具体疾病控制情况进行个性化调整，体现"Less is More"。

三、免疫治疗后耐药问题

PD-1/PD-L1 抑制剂是最有效的免疫检查点抑制剂之一，已被批准联合化疗一线治疗晚期食管癌。然而，ICI 治疗面临原发耐药和继发耐药问题，患者在初始治疗中对免疫治疗无反应属于原发耐药，而对免疫治疗开始敏感后来耐药的称为继发耐药。克服免疫治疗耐药的目标是将免疫"冷"肿瘤微环境（TME）转变为更具炎症反应的"热"TME状态。放化疗可以增加肿瘤突变负荷并暴露抗原，目前多项研究正在探索免疫与放化疗联合应用；联合靶向，如 EGFR 单抗、多靶点抗血管药物等；联合新免疫药物应用，如 LAG3、TIGIT、ILT-4 等。联合治疗能从不同作用机制重启免疫，将免疫逃逸转化为免疫清除，从而改变免疫耐受。

四、免疫治疗分子标志物

TMB、MSI、CPS、TPS，这些指标作为单用免疫治疗是重要的分子标志物，但在免疫联合治疗中不是唯一的疗效预测因素，在多个开展的一线食管癌研究中，亚组分析可以看出伴随 CPS 评分的升高有更明显的生存获益趋势，提示此类患者从免疫联合治疗中获益更大。TMB、MSI、CPS、TPS作为生物标志物在联合治疗中是不够精准的，不能与免疫治疗疗效保持完全一致性。目前基础研究发现肿瘤的免疫状态随着疾病进展及抗肿瘤治疗的干预也发生变化，表现出时空特异性，动态血浆检测寻找生物标志物是探索的方向。

五、新辅助治疗免疫与化疗药物使用顺序是否影响治疗效果

已有小样本研究探索术前新辅助治疗使用 PD-1 抑制剂与化疗先后不同顺序发现，在化疗后 2 日给予与 PD-1 抑制剂与同一日使用有更高的 pCR 率，尚未达到统计学意义，有待更大样本量的研究。

六、基因检测对临床的指导意义

传统形态学和免疫组化是临床广泛使用的肿瘤诊断方法。基因检测对于精准医疗非常有帮助，一些成熟靶标基因检测，可以帮助精准选择高效药物。但目前全基因检测费用比较高，罕见突变难以获得相匹配药物，社会经济成本高，大规模推行尚不成熟，有条件的地方和患者可以进行，未来基因检测更便捷经济可能惠及更多患者。

七、营养支持

由于食管癌患者往往以进食哽噎起病，通常伴有不同程度的营养不良，需要进行营养评估，予以相应的膳食指导，或通过鼻饲管或经皮胃造瘘予以肠内营养，必要时予以肠外静脉补充。需要注意各种营养素均衡，肿瘤营养治疗不仅是支持治疗，合理的营养治疗可以提高肿瘤患者的免疫应答和免疫治疗的疗效。

第七节　药物治疗展望

鉴于食管癌综合治疗领域的快速进展，经典治疗方式为手术、放疗及化疗，由于免疫治疗和靶向治疗的快速发展及分子生物学发展，基因检测筛选特殊靶点获得较好的疗效，免疫联合治疗快速由后线推进至二线、一线，改写多个国内外指南；目前围手术期各类研究正在进行中，一些研究已经获得令人满意的阳性结果。新辅助免疫联合治疗的近期治疗效果毋庸置疑。抗血管生成药物在免疫治疗时代联合使用，已经超越上市时的适应证范围，在改善肿瘤血管正常化、改善肿瘤免疫微环境方面发挥重要的作用。

双免治疗 PD-L1 联合 TIGIT 在食管癌的一线和二线临床研究正在进行中，新型药物、双免组合、双抗、ADC 药物等多种药物的组合，多种治疗手段的组合，学科之间的组合，已经大力推动食管癌患者整体治疗效果，多学科诊疗模式值得推荐。

鉴于目前术前新辅助放化疗能使约 40% 的患者达到病理完全缓解，免疫联合放化疗，免疫联合化疗在新辅助治疗中也获得了较高的术前病理完全缓解，此类患者是否可以通过充分检查评估，

避免器官切除，相关研究正在进行中，有望为一部分患者获得免除手术切除器官的机会。

食管治疗中目前仍然存在着一些困境，如一线免疫治疗失败后患者如何选择，免疫先天耐药患者如何选择等。目前有关免疫微环境调控，寻找新的作用靶点的研究正在广泛进行中。

第八节　预后和随访

一、预后

食管癌是预后比较差的一类疾病，总体 5 年生存率为 19%，已有远处转移的Ⅳ期食管癌 5 年生存率为 5%。传统化疗中位生存期 1 年以内，随着免疫和靶向治疗的加入，中位生存期已经超过 1 年，未来生存数据可能有大幅度改善。食管癌患者的预后取决于肿瘤分期、肿瘤组织学分级及能获得局部和 / 或系统治疗。经历根治性治疗的患者生存期要优于未能接受根治性治疗的患者。

二、随访

所有患者均需要进行随访。90% 复发转移发生在进行局部根治性治疗后的 2 年内，也有可能发生在 5 年后。随访发现孤立转移可以考虑积极局部处理。随访的策略也要根据初诊时疾病分期及综合治疗的效果进行调整。

（一）随方内容

1. 病史以及体格检查

回顾既往诊治过程，体检特别关注是否有颈部、锁骨上、腋窝等部位淋巴结肿大。

2. 血液学检查

血常规、生化检查、肿瘤标志物，如 SCC 和 CA211 等，特别是术前升高，术后正常的肿瘤标志物。

3. 影像学检查

上消化道造影、内镜检查、颈部淋巴结彩超，颈、胸、腹部 CT 扫描，有可疑部位需要增强 CT；PET/CT 对于一些可疑情况，可以作为补充检查。

（二）随访频率

局部治疗后第 1～2 年，3～6 个月复查 1 次；第 3～5 年，6～12 个月复查 1 次，第 5 年后每年复查 1 次。注意在此期间，有不适症状需要根据症状及相关体征随时增加检查，并不一定要拘于上述的复查频率。

（孙玉蓓）

参 考 文 献

第15章 乳腺癌

2020 年 WHO 国际癌症乳腺癌研究所调查报告显示，全球乳腺癌新发病例数高达 226 万，取代肺癌成为发病率最高的恶性肿瘤。但其死亡率（2020 年 68 万例）远低于死亡率第一的肺癌。并位于肠癌、肝癌及胃癌之后，位列第五位。在女性癌症死亡率排名中，乳腺癌仍位列第一位。

乳腺癌是我国继肺癌、结肠直肠癌和胃癌之后的第四大常见癌症，是最常见的女性恶性肿瘤。据我国国家癌症中心统计，2020 年，我国女性癌症新发病例 209 万例，其中乳腺癌患者 42 万例，远高于其他女性癌症（肺癌 28 万例、结直肠癌 24 万例、甲状腺癌 17 万例、胃癌 15 万例、宫颈癌 11 万例）。2020 年，乳腺癌在我国癌症死亡率中排名第七位，在女性癌症死亡率中排名第四位。

乳腺癌的发病是一个涉及多种因素的复杂过程，目前其病因和发病机制尚未完全明确，但与发病有关的因素主要有性别、年龄、乳腺癌家族史、月经初潮、绝经时间、高龄未生育、肥胖、电离辐射暴露、饮酒、长期激素替代治疗，良性乳腺疾病和基因（如 *BRCA*1/2 等）突变等。有充分证据表明能降低乳腺癌发病的因素有早期妊娠、母乳喂养、运动、预防性乳腺切除术、预防性卵巢切除术等。目前专家普遍认为，性激素在乳腺癌的发生、发展中起重要作用。

第一节 临床表现与诊断

一、症状与体征

1. **乳房肿块** 乳腺癌患者最常见的症状为乳房肿块，80% 的患者以无痛性肿块就诊。乳腺癌肿块好发于单侧乳房、外上象限，边界不清，表面不光滑，活动度较差，位置较固定。

2. **乳头溢液** 非哺乳期出现乳头溢液，多为单侧，性质多为血性或脓性。

3. **乳头改变** 乳头扁平、回缩、凹陷，甚至完全低于乳晕平面。乳腺湿疹样癌（Paget 病，一种特殊类型乳腺癌）会发生乳头表面渗出、糜烂、结痂、脱屑、瘙痒等。

4. **皮肤改变** 肿瘤侵及乳房悬韧带（Cooper 韧带）形成乳房皮肤局部凹陷，称为"酒窝征"；肿瘤细胞阻塞皮下淋巴管，乳腺淋巴管回流受阻引起皮肤水肿，皮肤呈"橘皮样"改变；肿瘤压迫静脉可能会导致皮肤浅表静脉曲张；肿瘤直接侵犯皮肤可致皮肤出现点状红晕或暗红色，肿块进一步增大可形成破溃或溃疡，可伴有坏死、渗血出血或恶臭味；炎性乳癌患者出现乳房皮肤发红、皮温升高等改变。

5. **乳房疼痛** 少部分患者会有不同程度的乳房隐痛或刺痛，肿瘤侵犯胸壁神经时可出现明显疼痛。

6. **腋窝淋巴结肿大** 最常见的淋巴结转移部位为同侧腋窝淋巴结，亦可转移至锁骨上下淋巴结等。可有单个或多个肿大淋巴结，活动度较差。肿大淋巴结侵犯或压迫静脉可致同侧上肢水肿；累及周围神经可致手臂、肩部等酸痛麻木等。隐匿性乳腺癌常以腋窝淋巴结肿大为首发症状而就诊。

二、诊断

（一）病史与体格检查

采集病史需要询问月经情况、婚育和哺乳情况、过往乳腺疾病史、癌症家族史、甲状腺功能情况和妇科疾病史等。现病史中尤其需要注意肿块的出现时间、生长速度和月经的关系等。

体格检查包括全身检查和乳腺检查。①视诊：观察双侧乳腺大小、对称性，注意是否有肿块隆起或皮肤病变（如皮肤凹陷、潮红、水肿、溃烂、卫星结节等）。注意双侧乳头是否对称，是否有回缩、偏歪、糜烂等病理变化。②触诊：一般采用卧位，也可坐卧结合。检查时将四指并拢，用指尖和指腹按逆时针或顺时针方向轻柔触诊，不宜抓捏乳腺。然后轻轻挤压乳晕、乳头处，观察是否有分泌物。如有肿块，必须仔细检查并记录其具体位置、大小、硬度、边界、表面情况、活动性和压痛等。检查肿块是否与胸壁粘连时，应让患者患侧上肢叉腰以使胸大肌收缩。肿块与皮肤或胸壁有粘连或活动受限时，癌的可能性较大。若有乳头溢液，应进行涂片细胞学检查。对区域淋巴结进行检查需坐位。检查右腋窝时，用左手托起患者的右肘部，用左指尖循序触诊腋窝。检查左腋窝时则反之。最后检查锁骨上的淋巴结。

（二）辅助检查

1. 实验室检查　目前尚无针对乳腺癌的特异性肿瘤标志物，癌胚抗原（CEA）的阳性率为20%～70%，糖类抗原15-3（CA15-3）的阳性率为33%～60%，可为临床诊断及治疗监测提供参考依据。

2. 乳腺X线检查（钼靶X线片）　乳腺癌在X线片上的表现可归纳为主要征象和次要征象两大类。主要征象包括肿块、不对称、结构扭曲、钙化；次要征象包括皮肤增厚和局限凹陷（酒窝征），乳头内陷和漏斗征，血供增加，阳性导管征及彗星尾征等。

3. 乳腺超声检查　乳腺癌在超声下表现为：①肿瘤形态不规则，边缘不光滑，常呈蟹足样生长，与正常组织分界不清，无包膜回声；②内部多为不均匀的低回声，可有强回声光点，部分有声影，较大肿块内部可见液性暗区；③肿瘤后方回声衰减，致后方回声减低或消失；④肿瘤较小者活动性好，无粘连。较大者活动性差，常与胸大肌粘连；⑤部分患者可探及患侧腋窝处淋巴结增大；⑥彩色多普勒检查，肿块内及周边见较丰富的斑片状或线状彩色血流显示，为高速低阻的

动脉频谱。

4. 乳腺MRI检查　MRI在软组织分辨率方面表现出色，可以清晰地分辨乳腺皮肤、皮下脂肪、正常腺体和病灶，有助于确定肿瘤范围和数量，可用于初诊时的分期评估。乳腺MRI检查建议行增强扫描，增强扫描不仅可使病灶显示较平扫更清楚，而且可通过分析增强后时间信号强度曲线类型鉴别病变的良、恶性。一般乳腺癌增强后信号强度趋向于快速明显增高且快速减低，而良性病变则表现为缓慢渐进性强化。此外，MRI对于隐匿性乳腺癌、导管原位癌及乳房Paget's病等具有特别的价值。然而，MRI的假阳性率相对较高。另外，由于正常乳腺组织增强在月经周期的分泌期最为显著，因此建议在月经周期的7～14天进行检查，以提高准确性。

5. 乳腺CT检查　乳腺癌的CT表现与X线片上的表现基本相同，但在某些征象的显示方面，各有优缺点。在脂肪型乳房中，X线片检查发现小结节的能力要优于CT；而在致密型乳房中，因CT为体层扫描，较少受相邻结构的重叠干扰，故发现癌灶的能力优于钼靶X线检查。微小钙化在乳腺癌诊断中占有重要地位，CT虽有较高的密度分辨力，但受其部分容积效应的影响，常无法显示出微小钙化，或仅表现为一局限高密度区。对于乳腺癌的其他X线征象，如毛刺征、皮肤增厚、乳头内陷、血供增加、"彗星尾征"、乳后间隙及胸大肌侵犯等，CT比X线片显示得更明确和可靠。CT增强扫描，在定性诊断上与增强MRI作用相同。强化扫描时癌灶的CT值明显增高，病灶变得更为明显，若病灶的CT值较强化前增加25～45Hu甚至更高，即可高度怀疑为恶性，但亦应注意到有少数良性肿瘤亦可能有较明显强化。少数癌灶，包括一些"隐性"乳腺癌，在平扫时可能不明显，而是通过增强扫描发现局限异常强化而被查出。

6. 其他　针对转移性乳腺癌，根据转移部位不同，采取不同影像学方法进行检查。对于脑转移的乳腺癌首选MRI检查，MRI对软组织分辨率更好，弥散加权成像（DWI）及磁共振灌注成像有助于鉴别肿瘤复发及放疗后改变；CT常用于检查乳腺癌的肺转移及肝转移，并且可以用于疗效评价；乳腺癌转移的最常见部位是骨，确定乳腺

癌骨转移应用最广泛的是骨扫描，由于放射性示踪剂摄取增强而表现为成骨活性，不过评估疗效时需警惕骨扫描中的某些特征性假阴性及假阳性结果。然而针对溶骨性转移及骨髓受累，PET 比骨扫描更加敏感。

（三）病理诊断

1. 细胞学检查：包括细针穿刺、乳头溢液涂片、刮片、乳腺癌前哨淋巴结术中印片。主要用于不适合或不必要进行组织学检查的乳腺囊性肿块、乳头溢液、乳头 / 乳房皮肤糜烂溃疡，以及复发和转移性乳腺癌疾病。

2. 组织学检查：包括手术中的快速冷冻病理诊断、术前的空芯针穿刺诊断。主要用于病变性质、肿瘤类型、淋巴结转移情况、标本切缘情况的判定。

3. 免疫病理学检查：可根据乳腺癌的肿瘤受体情况辅助判断乳腺癌的分子分型。主要包括雌激素受体（ER）、孕激素受体（PR）、人表皮生长因子受体 2（HER2）、细胞增殖指数（Ki-67），ER 和 PR 可合称为激素受体（HR）。

4. 分子病理学检查：主要包括乳腺癌荧光原位杂交技术（FISH）检测 HER2 基因有无扩增、21 基因评分及 BRCA 基因突变检测等。

5. 对于局部晚期或复发转移的乳腺癌患者，多次反复的进行免疫组化及分子检测是为了评估疾病预后，预测治疗效果，指导个体化治疗。例如，部分患者的 ER、PR、HER2 的表达结果在治疗前后、原发灶和复发灶之间有差异，甚至是相反的表达状态，观察其状态有利于判断复发转移后分子分型是否有变化。

三、乳腺癌的分子分型

2000 年，Perou 等依据基因表达谱的差异，将乳腺癌划分为管腔 A 型、管腔 B 型、HER2 过度表达型、基底样细胞型及正常型。各种亚型的乳腺癌患者预后与治疗方式均有所差异。经过进一步验证，利用免疫组织化学对 ER、PR、HER2 和 Ki-67 的分析可基本替代基因表达谱的分子分型，从而用于指导临床治疗。此后分子分型得到不断的细分和优化，目前公认可分为以下 4 个亚型，即管腔 A 型（LuminalA 型）、管腔 B 型（LuminalB

型）、HER2 过表达型和三阴性型（具体见表 6-1）。对于 ER、PR 的阳性阈值，NCCN 指南推荐≥ 1% 时，为激素受体阳性乳腺癌。免疫组化提示 HER2（3+）或免疫组化 HER2（2+）且 FISH 显示 HER2 基因扩增则为 HER2 阳性乳腺癌。

1. LuminalA 型 需同时符合 ER 阳性（≥ 1%）、PR 阳性且≥ 20%、HER2 阴性、Ki-67 ≤ 14%。LuminalA 型是最常见的亚型，占所有乳腺癌的 50% ～ 60%。其 ER 相关基因高表达，HER2 及增殖相关基因低表达，组织学分级较低，预后较其他亚型好。此亚型对内分泌治疗反应良好，如抗雌激素药物或芳香化酶抑制剂。

2. LuminalB 型 可分 LuminalB1 型和 LuminalB2 型，LuminalB1 型定义为 ER 阳性或 PR 阳性（≥ 1%），且 HER2 阴性；LuminalB2 型定义为 ER 阳性或 PR 阳性，且 HER2 阳性，也称为 HER2 阳性（HR 阳性）乳腺癌或三阳性乳腺癌。LuminalB 型乳腺癌比 Luminal A 型乳腺癌少见，占所有乳腺癌的 10% ～ 15%，预后也相对较差。与 LuminalA 型相比，它们 ER 相关基因表达水平较低，HER2 表达可阴可阳，增殖相关基因表达比较高。

3. HER2 过表达型 ER 和 PR 阴性且 HER2 阳性。该亚型占所有乳腺癌的 10% ～ 20%，是一种恶性程度较高的乳腺癌，容易转移到淋巴结，复发和转移率也很高，预后较差。组织学分级为高级别，HER2 基因簇和增殖相关基因的过表达而 ER 相关基因低表达。免疫表型显示 ER 和 PR 为阴性，但存在 HER2 蛋白的过度表达，FISH 检测存在 HER 2 基因扩增，Ki-67 增殖指数通常较高。

4. 三阴性型 ER、PR 和 HER2 均为阴性，这一类型的乳腺癌占所有乳腺癌的 12% ～ 25%，是乳腺癌中预后最差的一个亚型，无病生存期和总生存期较其他亚型短，容易出现肺、脑等远处转移。常见于晚期、年轻和绝经前女性患者，具有易复发转移等特点。有数据表明，部分三阴性患者具有 BRCA1/2 基因突变，因此进行 BRCA 基因检测，也为三阴性乳腺癌的治疗提供策略（表 15-1）。

表 15-1 乳腺癌的分子分型

分子分型	指标			
	ER	PR	HER2	Ki-67
LuminalA 型	+	+且高表达	-	低表达
LuminalB 型（HER2 阳性）	+	任何	+	任何
LuminalB 型（HER2 阴性）	+	低表达或 -	-	高表达
HER2 过表达型	-	-	+	任何
三阴性型	-	-	-	任何

四、分期

乳腺癌 TNM 分期可分为临床分期（cTNM）和病理分期（pTNM）。临床分期基于体检和影像学检查，T、M 的定义与病理分期相同，但不同之处在于 N 的判断依据为淋巴结所在区域及是否移动或固定融合。而病理分期则根据术后病理结果确定，N 取决于淋巴结所在区域和数目。同时，远处转移主要通过影像学检查发现。若临床分期与术后病理分期出现差异，则以术后病理分期为准。目前多采用美国癌症联合委员会（American Joint Committee on Cancer，AJCC）制订的乳腺癌 TNM 分期系统（第八版）（表 15-2，表 15-3）。

表 15-2 AJCC 乳腺癌 TNM 定义（第八版）

原发肿瘤（T）	
Tx	原发肿瘤无法评估
T0	无原发肿瘤的证据
Tis	原位癌
Tis（Paget）	乳头 Paget 病，乳腺实质中无浸润癌和（或）原位癌。伴有 Paget 病的乳腺实质肿瘤应根据实质病变的大小和特征进行分期，并对 Paget 病加以注明
T1	肿瘤最大径＜ 20mm
T1mi	肿瘤最大径＜ 1mm
T1a	1mm ＜肿瘤最大径≤ 5mm
T1b	5mm ＜肿瘤最大径≤ 10mm
T1c	10mm ＜肿瘤最大径≤ 20mm
T2	20mm ＜肿瘤最大径＜ 50mm
T3	肿瘤最大径＞ 50mm
T4	任何肿瘤大小，侵及胸壁或皮肤（溃疡或卫星结节形成）
T4a	侵及胸壁，单纯的胸肌受累不在此列
T4b	没有达到炎性乳癌诊断标准的皮肤的溃疡和（或）卫星结节和（或）水肿（包括橘皮样变）
T4c	同时存在 T4a 和 T4b
T4d	炎性乳腺癌
区域淋巴结（N）——临床 N（cN）	
Nx	区域淋巴结无法评估（如先行已切除）
N0	无区域淋巴结转移（通过影像或临床检查）
N1	同侧 I、II 水平腋窝淋巴结转移，可活动

N2	同侧Ⅰ、Ⅱ水平腋窝淋巴结转移，临床表现为固定或相互融合；或缺乏同侧腋窝淋巴结转移的临床证据，但临床上发现有同侧内乳淋巴结转移
N2a	同侧Ⅰ、Ⅱ水平腋窝淋巴结转移，临床表现为固定或相互融合
N2b	临床上发现有同侧内乳淋巴结转移，而无腋窝淋巴结转移的临床证据
N3	同侧锁骨下淋巴结（Ⅲ级腋窝）伴或不伴Ⅰ、Ⅱ级腋窝淋巴结转移；或同侧内乳淋巴结转移伴Ⅰ、Ⅱ级腋窝淋巴结转移；或同侧锁骨上淋巴结转移伴或不伴腋窝或内乳淋巴结转移
N3a	同侧锁骨下淋巴结转移
N3b	同侧内乳淋巴结及腋窝淋巴结转移
N3c	同侧锁骨上淋巴结转移
区域淋巴结（N）——病理 N（pN）只做前哨淋巴结活检、未做腋清扫的淋巴结分期应注明（sn），如 pN0（sn）	
pNx	区域淋巴结无法评估（先行切除或未切除）
pN0	无区域淋巴结转移证据或者只有孤立的肿瘤细胞群（ITCs）
pN0（i+）	区域淋巴结中可见孤立的肿瘤细胞群（ITCs < 0.2mm）
pN0（mol+）	无 ITCs，但 PCR 阳性（RT-PCR）
pN1	微转移；或 1～3 枚腋窝淋巴结转移；或前哨淋巴结活检发现内乳前哨淋巴结转移
pN1mi	微转移（最大直径 > 0.2mm，或单个淋巴结单张组织切片中肿瘤细胞数量超过 200 个，但最大直径 < 2mm）
pN1a	1～3 枚腋窝淋巴结转移，至少 1 处直径 > 2mm
pN1b	前哨淋巴结活检显微镜下发现内乳前哨淋巴结转移，但无临床证据
pN1c	pN1a+pN1b
pN2	4～9 个患侧腋窝淋巴结转移；或临床上发现患侧内乳淋巴结转移而无腋窝淋巴结转移
pN2a	4～9 个患侧腋窝淋巴结转移，至少 1 处转移灶 > 2mm
pN2b	有临床转移征象的同侧内乳淋巴结转移，但无腋窝淋巴结转移
pN3	10 个或 10 个以上患侧腋窝淋巴结转移；或锁骨下淋巴结转移；或临床表现有患侧内乳淋巴结转移伴 1 个以上腋窝淋巴结转移；或 3 个以上腋窝淋巴结转移伴无临床表现的镜下内乳淋巴结转移；或锁骨上淋巴结转移
pN3a	10 个或 10 个以上同侧腋窝淋巴结转移（至少 1 处转移灶 > 2mm）或锁骨下淋巴结（Ⅲ区腋窝淋巴结）转移
pN3b	有临床征象的同侧内乳淋巴结转移，并伴 1 个以上腋窝淋巴结转移；3 个以上腋窝淋巴结转移，通过前哨淋巴结活检发现内乳淋巴结转移，但无临床征象
pN3c	同侧锁骨上淋巴结转移
远处转移（M）	
M0	无临床或者影像学远处转移证据
cM0（i+）	无临床或者影像学证据，但是存在通过外周血分子检测，骨髓穿刺，或其他非区域淋巴结组织中发现 < 0.2mm 的转移灶，无转移症状或体征
cM1	通过临床及影像学方法发现的远处转移
pM1	任何远处器官存在组织学证实的转移；或非区域淋巴结超过 0.2mm 的转移灶

注：孤立肿瘤细胞（ITC）是指直径 ≤ 0.2mm 散布的肿瘤细胞簇或孤立的肿瘤细胞，或者单张切片内细胞数量少于 200 个的细胞簇。通常可通过免疫组化检测或 H-E 染色来发现。在淋巴结计数时，存在 ITC 淋巴结不被视为阳性淋巴结，但应被计入可评价淋巴结的总数中。

表 15-3　AJCC 乳腺癌临床分期（第八版）

续表

分期	T 分期	N 分期	M 分期	分期	T 分期	N 分期	M 分期
0 期	Tis	N0	M0	ⅢA 期	T0	N2	M0
ⅠA 期	T1	N0	M0		T1	N2	M0
ⅠB 期	T0 ~ 1	N1mi	M0		T2	N2	M0
ⅡA 期	T0	N1	M0		T3	N1 ~ 2	M0
	T1	N1	M0	ⅢB 期	T4	任何 N	M0
	T2	N0	M0	ⅢC 期	任何 T	N3	M0
ⅡB 期	T2	N1	M0	Ⅳ期	任何 T	任何 N	M1
	T3	N0	M0				

注：T1 包括 T1mi；T0 或 T1 伴有淋巴结微小转移（N1mi）归入ⅠB 期；T2、T3、T4 伴有淋巴结微小转移（N1mi）分期时按 N1 进行；M0 包括 M0（i+）；如果患者新辅助治疗前属于 M1（Ⅳ期），治疗后仍属于Ⅳ期。

第二节　一般治疗原则

乳腺癌的治疗特别强调综合治疗，各期治疗原则如下。

Ⅰ期：手术治疗是主要方法，目前倾向于进行保乳手术并辅以放疗。对于具备复发高危因素的患者，可在术后行辅助化疗。

Ⅱ期：首选手术治疗，并基于病理及临床表现来判断是否需要术后化疗。对于肿瘤体积较大、有意愿进行保乳的患者，可以采用新辅助化疗。若患者肿块较大、淋巴结转移数量较多，可考虑选择性做放疗。

Ⅲ期：先进行新辅助化疗，随后展开手术治疗，并根据手术后的临床与病理结果决定是否进行放疗、化疗或靶向治疗等。

Ⅰ～Ⅲ期患者，如有激素受体阳性，建议在放、化疗完成后接受内分泌治疗。

Ⅳ期：以全身治疗如化疗、靶向治疗、内分泌治疗、免疫治疗、中医中药等为主的综合治疗，必要时行姑息性放疗。

第三节　辅 助 治 疗

乳腺癌术后辅助治疗的选择应基于复发风险的个体化评估、肿瘤病理学上的分子分型及对不同治疗方案的反应性。为全面评估患者手术后的复发风险，《2021 年中国抗癌协会乳腺癌诊治指南与规范》归纳了乳腺癌术后复发风险分组，并将其作为制定全身辅助治疗方案的重要依据（表 15-4）。

表 15-4　乳腺癌复发转移风险评估

危险度	判别要点	
	转移淋巴结	其他
低度	阴性	同时具备以下 6 条：标本中病灶大小（pT）≤ 2cm；分级 1 级；瘤周脉管未见肿瘤侵犯；ER 和（或）PR 表达；HER2 基因没有过度表达或扩增；年龄 ≥ 35 岁
中度		以下六条至少具备一条：标本中病灶大小（pT）> 2cm；分级 2 ~ 3 级；有瘤周脉管肿瘤侵犯；ER 和（或）PR 缺失；HER2 基因过度表达或扩增；年龄 < 35 岁
	1 ~ 3 枚阳性	未见 HER2 基因过表达和扩增且 ER 和（或）PR 表达
高度		HER2 基因过表达和扩增或 ER 和 PR 缺失
	≥ 4 枚阳性	

一、辅助治疗的历史沿革

乳腺癌辅助治疗是在手术完成后的治疗，旨在减少患者复发和转移的风险，并延长患者的无复发生存时间（RFS）及整体生存时间（OS）。Bonadonna 的 30 年追踪临床试验结果表明，乳腺癌手术后接受 CMF 方案化疗能显著提高无病生存率（DFS）和总生存率（OS），从而确立了乳腺癌手术后辅助化疗的重要性。随着新型抗肿瘤药物，如蒽环类化疗药物的引入，已有临床研究验证这些含蒽环类的治疗方案相比传统 CMF 方案具有更好的疗效。紫杉类药物的推出进一步改变了治疗格局，多项研究指出，在蒽环类方案的基础上加入紫杉类药物（无论是序贯添加还是同时使用）均能取得更佳疗效。紧接着，对铂类药物及卡培他滨在三阴性乳腺癌辅助治疗中作用的研究表明，采用紫杉类联合铂类药物可能优于 FEC-T 方案，并且在蒽环类和紫杉类治疗后追加卡培他滨（联合或序贯使用）能够进一步提升三阴性乳腺癌患者的 DFS。

在乳腺癌辅助化疗领域的研究历程中，最初将 CMF 方案与不进行化疗的病例进行比较，发现接受 CMF 化疗的患者在 DFS 和 OS 上具有明显益处。将含蒽环类药物的治疗方案与 CMF 方案对比，研究结果揭示前者进一步降低了年度复发风险。多个随机对照试验表明，4 个周期的多柔比星结合环磷酰胺方案在 RFS 和 OS 上与 CMF 方案表现相似，而增加多柔比星或环磷酰胺的剂量并未增强治疗效果。CALGB9344、BCIRG001、PACS01 等研究进一步证实，对于腋窝淋巴结阳性或高危但腋窝淋巴结阴性的早期乳腺癌患者，基于蒽环类药物再加入紫杉类药物的联合治疗方案可以显著提高 RFS 和 OS。

三阴性乳腺癌早期复发率高，内脏转移、脑转移率高，预后较差，治疗上以细胞毒性药物为主。BCIRG-005 研究显示 AC-T 方案与 TAC 方案辅助化疗在 DFS 和 OS 方面无明显差异，但 AC-T 方案的血液学毒性发生率较 TAC 方案低，对于高危患者优先考虑 AC-T 方案。CALGB 9741 研究显示 ddAC-ddT 方案（剂量密集型 AC 方案序贯双周紫杉醇方案）生存获益优于 AC-T 方案（AC 方案序贯 3 周紫杉醇方案），NCCN 指南已将紫杉醇

3 周方案去除，建议在辅助治疗中采用紫杉醇每周方案。USON 9735 研究对比了 TC 方案和 AC 方案的辅助化疗疗效，入组了较多的需要接受辅助化疗的中、低危患者，TC 方案组在 DFS 和 OS 上均获得优势，并且在 65 岁以上患者也显示了优势。对于年龄较大、有心脏基础疾病或中、低危患者，优先考虑 TC 方案的辅助化疗。PATTERN 研究探索了铂类药物在三阴性乳腺癌辅助治疗中的价值，结果显示紫杉类联合铂类药物方案对比 FEC-T（氟尿嘧啶＋表柔比星＋环磷酰胺序贯紫杉醇），5 年 DFS 提高了 6.2%（86.5% vs 80.3%），复发风险较低 35%，亚组分析中发现年龄轻、肿瘤分级高的患者从含铂方案中获益更多。SYSUCC-001 研究对完成标准辅助治疗的三阴性乳腺癌术后患者口服卡培他滨节拍化疗持续 1 年，中位随访 61 个月，结果显示卡培他滨组 5 年 DFS 率（82.8% vs 73%）显著高于观察组，提示三阴性乳腺癌患者在完成标准辅助治疗后，序贯 1 年的卡培他滨节拍化疗可降低复发风险。Olympia 研究结果显示，对于 BRCA 突变、HER2 阴性的高危患者，在标准辅助治疗后序贯 1 年的奥拉帕利可以降低 42% 的复发风险，因此存在 BRCA 突变的高危的三阴性乳腺癌患者可选择奥拉帕利行后续强化治疗。NSABP B31 和 NCCTG N9831 这两个大型的 III 期研究结果显示在 AC 方案后，使用曲妥珠单抗给 HER2 阳性早期乳腺癌患者带来明显的临床获益，使复发风险降低 40%，死亡风险降低 37% 的死亡风险，确立了 HER2 阳性乳腺癌使用蒽环类药物序贯紫杉类药物联合曲妥珠单抗的辅助治疗模式。BCIRG 006 研究结果显示 TCbH 优于 AC-T，TCbH 和 AC-TH 方案疗效相似，但 TCbH 组有着更低的心脏毒性，因此对于心脏安全性要求较高的患者可选择 TCbH 方案。NSABP B31、NCCTG N9831、HERA、BCIRG 006 四大临床研究均证实了曲妥珠单抗辅助治疗 1 年能够明显提升无病生存率及总生存率。

APHINITY 研究是一项前瞻性、随机、双盲安慰剂对照研究，主要研究终点是化疗加 1 年曲妥珠单抗联合安慰剂对比化疗加 1 年曲妥珠单抗联合帕妥珠单抗在 HER2 阳性乳腺癌患者辅助治疗时的无侵袭性疾病生存期（iDFS）。2017 年 ASCO 会议公布了该研究随访 45.4 个月的数据，

显示双靶向＋化疗组较单靶向＋化疗组4年iDFS绝对获益达到1.7%（92.3% vs 90.6%）。亚组分析提示淋巴结阳性组改善3.2%，激素受体阴性组改善2.3%，这两类人群获益更加明显，所以对于存在高危复发风险的HER2阳性乳腺癌术后患者，尤其是腋窝淋巴结阳性患者，建议使用化疗加曲妥珠单抗联合帕妥珠单抗双靶治疗。

既往有研究显示，HER2阳性，淋巴结阴性，原发灶≤2cm的小肿瘤患者较HER2阴性的小肿瘤复发风险更高，而予以TCH辅助治疗后，2年DFS和2年OS率分别达到97.8%和99.2%。也有研究显示，对于HER2阳性的小肿瘤患者采用wTH方案使其3年无病生存率达到98.7%。因此，HER2阳性、T1N0的患者可考虑TCH、wTH方案。

对于激素受体阳性、HER2阴性的乳腺癌患者，其辅助化疗方案的选择主要取决于疾病的复发风险及其对化疗的反应。BCIRG 005研究、CALGB 9741研究、USON 9735研究等多项经典的临床研究均证实蒽环类药物联合紫杉类药物方案是乳腺癌辅助化疗的基石，激素受体阳性、HER2阴性乳腺癌的辅助化疗同样以蒽环类药物和紫杉类药物为基础。

乳腺癌内分泌治疗根据作用机制分类如下。①选择性雌激素受体调节剂：包括他莫昔芬（TAM）、托瑞米芬、雷洛昔芬、氟维司群等；②芳香化酶抑制剂（AI）：第三代AI与第一、二代AI相比，没有抑制肾上腺皮质和醛固酮的作用，临床副作用少，目前临床上常规使用的AI均为第三代，包括非甾体类的阿那曲唑、来曲唑，甾体类的依西美坦等；③卵巢去势（OFS）：包括手术去势、放疗去势、药物去势。药物去势主要使用促性腺激素释放激素（GnRH）类似物，包括戈舍瑞林、亮丙瑞林、曲谱瑞林。由于GnRH类似物去势作用肯定，操作简单方便，停药后可恢复月经，现已成为卵巢去势的常规治疗方式。

辅助内分泌治疗与化疗同时进行可能会降低疗效，一般在化疗结束后进行，但可以与放疗、靶向治疗同时进行，但没有明确证据卵巢去势药物与化疗合用会降低疗效，且OFS与化疗联合可为部分高危患者带来临床获益。

SOFT研究亚组分析显示淋巴结阴性、组织学1级、T≤2cm的患者从OFS联合内分泌治疗中获益有限，获益者多为年龄＜35岁、淋巴结阳性、组织学2～3级、T＞2cm、Ki-67高表达（≥30%）的患者。TEXT与SOFT联合分析显示OFS联合AI优于OFS联合他莫昔芬；药物性卵巢去势对高危患者使用5年；对中危患者，使用时间2～3年。综上所述，OFS可有效改善绝经前激素受体阳性患者的预后，OFS联合他莫昔芬较单独应用他莫昔芬，OFS联合AI较OFS联合他莫昔芬均能改善预后。对于淋巴结≥4个阳性或淋巴结1～3个阳性但伴有至少一项高危因素（组织学3级或T≥5cm或Ki-67≥20%）的患者，Monarch E研究证实在内分泌治疗基础上增加CDK4/6抑制剂阿贝西利强化治疗2年，可进一步降低患者的复发风险。

二、治疗原则

（一）三阴性乳腺癌

1. 对于淋巴结阳性或肿瘤＞2cm的复发风险较高的患者，可选择AC-T方案、ddAC-ddT方案、TAC方案、TP方案、AC-TP方案、FEC-T方案。后续强化建议序贯卡培他滨节拍化疗1年（BRCA阴性）或奥拉帕利1年（BRCA阳性）。

2. 对于肿瘤≤2cm且淋巴结阴性的复发风险较低的患者，可选择TC方案、AC方案、AC-T方案。后续强化建议序贯卡培他滨节拍化疗1年。

（二）HER2阳性乳腺癌

1. 对于淋巴结阳性的患者，建议用曲妥珠单抗与帕妥珠单抗双靶联合化疗行辅助治疗，常用的化疗方案为AC-THP、TCbHP，靶向药物推荐的治疗时间为1年，与化疗同时使用。具有中高复发风险的患者，尤其是淋巴结阳性的患者，可考虑在曲妥珠单抗治疗后给予1年的酪氨酸激酶抑制剂（如奈拉替尼）强化治疗。

2. 对于淋巴结阴性，肿瘤＞2cm的患者，伴有高危复发风险时（ER阴性、组织学3级、Ki-67高表达等），可采用AC-TH、TCbH单靶治疗，也可采用AC-THP、TCbHP双靶治疗。

3. 对于淋巴结阴性，肿瘤＞2cm但无高危复发风险，或者肿瘤≤2cm时，推荐每周紫杉醇或TC×4＋曲妥珠单抗辅助治疗。

4. 担心心脏毒性者可选择心脏毒性较低的去蒽环类药物方案，如TCbH、TCH、wTH治疗方案。

5. 对于激素受体阳性，无须化疗的低危患者，或无法耐受化疗的患者，可选择内分泌联合靶向治疗。

（三）激素受体阳性乳腺癌

1. 辅助化疗根据复发风险可选择不同强度的化疗方案　①高危复发风险：淋巴结≥4个阳性或淋巴结1～3个阳性伴其他高危因素，可选择AC-T、ddAC-ddT、TAC方案。②中危复发风险：淋巴结1～3个阳性，但无其他高危因素，或淋巴结阴性但符合以下危险因素之一：Ki-67高表达（≥30%）、T>2cm、年龄<35岁。可选择AC或TC方案。③低危复发风险：淋巴结阴性、T≤2cm、Ki-67≤14%，由于获益不明确，目前不推荐辅助化疗。多基因检测可豁免部分激素受体阳性、HER2阴性的乳腺癌患者辅助化疗，但需要结合检测结果的可靠性、结合患者的意愿和化疗带来的获益及不良反应，综合考虑是否行辅助化疗。

2. 绝经前患者辅助内分泌治疗　主要有3种方案，TAM、TAM加OFS、第三代AI加OFS。选择治疗方案时主要考虑两方面的因素：一是肿瘤复发风险高或需要使用辅助化疗，二是患者年龄较轻（如小于35岁）、在完成辅助化疗后仍未绝经。①TAM是辅助内分泌治疗中应用广泛的药物，可单独或联合OFS应用于绝经前乳腺癌患者辅助内分泌治疗。服用TAM的患者，治疗期间注意避孕，每6～12个月行1次妇科检查，通过B超了解子宫内膜厚度。服用TAM 5年后，如患者仍处于绝经前状态，部分患者（如高危复发）可考虑延长服用至10年；如处于绝经后状态，可序贯使用AI 5年。目前尚无证据显示，服用TAM 5年后的绝经前患者，后续应用AI联合OFS会进一步使患者获益。②OFS建议用于以下绝经前患者：高风险患者，可与AI或TAM联合应用；接受辅助化疗的中度风险患者伴有高危因素时。如应用药物去势，建议治疗时间是2～5年。③对于淋巴结≥4个阳性或淋巴结1～3个阳性但伴有至少一项高危因素（组织学3级或T≥5cm或Ki-67≥20%）的患者，可考虑联合2年的CDK4/6抑制剂治疗。

3. 绝经后患者辅助内分泌治疗　①对于绝经后的ER或PR阳性的患者，均建议使用第三代AI，尤其是具有以下情况的患者：高复发风险；使用TAM 5年后的高复发风险患者；使用

TAM后出现明显的不良反应或存在TAM禁忌证。②AI初始即应用5年，目前常用的有阿那曲唑、来曲唑、依西美坦，它们之间没有显著的疗效差异，可根据患者的服药反应，以及经济性、药物可及性来选择。Ⅰ期患者的辅助内分泌治疗通常建议持续服用5年。Ⅱ期淋巴结阴性的患者，如初始应用TAM5年，建议序贯AI或继续TAM 5年；如初始应用AI 5年，或初始应用TAM2～3年后再转为AI满5年的患者可不延长内分泌治疗时间。对于Ⅱ期淋巴结阳性和Ⅲ期患者，无论前5年应用TAM还是AI，均建议后续延长5年应用AI。延长治疗的患者其内分泌治疗总时长为8～10年。③对于淋巴结≥4个阳性或淋巴结1～3个阳性但伴有至少一项高危因素（组织学3级或T≥5cm或Ki-67≥20%）的患者，建议在内分泌治疗基础上增加CDK4/6抑制剂阿贝西利强化治疗2年，可进一步降低患者的复发风险。

（四）全疗程新辅助治疗后的辅助强化治疗

根据术后病理是否达到pCR，治疗选择不同。

1. pCR患者　新辅助治疗后获得pCR的患者整体预后显著好于non-pCR患者，但辅助治疗是否可予以适度的降阶梯目前仍缺乏足够的循证医学证据。pCR患者若新辅助治疗前肿瘤负荷较大，则预后较差。

（1）HER2阳性乳腺癌患者接受足疗程HP双靶联合化疗的新辅助治疗后，达到pCR者应继续维持HP满1年，即使是新辅助治疗前低肿瘤负荷的患者，也不推荐辅助治疗仅使用曲妥珠单抗单靶治疗。而新辅助治疗前为高肿瘤负荷时，可考虑HP双靶后继续1年的TKI强化治疗。

（2）TNBC患者足疗程新辅助化疗后达到pCR，无须进行辅助化疗，即使新辅助治疗前为高肿瘤负荷，卡培他滨节拍化疗1年也不是当前的标准方案。

2. Non-pCR患者　CREATE-X、KATHERINE、Monarch E等研究显示，不同亚型新辅助治疗后的non-pCR患者，采用相应的化疗、靶向治疗及内分泌治疗予以辅助强化，可显著改善预后。

（1）HER2阳性型患者足疗程新辅助治疗后的non-pCR患者，T-DM1是当前的标准治疗。当残留肿瘤负荷较小时，可继续辅助HP双靶治疗，而无论残留肿瘤负荷的大小，在术后采用T-DM1

或 HP 作为辅助治疗后，TKI 的辅助强化治疗。

（2）TNBC 患者足疗程新辅助治疗后的 non-pCR 患者，卡培他滨是当前的标准治疗，铂类药物或其他化疗组合的辅助强化策略，缺少优效性数据。

（3）Luminal 型患者足疗程新辅助化疗后的 non-pCR 患者，目前数据还不甚统一。例如，CREATE-X 试验中 HR 阳性亚组采用卡培他滨强化治疗有 DFS 和 OS 的有限获益，Monarch E 试验中亚组参与阿贝西利 2 年的内分泌强化治疗提示复发风险的降低，而 Penelope B 试验中辅助 1 年的哌柏西利治疗并未改善预后，具体采用哪种强化策略，多数推荐可采用常规内分泌治疗联合 CDK4/6 抑制剂（阿贝西利）予以辅助强化，而卡培他滨也是可选的强化策略。

三、常用辅助治疗的方案

（一）三阴性乳腺癌辅助治疗方案

（1）AC → T 方案

表柔比星 90 ～ 100mg/m^2，静脉滴注，第 1 天。

环磷酰胺 600mg/m^2，静脉滴注，第 1 天。

21 天为 1 个周期，共 4 个周。

序贯紫杉醇 80mg/m^2，静脉滴注，第 1 天，每周 1 次，共 12 周。

或紫杉醇 175mg/m^2，静脉滴注，第 1 天，每 3 周 1 次，共 12 周。

或多西他赛 80 ～ 100mg/m^2，静脉滴注，第 1 天。

21 天为 1 个周期，共 4 个周期。

（2）TAC 方案

多西他赛 75mg/m^2，静脉滴注，第 1 天。

多柔比星 50mg/m^2，静脉滴注，第 1 天。

环磷酰胺 500mg/m^2，静脉滴注，第 1 天。

21 天为 1 个周期，共 6 个周期。

（3）剂量密集 AC → P 方案

表柔比星 90 ～ 100mg/m^2，静脉滴注，第 1 天。

环磷酰胺 600mg/m^2，静脉滴注，第 1 天。

14 天为 1 个周期，共 4 个周期。

序贯紫杉醇 175mg/m^2，静脉滴注，第 1 天。

14 天为 1 个周期，共 4 个周期。

（4）TC 方案

多西他赛 75mg/m^2，静脉滴注，第 1 天。

环磷酰胺 60mg/m^2，静脉滴注，第 1 天。

21 天为 1 个周期，共 4 个周期。

（5）AC 方案

多柔比星 60mg/m^2，静脉滴注，第 1 天。

环磷酰胺 600mg/m^2，静脉滴注，第 1 天。

21 天为 1 个周期，共 4 个周期。

（6）EC 方案

表柔比星 100mg/m^2，静脉滴注，第 1 天。

环磷酰胺 830mg/m^2，静脉滴注，第 1 天。

21 天为 1 个周期，共 8 个周期。

（7）FEC → T 方案

氟尿嘧啶 500mg/m^2，静脉滴注，第 1 天。

表柔比星 100mg/m^2，静脉滴注，第 1 天。

环磷酰胺 500mg/m^2，静脉滴注，第 1 天。

21 天为 1 个周期，共 3 个周期。

序贯多西他赛 80 ～ 100mg/m^2，静脉滴注，第 1 天。

21 天为 1 个周期，共 3 个周期。

（8）卡培他滨（BRCA 无突变，后续强化）

1000 ～ 1250mg/m^2，口服，每天 2 次，第 1 ～ 14 天，21 天为 1 个周期，共 1 年。

（9）奥拉帕利（BRCA 有突变，后续强化）

每次 300mg，口服，每天 2 次，连续用药，共 1 年。

（二）HER2 阳性乳腺癌辅助治疗方案

（1）AC → THP 方案

表柔比星 90 ～ 100mg/m^2，静脉滴注，第 1 天。

环磷酰胺 600mg/m^2，静脉滴注，第 1 天。

21 天为 1 个周期，共 4 个周期。

序贯多西他赛 80 ～ 100mg/m^2，静脉滴注，第 1 天。

或紫杉醇 80mg/m^2，静脉滴注，第 1 天，每周 1 次，共 12 周。

21 天为 1 个周期，共 4 个周期。

同时曲妥珠单抗首次剂量 8mg/kg，之后 6mg/kg，每 3 周 1 次，共 1 年。

帕妥珠单抗首次剂量 840mg，之后 420mg，每 3 周 1 次，共 1 年。

（2）TCbHP 方案

多西他赛 75mg/m^2，静脉滴注，第 1 天。

卡铂 AUC=6，静脉滴注，第 1 天。

21 天为 1 个周期，共 6 个周期。

同时曲妥珠单抗首次剂量 8mg/kg，之后 6mg/kg，每 3 周 1 次，共 1 年。

帕妥珠单抗首次剂量 840mg，之后 420mg，每 3 周 1 次，共 1 年。

（3）AC → PH 方案

表柔比星 90 ～ 100mg/m²，静脉滴注，第 1 天。

环磷酰胺 600mg/m²，静脉滴注，第 1 天。

21 天为 1 个周期，共 4 个周期。

序贯紫杉醇 80mg/m²，静脉滴注，第 1 天。每周 1 次，共 12 周。

同时曲妥珠单抗首次剂量 4mg/kg，之后 2mg/kg，每周 1 次，共 1 年。

在基线及 3、6、9 个月时监测心功能。

（4）剂量密集 AC → PH 方案

多柔比星 60mg/m²，静脉滴注，第 1 天。

环磷酰胺 600mg/m²，静脉滴注，第 1 天。

14 天为 1 个周期，共 4 个周期。

序贯紫杉醇 175mg/m²，静脉滴注（3 小时），第 1 天。

14 天为 1 个周期，共 4 个周期。

同时曲妥珠单抗首次剂量 4mg/kg，之后 2mg/kg，每周 1 次，共 1 年。

也可在紫杉醇结束后用由曲妥珠单抗首次剂量 8mg/kg，之后 6mg/kg。每 3 周 1 次，共 1 年。

在基线及 3、6、9 个月时监测心功能。

（5）AC → TH 方案

多柔比星 60mg/m²，静脉滴注，第 1 天。

环磷酰胺 600mg/m²，静脉滴注，第 1 天。

21 天为 1 个周期，共 4 个周期。

序贯多西他赛 100mg/m²，静脉滴注，第 1 天。

21 天为 1 个周期，共 4 个周期。

同时曲妥珠单抗首次剂量 4mg/kg，之后 2mg/kg，每周 1 次，共 11 周。

化疗结束后用曲妥珠单抗 6mg/kg，每 3 周 1 次，共 1 年。

在基线及 3、6、9 个月时监测心功能。

（6）TCbH 方案

多西他赛 75mg/m²，静脉滴注，第 1 天。

卡铂 AUC=6，静脉滴注，第 1 天。

21 天为 1 个周期，共 6 个周期。

同时曲妥珠单抗首次剂量 4mg/kg，之后 2mg/kg，每周 1 次，共 17 次。

化疗结束后曲妥珠单抗 6mg/kg，每 3 周 1 次，共 1 年。

在基线及 3、6、9 个月时监测心功能。

（7）奈拉替尼（后续强化）

每次 240mg，口服，每天 1 次，连续用药，共 1 年。

（三）激素受体阳性乳腺癌辅助治疗方案

1. 辅助化疗可选择 AC-T、ddAC-ddT、TAC、AC 或 TC 方案（具体方案参考三阴性乳腺癌辅助治疗方案）。

2. 辅助内分泌治疗药物用法及用量

（1）枸橼酸他莫昔芬：10mg，2 次 / 天（或 20mg，1 次 / 天），口服。

枸橼酸托瑞米芬：60mg，1 次 / 天，口服。

（2）芳香化酶抑制剂（AI）

阿那曲唑 1mg，1 次 / 天，口服。

来曲唑 2.5mg，1 次 / 天，口服。

依西美坦 25mg，1 次 / 天，口服。

（3）CDK 4/6 抑制剂

阿贝西利，150mg，口服，2 次 / 天。

第四节 新辅助治疗

一、新辅助治疗的历史沿革

对于局部进展期乳腺癌（LABC），因其病变侵及范围广，导致手术切除困难或不可切除。自 20 世纪 70 年代起，化疗被引入作为该类患者的首要治疗（即新辅助化疗），可使肿瘤缩小，进而便于手术切除。至今，新辅助化疗已成为乳腺癌治疗不可或缺的一项关键手段。在乳腺癌治疗中，辅助化疗通常采用的药物组合同样适用于新辅助化疗。然而，随着新药不断研发且抗肿瘤效果逐渐增强，化疗疗效将得到提高。同时，某些尚未在辅助治疗中使用的新型药物也有望被纳入到新辅助治疗的研究之中。根据 Bonadonna 在 20 世纪 70 年代的报道，经过 3 ～ 4 个周期 CMF 方案的新辅助化疗，患者的完全缓解（pCR）率约为 3%。到了 20 世纪 80 年代，包含蒽环类药物的联合化疗广泛应用于乳腺癌的新辅助化疗与辅助化疗，在 4 个周期的新辅助化疗后，有效率达到 60%～80%，而 pCR 率则在 10%～15%。当时几乎所有的新辅助化疗方案都包括蒽环类药物。20 世纪 90 年代紫杉类药物开启新篇章，无论是单独使用还是与其他药物联合，均展现出更优越的抗肿瘤效果，尤其是在联合蒽环类药物进行新辅助化疗时，效果尤为显著，pCR 率可达 15%～20%。而在长春碱系列药物中，特别是抗细胞有丝分裂特异性强、直接作用于微管蛋白的长春瑞滨，在乳腺癌的新辅助化疗中亦展现出良好效果，与蒽环类药物联合进行 6 个周期的化疗，pCR 率可以达到 14%。

KEYNOTE 522、Impassion 031 和 GeparNuev 等多项研究探索了在化疗基础上联合程序性死亡蛋白 -1（PD-1）/程序性死亡蛋白配体 -1（PD-L1）单克隆抗体等免疫治疗的有效性和安全性。鉴于这些研究化疗配伍不同（紫杉类药物联合铂类药物、紫杉类药物序贯蒽环类药物、紫杉类药物联合铂类药物序贯蒽环类药物等），新辅助治疗的疗程不一（6 个或 8 个疗程），主要研究终点和结局不同（pCR 或无病生存），PD-L1 阳性患者拥有更高的 pCR 率，2022 年 11 月国家药品监督管理局批准帕博利珠单抗联合化疗新辅助治疗，并在手术后继续帕博利珠单抗单药辅助治疗，用于经充分验证的检测评估肿瘤表达 PD-L1[综合阳性评分（CPS）≥20] 的早期高危三阴性乳腺癌（TNBC）患者的治疗。鉴于 Brightness 研究提示紫杉类药物联合铂类药物序贯蒽环类药物，较紫杉类药物序贯蒽环类药物的方案，显著提高 pCR 率并改善预后，建议在肿瘤负荷更高的患者中，可采用紫杉类药物联合铂类药物，序贯或不序贯蒽环类药物，作为初选的新辅助化疗方案。尤其当明确存在 BRCA1/2 突变时，联合铂类的方案更值得被推荐，但联合 PARP 抑制剂的方案并未得到一致认可。

HER2 高表达在浸润性乳腺癌的比例约为 20%。具有高 HER2 表达的乳腺癌通常生物恶性程度高、预后不佳。自从针对 HER2 高表达的靶向药物的出现之后，这些药物与化疗药物的联合应用显著转变了 HER2 阳性患者的治疗效果及其预后。特别是在新辅助化疗领域，化疗和靶向治疗的结合显著提高了 HER2 阳性乳腺癌的

pCR。因此，NCCN 指南在 2017 年的修改版指出，HER2 阳性乳腺癌的新辅助化疗方案推荐联合曲妥珠单抗至少 9 周。当前，治疗 HER2 阳性乳腺癌的其他靶向疗法包括酪氨酸激酶抑制剂如拉帕替尼、帕妥珠单抗及将曲妥珠单抗与微管蛋白抑制剂 emtansine 结合的抗体偶联药物 T-DM1 等，它们也都被纳入新辅助治疗研究的范围。

多项大型临床研究结果显示，对于 HER2 阳性乳腺癌的新辅助治疗，H 单靶（曲妥珠单抗）联合化疗优于单化疗，HP 双靶（曲妥珠单抗、帕妥珠单抗）联合化疗可以在 H 单靶联合化疗基础上提高 pCR 率。NeoSphere 研究共纳入 417 例局部晚期非炎性或早期 HER2 阳性乳腺癌患者，评价 4 周期曲妥珠单抗 + 多西他赛、帕妥珠单抗 + 曲妥珠单抗 + 多西他赛、帕妥珠单抗 + 曲妥珠单抗、帕妥珠单抗 + 多西他赛新辅助治疗后手术，术后辅助化疗的疗效。2012 年，该研究结果显示，与曲妥珠单抗 + 多西他赛相比，帕妥珠单抗 + 曲妥珠单抗 + 多西他赛能显著提高患者的 pCR 率（45.8% vs 29%，$P=0.014\,1$）。2016 年，5 年的数据分析显示，帕妥珠单抗 + 曲妥珠单抗 + 多西他赛与曲妥珠单抗 + 多西他赛的 5 年 DFS 率分别为 86% 及 81%，（HR=0.69；95%CI：0.34～1.40），可见无论是从 pCR 还是 DFS 考虑，联合双靶新辅助治疗都能使患者显著获益。

TRYPHAENA 研究和 TRAIN-2 研究均探索了 HER2 阳性乳腺癌采用双靶联合蒽环类药物对比双靶联合卡铂 + 紫杉类药物化疗行新辅助治疗的疗效和安全性。研究结果显示 TCbHP（非蒽环组）和 FEC-THP 方案（蒽环 / 紫杉组）的 pCR 率、无病生存率、无进展生存率均相似，差异无统计学意义。但含蒽环类化疗方案有增加心脏毒性、骨髓抑制的风险。该研究结果显示，新辅助治疗中去蒽环方案是可行的。

以往，对于那些年老体弱或伴有严重器官疾病的 LABC 患者，她们往往难以承受化疗的副作用，这一情形曾使临床治疗面临挑战。考虑到 ER 阳性的乳腺癌对内分泌疗法的良好响应性及较高的耐受性，逐步推广将内分泌疗法用于绝经后 ER 阳性 LABC 患者的新辅助治疗方案（即新辅助内分泌治疗）。起初，TAM 的非选择性使用（即未专门针对 ER 阳性患者）为新辅助内分泌治疗提

供了基础。随后，随着第三代芳香化酶抑制剂的出现，陆续开展了 AI 与 TAM 对照研究的新辅助内分泌治疗临床试验，以及新辅助内分泌治疗与新辅助化疗效果比较的研究。ALTERNATE 研究中新辅助内分泌治疗的 pCR 率仅为 1%，改良术前内分泌治疗预后指数为 0 的患者约占 20%，鉴于新辅助内分泌治疗效果与化疗相比仍有一定的差距，对于绝大多数中高复发风险的 Luminal 型患者，建议首选新辅助化疗。对于 HR 高表达、cT1-2N0 期患者，参考 ADAPT 研究在 N0-1 期、复发评分（RS）< 25 及新辅助内分泌治疗 3 周后 Ki-67 增殖指数 ≤ 10% 的患者中仅使用内分泌治疗筛选出了部分可能豁免化疗的患者，建议可在经过完善设计的临床试验中对特定的患者尝试使用新辅助内分泌治疗。新辅助内分泌治疗策略优选 AI（绝经前患者联合 OFS），目前暂不推荐氟维司群、CDK4/6 抑制剂，或与其他内分泌治疗药物的联合。

2021 年美国临床肿瘤学会新辅助治疗共识对新辅助治疗的适用人群、疗效评估、各亚型新辅助治疗策略进行了详细推荐。该共识指出，对于淋巴结阳性或肿块超过 1cm 的三阴性乳腺癌（TNBC），以及淋巴结阳性或淋巴结阴性伴高危因素的 HER2 阳性乳腺癌患者，可以优选新辅助治疗。而在 2020 St. Gallen 专家共识投票中，60% 的专家认为并不能仅凭空芯针穿刺活检结果提示需要辅助化疗而优选新辅助治疗。《中国抗癌协会乳腺癌诊治指南与规范（2021 年版）》指出，降期手术、降期保乳、降期保腋窝和体内药敏等为新辅助治疗的主要目的，并由此区分新辅助治疗的必选人群、优选人群和可选人群。为进一步规范新辅助治疗的适用人群，该指南推荐：①所有患者需要在明确病理学诊断及免疫组化（IHC）亚型划分后，制订治疗策略。②新辅助治疗适用人群的筛选包含两个侧重点，必选人群是指有局部治疗需求的患者，如期望新辅助治疗后降期手术、降期保乳和降期保腋窝的患者；而优选人群是期望通过新辅助治疗了解肿瘤对相应治疗的反应性，并且根据全疗程新辅助治疗后是否达到病理学完全缓解（pCR）而制订后续辅助治疗策略，因此更推荐对于有一定肿瘤负荷（T2 期或 N1 期及以上）的三阴性或 HER2 阳性乳腺癌患者进行新辅助治疗。

二、治疗原则

新辅助治疗包括化疗、靶向治疗和内分泌治疗，符合以下一条适应证即可行新辅助治疗：肿块较大（> 5cm）；腋窝淋巴结转移；HER2 阳性；三阴性；有保乳意愿，但肿瘤占乳房比例较大难以保乳者。

（一）三阴性乳腺癌

三阴性乳腺癌的新辅助治疗方案有以下几类推荐：蒽环类 + 紫杉类药物；紫杉类 + 铂类药物；AC-T；AC-TP；参加严格设计的临床研究；化疗联合 PD-1 抑制剂。

（二）HER2 阳性乳腺癌

HER2 阳性乳腺癌的新辅助治疗建议采用抗 HER2 双靶联合卡铂 - 紫杉类药物化疗、抗 HER2 双靶联合紫杉类药物化疗；抗 HER2 靶向治疗联合蒽环 - 紫杉类药物化疗；或者合理设计的临床研究。

（三）激素受体阳性乳腺癌

对于激素受体阳性的乳腺癌患者的新辅助化疗，建议使用蒽环联合紫杉类（TAC 或 AT 方案）；以蒽环和紫杉类为主的其他方案。

对于需要进行术前新辅助治疗但不适合化疗或者对新辅助化疗不敏感的激素依赖性患者可以采用新辅助内分泌治疗。绝经后激素受体阳性的患者首先推荐第三代 AI（阿那曲唑、来曲唑、依西美坦），如果患者不适合使用第三代 AI 抑制（骨密度 T < - 2.5），考虑使用氟维司群。绝经前激素受体阳性的患者可以选择 OFS+AI。

（四）新辅助治疗期间的疗效评估及疗程数、手术时机选择

目前还未能形成一个公认的评估方式，以在新辅助治疗早期（2 个或 4 个疗程）即能准确地预测全疗程后是否能达到 pCR。无论是 PET/CT、乳腺磁共振成像、基因组学还是影像组学等方式，都还在临床试验中。当采用标准新辅助治疗方案后，尤其是 4 个疗程后确认肿瘤退缩不佳，需及时进行多学科讨论，更改治疗策略 [局部治疗和（或）系统性治疗]。根据分子分型可分为以下几类：①三阴性型，由于初始新辅助化疗方案的不同，4 个疗程后的选择也不尽相同，多数专家认可 4 个疗程疗效不佳时应建议尽快手术治疗，并在术后辅助治疗中予以化疗强化治疗。对于使用

紫杉类药物联合铂类药物（TCb）或 TAC 作为新辅助治疗初选方案时，局部治疗的及早介入尤为重要；而对于前期采用蒽环类药物方案进行 4 个疗程新辅助化疗后疗效不佳的患者，则可在多学科团队保障及密切疗效评估的前提下尝试更换为紫杉类药物联合或不联合铂类药物的治疗方案继续新辅助治疗。② HER2 阳性型，初始采用 HP 双靶联合化疗 4 个疗程疗效不佳时，建议尽快手术治疗，或在多学科团队保障及密切疗效评估的前提下尝试更换化疗药物并联合曲妥珠单抗和酪氨酸激酶抑制剂（TKI）。③ Luminal 型，新辅助化疗无效后改用新辅助内分泌治疗目前无相应临床研究数据支撑，尽早手术治疗是合理的选择，而如果初选新辅助内分泌治疗效果不佳时，结合 ALTERNATE 研究结果，新辅助内分泌治疗无效患者改用化疗后 pCR 仅为 4.8%，所以仍推荐应该尽早考虑根治性手术治疗。

（五）新辅助治疗的术后病理评估

新辅助治疗后的术后病理分病理完全缓解（pCR）与非完全缓解（non-pCR）两种。其中 pCR 包括 Total pCR（tpCR）及 Breast pCR（bpCR）。tpCR 指乳腺原发灶无浸润性癌且区域淋巴结无癌细胞；残留乳腺脉管内浸润性肿瘤或仅淋巴结内残余孤立性肿瘤细胞（ITC）均不能判定为 pCR；可以允许乳房原发病灶内有导管原位癌残留。而 bpCR 指乳腺原发灶在新辅助治疗后无浸润性癌残留。Miller & Payne 系统常用于新辅助治疗后的手术病理评估（表 15-5）。

表 15-5 Miller & Payne 评估系统

MP 分级	组织学改变
1 级	浸润癌细胞无改变或仅个别癌细胞发生改变，癌细胞数量总体未减少
2 级	浸润癌细胞轻度减少，但总数量仍高，癌细胞减少不超过 30%
3 级	浸润癌细胞减少介于 30%～90%
4 级	浸润癌细胞显著减少超过 90%，仅残存散在小簇状癌细胞或单个癌细胞
5 级	原肿瘤瘤床部位已无浸润癌细胞，但可存在导管原位癌

当前实施新辅助治疗的一个重要目的，即通过新辅助治疗进行体内药敏研究，在全疗程新辅助治疗后筛选出 non-pCR 患者予以辅助强化治疗，从而改善患者的整体预后。

三、常用新辅助治疗的方案及评价

（一）三阴性乳腺癌新辅助治疗方案

（1）TAC 方案
多西他赛 75mg/m²，静脉滴注，第 1 天。
多柔比星 50mg/m²，静脉滴注，第 1 天。
环磷酰胺 500mg/m²，静脉滴注，第 1 天。
21 天为 1 个周期，共 6 个周期。

（2）AT 方案
多柔比星 50mg/m²，静脉滴注，第 1 天。
多西他赛 75mg/m²，静脉滴注，第 1 天。
或白蛋白紫杉醇 125mg/m²，静脉滴注，第 1、8 天。
21 天为 1 个周期。

（3）TP 方案
多西他赛 75mg/m²，静脉滴注，第 1 天。
或白蛋白紫杉醇 125mg/m²，静脉滴注，第 1、8 天。
卡铂 AUC=6，静脉滴注，第 1 天。
21 天为 1 个周期，共 6 个周期。

（4）AC → T 方案
表柔比星 90～100mg/m²，静脉滴注，第 1 天。
环磷酰胺 600mg/m²，静脉滴注，第 1 天。
21 天为 1 个周期，共 4 个周期。
序贯紫杉醇 80mg/m²，静脉滴注，第 1 天，每周 1 次，共 12 周。
或多西他赛 80～100mg/m²，静脉滴注，第 1 天，每 3 周 1 次，共 12 周。
或白蛋白紫杉醇 125mg/m²，静脉滴注，第 1、8 天，每 3 周 1 次，共 12 周。

（5）AC → TP 方案
表柔比星 90～100mg/m²，静脉滴注，第 1 天。
环磷酰胺 600mg/m²，静脉滴注，第 1 天。
21 天为 1 个周期，共 4 个周期。
序贯紫杉醇 80mg/m²，静脉滴注，第 1 天，每周 1 次，共 12 周。
或白蛋白紫杉醇 125mg/m²，静脉滴注，第 1 天，每周 1 次，共 12 周。

卡铂 AUC=5，静脉滴注，第 1 天，每周 1 次，共 12 周。

（二）HER2 阳性乳腺癌的新辅助治疗方案

（1）TCbHP 方案

多西他赛 75mg/m²，静脉滴注，第 1 天。

或白蛋白紫杉醇 125mg/m²，静脉滴注，第 1、8 天。

卡铂 AUC=6，静脉滴注，第 1 天。

曲妥珠单抗首次剂量 8mg/kg，之后 6mg/kg。

帕妥珠单抗首次剂量 840mg，之后 420mg。

21 天为 1 个周期，共 6 个周期。

（2）THP 方案

多西他赛 80～100mg/m²，静脉滴注，第 1 天。

或白蛋白紫杉醇 125mg/m²，静脉滴注，第 1、8 天。

曲妥珠单抗首次剂量 8mg/kg，之后 6mg/kg。

帕妥珠单抗首次剂量 840mg，之后 420mg。

21 天为 1 个周期，共 6 个周期。

（3）TCbH 方案

多西他赛 75mg/m²，静脉滴注，第 1 天。

或白蛋白紫杉醇 125mg/m²，静脉滴注，第 1、8 天。

卡铂 AUC=6，静脉滴注，第 1 天。

曲妥珠单抗首次剂量 8mg/kg，之后 6mg/kg。

21 天为 1 个周期，共 6 个周期。

（4）AC → THP 方案

表柔比星 90～100mg/m²，静脉滴注，第 1 天。

环磷酰胺 600mg/m²，静脉滴注，第 1 天。

21 天为 1 个周期，共 4 个周期。

序贯紫杉醇 80mg/m²，静脉滴注，第 1 天，每周 1 次，共 12 周。

或白蛋白紫杉醇 125mg/m²，静脉滴注，第 1、8 天，每 3 周 1 次，共 12 周。

曲妥珠单抗首次剂量 8mg/kg，之后 6mg/kg，每 3 周 1 次，共 12 周。

帕妥珠单抗首次剂量 840mg，之后 420mg，每 3 周 1 次，共 12 周。

（5）THP- 手术 -FEC 方案

多西他赛 80～100mg/m²，静脉滴注，第 1 天。

或白蛋白紫杉醇 125mg/m²，静脉滴注，第 1、8 天。

曲妥珠单抗首次剂量 8mg/kg，之后 6mg/kg。

帕妥珠单抗首次剂量 840mg，之后 420mg。

21 天为 1 个周期，共 4 个周期。

手术

氟尿嘧啶 500mg/m²，静脉滴注，第 1 天。

表柔比星 90～100mg/m²，静脉滴注，第 1 天。

环磷酰胺 600mg/m²，静脉滴注，第 1 天。

21 天为 1 个周期，共 3 个周期。

（三）激素受体阳性乳腺癌的新辅助治疗方案

1. 新辅助化疗可选择 TAC、AT 或 AC-T 方案（具体方案参考三阴性乳腺癌新辅助治疗方案）。

2. 新辅助内分泌治疗常用方案

（1）绝经后：AI、AI+CDK4/6 抑制剂或氟维司群。

（2）绝经前：AI+OFS 或 AI+CDK4/6 抑制剂 +OFS。

具体用法可参考"辅助内分泌治疗药物用法及用量"。新辅助内分泌治疗一般每 2 个月进行一次疗效评价，治疗有效且可耐受者，可持续治疗至 6 个月。

第五节 晚期药物治疗

晚期乳腺癌包括复发和转移性乳腺癌，是一种可治疗但仍无法完全治愈的疾病，近年来随着新型治疗药物的研发及治疗模式的改进，患者的生存得到明显改善，中位生存时间已经超过了过去的 2～3 年。治疗的主要目的是缓解症状、延长患者生命及提高患者生活质量。在进行治疗前，应尽可能对复发或转移部位进行活检，以重新评估肿瘤的病理学特点。局部治疗，如手术和放疗，在初治的晚期乳腺癌中的治疗价值仍不明确。只有在全身药物治疗取得良好的疗效时，才考虑姑息性的局部治疗，以巩固全身治疗的效果。对于没有远处转移的局部及区域复发患者，在全面评估后认为适合根治性局部治疗的乳腺癌患者应该给予根治性治疗（根治性手术或根治性放疗），之后再次使用辅助化疗、靶向治疗和内分泌治疗仍具有一定的临床价值。除少数患者有机会接受局部手术或放疗外，多数患者需要全身药物治疗，主要包括化疗、靶向和内分泌药物治疗。在晚期乳腺癌患者中合理使用这些药物，可以控制肿瘤的发展，缓解患者的症状，延长患者的生存时间。因此，药物治疗在晚期乳腺癌中具有极其重要的地位。

一、晚期乳腺癌药物治疗的历史沿革

乳腺癌治疗的化学药物历史始于 20 世纪 60 年代末期。在 20 世纪 70 年代初之前，可选用的化疗药物种类有限，常见的包括环磷酰胺（CTX）、甲氨蝶呤（MTX）、氟尿嘧啶（5-FU）等细胞杀伤性药物，这些早期药物的疗效及控制疾病的持续时间与现代方案相比存在显著差异。进入 20 世纪 70 年代后，通过前瞻性对照研究证实了 CMF（环磷酰胺、甲氨蝶呤、氟尿嘧啶）联合化疗方案相较于单一药物治疗，在客观响应率和延长疾病控制时长上均有明显提升，同时也改善了患者的生存期。因此，联合化疗方案逐渐成为治疗的主流选择，其中 CMF 至今依然是备选的治疗方案。20 世纪 70 年代初，蒽环类化疗药物投入临床使用，如多柔比星（ADR）、表柔比星（EPI）、吡柔比星（THP）及多柔比星脂质体等。在治疗复发或转移性乳腺癌方面，单药使用或与其他传统化疗药物结合使用的蒽环类药物效果优于 CMF 及 CMFVP 方案，并至今在乳腺癌治疗中保持关键地位。紫杉类药物自 20 世纪 70 年代末期研制成功后，20 世纪 90 年代开始在乳腺癌治疗方面进行广泛研究并取得关键进展。与蒽环类药物为基础的治疗方案相比，紫杉类药物显示出良好的疗效和安全性，不仅成为乳腺癌化疗的核心药物，也是配合靶向治疗的首选药物之一。随着越来越多的蒽环类和紫杉类药物被引入辅助治疗，对于复发及转移性乳腺癌，迫切需要新型药物介入，如长春瑞滨、卡培他滨、吉西他滨和铂类药物等已经证明了它们在抗肿瘤治疗上的有效性和安全性。这些新老药物在临床上的应用为晚期乳腺癌患者带来了更多治疗选择，改善了治疗结果，延长了生存期。

近些年，随着新型化疗药物，如艾立布林、优替德隆、伊沙匹隆等的开发和投入市场，提供了更多的治疗选项。然而遗憾的是，在总体疗效和药物毒性方面，并未有显著突破。因此，提高

晚期乳腺癌治疗效果的关键在于新型抗肿瘤药物，特别是针对肿瘤的靶向药物的深入研究与开发。尽管如此，目前化疗仍旧是对抗晚期乳腺癌不可或缺的策略。部分已有药物的新剂型亦在晚期乳腺癌治疗领域进行临床试验，如紫杉醇口服溶液、紫杉醇胶束、脂质体米托蒽醌和脂质体伊利替康等。

在 20% ～ 30% 的晚期乳腺癌的癌组织中有 HER2 受体的过表达。HER2 阳性乳腺癌具备较高的侵袭性并且生存率较低，同时还会对一些化疗和内分泌治疗药物产生耐药性。作为一种针对 HER2 的单克隆抗体，曲妥珠单抗单独使用时的有效率为 15% ～ 20%。与多西他赛、紫杉醇、铂类药物及多柔比星、长春瑞滨等联用，曲妥珠单抗展现出协同或增效的抗肿瘤作用。既往经典的 H0648g 和 M77001 研究揭示了一个重要发现：对于 HER2 阳性的晚期乳腺癌患者，在化疗基础上加入曲妥珠单抗能显著提升总生存时间，这一结果奠定了曲妥珠单抗在 HER2 阳性晚期乳腺癌一线治疗中的地位。不过，曲妥珠单抗与蒽环类药物联合使用时，心功能不全的风险增至 27%，因此在临床实践中建议避免这种药物组合。

帕妥珠单抗作为一款新型的抗 HER2 抗体，具有阻止 HER2 受体异源二聚化的能力，而曲妥珠单抗则能够阻断 HER2 受体同源二聚化。基于此，这两种药物在作用机制上实现了互补作用。CLEOPATRA 研究显示，将帕妥珠单抗与曲妥珠单抗及多西他赛三药联合使用，相比仅用曲妥珠单抗加多西他赛的组合，能显著提高患者的无进展生存期至 18.5 个月和总生存期至 56.5 个月。这项研究的成果推动了帕妥珠单抗、曲妥珠单抗联合紫杉类药物作为 HER2 阳性晚期乳腺癌首选的一线治疗方案。

T-DM1 是一种由细胞毒性药物与曲妥珠单抗结合的抗体偶联药物，利用 HER2 阳性癌细胞表面 HER2 过表达的特性，有目标地向这些细胞输送较高浓度的毒素。2013 年，FDA 批准将 T-DM1 用于曲妥珠单抗和紫杉类药物治疗后进展的 HER2 阳性转移性乳腺癌患者。此项批准建立在 EMILIA 研究结果之上，该研究显示了 T-DM1 与卡培他滨＋拉帕替尼相比，在延长患者生存方面具有显著优势：与拉帕替尼＋卡培他滨治疗组

相比较，T-DM1 治疗组使死亡风险降低了 32%（HR=0.68，P=0.000 6），中位 OS 也延长了 5.8 个月，从 25.1 个月增至 30.8 个月。

吡咯替尼属于口服不可逆转的泛 -ErbB 抑制剂。在其Ⅰ期研究中，共有 38 名患者参与（其中 12 名未经曲妥珠单抗治疗），其总体 ORR 达到了 50%，临床获益率（CBR）为 61%，中位 PFS 达到 35.4 周。Ⅱ期临床试验则入组了蒽环类和紫杉类药物治疗失败且复发或转移后化疗不超过二线的乳腺癌患者，结果显示与拉帕替尼＋卡培他滨相比，吡咯替尼联合卡培他滨的疗效更佳，客观缓解率分别为 57.1% 和 78.5%（P=0.01），中位 PFS 分别为 7.0 个月和 18.1 个月（P < 0.000 1）。相较于拉帕替尼组，吡咯替尼组最常出现的副作用包括腹泻、手足综合征及呕吐。凭借Ⅰ期和Ⅱ期临床研究所展现出的显著疗效，2018 年 8 月，吡咯替尼在中国被优先审评并批准上市，用于 HER2 阳性晚期乳腺癌患者的治疗。

内分泌疗法是治疗复发和转移性乳腺癌的关键治疗手段之一。其起源于 1896 年，当时 Beatson 为 3 位晚期乳腺癌患者实施了卵巢切除手术，并观察到有 2 位患者肿瘤体积缩小；然而，直到 20 世纪 60 年代雌激素受体（ER）的识别与发现，才揭示了内分泌疗法抑制肿瘤生长的机制。众多研究表明，降低雌激素浓度能够有效抑制依赖于雌激素的乳腺癌细胞增殖，从而促进肿瘤体积缩小。目前在临床上应用于内分泌治疗的药物多种多样，包括选择性雌激素受体调节剂（SERM），例如，他莫昔芬和托瑞米芬；ER 下调剂氟维司群；芳香化酶抑制剂（AI）阿那曲唑、来曲唑及依西美坦；黄体生成素释放激素类似物（LHRHa）亮丙瑞林和戈舍瑞林；以及孕激素相关药物，如甲羟孕酮和甲地孕酮。考虑到绝经前后女性体内雌激素的主要来源不同，因此内分泌治疗所选用的药物也有区别。SERM、孕酮类药物、低剂量雌激素适用于各种年龄段；AI、ER 下调剂适用于绝经后；对于绝经前的患者，在使用 LHRHa 抑制卵巢功能后，亦可采用绝经后内分泌治疗药物。

在三阴性乳腺癌中，当患者的免疫细胞表达 PD-L1 阳性时，除了传统化疗，他们还有另一种治疗选择：联合应用白蛋白结合型紫杉醇和 PD-L1 抗体阿替利珠单抗。Impassion130 共收录 902 名未接受过治疗的三阴性乳腺癌患者，分为两组，一组给予白蛋白结合型紫杉醇联合阿替利珠单抗，另一组则是白蛋白结合型紫杉醇联合安慰剂。结果发现，在中位随访 12.9 个月时，与仅使用白蛋白结合型紫杉醇联合安慰剂相比，实验组的中位 PFS 显著延长（7.2 个月 vs 5.5 个月；HR=0.80；P=0.002）。尤其在 PD-L1 阳性群体中，阿替利珠单抗与白蛋白紫杉醇的联合不仅明显提升了 PFS（中位 7.5 个月 vs 5.0 个月，HR=0.62，P < 0.001），而且也改善了 OS（25.0 个月 vs 15.5 个月，HR=0.62）。

二、治疗原则

（一）三阴性乳腺癌

1. 首选化疗方案：包括单药序贯化疗及联合化疗。联合化疗的客观缓解率高于单药化疗，但是这种方案毒性较大且生存获益有限，优先考虑耐受性和生活质量的患者首先选择单药化疗。

2. 常用单药：蒽环类，如多柔比星、表柔比星、吡柔比星、多柔比星脂质体；紫杉烷类，如紫杉醇、多西他赛、紫杉醇脂质体、白蛋白紫杉醇；抗代谢药，如卡培他滨、吉西他滨；非紫杉烷类微管形成抑制剂，如长春瑞滨、艾立布林、优替德隆；铂类药物，如顺铂和卡铂；DNA 拓扑异构酶抑制剂依托泊苷等。

3. 常用的联合化疗方案：主要基于既往循证医学的证据、联合药物的相互作用、药物的毒性谱、患者的个体情况来综合制定，不建议联合 3 种或 3 种以上的化疗药物。对于三阴性乳腺癌，可选择 TX 方案、GT 方案、TP 方案、NP 方案、GP 方案、NX 方案、优替德隆＋卡培他滨等。铂类在三阴性乳腺癌中具有较高的有效率，含铂方案常作为三阴性乳腺癌解救治疗的选择之一，尤其是有 BRCA1/2 突变的患者。

4. 蒽环类（紫杉类）药物治疗失败的定义：蒽环类（紫杉类）药物解救治疗中发生疾病进展（至少完成 2 个周期），或辅助化疗结束后 12 个月内发生复发转移。对于既往蒽环类术前 / 辅助治疗失败的复发转移乳腺癌患者，通常优选紫杉类药物为基础的方案，一线治疗可选择单药或联合方案，其他可选的药物包括卡培他滨、吉西他滨、长春瑞滨、多柔比星脂质体、紫杉醇脂质体、白蛋白紫杉醇等。对于既往蒽环类和紫杉类术前/辅助治疗均失败的复发转移乳腺癌患者，目前尚无标准的化疗方案，可考虑的药物有卡培他滨、吉西他滨、长春瑞滨、铂类、艾立布林、优替德隆、另一种紫杉（如白蛋白紫杉醇）、多柔比星脂质体，单药或联合化疗方案均可。

5. 单药或联合化疗均可在循证医学证据支持下联合免疫治疗或靶向治疗。KEYNOTE-355研究提示化疗联合PD-1抑制剂在肿瘤表达PD-L1且合并阳性评分（CPS）≥10的患者中相比化疗可以显著提高PFS，提示免疫检查点抑制剂在三阴性乳腺癌中的潜在应用价值，可尝试白蛋白紫杉醇/紫杉醇/GC联合PD-1/PD-L1抑制剂（PD-L1 CPS≥10时），但免疫检查点抑制剂在国内尚未获批晚期乳腺癌适应证，临床实践中应谨慎选择，但可积极参加相关临床研究。化疗联合抗血管生成靶向药贝伐珠单抗可改善疾病缓解率和PFS，但在OS未见延长，可在急需症状控制或肿瘤控制的患者中谨慎使用。

6. OlympiAD研究显示，对于存在*BRCA1/2*胚系突变的HER2阴性晚期乳腺癌患者，奥拉帕利较化疗可明显延长PFS（7个月 vs 4.2个月）。因此对于存在*BRCA1/2*胚系突变的患者，可以选择PRAP抑制剂，但我国尚未获批适应证，可谨慎选择或参加相关的临床研究。

7. 以TROP2为靶点、与DNA拓扑异构酶Ⅰ抑制剂偶联的ADC药物戈沙妥珠单抗可作为三阴性乳腺癌解救治疗新的选择。ASCENT研究结果显示，在既往多线耐药的三阴性乳腺癌患者中，戈沙妥珠单抗使疾病进展风险降低了59%，死亡风险降低了52%，此药已获得美国FDA和我国国家食品药品监督管理局批准用于既往至少接受过2种系统治疗的，不可切除的局部晚期或转移性三阴性乳腺癌患者。

8. 进行联合化疗时，需要权衡疗效、药物不良反应和患者生活质量，考虑采用持续方式或是在进行4～8个疗程后停药或维持治疗。对于联合化疗有效但不能耐受或无意愿继续联合化疗的患者，可以选择维持治疗，可以从原先的联合方案中选择一个单药化疗进行维持，如口服卡培他滨或长春瑞滨。

9. 对于复发转移性乳腺癌患者，如果连续3种化疗药物无缓解，或者患者体力评分较差不能继续耐受化疗，则不再建议化疗，可以考虑参加新药临床研究或给予最佳支持治疗。

（二）HER2阳性乳腺癌

1. 对于曲妥珠单抗敏感人群（曲妥珠单抗敏感人群是指未曾使用过；新辅助治疗有效；辅助治疗1年以后复发；解救治疗有效后停药的人群），应以曲妥珠单抗±帕妥珠单抗为基础进行一线治疗，根据患者激素受体情况、既往治疗用药情况、对化疗药物的反应性等情况选择合理的联合治疗方案。建议抗HER2治疗（曲妥珠单抗±帕妥珠单抗）与紫杉类、长春瑞滨、卡培他滨、吉西他滨、铂类等化疗联用，优选联合紫杉类药物。紫杉类药物联合曲妥珠单抗、帕妥珠单抗双靶一线治疗，相较于紫杉类药物联合曲妥珠单抗单靶一线治疗，能够延长PFS和OS。伊尼妥单抗联合长春瑞滨、吡咯替尼联合卡培他滨等方案也可作为曲妥珠单抗非耐药患者抗HER2治疗的选择。

2. 针对曲妥珠单抗±帕妥珠单抗治疗失败的患者，使用单药T-DM1能够延长PFS和OS；使用吡咯替尼（或奈拉替尼）联合卡培他滨比拉帕替尼联合卡培他滨单药能够延长PFS。也有证据表明单纯2种靶向药物的联合使用（如拉帕替尼联合曲妥珠单抗）可以改善OS。对于曲妥珠单抗+帕妥珠单抗辅助治疗结束1年后复发转移的乳腺癌患者，可以考虑以下一线解救治疗方案：曲妥珠单抗+帕妥珠单抗+多西他赛、吡咯替尼+卡培他滨等。虽然DS8201、图卡替尼、马吉妥昔单抗在多线治疗后的临床研究中有一定效果，但我国暂未获批上市，需谨慎选择。

3. 对于HR阳性且HER阳性的三阳性晚期乳腺癌患者，如果不能耐受化疗或拒绝化疗，可选用抗HER2治疗（单靶或双靶）+内分泌治疗。SYSUCC-002研究显示，对于三阳性晚期乳腺癌患者，曲妥珠单抗+内分泌治疗的疗效不劣于曲妥珠单抗+化疗，而且不良反应更少。此外有研究显示抗HER2靶向治疗联合内分泌治疗+CDK4/6抑制剂具有一定的疗效，因此部分患者可在后线选择该治疗方案。抗HER2靶向治疗联合化疗达到疾病稳定的患者，在化疗停止后可选择抗HER2靶向治疗联合内分泌治疗作为维持治疗，有助于减少患者化疗的不良反应，提升生存质量。

4. 对于 TKI（包括吡咯替尼、拉帕替尼、奈拉替尼、图卡替尼）治疗失败的患者，目前缺乏高质量的临床研究，建议根据患者既往治疗进行选择，可选择的方案包括 T-DM1、HP 双靶联合化疗、T-Dxd、另一种 TKI 等。

5. 对于存在脑转移的患者，可优先选择 TKI 类和 ADC 类药物。

6. 三线治疗或三线以后的治疗：对于体力评分较好的患者，可选择既往未使用过的方案；对于无法耐受进一步治疗的患者，可以参加临床试验或姑息治疗。

（三）激素受体阳性乳腺癌

1. 晚期乳腺癌内分泌治疗的适合人群：①原发病灶或复发转移病灶的激素受体（ER/PR）阳性。受体状态不明的患者，如肿瘤进展缓慢也可试用内分泌治疗。②非内脏危象的患者。内脏危象的定义：由症状、体征、实验室检查及疾病快速进展确认的数个脏器功能异常。内脏危象并非单纯指内脏转移，而是指危重的内脏情况需要快速、有效的治疗，以控制病程进展，尤其是指进展后就失去化疗机会的情况。③既往内分泌治疗获益，包括复发距开始辅助内分泌治疗的时间较长（如 2 年以上），以及复发转移治疗曾经获益的患者。

2. 在为 HR 阳性、HER2 阴性晚期乳腺癌选择内分泌治疗药物之前，需明确患者是内分泌敏感还是内分泌耐药。内分泌敏感定义为：初治 IV 期未经内分泌治疗，或患者曾经接受过辅助内分泌治疗（至少 2 年），治疗结束后 1 年以上出现复发转移。内分泌耐药分为原发性内分泌耐药和继发性内分泌耐药。通常原发性内分泌耐药的定义为术后辅助内分泌治疗 2 年内出现复发转移，或转移性乳腺癌内分泌治疗 6 个月内出现疾病进展。而继发性内分泌耐药定义为指术后辅助内分泌治疗 2 年后出现复发转移，或辅助内分泌治疗结束后 1 年以内出现复发转移，或转移性乳腺癌内分泌治疗 6 个月及以上出现疾病进展。绝经前患者在使用 OFS 药物后，可按照绝经后方案处理。

3. 对于内分泌治疗敏感的患者，内分泌治疗首选 AI 联合 CDK4/6 抑制剂，多项临床研究已

证实联合 CDK4/6 抑制剂可显著改善患者的 PFS，甚至部分研究显示其可改善 OS。氟维司群联合 CDK4/6 抑制剂在多项临床研究中显示出不劣于 AI 联合 CDK4/6 抑制剂的疗效，也可作为选择之一。

4. 对于原发内分泌耐药者后续治疗首选化疗，或尝试更换内分泌治疗联合靶向治疗。

5. 对于继发内分泌耐药的 HR 阳性、HER2 阴性的患者，首选氟维司群联合 CDK4/6 抑制剂。

6. 当 CDK4/6 抑制剂不可及时，单药内分泌治疗也是可行的，如氟维司群、AI、ER 调变剂（TAM 和托瑞米芬）。

7. 对于一线内分泌治疗失败后，无内脏危象的患者仍然可以选择二线内分泌治疗。在二线或二线以上治疗时尽量不重复使用辅助治疗或者一线治疗时使用过的药物，如一类 AI 治疗失败的可以选择另一类 AI 或氟维司群，如果不能证实有 TAM 抵抗的，可以选用 TAM。未使用过 CDK4/6 抑制剂的患者首选 CDK4/6 抑制剂联合内分泌治疗（可选择氟维司群或 AI、TAM），也可以选择 mTOR 抑制剂（依维莫司）联合内分泌治疗、HDAC 抑制剂（西达本胺）联合内分泌治疗；对于存在 PIK3CA 突变的患者，可以选择阿培利司联合内分泌治疗；也可以换用不同作用机制的其他内分泌治疗药物，如孕激素、低剂量雌激素或雄激素也可考虑。

8. 连续三线内分泌治疗无效通常提示内分泌耐药，应该换用化疗药物治疗。对于有内脏危象或内分泌耐药、无最佳内分泌治疗选择的患者，首选解救化疗。

三、进展期药物治疗方案

（一）三阴性乳腺癌进展期药物治疗方案

1. 单药化疗方案

（1）蒽环类

多柔比星 $60 \sim 75 \mathrm{mg/m^2}$，静脉滴注，第 1 天，21 天为 1 个周期；或多柔比星 $20 \mathrm{mg/m^2}$，静脉滴注，每周 1 次。

表柔比星 $60 \sim 90 \mathrm{mg/m^2}$，静脉滴注，第 1 天，21 天为 1 个周期。

多柔比星脂质体 $50 \mathrm{mg/m^2}$，静脉滴注，第 1 天，28 天为 1 个周期。

（2）紫杉烷类

紫杉醇 175mg/m²，静脉滴注，第 1 天，21 天为 1 个周期；或紫杉醇 80mg/m²，静脉滴注，每周 1 次。

多西他赛 60～100mg/m²，静脉滴注，第 1 天，21 天为 1 个周期。

白蛋白紫杉醇 100～150mg/m²，静脉滴注，第 1、8、15 天，28 天为 1 个周期；或白蛋白紫杉醇 260mg/m²，静脉滴注，第 1 天，21 天为 1 个周期。

紫杉醇脂质体 175mg/m²，静脉滴注，第 1 天，21 天为 1 个周期。

（3）抗代谢类

卡培他滨 1000～1250mg/m²，口服，每天 2 次，第 1～14 天，21 天为 1 个周期。

吉西他滨 800～1200mg/m²，静脉滴注，第 1、8、15 天，28 天为 1 个周期。

（4）其他

长春瑞滨 25mg/m²，静脉滴注，每周 1 次；或长春瑞滨软胶囊前 3 周 60mg/m²，口服（耐受性好，后续 80mg/m²），第 1、8、15 天，28 天为 1 个周期。

艾立布林 1.4mg/m²，静脉滴注，第 1、8 天，21 天为 1 个周期。

依托泊苷 50～75mg，口服，每天 1 次，第 1～21 天，28 天为 1 个周期。

奥拉帕利 300mg，口服，每天 2 次，第 1～21 天，21 天为 1 个周期。

戈沙妥珠单抗 10mg/kg，静脉滴注，第 1、8 天，21 天为 1 个周期。

2. 联合化疗方案

（1）TX 方案

多西他赛 75mg/m²，静脉滴注，第 1 天；或白蛋白紫杉醇 100～150mg/m²，静脉滴注，每周 1 次。

卡培他滨 1000mg/m²，口服，每天 2 次，第 1～14 天。

21 天为 1 个周期。

（2）GT 方案

吉西他滨 1250mg/m²，静脉滴注，第 1、8 天。

紫杉醇 175mg/m²，静脉滴注，第 1 天；或多西他赛 75mg/m²，静脉滴注，第 1 天。

21 天为 1 个周期。

（3）NX 方案

长春瑞滨 25mg/m²，静脉滴注，第 1、8 天。

卡培他滨 1000mg/m²，口服，每天 2 次，第 1～14 天。

21 天为 1 个周期。

（4）NP 方案

长春瑞滨 25mg/m²，静脉滴注，第 1、8 天。

顺铂 75mg/m²，静脉滴注，第 1～3 天；或卡铂 AUC=2，静脉滴注，第 1、8 天。

21 天为 1 个周期。

（5）GP 方案

吉西他滨 1000mg/m²，静脉滴注，第 1、8 天。

顺铂 75mg/m²，静脉滴注，第 1～3 天；或卡铂 AUC=2，静脉滴注，第 1、8 天。

21 天为 1 个周期。

（6）优替德隆联合卡培他滨

优替德隆 30mg/m²，静脉滴注，第 1～5 天。

卡培他滨 1000mg/m²，口服，每天 2 次，第 1～14 天。

21 天为 1 个周期。

（7）T+ 贝伐珠单抗

白蛋白紫杉醇 100～150mg/m²，静脉滴注，第 1 天，每周 1 次。

贝伐珠单抗 10mg/kg，静脉滴注，第 1 天。

21 天为 1 个周期。

（8）X+ 贝伐珠单抗

卡培他滨 1000mg/m²，口服，每天 2 次，第 1～14 天。

贝伐珠单抗 10mg/kg，静脉滴注，第 1 天。

（二）HER2 阳性乳腺癌进展期药物治疗方案

（1）THP 方案

多西他赛 75mg/m²，静脉滴注，第 1 天。

或白蛋白紫杉醇 100～150mg/m²，静脉滴注，第 1 天，每周 1 次。

或紫杉醇 80mg/m²，静脉滴注，第 1 天，每周 1 次。

曲妥珠单抗首次剂量 8mg/kg，之后 6mg/kg。

帕妥珠单抗首次剂量 840mg，之后 420mg。

21 天为 1 个周期。

（2）TXH 方案

多西他赛 75mg/m²，静脉滴注，第 1 天。

卡培他滨 1000mg/m²，口服，每天 2 次，第 1～14 天。

曲妥珠单抗首次剂量 8mg/kg，之后 6mg/kg。

21 天为 1 个周期。

（3）TH 方案

白蛋白紫杉醇 100～150mg/m²，静脉滴注，第 1 天，每周 1 次。

曲妥珠单抗首次剂量 4mg/kg，之后 2mg/kg，第 1 天，每周 1 次。

或多西他赛 75mg/m²，静脉滴注，第 1 天。

曲妥珠单抗首次剂量 8mg/kg，之后 6mg/kg，21 天为 1 个周期。

（4）NH 方案

长春瑞滨 25mg/m²，静脉滴注，第 1 天，每周 1 次。

曲妥珠单抗首次剂量 4mg/kg，之后 2mg/kg，第 1 天，每周 1 次。

或伊尼妥单抗首次剂量 4mg/kg，之后 2mg/kg，第 1 天，每周 1 次。

（5）吡咯替尼＋卡培他滨

吡咯替尼 400mg，口服，每天 1 次。

卡培他滨 1000mg/m²，口服，每天 2 次，第 1～14 天，21 天为 1 个周期。

（6）奈拉替尼＋卡培他滨

吡咯替尼 240mg，口服，每天 1 次。

卡培他滨 1000mg/m²，口服，每天 2 次，第 1～14 天，21 天为 1 个周期。

（7）拉帕替尼＋卡培他滨

吡咯替尼 1250mg，口服，每天 1 次。

卡培他滨 1000mg/m²，口服，每天 2 次，第 1～14 天，21 天为 1 个周期。

（8）T-DM1

T-DM1 3.6mg/kg，静脉滴注，第 1 天，每 3 周 1 次。

（三）激素受体阳性晚期乳腺癌药物治疗方案

1. 解救治疗可首选化疗或内分泌治疗。对于有内脏转移，内分泌治疗耐药或无最佳内分泌治疗选择的患者，首选化疗，具体化疗方案可参考三阴性乳腺癌治疗方案。

2. 晚期乳腺癌内分泌治疗常用方案

（1）未经内分泌治疗：① AI+CDK4/6 抑制剂；②氟维司群 +CDK4/6 抑制剂；③ AI；④氟维司群；⑤ TAM。

（2）TAM 治疗失败：① AI+CDK4/6 抑制剂；② AI+ 西达本胺；③ AI+ 依维莫司；④ AI；⑤氟维司群。

（3）非甾体 AI 类治疗失败：①氟维司群 +CDK4/6 抑制剂；②甾体类 AI+ 西达本胺；③甾体类 AI+ 依维莫司；④氟维司群；⑤甾体类 AI；⑥ TAM 或托瑞米芬；⑦孕激素。

（4）甾体 AI 类治疗失败：①氟维司群 +CDK4/6 抑制剂；②氟维司群 + 依维莫司；③非甾体类 AI+CDK4/6 抑制剂；④氟维司群；⑤非甾体类 AI；⑥ TAM 或托瑞米芬；⑦孕激素。

（5）CDK4/6 抑制剂治疗失败：①另一种 CDK4/6 抑制剂 + 内分泌；②其他靶向药（如西达本胺、依维莫司、阿培利司）+ 内分泌；③孕激素；④托瑞米芬；⑤临床研究。

3. 晚期乳腺癌内分泌治疗药物用法及用量

（1）枸橼酸他莫昔芬：10mg，2 次 / 天（或 20mg，1 次 / 天），口服。

枸橼酸托瑞米芬：60mg，1 次 / 天，口服。

（2）芳香化酶抑制剂（AI）

阿那曲唑 1mg，1 次 / 天，口服。

来曲唑 2.5mg，1 次 / 天，口服。

依西美坦 25mg，1 次 / 天，口服。

（3）氟维司群 500mg，肌内注射，每 4 周注射 1 次，其中第一周期第 1、15 天分别注射一次。

（4）CDK 4/6 抑制剂。

阿贝西利 150mg，口服，2 次 / 天。

哌柏西利 125mg，口服，1 次 / 天，服 21 天，停 7 天。

达尔西利 150mg，口服，1 次 / 天，服 21 天，停 7 天。

瑞波西利 600mg，口服，1 次 / 天，服 21 天，停 7 天。

（5）西达本胺 30mg，口服，每周 2 次（两次服药间隔不应少于 3 天，如周一、周四）。

（6）孕激素：甲羟孕酮 0.5g，2 次 / 天，口服。

第六节　临床问题导向的药物治疗

一、免疫检查点抑制剂在乳腺癌治疗中的应用

近些年，免疫检查点抑制剂已经成为多种恶性肿瘤的新型治疗方案，显著改善了患者的生存率。免疫检查点抑制剂可以通过调节肿瘤微环境及激活免疫系统而达到治疗肿瘤、改善患者预后的目的。但是乳腺癌瘤体中的T细胞数量或肿瘤突变负荷（TMB）均较低，既往被认为是"冷肿瘤"，因此与其他实体瘤相比，乳腺癌的免疫检查点抑制剂的研究相对较晚，进展较为缓慢。但是随着研究的深入，一些回顾性研究发现乳腺癌中的淋巴细胞浸润程度与预后相关，且肿瘤微环境中PD-1/PD-L1的表达可以预测免疫治疗的效果。2020年FDA基于KEYNOTE-355研究审批了帕博利珠单抗联合化疗治疗阳性评分（CPS）≥10的转移性三阴性乳腺癌。2022年11月我国国家药品监督管理局批准帕博利珠单抗联合化疗新辅助治疗并在手术后继续帕博利珠单抗单药辅助治疗，用于经充分验证的检测评估肿瘤表达PD-L1[综合阳性评分（CPS）≥20]的早期高危三阴性乳腺癌（TNBC）患者的治疗。

因此免疫检查点抑制剂在乳腺癌尤其是三阴性乳腺癌治疗中初试锋芒，目前在乳腺癌的新辅助和晚期治疗中均有PD-1/PD-L1抑制剂获批。PD-L1阳性晚期三阴性乳腺癌患者一线可以考虑PD-1/PD-L1抑制剂联合化疗方案，早期有高危因素的三阴性乳腺癌也可考虑采用PD-1/PD-L1抑制剂联合化疗方案进行新辅助治疗。

二、多基因检测对早期乳腺癌辅助治疗的指导价值

Oncotype DX、Mamaprint、RecurIndex和EndoPredict多基因检测评分在HR+/HER2-早期乳腺癌患者中具有预后判断价值。

1. Oncotype DX　即21基因检测，是目前应用最广泛的一种多基因检测方法。该方法采用反转录-聚合酶链反应（RT-PCR）对福尔马林固定的石蜡包埋组织进行21个基因表达水平的检测，

基于这21个基因的表达水平计算各患者的复发评分（RS，0～100分），可将患者分为低复发风险组（RS<18）、中复发风险组（18≤RS≤30）和高复发风险组（RS≥31）。该检测适用于ER阳性、HER2阴性、淋巴结阴性的早期乳腺癌患者，其RS具有良好的预后价值，且可用于预测早期ER阳性乳腺癌内分泌治疗和化疗获益的可能性。Oncotype DX检测的N0期患者，当RS<11分时可考虑豁免化疗；当RS为11～25分时可参考月经情况进行判断；>50岁的患者可考虑豁免化疗，但当RS≥26分时建议化疗。

2. MamaPrint检测　即70基因检测，是一种基于70个肿瘤相关基因的检测方法，技术重复性好，可将早期乳腺癌区分为高复发风险和低复发风险人群，同时可以避免中等风险的不确定性，其中HR+/HER2-、淋巴结1～3枚阳性、临床判定为高复发风险的患者可应用MamaPrint再次检测，评估为低风险的患者可考虑豁免化疗。

3. RecurIndex　即28基因检测，由亚洲人群的肿瘤组织样本研发出的多基因检测工具，可指导乳腺癌患者辅助放疗方案的选择，低复发风险患者建议减免放疗，高复发风险患者建议放疗。

4. EndoPredict（EPclin）多基因检测　是通过整合8个癌基因、3个内参基因及肿瘤大小和淋巴结状态进行综合评分，从而将仅接受内分泌治疗的ER阳性乳腺癌患者分为高风险组（EPclin≥3.3分）和低风险复发组（EPclin<3.3分），以此预测患者未来10年的复发转移风险。

三、HER2阳性小肿瘤的辅助治疗策略

HER2阳性乳腺癌侵袭性最强、结局最差，自曲妥珠单抗应用于临床后，显著改善了HER2阳性乳腺癌患者的预后结局。四大经典的辅助临床研究（HERA、NSABP B-31、NCCTG N9831、BCIRG006）的结果奠定了曲妥珠单抗在HER2阳性乳腺癌治疗中的基石地位，曲妥珠单抗的靶向治疗也成为HER2阳性乳腺癌患者的标准治疗方案。HER2阳性淋巴结阴性乳腺癌小肿瘤（T1）在本身预后已经非常好的情况下，采用靶向治疗

是否能带来更好的收益呢？对于 HER2 阳性乳腺癌的术后辅助治疗，国内外指南都做了比较详细的分层，即使对于腋窝淋巴结阴性且肿瘤 ≤ 2cm 的患者，化疗联合曲妥珠单抗也作为首要推荐。推荐每周紫杉醇或 TC×4 ＋曲妥珠单抗辅助治疗。

四、卡培他滨在早期乳腺癌辅助治疗中的应用

Journal of Clinical Oncology 于 2022 年 1 月 12 日在线发表了 FinXX 研究的随访 15 年的结果。该研究是一项随机、开放、多中心试验，评价卡培他滨与含有紫杉类和蒽环类药物的辅助化疗方案联合治疗乳腺癌的疗效。2004 年 1 月 27 日至 2007 年 5 月 29 日，入组 1500 例腋窝淋巴结阳性或高危淋巴结阴性早期乳腺癌患者。患者随机分配至 TX-CEX 组 [包括 3 个周期的多西他赛（T）加卡培他滨（X），随后是 3 个周期的环磷酰胺、表柔比星和卡培他滨（CEX，753 例患者）] 或 T-CEF 组 [包括 3 个周期的多西他赛，随后是 3 个周期的环磷酰胺、表柔比星和氟尿嘧啶（CEF，747 例患者）]。在患者约 15 年随访的基础上进行了方案计划的总生存期分析。该随访结果提示，TX-CEX 组的 15 年生存率为 77.6%，T-CEF 组为 73.3%。在探索性亚组分析中，接受 TX-CEX 治疗的 HR- 患者和三阴性癌症患者往往比接受 T-CEF 治疗的患者 OS 更长。该研究认为，在含有多西他赛、表柔比星和环磷酰胺的化疗方案中加入卡培他滨可延长早期乳腺癌患者的生存期。

鉴于 SYSUCC-001 研究，在接受标准辅助治疗后的早期三阴性乳腺癌患者中，与观察相比，低剂量卡培他滨维持治疗 1 年可显著提高 5 年无病生存率。2022 年，NCCN 根据该研究成果，低剂量卡培他滨维持治疗纳入指南推荐。

五、辅助内分泌治疗的应用时长

内分泌治疗是激素受体阳性乳腺癌辅助治疗的重要部分。目前内分泌治疗的标准时间为 5 年，对于是否需要延长治疗时间，不断有新的研究和证据提出。现有的有关延长 AI 辅助治疗超过 5 年的研究既有阳性结果，也有阴性结果，所以 AI 用满 5 年之后的延长治疗目前尚无定论。2022 版

《CSCO 乳腺癌诊疗指南》建议耐受性良好且符合以下条件者可考虑延长内分泌治疗：淋巴结阳性、组织学 3 级、其他需要行辅助化疗的危险因素（如 Ki-67 > 30%），但延长 AI 治疗的年限尚存争议，目前建议内分泌治疗总时长为 8 ～ 10 年。ATLAS 研究证实 10 年的他莫昔芬治疗相较于 5 年治疗，进一步降低乳腺癌的复发风险及死亡风险。因此对于初始治疗选择他莫昔芬，在完成 5 年治疗后仍未绝经的患者，高风险需要延长治疗的，建议延长他莫昔芬治疗满 10 年。

六、三种芳香化酶抑制剂在早期乳腺癌辅助治疗中是否有差异

芳香化酶抑制剂(AI)分为甾体类和非甾体类，两种药物作用机制不同。非甾体类 AI 以离子键形式可逆结合于芳香化酶的含铁血黄素部位，阻止雄激素底物与酶结合，使芳香化酶短暂失效。而甾体类 AI 结构与雄激素相似，和芳香化酶的底物作用位点不可逆结合，使芳香化酶失效。第一代和第二代 AI 由于副作用大，效果不佳，临床上已经不使用了。第三代 AI 由于副作用小且效果好而被广泛应用。

第三代 AI 包括来曲唑、阿那曲唑和依西美坦。临床研究数据表明来曲唑和阿那曲唑在绝经后早期乳腺癌中的疗效无差异。一项随机、交叉研究显示与阿那曲唑相比，来曲唑对绝经后晚期乳腺癌患者的全身芳香化酶和血浆雌激素水平具有更强的抑制作用。阿那曲唑和依西美坦在绝经后乳腺癌患者的 5 年初始辅助治疗方面，两者无差异。一项 FATA-GIM3 研究显示 5 年的 AI 治疗并不优于 2 年他莫昔芬 +3 年 AI 治疗，且 3 种 AI 间的疗效无差异。相比来曲唑和阿那曲唑，属于甾体类的依西美坦有雄激素样结构，发生骨质疏松 / 骨质减少的情况少，且高甘油三酯血症、阴道出血和高胆固醇血症的不良反应也更少。总体而言，第三代 AI 之间在治疗绝经后乳腺癌的效果上无显著的差异，在药物代谢和不良反应方面略有不同。

七、HER2 阳性晚期乳腺癌治疗格局的变化

随着抗 HER2 靶向治疗广泛应用，HER2 阳性晚期乳腺癌预后显著改善。靶向 HER2 药物治

疗适应证为 HER2 过表达的乳腺癌，现已知乳腺癌细胞中存在 HER2 表达时空异质性，建议有条件尽量进行转移灶再次活检，以证实其 HER2 状态是否发生变化。目前一线标准治疗方案采用紫杉类 + 曲妥珠单抗 + 帕妥珠单抗，数十年临床应用证实曲妥珠单抗不良反应较少，总体安全性良好。然而，联用蒽环类药物可能会增加心脏毒性，而其他抗 HER2 靶向治疗药物的心脏毒性较低，与曲妥珠单抗联用的双靶向治疗未明显增加心脏毒性。考虑到化疗联合抗靶向 HER2 治疗的疗效更好，目前推荐对 HER2 和激素受体同时阳性的三阳性转移性乳腺癌首选化疗联合曲妥珠单抗 + 帕妥珠单抗，内分泌联合曲妥珠单抗仅适用于不能接受化疗且肿瘤进展缓慢的患者或者后续维持治疗。相对于化疗加单靶向治疗，T-DM1 的不良反应较少，已被国内外指南推荐为二线治疗用药。此外，T-Dxd（DS-8201）、吡咯替尼 + 卡培他滨也成为二线治疗的标准药物。对于脑转移的患者，优先考虑使用 TKI 联合曲妥珠单抗和卡培他滨方案。

随着抗 HER2 药物的不断涌现，HER2 阳性乳腺癌预后极大改善。HER2 阳性晚期乳腺癌的治疗也由单纯化疗发展到化疗 + 单靶、化疗 + 双靶及去化疗的单纯靶向治疗。目前该领域的主要热点是双靶向治疗、双抗类药物、TKI、ADC 类等新药物，尤其以 T-Dxd（DS-8201）为代表的 ADC 类药物的研究给 HER2 阳性晚期乳腺癌的治疗格局带来了显著且可喜的变化。

八、HER2 低表达乳腺癌的药物选择

2021 年版《乳腺癌诊疗指南》第 1 次对 HER2 阴性乳腺癌的临床分型进行了明确细化，将免疫组化检测蛋白表达为（+）或免疫组化显示蛋白表达为（++）而荧光原位杂交（FISH）基因检测为（−）的乳腺癌定位 HER2 低表达型。HER2 过表达发生于 10% ～ 34% 的乳腺癌中，HER2 完全不表达即 HER2（−）约占 35%，HER2 低表达占 45% ～ 55%，HER2（−）和 HER2 低表达乳腺癌通常被归类到三阴性型和 Lumnial 型乳腺癌中。长期以来，抗 HER2 靶向治疗主要针对的是 HER2 过度表达乳腺癌患者。由于表达水平较低，传统的抗 HER2 治疗对 HER2 低表达乳腺癌并未取得理想的疗效。然而，随着德曲妥珠

单抗（T-Dxd/DS-8201）、曲妥珠单抗 - 多卡马嗪（SYD985）等新型抗体 - 偶联药物（ADC）的研发探索，HER2 低表达乳腺癌患者也可以从中受益。除此之外，人们还在探究抗 HER2 疫苗在治疗 HER2 低表达乳腺癌方面的应用，逐渐开始重视抗 HER2 治疗在 HER2 低表达乳腺癌治疗中的价值。

HER2 低表达乳腺癌约占所有类型的 1/2，其重要性逐渐突显。自 20 世纪以来，研究人员利用各种靶向治疗药物，通过以 HER2 低表达为亚组或全部受试者的临床试验来寻找有效的治疗方法。然而，曲妥珠单抗、拉帕替尼、T-DM1 等经典的 HER2 阳性乳腺癌靶向药物在 HER2 低表达乳腺癌中的效果并不显著，无论是作为辅助治疗还是晚期解救治疗。

对于 HER2 阳性乳腺癌患者，T-DM1 在新辅助治疗后强化和晚期二线治疗中的作用已经得到肯定。然而，在 HER2 低表达肿瘤体内外试验中，该药物的疗效并不明显。DESTINY-Breast04 是首个研究 HER2 低表达乳腺癌并获得阳性结果的 III 期临床研究，旨在比较 T-Dxd 与医师选择方案在 HER2 低表达转移性乳腺癌中的安全性和有效性。结果显示在所有患者中，T-Dxd 组的中位 PFS 为 9.9 个月，医师选择组（对照组）为 5.1 个月（HR=0.50，$P < 0.001$）；OS 分别为 23.4 个月和 16.8 个月（HR=0.64，$P=0.001$）。≥ 3 级不良事件的发生率在接受 T-Dxd 和医师选择方案的患者中分别为 52.6% 和 67.4%。该研究证实了 T-Dxd 在 HER2 低表达转移性乳腺癌中的安全性和有效性，2022 年 4 月 T-Dxd 获得了 FDA 的突破性疗法认定，用于治疗不可切除或转移性 HER2 低表达乳腺癌患者。针对 SYD985 的一项 I 期临床试验显示，该药物在治疗低表达 HER2 的乳腺癌方面表现出了良好的疗效和安全性。维迪西妥单抗（RC48）在 HER2 低表达乳腺癌初步研究中客观有效率可达 39.6%，疾病控制率达 89.6%。

除了之前提到的针对 HER2 的单克隆抗体、小分子抑制剂和已经取得有效成果的 DS-8201、SYD985、维迪西妥单抗（RC48）ADC 类药物，研究者们也开始关注其他新型 ADC 药物（如 ARX788 和 A166 等）、双特异性抗体（如 ZW25、KN026 和 ertumaxomab 等）及乳腺癌疫苗（如

nelipepimut-S、AE37 和 GP2 等），临床前研究提示了它们在 HER2 低表达乳腺癌中的应用前景，且相关的临床试验正在陆续开展，期待能带来突破和新的治疗选择。

九、不同 CDK4/6 抑制剂临床应用差异

CDK4/6 抑制剂可以抑制乳腺癌细胞中的 CDK4/6 活性，阻断 Rb 蛋白磷酸化，阻滞细胞从 G1 期进入 S 期，从而抑制肿瘤细胞增殖。CDK4/6 抑制剂还可以抑制上游 ER 信号通路，与内分泌治疗药物存在协同增效作用，并可以延缓和逆转内分泌耐药。目前已经上市的 CDK4/6 抑制剂包括哌柏西利、阿贝西利、瑞波西利和达尔西利。哌柏西利、阿贝西利、瑞波西利均在 HR 阳性、HER2 阴性乳腺癌的新辅助治疗、辅助治疗和晚期治疗中开展了临床研究，达尔西利目前在 HR 阳性、HER2 阴性乳腺癌的晚期一线、二线及后线治疗中开展了临床研究。多项临床研究结果证实在 HR 阳性、HER2 阴性的局部晚期和转移性乳腺癌中，CDK4/6 抑制剂联合内分泌治疗相比内分泌单药都取得显著的临床获益。

它们的不良反应既有共同之处，又各有特点。CDK4/6 抑制剂相关不良事件以血液学毒性为主，在哌柏西利、瑞波西利和达尔西利治疗过程中常见，尤其是哌柏西利，其中性粒细胞减少发生率为 80%。与细胞毒性药物直接对骨髓造血功能产生的伤害不同，CDK4/6 抑制剂通过阻滞细胞周期引起的骨髓抑制现象是短暂且可逆的，停药后骨髓很快就能够恢复正常。且无论骨髓中中性粒细胞前体受到的抑制程度如何，都可以迅速恢复。此外，在出现 3/4 级粒细胞减少症后，一般不会进展为粒细胞减少性发热，并且也不需要使用粒细胞集落刺激因子治疗或支持。然而，相比其他 CDK4/6 抑制剂，哌柏西利发生 3/4 级中性粒细胞减少症的比例和程度最高，为 60% ～ 66%。阿贝西利的主要副作用包括腹泻、肝功能异常和血栓事件等。其中腹泻最为常见，其引发 3 级腹泻的概率为 9%，且在治疗的第 1 个月中发生率和程度最为严重，但之后逐渐减轻并耐受。DAWNA-1 研究的结果显示，我国自主研发的 CDK4/6 抑制剂达尔西利联合氟维司群可以显著延长既往内分泌治疗复发或进展的 HR 阳性、HER2 阴性晚期乳腺癌患者的 PFS（15.7 个月 vs 7.2 个月，HR=0.42），由于该临床研究募集的患者均为本国患者，达尔西利更贴近我国乳腺癌患者诊疗现状。各 CDK4/6 抑制剂之间的肝脏毒性相差不多，QT 间期延长会出现在瑞波西利治疗的患者中。因此在临床实践中，可根据患者的个体状况、治疗耐受性、药物可及性等因素来选择合适的 CDK4/6 抑制剂。

第七节　药物治疗展望

一、口服 SERD 药物

激素受体阳性乳腺癌患者的内分泌治疗通常通过抑制剂雌激素受体活性抑制肿瘤细胞的生长。常见治疗药物包括选择性雌激素受体调节剂（SERM）、芳香化酶抑制剂（AI）及选择性雌激素受体抑制剂（SERD）等。SERD 与癌细胞表面的雌激素受体（ER）结合并诱导其被降解而降低 ER 水平，抑制肿瘤生长。以往唯一获批的 SERD 药物为氟维司群，但因为需要长期肌内注射且依从性不佳而限制了其应用范围。此外，大多数肿瘤在接受内分泌治疗后都会发生耐药，其中 ER 结构和功能异常是最常见的耐药机制，如 *ESR1* 基因突变或扩增等会影响治疗效果甚至导致预后恶化。因此内分泌治疗需要新型治疗方案，而口服 SERD 已成为当前研究的新方向和热点。

2023 年 1 月 27 日，FDA 批准了一种名为 elacestrant 的新药用于既往接受过至少一线内分泌治疗后疾病进展的 ER+、HER2-、ESR1 突变的绝经后女性或成年男性晚期或转移性乳腺癌患者。这也是 FDA 批准的首个口服 SERD。EMERALD 临床试验结果显示，在 ESR1 突变患者亚组中，elacestrant 较 AI/ 氟维司群组明显延长了 PFS，而在无 ESR1 突变患者亚组 elacestrant 并未取得统计学优势，因此可以认为 elacestrant 组 PFS 的显著改善主要归因于 ESR1 突变人群。

然而，关于口服 SERD 药物 amcenestrant 的 Ⅱ 期 AMEERA 研究在 2022 年 3 月宣布失败。该

研究针对激素治疗后进展的局部晚期或转移性ER+/HER2- 乳腺癌患者进行了 amcenestrant 治疗，并与医师选择的单药内分泌治疗（包括氟维司群、阿那曲唑、来曲唑、依西美坦和他莫昔芬）进行了比较，结果显示 amcenestrant 单药治疗未达到改善 PFS 的主要终点。2022 年 4 月，口服 SERD 药物 giredestrant 在 Ⅱ 期 acelERA 试验中也未能达到改善 PFS 的主要终点。

根据 SERENA 研究结果，口服 SERD 药物 camizestrant 在 75mg 和 150mg 剂量水平下，相比氟维司群 500mg，在整体研究人群中均达到了 PFS 终点并取得了统计学意义。在 ESR1 突变人群中，camizestrant 与氟维司群呈现出相同的趋势，并且整体安全性可控。这一结果支持了未来 camizestrant 在 ER+/HER2- 乳腺癌患者中的进一步开发的可行性。当前，camizestrant 正在进行其他 Ⅲ 期临床试验，例如与 CDK4/6 抑制剂联合一线治疗 ER+ 乳腺癌，以及在 ctDNA 检测的 ESR1 突变患者中探索其疗效等，期待未来更多研究数据的披露。

二、皮下抗 HER2 单克隆抗体

皮下注射已逐渐成为生物治疗药物在多种疾病治疗中替代静脉给药的有效方式。虽然皮下注射制剂的药代动力学特征与静脉给药制剂不同，但皮下注射已被证明是一种有效且安全、耐受性良好的治疗方法，并在一定程度上降低了相关的医疗成本，并节约了资源。乳腺癌长期静脉治疗给患者、患者家属及医疗工作带来诸多挑战，而将单抗类治疗药物由静脉注射剂型转变为皮下注射剂型可以提高患者满意度、减少停药率和降低治疗成本。最新的 Ⅲ 期临床试验结果表明，在 HER2 阳性的早期乳腺癌患者中，抗 HER2 单抗的皮下注射剂型与静脉给药剂型具有相当的有效性和安全性。目前已获批上市的抗 HER2 单抗皮下注射产品包括曲妥珠单抗（H-SC）、曲妥珠单抗 + 帕妥珠单抗。H-SC 在中国获批的适应证是适用于 HER2 阳性的早期乳腺癌和转移性乳腺癌，固定剂量 600mg（不按患者体重），每 3 周一次，2 ~ 5 分钟完成给药，无须负荷剂量。这种新剂型给药方案便捷、节省时间，开启了 HER2 阳性乳腺癌靶向治疗给药新途径。

三、ADC 药物研发

抗体偶联药物（ADC）是一类新型高效生物药物，通过连接子将抗体与小分子细胞毒性载荷连接在一起。ADC 以静脉注射的方式输入体内，通过特异性抗体介导途径和非特异性胞饮作用进入细胞。在细胞内部，ADC 会在溶酶体的酸性环境和蛋白水解酶的作用下降解，释放出效应分子，从而以 DNA 插入或抑制微管合成等方式诱导细胞凋亡。此外，ADC 还可以发挥旁观者效应，使细胞毒性药物进入邻近细胞起到杀伤作用。目前，全球已有 100 多种 ADC 正在进行临床试验，其中大多数已从 Ⅰ 期进展到 Ⅱ 期，部分 ADC 的 Ⅲ 期试验也显示出积极的结果。已有十余款 ADC 获得了上市批准。目前，全球范围内已有 3 种 ADC 被批准用于治疗乳腺癌，包括用于 HER2 阳性乳腺癌治疗的恩美曲妥珠单抗（T-DM1）和德曲妥珠单抗（T-DXd，DS-8201），以及可使 TNBC 获益的戈沙妥珠单抗（SG）。

目前治疗乳腺癌的 ADC 药物主要有以下几类：以 HER2 为靶点的 T-DM1、T-DXd、曲妥珠单抗 - 多卡马嗪（SYD985）、维迪西妥单抗（RC48）、ARX788；以人滋养细胞表面糖蛋白抗原 2（TROP2）为靶点的戈沙妥珠单抗（SG）、DS-1062、SKB-264；以 HER3 为靶点的 U3-1402；以锌离子转运蛋白（LIV-1）为靶点的 SGN-LIV1A；以连接蛋白 4（Nectin-4）为靶点的 N41mab-vc-MMAE。此外同时靶向两个抗原或同一抗原的两种表位的双特异性抗体，称为双特异性 ADC，与普通抗体相比，特异性更强，脱靶毒性更低。包括时靶向 HER2 的 ECD2（帕妥珠单抗结合位点）和 ECD4（曲妥珠单抗结合位点）抗原表位的 ZW49；靶向表皮生长因子受体（EGFR）和黏蛋白 1（MUC1）的 M1231；靶向 EGFR 和 HER3 的 BL-B01D1。上述各类 ADC 药物临床前研究显示了它们在乳腺癌中的应用前景，目前正在陆续开展相关的临床试验，期待能带来良好的疗效和安全性。

目前，乳腺癌的 ADC 药物研发如火如荼。此类药物的研究不再局限于 HER2 阳性乳腺癌，以 TROP 2、HER3、LIV-1 等肿瘤细胞表面抗原为靶点的新型 ADC 不断涌现，而曾经主要依靠化疗的

TNBC 也可以借助 ADC 获益。但是，真正将其应用于临床实践需要更加精准的分子分型和充分的临床研究数据的支持。此外，如何将 ADC 药物与其他化疗或免疫治疗联合起来也将成为未来的研究方向，目前多项临床试验正在进行中。

第八节 预后和随访

一、预后

乳腺癌的预后与肿瘤大小及范围、淋巴结转移情况、远处转移情况、组织学分级、激素受体、HER2 状态、年龄等有关。其中肿瘤大小、淋巴结和远处转移情况决定了乳腺癌 TNM 分期，而分期在判断预后时尤其重要。淋巴结阴性和阳性的乳腺癌术后 5 年生存率分别为 80% 和 59%，0 ～ Ⅰ、Ⅱ 和 Ⅲ 期的 5 年生存率分别为 92%、73% 和 47%，Ⅳ 期患者极少可以生存达到 5 年。随着诊疗技术的进步，目前早期乳腺癌的 5 年生存率可达 98% 以上，因此提高乳腺癌患者的生存率关键在于及时发现并进行规范化的诊断和治疗。

此外，组织学分级、激素受体、HER2 状态、年龄等病理和临床特征也影响着乳腺癌患者的预后。例如，黏液癌、小管癌等预后明显优于常见的浸润性导管癌或小叶癌；相比之下，炎性乳腺癌的预后非常差。在激素受体阳性的乳腺癌中，骨转移患者发病率更高，但无内脏器官转移的骨转移患者治疗后可长期存活；而三阴性乳腺癌则较容易发生内脏和脑转移，其高峰期多出现在诊断后的 1 ～ 3 年；年龄 < 35 岁者预后差，老年人预后较好，但三阴性乳腺癌及炎性乳腺癌除外。

二、随访

乳腺癌患者的随访需要根据复发的风险来决定随访的频率，建议随访策略：在最初 2 年内每 3 个月进行一次随访，随后的 3 ～ 5 年改为每 6 个月进行一次，第 5 年之后每年进行一次。每年应进行 1 次乳腺钼靶检查。建议每月进行 1 次乳腺自检。

对于出现了乳腺癌复发或转移相关症状的患者（如新的肿块、腹痛、胸痛、呼吸困难和持续头痛等），应及时就诊。对于有症状的患者，可采取血常规、乳腺癌标志物、胸部 X 线检查、骨扫描、CT 或 MRI 等检查，但不推荐无症状患者常规应用这些检查方法。

对于接受芳香化酶抑制剂治疗或因治疗导致卵巢功能衰退的患者，应在治疗开始前及治疗过程中定期检测骨密度，建议每年检测 1 次。如果患者正在使用他莫昔芬并仍然保留了子宫，建议每年进行 1 次盆腔和妇科检查。

（李烦繁）

参 考 文 献

第16章 胃　癌

胃癌是我国常见的消化系统恶性肿瘤之一。国家癌症中心发布的 2022 年全国癌症报告指出，2020 年中国癌症新发病例 457 万例，胃癌新发病例约为 48 万人，位居第三位，死亡人数达 37 万人，也位居第三位。胃癌由于发生发展的隐匿性，发现晚，治疗迟，发病率、死亡率均较高。但近年随着我国胃癌防治研究的不断深入，特别是相关危险因素（感染、化学致癌物、遗传和环境因素）的控制及筛查和诊疗水平的提升，包括早期筛查，微创技术的应用，传统手术的优化改进，化疗、靶向治疗及免疫治疗的进步，多学科综合治疗，均使我国胃癌的发病率和死亡率呈逐年下降趋势。

第一节　临床表现与诊断

一、症状与体征

早期胃癌症状主要有上腹部轻度疼痛或有饱胀不适感，食欲下降，乏力，呕吐、呕血及便血、黑粪，吞咽困难等。早期胃癌一般无特殊体征，上腹部压痛较常见，部分可有贫血表现。也有少数早期胃癌发现时没有明显症状和体征。

进展期胃癌：一旦出现明显症状时，患者多数已处于疾病晚期或出现并发症。进展期胃癌的临床表现主要取决于肿瘤所处的部位、类型和病变的程度。

1. 上腹部疼痛　是初发症状中最常见的，约占 80%。初时可仅有上腹部不适，常被误认为是胃炎、消化性溃疡而忽视。

2. 进食后饱胀及呕吐　发生率在 50% 以上，主要见于远端胃癌致幽门受侵者。因幽门梗阻所致的呕吐，通常呕吐量较多，可见隔夜宿食。因肿块导致胃腔狭窄也可以引起饱胀呕吐，但常发生于进食后不久。

3. 嗳气　胃癌引起胃酸减少，胃内食物停滞，潴留的食物异常发酵，产气而发生嗳气。

4. 食欲缺乏　有 40% ～ 60% 胃癌患者在早期即发生食欲缺乏。

5. 上消化道出血　发生率在 30%，表现为呕吐咖啡色胃内容物、呕血、粪便隐血阳性或黑粪等。

6. 吞咽困难　胃底贲门部肿瘤可以引起不同程度的贲门狭窄梗阻，导致进行性的吞咽困难及食物反流。

7. 其他　绝大多数晚期患者都有不同程度的消瘦和贫血，此外与晚期转移部位不同而表现相应临床症状，如腰背部疼痛、骨痛、腹胀、黄疸等。

部分进展期胃癌可以无异常体征。上腹部压痛、贫血是较常见的体征，30% ～ 60% 可触及腹部包块。晚期合并大量腹水时可见腹部膨隆，叩诊可有移动性浊音；如合并网膜多发弥漫种植转移时，触诊可见多发结节或柔韧感；并发幽门梗阻时，上腹部可见胃型、胃蠕动波；晚期患者还可能查及锁骨上淋巴结肿大、肝大、黄疸、胸腔积液等。

二、诊断

1. 病史与体格检查　患者常有饱胀不适、消化不良、厌食、贫血、体重减轻、上腹痛，疼痛与进食无关，主要位于左上腹，有时触及肿块伴有压痛。肿瘤转移至肝脏和腹膜时出现腹水，移动性浊音阳性。有远处淋巴结转移时或可扪及 Virchow 淋巴结，质硬不活动。肛门指检可在直肠膀胱凹扪及肿块。

2. 辅助检查

（1）实验室检查项目：血液生化、血常规，肿瘤学标志物 CEA、CA19-9、AFP、CA125、CA724。

（2）影像学检查：X 线、内镜（普通内镜、超声内镜）、超声、螺旋 CT、磁共振、PET/CT 等。

3. 病理诊断　内镜活检组织病理学诊断是主要的确诊依据。根据实际情况，也可以进行转移灶活检、诊断性腹腔镜探查和腹腔灌洗液评价。胃癌多数为腺癌，少见类型有髓样癌、腺鳞癌、鳞状细胞癌，腺癌的特殊类型有胃腺癌伴有生殖细胞肿瘤及特征肝样癌和产生甲胎蛋白的胃癌等。早期胃癌表现为隆起型，平坦型和凹陷型。进展期胃癌表现为 Borrmann Ⅰ 型，Borrmann Ⅱ 型，Borrmann Ⅲ 型和 Borrmann Ⅳ 型。胃腺癌目前最重要的分型为 Lauren 分型，根据组织学生长方式分为肠型、弥漫型、混合型。肠型：肿瘤主要由高至中分化的异型线体组成。弥漫型：肿瘤由黏附性差的细胞组成，广泛浸润胃壁，很少或没有腺体形成。混合型：含有大致相同数量的肠型与弥漫型胃癌。

目前胃癌的分子分型 HER2 表达状态是选择抗 HER2 靶向药物的依据，所以病理诊断确诊为胃或食管胃结合部腺癌的病例，均需进行 HER2 检测。所有新诊断胃癌都推荐评估 MSI/MMR；拟采用 PD-1/PD-L1 抑制剂治疗的患者，还推荐 PD-L1、EBV 检测；对于标准治疗失败的晚期或复发患者，可以进行二代测序（NGS），了解 CLDN18.2、NTRK 融合基因表达情况。

三、分期

根据胃原发肿瘤浸润深度、淋巴结转移数目及是否伴有远处转移的 TNM 分期系统目前是全球范围内的标准分期方法。2018 年 1 月开始在世界范围内开始执行美国癌症联合委员会（AJCC）的第八版分期系统（表 16-1，表 16-2）。

表 16-1　AJCC/UICC 胃癌 TNM 分期（第八版）

原发肿瘤（T）	
Tx	原发肿瘤无法评估
T0	无原发肿瘤的证据
Tis	原位癌：上皮内肿瘤，未侵及固有层，高度不典型增生
T1	肿瘤侵犯固有层，黏膜肌层或黏膜下层
T1a	肿瘤侵犯固有层或黏膜肌层
T1b	肿瘤侵犯黏膜下层
T2	肿瘤侵犯固有肌层 *
T3	肿瘤穿透浆膜下结缔组织，而尚未侵犯脏腹膜或邻近结构 **，***
T4	肿瘤侵犯浆膜（脏腹膜）或邻近结构 **，***
T4a	肿瘤侵犯浆膜（脏腹膜）
T4b	肿瘤侵犯邻近结构
区域淋巴结（N）	
Nx	区域淋巴结无法评估
N0	无区域淋巴结转移
N1	1～2 个区域淋巴结有转移
N2	3～6 个区域淋巴结有转移
N3	7 个或 7 个以上区域淋巴结有转移
N3a	7～15 个区域淋巴结有转移
N3b	16 个或 16 个以上区域淋巴结有转移
远处转移（M）	
M0	无远处转移
M1	有远处转移
组织学分级（G）	
Gx	分级无法评估
G1	高分化
G2	中分化
G3	低分化，未分化

*. 肿瘤可以穿透固有肌层达胃结肠韧带或肝胃韧带或大小网膜，但未穿透覆盖这些结构的脏层腹膜，这种情况下原发肿瘤的分期 T3。如果肿瘤穿透覆盖胃韧带或网膜的脏层腹膜，则应当被分为 T4 期

**. 胃的邻近结构包括脾、横结肠、肝、膈肌、胰腺、腹壁、肾上腺、肾、小肠及后腹膜

***. 经胃壁内扩展至十二指肠或食管的肿瘤不考虑为侵犯邻近结构，而是应用任何这些部位的最大浸润深度进行分期。

表 16-2 AJCC/UICC 胃癌 pTNM 分期（第八版） 续表

0 期	Tis N0 M0
Ⅰ A 期	T1 N0 M0
Ⅰ B 期	T1 N1 M0；T2 N0 M0
Ⅱ A 期	T1 N2 M0；T2 N0 M0；T3 N0 M0
Ⅱ B 期	T1 N3a M0；T2 N2 M0；T3 N1 M0；T4a N0 M0

Ⅲ A 期	T2 N3a M0；T3 N2 M0；T4a N1 ~ 2 M0；T4b N0 M0
Ⅲ B 期	T1 ~ 2 N3b M0；T3 ~ 4a N3a M0；T4b N1 ~ 2 M0
Ⅲ C 期	T3 ~ 4b N3b M0；T4b N3a M0
Ⅳ 期	任何 T 任何 N M1

第二节 一般治疗原则

胃癌的治疗是多学科合作的综合治疗，确定治疗方案的基础是临床和病理分期。早期胃癌不伴淋巴结转移者，根据侵犯深度考虑内镜下治疗或手术治疗，治疗后无须进行辅助放疗或化疗。局部进展期胃癌或伴有淋巴结转移的早期胃癌应采取以手术为主的综合治疗，根据肿瘤侵犯深度及是否伴有淋巴结转移可考虑直接进行根治性手术或术前先行新辅助化疗，待肿瘤降期后再考虑根治性手术。局部进展期胃癌手术后需要根据术后病理分期决定辅助治疗的方案，辅助化疗及必要时的辅助放疗。晚期转移性胃癌，目前公认的是以全身抗肿瘤药物治疗为主的综合治疗，也包括姑息性手术、放射治疗、腹腔灌注治疗等局部治疗的手段。需要强调在目标管理、全程管理和全面管理中，多学科综合治疗的观念。在整个肿瘤治疗过程中，支持治疗应该贯穿始终，提高患者的生活质量。

一、内镜下治疗

对于符合适应证的早期胃癌，可首选内镜治疗即内镜下黏膜切除术（EMR）和内镜下黏膜下层切除术（ESD），通过切除黏膜下层的中或下段部分达到黏膜的完全治愈性切除。这是胃癌微创手术的巨大进步。明确肿瘤局限于黏膜内的早期胃癌，在无溃疡或溃疡瘢痕，且无血管受侵或淋巴结转移时，对以下类型病变可以 EMR 切除：①直径≤ 2.0cm 的Ⅱa 型高中分化腺癌或乳头状腺癌；②直接≤ 1.0cm 的Ⅱb 或Ⅱc 型高中分化腺癌或乳头状腺癌；③直径≤ 2.0cm 的胃炎样胃癌；④直径≤ 3.0 的局限于黏膜内的肠型腺癌；⑤直径≤ 0.5cm 的Ⅱc 型未分化胃癌。ESD 的适应证

为：分化型黏膜内癌，表面未形成溃疡，病变大小不受限制，如果形成溃疡则病变直径在3cm 以下；未分化型黏膜内癌如果表面未形成溃疡，则病变直径大小在 2cm 以下；500nm 以内的微小黏膜下浸润癌，如果病理组织学为分化型，没有溃疡形成及血管浸润，则病变直径在 3cm 以下。

二、手术治疗

彻底切除胃癌原发灶、转移淋巴结及受浸润的组织是胃癌根治手术的基本要求，也是目前可能达到治愈目的的主要手段。姑息性切除对患者症状、改善患者生活质量有一定帮助。手术方式为开放性手术或腹腔镜手术。根治性切除术分为改良切除、标准切除术和扩大切除术。手术目的达到切缘阴性的完全 R0 切除。姑息性手术包括不切除原发病灶的各种短路手术和切除原发病灶的姑息性切除。

三、放射治疗

以往认为胃癌的放射治疗效果不理想，主要是因为胃腺癌本身对放射治疗的敏感度较低，胃邻近重要脏器限制了胃癌的治疗剂量，胃在腹腔内游离活动度较大，位置改变对照射定位影响明显，腹腔内淋巴结转移途径广泛，对可能出现的转移部位难以预计。随着放疗在胃癌临床研究中的进展，对有复发高位因素胃癌患者进行术后放化疗可以改善局部复发率和长期生存率，在美国术后放化疗已成为 T3 ~ 4 和（或）淋巴结阳性患者术后放标准辅助治疗方式。对于局部不可切除或复发的胃癌，单独放疗主要起到姑息性治疗作用，可改善局部症状。

四、药物治疗

药物治疗包括新辅助治疗、辅助治疗、围手术期治疗和姑息性治疗。对于非食管胃结合部进展期胃癌，目前治疗标准是 D2 手术切除联合术后辅助化疗，对于分期较晚（临床分期Ⅲ期或以上）者，可选择围手术期化疗模式。对于进展期食管胃结合部癌，可选择新辅助放化疗或术前化疗。

不可手术切除的局部进展期胃癌，根据患者体力状况评分，PS 为 0～1 分，同步放化疗后，进行 MDT 讨论，评价手术完整切除可能性，决定是否进行手术治疗。PS 为 2 分，最佳支持治疗或对症处理。

第三节　辅 助 治 疗

一、辅助治疗的历史沿革

关于胃癌术后辅助化疗，欧美国家及亚洲国家进行了许多相关研究，包括随机对照研究和荟萃分析，早年研究对辅助化疗多趋向于否定，而近 20 年来的研究中，疗效趋向于肯定，显示根治术后进行辅助化疗较单纯手术存在一定的生存收益。

1993 年 Hermans 的荟萃分析及随后的 6 项荟萃分析综合得出以下结论，胃癌术后辅助化疗与单纯手术相比，可延长生存时间，较少复发。2009 年的一项纳入 12 项临床研究的荟萃分析显示，术后辅助化疗相较于单独手术死亡风险可降低 22%。

日本的 ACTS-GC 研究纳入了 1059 例接受了 D2 根治术的Ⅱ/Ⅲ期胃癌患者，按 1∶1 的比例随机分配至替吉奥（S-1）组和单纯手术组。在 S-1 组，术后口服 S-1（80mg/m^2）1 年，对照组仅接受 D2 根治性切除。结果显示，术后辅助 S-1 治疗使死亡风险相对降低 34%，5 年总生存（OS）率为 71.7%，而单纯手术组为 61.1%；且 S-1 组 3/4 级不良反应发生率较低：厌食为 6.0%，恶心为 3.7%，腹泻为 3.1%。因此建议 S-1 可用于Ⅱ/Ⅲ期胃癌患者术后辅助治疗。

另一项Ⅲ期的 CLASSIC 临床研究，纳入了中国及韩国共 35 个中心 1035 例 D2 根治术后的Ⅱ～ⅢB 期胃癌患者，随机分为单纯手术组和术后辅助卡培他滨联合奥沙利铂（XELOX 方案）化疗组。研究显示，无论是 3 年无病生存（DFS）率还是 5 年 DFS 率，XELOX 组较单纯手术组都显著获益（74% vs 59%）。尽管 XELOX 组表现出较高的 3/4 级不良反应发生率：中性粒细胞计数减少 22%，恶心 8%，血小板计数减少 8%，但 XELOX 方案仍然被推荐为术后辅助化疗的经典方案。

ACCRO GC-07 研究也是一项随机的Ⅲ期临床对照研究，将 D2 胃癌根治术后，病理分期为Ⅲ期的患者，分别接受 S-1 联合多西他赛对比单纯 S-1 治疗。结果显示，S-1 联合多西他赛治疗组对比单纯 S-1 治疗组，3 年无复发生存率表现更优（67.7% vs 57.4%），3 年 OS 率同样表现更优（77.7% vs 71.2%）。提示 S-1 联合多西他赛辅助化疗可改善患者的 RFS 和 OS，可作为 D2 胃癌根治术后Ⅲ期胃癌患者的化疗方案之一。

2019 年公布的 RESOLVE 研究，在确诊为 cT4a/N+M0 或 cT4bNxM0 局部晚期胃癌并接受了 D2 胃切除术的 1022 例患者中，评估了围手术期 S-1 联合奥沙利铂（SOX，n=337）、术后辅助 SOX（n=340）及术后辅助 XELOX（n=345）3 个方案的疗效和安全性。数据显示，术后辅助 XELOX 组的 3 年 DFS 率为 51.1%，术后辅助 SOX 组为 56.5%，围手术期 SOX 组为 59.4%。研究者认为，在接受标准治疗 D2 切除术的局部晚期胃癌患者中，围手术期使用 SOX 方案与术后使用 XELOX 方案相比，带来了具有临床意义的生存改善，3 年复发或死亡的风险降低了 23%；同时，在此类患者的术后辅助治疗中，SOX 非劣效于 XELOX 方案。

我国研究者对我国 3 家中心的 1464 例 pT3-4 或 N+ 且 D2 术后接受氟嘧啶类联合奥沙利铂（FOLFOX 或 XELOX）方案辅助化疗的胃癌病例数据进行了回顾分析，结果显示，氟嘧啶类联合奥沙利铂辅助化疗与低风险组患者的生存改善无关，而在中高、危组中，氟嘧啶类联合奥沙利铂辅助化疗降低了超过 20% 的死亡风险。

一项汇集 CLASSIC、MAGIC、ARTIST 和

ITACA-S 四个试验数据的荟萃分析得出结论，与单纯手术相比，MSS/MSL-L 的患者从术后辅助化疗中的获益，5 年 DFS 分别为 57%、41%（HR=0.65；95%CI：0.53 ~ 0.79），5 年 OS 分别为 62%、53%（HR=0.75；95%CI：0.60 ~ 0.94）；而在 MSI-H 患者中，接受辅助化疗的患者与单纯手术患者 5 年 DFS 分别为 70%、77%（HR=1.27；95%CI：0.53 ~ 3.04），5 年 OS 分别为 75%、83%（HR=1.50；95%CI：0.55 ~ 4.12），MSI-H 患者并没有从术后辅助化疗中获益。

2023 年美国临床肿瘤学会胃肠道肿瘤研讨会（ASCO-GI）报道一项旨在评价白蛋白结合型紫杉醇联合 S-1 和奥沙利铂联合卡培他滨治疗 D2 根治性胃切除术后 Ⅲ 期胃腺癌的疗效和安全性的研究，结果显示前者比后者有更长的 DFS 率、OS 率，但仍有待于更长时间随访结果。

二、治疗原则

早期胃癌患者不推荐进行术后辅助化疗。对于 T2N0M0 患者，具有低分化、淋巴管、血管、神经受侵，年龄 < 50 岁等高危因素，术后辅助化疗可以延长生存期。2023 年 ASCO—GI 报道一项研究，回顾性分析了 2006 ~ 2017 年美国国家肿瘤数据库中术后分期为 T2N0M0 的 3142 名胃腺癌患者。将这些患者分为 3 组：单纯手术组（S）2090 例（66.5%）、手术后辅助化疗组（AC）360 例（11.5%）和围手术期化疗组（POC）692 例（22.0%）。结论显示，对于 T2N0M0 期胃癌患者，手术后辅以化疗是有益的。而 Ⅱ 期或 Ⅲ 期患者，均应行术后辅助化疗。

术前曾接受新辅助化疗的患者在根治手术后，如原方案有效可继续采用原方案进行辅助化疗。术前未进行新辅助化疗，术后需行辅助化疗者，可考虑氟尿嘧啶类药物单药或者联合铂类进行辅助化疗。目前对于未行术前化疗的患者，术后辅助化疗时间多在 6 ~ 12 个月，不超过 1 年。

三、常用辅助治疗的方案

XELOX 奥沙利铂 130mg/m², iv.gtt，第 1 天。
卡培他滨 1000mg/m²，po.bid，第 1 ~ 14 天。
21 天重复 1 次。

SOX 奥沙利铂 130mg/m²，iv.gtt，第 1 天。
替吉奥 40mg/m²，po.bid，第 1 ~ 14 天。
21 天重复 1 次。

XP 顺铂 60mg/m²，iv.gtt，第 1 天。
卡培他滨 1000mg/m²，po.bid，第 1 ~ 14 天。
21 天重复 1 次。

FOLFOX 奥沙利铂 85mg/m²，iv.gtt，第 1 天。
亚叶酸钙 400mg/m²，iv.gtt，第 1 天或左旋亚叶酸钙 200mg/m²，iv.gtt，第 1 天。
5-FU 400mg/m²，iv.d1 天，然后 2400 ~ 3600mg/m² 持续静脉滴注 46 小时。
14 天重复 1 次。

S-1-DS-S-1 替吉奥按照体表面积给药。
BSA < 1.25m²：40mg，po.bid。
BSA ≥ 1.25m²，< 1.5m²：50mg，po.bid。
BSA ≥ 1.5m²：60mg，po.bid。
连续给药 14 天，休息 7 天
多西他赛 40mg/m²，iv.gtt，第 1 天。
21 天重复 1 次。

替吉奥单药 替吉奥按照体表面积给药。
BSA < 1.25m²：40mg，po.bid。
BSA ≥ 1.25m²，< 1.5m²：50mg，po.bid。
BSA ≥ 1.5m²：60mg，po.bid。
连续给药 14 天，休息 7 天
21 天重复 1 次。

第四节　新辅助治疗

一、新辅助药物的历史沿革

胃癌新辅助治疗（neoadjuvant chemotherapy，NACT）始于 20 世纪 90 年代，从最初的两药方案尝试，到三药方案被广泛接受，再到现在 PD-1 等免疫治疗被引入临床，并进入快速发展时期。两药方案的显著有效率 21%，而三药方案的数据显示显著有效率为 49%。而最新的 PD-1 联合化疗方案显著有效率虽然不及 FLOT 方案，但在淋巴结转阴率方面达到了 58%，完全超越了传统的两药和三药方案。

目前关于新辅助化疗的重要证据来源于

MAGIC 和 FNCLCC/FFCD 研究。英国的 MAGIC 研究纳入 503 例胃癌患者，其研究结果显示：与单纯手术比较，围手术期化疗组（ECF 方案，术前术后各 3 个周期）R0 切除率提高，淋巴结转移率、局部和远处复发率降低，无病生存率和 5 年总体生存率显著提高。法国 FNCLCC/FFCD 研究共纳入 224 例胃癌患者，围手术期化疗方案为 CF 方案，化疗时间为术前 2～3 个周期、术后 3～4 个周期。其研究结果显示，与单纯手术组比较，围手术期化疗组的 R0 切除率、5 年无病生存率、总体生存率明显提高。以上 2 项研究结果显示，术前新辅助化疗在某种程度上可以使胃癌患者获益。欧洲的 EORTC40954 研究验证新辅助化疗在行 D2 淋巴结清扫术胃癌中的优越性。其研究结果显示，在胃癌和食管胃结合部胃腺癌（AEG）中，与单纯手术组比较，新辅助化疗组虽然未明显改善患者预后，但是显著提升 R0 切除率。2014 年，日本 COMPASS 研究结果显示，4 个周期的 S-1 或紫杉醇 + 顺铂的新辅助化疗方案未增加不良反应，还能够提高 10% 的 pCR。2018 年，关于可切除胃癌和 AEG 的 FLOT4 研究结果显示，围手术期三药方案（FLOT 方案）较两药方案（ECF 或 ECX 方案）显著提高患者总体生存率和疾病无进展生存率，同时提高 pCR，且两组方案安全性相当，提示多西他赛可以替代表柔比星。2019 年，韩国的 PRODIGY 研究结果显示，对于 cT2-3N+M0 期或 cT4NxM0 期的局部进展期胃癌，DOS 方案（多西他赛 + 奥沙利铂 + 替吉奥）新辅助化疗 + 术后替吉奥辅助化疗，相较术后替吉奥辅助化疗，可显著提高患者 3 年疾病无进展生存率。我国的 RESOLVE 研究结果显示，对 cT4aN+M0 期或 cT4bNxM0 期局部进展期胃癌，围手术期 SOX 方案较术后 XELOX 方案比较，可显著提高 3 年无病生存率，且 SOX 方案不劣于 XELOX 方案。以上 2 项研究结果提示 DOS 和 SOX 方案也可推荐作为胃癌的新辅助化疗方案。2022 年 MATCH 研究显示，DOS 组和 SOX 组术前新辅助治疗 MRP 率分别是 25.45% 和 11.8%，R0 切除率分别为 78.9% 和 61.8%，3 年 PFS 分别为 52.3% 和 35%。2021 年，一项基于我国多中心（33 家医院）的真实世界研究结果显示，新辅助化疗对 Ⅱ 期和 Ⅲ 期患者有获益趋势或者显著获益，胃体部、胃窦部肿瘤获益更明显。

新辅助腹腔 - 静脉化疗（NIPS）是近年来针对伴有腹膜转移 Ⅳ 期胃癌的新的治疗策略。Ishigami 等报道了 100 例腹膜转移或腹腔脱落细胞学检查阳性（CY1）的胃癌病例，采取腹腔注射（IP）PTX 结合口服 S-1、静脉 PTX 化疗后，经过腹腔镜探查，针对 CY（-）、腹膜转移灶消失或明显改善的病例，采取根治手术；其中 64 例手术治疗中的 44 例获得了 R0 切除（69%），采取手术治疗的患者中位生存时间为 34.6 个月，没有手术的患者则为 14.3 个月。我们认为腹膜转移和 CY1 的胃癌患者，对于腹腔结合系统化疗后有效的病例可以采取根治性手术治疗，且能延长患者的生存期。2016 年 PHOENIX 研究公布了最终随访结果：该研究入组 180 例胃癌腹膜转移的病例，其中治疗组 120 例，采取静脉 PTX+ 口服 S-1/ 腹腔 PTX（IP 组）；对照组 60 例，采取口服 S-1/ 静脉顺铂（SP 组）；分析发现，IP 组与 SP 组病例的中位生存时间分别为 17.7 个月和 15.2 个月。研究的随访结果并未显示出 IP 方案的生存优势。但在亚组分析中，如果以中等量以上腹水作为指标，IP 组和 SP 组病例的中位生存时间分别为 13.0 个月和 6.8 个月。可见，在矫正腹水的偏倚影响后，两种方案的差异具有了统计学意义，进一步证明了腹水控制对胃癌腹膜转移患者预后的意义。腹腔热灌注化疗（HIPEC）可以作为预防腹膜癌复发的有效措施。一项名为 HIPEC-02 的研究是针对有腹膜转移的病例，治疗组先采取腹腔热灌注化疗（HIPEC），随后利用置入腹腔的化疗法按照 PHOENIX 研究方案进行双路径化疗（腹腔 + 静脉 + 口服），对照组直接采取 PHOENIX 方案。如果达到 R0 标准，再采取手术治疗。主要研究终点是 HIPEC+PHOENIX 方案可以提高有腹膜转移胃癌的转化手术切除率。

随着免疫抑制剂在胃癌治疗中的不断探索，在胃癌新辅助治疗中应用免疫治疗联合放化疗逐渐得到临床上的应用。多种治疗手段，如新辅助、辅助和围手术期方案，包括不同的化疗和放疗组合，被用于减少胃切除术后的局部和远处复发，提高患者生存率。然而，目前围手术期最佳的 GC 全身治疗策略尚未标准化。KEYNOTE-811 的 Ⅲ 期临床试验比较了 pembrolizumab 与安慰剂在曲妥珠单抗联合化疗时的效果。另外，一项研究对先前接受治疗的晚期 GC 患者的 ramucirumab 联合 pembrolizumab，以安全性和耐受性为主要终点，发现这种方案可以提供良好的耐受性和潜在疗效（疾病控制率为 68%，中位 PFS 位 5.3 个月）。一项 II 期研究（EPOC1706）评估了 lenvatinib 加 pembrolizumab 在一线或二线晚期 GC 患者中的抗肿瘤活性和安全性：29 例患者中有 20 例发现客观缓解，表明其疗效优于以往的单一药物，安全性也可以被接受。以上这些令人瞩目的结果，提示我们靶向治疗联合免疫治疗在新辅助治疗中也有着积极探索的可能性。另一项 II 期试验（NCT03878472）将针对局部晚期近端胃癌患者进行，旨在评估抗 PD-1 单抗与抗血管生成的血管内皮生长因子 2 酪氨酸激酶抑制剂的阿帕替尼联合使用或不使用化疗（S1/ 奥沙利铂）在新辅助治疗中的益处，相关的研究成果也值得进一步关注和探索。

在一线及后线治疗中，双重免疫疗法也显示出良好的效果。例如，在 CheckMate-032 试验中，nivolumab 加 ipilimumab 对化疗难治性食管胃癌患者表现出抗肿瘤效果，更多评估这种组合在食管胃癌早期治疗中的 III 期研究正在进行中。免疫疗法联合化疗和靶向治疗也显示出良好的临床治疗效果。其他的免疫检查点抑制剂，如 avelumab（一种抗 PD-L1 单克隆抗体）、atezolizumab（一种抗 CTLA-4 单克隆抗体）也在被开发。在这些试验中，有一项（NCT03421288）正在评估 atezolizumab 联合 FLOT 在胃腺癌患者围手术期治疗中的作用，一项 I B 期研究评估在可手术的 II / III 期食管癌 / 胃食管交界处癌症的手术切除前，抗 PD-1（nivolumab）或抗 PD-1/ 抗 LAG-3（relatlimab）在术前与化疗放疗相结合，可以促进 TME 的细胞和分子特征的变化，提高生存率。

二、治疗原则

III 期胃癌患者，如果切除没有困难，新辅助治疗纯粹是为了提高疗效，可以考虑两药方案，当然推荐的还是三药方案。如果肿瘤瘤体比较大，化疗是为了缩小瘤体，降低手术难度，首选 FLOT 方案。如果肿瘤瘤体不大，但转移淋巴结较多，化疗主要是为了让淋巴结降期，则推荐含有 PD-1 等免疫联合化疗的方案。除此以外，也应根据病情选择联合放疗，或者在 MDT 讨论个体化治疗方案。

三、常用新辅助治疗的方案

SOX 奥沙利铂 $130mg/m^2$，iv.gtt，第 1 天。
替吉奥 $40mg/m^2$，po.bid，第 1 ～ 14 天。
21 天重复 1 次。

FLOT 多西他赛 $50mg/m^2$，iv.gtt，第 1 天。
奥沙利铂 $85mg/m^2$，iv.gtt，第 1 天。
四氢叶酸 $200mg/m^2$，iv.gtt，第 1 天。
5-FU $2600mg/m^2$，持续静脉滴注 24 小时
14 天重复 1 次。

DOS 替吉奥 $40mg/m^2$，po.bid，第 1 ～ 14 天。
奥沙利铂 $100mg/m^2$，iv.gtt，第 1 天。
多西他赛 $40mg/m^2$，iv.gtt，第 1 天。
21 天重复 1 次。

XELOX 奥沙利铂 $130mg/m^2$，iv.gtt，第 1 天。
卡培他滨 $1000mg/m^2$，po.bid，第 1 ～ 14 天。
21 天重复 1 次。

FOLFOX 奥沙利铂 $85mg/m^2$，iv.gtt，第 1 天。
亚叶酸钙 $400mg/m^2$，iv.gtt，d1，或左旋亚叶酸钙 $200mg/m^2$，iv.gtt，第 1 天。
5-FU $400mg/m^2$，iv.d1，然后 2400 ～ $3600mg/m^2$，持续静脉滴注 46 小时。
14 天重复 1 次。

第五节 进展期药物治疗

一、进展期药物治疗的历史沿革

对于没有手术根治机会或是复发转移的进展期胃癌患者，目前采取的仍是以全身静脉化疗为主的综合治疗方式。21 世纪以来，许多新的化疗药物开始试用于晚期胃癌，如氟尿嘧啶类的口服制剂、紫杉类药物、三代铂类、拓扑异构酶 I 抑制剂等。近十余年开始，抗 HER2 单克隆抗体、抗 VEGF 抗体、PD-1 这些新型药物临床广泛应用。现在，DS-8201 在 2020 年被 FDA 授予突破

性药物资格，用于治疗既往接受过至少 2 种方案的 HER2 阳性患者。我国的维迪西妥单抗也获批晚期适应证。目前作用于 CLDN 18.2 靶点的单抗、双抗、ADC 及 CAR-T 等在研项目数量众多，希望能早日造福更多进展期胃癌患者。此外，c-MET 抑制剂、CDK 4/6 抑制剂、双抗、抗体偶联物等也在积极的临床探索阶段。

在最新的 CSCO 指南中，对于 PD-L1 CPS ≥ 5 人群，FOLFOX/XELOX 联合纳武利尤单抗和 XELOX 联合信迪利单抗 Ⅰ A 类证据 / Ⅰ级推荐；PD-L1 TAP ≥ 5%，XELOX 联合替雷利珠单抗 Ⅰ A 类证据 / Ⅰ级推荐。PD-L1 CPS < 5 或检测不可及，FOLFOX/XELOX 联合纳武利尤单抗和 XELOX 联合信迪利单抗 Ⅰ B 类证据 Ⅱ级推荐。Orient-16 研究和 Checkmate-649 研究尽管在全人群中达成了具有统计学意义的生存获益，但均未公布 PD-L1 CPS < 5 分患者的生存受益，两项荟萃分析显示对于 PD-L1 表达阴性或低表达的晚期胃癌患者使用免疫治疗并不改善患者的生存时间。无论 PD-L1 表达情况，纳武利尤单抗联合化疗方案可作为一线治疗的方案之一。综合上述，结合我国临床实践，推荐在 PD-L1 CPS < 5 或检测不可及时，如患者肿瘤负荷较大，体力状况较好，需要尽快降低肿瘤负荷缓解症状，或后续二线治疗选择有限，且患者不存在免疫检查点抑制剂禁忌证时，也可考虑 XELOX/FOLFOX 联合纳武利尤单抗或 XELOX 联合信迪利单抗。

基于 KEYNOTE-811 研究中期分析结果，2021 年 5 月 FDA 加速批准帕博利珠单抗联合曲妥珠单抗和含氟嘧啶和铂类化疗一线治疗不可切除或转移性 HER2 阳性胃或胃食管结合部腺癌患者。

在一线靶向治疗中，2023 年 7 月，佐妥昔单抗（Zolbetuximab）生物制剂许可申请已获美国 FDA 受理并授予优先审评资格，其适应证为一线治疗 CLDN18.2 阳性、HER2 阴性的局部晚期不可切除或转移性胃或胃食管交界处（G/GEJ）腺癌。2023 年 8 月我国国家药品监督管理局（NMPA）已受理佐妥昔单抗的上市许可申请（BLA）。该新药上市申请主要基于 2 项Ⅲ期 SPOTLIGHT 研究和 GLOW 研究临床试验的结果。SPOTLIGHT 研究是一项全球性、随机、安慰剂对照、双盲研究，纳入 CLDN18.2 阳性、HER2 阴性、既往未

治疗、不可切除、局部晚期或转移性胃腺癌或胃食管交界处腺癌患者。数据显示，佐妥昔单抗联合 mFOLFOX6 与安慰剂联合 mFOLFOX6 相比，无进展生存期（PFS）和总生存期（OS）均有统计学意义的显著改善。佐妥昔单抗组（n=283）的中位随访时间为 12.94 个月，单用 mFOLFOX6（n=282）的中位随访时间为 12.65 个月，佐妥昔单抗联合 mFOLFOX6 的中位 PFS 为 10.61 个月，安慰剂联合 mFOLFOX6 的中位 PFS 为 8.67 个月。此外，在实验组的中位 OS 为 18.23 个月，而对照组的中位 OS 为 15.54 个月。GLOW 研究是一项全球性、多中心、双盲、随机研究，研究对象包括既往未经治疗的 CLDN18.2 阳性、HER2 阴性、不可切除、局部晚期或转移性胃癌或胃食管癌患者。研究结果显示，佐妥昔单抗联合 CAPOX（卡培他滨 + 奥沙利铂）治疗与安慰剂联合 CAPOX 相比，PFS 和 OS 均有统计学意义上的显著改善。佐妥昔单抗治疗组（n=254）的中位随访时间为 12.62 个月，对照治疗组（n=253）的中位随访时间为 12.09 个月，佐妥昔单抗联合 CAPOX 治疗组的中位 PFS 为 8.21 个月，而安慰剂加 CAPOX 治疗组的中位 PFS 为 6.80 个月。此外，佐妥昔单抗联合治疗组的中位 OS 为 14.39 个月，而对照治疗组为 12.16 个月。佐妥昔单抗方案（n=195）的 ORR 为 53.8%，对照治疗方案（n=205）的 ORR 为 48.8%。佐妥昔单抗方案和对照治疗方案的中位 DoR 分别为 6.28 个月和 6.18 个月。

二线靶向治疗中，雷莫西尤单抗联合紫杉醇成为首选方案。HER2 阳性晚期胃癌患者的三线治疗，阿帕替尼的有效率为 5% 左右，纳武利尤单抗的有效率为 12% 左右，维迪西妥单抗的有效率高于前两者，也可作为优先推荐。

我国自主研发或基于中国人群的研究，如 ORIENT-16、RAINBOW-AsiaRC48-C008 等获得成功，获批 NMPA 适应证，并改写中国胃癌指南。抗 HER2 的 ADC 药物从治疗布局和人群选择等改写 HER2 阳性人群定义和治疗新格局。关于针对 ECD4 和 ECD2 的抗 HER2 双特异性抗体研究中，入组的是晚期初治 HER2 阳性胃食管腺癌患者，给予泽尼达妥单抗 + 化疗的治疗(mFOLFOX6、CAPOX 或 FP)。对于 HER2 阳性晚期食管胃腺癌患者，泽尼达妥单抗 + 化疗是一种高度有效的治

疗方案，具有可控的安全性，Ⅱ期研究结果显示泽尼达妥单抗+化疗有更好的PFS、OS和客观有效率，期待Ⅲ期研究的结果。

晚期胃癌一线治疗全面进入免疫联合治疗时代，治疗不断优化，也面临思考及挑战：基于循证的规范化免疫治疗实施的思考，包括不同PD-1单抗与不同化疗方案的选择、全程管理下免疫治疗合理布局、免疫联合化疗相关不良反应管理等。免疫治疗有待提升，包括精准免疫治疗、后PD-1单抗的免疫治疗新策略等，期待更多研究探索。除此之外，2023年NCCN胃癌指南的发布，靶向*RET*基因融合的药物Retevmo（selpercatinib）及BRAF抑制剂Tafinlar（dabrafenib，达拉非尼）+MEK抑制剂Mekinist（trametinib，曲美替尼）的组合疗法首度亮相，并获推荐用于携带特定突变基因的、不可切除的复发性或者转移性局部晚期胃癌二线及后线治疗。在2023年ASCO GI会议上汇报的一项Ⅰb/Ⅱ期的HERIZON研究，将疫苗带入到胃癌治疗领域，研究结果显示：与单独化疗相比，接受HER2靶向多肽疫苗HER-Vaxx（IMU-131）联合化疗的患者中位OS为13.9个月，而单独接受化疗的患者为8.3个月。

二、治疗原则

目前针对胃癌的药物治疗主要包括化疗药物，分子靶向药物和免疫检查点抑制剂。在一线治疗中，HER2阳性的患者，以曲妥珠单抗联合含铂两药化疗为主；HER2阴性的患者，两药化疗联合免疫检查点抑制剂；针对dMMR/MSI-H，可以单药免疫检查点抑制剂或联合化疗。二线治疗中根据既往用药情况，选择单药化疗为主的联合免疫检查点抑制剂或抗血管生成药物或抗HER2治疗。三线及以上治疗：阿帕替尼、纳武利尤单抗单药、维迪西妥单抗单药治疗，或根据既往用药情况，选择合理的单药化疗。

在全身治疗基础上，对于有腹膜转移、腹腔转移、腹水的患者，可以加腹腔化疗、腹腔热灌注化疗、深部热疗等。

此外，还应该要注意支持治疗。最佳的支持治疗可以减轻患者的痛苦，提高生活治疗。最佳支持治疗的方案选择取决于患者的症状。

三、进展期药物治疗的方案

1. 一线治疗常用方案

（1）HER2阳性

1）曲妥珠单抗（+铂类+氟尿嘧啶类）

两周方案：负荷剂量6mg/kg，iv.gtt，第1天，维持剂量4mg/kg，iv.gtt，第1天。

三周方案：负荷剂量8mg/kg，iv.gtt，第1天，维持剂量6mg/kg，iv.gtt，第1天。

2）曲妥珠单抗+帕博利珠单抗+XELOX/PF

曲妥珠单抗负荷剂量8mg/kg，iv.gtt，第1天，维持剂量6mg/kg，iv.gtt，第1天。

帕博利珠单抗200mg，iv.gtt，第1天。

XELOX：奥沙利铂130mg/m²，iv.gtt，第1天。

卡培他滨1000mg/m²，po.bid，第1～14天。

PF：顺铂80mg/m²，iv.gtt，第1天。

5-FU 800mg/（m²·d），持续静脉滴注24小时，第1～5天。

每21天重复。

（2）HER2阴性

1）XELOX：奥沙利铂130mg/m²，iv.gtt，第1天。

卡培他滨1000mg/m²，po.bid，第1～14天。

21天重复1次。

2）SOX：奥沙利铂130mg/m²，iv.gtt，第1天。

替吉奥40mg/m²，po.bid，第1～14天。

21天重复1次。

3）XP：顺铂60mg/m²，iv.gtt，第1天。

卡培他滨1000mg/m²，po.bid，第1～14天。

21天重复1次。

4）FOLFOX：奥沙利铂85mg/m²，iv.gtt，第1天。

亚叶酸钙400mg/m²，iv.gtt，第1天或左旋亚叶酸钙200mg/m²，iv.gtt，第1天。

5-FU 400mg/m²，iv，d1，然后2400～3600mg/m²，持续静脉滴注46小时。

14天重复1次。

5）PF：顺铂80mg/m²，iv.gtt，第1天。

5-FU 800mg/（m²·d），持续静脉滴注24小时，第1～5天。

21天重复1次。

6）纳武利尤单抗+FOLFOX/XELOX

A. 联合FOLFOX

纳武利尤单抗240mg，固定剂量，iv.gtt，第1天。

奥沙利铂 85mg/m², iv.gtt，第 1 天。

亚叶酸钙 400mg/m²，iv.gtt，第 1 天或左旋亚叶酸钙 200mg/m²，iv.gtt，第 1 天。

5-FU 400mg/m²，iv，第 1 天，然后 2400～3600mg/m²，持续静脉滴注 46 小时。

14 天重复 1 次。

B. 联合 XELOX

纳武利尤单抗 360mg，固定剂量，iv.gtt，第 1 天。

奥沙利铂 130mg/m²，iv.gtt，第 1 天。

卡培他滨 1000mg/m²，po.bid，第 1～14 天。

21 天重复 1 次。

7）信迪利单抗 +XELOX

信迪利单抗：体重＜ 60kg，3mg/kg，iv.gtt，第 1 天；体重≥ 60kg，200mg，固定剂量，iv.gtt，第 1 天。

奥沙利铂 130mg/m²，iv.gtt，第 1 天。

卡培他滨 1000mg/m²，po.bid，第 1～14 天。

21 天重复 1 次。

8）替雷利珠单抗 +XELOX

替雷利珠单抗 200mg，固定剂量，iv.gtt，第 1 天。

奥沙利铂 130mg/m²，iv.gtt，第 1 天。

卡培他滨 1000mg/m²，po.bid，第 1～14 天。

21 天重复 1 次。

9）DCF：多西他赛 75mg/m²，iv.gtt，第 1 天。

顺铂 75mg/m²，iv.gtt，第 1 天。

5-FU 1000mg/（m²·d），持续静脉滴注 24 小时，第 1～5 天。

21 天重复 1 次。

10）mDCF；多西他赛 60mg/m²，iv.gtt，第 1 天。

顺铂 60mg/m²，iv.gtt，第 1 天。

5-FU 600mg/（m²·d），持续静脉滴注 24 小时，第 1～5 天。

21 天重复 1 次。

11）POF：多西他赛 135mg/m²。

奥沙利铂 85mg/m²，iv.gtt，第 1 天。

亚叶酸钙 400mg/m²，iv.gtt，第 1 天或左旋亚叶酸钙 200mg/m²，iv.gtt，第 1 天。

5-FU 2400mg/m²，持续静脉滴注 46 小时。

14 天重复 1 次。

2. 二线及后线治疗常用方案

（1）多西他赛 75～100mg/m²，iv.gtt，第 1 天。21 天重复 1 次。

（2）紫杉醇 80mg/m²，iv.gtt，第 1 天、第 8 天、第 15 天。28 天重复 1 次。

（3）伊立替康 150～180mg/m²，iv.gtt，第 1 天；14 天重复 1 次。125mg/m²，iv.gtt，第 1 天、第 8 天。21 天重复 1 次。

（4）白蛋白紫杉醇 100mg/m²，iv.gtt，第 1 天、第 8 天、第 15 天。28 天重复 1 次。

（5）雷莫西尤单抗 + 紫杉醇

雷莫西尤单抗 8mg/kg，iv.gtt，第 1 天、第 15 天。

紫杉醇 80mg/m²，iv.gtt，第 1 天、第 8 天、第 15 天。

28 天重复 1 次。

（6）帕博利珠单抗 200mg，iv.gtt 第 1 天，21 天重复 1 次。

（7）纳武利尤单抗 3mg/kg，iv.gtt 第 1 天，14 天重复 1 次。

（8）维迪西妥单抗（HER2 IHC 2+/3+）2.5mg/kg，iv.gtt 第 1 天，14 天重复 1 次。

（9）甲磺酸阿帕替尼 850mg，po.qd。

第六节 临床问题导向的药物治疗

一、两药、三药

胃癌的化疗药物选择方面，首选仍以两药联合为主，氟尿嘧啶类联合铂类首选。三药联合方案，存在较高的毒性，临床运用有困难。也有研究表明，三药方案并未见生存获益。对于食管胃结合部癌术前新辅助化疗，2021 年 NEO AEGIES 比较了强化三药围手术期化疗与术前 CROSS 方案同步放化疗，结果显示三药围手术期化疗总生存并不比 CROSS 方案差，但术前同步放化疗肿瘤退缩更好，且没有增加负面影响。针对这部分患者，围手术期三药化疗相对可能更适合，但还需要更多中国患者相关数据。具体化疗方案的选择应根据患者年龄、体能状况等综合考虑。

二、维持治疗问题

关于晚期胃癌维持治疗的问题，尚缺乏大型临床研究来论证最佳方案。现阶段也只是对现有的一线化疗方案的初步探索。有研究表明应用卡培他滨维持治疗转移性胃癌，可提高患者的 RR 及 TTP。在 DCF 三药联合方案一线化疗后继续替吉奥维持治疗也可增加 DCR。我国的一项小样本回顾性研究纳入 67 例晚期胃癌患者，将接受 SOX 方案（S-1+ 奥沙利铂）一线化疗后疗效评估疾病无进展的患者分为观察组和接受 S-1 维持治疗的维持组，分析结果显示 SOX 方一线化疗后 S-1 维持治疗显著延长了生存期。

三、辅助治疗时间

一般术后辅助化疗时间是在术后 4 周开始，尽量不要超过 2 个月，这样才能给患者带来最佳的生存获益。术后 6 个月内，尽量完成 6～8 个周期化疗。

四、老年人用药问题

老年患者用药需要慎重，尤其是年龄大于 75 岁的高龄患者，需要充分评估患者的一般体能情况、基础疾病、治疗意愿等，尽量减少药物种类，如可以单药替吉奥口服化疗，以降低毒性，让老年肿瘤患者更耐受。

五、基因检测对临床的指导意义

目前公认的 HER2 检测，对于指导抗 HER2 单克隆抗体、抗体偶联药物 ADC 的使用非常必要，这是已经达成一致共识的。此外，PD-L1 的检测也是我们在使用免疫检查点抑制剂时，重要依据。除此以外，对于 EGFR、c-MET、HGF 及 Claudin 18.2 的检测，也可给出一些用药提示。

第七节 药物治疗展望

胃癌的肿瘤异质性非常大，因此更需要的是以分子靶点为导向的精准治疗。MSI-H 为公认的免疫治疗标志物之一。PD-1 抑制剂联合 CTLA-4 抑制剂、血管生成类药物与免疫治疗的联合都在不断探索中。针对 FGFR、MET、LAG 3 靶点的临床研究也正在进行。还有像 iRNA 疫苗、溶瘤病毒等治疗方式也在积极探索。我国研究人员开发了国际上首个针对 Claudin18.2 的 CAR-T 细胞疗法——CT041。这项国研的创新疗法给胃癌患者带来了新的曙光！

第八节 预后和随访

一、预后

（一）影响预后的因素

胃癌患者的预后影响因素较多。①术后病理分期，根据 TNM 分期，肿瘤原发病灶的大小，淋巴结转移数目，病理分级，病理类型，有无神经侵犯、脉管癌栓，均会影响预后；②手术方式和规范的综合治疗也是影响预后的因素；③此外，

影响因素还有胃癌患者的一般身体情况、营养状况、年龄、心理状态。

（二）生存时间

根据 Shizuoka 癌症中心的数据显示，接受根治性或姑息手术治疗的胃癌患者，临床分期与 1 年生存率，3 年生存率和 5 年生存率及中位生存期数据如表 16-3 所述。

表 16-3 临床分期与生存率、中位生存期

临床分期分组	患者总数	1 年生存率（%）	3 年生存率（%）	5 年生存率（%）	中位生存期
Ⅰ（T1/2 N0）	2318	98.9	95	90.2	未到达
ⅡA（T1/2 N+）	161	96.8	83.6	75.2	未到达
ⅡB（T3/4a N0）	566	87.8	67.7	59.3	98.73 个月
Ⅲ（T3/4a N+）	758	82.9	55.1	43.4	45.07 个月
Ⅳ（T4b M+）	288	51.7	22.1	14.1	13.3 个月

（三）改善预后的策略

早期诊断，准确分期，规范的手术和标准的化疗，定期复查，这些都是改善预后的有效措施。

二、随访

（一）复发高峰时间

早期胃癌，一般来说，经过正规的治疗，5 年生存率一般在 90% 以上。进展期胃癌：预后相对来说差异比较大，有 30% 的患者在术后 2 年内出现复发，如果术后 5 年内没有出现复发，则通常被认为已经达到了临床治愈，复发的概率非常小。晚期胃癌 5 年生存率在 10% ～ 20%，晚期胃癌一般已经没有了手术时机，治疗主要是以提高生存质量和延长生存期为主。

（二）首发部位和常见部位

胃癌复发可以是局部复发，也可以是远处转移。常见的复发部位有，吻合口局部复发，左锁骨上淋巴结转移，腹腔、腹膜后淋巴结转移，腹膜广泛转移或伴有腹水，女性患者还经常有卵巢转移，其他还可以有肺、肝、骨等转移。

（三）复发的检查手段

肿瘤标志物的检测，影像学检查（胸腹部盆腔增强 CT、局部超声检查），必要时还可以对于复发转移的新病灶进行取活检，再次送病理。

（四）随访方案

随访频率：前 2 年每 3 ～ 6 个月 1 次，第 3 ～ 5 年每 6 ～ 12 个月 1 次，5 年后每年 1 次随访。

随访内容：血常规、生化常规、相关肿瘤标志物、胸腹盆腔增强 CT、电子胃镜、体格检查和临床病史等。

（汪子书）

参 考 文 献

第17章 原发性肝癌

原发性肝癌是消化道最常见的恶性肿瘤之一，其发病率位居全球第七位，死亡率居世界第三位。2020年全球新发肝癌患者接近91万例，死亡患者83万例；我国2020年新发肝癌患者41万例，死亡39.1万例，其发病率及死亡率分别位于第四位和第二位。原发性肝癌最常见的病理类型为肝细胞癌（hepatocellular carcinoma，HCC），占75%~85%。其次为肝内胆管癌（intrahepatic cholangiocarcinoma，ICC）和混合型肝细胞癌-胆管癌（combined hepatocellular-cholangiocarcinoma，cHCC-CCA）。由于原发性肝癌的组织类型不同，三者的发病机制各异，生物学行为不一，导致其治疗策略和预后等方面存在较大差异。

原发性肝癌是一种高度恶性肿瘤，病情发展快，早期诊断率低，确诊时绝大多数患者已进入中晚期，预后较差，5年生存率仅为12.5%。与其他主要癌症的疾病负担和影响不断减少相比，全世界肝癌的总负担逐年增加。在2005~2015年10年间，原发性肝癌的绝对死亡率增加了4.6%。世界各地的HCC发病年龄不同，在日本、欧美国家，HCC的发病年龄较晚，中位年龄在60岁以上；而在我国，HCC的中位年龄52岁，给社会带来了沉重的负担。

第一节 临床表现与诊断

一、症状与体征

早期原发性肝癌缺乏特异性临床表现，常无症状或仅有轻度消化道症状。当疾病发展至中晚期，可出现腹胀、腹部疼痛、腹部包块、消瘦、食欲缺乏、黄疸等全身症状。继发性肝癌患者多表现为原发癌肿的症状，而肝本身的症状并不明显，部分患者可表现为肝区疼痛、黄疸等症状。

1. **腹痛** 多表现为右上腹胀痛或钝痛不适，持续性或间歇性；疼痛可放射至背部及右肩；若出现右上腹突发剧烈疼痛，并扩散至全腹，要警惕肝癌结节破裂的可能。

2. **黄疸** 可表现为肝细胞黄疸和（或）梗阻性黄疸。患者可出现皮肤黏膜、巩膜的黄染，部分患者可表现为尿色加深、皮肤瘙痒，偶有白陶土样粪便。

3. **消化道症状** 常无特异性表现，多表现为食欲缺乏、腹胀、消化功能不良、恶心、呕吐、腹泻等症状。

4. **全身性表现** 患者可出现进行性消瘦、发热、乏力和营养不良，晚期少数患者可呈恶病质。发热多为持续性低热或午后低热，偶有高热，可达39℃以上。

5. **伴癌综合征** 是指肿瘤本身的代谢紊乱或原发性肝癌患者内分泌异常代谢而导致的一类症候群。主要表现为自发性低血糖、红细胞异常增生、高钙血症、高脂血症等。

6. **转移灶症状**

（1）有时为肝癌的首发症状。

（2）转移至肺可引起咳嗽、咯血。

（3）胸膜转移可引起胸痛和血性胸腔积液。

（4）癌栓栓塞肺动脉及其分支，可突发呼吸困难及低氧血症。

（5）下腔静脉癌栓栓塞，可引起腹水及下肢水肿。

（6）骨转移可引起局部疼痛或病理性骨折。

（7）脊柱转移或脊髓神经受压可出现局部疼痛或转移部位以下部位截瘫。

（8）转移至颅内可出现相应症状和体征，严重者可出现脑疝导致突发死亡。

7. 并发症

（1）肝性脑病：常为终末期肝癌的并发症。常于肝癌进展、肝功能失代偿后发生，消化道出血、大量利尿或高蛋白饮食等是常见的诱因。

（2）上消化道出血：晚期原发性肝癌患者常合并门静脉高压，从而导致食管 - 胃底静脉曲张破裂而出血。也可因胃肠充血而致黏膜糜烂、凝血机制障碍而出血。合并门静脉癌栓可进一步加剧门静脉高压，从而增加上消化道出血的风险。

（3）肝癌结节破裂出血：肝癌组织坏死、液化可致自发破裂或因外力而破裂出血，发生率约 10%。出血可局限于肝包膜下，引发局部疼痛；若出血迅速，可在局部形成血肿伴压痛；若出血进入腹腔可突发腹痛、引发腹膜刺激征和产生血性腹水；若出血量较大可导致患者休克，甚至死亡。

（4）继发感染：晚期肿瘤患者因长期消耗、反复放化疗等可导致患者抵抗力下降，诱发肺部炎症、腹膜炎、消化道感染和真菌双重感染等。

二、诊断

（一）影像学检查

1. B 超　B 超是临床上最常用的肝影像学检查方法，可早期、敏感地检出肝内占位性病变，鉴别其是囊性病变还是实质性病变，初步判断良、恶性。彩色多普勒血流成像可以观察病灶血供状况，辅助判断病灶良恶性，显示病灶与肝内重要血管的毗邻关系，以及有无肝内血管侵犯，也可以初步判断肝癌局部治疗后的疗效情况。

2. CT 和 MRI　肝脏 CT 平扫及增强常应用于肝癌的临床诊断及分期，也用于肝癌局部治疗的疗效评价。借助 CT 后处理技术可以进行三维血管重建、肝脏体积和肝肿瘤体积测量、肺和骨骼等其他脏器组织转移评价，已广泛应用于临床。肝 MRI 是原发性肝癌临床检出、诊断、分期和疗效评价的优选影像技术。在评价肝癌是否侵犯门

静脉、肝静脉主干及其分支，以及腹腔或腹膜后间隙淋巴结转移等方面，较动态增强 CT 具有优势。

3. 数字减影血管造影（digital subtraction angiography，DSA）　是一种微创性检查，采用经选择性或超选择性肝动脉进行检查，可显示肝肿瘤血管及肝肿瘤染色，还可以明确显示肝肿瘤数目、大小及其血供情况。常用于肝癌局部治疗或肝癌自发破裂出血的治疗等。

4. PET/CT 检查　PET/CT 对肝癌的诊断敏感性和特异性有限，可作为其他影像学检查的辅助和补充，在肝癌的分期、再分期和疗效评价等方面具有优势。可全面评价有无淋巴结转移及远处器官的转移，准确显示解剖结构发生变化后或者解剖结构复杂部位的复发转移灶，对于抑制肿瘤活性的靶向药物的疗效评价更加敏感、准确，并能指导放射治疗生物靶区的勾画、确定穿刺活检部位。

（二）血液学分子标志物检查

血清 AFP 是肝细胞癌的临床诊断、疗效评估及动态监测的重要指标。血清 AFP ≥ 400μg/L，影像学检查提示肝占位性病变，若在排除患者妊娠、活动性 / 慢性肝病、生殖系统肿瘤及消化系统肿瘤后，临床需高度怀疑原发性肝癌；若患者血清 AFP 轻度升高，应结合临床影像学检查或动态复查影像资料，并监测肝功能变化，以协助诊断；对于血清 AFP 阴性、影像学发现占位者，可联合其他多种检查手段及病理穿刺活检以明确诊断。若活检困难，则定期行增强 CT 或增强 MRI 检查。

此外，异常凝血酶原（protein induced by vitamin K absence/antagonist- Ⅱ，PIVKA Ⅱ；des-gamma carboxyprothrombin，DCP）、血浆游离微小 RNA（microRNA，miRNA）和血清甲胎蛋白异质体（lens culinaris agglutinin-reactive fraction of AFP，AFP-L3）也常用来协助原发性肝癌的早期诊断，尤其是 AFP 阴性人群。GALAD 模型是综合了患者性别、年龄特征及血清 AFP、PIVKA Ⅱ 和 AFP-L3 等生物标志物而构建的一个预测早期原发性肝癌的模型。该模型用于早期肝癌诊断的敏感度为 85.6%，特异度达到 93.3%，为 AFP 阴性早期肝癌的诊断提供帮助。基于 miRNA 的诊断试剂盒也已应用于临床，其敏感度为 86.1%，特异度达 76.8%，即使是 AFP 阴性、影

像学发现占位者，其敏感度也达 77.7%，特异度达 84.5%。

（三）病理诊断

具有典型的影像学特征，符合原发性肝癌临床诊断标准的患者，不需要对肝占位灶进行诊断性穿刺，尤其是对于可接受手术治疗的肝癌患者，以减少穿刺所致的肿瘤出血、播散风险。对于影像学特征不典型的肝占位者，需行肝病灶穿刺以明确病理。肝穿刺活检有助于明确病灶的组织类型和分子分型，为患者制订个体化治疗策略、判断预后提供帮助。由于肝病灶的位置和大小各异，尤其是那些小于 2cm 的病灶，肝穿刺活检存在一定的假阴性。因此，对于肝病灶穿刺活检阴性的患者，不能排除原发性肝癌的可能，需动态复查、密切随访，必要时重复穿刺。

原发性肝癌是指自肝细胞或肝内胆管细胞发生的恶性肿瘤。常见病理类型为 HCC、ICC 和 cHCC-CCA。

（1）HCC：是指肝细胞发生的恶性肿瘤。

（2）ICC：发病率次于肝细胞癌，起源于肝内胆管上皮细胞，多为腺癌。

（3）cHCC-CCA：发病率较低，是指同一肿瘤组织中既包含 HCC 成分，又包含 ICC 成分，不同于碰撞癌。

三、分期

原发性肝癌诊疗策略的制订、预后判断主要基于肝癌的分期。目前常用的分期方案主要包括 BCLC 分期、TNM 分期、JSH 分期 和 APASL 分期。依据我国肝癌特点，国家卫生健康委员会基于患者体力状态、肝功能情况（表 17-1）及肿瘤特征，建立了中国肝癌分期（China liver cancer staging，CNLC），并根据分期推荐相应的治疗方案，被认为是临床较为实用的分期系统（表 17-2 ～表 17-4，图 17-1）。

Child-Pugh 分级是一种临床上常用的对肝储备功能进行量化评估的分级标准。根据患者 5 个指标（包括有无肝性脑病、腹水、血清胆红素、血清白蛋白浓度及凝血酶原时间）的不同状态分为三个层次，分别记以 1 分、2 分和 3 分，并将 5 个指标计分进行相加，总和最低分为 5 分，最高分为 15 分，从而根据总和的多少将肝储备功能分为 A、B、C 三级，其中 5 ～ 6 分为 A 级，7 ～ 9 分为 B 级，≥ 10 分为 C 级。

表 17-1 Child-Pugh 分级标准

临床生化指标	1 分	2 分	3 分
肝性脑病（期）	无	1 ～ 2	3
腹水	无	轻度	中、重度
总胆红素（μmol/L）	< 34	34 ～ 51	> 51
白蛋白（g/L）	> 35	28 ～ 35	< 28
凝血酶原时间延长（秒）	< 4	4 ～ 6	> 6

表 17-2 HCC 的巴塞罗那分期

期别	PS ECOG 评分	肿瘤状态		功能状态
		肿瘤数目	肿瘤大小	
0 期：极早期	0 ～ 1	单个	< 2cm	Child-Pugh A
A 期：早期	0 ～ 1	单个	任何	Child-Pugh A ～ B
		3 个以内	< 3cm	Child-Pugh A ～ B
B 期：中期	0 ～ 1	多结节肿瘤	任何	Child-Pugh A ～ B
C 期：进展期	0 ～ 2	门静脉侵犯或 N1、M1	任何	Child-Pugh A ～ B
D 期：终末期	3 ～ 4	任何	任何	Child-Pugh C

表 17-3　AJCC 肝癌 TNM 分期（第八版）

原发肿瘤（T）	
Tx	原发肿瘤无法评估
T0	无原发肿瘤的证据
T1	
T1a	孤立的肿瘤最大径≤2cm
T1b	孤立的肿瘤最大径>2cm，无血管侵犯
T2	孤立的肿瘤最大径>2cm，有血管侵犯；或者多发的肿瘤，没有一个最大径>5cm
T3	多发的肿瘤，至少有一个最大径>5cm
T4	任意大小的单发或多发肿瘤，累及门静脉的主要分支或肝静脉；肿瘤直接侵犯除胆囊外的邻近器官或穿透腹膜
区域淋巴结（N）	
Nx	区域淋巴结无法评估

续表

N0	无区域淋巴结转移
N1	区域淋巴结转移
远处转移（M）	
M0	无远处转移
M1	有远处转移

表 17-4　AJCC 肝癌 TNM 分期（第八版）

分期	TNM
Ⅰ A 期	T1a N0 M0
Ⅰ B 期	T1b N0 M0
Ⅱ 期	T2 N0 M0
Ⅲ A 期	T3 N0 M0
Ⅲ B 期	T4 N0 M0
Ⅳ A 期	任何 T, N1, M0
Ⅳ B 期	任何 T, 任何 N, M1

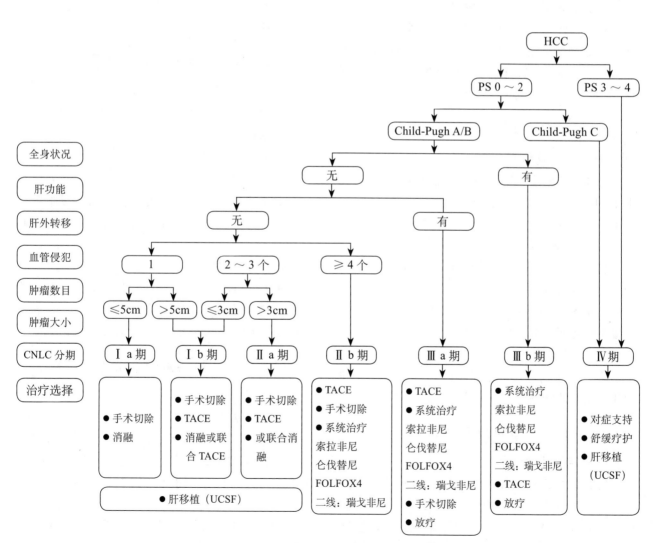

图 17-1　原发性肝癌诊疗规范（2019 年版）

第二节 一般治疗原则

肝癌治疗是一个需要多种治疗手段相结合、多个学科共同参与的综合治疗体系。治疗手段包括肝手术切除术、肝移植术、射频消融治疗、经动脉栓塞化疗术、局部放射治疗、系统治疗等。治疗上应根据肝肿瘤的大小、位置、分期、组织学类型、有无转移、年龄及包括肝功能在内的健康状况、治疗后并发症发生的风险及患者的意愿，选择合理的治疗方法，可以使疗效最大化。因此，在肝癌的诊疗领域，MDT 越来越受到临床的重视。这种多学科合作的诊疗模式，可以促进相关学科之间的相互交流、集思广益、提高临床诊疗疗效，从而避免单一学科治疗的局限。

肝癌的总体治疗目标是延长患者总生存期并最大限度地改善患者的生存质量，肝癌多学科综合治疗的临床实施需要遵循以下原则。

《原发性肝癌诊疗规范（2019 年版）》指出，基于患者体力状态、肝功能情况及肿瘤特征，建立 CNLC 分期，以根据临床分期的不同来指导原发性肝癌诊疗方案的选择。

一、CNLC Ⅰa 期肝癌的治疗

（一）手术切除

CNLC Ⅰa 期的原发性肝癌，若无明显禁忌证，手术切除应该作为患者的首选治疗选择；特别是以下情况，①外周型肝癌；②肿瘤直径≥ 3cm。

（二）消融治疗

对于不选择手术切除的CNLC Ⅰa 期肝癌患者，如果符合消融条件，可考虑行消融治疗。对于中央型小肝癌、肿瘤直径≤ 2cm、等待肝移植时的桥接治疗等可优先选择。

（三）肝移植

不宜手术切除，且消融治疗预计疗效不佳的 CNLC Ⅰa 期肝癌患者，建议肝移植。

二、CNLC Ⅰb 期肝癌的治疗

（一）手术切除

肝功能 Child-Pugh A 级、吲哚菁绿 15 分钟内滞留率（ICG-R15）＜ 30% 的 CNLC Ⅰb 期肝癌患者首选手术切除。尤其是以下情况：①孤立性肿瘤，病灶界线清晰或病灶周围形成假包膜，残

肝占标准肝脏体积的 40% 以上（患者有肝硬化）或 30% 以上（患者无肝硬化）；②多发性肿瘤，病灶局限于某一肝段或某一肝叶，数目少于 3 个。

（二）TACE

不选择手术切除的 CNLC Ⅰb 期肝癌患者可采用 TACE 治疗，但需经 MDT 会诊，必要时重新考虑手术切除或者联合消融治疗。

（三）消融治疗

对于不选择手术切除的 2 ～ 3 个肿瘤、最大直径≤ 3cm 的 CNLC Ⅰb 期肝癌患者可行消融治疗；单个肿瘤、直径≤ 7cm 的 CNLC Ⅰb 期肝癌患者可行 TACE 联合消融治疗。

（四）肝移植

对于 2 ～ 3 个肿瘤、最大直径≤ 3cm、肝功能 Child-Pugh B 级的 CNLC Ⅰb 期肝癌患者，可考虑肝移植。

三、CNLC Ⅱa 期肝癌的治疗

（一）手术切除

无明显禁忌证的 CNLC Ⅱa 期肝癌患者均应考虑手术切除作为其治疗选择；特别是以下情况，①外周型肝癌；②肿瘤直径≥ 5cm。

（二）TACE

对于不选择手术切除的 CNLC Ⅱa 期肝癌患者可行 TACE 治疗，当肿瘤最大直径≤ 7cm 时可联合消融治疗。

（三）肝移植

不宜或不选择手术切除，且 TACE 或联合消融治疗效果不佳的 CNLC Ⅱa 期肝癌患者，特别是肝功能 Child-Pugh B 级者，可选择肝移植。

四、CNLC Ⅱb 期肝癌的治疗

（一）TACE

对于无法手术切除的中晚期原发性肝癌患者，TACE 是最常用的治疗手段，最近有研究发现与 TACE 相比，HAIC 有更好的生存率和客观缓解率，并能获得较高的手术切除转化率，可以考虑选择。

（二）手术切除

CNLC Ⅱb 期的肝癌患者，手术切除的疗效并不优于 TACE、RFA 等非手术治疗。若病灶局

限在肝段或同侧半肝，经术前 MDT 评估后，手术切除联合术中 RFA 疗效可能优于其他治疗方式。

（三）系统治疗

对于不选择手术切除或不选择 TACE 治疗的 CNLC Ⅱ b 期肝癌患者，可考虑全身系统治疗。

五、CNLC Ⅲ a 期肝癌的治疗

Ⅲ a 期肝癌常合并门静脉癌栓（PVTT），临床上将程氏分型作为 PVTT 的中国分型标准。程氏分型依据 PVTT 侵犯门静脉范围分为：Ⅰ 型，癌栓侵犯肝叶或肝段的门静脉分支；Ⅱ 型，癌栓侵犯至门静脉左支或右支；Ⅲ 型，癌栓侵犯至门静脉主干；Ⅳ 型，癌栓侵犯至肠系膜上静脉。

（一）TACE

因原发病灶多发等不宜或不能行肝切除术的 PVTT Ⅰ / Ⅱ 型患者可行 TACE 或 HAIC 治疗；若肝门区侧支循环良好，PVTT Ⅲ / Ⅳ 型患者亦可选择 TACE 或者 HAIC 治疗。

（二）系统治疗

系统治疗适用于肝功能 Child-Pugh A 级的各 PVTT 分型肝癌患者。系统治疗可首选或联合各种局部治疗手段，如手术切除、局部消融、TACE/HAIC、放疗等。

（三）手术切除

手术可切除肝原发病灶和同时进行门静脉取栓术以解除梗阻。若原发病灶可切除，程氏分型为 PVTT Ⅰ / Ⅱ 型者首选手术切除；分型为 PVTT Ⅲ 型者，是否手术需根据患者的具体情况。

（四）放疗

针对 PVTT 或原发病灶的放疗多采用外放射治疗，PVTT 也可选择粒子植入内放射治疗。

六、CNLC Ⅲ b 期肝癌的治疗

（一）系统治疗

肝功能为 Child-Pugh A 级或 B 级（≤ 7 分）

的患者，一线治疗推荐靶向治疗（索拉非尼、仑伐替尼、多纳非尼）、化疗（奥沙利铂为主的方案）、靶免联合治疗（阿替利珠单抗联合贝伐珠单抗、信迪利单抗联合贝伐珠单抗、卡瑞利珠单抗联合阿帕替尼）等。二线治疗推荐靶向治疗（瑞戈非尼、阿帕替尼）或免疫治疗（纳武利尤单抗、帕博利珠单抗和卡瑞利珠单抗等）。肝功能为 Child-Pugh B 级（＞ 7 分）患者，推荐最佳支持治疗及姑息治疗，可选择中药制剂或中医辨证论治。

（二）TACE

对于系统治疗后肝外病灶控制良好的患者，针对肝内病灶推荐行 TACE 治疗；对于部分合并肝内血管侵犯的患者，在系统治疗的基础上可以酌情使用 HAIC 治疗。

（三）放疗

若原发性肝癌合并转移（如骨、脑、肾上腺、肺、腹膜和胸膜等），可考虑系统治疗联合放疗。

七、CNLC Ⅳ 期肝癌的治疗

（一）对症支持治疗

CNLC Ⅳ 期肝癌患者通常合并疼痛、腹胀、黄疸、食欲缺乏、乏力等症状，应给予积极治疗并发症、合并症及营养支持等。

（二）舒缓治疗

晚期肝癌患者常合并心理疾病，在对症治疗的基础上，积极对患者进行心理疏导，以尽可能减轻患者的痛苦，使他们在生命的最后旅程中保有一份安宁和尊严。

（三）肝移植

CNLC Ⅳ 期原发性肝癌患者若符合 UCSF 标准，即单个肿瘤直径≤ 6.5cm；肿瘤数目≤ 3 个，其中最大直径≤ 4.5cm，且肿瘤直径总和≤ 8.0cm；无大血管侵犯者，可推荐肝移植。

第三节　辅 助 治 疗

一、辅助治疗的历史沿革

近年来，由于对高危人群（如病毒性肝炎）的早期筛查和管理及治疗模式的改进，肝细胞癌的

治愈率有所提高。肝切除术和射频消融术已被确定为肝细胞癌的主要治疗方法。但肝细胞癌接受根治性治疗后，5 年复发率依然高达 50%～70%，5 年生存率仅为 40%～70%。病理研究表明，

在 ≤ 2cm 的肝细胞癌中约 10% 发生显微肝内转移，约 27% 发生微血管侵犯；而当病灶 > 2cm 时，发生肝内转移和微血管侵犯的风险显著增加。原发性肝癌整体疗效提高关键在于降低患者的术后复发风险。目前世界范围内尚无公认的术后辅助治疗方案。我国 CSCO 指南对 TACE、免疫治疗（α- 干扰素、CIK 细胞、胸腺肽 α1）、化疗（单药或联合化疗）、靶向治疗（索拉非尼）、现代中药制剂（槐耳颗粒）均进行了相应推荐。

二、治疗原则

肝癌术后复发包括早期复发和晚期复发，术后 2 年内的复发属于早期复发，2 年及之后的复发为晚期复发。针对肝癌术后复发中高危人群，建议进行术后辅助治疗，如患者合并肿瘤多发、肿瘤长径 > 5cm、肿瘤分化差（Edmondson Ⅲ～Ⅳ级）、微血管或大血管侵犯、淋巴结转移、AFP 和（或）DCP 持续异常等 ≥ 1 项复发危险因素，且肝功能恢复良好，建议尽快进行术后辅助治疗。对于存在乙肝背景的肝癌患者术后需要继续抗病毒治疗，丙肝活动期患者需要接受规范性治疗。

三、治疗方案

（一）经肝动脉栓塞化疗

TACE 过程中，目前常用的为两药或三药联合方案，其疗效优于单药方案。当患者存在肝功能、肾功能不良、血三系指标偏低等情况，可考虑单药方案。两药方案建议采用蒽环类联合铂类药物。三药方案建议采用蒽环类、铂类和抗肿瘤代谢药物。

多柔比星 30 ～ 50mg（cTACE），50 ～ 75mg（DEB-TACE）。

表柔比星 30 ～ 50mg（cTACE），50 ～ 100mg（DEB-TACE）。

吡柔比星 50mg（cTACE），20 ～ 60mg（DEB-TACE）。

伊达比星 10 ～ 20mg（cTACE），10mg（DEB-TACE）。

顺铂 60 ～ 80mg。

奥沙利铂 100 ～ 200mg。

氟尿嘧啶 1000mg。

雷替曲塞 2 ～ 4mg。

伊立替康 50 ～ 100mg。

羟喜树碱 20 ～ 60mg。

碘油：一般 15ml 以下，不超过 20ml。

肝动脉栓塞化疗（TACE）是 Ⅰb ～ Ⅲb 期肝癌患者局部治疗的重要手段。李川等对 754 例超过米兰标准的 HCC 患者分别给予单纯肝切除及肝切除 +TACE 治疗。结果显示，手术 +TACE 组的 RFS（P=0.004）和 OS（P < 0.001）显著优于单纯手术组，单纯手术切除是术后复发和较短生存的独立风险因素。Ye 等还发现，术后 TACE 辅助治疗能改善有微血管浸润患者的 DFS 和 OS，其中 AFP > 400μg/L、肿瘤直径 > 5cm 和肿瘤包膜浸润是微血管浸润的独立预测因子。对于分期较早的 HCC 患者，术后 TACE 辅助治疗是否获益，Tong 等探讨了对 Ⅰ 期 HCC 患者术后加入 TACE 辅助治疗，结果发现单纯手术组和术后辅助 TACE 组在 OS 和 DFS 无显著差别。亚组分析显示，术后辅助 TACE 可显著改善肿瘤直径 ≥ 5cm 患者的 DFS（P=0.028），而 OS 无获益（P=0.138）。术前血清 AFP ≥ 200ng/ml 的患者能从术后 TACE 治疗中获得 OS 的获益（P=0.039），而 DFS 无改善。笔者认为，超米兰标准切除术后、肿瘤直径 > 5cm、初诊时 AFP 水平明显升高及术后病理存在微血管浸润的患者可能是 TACE 辅助治疗的优势人群。

（二）内照射治疗

目前常用的内照射治疗途径包括肝动脉灌注和局部方式粒子植入。Lau 等开展的一项随机对照研究显示，术后接受动脉内碘 -131 微粒辅助治疗的患者的 DFS 和 OS 明显优于单纯肝切除的患者。另一项基于 43 例患者的回顾性研究发现，辅助动脉内碘 -131 治疗可以显著改善 HCC 患者的 DFS，mOS 长达 7 年。Chung 等开展的一项多中心随机对照研究纳入了 103 例患者，结果显示，辅助碘 -131 微粒治疗不能够带来 DFS 及 OS 获益。Furtado 等开展的一项大样本回顾性研究也佐证了 Chung 的研究结果。尽管 3 项荟萃分析结果表明，术后辅助碘 -131 治疗显著降低了肝癌复发的风险，也改善了 DFS 和 OS，但仍需多中心大样本 RCT 加以证实。

（三）经肝动脉灌注化疗

奥沙利铂联合氟尿嘧啶：奥沙利铂 35 ～

40mg/m²，持续 2 小时，第 1 ~ 3 天；氟尿嘧啶 600 ~ 800mg/m²，持续 22 小时。

氟尿嘧啶 400mg/m² 动脉团注后再以 2400mg/m² 持续动脉灌注 23 小时或 46 小时。

FP 方案：顺铂 60mg/m²，第 1 天；氟尿嘧啶 500mg/m²，第 1 ~ 3 天。

与全身化疗相比，肝动脉灌注化疗（HAIC）可以显著提高肿瘤局部的血药浓度并降低化疗药物所致的全身毒性。Hamada 等报道，对于合并有门静脉癌栓的 HCC 患者，术后辅助 HAIC 治疗可显著提高患者的 OS。日本的一项多中心回顾性研究也显示，对于门静脉主干发生癌栓的 HCC 患者，术后辅助 HAIC 治疗可改善患者的 DFS 和 OS。Hsiao 等报道，对于多发病灶并伴有微血管浸润的 HCC 患者，HAIC 组的 OS 更好。一项基于 11 项回顾性队列研究的荟萃分析得出结论，与单纯手术相比，手术切除和辅助 HAIC 治疗的联合治疗改善了 OS。然而，亚组分析表明，肿瘤直径≥7cm 的 HCC 患者接受辅助 HAIC 治疗后，DFS 并不能得以改善。

（四）放射治疗

在晚期原发性肝癌中，放射治疗可提高肿瘤的局部控制率，延长患者的生存时间。但放疗用于术后辅助治疗的数据有限。一项前瞻性随机研究发现，辅助放疗不能改善中心性肝癌的 RFS 和 OS，但在小肝癌（< 5cm）患者中，辅助放疗组的 RFS 明显长于对照组。多项研究表明，对于伴有微血管侵权的 HCC 患者，在 RFS 和 OS 方面，辅助放疗可能优于 TACE。Sun 等的一项随机对照试验表明，术后放疗显著改善了伴有门静脉癌栓 HCC 患者的 DFS 和 OS 预后，但生存益处仅限于 PVTT Ⅰ 型和 Ⅱ 型的 HCC 患者。

（五）靶向治疗

索拉非尼每次 400mg，口服，2 次/天，连续服用。

索拉非尼是晚期和不可切除的 HCC 的标准一线治疗。近年来，对于索拉非尼可否用于 HCC 术后辅助治疗仍存在争议。STORM 研究探索了索拉非尼用于 HCC 术后或 RFA 术后辅助治疗的疗效。该研究共纳入 1114 例患者，其中索拉非尼组 556 例，安慰剂组 558 例，结果显示，两组的无复发生存（RFS）无显著统计学差异（33.3 个月 vs

33.7 个月，P=0.26）。

我国的多项回顾性研究显示，索拉非尼可以显著降低术后高复发风险患者的复发率，延长患者的生存。一项来自中国台湾的小样本回顾性研究表明，索拉非尼能有效预防单发低分化肿瘤和（或）卫星结节和（或）MVI 患者术后早期复发。Li 和 Xia 等发现对于 BCLC C 期的局晚期 HCC 患者在根治术后予以索拉非尼辅助治疗，显著延长了患者的 DFS 和 OS。廖等发现，对于肿瘤累及门静脉或肝静脉主干、直接侵犯邻近器官或肿瘤破裂的患者，切除后接受索拉非尼治疗的患者，其 DFS 明显长于最佳支持治疗组。复旦大学华山医院牵头的全国多中心的前瞻性队列研究 LANCE 显示，具有高复发风险的肝细胞癌患者在术后辅助 TACE 的基础上联合仑伐替尼较单纯 TACE 可显著延长患者的 DFS 时间（17.0 个月 vs 9.0 个月，HR=0.6，P=0.022 8）。

（六）免疫治疗

阿替利珠单抗 + 贝伐珠单抗：阿替利珠单抗每次 1200mg，静脉滴注；贝伐珠单抗 15mg/kg，静脉滴注，21 天为 1 个周期，最长 1 年或 17 个周期。

免疫治疗通过激活或调节机体免疫功能来杀死肿瘤细胞，被认为是一种很有前景的肝细胞癌治疗方法。免疫治疗主要包括过继免疫治疗、肿瘤疫苗、免疫检查点抑制剂和免疫调节剂。多项随机对照研究评估了 CIK 细胞或 LAK 细胞等过继免疫治疗用于肝癌术后辅助治疗的疗效。Takayama 等发现，辅助过继免疫治疗可降低患者 18% 的复发风险，显著延长 RFS，但两组 OS 未见显著异常。Hui 及 Yu 等也发现，术后辅助 CIK 治疗可预防和延迟肿瘤的复发和转移，但不影响患者的 OS。一项来自韩国的 RCT 研究显示，接受根治性治疗的肝癌患者术后予以自体 CIK 免疫疗法较对照组可延长 14 个月的 RFS。我国研究显示，辅助胸腺肽 α 治疗不能降低肝癌术后的 1 年复发率，但可改善患者的 mOS。

肿瘤疫苗通过将肿瘤抗原导入患者体内，接触患者的免疫逃逸现象，同时激活患者自身免疫系统，诱导机体的免疫应答，从而抑制或杀灭肿瘤。邝等应用福尔马林固定的自体肿瘤疫苗用于肝癌的术后辅助治疗，结果提示，与对照组相比，自体疫苗可显著降低 HCC 术后早期复发率，改善 OS。树突状细胞（DC）是一种抗原细胞，可对抗原进行摄取和加工，成熟的 DC 细胞可激活 T 细胞，调控和维持机体的免疫应答。韩国的一项 Ⅱ 期多中心临床研究发现，手术切除后接受 DC 免疫治疗的患者的 RFS 明显优于对照组。过继细胞转移（ACT）是通过收集患者肿瘤组织中或外周血中的浸润性 T 淋巴细胞，体外进行扩增、活化后回输入患者体内的一种治疗方式。Shimizu 等观察了 HCC 患者术后应用 DC 疫苗联合活化的 T 细胞转移（ATVAC）的疗效。结果显示，联合治疗组（$n=42$）较单纯手术组（$n=52$）RFS 延长了 11.9 个月（24.5 个月 vs 12.6 个月，$P=0.011$），OS 延长 56.7 个月（97.7 个月 vs 41.0 个月，$P=0.029$）。接受联合治疗的患者中，出现迟发型超敏反应（DTH）患者的预后显著优于那些未发生 DTH 者（RFS $P=0.019$，OS $P=0.025$）。

免疫检查点抑制剂在晚期 HCC 的一线治疗中可显著改善患者的预后，但目前尚缺乏评估 ICI 作为肝癌手术切除后辅助治疗效果的随机对照试验。浙大一附院梁廷波团队评估了多纳非尼联合 PD-1 辅助治疗肝细胞癌术后高危复发患者的有效性和安全性。在先期入组的 13 例 BCLC A～B 期的 HCC 患者中，11 例有微血管侵犯，11 例术前仅有单发肿瘤，4 例患者肿瘤最大直径 ≥ 5cm，4 例患者有卫星灶。可评估疗效的 11 例患者中，1 年累积无复发生存率为 80%，中位 RFS 尚未达到，治疗 9 周后 QoL 显示出改善的趋势。IMbrave050 研究的中期结果显示，在高危复发风险的 HCC 患者中，术后辅助阿替利珠单抗联合贝伐珠单抗，较主动监测，可显著改善患者的 RFS（HR=0.72；$P=0.012$）。"T+A"治疗组与主动监测组的 12 个月无复发生存率，分别为 78% 和 65%。OS 数据尚不成熟，还需更长时间的随访。此外，尚有多个大型前瞻性研究正在进行中，代表性的有纳武利尤单抗单药对比安慰剂的 CheckMate-9DX 研究、帕博利珠单抗单药对比安慰剂的 KEYNOTE- 937 研究以及度伐利尤单抗联合贝伐珠单抗的 EMERALD-2 研究。我们期待这些试验的结果。

（七）系统化疗

FOLFOX4 方案：奥沙利铂 85mg/m²，静脉滴注 2 小时，第 1 天；亚叶酸钙 200mg/m²，静脉滴注 2 小时，第 1～2 天，氟尿嘧啶 400mg/m²，静脉推注，然后 600mg/m²，持续静脉滴注 22 小时，第 1～2 天，14 天为 1 个周期。

辅助化疗的目的在于杀灭手术无法清除的微小病灶，减少复发，提高生存率。Yamamoto 等于 1996 年发现术后辅助口服卡莫氟较安慰剂可显著提高轻度肝功能异常患者的 OS 和 RFS，而对于中度肝功能异常的患者，则无明显差异。Hasegawa 等发现根治性肝切除术后口服替加氟辅助治疗未观察到对患者生存有所获益，反而可能对 OS 产生潜在不良影响；我国的一项 RCT 研究发现，根治性切除术后的 HCC 患者术后辅助卡培他滨辅助治疗可显著降低患者的复发风险，但对 OS 无明显改善。日本开展的一项随机对照试验显示，与单纯手术相比，术后替加氟辅助治疗未能延长患者的 OS 和 RFS。我国的一项荟萃分析也显示，辅助口服全身化疗在 OS 和 DFS 方面并不能给患者带来显著获益。

EACH 研究改变了肝癌化疗的传统理念，该研究显示系统化疗（奥沙利铂为基础）可提高中国晚期 HCC 的局控率，改善患者的生存获益。此外，近年研究还显示，OXA 有一定的抗肿瘤免疫学机制。这提示，OXA 可能可以用于 HCC 的辅助治疗。Zhang 等观察了 58 例超米兰标准进行肝移植手术后的 HCC 患者接受辅助化疗的疗效，结果发现接受 6 个周期 FOLFOX 方案化疗的患者累积的 1 年生存显著高于观察组（$P=0.043$）。化疗组 6 个月的无瘤生存率提高了 24.1%，6 个月的复发率显著降低（$P=0.036$），但 3 年复发率未见明显差异（$P=0.102$）。李科等也探讨了 HCC 患者根治术后接受 FOLFOX4 辅助化疗的疗效，该研究发现，辅助化疗组的 1 年、2 年和 3 年 OS 率分别为 77.8%、64.4% 和 33.3%，明显高于对照组的 54.5%、40.9% 和 17.5%（$P=0.02$）。但两组间 1 年、2 年和 3 年复发率无统计学差异。

（八）抗病毒治疗

恩替卡韦每次 0.5mg，口服，1 次 / 天，连续服用。

富马酸替诺福韦酯每次 300mg，口服，1 次 / 天，连续服用。

丙酚替诺福韦每次 25mg，口服，1 次 / 天，连续服用。

艾米替诺福韦每次 25mg，口服，1 次 / 天，连续服用。

乙型肝炎病毒（HBV）和丙型肝炎病毒（HCV）感染在 HCC 的发生、发展中起重要作用。既往研究显示，高病毒载量与肝切除术后 HCC 复发转移风险高密切相关。基于此，抗病毒治疗对于降低肝炎相关性肝癌患者的术后复发起着重要作用。

上海东方肝胆外科医院针对抗病毒治疗在 HBV 相关 HCC 术后的作用开展了一系列的临床研究。结果显示，无论是对于高病毒载量患者还是低病毒载量患者，HBV-HCC 根治术后予以核苷酸类或核苷类似物（NA）抗病毒药较观察组显著改善患者的 RFS 和 OS。Chen 等通过荟萃分析发现，在 9009 例治愈性切除的 HBV-HCC 患者中，接受抗病毒治疗的患者 RFS 和 OS 均显著改善（P 均 < 0.000 01）；亚组分析显示，高 HBV-DNA 载量（≥ 20 000U/ml）的患者相对于低病毒载量（< 20 000U/ml）者，RFS 和 OS 的获益更显著（P=0.01，P < 0.000 01）。核苷酸类或核苷类似物治疗改善 HBV-HCC 根治性肝切除术后预后的机制可能包括抑制肝炎活性、减少残肝慢性炎症、改善肝储备功能、降低 HBV-HCC 发生的风险及增加肝癌复发后进一步治疗的机会。

直接抗病毒药物（DAA）可直接作用于 HCV 的目标靶点清除病毒，是 HCV 治疗的里程碑事件。但对 HCV-HCC 的发生和复发的影响依然存在仍有争议。法国 ANR 机构开展的前瞻性多中心队列研究显示，3 个独立前瞻性队列均没有观察到 DAA 治疗对 HCC 复发风险的影响。但一些小样本的单中心研究显示 DAA 治疗后增加了 HCV-HCC 复发的风险。目前在已发表的研究中，由于方法学的局限性，DAA 治疗对 HCC 发生率和复发率影响的确切结论仍难以明确。因此，笔者建议 HCV-HCC 患者应在出现影像学完全缓解后再进行 DAA 治疗。

目前，抗病毒治疗用于 HBV 相关 HCC 术后辅助已达成专家共识。而对于 HCV 相关的 HCC，术后抗病毒治疗对复发和生存的影响仍需进一步明确。

（九）维生素类化合物

维生素 K_2 是谷氨酸 γ- 羧化酶的辅酶。研究显示，维生素 K_2 可阻滞细胞周期于 G1 期，抑制肝癌细胞的生长，还可发挥一定的抗血管生成作用。日本也开展了 6 项随机对照试验和一项队列研究用以评估维生素 K_2 对肝癌患者治疗后复发和生存率的影响。其中 3 项随机对照试验显示，维生素 K_2 或维生素 K_2 联合 ACEI 可能可以有效预防肝癌复发。但另 4 项研究则显示，使用或不使用维生素 K_2 的两组肝癌患者的 DFS 没有差异。对上述 7 个研究的患者后续随访发现，维生素 K_2 对肝切除或局部消融后患者的 OS 没有显著影响。临床前研究显示，维生素 A 类似物（维 A 酸）可抑制化学诱导的大鼠肝癌发生。Muto 等开展的一项 RCT 研究纳入了 89 例患者，结果显示，口服维 A 酸可有效降低手术切除或经皮注射乙醇后复发或新发肝癌的发生率。以上研究均在日本开展，但日本肝癌患者大多数为丙肝相关性肝癌。因而，维生素 K_2 和维 A 酸对我国乙型肝炎相关性肝癌疗效如何尚未可知。

（十）中药和其他辅助性治疗

槐耳颗粒　每次 20g，口服，3 次 / 天，连续服用。

传统中药对于降低肿瘤复发转移、改善患者预后发挥着重要作用。槐耳颗粒在调控肿瘤细胞周期、抑制肿瘤细胞增殖、诱导肿瘤细胞凋亡、抗肿瘤血管生成等方面发挥作用。

武汉同济医院开展的一项 RCT 研究显示，槐耳颗粒用于 HCC 术后辅助治疗，可显著降低术后 HCC 复发率，提高患者的 2 年 RFS（62.39% vs 49.05%，P < 0.001）。Zhai 等开展的一项多中心随机对照试验显示，在小肝癌根治术后患者中，接受传统中草药（THM）治疗的患者 RFS 和 OS 均明显优于术后接受 TACE 治疗组。

HCC 的治疗是一个系统性的治疗，根治术后的辅助治疗可以巩固根治性切除的疗效，降低复发率，改善患者的总体预后。虽然目前尚无 HCC 肝切除术辅助治疗的标准疗法，但是大量的临床和基础研究正在进行中。随着靶向治疗和免疫治疗等新技术的发展，辅助治疗在 HCC 治疗体系中的作用将进一步突显。

第四节 新辅助治疗

一、新辅助治疗的历史沿革

在肝孤立性病灶患者中，若没有明显的血管侵犯证据，对于肝功能良好符合条件的患者来说，手术切除仍然是标准治疗。但是，根治性手术后的复发风险通常超过 50%。早期复发往往发生在局部，并且与原发肿瘤有关，而晚期复发通常归因于异时性癌症，后者可能归因于慢性肝损伤。基于此，降低 HCC 切除术后复发风险的策略仍然至关重要。

在乳腺癌、消化道肿瘤治疗领域，术前新辅助治疗已成为各大指南及专家共识的常规推荐。它是对于具备手术条件的恶性肿瘤患者，在手术切除之前，通过多维的综合治疗手段缩小病灶，从而增加 R0 切除率，降低术后转移和复发，提高患者生存期的一种治疗策略。将这种治疗策略应用到进展期肝癌的治疗中，可提高这部分患者手术治疗的远期疗效，是肝癌外科治疗的最可能取得突破性进展的方向之一。

具体而言，针对可切除的具有高危复发风险的 HCC 患者，术前通过介入、放疗、靶免治疗等综合治疗手段，有望实现肿瘤缩小、癌栓退缩；再予以施行手术切除，可能使患者获得真正意义上的根治性切除，降低术后复发率，延长生存时间。

然而，术前新辅助治疗在 HCC 外科治疗中尚难以获得广泛认可。其中一个重要原因在于，术前的辅助治疗效果未必能达到预期。尤其对于存在二级以上门静脉癌栓或者肿瘤巨大或者存在胆管癌栓等病例，一旦新辅助治疗无效，患者可能面临失去手术切除机会的风险。从目前有限的经验来看，对于 CNLC 分期为 Ⅱ 期、Ⅲ a 期的肝癌患者，更有可能从新辅助治疗序贯根治性手术切除的治疗策略中获益。

二、治疗原则

1. 新辅助治疗的适宜人群 尽管新辅助治疗有很多益处，但并非适合所有肝癌患者，对于更为早期的肝癌（如 Ⅰ a、Ⅰ b 期）患者，直接手术切除就能获得良好的治疗效果。而随着分期的逐渐增加，手术切除后的复发风险也在不断增加。因此考虑到患者的耐受程度和病情发展，目前主流观点认为，CNLC 分期为 Ⅱ 期、Ⅲ a 期的肝癌患者较为适宜进行新辅助治疗。这类患者的特征如下。

（1）一般健康状态：ECOG PS 评分在 0～2 分。

（2）肝功能：Child-Pugh 评分不超过 C 级。

（3）可出现肝内血管侵犯，但不能出现肝外转移情况。

（4）肝内肿瘤组织总数量 ≤ 4 个。

2. 新辅助治疗的周期 患者接受新辅助治疗后，可能会出现病情进展或治疗所带来的严重毒副作用等手术禁忌证而错失手术机会。这提示我们，在 HCC 患者术前新辅助治疗过程中，需把控好治疗周期，尽可能在有限的治疗周期内达到治疗目标，减少新辅助治疗的"失败率"。新辅助治疗的周期一般推荐为 1.5～3 个月（最长不超过 4 个月），争取达到治疗目的后尽快手术（无论病灶是否缩小）。治疗方案可根据病变位置、患者一般情况及肝功能储备进行个体化选择，原则上应采取安全的治疗手段，以不影响即将进行的手术。

三、常用新辅助治疗的方案及评价

目前报道的 HCC 新辅助治疗种类较多，可用于治疗局限性 HCC，但总体上缺乏明显进展，具体如下。

（一）经动脉化疗栓塞术（TACE）

TACE 过程中，目前常用的为两药或三药联合方案，其疗效优于单药方案。当患者存在肝功能、肾功能不良、血三系指标偏低等情况时，可考虑单药方案。两药方案建议采用蒽环类联合铂类药物。三药方案建议采用蒽环类、铂类和抗肿瘤代谢药物。

多柔比星：30～50mg（cTACE），50～75mg（DEB-TACE）。

表柔比星：30～50mg（cTACE），50～100mg（DEB-TACE）。

吡柔比星：50mg（cTACE），20～60mg（DEB-TACE）。

伊达比星：10 ～ 20mg（cTACE），10mg（DEB-TACE）。

顺铂：60 ～ 80mg。

奥沙利铂：100 ～ 200mg。

氟尿嘧啶：1000mg。

雷替曲塞：2 ～ 4mg。

伊立替康：50 ～ 100mg。

羟喜树碱：20 ～ 60mg。

碘油：一般 15ml 以下，不超过 20ml。

虽有小规模回顾性研究显示，TACE 新辅助治疗可使肿瘤一定程度上缩小。但新辅助 TACE 的获益仍不明确。一项大型回顾性分析（纳入 1724 例患者）显示，术前 6 个月内接受一次或多次新辅助 TACE，术后 5 年无复发生存时间显著优于未行新辅助治疗者。另一项多中心回顾性研究显示，术前 TACE 对于 ≥ 10cm 的 HCC 患者可显著延长患者生存时间。与单纯手术治疗相比，新辅助治疗后的患者 OS 显著延长（32.8 个月 vs 22.3 个月），RFS 延长了 2 倍（12.9 个月 vs 6.4 个月），且并不增加术后不良反应的发生率。一项纳入 32 项研究的荟萃分析显示，术前 TACE 对于 HCC 患者的 DFS 和 OS 并无明显改善作用。东方肝胆医院开展的一项 RCT 研究探讨了术前 TACE 对比直接手术的疗效。结果显示，TACE 组患者术后 1 年、3 年和 5 年无复发生存率高于直接手术组，但两组无统计学差异，但 TACE 组有 5 例（9.6%）患者出现转移或肝功能衰竭错失手术机会。

因此，术前接受 TACE 能否给患者带来生存获益还有待更多循证医学数据。如何筛选合适人群及把控治疗周期，还有待进一步探索。

（二）肝动脉灌注化疗（HAIC）

奥沙利铂联合氟尿嘧啶：奥沙利铂 35 ～ 40mg/m²，持续 2 小时，第 1 ～ 3 天；氟尿嘧啶 600 ～ 800mg/m²，持续 22 小时。

氟尿嘧啶：400mg/m² 动脉团注后再以 2400mg/m² 持续动脉灌注 23 小时或 46 小时。

FP 方案：顺铂 60mg/m²，第 1 天；氟尿嘧啶 500mg/m²，第 1 ～ 3 天。

对于超米兰标准的肝癌，单纯手术治疗的预后不理想。基于 FOLFOX 方案的 HAIC 治疗摒弃了栓塞剂，产生的炎症反应较小，是理想的新辅助治疗手段。

中山大学肿瘤防治中心郭荣平教授团队在 2021 年 ASCO 报道了一项多中心、前瞻性、开放标签、随机对照研究的期中分析，该研究纳入超米兰标准的 BCLC A/B 期的 199 例 HCC 患者，分别接受术前新辅助 HAIC（n=99）和直接手术（n=100）。结果显示，术前 HAIC 较单纯手术显著改善患者预后（mPFS：14.1 个月 vs 8.9 个月；18 个月 PFS 率：47.4% vs 34.8%，P=0.017；3 年 OS 率：63.5% vs 46.3%，P=0.016），但两组患者无复发生存率无统计差异（P=0.385）。该研究表明对于超出米兰标准的可切除巴塞罗那 A/B 期 HCC 患者，术前接受新辅助 HAIC 可能带来生存获益。另一项回顾性研究纳入了 64 例患者，其中 28 例接受术后辅助门静脉灌注化疗（PVC），36 例接受术前新辅助 HAIC。该研究显示，术前 HAIC 较术后 PVC 可显著延长 OS（NR vs 19.47 个月，P=0.004），接受新辅助 HAIC 后肝切除术的患者无事件生存时间显著优于 PVC 组（16.90 个月 vs 3.17 个月，P=0.022）；多变量分析显示，对于接受肝切除术的 BCLC B/C 期 HCC 患者，新辅助 HAIC 是无事件生存期和 OS 延长的重要预测因子。新辅助 HAIC 较术后 PVC 可使提高 HCC 患者的生存时间，降低患者的复发率。

（三）放射治疗

外照射放射治疗（RT）（消融剂量）对于 HCC 病灶非常有效，局部控制率通常超过 80%。现代治疗技术（如质子束治疗）的局部疾病控制率也较高，同时降低邻近未受累肝组织的损伤风险；新兴生物标志物，如血清肝细胞生长因子（HGF），或许可预测易受肝损伤者。此外，也有研究探索了新辅助放疗在门静脉侵袭性 HCC 中的疗效。也有研究者探索了新辅助局部治疗在可手术切除或肝移植患者中的价值。

2016 年上海东方肝胆医院开展了一项回顾性研究，共纳入 HCC 伴有门静脉癌栓（mPVTT）的患者 95 例，其中 45 例患者接受新辅助三维适形放疗，每日 1 次，连续 6 天 300cGy。照射完成后 4 周进行肝切除术；50 例患者接受单纯手术治疗。结果显示，相较于仅接受单纯化疗，新辅助治疗组降低了 64% 的 HCC 复发风险和 68% 的死亡风险。这项研究提示，对于合并 mPVTT 的 HCC 患者，肝部分切除术前新辅助放疗与单独的部分肝切除术相比，提供了更好的术后生存结果。

上海交通大学开展的一项随机对照研究也比较了新辅助放射治疗后行肝切除术或单纯肝切除术对伴门静脉癌栓的患者生存的影响。两组患者各有 82 例，结果显示，新辅助放疗组，17 例患者（20.7%）出现部分缓解，6 个月、12 个月、18 个月和 24 个月的 OS 率分别为 89.0%、75.2%、43.9% 和 27.4%，而单纯手术组分别为 81.7%、43.1%、16.7% 和 9.4%（$P < 0.001$）；新辅助放疗组 6 个月、12 个月、18 个月和 24 个月的无疾病生存率分别为 56.9%、33.0%、20.3% 和 13.3%，而单纯手术组分别为 42.1%、14.9%、5.0% 和 3.3%（$P < 0.001$）。与单独手术相比，新辅助放疗的死亡风险下降 65%，复发风险下降 55%。此外，该研究还观察到放疗前血清和肿瘤组织中 IL-6 的表达与放疗抵抗显著相关。

钇 -90 经动脉放射栓塞（TARE）是近年来发展起来的一种治疗中晚期 HCC 患者的重要手段。对于可切除的 HCC 患者，TARE 除了发挥放疗对肿瘤的细胞毒性作用外，还会导致对侧未来残肝（FLR）体积增大。Vouche 等探讨了钇 -90 血管栓塞术对于 HCC 的疗效，结果显示，纳入的 67 名患者中，经 TARE 治疗后，37% 的患者未来残余肝体积增大超过 35%。Salem 等比较了 TACE 与 TARE 在 HCC 中的疗效。43 例患者接受了 TACE，43 例患者接受钇 -90 微球 TRAE 治疗（TARE-Y90）。TARE-Y90 组与 TACE 组的 ORR 分别为 61% 和 37%，31%TACE 组患者和 58%TARE-Y90 组患者降期至 UNOS T2。两组的进展时间相似（TACE 为 18.2 个月，TARE-Y90 为 33.3 个月，$P=0.098$），TARE-Y90 的无事件生存期显著高于 TACE（17.7 个月 vs 7.1 个月，$P=0.001\ 7$）。这对于等待移植的患者来说可能至关重要。

（四）系统治疗

Cemiplimab 每次 350mg，静脉滴注，21 天为 1 个周期，2 个周期后手术。

特瑞普利单抗 + 仑伐替尼：特瑞普利单抗每次 480mg，静脉滴注；仑伐替尼每次 8mg（体重 < 60kg），或每次 12mg（体重 ≥ 60kg），口服，1 次 / 天，连续服用，3 ～ 4 周后接受手术。

免疫检查点抑制剂在 HCC 的一线及二线治疗中给患者带来了生存获益，鉴于其优异的临床

缓解率，免疫治疗能否前移至新辅助治疗阶段也成为目前 HCC 新辅助治疗研究的热点。Marron 等开展了一项小样本量的 II a 期研究，旨在评估 Cemiplimab 用于 HCC 围手术期治疗的疗效。该研究共纳入 21 例患者，术前均给予 Cemiplimab 治疗 2 个周期。结果发现，1 例患者因疾病进展中止手术，接受手术的 20 例患者中，肿瘤坏死 > 70% 的患者 4 例（20%），肿瘤坏死 ≥ 50% 的患者 7 例（35%），有 3 例（15%）达到病理完全缓解。Yarchoan 等探讨了靶免联合（卡博替尼 + 纳武利尤单抗）用于可切除或局部晚期 HCC 患者术前新辅助治疗的可行性和有效性。患者接受卡博替尼 40mg 1 次 / 天 + 纳武利尤单抗 240mg 每 2 周 1 次治疗 8 周。研究结果显示，在可评估的 15 例患者中，有 12 例（80%）成功接受了切缘阴性切除术，其中有 5 例（42%）患者肿瘤明显缩小 90% 及以上，且在 230 多天内没有复发。4 例没有显著肿瘤反应的患者在 56 ～ 155 天出现疾病进展。Ahmed 等也开展了单免（纳武利尤单抗）或双免（纳武利尤单抗 + 伊匹木单抗）用于可切除肝癌患者新辅助治疗的临床研究。结果取得了 40% 的病理缓解率，包括 24% 的 pCR 率和 16% 的主要病理缓解率，研究达到了安全性的主要终点。

我国也开展了一项旨在探索特瑞普利单抗单药或联合仑伐替尼作为新辅助治疗手段治疗可切除 HCC 患者的有效性和安全性的 I b/ II 期临床研究。A 组患者术前接受特瑞普利单抗治疗，B 组患者术前接受特瑞普利单抗 + 仑伐替尼联合治疗。结果发现，接受手术治疗的 16 例患者中，3 例（20%）达到主要病理缓解（MPR，残余肿瘤 < 50%），其中单药组 2 例，联合组 1 例。该研究表明，特瑞普利单抗单药或联合仑伐替尼有望作为可切除 HCC 患者的新辅助治疗手段，并且联合用药没有产生新的或意料之外的不良反应。周俭教授牵头的一项临床研究显示，卡瑞利珠单抗联合阿帕替尼用于伴中 / 高复发风险的可切除肝细胞癌患者新辅助治疗取得了较好的疗效。在入组的 60 例患者中，卡瑞利珠单抗联合阿帕替尼组的 MPR 率为 40%（24/60），且有 10%（6/60）患者瘤床残余存活肿瘤细胞 ≤ 5%。在接受手术的 52 例患者中，MPR 率 46.2%，pCR 率 5.8%，为患者带来显著的临床获益。另一项靶免联合的 II 期研究也显示，

仑伐替尼联合替雷利珠单抗围手术期治疗高危复发可切除原发性肝细胞癌，R0 切除率为 70.8%，ORR 达 75%，DCR 为 87.5%，为系统治疗在肝癌新辅助/围手术期治疗领域的应用带来了新的思路。

尽管系统治疗手段在肝癌新辅助治疗领域取得了初步结果，但这些治疗方案给患者带来的术后生存获益还有待大规模的临床研究予以验证。

目前，高级别新辅助治疗研究证据依然有限。此外，部分研究中也观察到新辅助治疗期间患者出现疾病进展，并非所有患者均能够从新辅助治疗中获益。原则上早期肝癌不建议直接进行新辅助治疗。肝癌 MDT 需经过充分的评估，筛选出新辅助治疗的获益人群，选择合适的治疗方案，降低对后期手术的影响。

第五节　转 化 治 疗

一、转化治疗的历史沿革

手术治疗是 HCC 患者获得长期生存的重要手段。但由于 HCC 患者初诊时中晚期患者占比较高，因此，为这部分患者争取根治性手术机会，对于提升 HCC 总体预后意义重大。源于降期治疗的"升级"，转化治疗应运而生。转化治疗的目标是将不能切除的晚期肝癌或有可能切除的晚期肝癌转化为可切除的肿瘤，因此已成为晚期肝癌治疗的热门话题。常见的转化治疗方式有局部治疗（TACE、TARE 或 HAIC）、全身治疗（单独靶向治疗或联合免疫治疗）、联合治疗（TACE 联合放疗、TACE 联合靶向治疗、HAIC 联合靶向治疗或 HAIC 联合靶向治疗和免疫治疗）。

由于化疗在 HCC 作用有限，局部治疗常作为转化治疗的主要方法，如经导管动脉化疗栓塞（TACE），肝动脉灌注化疗（HAIC），选择性内部放射治疗（SIRT）和放疗。在可切除的 HCC 患者中，TACE 作为一种新辅助治疗与显著的生存获益无关，可能会增加手术难度，如肝脏炎症。然而，对于最初无法切除的 HCC 患者，如多发性肿瘤或肿瘤靠近大血管，TACE 可导致肿瘤缩小，肿瘤数量减少，从而为手术带来机会。6%～28% 的 HCC 患者可以通过 TACE 进行降期（BCLC 分期）。

近年来，HAIC、SIRT 等局部治疗手段用于晚期 HCC 的转化治疗取得了长足进步。研究显示，经转化后接受手术的 HCC 患者取得了与早期 HCC 患者相似的生存，5 年 OS 率高达 50%～60%。转化治疗已成为不可切除肝癌的治疗方式之一。

二、治疗原则

转化治疗通过使用系统治疗和局部治疗手段，将不可切除肝癌转变为可切除。其中，界定"肝癌不可切除因素"是核心问题。一般而言，肝癌不可切除因素主要包括两个方面，即手术因素和肿瘤因素。手术因素是指患者因一般情况、肝功能或剩余肝容量不足，无法承受手术，而不能进行安全的手术切除。肿瘤因素是指手术后的预期疗效未能超过其他非手术治疗方法。转化治疗的目标就是消除这两种因素，从而实现不可切除肝癌向可切除肝癌的转化。

手术不能切除的 CNLC Ⅰa、Ⅰb、Ⅱa 期肝癌（主要因患者一般情况或肝功能不耐受、剩余肝体积不足或切除切缘不足而被认为不能切除）和手术可切除的 CNLC Ⅱb、Ⅲa 期肝癌（肿瘤负担有限）是具有可切除潜力的肝癌，可以探索并采取多模式、高强度的治疗策略，促进其在短期内使肿瘤缩小和降期，或使 FLR 增大，最终获得根治性治疗机会。对于手术不能切除的 CNLC Ⅱb 期、Ⅲa 期肝癌（手术预测疗效不超过其他非手术治疗方案），建议遵循现有治疗规范，采取渐进治疗策略，兼顾治疗强度和安全性。

转化治疗策略应在 MDT 的指导下制订，包括外科医师、肿瘤内科医师、介入放射科医师和诊断放射科医师或其他相关医师。转换治疗模式制订时需考虑多个因素，包括肝功能、肝功能储备、肝病变的数量、位置和大小、血管侵犯等具体治疗目标。理想的转化治疗应具有较高的客观缓解率，对患者和手术后的不良影响较小，并努力在尽可能短的时间内实现转化。与新辅助治疗不同，转化治疗的时间不受严格限制，以达到可切除标准为目的。若患者无法耐受转化治疗或经 MDT 判断无法转为根治性切除，则根据 MDT 意见调整后续治疗方案。

三、常用转化治疗的方案及评价

肝癌的转化治疗可以采用多种治疗方式。已被研究为转化治疗候选的各种治疗方法包括 TACE、含钇 -90 微球（Y90）的经动脉放射栓塞（TARE）、全身治疗及联合或多模式治疗方法。早期文献综述表明，8%～18% 的不能切除的肝癌患者可能适合在初始姑息治疗后进行挽救性手术切除，以降低肿瘤的分期。

（一）经动脉化疗栓塞术（TACE）

多柔比星 30～50mg（cTACE），50～75mg（DEB-TACE）。

表柔比星 30～50mg（cTACE），50～100mg（DEB-TACE）。

吡柔比星 50mg（cTACE），20～60mg（DEB-TACE）。

伊达比星 10～20mg（cTACE），10mg（DEB-TACE）。

顺铂 60～80mg。

奥沙利铂 100～200mg。

氟尿嘧啶 1000mg。

雷替曲塞 2～4mg。

伊立替康 50～100mg。

羟喜树碱 20～60mg。

碘油：一般 15ml 以下，不超过 20ml。

TACE 已广泛应用于中晚期肝癌的治疗。经 TACE 治疗后，8%～18% 的患者的癌症转化为可手术形式，TACE 降级后接受手术治疗的患者 5 年生存率可高达 24.9%～57%。一项回顾性研究显示，不可切除的 831 例肝癌患者接受 TACE 治疗后，82 例患者分期显著改善，达到可切除标准。其中接受手术治疗者 43 例，拒绝手术者 39 例。结果显示，接受手术切除的患者 OS 显著高于那些分期改善但未接受手术的患者（49 个月 vs 31 个月，P=0.027），两组 5 年 OS 率分别为 26% 和 10%。载药微球（DEB）是一种能够吸附、携带化疗药物的栓塞材料。DEB 进入肿瘤血管后一方面可以栓塞肿瘤血管，另一方面可以较长时间内（长达 1 个月左右）缓慢释放化疗药物，持续

作用于肿瘤内部，局部肿瘤组织可保持一定的药物浓度，同时全身血液浓度保持较低水平，降低了毒副作用。PRECISION V 是一项前瞻性随机对照研究，比较了常规 TACE 和 DEB-TACE 的疗效。6 个月的数据显示，DEB-TACE 较常规 TACE 有更高的 CR 率（27% vs 22%）和 ORR 率（52% vs 43%）。该项研究未评估经 TACE 或 DEB-TACE 治疗后肿瘤是否可切除，因此能否将缓解率转化为可切除性尚不清楚。虽然，随后的一些临床研究显示 DEB-TACE 可能可以作为肝移植前的桥接治疗，但 DEB-TACE 作为手术切除前的转化治疗的作用需要进一步确认。

（二）肝动脉灌注化疗（HAIC）

奥沙利铂联合氟尿嘧啶：奥沙利铂 35～40mg/m²，持续 2 小时，第 1～3 天；氟尿嘧啶 600～800mg/m²，持续 22 小时。

氟尿嘧啶：400mg/m² 动脉团注后再以 2400mg/m² 持续动脉灌注 23 小时或 46 小时。

FP 方案：顺铂 60mg/m²，第 1 天；氟尿嘧啶 500mg/m²，第 1～3 天。

在肝癌的新辅助治疗中，基于 FOLFOX 方案的 HAIC 治疗可降低微血管肿瘤血栓的发生率，这表明 HAIC 可能可以作为一种转化治疗模式发挥作用。He 等比较了索拉非尼对比索拉非尼联合 HAIC 治疗伴有门静脉侵犯的肝癌患者的疗效。结果显示，125 名接受索拉非尼联合 HAIC 治疗的患者中有 16 名随后接受了根治性切除（其中 1 例接受索拉非尼单药治疗进展后交叉至联合治疗组），3 名患者取得了病理完全缓解，这提示 HAIC 联合索拉非尼可能是潜在可切除疾病患者的一种转化治疗方式。另一项回顾性研究也显示，在晚期 HCC 患者中仑伐替尼联用特瑞普利单抗和 HAIC 较仑伐替尼单药可以给患者带来更长的 PFS、更长的 OS、更高的 ORR 及 CR，HAIC 组的 9 名患者转化成功后接受了根治性手术切除。

（三）放射治疗

近年来，放疗在肝癌的治疗中崭露头角，能有效抑制肿瘤生长，缩小肿瘤体积。在转化治疗领域，放疗对于合并血管侵犯、门静脉癌栓的 HCC 患者可获得显著疗效。一项回顾性研究纳入 203 例无癌栓、淋巴结受累或肝外转移的不可切除肝癌患者，对比了 TACE 与 TACE 联合放疗的

疗效。该研究显示，联合治疗较单纯 TACE 显著提高了 ORR（76% vs 30.9%，$P < 0.001$），转化成功率显著高于单独 TACE 组，序贯切除率分别为 20.4% 和 12.8%。另一项随机临床试验评估了 TACE 加外照射放疗（TACE-RT 组）与索拉非尼单药对伴有血管侵犯的 HCC 患者的疗效和安全性。该研究显示，TACERT 组的 ORR 率显著高于索拉非尼组（33.3% vs 2.2%，$P < 0.001$），TACE-RT 组有 11.1% 的患者降期后接受了根治性手术切除。这些研究表明，基于放射治疗的联合方案对于潜在可切除的肝癌患者可能可以作为一种有效的转化治疗手段。

钇 90 微球 TRAE 是选择性内放射治疗的一种形式。多个研究表明，对于不可切除的 HCC 患者中，TARE 可降低肿瘤分期，提高转化成功的可能性。一项纳入了 349 例不可切除肝癌患者的回顾性研究显示，在接受 TRAE 治疗后，10 例患者接受肝切除手术，22 例患者接受肝移植。另一项单中心研究显示，20%（5/24）的不可切除的伴有门静脉癌栓的 HCC 患者在接受 TACE 治疗后，肿瘤降期，符合手术切除标准。转化成功患者的 OS 显著高于转化失败患者（54 个月 vs 30 个月）。一项非随机研究显示，TARE 比 TACE 有更高的缓解率（61% vs 37%），更多患者从 UNOS T3 下降到 UNOS T2，符合肝移植标准的比例更高。对接受 TACE 或 TARE 治疗的患者进行的回顾性分析也表明，与 TACE 相比，TARE 具有多个优点，包括改善的缓解率、更长的进展时间和更少的毒性。此外，在 TARE 还能够引起对侧未来残余肝脏的肥大，这可能有助于那些残余肝较少的患者增加后续接受手术的机会。

（四）系统治疗

仑伐替尼每次 8mg（体重 < 60kg），或每次 12mg（体重 ≥ 60kg），口服，1 次 / 天，连续服用。

阿替利珠单抗 + 贝伐珠单抗：阿替利珠单抗每次 1200mg，静脉滴注；贝伐珠单抗 15mg/kg，静脉滴注，21 天为 1 个周期。

信迪利单抗 + 达攸同：信迪利单抗每次 200mg，静脉滴注；达攸同（国产贝伐珠单抗类似物）15mg/kg，静脉滴注，21 天为 1 个周期。

卡瑞利珠单抗 + 阿帕替尼：卡瑞利珠单抗每次 200mg，静脉滴注，21 天为 1 个周期；阿帕替尼每次 250mg，口服，1 次 / 天，连续服用。

帕博利珠单抗 + 仑伐替尼：帕博利珠单抗每次 200mg，静脉滴注，21 天为 1 个周期；仑伐替尼每次 8mg（体重 < 60kg），或每次 12mg（体重 ≥ 60kg），口服，1 次 / 天，连续服用。

包括酪氨酸激酶抑制剂（TKI）、免疫检查点抑制剂和化疗在内的全身治疗已广泛用于 HCC 的姑息治疗，并在一线及后线治疗中取得了重大进展。然而，单药治疗效果有限。索拉非尼单药治疗后的 ORR 仅为 3.3%，卡博替尼为 4.0%，瑞戈非尼为 6.5%。

仑伐替尼是一种小分子多靶点激酶抑制剂，可结合 VEGFR1-3、FGFR1-4、PDGFR-α、RET 和 KIT 等位点。其单药 ORR 为 18.8%，优于索拉非尼。由于其高效的缩瘤作用和较强的促肿瘤坏死作用，仑伐替尼可能是一种适用于转化治疗的 TKI。Shindoh 探索了仑伐替尼用于晚期 HCC 的疗效，共纳入 107 例患者，总体 ORR 为 33%，16 例患者转化成功，其中 9 例患者实现了 R0 切除，生存分析显示，转化成功并进行 R0 切除与患者的复发密切相关。

免疫治疗在肝癌的转化治疗中也进行了尝试。2019 年 ESMO 报道，纳武利尤单抗单药 ORR 为 15.0%，帕博利珠单抗单药 ORR 为 18.3%。我国秦叔逵教授也报道卡瑞利珠单抗单药 ORR 为 14.7%。

与单药治疗相比，联合治疗可能产生更高的 ORR，并可能标志着晚期肝癌转化治疗新时代的到来。Sun 等报道了 60 例不可切除 HCC 患者接受小分子 TKI 联合免疫检查点抑制剂作为转化治疗的疗效，结果显示，11 例（18.3%）治疗后转化成功，达到可切除标准。Zhang 等开展的一项研究发现，在 33 名接受小分子 TKI 联合免疫检查点抑制剂靶向治疗的患者中，42.4% 的 HCC 伴门静脉肿瘤血栓形成（PVTT）转化为可手术切除的形式。另一项回顾性单臂研究结果也显示，仑伐替尼联合 PD-1 对于 PVTT 的 ORR 为 54.5%，肿瘤的 ORR 为 32.8%。17 例达到 ORR 的 PVTT 患者中，6 例（18.1%）接受了手术，术后病理提示 66.7% 的 PVTT 达到病理完全坏死，高于肝肿瘤的 33.3%。这几项最近的研究为联合治疗的可行性和有效性提供了进一步的证据。周俭团队开展的一项针对不可切除的 HCC 转化治疗的研究显示，63 例患者接受仑伐替尼等 TKI 联合 PD-1 单抗治疗实后，10 例（15.9%）在中位 3.2 个月（2.4 ~ 8.3 个月）实现 R0 切除。该研究提示仑伐替尼等 TKI 联合 PD-1 单抗是不可切除 HCC 患者转为可切除的有效治疗手段。2022 年 ASCO 报道了两项小样本量单臂 Ⅱ 期研究，Abstr4073 纳入 30 例既往未接受全身治疗、临床分期 Ⅱ b ~ Ⅲ b 期、不可切除的肝癌患者，采用基于 FOLFOX 方案的 HAIC 联合信迪利单抗和贝伐珠单抗类似物治疗。结果显示，20 例患者获得 PR，符合手术切除条件。14 例患者接受手术切除，全部患者实现 R0 切除，R0 切除率显著改善，pCR 率达 52.6%；Abstr4091

入组 33 例肿瘤直径 > 5cm、肝功能较差的不可切除肝癌患者，采用 TACE+SBRT 序贯 PD-1 治疗，结果显示，9% 的患者经 TACE+SBRT 序贯免疫转化治疗后降期，继而进行手术切除，患者的中位 OS 达 30.8 个月。这些研究显示，系统治疗可显著改善进展期肝癌的预后。

目前进展期肝癌的转化治疗领域还面临着较大的挑战和一系列困难，尽管部分小样本的 Ⅱ 期临床研究展示出一定的疗效，尚缺乏大样本量的 Ⅲ 期对照研究。需加大基础领域研究，并将之转化为临床研究，通过大样本量、随机对照研究进行验证，以指导和完善肝癌领域的转化治疗。

第六节　进展期药物治疗

一、进展期药物治疗的历史沿革

肝癌的药物治疗以顺铂、丝裂霉素、氟尿嘧啶、多柔比星为主。但化疗治疗肝癌的疗效有限，而且肝本身肩负药物代谢功能，然而肝癌患者肝本身功能受损，且多伴有肝硬化，这也局限了化疗药物在肝癌治疗的临床应用空间。2007 年，两项大型 Ⅲ 期临床研究（SHARP 和 Oriental）奠定了索拉非尼在晚期 HCC 一线治疗中的地位，靶向治疗使 HCC 的系统治疗产生了翻天覆地的变化。EACH 研究获得成功，使奥沙利铂为主的化疗方案在 2013 年批准用于中国晚期 HCC 的一线治疗。2018 年，REFLECT 研究（非劣效研究）达到研究终点，仑伐替尼相继被多国批准作为 HCC 的一线治疗选择。对于一线治疗失败的患者，尽管国外已批准瑞戈非尼、卡博替尼和雷莫西尤单抗 3 个靶向药物，但是疗效依旧不尽如人意。2017 年以来，以免疫检查点抑制剂为代表的免疫药物在 HCC 治疗取得重大进步，纳武利尤单抗、帕博利珠单抗、卡瑞利珠单抗 3 个 PD-1 抑制剂，以及纳武利尤单抗联合伊匹木单抗相继获得 HCC 二线治疗的适应证。2018 年，美国临床肿瘤学会（ASCO）大会首次公布了仑伐替尼联合 PD-1 免疫检查点抑制剂帕博利珠单抗一线治疗不可切除肝细胞癌的 Ⅰ b 期研究结果，展示了仑伐替尼联合 PD-1 单抗的威力。2019 年 ESMO 公布了 IMbrave150 研究的结果，表明阿替利珠单抗 + 贝伐珠单抗在 OS 及 PFS 方面均优于索拉非尼，阿替利珠单抗 + 贝伐珠单抗获得 FDA 批准一线治疗晚期 HCC。随后开展的靶向治疗、免疫治疗、靶免联合治疗的临床研究都展示了良好的疗效，极大丰富了晚期肝癌的治疗方式。

二、治疗原则

系统治疗又称全身性治疗，不仅包括抗肿瘤治疗，还涵盖了对 HCC 基础疾病的处理。靶向治疗、免疫单药或靶免联合、化疗及传统中医中药是系统治疗的主要手段。此外，抗病毒治疗、护肝利胆及对症支持也是系统治疗的有力补充。

原发性肝癌起病较为隐匿，超过 70% 的患者在就诊时就失去了手术机会。系统治疗在中晚期 HCC 的全程管理及治疗策略中发挥着至关重要的作用。系统治疗的适用人群主要包括：① CNLC Ⅲ a、Ⅲ b 期肝癌患者；② 不适合手术切除或 TACE 治疗的 CNLC Ⅱ b 期肝癌患者；③ TACE 治疗抵抗或 TACE 治疗失败的肝癌患者。

三、进展期药物治疗的方案及评价

（一）一线治疗

1. 靶向治疗单药

（1）索拉非尼：每次 400mg，口服，2 次 / 天，连续服用。

索拉非尼是一种小分子多靶点激酶抑制剂，可通过抑制多种信号通路（如 c-RAF、b-RAF、MEK、ERK、VEGFR1-3、PDGFR-α/β、JAK/STAT 等）抗肿瘤细胞增殖，同时抗肿瘤血管生成发挥作用。索拉非尼是第一个给晚期 HCC 带来生存获益的小分子 RTK 药物，这主要基于 2 个大型临床研究，即 SHARP 研究和 ORIENTAL 研究。SHARP 研究共入组全球患者 602 例，其中索拉非尼组 299 例，安慰剂组 303 例，结果显示，索拉非尼较安慰剂可延长晚期 HCC 患者 OS 的 2.8 个月（10.7 个月 vs 7.9 个月，$P < 0.001$），1 年 OS 率提高 11%（44% vs 33%），ORR（2% 和 1%）和 PFS（4.1 个月 vs 4.9 个月，$P=0.77$）无显著差异。与 SHARP 研究不同，ORIENTAL 研究聚焦东亚地区患者，且患者分期更晚。该研究显示，索拉非尼较安慰剂可延长 TTP 1.4 个月（2.8 个月 vs 1.4 个月，$P=0.005$）及 OS 2.3 个月（6.5 个月 vs 4.2 个月，$P=0.014$）。两项研究证实，在不同地区、不同基线的 HCC 患者中，索拉非尼均可给患者带来生存获益。这也奠定了索拉非尼在 HCC 一线治疗中的地位。

（2）仑伐替尼：每次 8mg（体重 < 60kg），或每次 12mg（体重 ≥ 60kg），口服，1 次/天，连续服用。

REFLECT 研究探讨了仑伐替尼对比索拉非尼在晚期 HCC 一线治疗的疗效，结果发现，仑伐替尼组较索拉非尼组 OS 延长了 1.3 个月（13.6 个月 vs 12.3 个月，HR=0.92），达到预设研究终点。PFS 延长了 3.7 个月（7.4 个月 vs 3.7 个月，$P < 0.0001$），ORR 分别为 24.1% 和 9.2%（$P < 0.0001$）。REFLECT 研究的中国亚组共纳入 288 例患者，其中 83% 患者为 HBV 相关性肝癌，结果显示，仑伐替尼较索拉非尼显著延长了 OS（15.0 个月 vs 10.2 个月，HR=0.73，$P=0.026$）、PFS（9.2 个月 vs 3.6 个月，HR=0.55，$P=0.0001$）和 ORR（21.5% vs 8.3%，HR=0.32，$P=0.0014$），在中国患者的 HBV 相关性肝癌的亚组中，死亡风险降低了 28%（14.9 个月 vs 9.9 个月，HR=0.72）。仑伐替尼常见不良反应为高血压、疲劳、腹泻、手足综合征、蛋白尿等。

（3）多纳非尼：每次 200mg，口服，2 次/天，连续服用。

多纳非尼片是一种口服多靶点蛋白激酶抑制剂类小分子抗肿瘤药物，可抑制 VEGFR、PDGFR、Raf 等激酶的活性，阻断 Raf/MEK/ERK 信号通路，从而发挥抑制肿瘤细胞增殖和抗肿瘤血管生成的作用。ZGDH3 研究是目前纳入中国 HCC 人群最多的一项 Ⅲ 期临床研究，共纳入患者 668 例，入组患者的基线临床特征具有中国特色，疾病状态差、病情复杂。结果显示，多纳非尼较索拉非尼可延长 HCC 患者 OS 1.8 个月（12.1 个月 vs 10.3 个月，HR=0.831，$P=0.0245$）。在预设的大多数亚组中，多纳非尼较索拉非尼都显示出生存获益的趋势。尤其是在无门静脉侵犯和（或）肝外转移的患者中，多纳非尼组和索拉非尼组的中位 OS 分别为 21.7 个月和 15.6 个月（HR=0.655，$P=0.0288$）。≥ 3 级不良事件发生率多纳非尼显著低于索拉非尼（38% vs 50%，$P=0.0018$）。常见不良反应为手足皮肤反应、腹泻、肝功能异常、血小板减少等。

（4）Tivozanib：每次 1mg，口服，1 次/天，第 1 ～ 21 天，28 天为 1 个周期。

Tivozanib 是一种口服 VEGF 受体酪氨酸激酶抑制剂，可强效抑制 VEGFR 1 ～ VEGFR 3，目前获批晚期肾细胞癌一线治疗的适应证。一项 Ⅰ b/ Ⅱ 期的临床研究显示，19 例晚期 HCC 患者接受 Tivozanib 治疗，给药方式为每天 1 次，每次 1mg，第 1 ～ 21 天，每 28 天 1 次，12 周 PFS 率为 68%，24 周 PFS 率为 58%，4 例患者超过 2 年没有疾病进展。ORR 为 21%，DCR 为 63%。mOS 9.0 个月，30% 的患者生存时间超过 2 年。患者耐受性良好，主要的不良反应为疲劳（63%）、腹泻（41%）、食欲下降（37%）。目前 Tivozanib 联合度伐利尤单抗治疗肝癌的 Ⅰ / Ⅱ 期试验正在进行中。

（5）安罗替尼：每次 12mg，口服，1 次/天，第 1 ～ 14 天，每 21 天 1 周期。

安罗替尼是一种小分子多靶点激酶抑制剂，可抑制 VEGFR、PDGFR、FGFR、c-Kit 等激酶活性，从而发挥抗肿瘤血管生成和抑制肿瘤增殖的作用。ALTER-0802 研究是一项小样本量的单臂、Ⅱ 期研究，其队列 1 纳入 26 例未经系统治疗的晚期 HCC 患者，结果显示，ORR 3.9%，DCR 84.6%，TTP 为 5.9 个月，OS 12.8 个月。安罗替尼在晚期 HCC 一线治疗满意，但由于样本量较少，尚需扩大样本量进一步研究。

2. 免疫治疗

（1）阿替利珠单抗联合贝伐珠单抗：阿替利珠单抗每次 1200mg，静脉滴注；贝伐珠单抗 15mg/kg，静脉滴注，21 天为 1 个周期。

贝伐珠单抗联合阿替利珠单抗的 Ⅰb 期临床研究纳入 73 例晚期 HCC 患者，结果显示 ORR 为 32%，其中 1 例 CR，22 例 PR，DCR 为 77%，mPFS 为 14.9 个月，mOS 尚未达到。IMbrave150 研究探讨了阿替利珠单抗与贝伐珠单抗（T+A）对比索拉非尼在未经全身治疗的 HCC 患者的疗效。结果显示，相较于索拉非尼，"T+A" 靶免联合可降低患者 34% 的死亡风险（19.2 个月 vs 13.2 个月，HR=0.66；95%CI 0.52 ～ 0.85），降低 41% 的疾病进展风险（6.9 个月 vs 4.3 个月，HR=0.65，95%CI 0.53 ～ 0.81）。联合组 ORR 达 30%，其中 CR 8%，而索拉非尼 ORR 达 11%，CR 为 1%。两组 3 ～ 4 级不良反应相似（56.5% vs 55.1%）。IMbrave150 的中国亚组显示，"T+A" 的模式给中国患者带来更好的 OS 获益，HR 进一步降低（24.0 个月 vs 11.4 个月，HR=0.53；95% CI：0.35 ～ 0.80），超过了以往 HCC 的标准治疗数据。基于这一研究结果，FDA 和 NMPA 批准 "T+A" 用于 HCC 一线治疗的适应证。

（2）信迪利单抗联合贝伐珠单抗：信迪利单抗每次 200mg，静脉滴注；达攸同（国产贝伐珠单抗类似物）15mg/kg，静脉滴注，21 天为 1 个周期。

ORIENT-32 研究是在中国人群中进行的 PD-1 抑制剂信迪利单抗联合贝伐珠单抗一线治疗不可切除或转移性肝癌的随机、开放性、对照的 Ⅱ/Ⅲ 期研究。入组人群中 94.5% 是 HBV 相关肝癌，65% 以上的患者曾经接受过肝动脉栓塞化疗（TACE），更符合中国患者特征。PD-1 抑制剂联合方案组的各疗效终点显著优于索拉非尼，OS（NE vs 10.4 个月，HR=0.57，$P < 0.000\ 1$），PFS（4.6 个月 vs 2.8 个月，HR=0.56，$P < 0.000\ 1$），ORR（20.5% vs 4.1%）。常见的不良反应为血小板减少、蛋白尿、胆红素升高、天冬氨酸转氨酶（AST）升高等，而索拉非尼组为手足综合征、腹泻、AST 升高等。常见不良事件（AE）多为 1 ～ 2 级，3 ～ 4 级 TRAE 发生率分别为 33.7%、35.7%。ORIENT-32 研究成为首个在中国人群中获得阳性

结果的靶免联合的临床研究。

（3）卡瑞利珠单抗联合阿帕替尼：卡瑞利珠单抗每次 200mg，静脉滴注，21 天为 1 个周期；阿帕替尼每次 250mg，口服，1 次／天，连续服用。

CARES-310 研究探索了卡瑞利珠单抗联合阿帕替尼（"双艾"组合）一线用于不可切除或转移性肝细胞癌的疗效。结果显示，联合治疗组较单药治疗组显著改善 PFS（5.6 个月 vs 3.7 个月，HR=0.52，$P < 0.000\ 1$）及 OS（22.1 个月 vs 15.2 个月，HR=0.62，$P < 0.000\ 1$）。两组 ORR 分别为 25% 和 6%。"双艾"组合常见 3 ～ 4 级不良事件为高血压、手足综合征和转氨酶升高。

（4）帕博利珠单抗联合仑伐替尼：帕博利珠单抗每次 200mg，静脉滴注，21 天为 1 个周期；仑伐替尼每次 8mg（体重 < 60kg），或每次 12mg（体重 ≥ 60kg），口服，1 次／天，连续服用。

LEAP-002 研究主要探讨仑伐替尼联合或不联合帕博利珠单抗一线治疗 HCC 患者的疗效与安全性。该研究亚洲人群亚组显示，仑伐替尼联合帕博利珠单抗较仑伐替尼在 OS（26.3 个月 vs 22.4 个月，HR=0.727）、PFS（8.3 个月 vs 6.5 个月，HR=0.710）及 ORR（28.1% vs 18.9%）有获益的趋势，但该研究在统计学意义上未达到预设主要终点。

（5）纳武利尤单抗联合或不联合仑伐替尼：纳武利尤单抗每次 240mg，静脉滴注，14 天为 1 个周期。

CheckMate-459 评估了纳武利尤单抗对比索拉非尼一线治疗晚期 HCC 的疗效和安全性。该研究显示，纳武利尤单抗组和索拉非尼组的 mOS 分别为 16.4 个月和 14.7 个月（HR=0.85，$P=0.075$）；mPFS 分别为 3.7 个月和 3.8 个月（HR=0.93）。然而，两组患者 12 个月 PFS 率（22% vs 14%）、18 个月 PFS 率（17% vs 9%）和 24 个月 PFS 率（14% vs 6%）的分析结果均显示，纳武利尤单抗治疗组患者具有更高的 PFS。安全性分析结果显示，纳武利尤单抗与索拉非尼组患者分别有 46% 和 50% 的患者发生 3 级以上治疗相关不良事件，主要包括掌跖红斑感觉异常（纳武利尤单抗组 vs 索拉非尼组：< 1% vs 14%）、天冬氨酸转氨酶升高（6% vs 4%）和高血压（0% vs 7%）。CheckMate-459 研究结果显示，纳武利尤单抗治疗晚期 HCC 具

有一定的疗效。然而，与索拉非尼相比，纳武利尤单抗并不能明显提高患者 OS 和 PFS。基于 CheckMate-459 研究结果未达到主要终点，2021 年 7 月 23 日，BMS 宣布撤回纳武利尤单抗的肝癌适应证。Study117 研究是一项开放的 Ⅰb 期研究，采用纳武利尤单抗联合仑伐替尼用于不可手术切除的肝细胞癌患者。这项小样本的研究显示，纳武利尤单抗联合仑伐替尼 CR 为 10%，ORR 为 76.7%，DCR 为 96.7%。TRAE 发生率达 100%，常见 TEAE 为手足综合征和语言功能障碍。

（6）度伐利尤单抗联合替西木单抗：度伐利尤单抗每次 1500mg，静脉滴注，28 天为 1 个周期；替西木单抗 300mg，静脉滴注，负荷给药 1 次。

HIMALAYA 研究探索了双免模式在晚期 HCC 一线治疗的疗效。该研究共纳入 1171 例患者，按照 1 : 1 : 1 的比例随机接受 STRIDE 方案（替西木单抗 300mg×1 次剂量＋度伐利尤单抗 1500mg 每 4 周 1 次）、度伐利尤单抗或索拉非尼治疗。结果显示，相较于索拉非尼，STRIDE 方案死亡风险降低了 22%（16.4 个月 vs 13.8 个月，HR=0.78，P=0.003 5），3 年 OS 率提高了 50%（30.7% vs 20.2%），ORR 提高了 3 倍（20.1% vs 5.1%）。DoR 延长了 3.9 个月（22.3 个月和 18.4 个月）。3 ～ 4 级不良事件发生率较对照组更低（25.8% vs 36.9%）。进一步分析显示，免疫不良反应的发生与疗效密切相关，STRIDE 发生 imAE 的患者较未发生者 OS 明显延长（23.2 个月 vs 14.1 个月，HR=0.73）。STRIDE 方案给患者带来了持久的免疫应答、长久的生存获益，具有免疫治疗独有的长拖尾效应。该方案创新性地在度伐利尤单抗基础上联用单次高剂量的替西木单抗，具有独特的协同增效机制，基于 HIMALAYA 研究的部分数据，STRIDE 方案已获得 FDA 授予治疗 HCC 的"孤儿药"资格。该研究还显示，度伐利尤单抗单药治疗也获得了不劣于索拉非尼的 OS 获益（16.6 个月 vs 13.8 个月，HR=0.86），且不良反应的发生率低于索拉非尼。这提示度伐利尤单抗单药也不失为晚期 HCC 患者有效治疗的选择之一。

（7）替雷利珠单抗：替雷利珠单抗每次 200mg，静脉滴注，21 天为 1 个周期。

RATIONALE-301 探索了替雷利珠单抗对比索拉非尼一线治疗不可切除肝癌的疗效。结果显示，替雷利珠单抗较索拉非尼在 mOS（15.9 个月 vs 14.1 个月，HR=0.85，95%CI 0.712 ～ 1.019）、ORR（14.3% vs 5.4%）有所延长，显示了不劣于索拉非尼的效果，且安全性良好。替雷利珠单抗都有希望成为不可手术切除肝癌的一线治疗。

3. 化疗　FOLFOX4 方案：奥沙利铂 85mg/m²，静脉滴注 2 小时，第 1 天；亚叶酸钙 200mg/m²，静脉滴注 2 小时，第 1 ～ 2 天，氟尿嘧啶 400mg/m²，静脉推注，然后 600mg/m²，持续静脉滴注 22 小时，第 1 ～ 2 天，14 天为 1 个周期。

EACH 研究是目前唯一一项在肝癌一线治疗采用化疗获得阳性的临床研究。该研究显示，接受 FOLFOX4 方案化疗的 HCC 患者较接受多柔比星化疗者 OS 延长 1.57 个月（6.47 个月 vs 4.90 个月，P=0.04），PFS 延长 1.17 个月（2.97 个月 vs 1.80 个月，P=0.000 3），ORR 分别为 8.70% 和 2.76%（P=0.014 2），DCR 分别为 53.26% 和 32.62%（P＜0.000 1）。两种化疗方案的不良反应发生率相似，均可耐受。FOLFOX4 组中性粒细胞减少症发生率和手足麻木发生率略高。

4. 介入治疗　介入治疗是 HCC 最主要的局部治疗方法之一。对于局部晚期肿瘤无法手术的患者，通过 TACE 治疗有助于对病情的控制，但介入治疗在发挥抗肿瘤的同时，会导致局部缺氧，释放缺氧诱导因子-1α（HIF-1α），进而引起 VEGF 升高，促进肿瘤转移，若配合抗血管生成的靶向药物则一举两得，既可以抑制肿瘤血管的生成，又可以控制肿瘤的发展，往往比单一的介入治疗或靶向治疗会获得更好的疗效。

TACTICS 研究探索了 TACE 基础上联合使用索拉非尼治疗 HCC 的疗效。该研究纳入不可切除 HCC 患者共 156 例，76 例患者接受单用 TACE 治疗，80 例患者接受 TACE 治疗的同时口服索拉非尼。结果显示，联合组较单纯 TACE 组显著延长 PFS（25.2 个月 vs 13.5 个月，HR=0.59，P=0.006）、TTP（24.1 个月 vs 13.5 个月，HR=0.56，P=0.004）和 TTUP（26.7 个月 vs 20.6 个月，HR=0.57，P=0.02）。该研究进一步验证，TACE 基础上联合索拉非尼可显著改善晚期 HCC 的预后。另一项回顾性研究比较了 TACE 联合或不联合安罗替尼在无法切除的中晚期 HCC 患者中的疗效和安全性。研究结果表明，两组 mPFS 分别为 7.35 个月和 5.54 个月（P=0.035），ORR 分别为 77.8% 和 32.6%（$P < 0.01$）；TACE 联合安罗替尼可显著提高患者的 6 个月 OS 率和 1 年 OS 率（83.3% vs 56.5%，P=0.016；66.7% vs19.6%，$P < 0.01$）。

5. 中医中药　淫羊藿素软胶囊（阿可拉定）每次 600mg，早、晚餐后 30 分钟口服，2 次 / 天，连续服用。

淫羊藿素软胶囊（SNG-162）是从淫羊藿中提取、分离、纯化得到的活性药物单体，其通过结合 MyD88/IKKα，抑制 TLRs-MyD88-IKKα-NF-κB 炎症通路，从而降低 INF-α、IL-6 等炎症因子产生，下调 IL-6/JAK/STAT3 信号通路；直接结合 IKKα 抑制 TNF-α 对 IKK-NF-κB 信号通路的活化，下调 TNF-α 对 PD-L1 及 MDSC 的作用，从而活化 INF-γ+CD8$^+$T 细胞，发挥抗肿瘤作用。我国Ⅲ期研究比较了淫羊藿素软胶囊与华蟾素作为晚期肝癌患者一线治疗的疗效。共纳入 283 例 aHCC 患者，其中 71 例者为生物标志物富集阳性（BM+：AFP ≥ 400ng/ml、TNF-α < 2.5pg/ml 和 IFN-g ≥ 7.0pg/ml，满足 2 项即为阳性）。结果显示，淫羊藿素软胶囊组 mOS 显著优于对照组（13.54 个月 vs 6.87 个月，HR=0.43，P=0.009 2）。

（二）二线治疗

1. 靶向治疗

（1）瑞戈非尼：每次 160mg，口服，1 次 / 天，第 1 ~ 14 天，21 天为 1 个周期。

瑞戈非尼是一种多靶点激酶抑制剂，主要作用于 VEGFR-1/2/3、TIE-2、RAF-1、KIT、RET、RAF-1、BRAF、PDGFR、FGFR、p38-α 及 CSF1R 等靶点发挥作用。RESORCE 研究探讨了瑞戈非尼治疗索拉非尼耐药或无法耐受的 HCC 的疗效。研究结果表明，瑞戈非尼较安慰剂 OS 延长 2.8 个月（10.6 个月 vs 7.8 个月，HR=0.62，$P < 0.000 1$）；mPFS 分别为 3.1 个月、1.5 个月，mTTP 分别为 3.2 个月、1.5 个月，ORR 分别为 10.6%、4.1%，DCR 分别为 65.2% 和 36.1%。≥ 3 级不良反应为高血压、手足皮肤反应、腹泻等。基于 RESORCE 研究结果，瑞戈非尼获批 HCC 的二线治疗适应证。

（2）雷莫西尤单抗：8mg/kg，静脉滴注，14 天为 1 个周期。

雷莫西尤单抗是一种人源化的 IgG1 单克隆抗体，靶向结合 VEGFR-2，抑制 VEGF/VEGFR 通路的活化。REACH 研究探索了雷莫西尤单抗用于索拉非尼耐药的 HCC 的疗效。该研究显示，雷莫西尤单抗较安慰剂可延长 HCC 患者 OS 1.6 个月（9.2 个月 vs 7.6 个月，HR=0.866，P=0.139 1），但未达到统计学差异。亚组分析显示，雷莫西尤单抗可显著延长 AFP ≥ 400ng/ml 患者的 OS（7.8 个月 vs 4.2 个月，HR=0.674，P=0.005 9）。基于 REACH 研究结果，REACH-2 研究纳入了 AFP ≥ 400ng/ml 的晚期肝癌患者，以验证雷莫西尤单抗对于这部分患者的疗效。结果显示，雷莫西尤单抗可显著改善患者的 OS（8.5 个月 vs 7.3 个月，P=0.019 9）和 PFS（2.8 个月 vs 1.6 个月，$P < 0.000 1$）。REACH 和 REACH-2 研究显示，雷莫西尤单抗常见 3 ~ 4 级不良反应为高血压、疲劳、外周性水肿蛋白尿等。基于以上研究，雷莫西尤单抗被 FDA 批准用于 AFP ≥ 400ng/ml 的晚期 HCC 的治疗。

（3）卡博替尼：每次 60mg，口服，1 次 / 天，连续服用。

卡博替尼是一种小分子多靶点化合物，可靶向作用于 MET、VEGFR-1/2/3、ROS1、RET、AXL、NTRK、KIT 等位点。CELESTIAL 研究是一个全球多中心的双盲随机对照研究，纳入 707 例索拉非尼治疗失败的 HCC 患者。结果表明，卡博替尼较安慰剂可显著延长 OS（10.2 个月 vs 8.0 个月，HR=0.76，P=0.005）、PFS（5.2 个月 vs 1.9 个月，HR=0.44，$P < 0.001$）和 ORR（4% vs 0.4%，P=0.009）。3 ~ 4 级不良反应为手足综合征、高血压、疲劳、腹泻等。基于以上结果，FDA 批准卡博替尼二线治疗晚期 HCC。

（4）阿帕替尼：每次 750mg，口服，1 次 / 天，连续服用。

阿帕替尼是一种小分子酪氨酸激酶抑制剂，主要靶向 VEGFR-2，发挥抗肿瘤血管生成作用。AHELP 研究纳入了 393 例既往接受过至少一线系统治疗失败的晚期 HCC 患者，评估阿帕替尼二线治疗的疗效。结果表明，与安慰剂相比，阿帕替尼 OS 延长 1.9 个月（8.7 个月 vs 6.8 个月，HR=0.785，P=0.047 6），PFS 延长 2.6 个月（4.5 个月 vs 1.9 个月，HR=0.471，$P < 0.001$）。阿帕

替尼组 ORR（10.7% vs 1.5%）和 DCR（61.3% vs 28.8%）均有所提高。常见 3～4 级不良反为高血压、手足综合征等。

2. 免疫治疗

（1）纳武利尤单抗：每次 3mg/kg，静脉滴注，14 天为 1 个周期。

CheckMate 040 是一项多中心、多队列的临床研究。其中，队列 1 纳入索拉非尼未治（n=80）和经治（n=154）的晚期 HCC 患者，接受递增剂量水平（0.1～10.0mg/kg）的纳武利尤单抗单药治疗，2 周一次；队列 2 患者接受 3mg/kg 的纳武利尤单抗，2 周一次。研究结果表明，总体 ORR 达 15%～20%，DCR 达 58%～64%，且肿瘤缓解持续。亚组分析显示，既往未接受过索拉非尼治疗的晚期 HCC 患者 OS 为 28.6 个月；而接受过索拉非尼治疗的患者，纳武利尤单抗单药二线治疗的 OS 也达到 15.6 个月。基于 CheckMate 040 研究，纳武利尤单抗被批准用于晚期 HCC 的二线治疗。

（2）帕博利珠单抗：每次 200mg，静脉滴注，21 天为 1 个周期。

KEYNOTE-224 研究是一项 II 期研究，纳入 104 例索拉非尼耐药的晚期 HCC 患者，评估了帕博利珠单抗的疗效和安全性。结果显示，ORR 达 18.3%（包括 3.8% 的 CR），DCR 达 61.5%，PFS 为 3.1 个月，OS 为 13.2 个月，24 个月 OS 率为 30.8%。3～4 级不良反应发生率为 24%，常见不良反应为转氨酶升高、疲劳等。然而，随后的 KEYNOTE-240 研究则未能达到研究预设终点。该 III 期研究入组 413 例索拉非尼治疗进展或不能耐受的 HCC 患者，结果显示，帕博利珠单抗二线治疗可延长患者的 mOS（13.9 个月 vs 10.6 个月，HR=0.78，单侧 P=0.023 8；但是没有达到预先设定的 P=0.017 4）和 PFS（3.0 个月 vs 2.8 个月，HR=0.718，单侧 P=0.002 2；没有达到预先设定的 P=0.002）。研究组的 ORR（18.3%）显著高于安慰剂组（4.4%），mDoR 为 13.8 个月。亚组分析表明，帕博利珠单抗给亚裔患者带来显著的 OS 获益（HR=0.548，P=0.000 9），生存获益优于欧美患者。

（3）卡瑞利珠单抗：每次 200mg，静脉滴注，21 天为 1 个周期。

秦叔逵教授开展的一项 II 期临床研究，探讨了卡瑞利珠单抗二线治疗晚期 HCC 的疗效。该研究纳入 220 例既往系统性治疗失败或不耐受的晚期 HCC 患者。研究结果表明，ORR 为 14.7%，DCR 为 44.2%，OS 为 13.8 个月。最常见的 TRAE 是反应性皮肤毛细血管增生症（RCCEP）、转氨酶升高和蛋白尿；3～4 级 TRAE 发生率为 22%，常见的是 AST 升高（5%）和中性粒细胞计数降低（3%）。卡瑞利珠单抗经 NMPA 批准获得 HCC 二线治疗适应证。

（4）卡瑞利珠单抗联合阿帕替尼：卡瑞利珠单抗每次 200mg（体重≥50kg）或 3mg/kg（体重＜50kg），静脉滴注，每 14 天 1 次；阿帕替尼每次 250mg，口服，1 次 / 天，连续服用，28 天为 1 个周期。

一项卡瑞利珠单抗联合阿帕替尼治疗晚期 HCC、胃癌和食管胃结合部癌的 I 期临床研究结果显示，在入组的 43 例患者中，共有 HCC 患者 18 例，其中可评价的 16 例患者中，8 例获得 PR，包括阿帕替尼 125mg 组 1 例和 250mg 组 7 例，ORR 为 50.0%，PFS 为 5.8 个月，OS 尚未达到。RESCUE 研究的队列 2 纳入 120 例一线索拉非尼耐药或不耐受的 HCC 患者，接受卡瑞利珠单抗 + 阿帕替尼。结果表明，ORR 为 27.5%，PFS 为 5.5 个月，18 个月 OS 率为 56.5%。最常见的 3 级以上 TRAE 为高血压、谷氨酰基转移酶升高和高胆红素血症。

（5）替雷利珠单抗：每次 200mg，静脉滴注，21 天为 1 个周期。

RATIONALE 208 研究探讨了替雷利珠单抗在二线及以上治疗的不可切除肝细胞癌患者中的疗效。结果发现，ORR 为 13.3%，PFS 为 2.7 个月，OS 为 13.2 个月。其中二线患者 ORR 为 13.8%，OS 为 13.8 个月；三线及以上者 ORR 为 12.6%；OS 为 12.4 个月。主要不良反应为转氨酶升高、甲状腺功能改变等。基于此项研究，替雷利珠单抗获得了我国 HCC 二线治疗的适应证。

（6）纳武利尤单抗联合伊匹单抗：纳武利尤单抗 1mg/kg，静脉滴注；伊匹木单抗 3mg/kg，静脉滴注，21 天为 1 个周期。4 个周期后，纳武利尤单抗每次 240mg，静脉滴注，14 天为 1 个周期。

CheckMate 040 是一项多中心、多队列的临床研究。其队列 4 探讨了三种不同剂量的纳武利尤单抗和伊匹木单抗联合给药方案治疗索拉非尼不耐受或进展的晚期 HCC 的安全性和有效性。该队列共纳入 148 例患者，整体 ORR 达到 31%。该队列 A 组、B 组和 C 组的 mOS 分别为 22.8 个月、12.5 个月和 12.7 个月，ORR 分别为 32%、31% 和 31%，24 个月 OS 率分别为 48%、30% 和 42%。其中，A 组患者（即纳武利尤单抗 1mg/kg 联合伊匹

木单抗 3mg/kg 治疗，每 3 周 1 次，连续用药 4 个周期后，序贯纳武利尤单抗 240mg，每 2 周 1 次）的中位 OS 最长，达到 22.8 个月；30 个月 OS 率高达 44%。3～4 级 TRAE 发生率 53%，安全性可接受。基于上述研究结果，FDA 于 2020 年 3 月批准纳武利尤单抗联合伊匹木单抗（A 组剂量）用于晚期 HCC 二线治疗。

第七节　临床问题导向的药物治疗

一、对于经过治疗达到影像学缓解的患者是否需要手术?

目前的研究结果显示，大多数出现缓解的病例，即使持续用药，也会在 1～1.5 年出现进展，如仑伐替尼联合帕博利珠单抗治疗的中位缓解持续时间为 12.6 个月，贝伐珠单抗联合阿替利珠单抗的中位病灶缓解持续时间为 18.1 个月。此外，从肠癌肝转移的经验看，即使是化疗后影像上消失（影像学完全缓解）的病灶，在持续随访过程中，也有 > 50% 的病灶会出现复发。因此，预期手术切除可以使患者获得更长的无瘤生存期和总生存期。此外，转化切除对减少药物暴露和相关的不良反应同样具有重要意义。但与化疗相比，靶向联合免疫治疗的缓解深度可能更高，治疗后影像学上消失或造影剂填充消失的非活性病灶是否仍需要手术切除，最终需要前瞻性的对照研究予以回答。

二、转化治疗的手术时机的选择?

转化治疗的手术时机应考虑手术的安全性。术前治疗手段不同，转化手术的时机也各不相同。针对系统性治疗，少有研究明确术前需停药的时间。小分子靶向药物为持续性用药，目前无明确的术前停药时间。根据已有的文献报道，术前的持续用药不会导致术后并发症发生率的增加，有部分病案报道的结果显示术前停药 1 周后进行手术。贝伐珠单抗的半衰期为 20 天左右，且其抗血管生成作用有导致手术出血增加和影响伤口愈合的可能，从肠癌肝转移行肝切除的经验来看，贝伐珠单抗术前一般需要停药 6 周以上，以保证肝

切除的安全性。免疫治疗常为周期性用药方案，有研究者建议肝癌转化手术在最后用药周期结束后的 4 周内进行。若在靶向治疗或免疫治疗用药期间出现药物不良反应，则应在停药直至不良反应恢复至 I 级或正常后进行手术。另外，经 PD-1 抑制剂转化治疗患者手术安全性评估时需要重点考虑是否存在免疫性肝炎，因为免疫性肝炎很可能导致死亡风险升高。对于免疫性肝炎的评估，除了常规的 ALT 和 AST 等肝细胞损伤的指标之外，还可以行肝穿刺活组织检查，观察炎症细胞和淋巴细胞浸润情况及肝细胞坏死情况。目前抗血管生成药物联合 PD-1 抑制剂治疗术后肝脏功能及手术安全性影响的研究结果较少，仍需要积累更多数据以确定合理的术前评估策略。

三、TACE 术后多长时间行手术治疗?

TACE 是中晚期肝癌治疗的主要手段，被认为是肝移植术前桥接疗法的标准治疗手段，其在肝癌转化治疗及新辅助治疗中的作用也被充分认识。既往研究结果显示：术前 TACE 可导致肝炎症反应，增加术中出血量及手术操作难度，但更多的研究者指出，在末次 TACE 与手术间隔时间足够长时，TACE 对手术的影响微乎其微，并建议术前末次 TACE 与手术间隔至少 4 周（中位时间间隔为 6 周），对围手术期的并发症发生率、死亡率等无明显影响。尽管 TACE 之后数周内部分患者存在肝周炎性粘连，但其对手术操作及手术短期预后无明显负面影响。在部分 TACE 联合门静脉栓塞术作为转化治疗的患者中，研究者建议，在门静脉栓塞术结束后每 2 周评估剩余肝体积，当剩余肝体积及 ICG R15 达到手术指征时可采取

手术治疗。在介入治疗期间易出现肝功能受损的情况，应在肝功能稳定后手术。

根据患者的体力状况、不良反应及治疗耐受情况，酌情选择原方案或原方案中的部分药物。

四、转化成功后的辅助治疗如何进行？

转化成功病例，接受 R0 切除术后辅助治疗方案的选择，仍缺乏充足的数据和高级别循证医学证据。但是转化治疗成功，不但使初始不可切除的肝癌获得根治性切除的机会，也确切证实了肿瘤对转化治疗方案敏感，术后使用原转化治疗方案进行辅助治疗是合理的。术后治疗方案的选择应本着有效性和安全性并重的原则慎重考虑，若转化治疗方案为药物联合其他局部治疗，如放疗、HAIC 等，因术后靶病灶消失，辅助治疗仅用原方案中药物治疗即可。若转化治疗方案为多种药物的联合，如靶向联合免疫，双免疫联合等，应

五、转化成功后辅助治疗持续时间？

辅助治疗应持续的时间亦缺乏充足的数据，结合既往辅助治疗经验及目前普遍应用的转化治疗方案的无进展生存数据，建议术后辅助治疗应持续时间 > 6 个月。辅助治疗期间应每 3 个月随访 1 次，如果连续 2 次影像学检查无肿瘤复发转移，肿瘤标志物（AFP、PIVKA Ⅱ）连续 3 个月正常且无上升趋势，可考虑停药。辅助治疗过程中应严密观察不良反应，一旦出现严重不良反应或不能耐受，应减药或停药。而对于切除肿瘤标本达到病理学完全缓解的患者，可以采用更简短的术后辅助治疗。

第八节　药物治疗展望

近年来，随着肝癌系统治疗一系列重磅研究成果发表，晚期肝癌系统治疗的新时代已拉开序幕。CARES-310 和 RESCUE 研究成果发表，卡瑞利珠单抗联合阿帕替尼方案 OS 达到 20 个月左右，良好的疗效和安全性令人鼓舞，且"双艾"组合方案经济实惠，这项研究将改变我国晚期肝癌的一线和二线标准治疗。IMbrave150 和 ORIENT-32 研究成果相继发表，"T+A"方案和"双达"方案正式被批准用于既往未接受过全身系统性治疗的不可切除 HCC 患者，并均列入 CSCO 肝癌指南的一线治疗首选方案。"T+A"方案和"双达"方案亦成为肝癌系统治疗的里程碑，具有划时代意义，预示今后肝癌的临床研究将不再以索拉非尼作为对照。此外，HIMALAYA 研究显示度伐利尤单抗联合替西木单抗一线治疗晚期 HCC 患者的 Ⅲ 期中达到了 OS 主要终点，提示双免疫治疗方案显示出了巨大的潜力，可能首次成为不可切除、治疗选择有限、长期预后差的肝癌患者的一线治疗方案。

在系统治疗取得突破以外，系统治疗联合局部治疗，可明显提高治疗应答率，延长生存时间，助力转化治疗；应用于术后辅助治疗，提高

RFS，延缓复发，给肝癌的治疗策略带来了一系列变革。REFLECT 研究奠定了仑伐替尼 HCC 一线治疗的地位，以仑伐替尼为基础的联合治疗可能带来更好的生存获益，多项研究提示仑伐替尼联合免疫治疗或局部治疗可实现 1+1 > 2，甚至可成为一线"T+A"方案进展后的后线备选方案。仑伐替尼自身具有免疫调节活性的独特优势，能够对免疫细胞群进行调节，增强抗肿瘤免疫，仑伐替尼与我国自主研发的 KN046 或 AK104（PD-1+CTLA-4 双特异性抗体）联合给药，一线治疗晚期肝癌的 ORR 分别高达 57% 和 44.4%，已经超出了联合治疗 ORR 的平均水平。

然而 HCC 的系统治疗仍面临诸多挑战和问题，如目前即使是免疫联合靶向药物，ORR 反应率仍然有待于进一步改善；系统治疗获益人群的选择仍不明确，免疫治疗应答的生物标志物正处于探索阶段；系统治疗后的后线治疗方案也是目前亟待解决的问题。很多肝癌患者期待着更多更有效的我国自主研发的新药能够进一步提高治疗效果。相信未来在更多的临床研究和真实世界的探索中，肝癌的系统治疗越来越精准，实现新的飞跃。

第九节 预后和随访

一、预后

患者就诊时的分期是最重要的预后因素。早期肝癌患者接受手术后 5 年 OS 率超过 60%，而晚期患者 5 年 OS 率低于 20%。治疗方案的选择对预后有很大影响，采用联合或序贯方案治疗有望得到较好的疗效。对于失去手术机会的患者宜施行肝动脉化疗栓塞，如与放疗方法结合应用，3 年存活率可达 60%。－196℃液氮冷冻治疗，简便有效，应用于体积小的肝癌，5 年存活率可达 50%。另外，肝移植术后应用环孢素 A 抑制免疫排斥反应，无淋巴系统转移的患者，5 年存活率可达 60%，但有转移者仅为 15%。肿瘤的大小是另一个重要的预后因素，肿瘤直径 ≥ 10cm 者，1 年生存率为 37.5%；肿瘤直径 < 10cm，1 年生存率为 63.2%。单一小体积肝癌较多发癌结节者 5 年存活率高 10 倍。生长速度快，门静脉内已有癌栓形成者，5 年存活率为 4.8%，无癌栓形成者 5 年存活率为 50%。癌症生长不规则，外无包膜，均提示预后不良，即使手术，效果也不会很好。病理上肿瘤为透明细胞癌，纤维板层型癌生长较慢，癌包膜完整，或癌纤维组织量多，在一定程度上限制了癌细胞转移和扩散，预后好。

二、随访

HCC 术后、肝移植术后、消融术后及系统治疗完全缓解后的患者需接受密切观察和随访。一旦出现肿瘤复发或转移，可以根据肿瘤复发的特征，选择再次手术切除、局部消融、TACE、放疗或系统治疗，以延长患者生存。对于血清 AFP 等肿瘤标志物，建议术后 2 年内每 3 ～ 6 个月复查一次，2 年以上则每 6 ～ 12 检测一次；HBV-DNA 和 HCV-DNA，肝肾功能检测，每 3 ～ 6 个月 1 次。肝炎病毒携带者需至专科医师处制订抗病毒方案。随访 2 年内，每 3 ～ 6 个月行腹盆腔 CT 或 MRI 以评估肝部病灶，胸部 CT 可了解有无肺转移。随访 2 年以上者，每 6 ～ 12 个月行腹盆腔 CT 或 MRI。

(朱益平)

参 考 文 献

第18章 结直肠癌

我国结直肠癌（colorectal cancer，CRC）的发病率和死亡率均保持上升趋势，50%以上位于直肠，20%位于乙状结肠，其次分别为盲肠、升结肠、降结肠、横结肠，但近年来有向近端发展的趋势。结直肠癌发病率的男女差异不大，但直肠癌和年轻结肠癌患者中男性较多见。近20多年来，世界上多数国家结直肠癌（主要是结肠癌）发病率呈上升趋势。中国结直肠癌发病率的上升趋势也十分明显。中国的发病年龄多在40～60岁，高峰在50岁左右，但30岁以下的结直肠癌患者并不少见。结直肠癌的中位发病年龄在中国比欧美提前约10年，且青年患者比欧美多见，这是本病在中国的一个特点。

第一节 临床表现与诊断

一、病史和体格检查

（一）结直肠癌常见症状

早期多无症状。随着肿瘤的增大和病情的持续进展，才显露出症状。实际上在临床上已经出现症状的患者，其局部病变已较严重，甚至已到晚期。结直肠癌一旦进入进展期，可出现较明显的症状，但有些症状并非特异，且与癌肿所在的部位有关。

（1）大便性状、习惯改变。

（2）便血、脓血便和黏液便。

（3）腹部肿块：大肠癌腹部肿块的发生率为47.7%～80%。

（4）急慢性肠梗阻：当肿瘤生长到一定大小后，可以阻塞肠腔引起完全性或不完全性肠梗阻症状。

（5）慢性消耗性表现：随着疾病的进展，患者可出现慢性消耗性表现，如贫血、消瘦、乏力等。晚期患者可出现恶病质状态。

（6）另外，按肿瘤部位不同，临床表现可不同。

（二）体格检查

（1）一般状况评价、全身浅表淋巴结情况。

（2）腹部视诊和触诊：检查有无肠型、肠蠕动波、腹部肿块。

（3）直肠指检：凡疑似结直肠癌者，必须常规做肛门直肠指检。了解直肠肿瘤大小、质地、占肠壁周径的范围、基底部活动度、距肛缘的距离、肿瘤向肠外浸润状况、与周围脏器的关系、有无盆底种植等。指检时必须仔细触摸，避免漏诊；触摸轻柔，切忌挤压，观察是否有指套血染。

（三）辅助检查

1. 临床疑似表现

（1）凡近期出现原因不明的排便习惯改变，均应疑有肠癌的可能。

（2）对原因不明的缺铁性贫血、消瘦、乏力等患者，要考虑结直肠癌慢性失血的可能。

（3）成人出现不明原因的肠梗阻、腹部肿块、腹痛等，也应怀疑结肠癌的可能。

2. 实验室检查

（1）血常规：了解有无贫血。

（2）尿常规：观察有无血尿，结合泌尿系影像学检查了解肿瘤是否侵犯泌尿系统。

（3）大便常规：注意有无红细胞、脓细胞。

（4）粪便隐血试验：针对消化道少量出血的

诊断有重要价值。

（5）生化及肝功能。

（6）结直肠癌患者在诊断、治疗前、评价疗效、随访时必须检测 CEA、CA19-9；有肝转移患者建议检测 AFP；疑有卵巢转移患者建议检测 CA125。

3. 内镜检查　直肠镜和乙状结肠镜适用于病变位置较低的结直肠病变。对于所有疑似结直肠癌患者，均推荐结肠镜检查，但以下情况除外。

（1）一般状况不佳，难以耐受。

（2）急性腹膜炎、肠穿孔、腹腔内广泛粘连。

（3）肛周或严重肠道感染。

（4）妇女妊娠期和月经期。

内镜检查报告必须包括进镜深度、肿物大小、距肛缘位置、形态、局部浸润的范围，对可疑病变必须行病理学活组织检查。由于结肠肠管在检查时可能出现皱缩，因此内镜所见肿物远侧与肛缘的距离可能存在误差，建议结合 CT、MRI 或钡剂灌肠明确病灶部位。

4. 影像学检查

（1）X 线钡剂灌肠或气钡双重对比造影检查：可明确癌肿范围、了解结肠其他部位有无病变，是诊断结肠癌的主要方法之一；已有肠梗阻的不宜用钡灌肠。

（2）B 超检查：可帮助了解腹部肿块、淋巴结肿大及肝内有无转移。

（3）正电子发射断层成像（PET）和正电子发射断层成像/计算机断层成像（PET/CT）：PET 和 PET/CT 也能检出大肠癌的原发灶，而且灵敏度很高。另外，全身显像主要在于能同时检出转移灶，全面了解病变的累及范围，进行准确的临床分期。

（4）CT 检查：作用在于明确病变侵犯肠壁的深度、向壁外蔓延的范围和远处转移的部位。目前，结直肠癌的 CT 检查推荐用于以下几个方面。

1）提供结直肠恶性肿瘤的分期。

2）发现复发肿瘤。

3）评价肿瘤对各种治疗的反应。

4）阐明钡剂灌肠或内镜发现的肠壁内和外在性压迫性病变的内部结构，明确其性质。

5）对钡剂灌肠检查发现的腹内肿块做出评价，明确肿块的来源及其与周围脏器的关系。

6）可判断肿瘤位置。

5. MRI 检查　适应证同 CT 检查。推荐 MRI 作为直肠癌常规检查项目：①直肠癌的术前分期；②结直肠癌肝转移病灶的评价；③怀疑腹膜及肝被膜下病灶。

6. 经直肠腔内超声检查　推荐直肠腔内超声或内镜超声检查为中低位直肠癌诊断及分期的常规检查。

7. 排泄性尿路造影　不推荐术前常规检查，仅适用于肿瘤较大可能侵及尿路的患者。

二、病理活检及分期

（一）病理活检

病理活检明确占位性质是结直肠癌治疗的依据。可依据活检诊断为浸润性癌的病例进行规范性结直肠癌治疗。如因活检取材的限制，活检病理不能确定浸润深度，对于诊断为高级别上皮内瘤变的病例，建议临床医师综合其他临床情况（包括有无脉管癌栓和癌周的淋巴细胞反应等），确定治疗方案。

结直肠癌的大体类型：①隆起型（polyploid type，又称蕈伞型、息肉型），肿瘤呈息肉状或盘状向肠腔突出，可伴表浅溃疡，多为分化较高的腺癌。②溃疡型（ulcerating type），肿瘤表面形成较深溃疡或呈火山口状，本型较多见。③浸润型（infiltrating type），癌组织向肠壁深层弥漫浸润，常累及肠管全周，导致局部肠壁增厚、变硬，若同时伴有肿瘤间质结缔组织明显增多，则使局部肠管周径明显缩小，形成环状狭窄。

结直肠癌组织学类型：①腺癌最多见：因为结直肠处的黏膜本身就是腺上皮；②除了腺癌之外，鳞状细胞癌（squamous carcinoma）、腺鳞癌（adenosquamous carcinoma）等也是可以发生的，但是发病率相对较低。

分子病理检测：建议对结直肠癌组织进行错配修复蛋白（mismatch repair proteins）免疫组化检测，以指导临床治疗和评价预后，必要时进行微卫星不稳定性（microsatellite instability，MSI）检测。对于进行靶向治疗的患者，应行 *KRAS*、*NRAS* 和 *BRAF* 突变检测。

（二）病理分期

国际上一般沿用改良的 Dukes 分期及 UICC 提出的 TNM 分期法（表 18-1）。

表 18-1 2017 年 UICC/AJCC 结直肠癌 TNM 分期（第八版） 续表

原发肿瘤（T）

Tx：原发肿瘤无法评价

T0：无原发肿瘤证据

Tis：原位癌：局限于上皮内或侵犯黏膜固有层，但未突破黏膜肌层

T1：肿瘤侵及黏膜下层（突破黏膜肌层，未累及固有肌层）

T2：肿瘤侵犯固有肌层

T3：肿瘤穿透固有肌层到达浆膜下层，或侵犯无腹膜覆盖的结直肠旁组织

T4a 肿瘤穿透侵犯膜脏层

T4b 肿瘤直接侵犯或粘连于其他器官或结构

区域淋巴结（N）

Nx：无法评价淋巴结

N0：无淋巴结转移

N1：1～3 个区域淋巴结转移

N1a 有 1 枚区域淋巴结转移

N1b 有 2～3 枚区域淋巴结转移

N1c 无区域淋巴结转移，但浆膜下、肠系膜、无腹膜覆盖结肠 / 直肠周围组织内有肿瘤结节

N2：4 个或 4 个以上区域淋巴结转移

N2a 4～6 枚区域淋巴结转移

N2c 7 枚或更多区域淋巴结转移

远处转移（M）

Mx：无法评价远处转移

M0：无远处转移

M1：有远处转移

M1a 远处转移局限于单个器官或部位（如肝、肺、卵巢、非区域淋巴结），无腹膜转移

M1b 远处转移分布于两个及两个以上的器官 / 部位，无腹膜转移

M1c 腹膜转移，伴有或不伴有其他部位或器官转移

Dukes 分期如下。

A 期：癌局限于肠壁内。

B 期：癌穿透肠壁侵入浆膜和（或）浆膜外，但无淋巴结转移。

C 期：有局部淋巴结转移。C1 期，仅限于肿瘤及肠旁淋巴结转移者；C2 期，转移至系膜和系膜根部淋巴结者。

D 期：有远处转移或腹腔转移，或侵及邻近脏器无法切除者。

第二节 一般治疗原则

一、结肠癌（表 18-2）

1. 0 期 术后定期观察，不需要辅助治疗。

2. Ⅰ期 术后一般无须辅助化疗。

3. Ⅱ期 有下列因素之一者应行术后辅助化疗：淋巴结取样不足 12 枚；T4（ⅡB 期）；血管 / 淋巴管侵犯（脉管癌栓）；病理分化程度差；分子生物学检测有预后不良因素；术前有穿孔或肠梗阻；患者要求辅助治疗。

4. Ⅲ期 术后常规行辅助化疗。

5. Ⅳ期 以全身化疗为主，必要时辅以其他局部治疗。

二、直肠癌

1. 0 期 术后定期观察，不需要辅助治疗。

2. Ⅰ期 术后无须辅助治疗。

3. ⅡA 期 有血管 / 淋巴管侵犯（脉管癌栓）者应行术后同步放化疗或放疗，随后应行辅助化疗。分化差及分子生物学检测有预后不良因素者应行术后辅助化疗。

4. ⅡB 期及Ⅲ期 可应行术前同步放化疗或放疗，对于术前未做者，应行术后同步放化疗或放疗，术后常规行辅助化疗。

5. Ⅳ期 以全身化疗为主，必要时加用其他局部治疗。

三、大肠癌肝转移

1. 所有可安全切除的肝转移均可手术，以此标准，20% 的肝转移患者可行手术。

2. 以奥沙利铂或伊立替康为主的新辅助化疗可使 15%～50% 不能手术的肝转移患者得到手术的机会，可增加根治性肝转移切除者的生存率。

3. 肝转移癌根治术后 5 年生存率为 15%～54%，平均 20%～30%。

4. 其中预后信息尚没有明确的评判指标，但目前最好的还是复发风险评分（CRS）的5个参数：转移瘤数目、大小、转移瘤出现时间、原发瘤区域淋巴结是否转移及血 CEA 水平。CRS 0～1分较好，3分以上预后差，为高度复发风险患者。

表 18-2　0～Ⅳ期具体分型

期别	T	N	M	Dukes 分期
0	Tis	N0	M0	-
Ⅰ	T1	N0	M0	A
	T2	N0	M0	A
Ⅱ A	T3	N0	M0	B
Ⅱ B	T4a	N0	M0	B
Ⅱ C	T4b	N0	M0	B
Ⅲ A	T1～2	N1/N1c	M0	C
	T1	N2a	M0	C
Ⅲ B	T3～4a	N1/N1c	M0	C
	T2～3	N2a	M0	C
	T1～2	N2b	M0	C
Ⅲ C	T4a	N2a	M0	C
	T3～4a	N2b	M0	C
	T4b	N1～2	M0	C
Ⅳ A	任何 T	任何 T	M1a	-
Ⅳ B	任何 T	任何 T	M1b	-
Ⅳ C	任何 T	任何 T	M1c	-

第三节　辅助治疗

一、辅助治疗的历史沿革

结直肠癌辅助化疗起源于 20 世纪 50 年代，早期临床研究比较了塞替派、氟尿嘧啶、司莫斯汀等药物，与单纯手术相比较，这些临床研究大都是阴性结果。一直到了 1988 年，*JAMA* 刊登了 Buyse 等发表的临床荟萃分析，对 6800 例患者比较了术后辅助化疗与术后观察的临床预后。两组间氟尿嘧啶化疗组 5 年 OS 率提高了 5%，mOS 延长 10 个月，但差异无统计学意义。同年 Wolmark 等发表了 NSABP C-01 研究，在 Duck "B 和 Duck" C 患者间比较 MOF 方案（氟尿嘧啶、司莫斯汀、长春新碱），与单纯手术及卡介苗（BCG）三组间的疗效差异，术后化疗组和单纯手术组 5 年 DFS 率分别是 58% 和 51%（*P*=0.02），5 年 OS 率分别是 67% 和 59%（*P*=0.05），所以 1988 年可谓

是结肠癌辅助化疗元年，后面开启了一系列结肠癌辅助化疗的临床研究，如 NSABP C-03（MOF vs 5-FU/CF），IMPACT（5-FU/CF vs 单纯手术），MOSAIC（FOLFOX4），X-ACT（卡培他滨 vs 5-FU/CF），NO16969（XELOX vs 5-FU/CF），NSABP C-07（FOLFOX vs 5-FU/CF）。另外，还有一些靶向药物联合化疗药物在结肠癌辅助治疗中的临床研究，如 NSABP C-08 和 AVANT（贝伐珠单抗 +mFOLFOX6），PETACC-08 和 NCCTG NO147（西妥昔单抗 +mFOLFOX6），可惜并没能取得临床获益。一直到 IDEA 研究疗程之争，结肠癌辅助治疗的药物组合、剂量、疗程才有了相对明确的答案。

二、治疗原则

根据不同病理分期，结直肠癌患者治疗原则

如下。0 期：术后定期观察，不需要辅助治疗。Ⅰ期：术后一般无须辅助化疗。Ⅱ期：有下列因素之一者应行术后辅助化疗：淋巴结取样不足 12 枚；T4（ⅡB 期）；血管 / 淋巴管侵犯（脉管癌栓）；病理分化程度差；分子生物学检测有预后不良因素；术前有穿孔或肠梗阻；患者要求辅助治疗。可行 5-FU/CF 卡培他滨单药，也可选择 XELOX，FOLFOX。MSI-H Ⅱ期肠癌一般不行术后辅助化疗。Ⅲ期：术后常规行辅助化疗，一般联合化疗 XELOX，FOLFOX，对于高龄患者或者不能耐受化疗的患者，可以选卡培他滨，5-FU/CF。疗程是术后 6 个月。

三、常用辅助化疗的方案及评价

（一）5-FU/CF

亚叶酸钙（CF）20mg/m²，静脉滴注；氟尿嘧啶 425mg/m²，静脉注射，第 1 ～ 5 天，28 天为 1 个周期，共 6 个周期。

NSABP C-03（MOF vs 5-FU/CF）研究、IMPACT（5-FU/CF vs 单纯手术）研究奠定了 5-FU/CF 作为结肠癌化疗的基石地位，NSABP C-03 研究中做了减法，发现去掉长春新碱、司莫斯汀后，增加亚叶酸钙，同样能获得临床优效。MOF vs 5-FU/CF：3 年 DFS 率，64% vs 73%（HR=0.70，P=0.002）；3 年 OS 率，77% vs 84%（HR=0.68，P=0.007）。

IMPACT（5-FU/CF vs 单纯手术）研究是意大利、加拿大和法国三项试验的汇总，在这个研究中，5-FU/CF vs 单纯手术的 3 年 EFS 率为 71% vs 62%，[HR=0.67（0.56 ～ 0.80），P < 0.000 1]，3 年 OS 率为 83% vs 78%，[HR=0.77（0.62 ～ 0.96），P=0.018]。但氟尿嘧啶静脉使用在住院时长、药物经济学效应、使用便捷性方面都不如卡培他滨。

（二）卡培他滨

卡培他滨 1250mg/m²，每日 2 次，第 1 ～ 14 天。每 3 周重复一次，共 24 周。

X-ACT（卡培他滨 vs 5-FU/CF）研究比较了卡培他滨和 5-FU/CF 临床疗效，这是一项非劣效研究，边界设定 1.25，随访 6.9 年，HR=0.88（0.77 ～ 1.01），安全性数据显示卡培他滨组 3 ～ 4 级 AE 低于 5-FU/CF 组，除了手足综合征和胆红素升高，因此单药口服卡培他滨完全可以替代 5-FU/CF 方案，在药物安全性方面，卡培他滨在便捷性、患者依从性方面都存在优势。尤其对老年患者单药治疗有优势。

（三）FOLFOX 方案

奥沙利铂 85mg/m²，静脉滴注 2 小时，第 1 天；LV 400mg/m²，静脉滴注，第 1 天；5-FU 400mg/m²，静脉注射；然后 1200mg/m²，第 1 ～ 2 天，持续滴注 46 小时，每 2 周一次，共 24 周。

MOSAIC（FOLFOX4）和 NSABP C-07（FOLFOX vs 5-FU/CF）研究均探索了 FOLFOX4 方案在结肠癌辅助治疗的临床价值。MOSAIC 研究中，10 年 DFS 率 FOLFOX4 vs 5-FU/CF 是 67.5% vs 61.7%[HR=0.82（0.71 ～ 0.95）]，10 年 OS 率是 71.7% vs 67.1%[HR=0.85（0.73 ～ 0.99）]。这两个关键疗效数据提示 FOLFOX4 在Ⅱ～Ⅲ期肠癌中辅助治疗的地位，当然在亚组分析中，Ⅱ期肠癌人群使用 FOLFOX4 方案并没有显示出优于 5-FU/CF 的 DFS 及 OS 获益，因此Ⅱ期肠癌的辅助化疗价值需要进一步探索。NSABP C-07 研究显示奥沙利铂方案在Ⅱ期和Ⅲ期肠癌中 DFS 获益，但 OS 并没有获益，亚组中 < 70 岁人群的 OS 获益有统计学意义。以上两个研究均提示 FOLFOX 在Ⅱ～Ⅲ期肠癌辅助治疗中有价值，尤其是Ⅲ期的 < 70 岁人群。

（四）XELOX（CapeOx）方案

奥沙利铂 130mg/m²，静脉滴注 4 ～ 6 小时，第 1 天。

卡培他滨 1000mg/m²，每日 2 次，第 1 ～ 14 天。每 3 周重复，共 24 周。

NO16969（XELOX vs 5-FU/CF）研究比较了 XELOX 的疗效价值，该项研究发表在 2007 年及 2011 年的 JCO 杂志，以 XELOX 方案同时挑战 Mayo Clinic 方案和 Roswell Park 方案，并在 2015 年在 JCO 上做了 7 年随访数据的公布，XELOX vs 5-FU/CF 的 7 年 DFS 率为 66% vs 58%[HR=0.78（0.67 ～ 0.91）]，7 年 OS 率为 73% vs 67%[HR=0.83（0.70 ～ 0.99）]。该研究显示 XELOX 为Ⅲ期结肠癌辅助治疗的标准治疗方案。这是一个高级别循证医学证据的化疗方案，另外在经济性、方便性、耐受性方面，XELOX 方案有优势，因此目前临床上该方案成为大部分临床医师的选择。

第四节 新辅助治疗

一、新辅助治疗历史沿革

结直肠癌新辅助治疗相关数据相对其他实体瘤并不多，本章还有"转化治疗"相关内容，因此这里主要阐述可切除结直肠癌伴肝转移新辅助治疗。目前主要有以下四个临床研究涉及本方面：EORTC40983/EPOC、贝伐珠单抗联合 XELOX、贝伐珠单抗联合 FOFIRI、New EPOC 研究，这些研究囊括了联合化疗（FOLFOX）、靶向联合化疗的所有可能有效的结直肠癌一线治疗方案。

对于新辅助治疗在可切除结肠癌肝转移中的价值目前仍存在争议，EORTC40983/EPOC 和 New EPOC 研究的结论均差强人意，EORTC40983/EPOC 研究虽然拿到了 mPFS 终点 [18.7 个月 vs 11.7 个月，HR=0.77（0.6～1.0）]，但是对照组术后没有接受辅助化疗是一个硬伤，另外 HR 可信区间上限为 1.0，从今天的角度来看，这是一个阴性结果。而 New EPOC 研究更是一言难尽，加了西妥昔单抗组的 PFS、OS 更差，所以对于可切除结肠癌肝转移的临床研究乏善可陈，也没有一个明确的结论，大都根据患者个体情况，制订个体化治疗，主要还是以手术为主。

后来人们在局部晚期结肠癌中尝试了新辅助化疗，T4、高危 T3、N2、FOxTROT 研究、PRODIGE22 研究均取得初步阳性结果，当然这两项研究均强调提升肿瘤退缩深度（DpR），尤其对 T4b 患者价值较大，因为其本身很难达到 R0 切除。而且 DFS、OS 数据正在进行中，国内研究人员也进行相关 FOLFOX/CapOx 对于局部晚期进展期结肠癌围手术期治疗研究，未来可能给出一个清晰的答案。

对于局部进展期直肠癌，术前同步放化疗是一个相对独立的话题。20 世纪 80～90 年代，肿瘤学家研究了短程放疗在直肠癌术前进行能否改善生存获益，但一直存在争议，所以根据 NSABP R-01 和 R-02 研究的结论，直肠癌治疗指南推荐先手术，术后分期 Ⅱ～Ⅲ 期患者应该接受术后辅助放化疗（45～55Gy）。

注意：这一系列研究是 TME（全直肠系膜切除术）手术前时代，而 TME 手术可降低直肠癌局部复发率，2001 年荷兰学者 Kapiteijn 在《新英格兰医学杂志》发表了术前短程放疗联合 TME 手术在可切除直肠癌降低局部复发率的研究，其 2 年局部复发率，放疗组 vs 直接手术组为 2.4% vs 8.2%（$P < 0.001$），而对 OS 影响不大，这一研究开启了直肠癌新辅助治疗先河。波兰学者 Bujko 比较了传统长疗程放疗和短疗程对直肠癌生存、保肛率、pCR 率的比较，结论是长疗程可以提高肿瘤退缩率，但对保肛率和生存没有影响。后期对于 cT3 侵犯直肠系膜筋膜、cT4 局部无法切除者，可以优先考虑长疗程放疗。FFCD9203 和 EROTC 22921 两个研究均探索了长疗程联合化疗能否带来更多临床获益，这两个研究得出一致结论，术前放化疗和单纯放疗比较可以提高局控率（8.1%，10.7%），而对总生存没有影响（10 年 OS 率，HR=0.91）。解决了长短疗程选择及是否加入 5-FU 的问题，下一个问题自然是加入奥沙利铂能否增加疗效及能否获得生存获益。

STAR-01 研究在 2011 年率先发表结论，局部晚期直肠癌新辅助放化疗加入奥沙利铂不仅没有增加 pCR 率（平均 16%），反而明显增加毒性反应（3/4 级 AE：24%vs8%）。PETACC-6 研究、NSABP R-04 研究、ACCORD12 研究均得出不改善局控率、DFS、OS 的结论，而且"增毒不增效"。德国 CAO/ARO/AIO-04 研究得出结论，引入奥沙利铂可以显著提高 cT3～4 或 N1～2 直肠癌患者 DFS 和病理缓解率（3 年 DFS 75.9% vs 71.2%，$P=0.03$；pCR 率：16.5% vs 12.8%；$P=0.031$），但目前也仅此一例，其氟尿嘧啶使用方案参照 Mayo Clinic 方案，基本已经被持续氟尿嘧啶泵入代替，因此此结论值得商榷。另外值得一提的是，同步放化疗奥沙利铂使用方法是周方案给药，与经典 FOLFOX 方案不一样。近期两个临床研究 TIMING 研究、FOWARC 研究，除了同步放化疗外，均尝试在术前使用 FOLFOX 模式化疗，两者均得到了高 pCR 率（38%，27.5%），同时没有增加手术难度及并发症，但 DFS、OS 包括局控率都没有得到改善。因此目前直肠癌新辅助同步放化疗仍以氟尿嘧啶单药或卡培他滨单药为主流方案。

2023 年 ASCO 全面报道了 PROSPECT 研究，针对局部复发风险较低的人群，临床分型 T2N+、T3N– 或 T2N+ 直肠癌患者行 mFOLFDX6 与常规同步放化疗对照，新辅助 CRT 治疗，89.6% 人群可豁免放疗，尤其对于有生育需求的女性，是一种替代策略。

二、治疗原则

主要由 MDT 团队对患者一般状态、影像学评估及患者本身治疗意愿做出充分评估，原则上对于手术可切除患者，尽量首选手术 R0 切除，后期进行辅助化疗。对于局晚进展期结肠癌（T4b），可以考虑 FOLFOX 方案新辅助化疗。

对于 Ⅱ 期、Ⅲ 期中段及下段直肠癌，可以考虑进行术前同步放化疗。

三、常用新辅助化疗方案及评价

（一）FOLFOX

奥沙利铂 85mg/m²，静脉滴注 2 小时，第 1 天；LV 400mg/m²，静脉滴注第 1 天；

5-FU 400mg/m²，静脉注射；然后 1200mg/m²，第 1～2 天，持续滴注 46 小时，每 2 周一次。

FOxTROT 研究、PRODIGE22 研究均取得初步阳性结果，显示可提升 DpR，尤其对 T4b 期患者价值较大，证明此类手术 R0 切除难度大的局晚进展期的患者有临床价值。目前靶向治疗，尤其西妥昔单抗在结肠癌新辅助治疗领域的临床研究数据都是否定性结论，因此在没有新的临床数据诞生之前，不再推荐加靶向治疗。Xelox 方案因为相关循证医学证据少，在此也没有列入。

（二）直肠癌同步放化疗中可采用氟尿嘧啶单药或卡培他滨单药

氟尿嘧啶 225mg/（m²·d），连续输注。在放疗期间放射疗法 50.4Gy（每周 5 次，1.8Gy/d，28 次）。

卡培他滨 800mg/m²，2 次/天，口服。在放疗期间每周 5 次，放射疗法 45Gy（每周 5 次，1.8Gy/d，25 次）。

以上氟尿嘧啶用法来自 STAR-01 研究，卡培他滨用法来自 ACCORD12 研究，正如上文所述，目前氟尿嘧啶类单药维持同步放化疗仍然是主流观点，未来可能会有新的治疗策略，如章真教授的 CinClare 研究以伊立替康联合卡培他滨的联合方案也取得了不错的 pCR（33.6%），但尚须进一步的 DFS 和 OS 数据。

第五节 转化治疗

一、转化治疗的历史沿革

结直肠癌转化治疗主要是指通过放化疗手段，使得手术不能切除的肿瘤体积缩小达到可以 R0 切除的程度，或者可以达到无瘤生存状态（NED 状态）。2010 年，*Lancet Oncology* 杂志公布了 Folprecht 的 CELIM 研究结果，掀开了靶向联合化疗的结直肠转化治疗的新篇章。该研究将术前肿瘤切除可能概率从 32% 提升到 60%，2014 年长期随访后，发现 R0 切除患者的 mOS 为 53.9 个月，这一研究成果大大鼓舞了人们对于结直肠癌转化治疗的信心。基于 CRYSTAL、OPUS 研究的结果，对于 *KRAS* 野生型结肠癌，西妥昔单抗联合化疗可能是一个更有效的治疗方案，因此 2013 年复旦大学附属中山医院在 *JCO* 杂志上发表了比较西妥昔单抗联合 FOLFOX6/FOLFIRI 对比

单纯 FOLFOX6/FOLFIRI 在手术转化率方面的探索。结论是靶向联合化疗组和单纯化疗组的手术切除率分别是 25.7% 和 7.4%，而接受手术治疗组中位生存时间是 46.4 个月，非手术组是 25.7 个月（*P*=0.007）。以上两个研究使人们明确认识到转化治疗可以提高手术切除率，进而转化为 OS 获益，另外加靶向治疗优于单纯化疗。后面的研究大都在尝试三药联合靶向，以及贝伐珠单抗联合化疗方案的探索。

TRIBE 研究就是著名的三药联合靶向研究，作为一项 Ⅲ 期临床试验，其比较了 FOLFOXIRI 联合贝伐珠单抗与 FOLFIRI 联合贝伐珠单抗的 FPS、OS 及 ETS（早期肿瘤退缩），三药组的 ETS 明显高于两药组（62.7% vs 51.9%，*P*=0.025），而 ETS 被认为是与 PFS、OS 相关的因素，该研究也验证了 ETS > 20% 组有更长的 PFS（8.8 个月 vs 7.2

个月，$P=0.027$）；另一个指标就是 ORR，三药组和二药组的 ORR 分别为 71.6% 和 62%（$P=0.043$），ORR 和 ETS、DpR 都可能与提高手术切除率相关，而三药联合靶向提高了 ORR 和 ETS，意味三药联合靶向可能是更好的转化方案。

OLIVIA 研究和 STEAM 研究进一步比较了贝伐珠单抗联合 FOLFOXIRI 与贝伐珠单抗联合 FOLFOX 方案在手术切除率方面的改善。OLIVIA 研究中 R0 切除率在 FOLFOXIRI 和 FOLFOX 方案中分别是 49% 和 23%，STEAM 研究中，FOLFOXIRI 和 FOLFOX 方案的 R0 切除率分别是 15.1% 和 7.4%。两个研究中手术切除率有了翻倍的提升，显示了三药联合靶向治疗的良好转化效率。两个研究手术切除率的差异在于，OLIVIA 研究仅限于初始不可切除肝转移的结直肠癌，而 STEAM 研究是真正意义上的晚期一线结肠癌，所以三药联合贝伐珠单抗的效能有所区别，从另外一个角度看，单纯结肠癌肝转移确实手术的机会更多。

至于三药联合西妥昔单抗，可参见日本 DEEPER 研究，西妥昔单抗组 DpR 为 57.4%，贝伐珠单抗组 DpR 为 46.0%（$P=0.001\,0$），左半结肠中位 DpR 两组分别为 60.3% 和 46.1%（$P=0.000\,7$）；右半结肠中位 DpR 两组分别为 50.0% 和 41.2%（$P=0.46$），但是 ETS 和 R0 切除率并没有提高。经治疗后，R0 切除率方面，西妥昔单抗为 28.6%，贝伐珠单抗为 30.6%。另外，国内邓艳红教授团队的 FOCULM 研究显示，mFOLFOXIRI 联合西妥昔单抗相比于单纯三药化疗，DpR（56.1% vs 48.4%，$P=0.012$）、ORR（95.5% vs 76.5%，$P=0.010$）及根治性手术切除率（46.3% vs 23.5%，$P=0.027$）均显著提高。在 2023 年 ESMO 会议，徐瑞华教授的 TRICE 研究中，证实 anti-EGFR 在 DRR，R0 切除率及 PFS 方面，三药并没有优于两药，且腹泻及骨髓毒性更严重，相关 OS 数据等待随访结果。

未来三药联合靶向可能是 PS（行为状况评分）好、年龄轻者的优选策略。但对于老年患者，PS 评分差的患者，选择三药策略时还是要慎重。

二、治疗原则

转化治疗人群分为两类，一类属于潜在可切除，在治疗前就预判可能通过化疗就可能达到 R0 切除，这部分人群结合大肠癌部位及 PS 评分、有无梗阻出血风险、肿瘤基因检测结果，综合判断选择靶向联合三药或两药。另外一类其实属于晚期一线治疗，预判没有手术可能，其实属于晚期姑息治疗，可以参照晚期大肠癌治疗，但在治疗过程中出现了肿瘤深度缓解，使得手术切除成为可能。

在这里强调一点，转化治疗需要经过 MDT 后方可以实施，每个患者所经历的医师团队的水平并不是同质化的，所以制订的治疗策略也应该经过 MDT 讨论后再实施，这样也更贴合实际。

三、常用转化治疗的方案及评价

1. 贝伐珠单抗 +FOLFOXIRI

贝伐珠单抗 5mg/kg，IV（输注 30～90 分钟），第 1 天，每 2 周重复。

伊立替康 165mg/m²，IV（输注 1 小时），第 1 天。

奥沙利铂 85mg/m²，IV（输注 2 小时），第 1 天。

亚叶酸 200mg/m²，IV（输注 2 小时），第 1 天。

氟尿嘧啶 3200mg/m²，IV（输注 48 小时），第 1 天，每 2 周重复。

西妥昔单抗 +FOLFOXIRI。（2024 年 CSCO 指南删除）

西妥昔单抗 400mg/m²，注射大于 2 小时；每周 250mg/m²，注射 > 1 小时；或 500mg/m²，400mg/m²，每 2 周一次。

FOLFOXIRI 同上。

2. XELOX 奥沙利铂 130mg/m²，IV（输注 30 分钟或 2 小时），第 1 天；卡培他滨 1000mg/m²，bid，PO，第 1～14 天，每 3 周重复。

3. FOLFIRI 伊立替康 180mg/m²，IV（输注 90 分钟），第 1 天；亚叶酸 400mg/m²，IV（输注 2 小时），第 1 天；氟尿嘧啶 400mg/m²，静脉大剂量滴注，第 1 天和 2400mg/m²，IV（输注 46 小时），第 1 天开始，每 2 周重复。

4. mFOLFOX 6 亚叶酸钙 400mg/m²，IV（输注 2 小时），第 1 天；并用奥沙利铂 100（或 85）mg/m²，IV（输注 2 小时），第 1 天，接着氟尿嘧啶 400mg/m²，IV（大剂量输注），第 1 天和 2400～3000mg/m²，IV（输注 46 小时），第 1 天开始，每 2 周重复。

5. 贝伐珠单抗（5mg/kg）+FOLFIRI，每 2 周

重复。

6. 贝伐珠单抗（7.5mg/kg）+XELOX，每 3 周重复。

7. 贝伐珠单抗（5mg/kg）+（m）FOLFOX 6，每 2 周重复。

8. 西妥昔单抗 +FOLFIRI，每 2 周重复。

9. 西妥昔单抗 +（m）FOLFOX 6，每 2 周重复。

转化方案选择需要考虑到出血、梗阻的风险，贝伐珠单抗对于手术的影响必须在制订方案的时候考虑到。但同时也要考虑到方案的转化效率，联合靶向的化疗 ORR 高，因此如无禁忌，尽量考虑靶向联合方案。

在右半结肠癌中，如果为追求更高的 DpR、ETS，可以考虑西妥昔单抗联合化疗，但需要告知患者如果转化失败，这一方案可能影响生存时间。总之，尽可能追求 NED（无瘤状态）是转化治疗的原则。

2017 年版 CSCO 指南中并没有提及将三药化疗 ± 靶向治疗作为转化治疗方案。2018 年版 CSCO 指南首次纳入了 FOLFOXIRI± 贝伐珠单抗转化治疗的推荐，当时推荐级别较低（Ⅱ级推荐）。2019 版 CSCO 指南将 FOLFOXIRI± 贝伐珠单抗方案推荐级别调整为 Ⅰ 级，该转化治疗方案针对的人群是 RAS/BRAF 野生型右半原发结肠癌患者和 RAS/BRAF 突变型结直肠癌患者。而 FOLFOXIRI+ 西妥昔单抗转化治疗方案曾于 2021 年首次被纳入 CSCO 结直肠癌指南，但 2024 年 CSCO 指南中删除。

因为标准 FOLFOXIRI 方案毒性反应较大，目前有中国改良版 cmFOLFOXIRI（Chinese modified-FOLFOXIRI）的用法和剂量，主要是下调了伊立替康的剂量（150 ～ 165mg/m²），以及在 5-FU 的使用范围内取低值（2400 ～ 2800mg/m²）。

第六节 进展期药物治疗

一、进展期药物治疗的历史沿革

现代大肠癌的化疗方案起源于 De Gramont 研究，其比较了 Mayo 方案和 De Gramont 方案，奠定了氟尿嘧啶持续泵入的疗效，因此后期的 FOLFOX 方案、FOLFIRI 方案均采用了 De Gramont 的 5-FU 给药方式。卡培他滨是另外一个单药用于大肠癌的药物，卡培他滨在肝脏和肿瘤组织中两次代谢后生成活性氟尿嘧啶成分，因此具备一定的靶向性，2005 年美国 FDA 批准其晚期结直肠癌适应证。

随着新一代化疗药物的问世，奥沙利铂和伊立替康进入结直肠癌化疗领域，N9741 研究比较了 IFL、FOLFOX4、IROX 方案，这一研究体现出含奥沙利铂方案在 ORR、TTP、OS 全面碾压含伊立替康方案，但奥沙利铂组的氟尿嘧啶采用 De Gramont 方案，而伊立替康组采用 Mayo 方案，所以很长时间内临床都倾向一线使用奥沙利铂，二线使用伊立替康。V308 研究扭转了这一局面，该研究巧妙地采用 FOLFOX6 序贯 FOLFIRI、FOLFIRI 序贯 FOLFOX6 两组，结果在两组间：OS 为 20.6 个月 vs 21.5 个月，P=0.99），PFS2 为

10.9 个月 vs 14.2 个月（P=0.64），一线 PFS 为 8.0 个月 vs 8.5 个月（P=0.26），一线 ORR 为 54% vs 56%，基本无差别。但在二线数据上，先用奥沙利铂组有所劣势，一线奥沙利铂序贯伊立替康组与一线伊立替康序贯奥沙利铂组的二线 PFS 分别为 2.5 个月 vs 4.2 个月（P=0.003），ORR 为 4% vs 15%。基于此研究，FOLFIRI、FOLFOX6 都被列为一线标准治疗，而且互为一线、二线的序贯选择。后期使 XELOX 走上临床舞台的是 NO16966 研究，这一研究验证了 XELOX 方案和 FOLFOX4 方案的非劣效性，同时该方案也引入了贝伐珠单抗。至此，FOLFIRI、FOLFOX6、XELOX 三大主流方案均登上临床。

正当此时，Grothey 发表了一篇荟萃分析，在这篇文章中，他提示一个观点，一线治疗中单药方案肯定不如联合方案，一线联合方案可以为 OS 带来 3.5 个月的提升，但是在治疗中全程使用过奥沙利铂、伊立替康、氟尿嘧啶三药的患者与 mOS 的相关性更强（P=0.000 8），而与是否接受二线治疗的相关性不具备统计学相关性（P=0.19）。这一结论其实隐藏着一线三药化疗的理论基础，换句话讲，是否接受二线治疗并不重要，重要的是

三种药物都用过，也就是一线能接受三药化疗最好。GANO 研究应运而生，首个阳性的结果比较了 FOLFOXIRI 和 FOLFOX 疗效的研究，ORR 为 66% vs 41%（$P=0.0002$），R0 切除率为 15% vs 6%（$P=0.033$），PFS 为 9.8 个月 vs 6.9 个月（$P=0.0006$），OS 22.6 个月 vs 16.7 个月（$P=0.032$），由此三药联合一线治疗的策略愈发值得人们关注。

以上理清了晚期结直肠癌从单药、双药到三药的发展脉络，后面将接着介绍靶向联合化疗的历史。

靶向治疗是目前晚期结直肠癌治疗的重要部分，有 anti-EGFR 和 anti-VEGFR 两条路径。在贝伐珠单抗方面，2004 年的 AVF2107 研究是其第一个 III 期研究，ARTIST 研究（中国）探索了贝伐珠单抗联合伊立替康 +5-FU 和单纯伊立替康联合化疗的优势疗效，mOS 为 18.7 个月 vs 13.4 个月（$P=0.014$）。2009 年的 NO16966 研究探讨了贝伐珠单抗联合奥沙利铂方案的疗效，mPFS 为 8.0 个月 vs 9.4 个月（$P=0.0023$）。后期仍然基于 De Gramont 方案的认识，人们重新设计了 BICC-C 研究，比较贝伐珠单抗联合 FOLFIRI 和贝伐珠单抗联合 IFL 方案的疗效差别，一如既往，FOFIRI 方案显示了更优的疗效，ORR 为 58% vs 54%，PFS 为 11.2 个月 vs 8.3 个月），mOS 为未达到 vs 19.2 个月）。在 BICC-C 研究中，前期有 CapeIRI 方案，即卡培他滨联合伊立替康，因为严重的消化道症状被排除在后期的试验组内。直到 2017 年徐瑞华教授的 AXEPT 研究公布，卡培他滨联合伊立替康的方案才重新回到人们的视野，AXEPT 研究证明了在亚裔人群中，贝伐珠单抗联合 mXELIRI 方案不劣于贝伐珠单抗联合 FOLFIRI 方案，而且毒性反应相似且可耐受。TRIBLE 研究再次说明了三药联合贝伐珠单抗优于单纯三药联合化疗，ORR 为 65.1% vs 53.1%，PFS 为 12.1 个月 vs 9.7 个月，OS 为 29.8 个月 vs 25.8 个月，当然相关毒副反应也明显增加。

anti-EGFR 的治疗比较曲折，CRYSTAL 研究比较早地介入了西妥昔单抗联合 FOLFIRI 的临床研究，但是早期数据并没有显示出 mPFS 疗效（8.9 个月 vs 8.0 个月，$P=0.048$），客观有效率两组之间的差异较为明显（46.9% vs 38.7%，$P=0.0038$）。以前的临床基础研究已经显示肿瘤组织 EGFR 的

表达与西妥昔单抗的临床疗效无明显的相关性，而小样本的研究结果初步显示 KRAS 密码子 12、13 有无突变与其疗效密切相关。OPUS 研究借鉴了前人在 RAS 突变生物标志物对 anti-EGFR 治疗的疗效预测意义，对 4 个额外 KRAS 密码子（外显子 3 和 4）和 6 个 NRAS 密码子（外显子 2、3 和 4）的 26 个基因突变（新 RAS）进行筛查。试验结果证实了对于 KRAS 野生型 / 全 RAS 野生型患者，西妥昔单抗联合 FOLFOX4 在 ORR（61% vs 37%，$P=0.011$）、PFS（8.6 个月 vs 5.5 个月，$P=0.0192$）方面取得获益。2008 年 KRAS 作为结直肠癌一个疗效预测分子标志物，是当年 ASCO 会议 12 大进展之一，开启了结直肠癌精准靶向治疗的序幕。MRC COIN 研究很快给了西妥昔单抗一个打击，在西妥昔单抗联合 XELOX 方案和 XELOX 方案的对照研究中，并没有显示出对晚期肠癌的生存时间改善，即使对于 KRAS、NRAS、B-Raf 均为野生型的患者，OS 分别是 20.1 个月 vs 19.9 个月（$P=0.86$），结果 NCCN 指南在 2010 年删除了西妥昔单抗联合 XELOX 方案的推荐。后期 GALGB80405 研究和 TAILOR 研究又确认了西妥昔单抗联合 FOLFOX 方案的疗效，目前指南对于西妥昔单抗联合 XELOX 仍然不推荐。总体而言，从 OPUS 研究到 GALGB80405 研究和 TAILOR 研究，都肯定了西妥昔单抗联合 FOLFOX 对于 RAS 野生型结直肠癌的一线治疗选择。

下面就是两种靶向联合化疗方案之间的优选问题，以及能否进行强强联合，即贝伐珠单抗 + 西妥昔单抗再加上化疗。

首先是 FIRE3 研究和 GALGB80405 研究，这两个研究都是探索对于 KRAS 野生型结直肠癌，一线选择西妥昔单抗联合化疗还是贝伐珠单抗联合化疗，两者区别在于 FIRE3 研究选择了 FOLFIRI 单一方案，GALGB80405 研究做了 2×2 交叉设计，两种靶向药物可以联合 FOLFIRI、FOLFOX。两者的结论不完全一致，在 FIRE3 研究中，ORR、PFS 没有差异，但 OS 存在差异：西妥昔单抗组 vs 贝伐珠单抗组为 28.7 个月 vs 25 个月（$P=0.017$）。但在 GALGB80405 研究中 ORR、PFS、OS 均没有差异，而且两者 OS 均超过 29 个月。对于 FIRE3 研究中的 OS 差异，现在一般认为是二线治疗的选择差异造成的，在一线选贝伐

珠单抗组中，有 42.9% 选择西妥昔单抗作为二线治疗，现在知道，贝伐珠单抗的跨线治疗才是最佳选择，抗血管生成治疗序贯 anti-EGFR，需要一个"洗脱期"，REVERSE 研究也说明了这一点。总体而言，这两个研究都是非常优秀的研究，虽然没有得出对于 *KRAS* 野生型结直肠癌哪个靶向治疗一线选择更优的问题，但是亚组中发现了左半结肠癌和右半结肠癌对靶向治疗的不同反应，左半结肠癌优选西妥昔单抗，右半结肠癌优选贝伐珠单抗。2022 年，ASCO 报道再次出现关于 *KRAS* 野生型肠癌靶向治疗选择策略问题，STRATEGIC-1 研究探讨了 *KRAS/NRAS/B-raf* 野生型多线治疗策略，结果疾病控制时间（DDC）（每线治疗 PFS 总和）分别是 22.5 个月和 23.5 个月（$P=0.805$），OS 分别为 37.8 个月和 34.4 个月（$P=0.121$），虽然一线选择西妥昔单抗组的 3 年后生存趋势更佳，但是不能改变本研究是阴性结果，STRATEGIC-1 研究借鉴了 FIRE3 和 GALGB80405 研究的优点和不足，但仍然不能得出一个结论，看来"左右"分类才更简洁明了，更有临床可参考价值。

在这里还得讨论一下贝伐珠单抗能不能和西妥昔单抗联用的问题，相关的临床研究是有的，CAIRO2 研究及 PACCE 研究均探索了贝伐珠单抗联合西妥昔单抗的尝试，但是两个研究结论都是一致的，毒性增加的同时，PFS 下降，因此后续不再主张在结直肠癌患者中贝伐珠单抗联合 anti-EGFR 治疗。

帕尼单抗作为全人源化单抗，在国内还没有上市，其 PRIME 研究和 PEAK 研究也涉及 *KRAS* 突变问题，以及靶向联合化疗更优，因为国内暂时没有上市，故在此略过。

介绍完晚期结直肠癌一线治疗，后面的二线治疗主要涉及贝伐珠单抗跨线治疗的问题，TML/ML18147 研究和 BEBYP 研究均验证了在一线使用贝伐珠单抗治疗进展后，二线继续使用贝伐珠单抗联合新的化疗方案，可以有效提高患者的 PFS 和 OS，日本的 EAGLE 研究也给出了最佳贝伐珠单抗的剂量是 5mg/kg，每 2 周一次。

三线治疗也是百花齐放，目前 CORRECT 研究和 CONCUR 研究的瑞格菲尼、中国 FRESCO 研究的呋喹替尼、RECOURSE 研究的 TAS-102，以及 DANISH 研究的贝伐珠单抗联合 TAS-102，还有 ctDNA 引导下的 *RAS* 野生型患者三线西妥昔单抗"再挑战"，这五种治疗策略中前三种单药 OS 基本为 6～9 个月，PFS 为 2～3 个月，而后两种联合治疗带来的获益更加明显。DANISH 研究显示贝伐珠单抗 +TAS-102 vs TAS-102 的 PFS 为 4.6 个月 vs 2.6 个月 [$P=0.001\,5$，$HR=0.45$（$0.29～0.72$）]，OS 为 9.4 个月 vs 6.7 个月 [$P=0.028$，$HR=0.55$（$0.32～0.94$）]。CRICKET 研究探索了三线治疗时西妥昔单抗再挑战，采用西妥昔单抗联合伊立替康治疗，ORR 为 21%，ctDNA 检测 *RAS* 野生型患者 PFS 可达 4.0 个月，OS 可达 12.5 个月。因此对于行为状态评分佳的患者，可以在三线治疗时尝试这两种靶向联合单药化疗模式。

二、治疗原则

（一）MSS 结直肠癌不同治疗线数

1. 一线治疗

（1）推荐使用高缓解率、能够带来明显缩瘤的方案。

（2）个体化制订方案，考量因素：①年龄、一般状况、肝脏基础疾病、肿瘤部位、经济条件；②基因状态，*KRAS*、*NRAS*、*BRAF*、*MSI-H*；③患者局部症状，出血、穿孔、梗阻，如有局部症状，应该优先行局部处理。

化疗周期数，中位 6～8 个周期，可考虑维持治疗。

2. 二线治疗　改善患者生存质量，延长患者生存时间。

（1）*RAS* 和 *BRAF* 野生型（WT）：一线接受奥沙利铂，FOLFIRI ± 靶向药物（西妥昔单抗或贝伐珠单抗）；一线接受伊立替康治疗，FOLFOX ± 靶向药物（西妥昔单抗或贝伐珠单抗）或 CapeOx ± 贝伐珠单抗。

（2）*RAS* 或 *BRAF* 突变型（MT）：一线接受奥沙利铂，FOLFIRI ± 贝伐珠单抗；一线接受伊立替康，FOLFOX/CapeOx ± 贝伐珠单抗。

（3）一线未接受伊立替康或奥沙利铂：FOLFOX/FOLFIRI ± 靶向药物（西妥昔单抗或贝伐珠单抗），CapeOx ± 贝伐珠单抗。

3. 三线治疗　维持患者行为状态评分，改善患者生活质量。

瑞格菲尼，呋喹替尼，TAS-102，贝伐珠单抗+TAS-102，西妥昔单抗+伊立替康。

（二）MSI 型结直肠癌

MSI 型结直肠癌一线治疗可选择纳武利尤单抗+伊匹木单抗（checkmate 8 HW）、帕博利珠单抗治疗，如果在此前没有用过 PD-1，均可尝试后线应用 PD-1 治疗；使用过 PD-1 的患者，后线治疗参照 MSS 型结直肠癌。

三、进展期药物治疗的方案及评价

1. 贝伐珠单抗+FOLFOXIRI：贝伐珠单抗 5mg/kg，IV（输注 30 ～ 90 分钟），第 1 天，每 2 周重复。

伊立替康 165mg/m^2，IV（输注 1 小时），第 1 天。

奥沙利铂 85mg/m^2，IV（输注 2 小时），第 1 天。

亚叶酸 200mg/m^2，IV（输注 2 小时），第 1 天。

氟尿嘧啶 3200mg/m^2，IV（输注 48 小时），第 1 天开始，每 2 周重复。

2. 西妥昔单抗+FOLFOXIRI（2024 年 CSCO 指南删除）：西妥昔单抗 400mg/m^2，注射大于 2 小时；每周 250mg/m^2，注射＞ 1 小时；或 500mg/m^2，每 2 周一次。

FOLFOXIRI 同上

靶向联合 FOLFOXIRI，基于 GONO 研究、TRIBLE 研究，贝伐珠单抗联合三药较单纯 FOLFOXIRI 化疗，可以明显提高 ORR、PFS 和 OS，而且不受 *RAS/B-raf* 突变影响，但是 3 ～ 4 级 AE 发生率也明显升高，因此选择三药治疗要考虑到实施团队的并发症处理能力、患者年龄、PS 行为状态评分、*RAS/B-raf* 突变、右半结肠癌、经济能力等因素，总体而言，贝伐珠单抗联合三药可能是一种优选方案，但是要用于恰当的患者，同时要明确以治疗目标为导向的治疗方案选择。

3. XELOX：奥沙利铂 130mg/m^2，IV（输注 2 小时），第 1 天。

卡培他滨 1000mg/m^2，bid，PO；第 1 ～ 14 天，每 3 周重复。

4. FOLFIRI：伊立替康 180mg/m^2，IV（输注 90 分钟），第 1 天。

亚叶酸 400mg/m^2，IV（输注 2 小时），第 1 天。

氟尿嘧啶 400mg/m^2，静脉大剂量输注，第 1

天和 2400mg/m^2，IV（输注 46 小时），第 1 天开始，每 2 周重复。

5. mFOLFOX 6：亚叶酸，400mg/m^2，IV（输注 2 小时），第 1 天，并用奥沙利铂 100（或 85mg/m^2）mg/m^2，IV（输注 2 小时），第 1 天，接着氟尿嘧啶，400mg/m^2，IV（大剂量输注），第 1 天，和 2400 ～ 3000mg/m^2，IV（输注 46 小时），第 1 天开始，每 2 周重复。

6. 贝伐珠单抗（5mg/kg）+FOLFIRI，每 2 周重复。

7. 贝伐珠单抗（7.5mg/kg）+XELOX，每 3 周重复。

8. 贝伐珠单抗（5mg/kg）+（m）FOLFOX 6，每 2 周重复。

9. 西妥昔单抗 + FOLFIRI，每 2 周重复。

10. 西妥昔单抗 +mFOLFOX 6，每 2 周重复。

方案 3 ～ 10 均为两药方案及靶向联合两药方案，是晚期结直肠癌一线、二线治疗交替选择，一般左侧选择西妥昔单抗联合化疗，右侧选择贝伐珠单抗联合化疗。对于有出血、梗阻风险的患者，原则上需要切除原发灶。对于预判可能会出现出血、梗阻的患者，慎用贝伐珠单抗。

11. mXELIRI：伊立替康 200mg/m^2，IV，静脉滴注大于 30 ～ 90 分钟，第 1 天。

卡培他滨 800mg/m^2，PO，bid，第 1 ～ 14 天，每 3 周重复。

12. 贝伐珠单抗（7.5mg/kg）+mXELIRI。

方案 11、12 主要是二线使用方案，对于 UGT1A128 和 6 纯合变异性或双杂合变异型，伊立替康推荐剂量为 150mg/m^2。

13. 卡培他滨 1250mg/m^2，PO，bid，第 1 ～ 14 天，每 3 周重复。

14. 贝伐珠单抗（7.5mg/kg）+ 卡培他滨（单药）。

15. 双周 5-FU/LV：亚叶酸 400mg/m^2，IV（输注 2 小时），第 1 天，接着氟尿嘧啶 400mg/m^2，IV，第 1 天和 2400 ～ 3000mg/m^2，IV（输注 46 小时），第 1 天开始，每 2 周重复。

16. 西妥昔单抗：400mg/m^2，注射大于 2 小时；每周 250mg/m^2，注射＞ 1 小时；或 500mg/m^2，每 2 周一次。

方案 13 ～ 16 均是单药方案，适合于老年患者，行为状态评分差、肝肾功能不全，骨髓状态欠佳的患者，可以配合最佳支持治疗。

17. 瑞格菲尼：160mg，PO，qd，第 1～21 天，每 28 天重复（也可以从 80mg，qd 滴定起步，每周增加 40mg，直至 120mg/d 或 160mg/d）。

18. 呋喹替尼：5mg，PO，qd，第 1～21 天，每 28 天重复。

19. 曲氟尿苷替匹嘧啶（TAS-102）：35mg/m^2（单次最大 80mg），PO，bid，第 1～5 天和第 8～12 天，休息 2 周，每 28 天重复。

双周方案：TAS-102 35mg/m^2（单次最大 80mg），PO，bid，第 1～5 天，休息 1 周，每 14 天重复。

20. 雷替曲塞：3mg/m^2，静脉滴注，给药时间 15 分钟，每 3 周重复。

对于方案 17～20，目前结直肠癌三线治疗的几种药物的 ORR、PFS、OS 基本上差距不大，主要还是要考虑到患者行为状态，一般 TAS-102 可能对于老年患者的潜在获益更大。瑞格菲尼、呋喹替尼使用可借用爬坡加量的方法，注意出血、高血压等毒副反应。对于有心脏基础疾病患者，使用雷替曲塞更有优势。

第七节　临床问题导向的药物治疗

一、二药或三药问题

Grothey 在一篇荟萃分析中提示一个观点：在一线治疗中，单药方案肯定不如联合方案，一线联合方案可以为 OS 带来 3.5 个月的提升，但是在治疗中全程使用过奥沙利铂、伊立替康、氟尿嘧啶三药的患者，与 mOS 的相关性更强（P=0.000 8），而与是否接受二线治疗的相关性不具备统计学相关性（P=0.19）。这一结论其实隐藏着一线三药化疗的理论基础，换句话讲，是否接受二线治疗并不重要，重要的是三种药物都用过，也就是一线能接受三药化疗最好。GANO 研究就此应运而生，首个阳性结果比较了 FOLFIRI 和 FOLFOXIRI 疗效的研究，ORR 66% vs 41%（P=0.000 2），R0 切除率 15% vs 6%（P=0.033），PFS 9.8 个月 vs 6.9 个月（P=0.000 6），OS 22.6 个月 vs 16.7 个月（P=0.032），由此三药联合一线治疗的策略益发值得人们关注。

TRIBE 研究就是著名的三药联合靶向研究，为一项 Ⅲ 期临床试验，比较了 FOLFOXIRI 联合贝伐珠单抗与 FOLFIRI 联合贝伐珠单抗的 FPS、OS 及 ETS（早期肿瘤退缩），三药组的 ETS 明显高于两药组（62.7% vs 51.9%，P=0.025），而 ETS 被认为是与 PFS、OS 相关的因素。该研究也验证了 ETS > 20% 组有更长的 PFS（8.8 个月 vs 7.2 个月，P=0.027），另一个指标就是 ORR，三药组对比二药组 ORR 为 71.6% vs 62%（P=0.043）。ORR 和 ETS、DpR 都可能是与提高手术切除率相关的指标，而三药联合靶向提高了 ORR 和 ETS，意味着三药联合靶向可能是更好的转化方案。

OLIVIA 研究和 STEAM 研究进一步比较了贝伐珠单抗联合 FOLFOXIRI 与贝伐珠单抗联合 FOLFOX 方案在手术切除率方面的改善。OLIVIA 研究中的 R0 切除率 FOLFOXIRI vs FOLFOX 是 49% vs 23%。STEAM 研究中的 R0 切除率 FOLFOXIRI vs FOLFOX 是 15.1% vs 7.4%。两个研究中手术切除率有了翻倍的提升，显示了三药联合靶向治疗的良好转化效率。两个研究中，手术切除率的差异在于 OLIVIA 研究仅限于初始不可切除肝转移的结直肠癌，而 STEAM 研究的是真正意义上晚期一线结肠癌，所以三药联合贝伐珠单抗的效能有所区别，从另外一个角度看，单纯结肠癌肝转移确实手术的机会更多。

至于三药联合西妥昔单抗，可参见日本的 DEEPER 研究，西妥昔单抗组 DpR 为 57.4%，贝伐珠单抗组 DpR 为 46.0%（P=0.001 0），左半结肠中位 DpR 两组分别为 60.3% 和 46.1%（P=0.000 7）；右半结肠中位 DpR 两组分别为 50.0% 和 41.2%（P=0.46），但是 ETS 和 R0 切除率并没有提高。经治疗后，R0 切除率西妥昔单抗组为 28.6%，贝伐珠单抗组为 30.6%。另外，国内邓艳红教授团队的 FOCULM 研究认为，mFOLFOXIRI 联合西妥昔单抗相比于单纯三药化疗，DpR（56.1% vs 48.4%，P=0.012）、ORR（95.5% vs 76.5%，P=0.010）及根治性手术切除率（46.3% vs 23.5%，P=0.027）均显著提高。在 2024

年 CSCO 指南中基于 TRICE 研究结果删去了西妥昔单抗联合 FOLFOX IRI 的推荐。

未来三药联合靶向可能是 PS 评分（行为状况评分）好、年轻者的优选策略。但对于老年患者、PS 评分差的患者，选择三药策略时还是要慎重。

二、维持治疗问题

结直肠癌维持治疗主要来源于规避奥沙利铂神经毒性的想法，OPTIMOX1 研究尝试将一线治疗患者分为两组，一组接受持续 FOLFOX4 方案化疗，实验组采用 FOLFOX7 间歇予以 5-FU/LV 维持 12 周期，主要研究终点是疾病控制时间（DDC），DDC 定义为前后 PFS 之和。两组 DDC 是 9.0 个月 vs 10.6 个月（$P=0.47$）。OPTIMOX1 研究探索了一线维持治疗，去掉奥沙利铂后减毒不减效的治疗模式。OPTIMOX2 研究进一步验证了维持治疗的价值，两组均采用 FOLFOX7，实验组采用 5-FU/LV 维持，对照组观察，结果主要终点 PFSWie 为 8.6 个月 vs 6.6 个月（$P=0.001\ 7$），从而进一步验证了维持治疗的必要性。OPTIMOX1 和 OPTIMOX2 两个研究分别从持续治疗、维持治疗、终止观察三种模式进行了对比，最终确认维持治疗是最佳选项。OPTIMOX 系列研究开启了结直肠癌一线治疗后的维持治疗理念，此后 CONCEPT、STOP AND GO、CAIRO3、MACRO 等研究进一步验证了贝伐珠单抗联合氟尿嘧啶类单药维持治疗的价值。MRCRO TTD 研究比较了贝伐珠单抗单药与贝伐珠单抗联合 XELOX 在维持治疗中靶向单药的可能性，结果贝伐珠单抗组在 PFS 和 OS 方面均与持续化疗组差异无统计学意义，所以贝伐珠单抗单药可能也是一种有效的维持方案。CAIRO3 研究比较了贝伐珠单抗联合卡培他滨与观察组的对照，结果 PFS2 在试验组和对照组间为 11.7 个月 vs 8.5 个月（$P < 0.000\ 1$），以上研究说明无论氟尿嘧啶类单药、贝伐珠单抗单药，还是贝伐珠单抗联合氟尿嘧啶类，均是有效的一线维持治疗方案，在操作过程中，还要考虑到药物经济学因素，我国 CSCO 指南对于结直肠癌维持治疗，推荐转化治疗 6 个月仍无法切除、姑息治疗 4～6 个月疾病控制者，均可以考虑进入维持治疗，以上 3 种治疗方案——氟尿嘧啶类单药、贝伐珠单抗单药、贝伐珠单抗联合氟尿嘧啶类都可行，但卡培他滨单药可能比较适合我国国情。

三、辅助治疗时间：3 个月还是 6 个月起始时间

IDEA 研究主要探讨了 FOLFOX、CAPOX 方案在 III 期结直肠癌患者术后辅助化疗疗程的问题，该项研究是 6 个独立随机 III 期研究的荟萃，历时 10 年，超过 1 万例患者，非劣效风险比设置为 1.12，但最终结果未能证明与 6 个月 FOLFOX、CAPOX 相比，3 个月短疗程可到达非劣效终点。但在亚组分析中，T1～3N1 组的低危人群中，3 个月的 CAPOX 方案非劣效于 6 个月方案，而在 T4、N2 高危组人群中未能得到非劣效结论。对于 FOLFOX 方案，无论是低危组还是高危组，均未能得出非劣效结论。

但在实际操作中，还要考虑到患者的分子病理、临床病理特征、患者行为状态、治疗过程中的毒副作用，以及患者治疗意愿等多方面因素，不能一概而论，同时必须指出 IDEA 研究是一个阴性结果，凭借亚组分析得出的结论需要持谨慎态度。未来 CtDNA 指导下的辅助治疗策略值得注。

四、老年人用药问题

老年结直肠癌患者治疗是一个棘手问题，目前相关指南中对于不能耐受标准一线治疗的老年患者，有以下几种方案供选择：①卡培他滨（单药）1250mg/m²，po，每日 2 次，第 1～14 天，每 3 周重复；②贝伐珠单抗（7.5mg/kg）＋卡培他滨（单药）；③双周 5-FU/LV 亚叶酸 400mg/m²，IV（输注 2 小时），第 1 天，接着 5-FU 400mg/m²，IV，第 1 天和 2400～3000mg/m²，IV（输注 46 小时），第 1 天开始，每 2 周重复；④西妥昔单抗 400mg/m²，注射大于 2 小时；每周 250mg/m²，注射＞1 小时。另外，TAS-102 联合贝伐珠单抗在老年患者一线治疗中也取得了不错的疗效。对于老年患者，改善生活质量可能应放在首位。当然并不是所有的老年患者都不能接受标准治疗，也需要结合具体情况具体对待。

五、基因检测对临床的指导意义

（一）西妥昔单抗

西妥昔单抗是 EGFR（表皮生长因子受体）

的单克隆抗体。该抗体对表达 EGFR 的肿瘤细胞具有抑制作用，联合化疗可增加化疗疗效，并可抑制肿瘤细胞耐药。大量文献报道，肿瘤的 *KRAS* 基因状态可高度预测抗 EGFR 药物的治疗效果。*KRAS* 基因 12 号或 13 号密码子突变的肿瘤对 EGFR 抑制剂（如西妥昔单抗）基本不敏感。因此，专家组强烈推荐对转移性结直肠癌患者进行肿瘤组织（原发灶或转移灶均可）的 *KRAS* 基因型检测。若已知患者存在 12 号或 13 号密码子突变，则无论单药还是联合治疗，均不应使用西妥昔单抗。需要强调的是，*KRAS* 突变是肿瘤形成过程中的早期事件，因此原发灶与转移灶 *KRAS* 基因突变状态之间紧密相关。因此，可以用保存的原发灶或转移灶标本检测 *KRAS* 基因型。如果可取得保存的原发灶或转移灶标本，则不应只为了检测 *KRAS* 基因型而通过活检获取新的标本。但 2017 版 NCCN 指南更新了 *RAS* 野生型结直肠癌一线靶向治疗的推荐——"仅限于原发瘤位于左侧结肠者"。抗 EGFR 靶向治疗的疗效和部位存在很明显的关系，在左半结肠中，不管是帕尼单抗还是西妥昔单抗，与单纯化疗或化疗联合贝伐珠单抗的治疗对比，抗 EGFR 均能带来显著获益；反之，在右半结肠，与单纯化疗相比，抗 EGFR 靶向治疗的获益则明显减少或不能获益，贝伐珠单抗在右半结肠的获益显著高于抗 EGFR 靶向治疗。所以在严格意义上，抗 EGFR 推荐应用于晚期一线左半大肠癌，全 *RAS*，*B-Raf* 野生型人群。

（二）贝伐珠单抗

贝伐珠单抗是阻断 VEGF（血管内皮生长因子）的人源单克隆抗体，通过直接阻断 VEGF 来抑制肿瘤血管的生成，从而达到抑制肿瘤生长的目的。贝伐珠单抗联合化疗能明显增加化疗的疗效，近年来也是研究最热门的靶向药物之一。其中，贝伐珠单抗左右半结直肠肿瘤中的获益均是稳定的。

（三）PD-1

高度微卫星不稳定 / 错配修复缺陷（MSI-H/dMMR）患者单独列出，无论是一线、二线还是三线治疗，对这部分患者均首要推荐 PD-1 单抗免疫治疗。基于 KEYNOTE-177 研究，相关指南推荐，对于 MSI-H/dMMR 患者的一线治疗，应采用帕博利珠单抗（1A 类证据，Ⅰ级推荐）。而在二线和三线治疗中，除帕博利珠单抗之外，其他 PD-1 抑制剂也有效。因此，相关指南推荐：对于 MSI-H/dMMR 患者的姑息二线和三线治疗，可采用 PD-1 抑制剂（2A 类证据，Ⅱ级推荐），而不限制 PD-1 抑制剂类型。

帕博利珠单抗组和化疗组中位随访 28.4 个月和 27.2 个月时，两组的 PFS 分别为 16.5 个月和 8.2 个月（HR=0.60，*P*=0.000 2），PFS 翻倍，PFS2 也得到改善。2021 年的 ASCO 大会上，KEYNOTE-177 可能公布 OS 结果为阴性，目前 FDA 批准的一线适应证为 *RAS*，*B-Raf* 阴性的 MSI-H/dMMR 结直肠癌患者。

2024 年 ASCO-GI 报道了，Check Mate、8HW Ⅲ期研究结果，评估了纳武利尤单抗联合伊匹木单抗对比化疗的 MSI-H 结肠癌一线治疗结果，双免治疗的主要研究终点，PFS 方面有显著统计学改善，HR=0.21，（CL）：0.14 ～ 0.32，且所有预设亚组 PFS 均一致获益（包括 Ras 突变人群）。

目前 CSCO 指南对于结直肠癌推荐进行 *K-RAS*、*N-RAS*、*B-Raf*、*MSI-H* 检测，对于 Ⅱ期结肠癌术后，MSI-H 患者不推荐进行术后卡培他滨辅助化疗。至于 *HER2*、*POLE/POLD*、*PIK3CA*、*TMB* 及 ctDNA 等检测，目前没有明确的治疗指南推荐，可以考虑在三线以上治疗中选择进行检测。

（四）几种特殊病理亚型结肠癌

目前针对 *B-Raf V600E* 突变、*K-Ras G12C* 突变，以及 HER2 扩增这三种特殊类型肠癌，有一些特定靶向药物。对于 *B-Raf V600E* 突变，根据 BEAN 研究及正在进行的 BREAKWATER 研究，西妥昔单抗 + 达拉菲尼 + 曲美替尼，或者西妥昔单抗 + 达拉菲尼 +FOLFOX 方案均取得不错疗效。针对 *K-Ras G12C* 突变，阿达格拉西布（adagrasib）是一款口服的不可逆 *KRAS G12C* 抑制剂，与 KRAS G12C 中的突变半胱氨酸共价结合，让突变的 KRAS 蛋白失活，阻止下游致癌信号转导，从而达到治疗疾病的目的，阿达格拉西布和西妥昔单抗联合治疗效果更优，值得未来进行Ⅲ期临床试验来验证。对于 HER2 扩增亚型肠癌，目前抗 HER2 治疗，无论是传统曲妥珠单抗、帕妥珠单抗，还是新一代 ADC 药物 DS-8201，均有不错的小样本Ⅱ期研究数据，在后线治疗中可以参考。

六、左半、右半结肠的治疗选择

右半结肠预后显著差于左半结肠和直肠,这与治疗手段无关。此外,原发瘤部位是 EGFR 靶向治疗的负性疗效预测指标。事实上,左右半结肠在胚胎起源、解剖学供应、肿瘤的临床表现等诸多方面均是不同的,很早以前就有学者提出结肠并不是同一器官,大意如此。而这些起源的不同导致更重要的分子生物学特征的差异,恐怕这才是左右半结肠癌差异的主要"元凶"。目前的研究结论显示,这两种基因突变通路与结肠肿瘤发生的部位明显相关。左半结肠与抑癌基因(如 APC、P53、SMAD4)的失活和 KRAS 基因突变等相关;而右半结肠则与癌基因的激活、BRAF 基因突变、CpG 岛甲基化(CIMP+)、MLH1 基因的甲基化失活和 MSI 阳性表达等相关。结肠癌分子特征共识分型(CMS)中,右半结肠癌主要是预后差的 CMS1 和 CMS3 型,约占 70%,那么,这种隐藏在解剖部位表象下的分子特征差异是否会对治疗效果产生影响呢?近年来越来越多的回顾性分析显示,在 mCRC 靶向治疗中,部位也许是个疗效预测因素。

左右半之争起源于 FIRE3 和 GALGB80405 研究,这两个研究都是探索 KRAS 野生型结直肠癌一线选择西妥昔单抗联合化疗还是贝伐珠单抗联合化疗,两者的区别在于 FIRE3 研究选择了 FOLFIRI 单一方案,GALGB80405 研究做了 2×2 交叉设计,两种靶向药物可以联合 FOLFIRI、FOLFOX。两者的结论不完全一致,在 FIRE3 研究中,ORR、PFS 没有差异,但 OS 存在差异,西妥昔单抗组 vs 贝伐珠单抗组为 28.7 个月 vs 25 个月(P=0.017)。但在 GALGB80405 研究中,ORR、PFS、OS 均没有差异,而且两者 OS 均超过 29 个月。总体而言,这两个研究都是非常优秀的研究,虽然没有得出对于 KRAS 野生型结直肠癌,哪个靶向治疗一线选择更优的结论,但是亚组中发现了左半结肠癌和右半结肠癌对靶向治疗的不同反应,左半结肠癌优选西妥昔单抗,右半结肠癌优选贝伐珠单抗。2022 年,ASCO 报道再次出现关于 KRAS 野生型肠癌靶向治疗选择策略问题,STRATEGIC-1 研究探讨了 KRAS/NRAS/B-Raf 野生型多线治疗策略,结果 DDC(每线治疗 PFS 总

和)是 22.5 个月 vs 23.5 个月(P=0.805),OS 为 37.8 个月 vs 34.4 个月(P=0.121),虽然一线选择西妥昔单抗组的 3 年后生存趋势更佳,但是不能改变本研究的阴性结果。STRATEGIC-1 研究借鉴了 FIRE3 和 GALGB80405 研究的优点和不足,但仍然不能得出一个结论,看来"左右半"分类才更简洁明了,更有临床可参考价值。简洁地说,对于左半结肠,RAS/B-Raf 野生型患者,西妥昔单抗联合化疗更优,对于右半结肠,RAS/B-Raf 基因突变患者,贝伐珠单抗联合化疗更优。

七、原发灶切除问题

考虑原发灶是否应该切除时,主要看原发灶是否伴有症状,主要指已经或即将出现的肠梗阻、不可控制的原发瘤出血、原发瘤穿孔和腹膜炎等,而这些症状会影响后续的化疗、患者的生活质量乃至生存。当伴有这些症状时,一般要求先行切除原发灶,维持消化道通畅,再考虑全身化疗。对此目前没有争议。在单纯 5-FU 治疗时代,由于没有更多有效治疗,临床处理策略基本上就是切除原发灶,后来随着伊立替康、奥沙利铂及靶向药物的出现,大大提高了全身化疗的有效率,业界开始思考切除原发灶的价值及必要性。目前全球的主要指南(如 NCCN 和 ESMO 指南)均推荐除非有症状,否则不常规切除。最近,又有一些资料表明,切除原发灶可能会让患者获益。对原发灶处理的变化过程反映了业界对疾病本质认识的不断变化、越来越多有效治疗药物及手段的出现、mCRC 的总生存期越来越长的基本过程。这里原发灶切除是否延长生存时间是一个关键问题,缺乏专门针对此问题的前瞻性随机对照试验,目前所发表的均为回顾性资料。2012 在 ASCO 年会的一项法国研究结果表明,切除原发瘤能显著改善生存。法国的该项荟萃分析纳入了 4 项单独的关于 mCRC 一线治疗的随机对照研究(FFCD 9601、FFCD 2000-05、ACCORD 13 和 NIL 16 987),共计 1155 例患者,分析病程中原发瘤切除对总生存的影响,在符合条件的 810 例患者中,478 例(59%)接受了原发瘤切除,并带来了显著的生存改善,综合了肿瘤部位、CEA、ALP、WBC、PS 评分和转移瘤数目的多因素分析结果显示,原发瘤切除是独立的预后因素,显著提高了 OS(HR=0.63,

95% CI：0.53～0.75，*P* < 0.000 1）和 PFS（HR=0.82，95% CI：0.70～0.95；*P*=0.000 7）。进一步的分层分析发现，原发瘤位于直肠和 CEA 水平较低者更能从原发瘤切除中获益。该研究引发的后续关注和争议还在持续，尤其是病例选择偏倚的问题。期待前瞻性的临床研究能够给予我们一个确切的答案。

第八节　药物治疗展望

目前的结直肠癌临床研究基本覆盖了已知的有效化疗药物及靶向药物的多线治疗策略，未来治疗新领域可能在以下几个方面。

一、辅助治疗

IDEA 研究对于 Ⅲ 期结直肠癌的辅助治疗疗程做了终结式的结论，但是在 2022 年 ASCO 会议上，关于 ctDNA 对于 Ⅱ 期结直肠癌辅助化疗指导作用的论文，再次激起人们对于辅助化疗的讨论。传统上，是否进行辅助化疗是根据临床病理危险因素来决定的，这些危险因素几十年来一直被认为是指导辅助化疗的指标。但近年来分子微小残留病灶（MRD）在实体瘤的提出，ctDNA 指导下的结直肠癌辅助化疗是一个值得探讨的方向，甚至 ctDNA 消失与否可以决定辅助化疗疗程。DYNAMIC 研究是第一个以前瞻性研究来回答这个问题的研究，ctDNA 指导治疗组中，15/246 例（6%）ctDNA 阴性患者发生复发或死亡，8/45 例（18%）ctNDA 阳性患者发生复发或死亡。ctDNA 阴性和阳性患者的推测 3 年 RFS 率分别是 92.5% 和 86.4%（HR=1.83），3 年复发率分别是 7% 和 14%（HR=2.45）。接受辅助化疗的 ctDNA 阳性患者中，行奥沙利铂为基础化疗患者的 3 年 RFS 率为 92.6%，行氟尿嘧啶单药化疗患者的 3 年 RFS 率为 76.0%。ctDNA 阳性患者从辅助治疗中获益巨大，3 年复发率仅为 14%。而未行辅助治疗的 ctDNA 阴性患者的复发率非常低。未来需要解答的问题如下：①对于术后检测不到 ctDNA 的 Ⅱ～Ⅲ 期患者，可以暂不接受辅助化疗；对于检测到 ctDNA 的患者，应根据目前的指南接受辅助化疗。②如果在辅助化疗中 ctDNA 的清除与生存和治愈高度相关，则可以将 ctDNA 的清除作为辅助试验的终点，能否指导具体化疗疗程。③辅助治疗完成后，在影像学上检测不到癌症复发之前，ctDNA 的检测可能作为监测手段。

二、新辅助治疗，转化治疗

目前在结肠癌领域，新辅助治疗及转化治疗以靶向联合三药或两药为主，对于 *RAS/B-Raf* 野生型患者，DEEPER 研究认为西妥昔单抗和贝伐珠单抗联合三药对于 R0 切除没有过多差别；但是对于仅仅有肝转移患者，两种靶向药物的优劣值得进一步研究。

在直肠癌领域，免疫治疗联合同步放化疗是一个值得探索的领域，国内张涛教授在一项 Ⅱ 期研究中发现，免疫治疗联合同步放化疗使得 pCR 率提升到 48.1%，相关生存数据还未披露，有可能未来会改变直肠癌治疗的模式，特别是对于有保肛要求的患者。对于 MSI-H 的直肠癌患者免疫治疗（单免、双免）可能是器官功能保留的优选方案。

三、晚期结直肠癌治疗

目前晚期一线治疗领域有一种新的探索，就是在贝伐珠单抗联合化疗基础上 +PD-1 抗体，如在 2022 年 ASCO 壁报有两项研究：①壁报 3509，NIVACOR 研究，纳武利尤单抗 +FOLFOXIRI/贝伐珠单抗作为晚期结直肠癌 *RAS/BRAF* 突变患者一线治疗；②壁报 3563，信迪利单抗联合 CAPEOX 和贝伐珠单抗（BBCAPX）作为 *RAS* 突变、微卫星稳定、不可切除的 mCRC 的一线治疗的 Ⅱ 期研究。虽然目前没有得到阳性结果，但是 ORR 为 84%，确实值得进一步研究，这对于潜在可切除肝转移患者可能更有价值。

在三线治疗领域，北美 RIGONIVO 研究给 TKI 联合 PD-1 抗体的治疗策略泼了冷水，国内仍然有一些类似的研究在进行中，总体上并不乐观。但是在 ctDNA 指导下的西妥昔单抗联合 PD-L1 的 CAVE 研究，以及贝伐珠单抗联合 PD-1 的三线治疗探索也在持续进行中，未来泛免疫联合抗血管治疗模式可能不会成功，但在优选人群中免疫联合抗血管治疗是有意义的，我们共同期待着结论的诞生。

四、CAR-T 细胞治疗

结直肠癌中 CAR-T 细胞疗法的潜在靶点主要包括抗 4-1BB（ANTI-4-1BB）、癌胚抗原（CEA）、GUCY2C、TAG-72、EpCAM、上皮糖蛋白 40（EGP40）、NKG2D、HER2、重组人干扰素 α/β 受体 1（IFNAR1）、prominin-1（CD133）、上皮糖蛋白 2（EGP-2）。CAR-T 细胞治疗作为一种最有潜力的治疗方式，值得在结直肠癌领域探索，可能会带来一种突破性的治疗模式，有效改善患者预后。

第九节 预后和随访

一、预后

（一）影响预后的因素

1. 结肠癌的分期　结直肠癌病理分期 I 期、II 期的患者预后比较好，但是 III 期的患者复发率增高，IV 期预后最差。

2. 与部位有关系　近年来研究发现，右半结肠癌和左半结肠癌是预后完全不同的疾病。其基因突变不一样，靶向治疗的方案不一样，美国癌症数据库 SEER 数据库的资料显示，左半结肠癌的中位生存时间为 89 个月，而右半结肠癌仅为78 个月。

3. 与患者基因突变的情况有关　有 BRAF 基因突变，以及 K-RAS，N-RAS 突变的患者，预后相对比较差，其中 BRAF 突变预后最差。

（二）生存时间

1. 直肠癌　总体 5 年生存率 67%：早期（I期 + 部分 II 期）为 90%，中期（部分 II～III 期）为 73%，晚期（IV 期）为 17%。

2. 结肠癌　总体 5 年生存率 64%：早期（I期 + 部分 II 期）为 91%，中期（部分 II～III 期）为 72%，晚期为（IV 期）14%。

（三）改善预后的策略

早发现、早诊断、早治疗才是改善结直肠癌预后的根本手段，其中一级预防、二级预防是关键环节。

1. 一级预防

（1）改善不良饮食及生活习惯：改善饮食结构，增加膳食纤维的摄入；适当补充钙剂和维生素 D，尤其是对于胆囊切除患者；对于血叶酸水平较低者，可适量补充叶酸；戒烟；积极参加体育活动，控制体重，防止肥胖。

（2）化学预防：结直肠肿瘤的高危人群（>50 岁、男性、有结直肠肿瘤或其他肿瘤家族史、吸烟者、超重、有胆囊手术史、血吸虫病史等），可考虑给予阿司匹林等非甾体抗炎药和选择性环氧合酶 -2（COX-2）抑制剂预防结直肠癌。

（3）积极治疗癌前疾病：结直肠癌癌前病变主要有腺瘤、家族性腺瘤性息肉病、溃疡性结肠炎，早期治疗此类疾病可预防结直肠癌的发生。

2. 二级预防　提高早期诊断率是提高结直肠癌患者生存率的关键。

2011 年 10 月，我国中华医学会消化病学分会制定的《中国结直肠肿瘤筛查、早诊早治和综合预防共识意见》推荐如下。

（1）目前结直肠肿瘤的血清学诊断（如 CEA和 CA125、CA19-9 等肿瘤抗原标志物）仍缺乏灵敏、特异的方法。

（2）粪便隐血试验（FOBT）阳性仅提示需进一步检查，并非确诊手段。粪便 DNA 和转铁蛋白（transferrin，TRF）检测对诊断结直肠肿瘤的意义有限，但有助于结直肠肿瘤的筛查。

（3）临床可采用气钡灌肠双重对比造影作为结直肠肿瘤的辅助检查手段，但其诊断价值不如内镜。CT 结肠镜检查（CT colonoscopy，CTC）属无创性检查。对不能耐受结肠镜检查者有独特优势，但其早期诊断价值有限。

（4）结肠镜配合病理检查是诊断结直肠肿瘤的标准方法。肠道准备充分、退镜时仔细观察，有助于提高结直肠肿瘤的检出率。早期结直肠癌的内镜下形态分为 2 种基本类型，即隆起型和平坦型。内镜下发现平坦型病变者建议不要取活组织检查。

3. 三级预防　对于确诊结直肠癌的患者，定期随访、规范诊治、MDT 治疗模式均可有效改善预后。

二、随访

（一）复发高峰时间

对于结直肠癌而言，复发和转移的情况是在生命周期内均有可能发生的，但是术后 5 年内是复发的高峰，尤其是术后 2 年内。

（二）首发部位和常见部位

1. 结肠癌复发特点

（1）结肠癌肝转移：结肠癌的远处转移主要是肝脏，首发转移部位也是肝脏，约 50% 的患者会发生术前或术后发生肝脏转移。

（2）结肠癌淋巴转移：淋巴转移一般依下列顺序由近而远扩散：结肠淋巴结，结肠旁淋巴结，系膜血管淋巴结，系膜根部淋巴结。但也有不依顺序的跨越转移。

（3）血行转移：主要沿着门静脉系统先到达肝脏，后到达肺、脑、骨等其他组织器官。

（4）浸润与种植：癌肿可直接浸润周围组织与脏器，也可以腹腔种植转移，出现癌性腹膜炎、腹水。

2. 直肠癌转移特点

（1）局部复发：直肠癌局部复发部位为盆壁、吻合口、膀胱、阴道，也容易出现阴道瘘。局部复发也是直肠首发转移的一种形式。

（2）远处转移：直肠癌最常转移的部位是肝脏，首发远处转移部位为肝和肺。其他部位如骨、远处非区域淋巴结、脑等部位也可能出现转移。

（三）复发的检查手段

（1）结直肠癌术后常规门诊随诊：包括病史、症状的问诊、必要的体格检查（包括肛门指诊）。

（2）检验：血常规，CEA，CA19-9，生化，大便隐血试验。

（3）影像学检查：CT、MRI、B 超。

（4）肠镜。

（四）随访方案

（1）病史和体检：每 3～6 个月 1 次，共 2 年，然后每 6 个月 1 次，总共 5 年，5 年后每年 1 次。

（2）监测 CEA、CA19-9：每 3～6 个月 1 次，共 2 年，然后每 6 个月 1 次，总共 5 年，5 年后每年 1 次。

（3）腹 / 盆超声、胸部 X 线片：每 3～6 个月 1 次，共 2 年，然后每 6 个月 1 次，总共 5 年，5 年后每年 1 次。

（4）腹 / 盆 CT 或 MRI：每年 1 次。

（5）术后 1 年内行肠镜检查，如有异常，1 年内复查；如未见息肉，3 年内复查；然后 5 年 1 次，随诊检查出现的大肠腺瘤均推荐切除。

（6）PET/CT 不是常规推荐的检查项目。

（王　刚）

参 考 文 献

第19章 胰 腺 癌

胰腺癌是消化系统常见的恶性肿瘤之一，是预后最差的实体肿瘤，5年生存率约10%，诊断时中位年龄70岁。2020年发表的数据显示在过去10年间胰腺癌发病率和死亡率平均每年增加0.3%。胰腺癌的发病率在世界范围内呈持续上升态势。2021年的统计数据显示，在美国所有恶性肿瘤中，胰腺癌新发病例在男性中居第10位，在女性中居第9位，占恶性肿瘤相关病死率的第4位。中国国家癌症中心2017年的统计数据显示，胰腺癌位列我国男性恶性肿瘤发病率的第7位，位列女性恶性肿瘤发病率的第11位，占恶性肿瘤相关病死率的第6位。作为预后极差的消化道肿瘤，胰腺癌具有早期诊断困难、手术切除率低、术后易复发转移等临床特点，临床诊治极具挑战性。

第一节 临床表现与诊断

一、症状与体征

（一）临床表现

胰腺癌恶性程度较高，进展迅速，但起病隐匿，早期症状不典型。首发症状往往取决于肿瘤的部位和范围，如胰头癌早期出现无痛性、梗阻性黄疸；胰体部肿瘤以疼痛为主；胰尾部肿瘤较早出现转移，如肝转移等。主要临床表现如下。

1.腹部不适或腹痛　是常见的首发症状。多数胰腺癌患者仅表现为上腹部不适或隐痛、钝痛和胀痛等。中晚期肿瘤侵及腹腔神经丛可导致持续性剧烈腹痛。

2.消瘦和乏力　80%～90%的胰腺癌患者在疾病初期可有消瘦、乏力、体重减轻，与缺乏食欲、焦虑和肿瘤消耗等有关。

3.消化道症状　当肿瘤阻塞胆总管下端和胰腺导管时，胆汁和胰液不能进入十二指肠，常出现消化不良症状。晚期胰腺癌侵及十二指肠，可导致消化道梗阻或出血。

4.黄疸　与胆道出口梗阻有关，是胰头癌最主要的临床表现，可伴有皮肤瘙痒、深茶色尿和陶土样便。

5.其他症状　出现一般无胆道感染的持续或间歇性低热，或可出现血糖异常。

（二）体格检查

胰腺癌早期无明显体征，随着疾病进展，可出现消瘦、上腹压痛和黄疸等体征。

1.消瘦　晚期患者可出现恶病质。

2.黄疸　多见于胰头癌，由于胆道出口梗阻导致胆汁淤积而出现。

3.肝大　为胆汁淤积或肝脏转移的结果，肝脏质硬、大多无压痛，表面光滑或有结节感。

4.胆囊肿大　库瓦西耶征（Courvoisier sign）指无痛性胆囊肿大，表现为囊性、无压痛、光滑且可推动的胆囊，是胰头癌、壶腹周围癌的重要体征。指由于胰头癌压迫胆总管，导致胆道阻塞，胆汁排泄障碍，出现黄疸进行性加深，胆囊显著肿大，但没有压痛。

5.腹部肿块　晚期可触及腹部肿块，多位于上腹部，位置深，呈结节状，质地硬，不活动。

6.其他体征　晚期胰腺癌可出现左侧锁骨上淋巴结肿大、腹水等体征。可出现脐周肿物。

（三）辅助检查

1.血生化检查　早期无特异性血生化改变，

肿瘤阻塞胆管可引起血胆红素升高，伴有 ALT、AST 等酶学改变。

2. 血液肿瘤标志物检查　临床上常用的与胰腺癌诊断相关的肿瘤标志物有糖类抗原 19-9（carbohydrate antigen 19-9，CA19-9）、癌胚抗原（carcinoembryonic antigen，CEA）、糖类抗原 125（carbohydrate antigen 125，CA125）等，其中 CA19-9 是胰腺癌中应用价值最高的肿瘤标志物，可用于辅助诊断、疗效监测和复发监测。血清 CA19-9 > 37U/ml 为阳性指标，重复检测通常优于单次检测，而重复检测应至少相隔 14 天。同时 CA19-9 水平的术前检查最好在胆道减压完成和胆红素水平恢复正常后进行。CA19-9 测定值通常与临床病程有较好的相关性，外科根治术（Ⅰ期）后 2 ～ 4 周，升高的 CA19-9 可恢复正常水平；肿瘤复发、转移时，CA19-9 可再次升高。血清 CA19-9 水平也可在一定程度上反映肿瘤负荷或存在微转移灶可能。胰腺癌术后血清 CA19-9 水平升高虽可提示复发或转移，但需要结合影像学证据等综合判断。

3. 超声检查　是胰腺癌诊断的初筛检查方法。常规超声可以较好地显示胰腺内部结构，观察胆道有无梗阻及梗阻部位，并寻找梗阻原因。彩色多普勒超声可以帮助判断肿瘤对周围大血管有无压迫、侵犯等。

4. CT 检查　具有较好的空间和时间分辨率，是目前检查胰腺最佳的无创性影像检查方法，主要用于胰腺癌的诊断、鉴别诊断和分期。增强扫描能够较好地显示胰腺肿物的大小、部位、形态、内部结构及与周围结构的关系，并能够准确判断有无肝转移及显示肿大淋巴结。

5. MRI 及磁共振胰胆管成像检查　MR 扫描技术的改进，时间分辨率及空间分辨率的提高，改善了 MR 的图像质量，提高了 MRI 诊断的准确度，在显示胰腺肿瘤、判断血管受侵、准确的临床分期等方面均显示出越来越高的价值，同时 MRI 具有多参数、多平面成像、无辐射的特点，可作为 CT 增强扫描的有益补充。磁共振胰胆管成像及多期增强扫描的应用在胰腺癌的定性诊断及鉴别诊断方面更具优势。磁共振胰胆管成像可以清楚显示胰胆管系统的全貌，帮助判断病变部位，具有无创的优势。

6. PET/CT 和 PET/MRI　显示肿瘤的代谢活性和代谢负荷，在发现胰外转移、评价全身肿瘤负荷方面具有明显优势。可以作为 CT 和 MRI 的补充检查手段。对于原发病灶较大、疑有区域淋巴结转移及 CA19-9 显著升高的患者，推荐应用。

7. 超声内镜（endoscopic ultrasonography，EUS）　在内镜技术的基础上结合了超声成像，提高了胰腺癌诊断的敏感度和特异度；特别是超声内镜引导下细针穿刺活检（endobronchial ultrasound-guided fine needle aspiration，EUS-FNA），已成为目前胰腺癌定位和定性诊断最准确的方法。EUS 为有创操作，其准确性受操作者技术水平及经验的影响较大，临床更多是以其引导下穿刺获取组织标本为目的，对于诊断及手术适应证明确的患者，术前无须常规行 EUS 检查。

8. ERCP（经内镜逆行性胰胆管造影术）在胰腺癌诊断中的作用　胰腺癌最常见的 ERCP 表现是主胰管近端狭窄与远端扩张。ERCP 并不能直接显示肿瘤病变，其主要依靠胰管的改变及胆总管的形态变化对胰腺癌做出诊断，对胆道下端和胰管阻塞或有异常改变者有较大价值。可以进行胰胆管内细胞刷检或钳夹活检组织，然后行胰液及胆汁相关脱落细胞学检查或病理学诊断。尤其对于无法手术的梗阻性黄疸患者，可以一次完成减黄操作及病理与细胞学检测。

二、病理诊断

组织病理学或细胞学检查可确定胰腺癌诊断。通过术前或术中细胞学穿刺、活检，或组织学穿刺活检获得明确诊断，包括手术标本的病理诊断。

（一）胰腺癌的细胞病理学诊断

细胞病理学诊断报告采用美国细胞病理学会推荐的 6 级报告系统：Ⅰ级，不能诊断；Ⅱ级，未见恶性；Ⅲ级，非典型；Ⅳ级 A，肿瘤性病变，良性；Ⅳ级 B，肿瘤性病变，其他；Ⅴ级，可疑恶性；Ⅵ级，恶性。

（二）胰腺癌的组织病理学分类

按胰腺癌发生部位分类：①胰头癌，约占胰腺癌的 2/3 以上；②胰体、胰尾部：约占胰腺癌的 1/4；③全胰癌：约占胰腺癌的 1/20。

根据胰腺癌组织学分类，已知 90% 以上的胰腺恶性肿瘤均为外分泌肿瘤，以导管腺癌最常见，约占所有胰腺癌的 80% 以上。

药物靶点检测、生物学行为评估及预后判断等相关的分子病理学检查结果可供临床参考。

三、UICC/AJCC TNM 分期

根据 UICC/AJCC TNM 分期系统（2017 年第八版），胰腺癌详见表 19-1。

表 19-1 AJCC 胰腺癌分期标准

原发肿瘤（T）	
Tx	原发肿瘤无法评估
T0	无原发肿瘤的证据
Tis	原位癌（包括高级别胰腺上皮内瘤变）
T1	肿瘤局限于胰腺内，最大径≤2.0cm
T1a	肿瘤局限于胰腺内，最大径≤0.5cm
T1b	肿瘤局限于胰腺内，0.5cm＜最大径≤1.0cm
T1c	肿瘤局限于胰腺内，1.0cm＜最大径≤2.0cm
T2	肿瘤局限于胰腺内，2.0cm＜最大径≤4.0cm
T3	肿瘤最大径＞4.0cm
T4	肿瘤不论大小，侵犯腹腔干、肠系膜上动脉和（或）肝总动脉

区域淋巴结（N）	
Nx	区域淋巴结无法评估
N0	无区域淋巴结转移
N1	有1～3枚区域淋巴结转移
N2	有＞3枚区域淋巴结转移
远处转移（M）	
M0	无远处转移
M1	有远处转移
病理分期	
0 期	TisN0M0
ⅠA 期	T1N0M0
ⅠB 期	T2N0M0
ⅡA 期	T3N0M0
ⅡB 期	T1～T3N1M0
Ⅲ期	T4 任何 NM0
	任何 TN2M0
Ⅳ期	任何 T 任何 NM1

第二节 治疗原则

一、综合治疗原则

胰腺癌的治疗手段主要包括手术治疗、化疗、放疗和最佳支持治疗。其中手术切除是唯一有望使胰腺癌患者获得治愈的手段。基本决策包括可手术胰腺癌的手术治疗、局部晚期的新辅助治疗、术后辅助治疗，以及不能手术切除或有转移病变的全身治疗，晚期胰腺癌的解救治疗和姑息治疗。为进一步提高胰腺癌治疗疗效，提倡多学科诊疗模式，多种治疗手段联合应用，根据不同分期采取不同的治疗手段。

二、分期原则

1. Ⅰ期病变首选手术切除，术后辅助化疗。
2. 由于大多数Ⅱ期病变手术切除困难，若有梗阻，可先行旁路手术，之后给予化疗或放化疗；也可选择术中放疗。
3. 对于包绕血管的Ⅱ/Ⅲ期病变，可先行术前放化疗，或在诱导化疗后序贯放化疗，争取获得 R0 切除。
4. Ⅳ期病变以化疗为主，同时辅以姑息治疗，包括内镜下放置支架或经皮放置引流导管、姑息放疗等。

第三节 辅 助 治 疗

一、辅助治疗的历史沿革

（一）单药辅助治疗

1. 最早证实 AMF、5-FU 方案有效

（1）1993 年，Bakkevold 等首次发表一项随机研究，评估氟尿嘧啶（5-FU）在胰腺癌辅助化疗中的作用。

1）研究设计及结果：该研究于 1984 ～ 1987 年纳入 61 例根治性切除的胰腺癌（$n=47$）或 Vater 壶腹癌（$n=14$）患者，患者被随机分为术后辅助联合化疗（AMF）：5-FU 500mg/m^2，多柔比星 40mg/m^2，丝裂霉素 C 6mg/m^2（$n=30$），每 3 周 1 次，共 6 个周期，或对照组（无辅助化疗）（$n=31$）。治疗组的中位生存期为 23 个月，而对照组的中位生存期为 11 个月（$P=0.02$）。1 年生存率由 45% 提高到 70%。

2）研究结论：提示在根治性手术后的前 2 年，辅助化疗确实能延缓复发率，但并没有提高治愈率。

（2）ESPAC-1 研究是 2004 年以前关于胰腺癌术后辅助治疗的最大的临床研究，在此之前辅助化疗在胰腺癌术后的地位是不明确的。

1）研究设计：欧洲胰腺癌研究小组（ESPAC-1）试验比较了胰腺癌切除术后放疗对生存率的影响。化疗方案包括静脉滴注 5-FU（425mg/m^2）和亚叶酸钙（20mg/m^2），28 天中给药 5 天，共进行 6 个周期。

2）研究结果：244 名接受化疗的患者中有 46 例（19%）报告了严重的毒性反应（3 级或 4 级）。化疗组有显著的生存优势，化疗组的中位生存为 20.1 个月，而非化疗组的中位生存为 15.5 个月（$P=0.009$）。术后进行观察、放化疗、化疗和化疗后联合放化疗的 5 年生存率分别为 10.7%、7.3%、29.0% 和 13.2%。

3）研究结论：确立了 5-FU 和亚叶酸钙作为胰腺癌辅助治疗的首选药物。

2. 证实吉西他滨有效

（1）CONKO-001 研究是 1998 ～ 2004 年开展的吉西他滨作为术后辅助方案对比单纯手术的研究。初步结果在 2007 年的 *JAMA* 杂志公布，该研究随访到 2012 年，最终随访数据在 2013 年的 *JAMA* 杂志公布。

1）研究设计：该研究共有 368 例患者被随机化，其中 354 例符合意向治疗分析。所有入组患者分为吉西他滨化疗组和观察组。

2）研究结果：中位随访时间为 136 个月。治疗组中位无病生存期为 13.4 个月，观察组中位无病生存期为 6.7 个月。随机分配至吉西他滨辅助治疗的患者与随机分配至单独观察的患者相比，总生存期延长，5 年总生存率分别为 20.7% 和 10.4%，10 年总生存率分别为 12.2% 和 7.7%。

3）研究结论：确定了单药吉西他滨（GEM）在辅助化疗中的地位。

（2）日本Ⅲ期研究（JSAP-02）证实吉西他滨辅助化疗有效：2002 年 4 月至 2005 年 3 月，共有 119 例患者入选该研究。其中 118 例符合条件并可分析（吉西他滨组 58 例，单纯手术组 60 例）。两组在基线特征方面都很平衡。吉西他滨组中经常观察到大多数毒性短暂的血液毒性。吉西他滨组患者的 DFS 明显长于仅手术组（中位 DFS，11.4 个月 vs 5.0 个月；HR=0.60），尽管吉西他滨组和单纯手术组的总生存期没有显著差异（中位 OS 22.3 个月 vs 18.4 个月；HR=0.77；$P=0.19$）。

3. 证实 S-1 有效 Ⅲ期临床研究（JASPAC-01）。

（1）研究设计：自 2007 年 4 月 11 日至 2010 年 6 月 29 日，该研究从日本 33 个研究中心纳入Ⅰ～Ⅲ期胰腺癌术后患者共 377 例，随机分配接受 S-1（$n=187$）或静脉吉西他滨（$n=190$）治疗。

1）S-1 治疗方案：40 ～ 60mg/m^2，bid，4 周，休息 2 周，6 周为 1 个周期，共 4 个周期。

2）吉西他滨方案：1000mg/m^2，第 1 天、第 8 天、第 15 天，4 周为 1 个周期，共 6 个周期。主要终点是 OS。

（2）研究结果：2012 年 9 月 15 日，完成所有治疗后，期中分析发现 S-1 有效性达到早期试验终止所预先设定的标准，因此独立于研究的数据和安全性监测委员会建议停止试验。在期中分

析时，S-1 组中位随访时间为 39 个月，吉西他滨组为 41 个月。S-1 vs 吉西他滨的死亡 HR=0.56，在非劣效性和优效性方面均具有显著性差异（$P < 0.000\ 1$）。截至 2016 年 1 月 15 日的随访数据分析，吉西他滨组 5 年 OS 率仅为 24.4%，而 S-1 组 5 年 OS 率达到 44.1%，两组死亡率 HR=0.57。

（3）研究结论：JASPAC-01 研究显示 S-1 治疗 5 年 OS 率接近 50%，这一结果是以往的临床试验或治疗经验中从来没有过的成绩。对完成根治性手术治疗的亚洲胰腺癌患者，替吉奥单药成为新的标准辅助化疗之一。

4. GEM vs 5-FU ESPAC-3 研究将术后 GEM 化疗与 5-FU 联合亚叶酸钙化疗进行对比研究。

（1）研究设计：ESPAC-3 研究纳入胰腺导管腺癌患者 1088 例，均行癌切除术；从 2000 年 7 月到 2007 年 1 月，患者被随机分配，并接受了至少 2 年的随访。

患者接受氟尿嘧啶加亚叶酸（亚叶酸，$20mg/m^2$ 静脉注射，随后氟尿嘧啶，$425mg/m^2$，静脉注射，第 1～5 天，每 28 天一次，$n=551$）或吉西他滨（$1000mg/m^2$，静脉滴注，每 4 周 3 次，$n=537$），为期 6 个月。

（2）研究结果：随访中位 34.2 个月，在意向治疗基础上进行了最终分析。氟尿嘧啶加亚叶酸治疗的患者中位生存期为 23.0 个月，吉西他滨治疗的患者中位生存期为 23.6 个月。两组间无进展生存期或整体生活质量评分均无显著性差异。

（二）两药辅助治疗

1. ESPAC-4 GEM 单药 vs 联合用药

（1）研究设计：ESPAC-4 是全球 92 家医院进行的一项 III 期、两组、开放标签、多中心、随机临床试验。

（2）研究结果：吉西他滨 / 卡培他滨联合组患者的中位生存时间为 28 个月，吉西他滨单药组为 25.5 个月，HR=0.82，$P=0.032$。结果表明，吉西他滨 / 卡培他滨联合化疗与吉西他滨单药治疗相比，联合化疗能显著提高胰腺癌患者的生存率。

（3）研究结论：ESPAC-1 研究、ESPAC-3 研究中，5-FU 单药的获益 5 年 OS 率为 21%、吉西他滨对比 5-FU 无显著性差异，而 ESPAC-4 研究显示吉西他滨联合卡培他滨 5 年 OS 率达到 28.8%，

带来胰腺导管癌术后的较长生存。

2. APACT 研究是目前规模最大、地域差异最大的可切除胰腺癌辅助化疗研究之一

（1）研究设计：研究入组了既往未接受过治疗的组织学确诊的胰腺癌，患者取得肉眼完全切除，ECOG PS 评分为 0～1 分，CA19-9 < 100U/ml。在术后 12 周内开始治疗。入组患者接受 nab-P（白蛋白结合型紫杉醇）$125mg/m^2$+GEM $1000mg/m^2$ 或接受 GEM $1000mg/m^2$，分别在第 1 天、第 8 天、第 15 天用药，6 个周期治疗，28 天为 1 个周期。主要终点为独立评估委员会评估的 DFS，独立评估委员会评估了基线数据和影像学资料。次要终点包括 OS 和安全性。

（2）研究结果：共 866 例患者参与随机，患者的中位年龄为 64 岁（范围：34～86 岁）；大多数患者的 ECOG PS 评分为 0 分（60%），淋巴结阳性（72%）和达到 R0 切除（76%）。69% 的入组患者完成了 6 个周期治疗（nab-P/GEM 组，66%；GEM 组，71%）。患者 OS 的中位随访时间为 38.5 个月。独立评估委员会评估的 mDFS（439 个终点事件），nab-P/G 组和 G 组分别为 19.4 个月和 18.8 个月（HR=0.88；95% CI：0.729～1.063；分层 Log-rank 检验 $P=0.182\ 4$）。研究者评估的 DFS（571 个终点事件），两组分别为 16.6 个月和 13.7 个月（HR=0.82；95% CI：0.694～0.965；$P=0.016\ 8$），中期 OS 分析（427 个终点事件），两组的 mOS 分别为 40.5 个月和 36.2 个月（HR=0.82；95% CI：0.680～0.996；$P=0.045$）。3 级或以上的治疗相关不良事件（TEAE）发生率，nab-P/GEM 组 vs GEM 组为 86% vs 68%。最常见的 3 级或以上血液学和非血液学不良事件，nab-P/GEM 组 vs GEM 组发生率：中性粒细胞减少（49% vs 43%）和乏力（10% vs 3%）。两个治疗组分别有 2 例患者因为 TEAE 而死亡。

（3）研究结论：独立评估委员会评估的 DFS，nab-P/GEM 组并不显著优于 GEM 组，GEM 组的中位 DFS 较历史数据更长。研究者评估的 DFS（敏感性分析）和中期 OS，nab-P/GEM 组和 GEM 组均有改善（HR 均为 0.82），nab-P/GEM 组方案可能可以作为不适合接受 FOLFIRINOX 方案患者的辅助治疗。后续 OS 的进一步随访可能支持 nab-P/GEM 组方案作为辅助治疗的更好选择。

（三）三药辅助治疗

PRODIGE24/CCTG PA.6 研究

（1）研究设计：PRODIGE 24/CCTG PA.6 是一项Ⅲ期随机对照临床研究，从 77 个研究中心筛选病理组织学证实为胰腺导管腺癌（PDAC）患者，入组患者年龄为 18 ～ 79 岁，R0 或 R1 切除、PS 评分 0 ～ 1 分，一般状态良好，按照研究中心、术后淋巴结转移状态、切缘情况和术后 CA19-9 水平（≤ 90U/ml 或 91 ～ 180U/ml）进行分层，术后 21 ～ 84 天患者开始接受辅助化疗，随机分至 A 组或 B 组，A 组接受吉西他滨治疗（d1、d8、d15，28 天 1 个疗程，共 6 个疗程），B 组接受 mFOLFIRINOX 治疗（5-FU 2.4g/m² 46 小时、亚叶酸钙 400mg/m²、伊立替康 150mg/m²、奥沙利铂 85mg/m² 第 1 天，14 天 1 个疗程，共 12 个疗程）。

（2）研究结果：在接受手术切除的胰腺癌患者中，使用 mFOLFIRINOX 方案相较于吉西他滨单药方案能够显著延长患者的中位无疾病生存期（mDFS，21.6 个月 vs 12.8 个月）和中位总生存期（mOS，54.4 个月 vs 35.0 个月）。

不良反应和安全性：吉西他滨组最常见的不良反应是头痛、发热、流感样症状和白细胞下降。mFOLFIRINOX 组的主要不良反应是腹泻、恶心、呕吐和疲乏。出现严重不良反应的患者比例：mFOLFIRINOX 组高于吉西他滨组（76% vs 53%），但不良反应可控。治疗相关死亡：吉西他滨组发生 1 例，mFOLFIRINOX 组无该类相关事件。

（3）研究结论：在不考虑药物毒性和耐药性的情况下，mFOLFIRINOX 方案作为辅助治疗在延长胰腺癌术后生存期方面优于吉西他滨单药方案。

2019 年的 ASCO 指南就潜在可治愈胰腺癌的辅助治疗方案做出了重要更新，基于 2018 年的 PRODIGE 24/CCTG PA.6 研究，将 mFOLFIRINOX 列为首选，具有较强的指导意义。

（四）靶向辅助治疗

CONKO-005 临床研究旨在评估厄洛替尼联合 GEM 治疗对胰腺癌 R0 切除术辅助治疗的疗效，厄洛替尼通过抑制与 EGFR 相关的细胞内酪氨酸激酶的磷酸化发挥作用。结论：厄洛替尼和吉西他滨联合治疗 24 周未能改善 DFS 或 OS。

二、辅助治疗原则

现有胰腺癌辅助化疗临床试验中位存活时间较以往有明显延长，建议选择术后恢复较好者，推荐于术后 4 ～ 6 周先行全面检查（包括影像学及肿瘤标志物检查）后开始治疗，有研究提示，为改善术后全身状况而延迟术后辅助化疗开始的时间，可改善胰腺癌术后生存时间。

三、辅助治疗评价

可切除胰腺癌术后辅助化疗与单纯手术治疗相比，术后辅助化疗具有明确的疗效，可防止或延缓肿瘤复发，提高术后长期生存率，积极推荐术后实施辅助化疗，而且辅助治疗应在术后 12 周内开始。对于体能状态良好者，可以考虑联合化疗。

根据药物应用顺序，可将这些研究大致分为吉西他滨前时代、吉西他滨时代和吉西他滨后时代三个阶段（图 19-1）。

ESPAC-1 研究确立了 5-FU 和亚叶酸钙作为

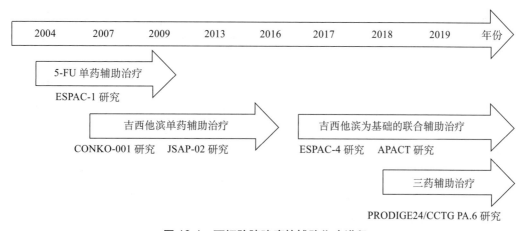

图 19-1 可切除胰腺癌的辅助化疗进程

胰腺癌辅助治疗的首选药物，CONKO-001 研究证实吉西他滨有效，目前尚不能明确吉西他滨、LV、5-FU 及卡培他滨在胰腺癌辅助化疗中的差别。JASPAC-01 研究显示 S-1 治疗 5 年 OS 率接近 50%，这一结果是以往的临床试验或治疗经验中从来没有得出的成绩。对完成根治性手术治疗的亚洲胰腺癌患者，替吉奥单药成为新的标准辅助化疗的新选择。对于体能状态较差的患者，可考虑吉西他滨或氟尿嘧啶类单药。

ESPAC-4 研究显示吉西他滨联合卡培他滨 5 年 OS 率达到 28.8%，为胰腺导管癌患者的治疗带来福音。PRODIGE24/CCTG PA.6 临床研究显示，mFOLFIRINOX 对比吉西他滨单药治疗胰腺癌根治术能够显著延长患者的 mDFS（21.6 个月 vs 12.8 个月）和 mOS（54.4 个月 vs 35.0 个月），对于体能状态良好者，除单药吉西他滨及单药替吉奥推荐使用外，吉西他滨联合卡培他滨及 mFOLFIRINOX 方案也作为 ⅠA 类证据推荐，但需要在充分考虑药物毒性和耐药性的情况下使用。

第四节 新辅助治疗

一、新辅助治疗的历史沿革

对于可切除胰腺癌，手术治疗是标准治疗，但接受手术切除加辅助化疗的患者的 5 年 OS 率为 25% ～ 50%。近年来新辅助治疗在可切除的胰腺癌中可能具有的优势如下：前期治疗隐匿性微转移，避免对快速进展的肿瘤进行不必要的切除，提高切缘阴性切除的可能性，以及与切除后辅助治疗相比，可改善化疗效果。

（一）新辅助化疗荟萃分析

2018 年发表的荟萃分析表明，与直接手术相比，新辅助治疗可能会提高可切除和临界可切除胰腺癌患者的生存率，但缺乏高质量的证据。新辅助化疗（加或不加放疗）的单臂研究报告了良好的结果。一项包含 3843 名可切除和临界可切除胰腺癌患者的 38 项研究的荟萃分析发现，与前期手术相比，新辅助治疗后手术意向治疗（ITT）的 OS 提高（18.8 个月 vs 14.8 个月），且具有更高的 R0 切除率（87% vs 67%；$P < 0.001$）。并推荐在化疗期间加入放疗，以提高 R0 切除率并降低局部复发率，并有可能改善 OS。

（二）韩国新辅助放化疗研究

韩国 2018 年发表的一项对比以吉西他滨为基础的新辅助放化疗与早期手术治疗临界可切除胰腺癌的随机 Ⅱ～Ⅲ期临床试验，在纳入 50 名患者后提前结束，因为在中期分析中发现，以吉西他滨为基础的新辅助放化疗较前期手术可明显延长生存期（21 个月 vs 12 个月，$P=0.028$）。

（三）荷兰Ⅲ期多中心 PREOPANC-1 随机对照试验

2020 发表的荷兰研究，基于吉西他滨的新辅助放化疗与前期手术进行了比较（术前放化疗与立即手术治疗可切除交界性胰腺癌：多中心随机对照试验的研究方案；荷兰国家试验登记标识符 NTR3709），研究结果表明，如果在新辅助治疗阶段和术后辅助治疗阶段给予吉西他滨为基础的方案治疗，接受新辅助治疗患者的生存期更长。在这项研究中，246 例患者被 1∶1 随机分成两组——接受即刻手术 A 组和新辅助放化疗组（B 组）。A 组患者接受了手术，然后是 6 个周期吉西他滨辅助化疗；B 组 3 个疗程的吉西他滨（第 2 个周期联合放射治疗，共 15 次，36GY），然后手术和 4 个周期的吉西他滨辅助化疗。虽然这项研究没有达到 ITT 的主要 OS 终点（16.0 个月 vs 14.3 个月，$P=0.096$），但所有次要结局均发现新辅助治疗组的优势：R0 切除率（71% vs 40%；$P < 0.001$）、无病生存期（8.1 个月 vs 7.7 个月，$P=0.032$）和局部区域无复发间隔（未达到 vs 13.4 个月，$P=0.003$）。

（四）日本的双中心回顾性研究

2020 年发表的日本双中心回顾性研究对临界可切除的 199 名 BR-PDAC（可能切除的胰腺导管腺癌）患者进行前期手术与术前新辅助治疗（neoadjuvant therapy，NAT）的预后比较，结果显示在接受前期手术（$n=46$）/NAT（$n=42$）的 BR-PV（侵入门静脉）患者中，NAT 组的生存率显著提高（3 年 OS：5.8% vs 35.5%，$P=0.004$）。

在接受前期手术（*n*=48）/NAT（*n*=63）的 BR-A（毗邻大动脉）患者中，NAT 组的生存率也显著提高（3年 OS：15.5% vs 41.7%，*P* < 0.001）。

（五）FOLFIRINOX 方案

目前研究证明在新辅助治疗中，FOLFIRINOX用于临界可切除胰腺癌的患者荟萃分析发现中位OS 为 22.2 个月。近年来，FOLFIRINOX 已成为观察性研究和正在进行的 II 期试验中最常用的新辅助化疗。

二、治疗原则

可切除或临界可切除患者的新辅助治疗的目的是提高手术 R0 切除率，从而延长患者无病生存期和总生存期。目前尚缺乏高级别临床研究证据，建议开展相关临床研究。在缺乏明确指南的情况下，目前考虑对可切除 PDAC 进行新辅助治疗的临床标准是原发肿瘤大、CA19-9 水平高（> 1000U/ml）、胰腺周围淋巴结受累或可疑的放射学特征提示更晚期疾病。依据患者体能状态选择一线化疗方案。对于一般状况好的患者建议联合化疗。

三、常用新辅助治疗的方案及评价

对于体能状态好的、具有高危因素的可切除胰腺癌（如血清 CA19-9 水平高、较大的胰腺原发肿瘤、广泛的淋巴结转移等）及临界可切除胰腺癌患者，可考虑行术前新辅助治疗。术前化疗后 4 ~ 8 周行根治手术，术后无复发或转移证据的患者，建议多学科评估后继续行辅助化疗，方案参考新辅助化疗的疗效反应或参考其他临床因素，如患者一般状况及化疗耐受性等。推荐吉西他滨为基础的两药联合方案，或三药联合的 mFOLFIRINOX 方案。常用方案详见表 19-2。

目前仍缺乏理想的评估胰腺癌患者新辅助治疗效果的手段，影像学检查是评估胰腺癌患者新辅助治疗效果的主要方式，同时应结合 PET/CT、肿瘤标志物及患者全身情况等综合评价。RECIST标准难以体现肿瘤异质性、活性、血供、免疫细胞浸润等生物学属性，胰腺癌富含间质，治疗后肿瘤周围组织会产生炎症反应及纤维化，即使治疗有效，肿瘤大小及重要血管的受累范围亦常无显著变化，难以对胰腺癌新辅助治疗的效果及肿瘤可切除性进行准确评估；PET/CT 检查用于新辅助治疗效果评估的准确性优于 CT 检查，新辅助治疗前后其摄取值的改变与患者预后相关。基于双能量 CT 碘含量测定、CT 或 MRI 灌注扫描、MRI-DWI 及 PET/MRI 检查等，可作为传统形态学评估的重要补充；血清 CA19-9 是预后独立预测因素，治疗后水平下降超过 50% 的患者预后更好，恢复至正常水平的患者术后生存获益显著，对于交界可切除患者，治疗后 CA19-9 稳定或降低且影像学检查结果提示肿瘤无进展，应积极行手术探查。

表 19-2 可切除或临界可切除胰腺癌新辅助治疗方案

方案	具体用药
FOLFIRINOX（仅用于 ECOG PS 评分 0 ~ 1 分的患者）	奥沙利铂 85mg/m²，静脉滴注，第 1 天 伊立替康 180mg/m²，静脉滴注，第 1 天 亚叶酸钙 400mg/m²，静脉滴注，第 1 天 5-FU 400mg/m²，快速静脉注射，第 1 天 之后 5-FU 2400mg/m²，持续输注 46 小时，每 2 周重复
吉西他滨＋白蛋白结合型紫杉醇	白蛋白结合型紫杉醇 125mg/m²，静脉滴注，第 1、8 天 吉西他滨 1000mg/m²，静脉滴注，第 1、8 天 每 3 周重复
mFOLFIRINOX（仅用于 ECOG PS 评分 0 ~ 1 分的患者）	奥沙利铂 85mg/m²，静脉滴注，第 1 天 伊立替康 150mg/m²，静脉滴注，第 1 天 亚叶酸钙 400mg/m²，静脉滴注，第 1 天 5-FU 2400mg/m²，持续输注 46 小时 每 2 周重复

第五节 转化治疗

一、转化治疗的历史沿革

根治性手术切除是胰腺癌唯一可治愈手段，能显著改善胰腺癌患者生存率，手术目标是 R0 切除。但是 70%～80% 的胰腺癌患者初诊时已处于中晚期，失去最佳手术治疗机会，主要以姑息性化疗和对症支持治疗为主，中位生存期平均只有 8.0～12.0 个月。近年来，随着转化治疗的发展，部分不可切除胰腺癌获得根治性手术切除的机会，明显提高了患者的预后。一项研究回顾 32 个系列共 1270 例患者（1056 例局部晚期病变和 214 例远处转移），显示转化手术与生存率显著提高相关，中位生存期 32 个月，3 年生存率为 47%。

关于不可切除胰腺癌可分为局部晚期不可切除胰腺癌（locally advanced unresectable pancreatic cancer，LAPC）和远处转移胰腺癌，LAPC 定义为：①胰头部肿瘤包绕肠系膜上动脉（superior mesenteric artery，SMA）或腹腔干（celiac axis，CA）> 180°，胰体尾部肿瘤包绕 SMA 或 CA > 180° 或肿瘤侵及 CA 并累及主动脉。②由于肿瘤侵犯或闭塞 SMA/ 门静脉（portal vein，PV）导致其无法进行切除或重建（可能由于瘤栓或者血栓）。

随着肿瘤多学科诊疗的发展及外科手术技术的进步，部分 LAPC 经过转化诊疗后可争取到根治性手术切除的机会。因此，对于不可切除的晚期胰腺癌患者，应综合评估是否可以行转化治疗。提高根治性手术切除率对改善胰腺癌患者预后非常重要。

二、治疗原则

近年来，化疗、放疗、靶向治疗、免疫治疗等治疗手段的发展及其在转化治疗领域的应用使部分患者的肿瘤缩小或降期，甚至使不可切除转化为可切除，提高了 R0 切除率，提高了患者的生存率，改善了患者的预后。转化治疗方案的选择提倡进行多学科团队讨论制订。对于转化治疗的手术指征及手术时间，仍存在较大争议。目前多数学者认为肿瘤标志物 CA19-9 明显下降，转化治疗超过 8 个月后，经评估 LAPC 患者经转化治疗后降期为交界可切除或可切除时，若满足手术指征，可实现 R0 切除。对化疗方案有良好的疗效、不良反应小、患者 ECOG 评分好是行转化治疗后手术的重要指征。需注意的是，20%～30% 的 LAPC 患者在术后 6 个月即发生肿瘤复发、转移，因此适当延长抗肿瘤时间，筛选出部分肿瘤生物学行为较差、进展较快的患者，可避免不必要的手术带来的风险。

三、常用转化治疗的方案及评价

（一）转化治疗中化疗的应用

目前，国内外对于转化治疗中化疗方案的使用仍存在差异，常用化疗药物包括吉西他滨、白蛋白结合型紫杉醇、5-FU/LV、顺铂、奥沙利铂、伊立替康（纳米脂质体伊立替康）、替吉奥、卡培他滨。以联合化疗方案为主，包括 FOLFIRINOX 方案、吉西他滨联合白蛋白结合型紫杉醇（AG）方案、吉西他滨联合卡培他滨或替吉奥等。Suker 等 13 项研究共计 689 例 LAPC 患者，一线给予 FOLFIRINOX 方案后，手术转化率为 26%，患者平均生存期达到 24.2 个月，但该方案不良反应较大，仅用于 ECOG 评分 0～1 分的患者。Su 等研究发现 mFOLFIRINOX 方案在 LAPC 转化治疗上和 FOLFIRINOX 方案的疗效相当，骨髓抑制等不良反应发生率更低。AG 方案目前也是 LAPC 患者的一线方案，其疗效与 FOLFIRINOX 方案相似，毒性相对较小。晚期胰腺癌存在 *BRCA1/2* 胚系突变的患者可能对铂类药物敏感，可首选含顺铂或奥沙利铂的联合方案（GP、FOLFIRINOX 或 mFOLFIRINOX）。

（二）转化治疗中放疗的应用

近年来，随着三维适形调强放射治疗技术、立体定向放疗技术的不断成熟，肿瘤部位放疗剂量得到提高、肿瘤周围的正常器官受到更好的保护，提高了肿瘤局部控制率。目前多采用同步放化疗模式。Nanda 等对 29 例 LAPC 患者使用改良 FOLFIRINOX 方案联合放化疗后，34.5% 的患者实现 R0 切除，1 年生存率为 65.5%，效果与 FOLFIRINOX 方案相当。Herman 等对 49 例

LAPC 患者采用放疗期间同步吉西他滨化疗方案，治疗后有 4 例患者行手术切除，切缘均为阴性，其中 1 例病理完全缓解，全组中位生存期为 13.9 个月。Moningi 等分析了 88 例行放疗的胰腺癌患者，其中有 74 例 LAPC 患者，结果显示全组中位生存时间为 18.4 个月，放疗后 19 例患者行手术治疗，16 例切缘阴性，3 例术后病理完全缓解，术后中位生存期达 20.2 个月。Rossi 等前瞻性研究分析了 64 例局部晚期胰腺癌患者，给予 FOLFIRINOX 或 AG 方案后行不同剂量分割模式放疗，结果 17 例患者放化疗后接受手术切除，局控率 78.1%，中位 OS 29.7 个月，不可切除患者在不同剂量分割模式组间差异无统计学意义。放化疗综合治疗模式能更好地提高局部肿瘤控制率，减少远处转移，使更多的 LAPC 患者获得手术治疗的机会，延长生存时间。

（三）转化治疗中靶向和免疫治疗的应用

目前靶向治疗和免疫治疗在胰腺癌的转化治疗方面少有报道，虽然尼妥珠单抗、厄洛替尼、奥拉帕利等药物的临床试验均取得 PFS 或 OS 获益，但未见有转化手术的报道。LBA4011 研究为尼妥珠单抗联合吉西他滨对比吉西他滨治疗 K-Ras 野生型局部晚期或转移性胰腺癌，主要终点 OS 为 10.9 个月 vs 8.5 个月，P=0.024，次要终点 PFS 为 4.2 个月 vs 3.6 个月，P=0.013，并具有可控的安全性。另外一项临床研究中，569 例晚期或转移性胰腺癌患者随机接受厄洛替尼联合吉西他滨和吉西他滨单药治疗，联合治疗组患者的总生存期和无进展生存期均明显改善，中位生存期为 6.24 个月 vs 5.91 个月，1 年生存率为 23% vs 17%，该研究人群为高加索人群，实际获益有限。对于具有胚系 BRCA1/BRCA2 突变的 LAPC 患者，经一线铂类为基础的化疗 16 周后，病情稳定时采用 PARP 抑制剂奥拉帕利作为维持治疗，与安慰剂组相比，客观缓解率明显提高，为 23.1% vs 11.5%，无进展生存期明显延长，为 7.4 个月 vs 3.8 个月。2021 年 ASCO-GI 报道了奥拉帕利维持治疗组此前带来的 PFS 获益未能转化为患者最终的生存期获益，但奥拉帕利组相比安慰剂组有更多的患者存活（78.5% vs 41.2%），BRCA1/BRCA2 突变在胰腺癌中检出率 < 3%，总体获益人群有限。

在胰腺癌中，大部分 I/II 期的单药免疫抑制剂临床试验均未达到预期效果，而单药或双免联合标准化疗也均未使晚期胰腺癌患者生存得到明显获益。PD-1 单抗派姆单抗（pembrolizumab）被批准用于 MSI-H/dMMR 的胰腺癌。

（四）转化治疗在远处转移胰腺癌治疗中的应用

远处转移胰腺癌患者预后很差，中位生存时间仅为 4～6 个月。胰腺癌最常转移的部位是肝脏，其次是腹膜、肺、胸膜、骨骼、肾上腺等。胰腺癌出现远处转移很少有手术切除机会，Wright 等回顾性分析 1147 例 IV 期胰腺癌患者，经转化治疗后其切除率仅为 2.0%。但对于部分胰腺癌肝脏寡转移经过转化治疗后有可能争取到手术切除机会。转化治疗手段主要以化疗为主，方案多选择 FOLFIRINOX 或 AG 等。

综上所述，对于不可切除局部晚期或转移性胰腺癌患者，应行多学科会诊，结合患者肿瘤分期、年龄、ECOG 评分及目前临床研究方案制订合理方案（表 19-3），部分通过转化治疗取得较好效果的争取手术切除，最终使患者临床获益。

表 19-3 不可切除的局部晚期或转移性胰腺癌转化治疗方案

方案	具体用药
AG：吉西他滨 + 白蛋白结合型紫杉醇	白蛋白结合型紫杉醇 125mg/m², 静脉滴注，第 1、8 天 吉西他滨 1000mg/m², 静脉滴注，第 1、8 天，每 3 周重复
FOLFIRINOX（仅用于 ECOG PS 评分 0～1 分的患者）	奥沙利铂 85mg/m², 静脉滴注，第 1 天 伊立替康 180mg/m², 静脉滴注，第 1 天 亚叶酸钙 400mg/m², 静脉滴注，第 1 天 5-FU 400mg/m², 快速静脉注射，第 1 天 之后 5-FU 2400mg/m², 持续输注 46 小时，每 2 周重复

续表

方案	具体用药
mFOLFIRINOX（仅用于 ECOG PS 评分 0～1 分的患者）	奥沙利铂 85mg/m²，静脉滴注，第 1 天
	伊立替康 150mg/m²，静脉滴注，第 1 天
	亚叶酸钙 400mg/m²，静脉滴注，第 1 天
	5-FU 2400mg/m²，持续输注 46 小时，每 2 周重复
GX：吉西他滨 + 卡培他滨	吉西他滨 1000mg/m²，静脉滴注超过 30 分钟，第 1、8、15 天
	卡培他滨 1660mg/（m²·d），口服，第 1～21 天，每 4 周重复
GS：吉西他滨 + 替吉奥	吉西他滨 1000mg/m²，静脉滴注，第 1、8 天
	替吉奥 80～120mg/d，分 2 次口服，第 1～14 天，每 3 周重复

第六节 进展期药物治疗

一、进展期药物治疗的历史沿革

胰腺癌是一种恶性度很高的消化系统肿瘤，早期症状较隐匿，多数发现时已经是晚期，早诊率只有 5%。局部晚期和转移性胰腺癌在胰腺癌中占比 70%～80%，缺乏有效的治疗手段。手术治疗和放化疗依然是胰腺癌患者的首选治疗方案。但只有少数患者可接受手术切除，因此预后极差。因为胰腺癌的恶性程度高，病程短，发展和恶化速度快，治疗效果不理想。

（一）化疗

不可切除的局部晚期或合并远处转移的胰腺癌总体治疗效果不佳。目前，治疗不可切除的局部晚期或转移性胰腺癌的常用化疗药物包括吉西他滨、白蛋白结合型紫杉醇、5-FU/LV、顺铂、奥沙利铂、伊立替康、替吉奥、卡培他滨。

1. 单药、两药化疗 氟尿嘧啶应用于治疗胰腺癌始于 20 世纪 90 年代，是胰腺癌化疗中最早使用的药物。一项Ⅲ期临床试验结果显示：单独使用氟尿嘧啶的反应率仅为 7%，中位生存时间为 4.5 个月；因其效果欠佳，目前单独使用氟尿嘧啶已不作为晚期胰腺癌的主要化疗方案。在 1997 年，Burris 等对比单药氟尿嘧啶与吉西他滨用于晚期胰腺癌全身化疗的临床研究显示，单药标准剂量吉西他滨（1000mg/m²）能延长患者中位生存期 1.2 个月，并能显著延提高患者 1 年生存率（18% vs 12%），总体有效率提高 19%。2009 年 Poplin 等的 E6201 临床研究进一步表明，通过提高吉西他滨单药剂量并不能延长中位生存时间，相反会造成Ⅲ/Ⅳ级血小板减少症高发。在此后一段时间内，吉西他滨单药治疗作为进展期胰腺癌的标准治疗方案，因为大量研究表明，相对于吉西他滨单药化疗，吉西他滨的多药联合化疗并不一定可提高有效率及应答率，甚至造成严重的化疗相关性不良反应，多个联合用药的临床研究尝试均以失败告终。吉西他滨联合奥沙利铂（GENMOX）的 E6201 临床研究及吉西他滨联合卡培他滨（GEM-CAP）的Ⅲ期临床研究结果均提示未延长患者总生存期，GEM-CAP 方案仅能延长患者 PFS；采用吉西他滨联合顺铂（GEMCis）治疗晚期胰腺癌的Ⅲ期临床研究显示，GEMCis 不仅不能延长患者中位 PFS 及中位总生存期，同时还造成了严重的血液学毒性。虽然吉西他滨联合贝伐珠单抗的Ⅱ期临床研究显示，联合用药的晚期胰腺癌中位生存期可达 8.8 个月，但随后的Ⅲ期临床研究（CALGB80303）未能重复得到Ⅱ期临床研究结果，以失败告终。更多的Ⅲ期临床研究相继证实，吉西他滨联合伊立替康、培美曲塞、多西他赛、西妥昔单抗并不能获得显著的临床获益。对于吉西他滨难治性胰腺癌，有研究报道吉西他滨联合替吉奥方案（FGS）的客观有效率为 13%，疾病控制率达 49%，中位 PFS 为 2.9 个月，中位总生存期为 6 个月，并认为 CA19-9 是独立的预后不良因素。

2. 多药联合化疗 2011 年，Prodige4-ACCORD11 临床研究结果显示，对 ECOG 评分 0～2 分的晚期胰腺癌患者给予 FOLFIRINOX 方案治疗可提高中位生存期达 11.1 个月，中位 PFS 达 6.4 个月，客观有效率可达 31.6%（$P < 0.05$），但 45.7% 的患者出现了中性粒细胞减少症，其中 5.4% 的患者出现了中性粒细胞减少性发热；更有 12.7% 的患者出现了腹泻症状，显著高于吉西他滨单药组。2013 年，转移性胰腺癌临床试验（MPACT）临床研究结果显示，白蛋白结合型紫杉醇联合吉西他滨治疗晚期胰腺癌患者中位生存期达 8.5 个月，中位 PFS 较单药吉西他滨组提高 1.8 个月，客观有效率达 23%，远高于吉西他滨单药组 7% 的客观有效率，MPACT 研究是继 FOLFIRINOX 方案之后晚期胰腺癌一线治疗的新突破；但同时，38% 及 17% 的患者出现了 3 度或 4 度的中性粒细胞减少症及感觉性神经病变。2023 年 ASCO GI 年会公布的 NAPOLI-3 研究结果显示，NALIRIFOX（脂质体伊立替康，5-FU/LV，奥沙利铂）在既往未经治疗的转移性胰腺癌患者中的中位 OS 为 11.1 个月，中位 PFS 为 7.4 个月，ORR 率和 CR 率分别为 41.8% 和 0.3%。安全性分析显示，NALIRIFOX 组任意级别和 ≥ 3 级 TRAE 的发生率分别为 95.1% 和 70.8%，严重 TRAE 的发生率为 26.5%，另有 1.6% 的患者因 TRAE 死亡。总体而言，NALIRIFOX 方案可显著改善患者的 OS 和 PFS 获益，且该方案的安全性总体可控，未发现新的安全性信号。因此提示，联合化疗在提高客观有效率的同时提高了不良反应的发生率，进一步说明了 ECOG 评分在联合化疗应用中的重要性。

（二）靶向治疗

1. 厄洛替尼　30% ～ 89% 的胰腺癌有 EGFR 过表达。厄洛替尼是一种 EGFR 抑制剂，于 2005 年 11 月获得美国 FDA 的批准上市，联合吉西他滨用于一线治疗局部晚期、不可切除或转移性胰腺癌患者。

一项Ⅲ期、双盲、安慰剂对照的临床研究中，569 例晚期或转移性胰腺癌患者随机接受厄洛替尼联合吉西他滨和吉西他滨单药治疗。联合治疗组患者的总生存期和无进展生存期均明显改善，中位生存期为 6.24 个月，1 年生存率为 23%；对照组的中位生存期为 5.91 个月，生存率为 17%。

目前《中国胰腺癌综合诊治指南（2020 版）》推荐使用厄洛替尼联合吉西他滨进行局部进展或合并远处转移胰腺癌的系统治疗，但临床效果不佳。

2. 尼妥珠单抗　NOTABLE 研究将 92 例 KRAS 野生型局部晚期或复发转移性胰腺癌患者随机分为试验组（尼妥珠单抗 + 吉西他滨，$n=46$）与对照组（安慰剂 + 吉西他滨，$n=46$），并依据病灶所在位置及治疗史等因素进行分层，并将 OS 作为研究主要终点。

截至 2021 年 11 月 23 日，无论是在全分析集（FAS）人群中，还是在符合方案分析集（PPS）人群中，试验组 mOS 较对照组均显著延长（FAS 人群：10.9 个月 vs 8.5 个月，HR=0.50，$P=0.024$；PPS 人群：11.5 个月 vs 8.5 个月，HR=0.60，$P=0.039$）。此外，相较于对照组，试验组显著延长患者 PFS 0.6 个月（4.2 个月 vs 3.6 个月，HR=0.56，$P=0.013$）。亚组分析显示，尼妥珠单抗联合吉西他滨在既往未接受过胆道梗阻处理、无手术史及病程 < 1 年的患者中表现出显著的生存获益。在安全性方面，尼妥珠单抗联合吉西他滨的不良反应大多为 1 ～ 2 级，3 级发生率较低，且无 4 ～ 5 级不良反应发生。

在 NOTABLE 研究中，尼妥珠单抗显著延长了患者的 OS 及 PFS，并使 OS 达到约 1 年。NOTABLE 研究不仅为 KRAS 野生型胰腺癌患者提供了一种安全有效的治疗方案，也为胰腺癌的诊疗带来了新的启示。

3. PARP 抑制剂　人体内每天都发生着 DNA 损伤，健康人体有一套完善的 DNA 损伤修复机制（DNA damage repair，DDR）。肿瘤细胞也存在着 DNA 损伤修复机制，在胰腺癌的 DDR 通路上，有很多因体细胞和胚系突变造成的高度重复的结构变异基因，如 ATM、BRCA1/2 和 PALB2。其中 BRCA1/2 编码参与 DNA 双链断裂同源重组修复缺陷（HRD）的主要蛋白，而 PALB2 负责招募并结合 BRCA2 和 RAD51 到 DNA 断裂位点。PARP 抑制剂的作用是阻止肿瘤 DNA 断裂链的修复，从而导致肿瘤细胞死亡。阿斯利康研发的 olaparib（奥拉帕利），是国际首款获批上市的 PARP 抑制剂。奥拉帕利于 2019 年底获得美国 FDA 的批准上市，用于携带 gBRCAm 的转移性胰腺癌患者的一线维持治疗。此次上市批准主要基于一项依据生物标志物针对晚期胰腺癌精准治疗的大型Ⅲ期临床研究（POLO）。在此项研究中，

具有 *BRCA1/2* 突变的转移性胰腺癌患者，经一线铂类为基础的化疗治疗 16 周后，病情稳定时采用 PARP 抑制剂 olaparib 作维持治疗，较安慰剂显著延长了无肿瘤进展生存期（7.4 个月 vs 3.8 个月）。目前 PARP 抑制剂联合免疫治疗、抗血管生成治疗的临床研究也在进行中。在胰腺癌患者中，约有 25% 在 HR-DDR 通路上有胚系或体细胞突变，如 *BRCA1/2*、*PALB2*、*ATM*、*RAD50* 等。研究发现并非仅 *BRCA1/2* 突变的患者，只要是存在 HR-DDR 通路缺陷的患者，接受铂类化疗的效果均显著优于无 HR-DDR 缺陷的患者(2.37年 vs 1.45年)。众多研究表明 *BRCA/PALB2* 突变可以预测铂类化疗的疗效，顺铂 + 吉西他滨方案可以作为这类患者的一线化疗方案。

4. NTRK 抑制剂　胰腺癌患者中约 0.34% 的患者中存在癌基因 *NTRK* 融合，可以通过免疫组化检测患者是否存在 *NTRK* 融合基因突变。多靶点 TRK 抑制剂药物拉罗替尼（larotrectinib）和恩曲替尼（entrectinib）先后开展了多项临床研究，以验证它们对有 *NTRK* 融合突变的转移性和局部晚期实体瘤的疗效。

目前，这两个药物均分别于 2018 年 11 月和 2019 年 8 月获得美国 FDA 的上市批准，用于治疗有 *NTRK* 融合突变的晚期实体瘤。在 2020 年的美国 NCCN 指南中，拉罗替尼和恩曲替尼被推荐用于一线治疗失败的 NTRK 融合突变的转移性胰腺癌。

5. KRAS 抑制剂　癌基因 *KRAS* 和很多恶性程度极高的癌症发生发展有关，其中最典型的就是 PDAC。有 85% ～ 90% 的 PDAC 患者存在 *KRAS* 突变，这也是胰腺癌预后极差的一大原因。胰腺癌中大多数患者存在 KRASG12 密码子的突变，个别突变发生于 G13 和 Q61。而在胰腺癌患者的 G12 密码子突变中，G12D 是最常见的类型，其次分别是 G12V、G12R 和 G12C。*KRAS* 难以靶向的原因是其光滑的分子表面缺乏明确的结合位点，同时在激活状态时，与 GDP 有紧密的链接。近年来以干扰小 RNA（siRNA）为基础治疗药物的研发使 *KRAS* 抑制治疗出现曙光。持续缓释靶向 *KRAS* G12D 的 siRNA 的药物已经进入 Ⅱ 期临床研究。在胰腺癌中 *KRAS* G12C 占 1% ～ 3%，目前研发的口服等位基因特异性抑制剂索托拉西布（AMG510）是不可逆的小分子 *KRAS* G12C 抑制剂。CodeBreak100 是评估 AMG510 治疗 *KRAS* G12C 突变实体瘤安全性和疗效的 Ⅰ、Ⅱ 期临床研究，该研究中有 12 例转移性或局部晚期 *KRAS* G12C 的胰腺癌，其中 8 例疾病稳定（SD），1 例部分缓解（PR），显示了良好的疗效。

（三）免疫治疗

胰腺癌具有隐匿性强、侵袭性强、易转移、耐受放化疗的特点，5 年生存率极低（不足 8%）。近年来免疫检查点抑制剂 PD-1/L1 单克隆抗体，以及免疫细胞治疗均未获得令人满意的临床获益。胰腺癌的免疫微环境特点是异常致密的基质、肿瘤细胞少、效应 T 细胞数量少、多重免疫抑制等，使得免疫治疗并不像其他恶性肿瘤能发挥预期的效果。

胰腺癌肿瘤微环境如基质屏障、免疫微环境、外泌体在促进胰腺癌细胞增殖、浸润、转移及放化疗抵抗中起重要作用。胰腺癌在发生发展过程中形成由肿瘤细胞、免疫细胞、基质细胞及细胞外基质等相互作用共同塑造的基质丰富、高度免疫抑制的微环境，其在胰腺癌增殖、侵袭、远处转移及化疗耐药中发挥重要作用。胰腺癌中抗肿瘤效应的免疫细胞如 CD4$^+$、CD8$^+$ 效应 T 细胞、NK 细胞处于减少或无功能状态，而具有免疫抑制作用的细胞，如肿瘤相关巨噬细胞（TAM）、调节性 T 细胞（Treg）、髓源性抑制细胞（MDSC）功能活跃且大量增殖，从而营造出有利于胰腺癌免疫逃逸的微环境。胰腺癌通过分泌多种细胞因子主动招募单核细胞聚集并促进其向 M2 型巨噬细胞转化。

K 药（pembrolizumab）和 O 药（nivolumab）等免疫检查点抑制剂均未获得美国 FDA 用于治疗胰腺癌的上市批准。O 药针对胰腺癌除了与 ipilimumab 联用外，以化疗为基础的联用治疗中出现了 CD40 单抗（sotigalimab）的身影。

2017 年 5 月 23 日，FDA 批准 K 药用于 MSI-H 肿瘤的治疗。此次获批数据中包含 6 例胰腺癌患者，在这 6 例患者中，ORR 达 53%。而在所有 MSI-H 型的 149 名肿瘤患者中，ORR 达 39.6%，6 个月以上持续缓解率高达 78%。尽管美国 FDA 批准了 K 药在 dMMR/MSI-H 转移性或晚期实体瘤中的适应证，但 K 药在胰腺癌中的疗效不佳。一项观察 K 药单一治疗 dMMR/MSI-H 晚期实体瘤的临床 II 期研究（KEYNOTE-158）共包含 22 例转移性胰腺癌患者。但是 K 药在胰腺癌患者中的 ORR 只有 18.2%，中位生存期 4 个月，说明单一免疫治疗不能有效改善胰腺癌的疗效。此后，默沙东开展了 K 药联用吉西他滨 / 白蛋白结合型紫杉醇用于晚期 / 转移性胰腺癌的临床 I b/ II 期试验，中位总生存期达 15 个月。

在一项 II 期临床试验（NCT00112580）中，旨在评价 ipilimumab（CTLA-4）单用治疗不可切除的 IV 期胰腺癌患者。临床结果显示无生存率获益。在一项 II 期临床试验（NCT02527434）中，晚期 / 转移性胰腺癌患者使用 tremelimumab（CTLA-4）的中位总生存期只有 4 个月。

既往临床试验结果显示，单用免疫检查点抑制剂治疗胰腺癌的疗效不佳。研究表明，根本原因在于胰腺癌是免疫"冷"肿瘤，即胰腺癌的肿瘤微环境处于免疫抑制状态。目前积极探索免疫检查点抑制剂联用其他药物（如肿瘤疫苗）及放化疗等在胰腺癌患者的临床研究。

（四）姑息治疗

姑息治疗是胰腺癌患者的一种重要治疗策略，被用于多种症状的治疗，如疼痛、黄疸、肠梗阻、体重下降、胰腺功能不全及肿瘤相关的心理抑郁。早在 2013 年的 ASCO 会议中，晚期胰腺癌治疗角度和理念就悄然发生转变；对于 ECOG 评分 3 ~ 4 分，预计生存期 3 个月的终末期患者，没有标准的化疗方案，适合患者的个体化姑息治疗成为首选。目前认为，胰腺癌并不是孤立的病灶，而是一种全身性恶性病变，并造成严重的全身症状和疾病，无进展生存期及总生存期可评价病灶的肿瘤控制效果，但并不能反映全身状态的改善。ECOG 评分在胰腺癌治疗中扮演了重要的角色，甚至决定了治疗的成败。大量的晚期胰腺癌患者因年龄较大或 ECOG 评分 > 2 分而不能耐受全身化疗。目前，终末期患者通过姑息治疗获得良好的生活质量的理念越来越受到重视。有研究认为，相比标准的细胞毒性抗肿瘤治疗，早期介入姑息治疗的晚期恶性肿瘤可获得不亚于采用化疗等抗肿瘤治疗手段的生存获益和生活质量的改善。2010 ~ 2012 年，在 MD 安德森癌症中心，只有 4.2% 的终末期胰腺癌患者接受了全身化疗，98.6% 的患者只接受了

标准的姑息治疗。无明显的证据表明在老年和终末期全身转移性胰腺癌患者中，接受全身化疗能否获得更好的治疗疗效。对于不能耐受全身化疗的晚期胰腺癌患者，姑息治疗能改善体重指数和生活质量，继而获得生存获益。目前最常用的姑息治疗是内镜胆管支架置入术、外科胆道旁路手术联合或不联合胃空肠吻合术。重度疼痛患者通常口服吗啡以缓解疼痛。

二、治疗原则

胰腺癌作为恶性程度最高的实体瘤之一，其 5 年总体生存率低，主要原因在于缺乏有效的早期诊断方法。局部晚期和转移性胰腺癌在胰腺癌中占比 70% ～ 80%，缺乏有效的治疗手段。对于不可切除的局部进展期或合并远处转移的胰腺癌患者，建议使用全身化疗、联合靶向治疗免疫治疗等手段。总体上来说，进展期胰腺癌全身治疗效果欠佳，全身治疗方案的选择应充分考虑患者的身体状况，兼顾疗效和耐受性，做到个体化治疗和精准治疗。

依据患者体能状态选择一线化疗方案，对于一般状况好的患者，建议联合化疗。常用含吉西他滨的两药联合方案，包括 AG（吉西他滨 / 白蛋白结合型紫杉醇）、GP（吉西他滨 / 顺铂）、GX（吉西他滨 / 卡培他滨）、GS（吉西他滨 / 替吉奥）等。ECOG PS 评分 0 ～ 1 分者，可考虑三药联合的 FOLFIRINOX 或 mFOLFIRINOX 或 NALIRIFOX（脂质体伊立替康，5-FU/LV，奥沙利铂）方案。存在 *BRCA1/2* 胚系突变的晚期胰腺癌患者可能对铂类药物敏感，可考虑首选含顺铂或奥沙利铂的方案（GP 或 FOLFIRINOX、mFOLFIRINOX），其他方案包括 FOLFOX（奥沙利铂 /5-FU/LV）、CapeOx（奥沙利铂 / 卡培他滨）、FOLFIRI（伊立替康 /5-FU/LV）等常作为二线治疗方案。

联合化疗有效患者的后续治疗策略包括继续应用之前的有效方案治疗、完全停止治疗、撤去之前联合方案中毒性较大的药物或者换一种新的药物进行维持治疗。对于存在 *BRCA1/2* 胚系基因突变、经含铂的方案一线治疗 ≥ 16 周后未进展的患者，采用多腺苷二磷酸核糖聚合酶抑制剂奥拉帕利单药进行维持治疗。对于体系 *BRCA1/2* 基因突变或其他同源重组修复通路异常的患者，可

参考胚系突变同等处理。如之前采用 GN 方案，则可采用吉西他滨单药维持；如之前采用（m）FOLFIRINOX 方案，可考虑卡培他滨或 5-FU/LV 或 FOLFIRI 方案进行维持治疗（因奥沙利铂的累积神经毒性，不推荐奥沙利铂维持治疗）。

一线治疗失败的患者，如果身体状态良好，可选择纳米脂质体伊立替康 + 5-FU/LV 或可依据一线已使用过的药物、患者合并症和毒副作用等选择非重叠药物作为二线化疗，或参加临床研究。对于有特殊基因变异的晚期胰腺癌（如 *NTRK* 基因融合、*ALK* 基因重排、HER2 扩增、高度微卫星不稳定）等，有研究显示其对应的靶向治疗或免疫检查点抑制剂治疗具有一定疗效。首先推荐此类患者参加与其对应的临床研究，也可考虑在有经验的肿瘤内科医师指导下采用特殊靶点靶向药物的治疗或免疫治疗。如果体能状态较差，建议行单药治疗和（或）最佳支持治疗。一、二线化疗方案失败后的胰腺癌患者是否继续化疗尚存在争议，无明确化疗方案，建议开展临床研究。

三、进展期药物治疗的方案及评价

尽管靶向治疗、免疫治疗等新的治疗手段取得了阶段性的成果，但目前化疗仍然是被各大指南和专家共识推荐的、在临床工作中基石性的治疗手段。针对进展期胰腺癌的一、二线化疗方案见表 19-4。

（一）吉西他滨单药

吉西他滨在晚期胰腺癌的治疗中具有重要地位。1997 年美国 FDA 批准吉西他滨用于晚期胰腺癌的化疗，基于吉西他滨与 5-FU 治疗晚期胰腺癌的随机对照研究表明吉西他滨在延长生存期方面具有一定优势（mOS：5.65 个月 vs 4.41 个月）；该临床研究同时也提出了临床受益反应（clinical benefit response，CBR）的概念。CBR 的定义是对疼痛、身体状态及体重做出综合评估，包括 ① 至少下列一项指标好转且持续时间超过 4 周，并且无任一项指标恶化：镇痛药的用量较治疗前减少超过 50%；疼痛强度降低超过 50%；体力状况（KPS 评分）改善超过 20 分以上。② 镇痛药、疼痛程度和身体状态评分稳定，体重增加幅度超过 7%（不包括体液潴留引起）持续 4 周以上。

吉西他滨单药的临床使用方法有两种：常规滴注和固定速度（fixed-dose rate，FDR）滴注。吉西他滨常规滴注的剂量为 $1000mg/m^2$，静脉滴注，30 分钟输注完成，第 1 天、第 8 天、第 15 天，28 天为 1 个周期。吉西他滨 FDR 滴注给药方法：吉西他滨 $1000mg/m^2$，静脉滴注，$10mg/(m^2 \cdot min)$，第 1 天、第 8 天、第 15 天，28 天为 1 个周期。有研究表明，与吉西他滨 30 分钟的常规滴注方法相比，吉西他滨 FDR [$10mg/(m^2 \cdot min)$] 的给药方法可以提高疗效。临床研究结果提示：吉西他滨 $10mg/(m^2 \cdot min)$ 可使细胞内磷酸化浓度最大化。与 30 分钟的常规输注方法相比，FDR 滴注治疗晚期胰腺癌的方法在有效率和生存期方面显示有一定优势，因此，NCCN 胰腺癌临床指南把 FDR 滴注作为常规给药的替代方法。由于用吉西他滨

表 19-4 进展期胰腺癌化疗方案

进展期胰腺癌化疗方案	体能状态较好者	体能状态较差者
一线化疗方案	FOLFIRINOX	
	NALIRIFOX（脂质体伊立替康，氟尿嘧啶/LV，奥沙利铂）	持续滴注氟尿嘧啶/亚叶酸钙
	AG（白蛋白结合型紫杉醇 + 吉西他滨）	吉西他滨
	吉西他滨	
	吉西他滨 + 替吉奥	替吉奥
	替吉奥	卡培他滨
	厄罗替尼 + 吉西他滨	
二线化疗方案	脂质体伊立替康 + 氟尿嘧啶/亚叶酸钙	吉西他滨
	奥沙利铂 + 氟尿嘧啶/亚叶酸钙	氟尿嘧啶

FDR 方法替代吉西他滨常规滴注 30 分钟治疗期胰腺癌的方法不良反应较重，美国 NCCN 临床实践指南仅把吉西他滨 FDR 方法治疗晚期胰腺癌作为 ⅡB 类推荐。

（二）FOLFIRINOX

2003 年，法国的一个研究组报道了一项开放性Ⅰ期研究的结果，该研究评估了 FOLFIRINOX 方案，即 OXA、CPT-11 联合 5-FU/ 亚叶酸钙（CF）的四药方案，治疗转移性实体肿瘤的可行性。该研究纳入 2 例胰腺癌患者，结果显示该方案具有一定的抗肿瘤活性。此后，两项Ⅱ期研究发现 FOLFIRINOX 方案治疗晚期胰腺癌患者均可明显提高客观缓解率。其中，法国的 Conroy 等进行的一项多中心Ⅱ期研究证实，晚期胰腺癌患者接受 FOLFIRINOX 方案治疗，生活质量显著提高，且生存期延长（mTTP 为 8.2 个月，mOS 为 10.2 个月）。之后一项随机Ⅱ期临床试验也显示转移性胰腺癌患者接受 FOLFIRINOX 化疗的缓解率＞ 30%。因此，学术界认为值得进行Ⅲ期研究。2011 年，Thirerry 等报道了一项大型、Ⅲ期研究（PRODIGE4/ACCORD11 研究）的结果，系统评价了该方案和 GEM 单药相比治疗晚期且体能状态良好的胰腺癌患者的疗效和安全性。试验中，342 例 PS 为 0 分或 1 分的晚期胰腺癌患者随机接受了 FOLFIRINOX 方案或者 GEM 单药治疗，对于每组有应答的患者，推荐采用 6 个月的化疗。研究的主要终点是 OS，次要终点包括 PFS、RR 和安全性。结果显示，中位随访 26.6 个月后，FOLFIRINOX 组和 GEM 组患者的中位 OS 分别为 11.1 个月和 6.8 个月（HR=0.57，$P < 0.001$）；两组患者 6 个月、12 个月和 18 个月的 PFS 率分别为 52.8% vs 17.2%、12.1% vs 3.5% 和 3.3% vs 0，中位 PFS 分别是 6.4 个月和 3.3 个月（HR=0.47，$P < 0.001$）。与 GEM 组相比，FOLFIRINOX 组 3 度 /4 度中性粒细胞减少（$P < 0.001$）、粒细胞减少性发热（P=0.03）、血小板减少（P=0.04）、腹泻（$P < 0.001$）和感觉神经障碍（$P < 0.001$）的发生率更高；另一方面，GEM 所致的 3 度 /4 度 ALT 升高更显著（$P < 0.001$）。每组各有 1 例与治疗相关的死亡病例。虽然 FOLFIRINOX 方案增加了毒性，尤其是骨髓抑制和疲劳，但该组患者生活质量下降的情况没有 GEM 组患者迅速。在 6

个月时，FOLFIRINOX 组 31% 的患者的生活质量明显下降，但在 GEM 组患者占比高达 66%（HR=0.47，95%CI：0.30 ～ 0.70；$P < 0.001$）。与 GEM 相比，FOLFIRINOX 表现出了明显的生存优势，同时也增加了化疗毒性，但作者认为骨髓抑制毒性是可控制和可逆转的，特别是预防性使用 G-CSF 时。因此，对于体能状况良好的晚期转移性胰腺癌患者，作为不含 GEM 的化疗药物组合，FOLFIRINOX 是另一个可供选择的方案。上述研究的成功还有一个启示作用就是：可以考虑将不含 GEM 的强化疗方案，即 FOLFIRINOX 方案，作为一线治疗，其时患者的体能状态比较好，可以耐受；而 GEM 可作为二线治疗，其时患者的体能状态已经变得较弱，但是可以耐受单药或温和的化疗，这体现了对进展期胰腺癌患者治疗的全程管理理念。

（三）AG（白蛋白结合型紫杉醇 + 吉西他滨）

AG 化疗方案获批用于一线治疗胰腺癌是基于 MPACT 研究，一项开放标签、随机、国际性Ⅲ期研究，研究中 861 例初治转移性胰腺癌患者随机接受 ABRAXANE+ 吉西他滨联合疗法或吉西他滨单药疗法，研究数据表明，与吉西他滨单药疗法相比，ABRAXANE+ 吉西他滨联合疗法在 OS、PFS、ORR 方面均表现出有统计学意义的显著改善：OS 8.5 个月 vs 6.7 个月（HR=0.72，$P < 0.0001$），死亡风险降低 28%；PFS 5.5 个月 vs 3.7 个月（HR=0.69，$P < 0.0001$），疾病进展或死亡风险降低 31%；ORR 23% vs 7 %（$P < 0.0001$）。此化疗方案在中国的桥接临床试验（PANC-001）中，共评估 83 名患者，ORR 达 35%，一年生存率达 32%，中位 OS 达 9.3 个月（MPACT 研究为 8.5 个月），ORR 为 35%（MPACT 研究为 23%）。以上来自 PANC-001 研究的结果表明 AG 方案在中国人群中的疗效与安全性。另外，在特殊人群中，2017 年 ESMO 年会发表的研究显示，在老年患者（70 岁以上）和 ECOG 评分 2 分的患者中，AG 方案也表现出了良好的有效性和安全性。

（四）NALIRIFOX（脂质体伊立替康 +5-FU/LV+ 奥沙利铂）

在局部晚期 / 转移性胰腺癌的临床诊疗中，脂质体伊立替康已经在后线治疗中得到了广泛应用。早在 2016 年，于 ASCO 年会中公布 OS 结果的 NAPOLI-1 试验就奠定了"5-FU/LV+ 脂质体伊立替康"方案在局部晚期 / 转移性胰腺癌患者（PS 评分 0 ~ 1 分或 2 分）后线治疗中的应用基础。2021 年公布的 NAPOLI-3 试验前期 Ⅰ / Ⅱ 期试验表明，针对 32 例 PS 评分 0 ~ 1 分的局部晚期 / 转移性胰腺癌患者，NALIRIFOX（脂质体伊立替康 +5-FU/LV+ 奥沙利铂）方案的疗效良好，患者的中位 PFS 为 9.2 个月，中位 OS 为 12.6 个月。方案的安全性良好，$\geqslant$ 3 级 TRAE 的发生率为 66.7%，严重不良事件（SAE）的发生率为 51.5%，3 例患者因不良事件死亡，但被认为与治疗无关。

以此为基础，随机对照、开放标签、Ⅲ 期 NAPOLI-3 试验纳入 770 例既往未经治疗的转移性胰腺癌患者，所有患者随机（1 : 1）分配接受 NALIRIFOX（NALIRIFOX 组：脂质体伊立替康 50mg/m²，5-FU 2400mg/m²，LV 400mg/m²，奥沙利铂 60mg/m²；d1&d15，28 天为 1 个周期）或吉西他滨 + 白蛋白结合型紫杉醇（Gem+NabP 组：吉西他滨 1000mg/m²，白蛋白结合型紫杉醇 125mg/m²，第 1 天、第 8 天、第 15 天，28 天为 1 个周期）治疗，分层因素包括 ECOG 评分、地域和肝转移状态。研究的主要终点为 OS，次要终点为根据 RECIST v1.1 评估的 PFS、ORR 和安全性。其中，NALIRIFOX 组共纳入 383 例患者，Gem+NabP 组共纳入 387 例患者，两组的患者基线基本平衡。结果显示，NALIRIFOX 组患者的中位 OS 为 11.1 个月，Gem+NabP 组为 9.2 个月，差异具有统计学意义（HR=0.83；95%CI：0.70 ~ 0.99；P=0.04），两组的 ORR 分别为 41.8% 和 36.3%，CR 率均为 0.3%。两组的中位 PFS 分别为 7.4 个月和 5.6 个月（HR=0.69；95%CI：0.58 ~ 0.83；P < 0.000 1）。安全性分析显示，NALIRIFOX 组和 Gem+NabP 组任意级别 TRAE 的发生率分别

为 95.1% 和 92.9%，$\geqslant$ 3 级 TRAE 的发生率分别为 70.8% 和 68.1%，严重 TRAE 的发生率分别为 26.5% 和 19.0%，两组分别有 1.6% 和 2.1% 的患者因 TRAE 死亡。总体而言，相较于 Gem+NabP 方案，NALIRIFOX 方案可显著改善患者的 OS 和 PFS 获益，且该方案的安全性总体可控，未发现新的安全性信号。

（五）厄洛替尼 + 吉西他滨

目前，EGFR-TKI 中的厄洛替尼（erlotinib，特罗凯）是唯一被 FDA 批准用于治疗晚期胰腺癌的分子靶向药物。PA.3 研究是由加拿大国立临床试验组（NCIC CTG）发起的一项大型 Ⅲ 期临床研究，由 18 个国家 176 家中心参与，共入组 569 例患者，按 1 : 1 的比例随机进入吉西他滨 + 厄洛替尼组（GE 组，285 例）和吉西他滨 + 安慰剂组（GP 组，284 例），并且依据体能状态、性别、年龄和疾病的严重程度进行了分层。结果显示，两组 mPFS 有显著差异，GE 组为 3.75 个月，GP 组是 3.55 个月（HR=0.76，P=0.003）；两组 mOS 分别为 6.37 个月和 5.91 个月，按 Log-rank 分析差异也达到了统计学意义（HR=0.81，P=0.025）；6 个月时，两组的生存率非常接近，之后差别逐渐显现，1 年生存率分别为 24% 和 17%；两组 RR 相近，分别为 9% 和 8%，两组中 SD 的患者分别占 50.4% 和 41.5%（P=0.036），DCR 率（CR+PR+SD）分别为 58% 和 49%。两组 3 度 /4 度的毒性发生率相似，GE 组的 1 度 /2 度皮疹、腹泻和血液学毒性更为常见。研究还发现，发生重度皮疹（超过 2 级）患者的生存情况明显要好于没有皮疹或轻度皮疹（1 级）的患者，mOS 分别为 10.51 个月、5.29 个月和 5.79 个月，1 年生存率分别为 43%、16% 和 11%，提示皮疹可能与疗效相关。

第七节 临床问题导向的药物治疗

一、AG 方案临床使用

胰腺癌临床常用 AG 方案，仅仅颠倒用药顺序产生的疗效就会发生很大变化。先用 A（白蛋白结合型紫杉醇），间隔 24 小时后再使用 G（吉西他滨），即第 1 天、第 8 天使用 A，第 2 天、第 9 天使用 G，效果明显好转。但如果同时用 A 与 G，

或者先用 G 再用 A，治疗效果会下降。

二、AG 方案和 FOLFIRINOX 方案成本效益

一线吉西他滨 + 白蛋白结合型紫杉醇（GEM-Nab）与 FOLFIRINOX 在晚期胰腺癌患者中的实际成本效益：加拿大安大略省的一项基于人群的

回顾性队列研究基于 RCT 的疗效通常不会转化为现实世界的有效性,该研究的目的是检查 GEM-Nab 与 FOLFIRINOX 在加拿大安大略省晚期胰腺癌(APC)患者中的实际成本效益。确定了 1988 名患者(GEM-Nab 组 928 名,FOLFIRINOX 组 1060 名)。GEM-Nab 组患者的平均生存期低于 FOLFIRINOX 组(0.98 生命年 vs 1.26 生命年,增量 − 0.28(95%CI: − 0.47 ~ − 0.13))。GEM-Nab 组患者的平均 5 年总费用也更高(GEM-Nab 组为 103 884 美元,FOLFIRINOX 组为 101 518 美元)。主要成本包括门诊癌症护理、急性住院治疗和全身治疗药物采购。

三、生物标志物为指导下的药物治疗

(一)LBA4011 尼妥珠单抗联合吉西他滨对比吉西他滨治疗 K-Ras 野生型局部晚期或转移性胰腺癌

该研究是一项前瞻性、随机对照、双盲、多中心 III 期临床试验,92 名 *K-Ras* 基因野生型的局部晚期或转移性胰腺癌患者随机进入对照、双盲组。主要终点为 OS,次要终点为 PFS、TTP、ORR、DCR,临床获益率(CBR)和安全性。其中 82 例患者作为全分析集(FAS)进行分析。主要终点 OS,尼妥珠单抗 + 吉西他滨组 vs 安慰剂 + 吉西他滨组为 10.9 个月 vs 8.5 个月,HR=0.50,降低了 50% 的死亡风险,$P=0.024$,次要终点 PFS 为 4.2 个月 vs 3.6 个月,HR=0.56,$P=0.013$。尼妥珠单抗联合吉西他滨改善了 *K-Ras* 野生型局部晚期和转移性胰腺癌患者的 OS 和 PFS,并具有可控的安全性。尼妥珠单抗联合吉西他滨治疗 *K-Ras* 野生型晚期胰腺癌,开拓了老药新用的思路,挖掘了 EGFR 单抗药物的新潜力。同时也开启了晚期胰腺癌以生物标志物为指导的治疗新时代。

(二)POLO 研究

开启胰腺癌精准治疗新征程,2019 年 ASCO 年会上公布了胰腺癌领域最重磅的 POLO 研究,该研究是第一项依据生物标志物针对晚期胰腺癌施行精准治疗的大型 III 期临床研究。前期结果显示:具有胚系 *BRCA* 基因突变(gBRCAm)的转移性胰腺癌患者接受铂类药物一线化疗的疗效优于野生型患者;基于 PARP 抑制剂较好的安全性,该研究将针对 gBRCAm 的 PARP 抑制剂奥拉帕利

应用于胰腺癌的维持治疗,结果显示:与安慰剂比较,奥拉帕利作为维持治疗药物,可显著延长转移性胰腺癌患者的无进展生存期(7.4 个月 vs 3.8 个月,HR=0.53,$P=0.004$)。2019 年 6 月 ASCO 公布 POLO 研究的 III 期主要临床试验终点。2019 年 7 月,NCCN 胰腺癌 2019V3 版指南推荐奥拉帕利作为 gBRCAm 突变转移性胰腺癌的一线维持治疗。2019 年 12 月,FDA 批准奥拉帕利作为 gBRCAm 突变转移性胰腺癌的一线维持治疗。

全球著名的 POLO 研究开创了胰腺癌精准诊疗新时代,这是胰腺癌迈入精准治疗时代的重要标志。2022 版中国《胰腺癌诊疗指南》给予推荐,2022 版 NCCN 指南增加卢卡帕利用于伴有胚系或体系 *BRCA1/2* 或 *PALB2* 基因突变的远处转移性胰腺癌的维持治疗。

(三)*KRAS* 靶点机制

RAS 基因是最早被发现的一种重要的致癌基因,其突变存在于约 30% 的人类肿瘤中,是人类肿瘤最常见的致癌基因突变。在 RAS 家族中,*KRAS* 是 *RAS* 的 3 个亚型之一,且相比于其他两种 RAS 亚型更易出现突变,在实体瘤中尤为常见,*KRAS* 的靶点,包括靶向 KRAS 蛋白本身,或其翻译后修饰、膜定位、蛋白质 - 蛋白质相互作用及 RAS 下游信号通路。研究发现,KRAS 蛋白作为分子开关发挥作用:它响应上游 EGFR 激活并调节下游 MAPK 和 PI3K/mTOR 通路,最终控制细胞增殖、分化和存活。SOS1 是 KRAS 的关键鸟嘌呤交换因子(GEF),它在其催化结合位点结合并激活 GDP 结合的 RAS 家族蛋白,从而促进 GDP 与 GTP 交换。SOS1 还可以在变构位点与 GTP 结合的 KRAS 结合,从而增强其 GEF 功能,构成正反馈调节机制。SOS1 的消耗或其 GEF 功能的特定遗传失活已被证明会降低携带 *KRAS* 突变的肿瘤细胞的存活率。*KRAS* 基因在肿瘤中突变有几种主要的亚型,包括 G12C、G12V、G13V、G12D、G13D,也就是蛋白的第 12 个或第 13 个氨基酸发生了特殊突变,从而产生一个强致癌基因。*KRAS-G12C* 突变指 KRAS 蛋白序列的第 12 个氨基酸,从正常的甘氨酸(代号为 G)突变成了半胱氨酸(代号为 C)。如此变化,就让这个基因功能完全失控,导致细胞癌变。G12C 突变亚型占 *RAS* 总突变比例在非小细胞肺癌为 13%,在结

直肠癌为 3%～5%，在其他众多实体瘤为 1%～2%。*KRAS* 是完美的抗癌靶点，曾被称为"肿瘤靶向药的圣杯"。*KRAS* 是癌症中最常发生突变的癌基因，是促进细胞生长和增殖的 RAS/MAPK 信号级联的关键介质。*KRAS* 突变发生在约 90% 的胰腺癌中，其中约 2% 是 *KRAS G12C* 突变。adgrasib 是一种 KRAS G12C 抑制剂，可不可逆地和选择性地结合 KRAS G12C，将其锁定在非活性状态。adagrasib 已针对有利的药代动力学（PK）特性进行了优化，包括长半衰期（约 24 小时）、广泛的组织分布、剂量依赖性 PK 及中枢神经系统（CNS）渗透。在 KRYSTAL-1 研究中接受治疗的 12 名 PDAC 患者中，10 名可评估临床活性；PR 为 50%（5/10，包括 1 个未确认的 PR）；DCR 为 100%（10/10）。中位 PFS 为 6.6 个月（95% CI：1.0～9.7），50% 的 PDAC 患者正在进行治疗。adagasib 单药治疗具有良好的耐受性，在 PDAC 患者中显示出令人鼓舞的临床活性。

靶向 KRAS G12C 抑制剂可以通过抑制核苷酸交换的重新激活，将癌蛋白捕获在非活性状态，达到显著抑制肿瘤的效果。希望开辟针对其他 *KRAS* 突变体的靶向治疗。G12D 在结直肠癌占 12%，在胰腺癌占 36%，在非小细胞肺癌占 4%。有望成为下一个被突破的 *KRAS* 突变亚型。2022 年 8 月 2 日，国家药品监督管理局核准签发关于 HRS-4642 注射液的《药物临床试验批准通知书》。HRS-4642 可靶向 *KRAS G12D* 突变，抑制肿瘤细胞增殖。目前国内外尚无同类药品进入临床。HRS-4642 注射液为国内首个获批临床的 KRAS G12D 抑制剂，成为国内 KRAS G12D 抑制剂研发的先行者。

（四）*EGFR* 突变：厄洛替尼

30%～89% 的胰腺癌有 *EGFR* 过表达。在一项 III 期、双盲、安慰剂对照的临床研究中，569 例晚期或转移性胰腺癌患者随机接受厄洛替尼联合吉西他滨和吉西他滨单药治疗，联合治疗组患者的总生存期和无进展生存期均明显改善，中位生存期为 6.24 个月，1 年生存率为 23%；对照组的中位生存期为 5.91 个月，生存率为 17%。但是理论上 *EGFR* 突变基因的表达率太低、疗效不明显。厄洛替尼联合吉西他滨与单药相比，延长晚期胰腺癌生存时间 0.33 个月（约 11 天）。尽管此方案在统计学上取得成功，但无有效临床获益。

第八节 药物治疗展望

一、免疫检查点抑制剂联合化学疗法

PRINCE trial 临床试验期从 2018 年 8 月 30 日至 2019 年 6 月 10 日入组 99 名患者，并随机分配到 3 个治疗组中，分别为免疫检查点抑制剂 nivolumab+ 化疗组、CD40 激动剂抗体 sotigalimab+ 化疗组，以及三联治疗组（CD40 激动剂抗体 sotigalimab+ 免疫检查点抑制剂 nivolumab+ 化疗）。研究的主要终点是比较不同的治疗组和化疗组治疗的 1 年生存率的比较（化疗组 1 年的历史生存率为 35%）根据研究结果显示，相较于仅接受化疗的患者来说，三组患者的 1 年生存率都有所提升。其中最明显的则是免疫检查点抑制剂 nivolumab+ 化疗组，患者的 1 年总生存率达到了 57.7%，提升了 64.8%，数据显著提高。免疫疗法联合化学疗法对于提升晚期胰腺癌患者的生存期是有利的，同时根据患者的自身免疫情况可以进行调整，从而可以帮助患者获得更好的治疗效果。

免疫治疗在晚期胰腺癌中的探索一路坎坷，亟须可有效预测免疫治疗后生存的生物标志物来指导治疗方案的选择。

二、基质靶向治疗

胰腺癌基质靶向治疗主要分为 2 种思路：①基质消耗治疗，如聚乙二醇化的重组人透明质酸酶（PEGPH20）；②基质调节治疗，如结缔组织因子抑制剂、FAK 抑制剂和维生素 D 类似物。

PEGPH20 能够有效降解透明质酸，降低肿瘤内压力，改善血管塌陷。HALO-109-201 和 HALO-109-202 II 期试验显示，对发生转移的患者，PEGPH20 联合 GEM/Nab- 紫杉醇方案不能改善整体无进展生存期；但可明显改善高透明质酸患者（ECM 中透明质酸染色 > 50%）的无进展生存期和中位生存期。

然而，在专门针对高透明质酸、IV 期胰腺癌患者的 HALO-109-301 Ⅲ期试验中，PEGPH20 联合 GEM/Nab- 紫杉醇方案并不能改善该人群的无进展生存期与总体生存期，反而不良事件发生率增加。此外，在 SWOG S1313 ⅠB/Ⅱ期试验中，PEGPH20 联合 FOLFIRINOX 方案反而缩短了患者的无进展生存期和中位生存期。PEGPH20 在转移性胰腺癌中疗效研究的失败为基质消耗治疗策略带来新的困境。但也有研究发现，在小鼠模型中加用 PEGPH20 后肿瘤对抗血管生成治疗更敏感；显著增强肿瘤疫苗对 TME 中 T 细胞浸润的促进作用，上述结果均展现了 PEGPH20 与其他靶向治疗联合应用的可能性。

三、靶向免疫细胞的治疗

M2 巨噬细胞、髓源性抑制细胞、调剂性 T 细胞作为 TME 中主要的免疫抑制细胞，为胰腺癌的免疫治疗提供了靶点。巨噬细胞集落刺激因子 1 受体（CSF1R）是肿瘤相关巨噬细胞、髓源性抑制细胞表达的生长因子受体。在同种异体肿瘤小鼠模型中，CSF1R 选择性抑制剂 AZD7507 可显著消耗巨噬细胞，增强效应性 T 细胞浸润比例，导致肿瘤消退并提高小鼠生存率。此外，抗 CSF1R 抗体联合肿瘤疫苗 GVAX 和抗 PD-1 抗体可提高转移性胰腺癌小鼠的存活率。CTLA-4 是表达于调节性 T 细胞表面的抑制分子，抗 CTLA-4 抗体可阻断免疫抑制信号的传递，增强效应性 T 细胞和其他免疫细胞的抗肿瘤活性。CTLA-4 和 PD-1 作为经典的免疫检查点，是肿瘤免疫治疗中的热门靶点，但免疫检查点抑制剂的单药治疗难以提高胰腺癌患者的生存率，目前研究较多的联合免疫检查点抑制剂的免疫疗法有 CAR-T 淋巴细胞移植、肿瘤疫苗、溶瘤病毒和抗 CD40 单克隆抗体等。尽管当前胰腺癌免疫治疗的药物试验尚未取得突破性进展，但其疗效和前景仍然值得期待。

由于胰腺癌生物学行为的复杂性、肿瘤的异质性、已有临床研究的局限性、治疗方案与治疗效果之间的不确定性等，多数变异信息的生物学特别是临床意义仍不明确；一部分常见驱动基因如 *KRAS*、*TP53*、*CDKN2A* 和 *SMAD4* 等尚无有效的靶向药物，也限制了基因学检测在胰腺癌临床诊治中的应用。临床实践中应据患者的具体情况，个体化选择具体治疗方案，最大限度地改善患者预后。

第九节 预后和随访

一、预后

胰腺肿瘤大小、神经浸润、组织学和化疗是影响胰腺癌预后的重要因素，组织学分级、化疗是预后的独立影响因素。

二、随访

基于胰腺癌恶性度极高的生物学行为，胰腺癌术后患者仍合并较高的肿瘤复发风险，部分患者术后早期即出现局部复发或远处转移。Groot 等回顾性分析了 957 例胰腺癌术后患者的临床资料，随访期间肿瘤复发率为 88.7%，其中，51.5% 的患者是在术后 1 年内出现局部复发或远处转移。中国胰腺疾病大数据中心纳入了 2016 ～ 2019 年共 3279 例胰腺癌术后患者数据，术后 9 个月内复发率为 45.87%。可见，术后定期复查、密切随访极为重要。

术后 2 年内，建议每 3 个月复查血清肿瘤标志物，每 6 个月行 CT 或 MRI 等影像学检查；术后 2 年后延长至每 6 个月复查血清肿瘤标志物，每 12 个月行影像学复查。其间如有血清肿瘤标志物升高、淋巴结肿大等复发可疑征象，应及时进一步排查明确。随访期间除监测肿瘤复发外，还应特别关注其他手术相关并发症如胰腺内、外分泌功能、营养状态等，并联合 MDT 及时干预并调整治疗方案。从社会心理肿瘤学的角度出发，对终末期患者除对症治疗外，应重视心理、精神层面的疏导干预，最大限度改善患者的生活质量。

（彭万仁）

参 考 文 献

第 20 章 膀 胱 癌

膀胱癌（bladder cancer）是泌尿系统最常见的恶性肿瘤之一。世界范围内，膀胱癌发病率位居恶性肿瘤的第9位，死亡率居恶性肿瘤的第13位，存在地域、种族及性别的差异。各年龄段均可发病，高发年龄 50～70 岁，男性发病率为女性的 3～4 倍，城市地区各年龄段膀胱癌发病率及死亡率均高于农村地区，相同分期的膀胱癌患者，男性预后优于女性患者。

第一节 临床表现与诊断

一、症状与体征

（一）原发肿瘤本身局部生长引起的症状

血尿是膀胱癌患者最常见的临床表现，80%～90% 的患者以间歇性、无痛性全程肉眼血尿为首发症状。尿色可呈淡红色或深褐色不等，多为洗肉水色，可形成血凝块。初始血尿，提示膀胱颈部病变；终末血尿，提示病变位于膀胱三角区、膀胱颈部或后尿道。少数患者仅为镜下血尿。血尿严重程度、持续时间及出血量与肿瘤恶性程度、分期、大小、数目、形态并不一致。部分患者是体检或因其他疾病例行检查时无意中发现膀胱癌。约有 10% 的膀胱癌患者伴有膀胱刺激征，表现为尿频、尿急、尿痛。提示患者可能存在原位癌、肌层浸润性尿路上皮癌、鳞状细胞癌或腺癌等。

（二）原发肿瘤侵犯邻近器官、结构引起的症状

其他症状包括输尿管梗阻所致腰部疼痛、下肢水肿、骨痛、尿潴留、体重减轻等，均为晚期症状。

浸润性膀胱癌于腹部直肠（阴道）双合检查时可触到硬块，晚期肿瘤固定于盆壁。

二、诊断

依据患者病史、症状及体征，结合实验室检查、影像学检查、尿细胞学及尿肿瘤标志物检查、膀胱镜检查进行临床诊断。膀胱镜是最重要的检查方法，膀胱镜下活检病理学检查是诊断膀胱癌的金标准。上尿路影像学检查除外合并肾盂和（或）输尿管肿瘤的可能性。

（一）实验室检查

1. 尿细胞学检查　是膀胱癌诊断和术后随访的重要方法之一，尿液中检测出癌细胞是肾盂癌、输尿管癌和膀胱癌的定性诊断之一。尿标本应尽量采用新鲜尿液，通过自然排尿收集，也可通过膀胱冲洗提高诊断率。建议连续留尿3天，留取后离心固定。

2. 尿液肿瘤标志物检查　目前有多种相对成熟的尿液膀胱肿瘤标志物检查技术，包括核基质蛋白 22（NMP22）、膀胱肿瘤抗原 BTA Stat 和 BTA Trak、免疫 - 细胞检查、纤维蛋白原降解产物和尿荧光原位杂交（fluorescence in situ hybridization，FISH）等。其他包括端粒酶、存活素、微卫星分析、细胞角蛋白检查等，有较高的敏感性，但特异性均低于尿细胞学检查。FISH 技术具有较高的敏感性及特异性，在我国人群尿路上皮癌具有较高的阳性预测值，但仍不能取代膀胱镜检查及活检。

（二）影像学检查

1. 超声检查　经腹部 B 超可发现直径 ≥ 1cm

的肿瘤，但难以发现直径＜ 0.5cm 或位于膀胱前壁的肿瘤。

2. 排泄性尿路造影（IVU） IVU 检查的目的是显示是否伴有上尿路肿瘤。由于 IVU 检查诊断上尿路肿瘤的阳性率低，漏诊风险高，特别是小的上尿路肿瘤或尿路积水不显影时，更易漏诊。CTU（CT 尿路造影）、MRU（磁共振尿路水成像）检查可获得更清晰的图像，现已替代 IVU 检查。

3. CT 检查 在诊断和评估膀胱肿瘤浸润范围方面有价值，可以发现较小的肿瘤（1 ～ 5mm）。若膀胱镜检查显示肿瘤为宽基无蒂、恶性度高、有肌层浸润的可能时，建议 CT 检查以判断肿瘤浸润范围、是否侵犯邻近器官或远处转移。建议膀胱多发性肿瘤、高危肿瘤及膀胱三角区肿瘤患者行 CTU 检查。CTU 能提供上尿路、周围淋巴结和邻近器官的状态等信息，已基本替代传统 IVU 检查。

4. MRI 检查 具有良好的软组织分辨率，能诊断并作为肿瘤分期依据。MRI 检查能显示肿瘤是否扩散至膀胱周围脂肪、淋巴结转移及骨转移等，可评估邻近脏器的受侵犯情况。MRU 能显示整个泌尿道，显示上尿路梗阻部位及原因、是否有上尿路肿瘤等。MRU 特别适用于造影剂过敏或肾功能不全患者、IVU 检查肾脏不显影及伴有肾盂输尿管积水的患者。

（三）内镜检查

1. 膀胱镜检查及活检 膀胱镜检查和活检是诊断膀胱癌最可靠的方法，也是术后复发监测的主要手段之一。膀胱镜检查可以明确膀胱肿瘤的数目、大小、形态（乳头状的或广基的）、部位、生长方式及周围膀胱黏膜的异常情况，可以对肿瘤和可疑病变进行活检以明确病理类型。当尿脱落细胞学检查阳性或膀胱黏膜异常时，建议行选择性活检，以明确诊断和了解肿瘤范围。尿细胞学阳性而膀胱黏膜正常、怀疑存在原位癌时，应考虑行随机活检。荧光膀胱镜检查是通过向膀胱内灌注光敏剂，如 5- 氨基酮戊酸（5-aminolevulinic acid，ALA）等，在激光激发下病灶部位显示为红色荧光，与正常膀胱黏膜的蓝色荧光形成鲜明对比，能发现普通膀胱镜难以发现的小肿瘤或原位癌。

2. 诊断性经尿道膀胱肿瘤切除术（transurethral resection of bladder tumour，TURBT） 如果影像学检查发现膀胱内有肿瘤样病变，可以省略膀胱镜检查，直接行诊断性 TURBT。既可切除肿瘤，又可明确肿瘤的病理诊断和分级、分期，电切标本基底部应包括膀胱壁肌层。

3. 输尿管镜检查 对膀胱癌有可疑上尿路病变的患者，若 CTU 或 MRU 检查仍无法明确诊断，可选择输尿管镜检查及活检明确诊断。

（四）病理诊断

膀胱肿瘤电切病理报告需包括标本是否有肌层，肿瘤是否侵犯肌层，是否侵犯黏膜固有层、是否存在血管、淋巴管浸润及原位癌等。膀胱全切标本需包括病理类型及分期，男性包括尿道、输尿管切缘及前列腺是否受侵犯等；女性包括子宫及阴道是否受侵犯，清扫淋巴结分区送检。免疫组化检查有助于明确是否是尿路上皮来源、区分反应性增生及原位癌；有助于膀胱梭形细胞肿瘤及膀胱转移癌诊断等。免疫标记物如 GATA3、CK7、CK20、P63、HMWCK 及 CK5/6 有助于明确是否是尿路上皮来源；CD44、CK20、P53 等有助于鉴别反应性增生及原位癌；ALK1、SMA、desmin、P63、HMWCK 及 CK5/6 有助于明确膀胱梭形细胞肿瘤及转移癌诊断等。免疫组化对膀胱癌的诊断、分期及预后判断有价值，但尚需要进一步验证及研究。

目前，推荐采用 2004 年 WHO 的尿路系统肿瘤分类标准。膀胱癌包括尿路上皮（移行细胞）癌、鳞状细胞癌和腺细胞癌、脐尿管癌、米勒管恶性肿瘤、神经内分泌肿瘤（如小细胞癌）、间叶性肿瘤、混合型癌、肉瘤样癌及转移性癌等。其中，膀胱尿路上皮癌最为常见，占膀胱癌的 90% 以上，膀胱鳞状细胞癌占 3% ～ 7%；膀胱腺癌比例＜ 2%。2016 年 WHO 对膀胱尿路上皮肿瘤病理类型进行更新，主要分为两大类——浸润性尿路上皮癌和非浸润性尿路上皮肿瘤。

膀胱癌的恶性程度以分级（Grade，G）表示，分级与复发、侵袭风险密切相关。目前采用 WHO 分级法（WHO，1973；WHO，2004），2016 年版的膀胱癌病理诊断标准仍推荐采用 2004 版分级方法。1973 年的 WHO 分级标准根据癌细胞的分化程度将膀胱癌分为高分化、中分化和低分化 3 级，用 G1、2、3 或 G Ⅰ、Ⅱ、Ⅲ 表示。WHO 2004

年 /2016 年分级标准将尿路上皮肿瘤分为低度恶性潜能乳头状尿路上皮肿瘤（papillary urothelial neoplasms of low malignant potential，PUNLMP）、低级别乳头状尿路上皮癌和高级别乳头状尿路上皮癌。推荐采用 2004 年的分级标准。

（五）基因检测

2019 年膀胱癌分子分型协作组 MIBC 分子分型分为六种类型：管腔乳头型（24%）、管腔非特异型（8%）、管腔不稳定型（15%）、基质富集型（15%）、基底 / 鳞状细胞癌型（35%）及神经内分泌型（3%）。分子 / 基因组检测可用于新型药物的临床试验研究，以达到更精准、更有效的目的。目前临床上最常见的相关基因异常包括 *CDKN2A*（34%）、*FGFR3*（21%）、*PIK3CA*（20%）、*HER2*（17%）、*PD1/PD-L1* 基因异常表达等。上述基因异常可能与部分药物治疗效果有关系。例如，厄达替尼与 *FGFR3* 或 *FGFR2* 基因异常有关；阿替利珠单抗或帕博利珠单抗疗效与 PD-L1 表达水平有关。推荐所有局部晚期或转移性尿路上皮癌患者进行 HER2 蛋白表达检测，同时推荐所有术后经病理学诊断为肌层浸润性尿路上皮癌（pT2 期）的患者常规行 HER2 蛋白表达检测。HER2 表达检测可作为伴随诊断指导抗 HER2-ADC 药物的治疗决策。推荐准备做免疫检查点抑制剂治疗的尿路上皮癌患者进行 PD-L1 免疫组织化学染色，针对其结果判读，细胞学标本因无法准确评估间质细胞表达情况，推荐应用肿瘤比例评分（tumor proportion score，TPS），其余标本推荐应用联合阳性评分（combined positivity score，CPS）。

三、分期

采用国际抗癌联盟（UICC）制订的 TNM 分期系统，推荐应用 2017 年第八版（表 20-1，表 20-2）。

表 20-1 AJCC/UICC 膀胱癌 TNM 分期（第八版）

原发肿瘤（T）	
TX	原发肿瘤不能评价
T0	无原发肿瘤证据
Ta	非浸润性乳头状癌

续表

Tis	尿路上皮原位癌（扁平肿瘤）
T1	肿瘤侵犯固有层（上皮下结缔组织）
T2	肿瘤侵犯肌层
T2a	肿瘤侵犯表浅肌层（内 1/2）
T2b	肿瘤侵犯深肌层（外 1/2）
T3	肿瘤侵犯膀胱周围软组织
T3a	显微镜下侵犯
T3b	大体侵犯（在膀胱外形成肿物）
T4	肿瘤直接侵犯如下任一结构：前列腺间质、精囊腺、子宫、阴道、盆壁、腹壁
T4a	肿瘤直接侵犯前列腺间质、子宫及阴道
T4b	肿瘤直接侵犯盆壁及腹壁
区域淋巴结（N）	
Nx	淋巴结状态不能评估
N0	无区域淋巴结转移
N1	真骨盆内单一区域淋巴结转移（膀胱周围、闭孔、髂内、髂外或骶前淋巴结）
N2	真骨盆内多个区域淋巴结转移（膀胱周围、闭孔、髂内、髂外或骶前淋巴结）
N3	髂总淋巴结转移
远处转移（M）	
M0	无远处转移
M1	远处转移
M1a	区域淋巴结以外的淋巴结转移
M1b	非淋巴结的远处转移

表 20-2 AJCC/UICC 膀胱癌 pTNM 分期（第八版）

0a 期	TaN0M0
0is 期	TisN0M0
Ⅰ 期	T1N0M0
Ⅱ 期	T2aN0M0、T2bN0M0
Ⅲ A 期	T3aN0M0、T3bN0M0、T4aN0M0、T1 ~ 4aN1M0
Ⅲ B 期	T1 ~ 4aN2 ~ 3M0
Ⅲ C 期	T4bN1 ~ 3M0
Ⅳ A 期	任何 T 任何 N M1a
Ⅳ B 期	任何 T 任何 N M1b

第二节 一般治疗原则

根据肿瘤的浸润程度及有无远处转移，临床上将尿路上皮癌分为两类：非肌层浸润性尿路上皮癌（non-muscle-invasive urothelial cancer，NMIBC），肌层浸润性尿路上皮癌（muscle-invasive urothelial cancer，MIBC）。NMIBC 约占膀胱肿瘤的 75%，包括 Tis 期（原位癌，5% ～ 10%）、Ta 期（70% ～ 75%）及 T1 期（20% ～ 25%），其中原位癌（Tis 期）分化差，发生肌层浸润的风险高，属于高风险肿瘤。MIBC 为 T2 期及以上分期患者。

NMIBC 的标准治疗手段首选 TURBT，根据复发危险确定膀胱灌注治疗方案。MIBC、鳞状细胞癌、腺癌、脐尿管癌等以外科手术为主的综合治疗，首选根治性全膀胱切除术，部分患者可选择膀胱部分切除术。T2 ～ 4aN0M0 期膀胱尿路上皮癌推荐术前新辅助化疗，术后根据病理结果决定是否辅助化疗和（或）放疗。转移性膀胱癌以全身化疗为主，可用姑息性手术、放疗缓解症状。

第三节 辅 助 治 疗

一、辅助治疗的历史沿革

中、高危 NMIBC 患者复发进展风险大，术后仅行即刻单次膀胱灌注化疗（SI）可能无法取得满意的治疗效果。一项纳入了 8 篇 RCT 的荟萃分析结果显示，与单纯 TURBT 相比，TURBT 联合术后辅助膀胱灌注化疗可使 1 年复发率降低 38%。另有一项 RCT 结果表明，与术后仅行 SI 相比，SI 联合维持膀胱灌注丝裂霉素化疗 1 年可进一步降低肿瘤复发风险，延长患者无复发生存时间。一项纳入 2243 例 NMIBC 患者的多中心 RCT 结果显示，与仅行即刻膀胱灌注丝裂霉素化疗相比，SI 联合膀胱维持灌注丝裂霉素化疗可显著降低中危和高危 NMIBC 患者的复发风险。目前，术后辅助膀胱灌注化疗的最佳方案尚存在争议，但有两项 RCT 结果显示术后 1 年的维持膀胱灌注化疗相比于短期膀胱灌注化疗可降低 NMIBC 患者的复发风险。有 5 项大型荟萃分析结果显示，相比于单行 TURBT 或 TURBT 联合膀胱灌注化疗，TURBT 联合 BCG 膀胱灌注能降低 NMIBC 患者的肿瘤复发风险。BCG 膀胱灌注能有效预防中、高危 NMIBC 患者肿瘤复发。有一项纳入了 9 篇 RCT 共 2820 例 NMIBC 患者的基于个体患者数据的荟萃分析结果显示，在预防肿瘤复发方面，丝裂霉素灌注化疗疗效优于单纯 BCG 诱导灌注治疗，但不及 BCG 诱导治疗联合维持治疗。SWOG 研究结果显示，3 周的 BCG 维持灌注方案可显著延长高危 NMIBC 患者的无复发生存时间和无进展生存期。

现有支持常规术后辅助化疗的随机 III 期临床研究证据有限。对早年 6 项辅助化疗随机对照试验中的生存数据进行荟萃分析，包括 491 例患者，所纳入试验都存在一定的方法学缺陷，包括样本量小、统计方法不当和设计缺陷等。在这些试验中使用的方案，包括使用 3 ～ 4 个周期的 CMV（卡铂、甲氨蝶呤和长春新碱）、CISCA（顺铂、环磷酰胺和多柔比星）、MVA（E）C（甲氨蝶呤、长春碱、多柔比星或表柔比星、顺铂），CM（顺铂和甲氨蝶呤），顺铂单药治疗，这项荟萃分析结果不能为辅助化疗提供有力依据。2014 年，这项荟萃分析又增加了 3 项研究，总共纳入 945 例患者，在所有的单个临床研究中，辅助化疗的生存获益均为阴性的结果。迄今为止，最大的随机对照研究为 EORTC 30994，尽管研究尚未结束，但现有数据显示与延迟治疗相比，术后即刻治疗组的无进展生存期有显著改善（HR=0.54，95%CI 0.4 ～ 0.73，$P < 0.0001$），但是没有显著的总生存获益。

CheckMate-274 研究中高危肌层浸润性尿路上皮癌（MIUC）患者根治性手术后使用纳武利尤单抗对比安慰剂辅助治疗，结果显示 ITT 人群中，纳武利尤单抗组相较于安慰剂组的无病生存期显著延长（22.0 个月 vs 10.9 个月，HR=0.71，$P < 0.001$）。尤其在 PD-L1 ≥ 1% 患者中，也同样达到无病生存期主要终点，纳武利尤单抗组中位

无病生存期达到对照组的 6 倍以上，复发或死亡风险降低 48%（52.6 个月 vs 8.4 个月，HR=0.52，$P < 0.001$）。

二、治疗原则

（一）NMIBC 术后辅助治疗

NMIBC 首选 TURBT，所有患者术后 24 小时内予以 SI，防止肿瘤细胞种植并降低肿瘤复发风险，依据病理报告进行危险分层，给予相应辅助治疗（表 20-3）。

（二）MIBC 术后辅助治疗

对于黏膜表浅病变（T1，N0 ～ xM0，G3）经过保留膀胱的保守治疗后仍有较高的概率出现复发，初诊患者接受经尿道膀胱肿瘤切除术联合术后同步放化疗后可取得良好的预后和膀胱保留率，CSCO 指南作为 Ⅲ 级推荐。对于肌层浸润的膀胱癌患者（T2 ～ 4a N0 ～ Nx M0），接受经尿道膀胱肿瘤切除术后，推荐辅助性放化疗，CSCO 指南作为 Ⅰ A 类证据，Ⅰ 级推荐。纳武利尤单抗作为 Ⅱ 级推荐用于 MIBC 辅助治疗，尤其是对于新辅助化疗后仍有残存病灶的高危患者或不适合铂类化疗的患者。

对于 pT3/4 和（或）淋巴结阳性且无远处转移（M0）的患者，根治性膀胱切除术后行辅助化疗仍有争议。尚缺乏权威的数据证明术后辅助放疗能改善患者 OS，但目前认为根治性膀胱切除或

表 20-3 NMIBC 危险分层和辅助治疗选择

危险分层	定义	辅助治疗		
		Ⅰ级推荐	Ⅱ级推荐	Ⅲ级推荐
低危	低恶性潜能乳头状尿路上皮肿瘤或同时满足：单发，低级别，Ta 期，直径≤ 3cm	SI		
中危	所有不包含在相邻类别定义中的肿瘤（介于低危和高危之间）	① SI+ 全剂量 BCG 灌注 1 年（优先）② SI+ 膀胱灌注化疗	SI+ 化疗、BCG 联合灌注	SI+BCG 减量灌注 1 年（BCG 不可及或短缺时）
高危	G3（高级别）肿瘤同时满足以下任意一项：原位癌（carcinoma in situ, CIS）；T1 期；直径＞ 3cm；多发肿瘤，复发肿瘤，符合高危定义	SI+ 全剂量 BCG 灌注 3 年	① SI+ 化疗、BCG 联合灌注 ② SI+ 膀胱灌注化疗	① SI+BCG 减量灌注 3 年（BCG 不可及或短缺时）② 帕博利珠单抗（BCG 难治性）③ 根治性全膀胱切除 ④ 放化疗、保膀胱综合治疗、复发高危、无法耐受根治性膀胱切除或拒绝膀胱切除：根治性同步放化疗
极高危	满足以下任意一项：BCG 难治性；变异组织类型；淋巴血管侵犯；前列腺尿道侵犯	未经 BCG 治疗：① SI+ 全剂量 BCG 灌注 3 年（优先）② 根治性膀胱全切 BCG 难治性：① 根治性膀胱全切（优先）② 膀胱灌注化疗 ③ 帕博利珠单抗		未经 BCG 治疗：① 放化疗保膀胱综合治疗 ② 复发高危无法耐受根治性膀胱切除或拒绝膀胱切除：根治性同步放化疗 BCG 难治性：① Adstiladrin 基因疗法 ② N-803、BCG 联合灌注 ③ 放化疗、保膀胱综合治疗、复发高危、无法耐受根治性膀胱切除或拒绝膀胱切除：根治性同步放化疗

膀胱部分切除术后病理为 pT3/pT4N0～2，有残存肿瘤或切缘阳性者，病理为鳞状细胞癌、腺癌或癌肉瘤、小细胞癌，姑息性切除术后等进行术后辅助性盆腔放疗可提高局部控制率，改善生存，是合理的治疗选择之一。

三、常用辅助治疗的方案及评价

（一）NMIBC 术后辅助治疗

1. 术后即刻单次膀胱灌注化疗　除每年复发次数＞1 次或 EORTC 复发评分≥5 分的患者和有禁忌证（术中发生膀胱穿孔或术后明显血尿）的患者外，所有 NMIBC 患者均应接受 SI 以降低复发风险，目前具有临床证据的 SI 治疗药物包括吉西他滨和丝裂霉素。

一项纳入 13 篇 RCT 研究的荟萃分析结果显示，与单用 TURBT 相比，TURBT 联合 SI 可以降低 35% 的早期肿瘤复发风险，并使 5 年复发率从 58.8% 下降至 44.8%。

2. 术后辅助膀胱灌注化疗　中、高危 NMIBC 患者在接受 SI 后，应继续行膀胱诱导灌注化疗（术后 48 周，每周 1 次）和膀胱维持灌注化疗（每个月 1 次，维持 6～12 个月）。为提高膀胱灌注化疗疗效，多项前瞻性研究表明，灌注前减少液体摄入、碱化尿液、减少尿液排泄、采用高浓度化疗可降低 NMIBC 患者的复发风险。也有研究结果显示，1 小时膀胱灌注丝裂霉素化疗疗效优于 0.5 小时灌注化疗，但与 2 小时灌注化疗疗效无显著性差异。

常用灌注化疗药物如下。

（1）丝裂霉素：剂量为每次 20～60mg（丝裂霉素 40mg+ 溶媒为生理盐水 40ml，保留 2 小时）。

（2）吉西他滨：剂量为每次 1000mg（吉西他滨 1000mg+ 溶媒为生理盐水 50ml，保留 1 小时）。

（3）吡柔比星：剂量为每次 30～50mg（吡柔比星 40mg+ 溶媒为 5% 葡萄糖 40ml，保留 0.5 小时）。

（4）表柔比星：剂量为每次 50～80mg（表柔比星 50mg+ 溶媒为生理盐水 40ml，保留 1 小时）。

（5）羟喜树碱：剂量为每次 10～20mg（羟喜树碱 40mg+ 溶媒为生理盐水 40ml，保留 2 小时）。

化疗药物应通过导尿管灌入膀胱，并保留 0.5～2 小时。膀胱灌注化疗效果与尿液 pH、化疗药物浓度及剂量、药物作用时间有关。灌注前禁水 6 小时，减少尿液，避免将药物稀释。

膀胱灌注化疗的主要副作用是化学性膀胱炎，与灌注剂量和频率相关，表现为膀胱刺激征及肉眼血尿，与灌注剂量及频率有关。轻者在灌注间歇期可自行缓解，多饮水即可。若出现严重的膀胱刺激征，应延迟或停止灌注治疗，多数副作用在停止灌注后可自行改善。

3. 术后辅助 BCG 膀胱灌注　对于中危患者，1 年 BCG 维持灌注治疗与 3 年 BCG 灌注治疗相比疗效无显著性差异。但对于高危患者，3 年 BCG 维持灌注治疗比 1 年灌注治疗能降低肿瘤复发风险。因此，中、高危 NMIBC 患者应在术后 2～4 周开始为期 6～8 周（每周 1 次）的 BCG 诱导灌注治疗，再进行 1～3 年 BCG 维持灌注治疗。维持治疗方案可采用术后第 3、6 个月分别进行维持 3 周的灌注治疗（每周 1 次），之后每 6 个月重复 1 次（每周 1 次，共 3 周）。

近年来，BCG 短缺的问题日益严重。有 3 项前瞻性研究结果显示，低剂量 BCG 灌注治疗和全剂量 BCG 灌注治疗疗效相似，另有 1 项 RCT 结果表明，尽管全剂量 BCG 与低剂量 BCG 相比可以延长 NMIBC 患者的无疾病生存时间，但两者对患者疾病进展和总生存的影响无显著性差异。因此，在 BCG 不可及或短缺的情况下，减量 BCG 灌注也可作为患者的可选治疗方案。

BCG 灌注治疗一般采用 60～120mg BCG 溶于 50～60ml 生理盐水中膀胱灌注，每次保留 2 小时，国产 BCG 推荐全量剂量为 120mg。1 次 / 周，连续 6 周的诱导灌注后，维持 BCG 灌注 1～3 年（至少 1 年）。分别在第 3、6、12、18、24、36 个月时进行维持灌注，每周 1 次，共 3 次（第 1 年共 15 次），以保持和强化 BCG 的疗效。全剂量 BCG 灌注比 1/3 剂量 BCG 维持灌注效果更好。

BCG 膀胱腔内灌注不良反应：总体不良反应发生率为 71.8%。以局部不良反应为主，其中 1～2 级不良反应为 60.1%，主要不良反应包括膀胱刺激征、血尿、流感样综合征、发热，少见的严重不良反应包括结核败血症、肉芽肿性前列腺炎、附睾睾丸炎、膀胱挛缩、结核性肺炎、关节痛和

（或）关节炎、过敏反应等。通过停药、对症治疗可缓解。对于有严重免疫抑制（淋巴瘤、白血病、类固醇激素应用、艾滋病等）、肉眼血尿、泌尿道感染、近期有创伤性导尿史和活动性肺结核的患者，不宜使用 BCG 治疗。

膀胱灌注化疗联合 BCG 膀胱灌注治疗相比于单纯 BCG 治疗能显著延长 NMIBC 患者无疾病生存时间，但会增加发生不良反应的风险。

（二）MIBC 术后辅助治疗

术后放疗范围包括膀胱切除床、盆腔淋巴结及可能的肿瘤残留区，剂量范围为 45 ~ 50.4Gy；根据正常组织的耐受程度，必要时针对手术切缘周围延伸区域可提高到 54 ~ 60Gy，针对肿瘤残存区域，剂量可增加至 66 ~ 70Gy。局部复发性肿瘤，放疗剂量为 66 ~ 74Gy。建议以顺铂为基础的同步化疗方案，卡铂在辅助或新辅助化疗中没有显示出生存获益，不能用卡铂代替顺铂进行辅助或新辅助化疗。

基于 CheckMate-274 研究的结果，我国 NMPA 于 2023 年 1 月批准纳武利尤单抗在我国用于接受根治性膀胱切除术后伴有高复发风险的尿路上皮癌患者的辅助治疗。

第四节　新辅助治疗

一、新辅助治疗的历史沿革

对于临床分期 cT2 ~ 4aN0M0 的 MIBC 患者，根治性膀胱切除术是标准治疗，但 5 年总生存率约 50%。为提高疗效，以顺铂为基础的联合新辅助化疗已广泛应用，免疫检查点抑制剂的新辅助免疫治疗正在探索中。新辅助治疗对达到 ypT0 或至少 ypT2 的患者的总生存率有重大影响。

多项随机试验和荟萃分析显示：MIBC 患者接受顺铂为基础的新辅助化疗可以明显提高肿瘤完全缓解率，并延长患者的总生存期，患者的死亡风险降低 10% ~ 13%，5 年总体生存率提高 5% ~ 8%，cT3 患者 5 年生存率可达 11%。

SWOG 研究纳入 307 例 MIBC 患者，接受 MVAC 方案新辅助化疗后行全膀胱切除术，患者中位总生存期为 77 个月，单纯手术组为 46 个月，没有增加患者治疗相关死亡率。

另一项荟萃分析共纳入 3005 例患者，发现 MIBC 患者接受以顺铂为基础的新辅助化疗能显著提高患者 5 年生存率（8%）及肿瘤特异性生存率（9%）。

GETUG/AFU V05 试验探讨了 MIBC 患者采用 ddMVAC（剂量密集的甲氨蝶呤、长春碱、多柔比星和顺铂）与 CG 方案新辅助化疗，两种方案具有相似的病理反应率（ypT0N0），分别为 42% 和 36%（P=0.2）。

二、治疗原则

临床分期 cT2 ~ 4aN0M0 的 MIBC 患者，推荐新辅助化疗联合根治性膀胱切除术；对于不能耐受顺铂的患者，不推荐新辅助化疗。新辅助免疫治疗尚处在临床试验阶段。

三、常用新辅助治疗的方案及评价

（一）常用的新辅助化疗方案

1. 吉西他滨联合顺铂（GC 方案）

（1）给药方案一：吉西他滨 1000mg/m²，第 1、8 天静脉滴注，顺铂 70mg/m²，第 2 天静脉滴注，每 21 天为 1 个周期。

（2）给药方案二：吉西他滨 1000mg/m²，第 1、8、15 天静脉滴注，顺铂 70mg/m²，第 1 天或第 2 天静脉滴注，28 天为 1 个周期。

一般新辅助化疗 4 个周期，21 天或 28 天为 1 个周期均可接受。其中 21 天方案时间短，剂量依从性可能更好。

2. ddMVAC（剂量密集的甲氨蝶呤、长春碱、多柔比星和顺铂）联合生长因子 3 ~ 4 个周期。

推荐用法：甲氨蝶呤 30mg/m²、长春新碱 3mg/m²、多柔比星 30mg/m²、顺铂 70mg/m²，第 1 天静脉滴注，每 2 周重复。要求水化，化疗期间常规预防性应用 G-CSF。

3. CMV 方案（顺铂、甲氨蝶呤和长春碱）CMV 可用于一线方案新辅助化疗。甲氨蝶呤 30mg/m²、长春碱 4mg/m²，第 1、8 天静脉滴注，顺铂 100mg/m²，第 2 天静脉滴注，每 3 周为 1 个周期。

（二）方案评价

一项多中心、随机Ⅲ期随机临床研究（BA06 30894），共入组 976 例患者，平均随访 8 年，结果显示：CMV 新辅助化疗能使患者 10 年生存率从 30% 提高到 36%。死亡风险降低 16%（HR=0.84，P=0.037）。

新辅助化疗的主要不良反应为消化道反应、贫血及白细胞降低，未增加术后 3～4 级并发症发生率，手术完成率与无化疗组相似。

第五节　进展期药物治疗

一、进展期药物治疗的历史沿革

一项采用 GC 方案和 MVAC 方案治疗晚期尿路上皮癌的Ⅲ期随机对照研究入组 405 例患者。结果显示两种方案的疗效相似，客观缓解率分别为 49.4% 和 45.7%，中位总生存期分别为 14.0 个月和 15.2 个月。其中 GC 方案完全缓解率为 15%，部分缓解率为 33%，延长生存时间 13.8 个月。两组患者的 5 年总生存率分别为 13.0% 和 15.3%；无进展生存率分别为 9.8% 和 11.3%。但 GC 方案治疗导致的中性粒细胞减少性发热、中性粒细胞减少性脓毒症和黏膜炎显著低于 MVAC 对照组。一项 TGP 方案与 GC 方案一线治疗晚期尿路上皮癌Ⅲ期随机对照研究的结果显示：两组的客观缓解率分别为 55.5% 和 43.6%，中位无进展生存期为 8.3 个月和 7.6 个月；中位总生存期分别为 15.8 个月和 12.7 个月；TGP 方案有效率更高；总生存期有改善倾向，未增加不良反应。

最新公布的两项Ⅲ期试验（IMvigor 130 研究及 KEYNOTE-361 研究），应用免疫检查点抑制剂一线治疗能耐受铂类化疗的晚期或转移性膀胱尿路上皮癌患者。对能耐受铂类化疗的晚期或转移性膀胱癌患者，与单纯铂化疗相比，化疗联合帕博利珠单抗或阿替利珠单抗，两组无进展生存期和总生存期的差异均无统计学，无显著生存获益。KEYNOTE-052 Ⅱ期临床研究旨在评估帕博利珠单抗作为一线治疗不能耐受铂类化疗的晚期或转移性尿路上皮癌患者；共入组 370 例，总有效率为 24%，5% 的患者达到完全缓解，19% 达到部分缓解，6 个月总生存率为 67%。IMvigor 210 Ⅱ期临床研究旨在评估阿替利珠单抗作为一线治疗不能耐受铂类药物化疗的局部晚期或转移性尿路上皮癌患者；共入组 119 例，客观缓解率为 23%，9% 的患者完全缓解；中位总生存期为 15.9 个月。3 级及以上的不良反应发生率为 16%。

厄达替尼是一种口服的泛 FGFR 抑制剂，BLC2001 研究是一项厄达替尼用于晚期尿路上皮癌靶向治疗的单臂Ⅱ期临床研究，入组了 99 例合并 FGFR 基因突变的既往化疗失败的晚期尿路上皮癌患者，结果显示其客观缓解率为 40%（95% CI：31%～50%），完全缓解率为 3%，疾病控制率为 79%，中位无进展生存期为 5.5 个月，中位总生存期为 13.8 个月。

二、治疗原则

膀胱癌患者确诊时 10%～15% 已发生转移，根治性膀胱切除术的患者术后约 50% 出现复发或转移，其中局部复发占 10%～30%，其余大部分为远处转移。尿路上皮癌细胞对于铂类、吉西他滨、多柔比星及紫杉醇等化疗药物敏感，以铂类药物为基础的联合化疗是转移性膀胱尿路上皮癌患者最重要最基本的治疗方法，总体反应率可达 50% 左右，总生存期为 9～15 个月，若患者化疗后再次复发，中位生存时间为 5～7 个月。

以铂类为基础的联合化疗方案是转移性尿路上皮癌的一线标准治疗方案，根据顺铂耐受程度不同，分为可耐受顺铂和不可耐受顺铂两类。在能够耐受顺铂治疗的情况下，不推荐任何不含顺铂的化疗方案或其他治疗。免疫检查点抑制剂阿替利珠单抗或帕博利珠单抗适用于 PD-L1 表达阳性或不能耐受铂类化疗的患者，后者不受限于 PD-L1 表达情况。

对于一线化疗 4～6 周期后获得疾病稳定或客观有效的患者，可考虑临床研究或免疫治疗维持，以延缓复发。

PD-1/PD-L1 单抗为主的免疫治疗较传统化疗

显著改善了晚期尿路上皮癌的二线治疗客观有效率，尤其是 KEYNOTE-045 研究显示帕博利珠单抗对比化疗改善了总生存，奠定了免疫治疗在晚期尿路上皮癌的二线治疗地位。维迪西妥单抗适用于既往化疗失败后的 HER2 表达阳性的转移性尿路上皮癌。*FGFR* 突变抑制剂的问世也使晚期尿路上皮癌的靶向治疗获得突破。厄达替尼尚未在国内批准上市，仅适用于合并 *FGFR2/3* 基因变异的晚期尿路上皮癌，enfortumab vedotin 尚未在国内批准上市，戈沙妥珠单抗在国内尚未获得晚期尿路上皮癌的适应证。

三、进展期药物治疗的方案及评价

（一）转移性膀胱尿路上皮癌的一线治疗

1. 可耐受顺铂 患者 ECOG 评分 0 ～ 1 分或肾小球滤过率 > 60ml/min。首选推荐（1A 类证据）：吉西他滨联合顺铂，DD-MVAC（G-CSF 支持），其次可选择吉西他滨 + 紫杉醇 + 顺铂（2A 类证据），化疗后患者可选择阿维鲁单抗进行维持治疗。

（1）GC 方案（吉西他滨联合顺铂）：GC 方案是目前临床最常用的标准一线治疗方案，不良反应较 MVAC 方案轻而疗效相似。一般 4 ～ 6 个周期。

推荐用法：①给药方案一，吉西他滨 $1000mg/m^2$，第 1、8 天静脉滴注，顺铂 $70mg/m^2$，第 1 天或第 2 天静脉滴注，每 21 天为 1 个周期。②给药方案二，吉西他滨 $1000mg/m^2$，第 1、8、15 天静脉滴注，顺铂 $70mg/m^2$，第 1 或第 2 天静脉滴注，28 天为 1 个周期。

（2）DD-MVAC 方案：反应率为 46%，延长生存时间为 14.8 个月，目前 DD-MVAC 方案已经取代传统 MVAC 方案。

推荐用法：甲氨蝶呤 $30mg/m^2$、长春新碱 $3mg/m^2$、多柔比星 $30mg/m^2$、顺铂 $70mg/m^2$，第 1 天静脉滴注，每 2 周重复。要求水化，化疗期间常规预防性应用 G-CSF。

一项采用 DD-MVAC 方案和传统 MVAC 方案一线治疗晚期尿路上皮癌的Ⅲ期随机对照研究（EORTC3024）显示：两组的客观缓解率分别为 62% 和 50%，中位无进展生存期分别为 9.1 个月和 8.2 个月；中位总生存期分别为 15.1 个月和 14.9 个月；无显著区别，但 DD-MVAC 方案在相同时间内化疗药物剂量提高而不良反应少，耐受性更好，肿瘤的无进展生存期及客观缓解率优于传统 MVAC。另一项类似Ⅲ期随机研究，比较 DD-MVAC 和标准（28 天）MVAC 方案的疗效，中位随访 7.3 年。结果显示：DD-MVAC 治疗组有 24.6% 的患者存活，明显优于标准 MVAC 组（13.2%）。

（3）紫杉醇 + 吉西他滨 + 顺铂方案（TGP 方案）：是转移性尿路上皮癌的一线治疗选择之一。

推荐用法：紫杉醇 $80mg/m^2$，第 1、8 天静脉滴注，顺铂 $70mg/m^2$，第 1 天或第 2 天静脉滴注，吉西他滨 $1000mg/m^2$，第 1、8 天静脉滴注，每 21 天为 1 个周期。

2. 不可耐受顺铂的患者 ECOG 评分 2 分或肾小球滤过率 30 ～ 60ml/min 的患者首选卡铂联合吉西他滨（1B 类），化疗后患者可选择阿维鲁单抗维持治疗。阿替利珠单抗或帕博利珠单抗适用于 PD-L1 表达阳性或不能耐受铂类化疗的患者（2A 类）。其次推荐吉西他滨 + 紫杉醇（2A 类）；吉西他滨单药化疗（2A 类）。特殊情况可考虑用异环磷酰胺、多柔比星和吉西他滨。

（1）吉西他滨联合卡铂，推荐用法：卡铂按照浓度 - 时间曲线下面积（AUC）=4 ～ 5 计算，第 1 天静脉滴注，吉西他滨 $1000mg/m^2$，第 1、8 天静脉滴注，每 21 天为 1 个周期。

（2）吉西他滨联合紫杉醇，推荐用法：吉西他滨 $1000mg/m^2$，第 1、8 天静脉滴注，紫杉醇 $80mg/m^2$，第 1、8 天静脉滴注，每 21 天为 1 个周期。

（3）吉西他滨单药化疗，推荐用法：①吉西他滨 $1000mg/m^2$，第 1、8 天静脉滴注，每 21 天为 1 个周期。②吉西他滨 $1250mg/m^2$，第 1、8、15 天静脉滴注，28 天为 1 个周期。

（4）帕博利珠单抗和阿替利珠单抗：NCCN 指南推荐阿替利珠单抗及帕博利珠单抗可用于不能耐受铂类化疗且 PD-L1 表达阳性的晚期或转移性尿路上皮癌患者的一线治疗。

推荐用法：帕博利珠单抗每次 200mg，每 3 周给药 1 次；阿替利珠单抗每次 1200mg，注射超过 60 分钟，每 3 周给药 1 次。

（5）维迪西妥单抗联合特瑞普利单抗：RC48-C014 研究旨在评价维迪西妥单抗联合特瑞普利单抗治疗晚期 / 转移性尿路上皮癌的安全性

和有效性。患者在剂量递增和扩增队列中每 2 周接受 1.5mg/kg 或 2mg/kg 的维迪西妥单抗联合 3mg/kg 特瑞普利单抗治疗，截至 2022 年 11 月 18 日，该研究共入组 41 例受试者患者，确认的客观缓解率为 73.2%，完全缓解率为 9.8%，其中既往未接受过任何系统治疗的患者确定的客观缓解率为 76%，中位无进展生存期为 9.2 个月，两年生存率为 63.2%。其中关于 HER2 免疫组化 0+、1+、2+/3+ 患者的客观缓解率分别为 33.3%、64.3%、88.3%。

推荐用法：维迪西妥单抗 2.0mg/kg，特瑞普利单抗 3.0mg/kg，每 2 周一次。

（6）Enfortumab Vedotin： 一 项 Enfortumab Vedotin 联合帕博利珠单抗用于既往未接受全身治疗的铂类不耐受晚期尿路上皮癌的单臂 I 期临床研究显示客观有效率为 73.3%，中位无进展生存期为 12.3 个月，中位总生存期为 26.1 个月。另一线与单药 Enfortumab Vedotin 对照用于既往未接受过全身治疗的铂类不耐受晚期尿路上皮癌的 I b/ II 期临床研究结果显示 Enfortumab Vedotin 联合帕博利珠单抗的客观有效率为 64.5%。

推荐用法：Enfortumab Vedotin 注射剂 1.25mg/kg，第 1 天、第 8 天，帕博利珠单抗 200mg，第 1 天，每 3 周为 1 个周期。

（二）转移性膀胱尿路上皮癌的二线治疗方案

与传统的化疗方案相比，目前研究显示以免疫检查点抑制剂（PD-1/PD-L1 单抗）为主的免疫治疗能显著提高晚期尿路上皮癌患者的二线治疗的有效率。推荐所有转移性膀胱尿路上皮癌患者积极参加新药的临床试验研究，免疫检查点抑制剂是患者优先考虑的二线治疗方案。

1. 免疫治疗药物

（1）替雷利珠单抗：用于晚期尿路上皮癌治疗失败后的二线治疗，II 期研究结果显示：客观缓解率为 23.1%，中位无进展生存期为 2.1 个月，中位总生存期为 9.8 个月。我国已批准其用于既往铂类化疗失败的局部晚期或转移性 PD-L1 高表达的尿路上皮癌患者。

推荐用法：替雷利珠单抗每次 200mg，每 3 周给药 1 次。

（2）特瑞普利单抗：一项特瑞普利单抗治疗既往治疗失败的晚期尿路上皮癌的 II 期研究显示其客观有效率为 25.2%，其中，PD-L1 阳性患者

的客观缓解率为 39.6%，中位无进展生存期为 2.3 个月。

推荐用法：特瑞普利单抗每次 3mg/kg，每 2 周给药 1 次。

（3）帕博利珠单抗：一项 III 期随机研究（KEYNOTE-045）比较了帕博利珠单抗与化疗（紫杉醇、多西他赛、长春氟宁）的疗效，共入组 542 例既往接受过铂类化疗后出现复发或进展的晚期膀胱尿路上皮癌患者。结果显示：帕博利珠单抗比对照组可显著改善患者生存时间，总生存期分别为 10.3 个月和 7.4 个月（$P=0.002$），客观缓解率分别为 21.1% 和 11.4%。帕博利珠单抗组的不良反应发生率为 15.0%，显著优于化疗组（49.4%）。分析随访 2 年的研究结果显示，帕博利珠单抗组的中位持续缓解时间未到，而化疗组为 4.4 个月，且不良反应发生率更低（62% vs 90.6%），可用于此类患者的二线治疗。

推荐用法：帕博利珠单抗每次 200mg，每 3 周给药 1 次。

（4）阿维鲁单抗：II 期研究共纳入 249 例既往以铂类药物化疗无效或不适合铂类药物治疗的转移性膀胱尿路上皮癌患者，阿维鲁单抗治疗的客观缓解率为 17%，其中 6% 为完全缓解，11% 为部分缓解。PD-L1 表达阳性（≥ 5%）患者的客观缓解率（24%）显著优于 PD-L1 表达阴性的患者（13%），中位总生存期为 6.5 个月，PD-L1 表达阳性者为 8.2 个月，阴性者为 6.2 个月。PD-L1 表达阳性者无进展生存期优于阴性者（11.9 个月 vs 6.4 个月），3 级不良反应发生率为 8%。

推荐用法：阿维鲁单抗 10mg/kg，每 2 周给药 1 次。

（5）纳武利尤单抗：纳武利尤单抗的 II 期研究（CheckMate-275）纳入 265 例既往接受过铂类药物治疗出现进展的转移性膀胱尿路上皮癌患者，治疗组客观缓解率为 19.6%，中位总生存期为 8.74 个月，3 级及以上的不良反应发生率为 18%。PD-L1 表达率≥ 1% 的患者中位总生存期为 11.3 个月，明显优于 PD-L1 表达率＜ 1% 的患者（5.95 个月）。分析最新数据，最短随访时间 37.7 个月，纳武利尤单抗单药治疗的客观缓解率为 25.6%（95% CI：16.4% ～ 36.8%），持续缓解时间中位数为 30.5 个月。

推荐用法：纳武利尤单抗每次 240mg，每 2 周给药 1 次。

2. 化疗 有多个研究显示：多西他赛、紫杉醇、白蛋白结合型紫杉醇、长春氟宁、培美曲塞、吉西他滨 + 紫杉醇等化疗药物用于晚期尿路上皮癌的二线治疗，并取得一定疗效，但有效率均不高，且证据等级不高，需要进一步临床研究证实。

推荐用法：

多西他赛 75mg/m^2，第 1 天，每 21 天为 1 个周期。

紫杉醇 135 ~ 175mg/m^2，第 1 天，每 21 天为 1 个周期。

白蛋白结合型紫杉醇 260mg/m^2，第 1 天，每 21 天为 1 个周期。

长春氟宁 320mg/m^2，第 1 天，每 21 天为 1 个周期。

培美曲塞 500mg/m^2，第 1 天，每 21 天为 1 个周期。

吉西他滨联合紫杉醇：吉西他滨 1000mg/m^2，第 1 天、第 8 天，紫杉醇 80mg/m^2，第 1 天、第 8 天，每 21 天为 1 个周期。

3. 靶向药物治疗 厄达替尼是一种 FGFR 抑制剂，国外已经批准用于存在 *FGFR2* 或 *FGFR3* 基因突变的铂类化疗失败的局部晚期或转移性尿路上皮癌患者（包括新辅助或辅助铂类化疗 12 个月内）。2023 年，ASCO 会议报告Ⅲ期临床研究结果显示，厄达替尼与化疗组的中位总生存期分别为 12.1 个月和 7.8 个月，差异无统计学意义，客观有效率分别为 45.6% 和 11.5%，中位无进展生存分别为 5.6 个月和 2.7 个月。

推荐用法：厄达替尼片，每次 8mg，每日 1 次口服，第 1 ~ 14 天，每 21 天为 1 个周期。

4. 抗体偶联药物治疗

（1）维迪西妥单抗（RC48，Disitamab Vedotin）：是一款抗 HER2 的抗体偶联药物（ADC）。一项维迪西妥单抗的Ⅱ期临床研究（RC48-C005）纳入既往常规治疗失败的 HER2 阳性表达的晚期尿路上皮癌患者，入组总计 43 例二线及多线尿路上皮癌受试者，其中确证客观缓解率为 51.2%，疾病控制率为 90.7%，中位无进展生存期为 6.9 个月，中位总生存期为 13.9 个月。另外一项关于维迪西妥单抗的关键Ⅱ期注册临床研究（RC48-C009）纳入了 64 例既往含铂化疗，包括吉西他滨及紫杉醇治疗均失败的 HER2 免疫组化检测为阳性（IHC 2+ 或 3+）的晚期尿路上皮癌患者，入组受试者中 85.9% 的患者接受了维迪西妥单抗的三线治疗，总人群疗效客观缓解率为 50.0%，其中接受维迪西妥单抗二线治疗人群的客观缓解率为 55.6%，总体人群中位无进展生存期为 5.3 个月，中位总生存期为 14.2 个月。

推荐用法：维迪西妥单抗 2.0mg/kg，每 2 周一次。

（2）Enfortumab Vedotin（EV）：由肿瘤表面分子 Nectin-4 的单克隆抗体与微管破坏剂 MMAE 构成。一项关于 Enfortumab Vedotin 用于顺铂不能耐受且既往免疫治疗失败的开放、单臂、多中心Ⅱ期临床研究（EV-201），共纳入 89 例患者，该研究结果显示首要观察终点——客观缓解率为 51%，疾病控制率达 91%，中位 PFS 为 5.8 个月，中位 OS 为 14.7 个月。

推荐用法：Enfortumab Vedotin 注射剂 1.25mg/kg，第 1 天、第 8 天、第 15 天，28 天为 1 个周期。

（三）转移性膀胱癌的三线治疗方案

随着新型化疗药物、靶向药物及免疫检查点抑制剂的出现，晚期膀胱癌的三线治疗可供选择的药物显著增多，并取得一定疗效。此类患者均推荐积极参加相关新药的临床研究。对于既往未进行免疫治疗的患者，优先推荐行 PD-1/PD-L1 单抗的免疫治疗。

1. 靶向治疗 存在 *FGFR2/3* 基因变异的免疫治疗失败患者，可选择厄达替尼治疗，其客观有效率达 59%。

2. 抗体偶联药物治疗 抗体偶联药物近年来获得快速发展，2019 年 12 月 18 日美国 FDA 批准 Enfortumab Vedotin 用于既往含顺铂方案及免疫治疗失败后转移性尿路上皮癌患者的三线治疗。一项随机对照Ⅲ期临床研究的内容为 EV 与常规化疗对照用于既往接受过铂类与免疫治疗失败后晚期尿路上皮癌（EV-301 研究），研究的主要终点是中位总生存期，结果显示 EV 的总生存期长于化疗组（12.88 个月 vs 8.97 个月，HR=0.70，*P*=0.001），EV 组的无进展生存期也比化疗组长（5.55 个月 vs 3.71 个月，HR=0.62，*P* < 0.001），客观有效率分别为 40.6% 和 17.9%。

推荐用法：Enfortumab Vedotin 注射剂 1.25mg/kg，第 1 天、第 8 天、第 15 天，28 天为 1 个周期。

此外，抗体偶联药物戈沙妥珠单抗于 2021 年 4 月获得美国 FDA 加速批准，用于治疗接受过含铂化疗和 PD-1/PD-L1 抑制剂治疗的局部晚期或转移性尿路上皮癌的成人患者。戈沙妥珠单抗（sacituzumab govitecan-hziy，SG）是一种新型 TROP2 靶向抗体偶联药物，既往一项 Ⅰ / Ⅱ 期篮子试验（IMMU-132-01）纳入了 45 例接受过系统治疗的转移性尿路上皮癌患者，该探索性试验结果显示戈沙妥珠单抗的客观缓解率为 28.9%，中位缓解持续时间为 12.9 个月，中位无进展生存期为 6.8 个月，中位总生存期为 16.8 个月。一项关键性 Ⅱ 期伞状多队列临床研究（TROPHY-U-01）队列 1 结果显示，对于既往多线治疗的局部晚期或转移性尿路上皮癌患者(113 例,既往治疗中位线数为三线)，戈沙妥珠单抗客观缓解率为 27%，中位起效时间为 1.6 个月，中位缓解持续时间为 7.2 个月。

推荐用法：戈沙妥珠单抗 10mg/kg，第 1 天、第 8 天，每 21 天为 1 个周期。

第六节　临床问题导向的药物治疗

一、转移性膀胱尿路上皮癌患者寡转移

多项研究证实，对于部分伴有寡转移瘤的转移性膀胱尿路上皮癌患者，转移瘤切除可能临床获益，特别是对于化疗反应好、孤立转移瘤、肺部或淋巴结转移的患者。寡转移瘤切除适用于局限于单个器官；转移瘤少于 3 个；最大径 < 5cm；无肝脏转移瘤的膀胱癌患者。膀胱尿路上皮癌肺寡转移瘤切除术的患者，3 年及 5 年总生存率分别为 59.8% 和 46.5%，单发转移瘤 5 年总体生存率为 85.7%，多发转移瘤为 20%。目前相关研究证据等级不高，且相关手术难度高，必须严格选择合适的患者进行此项手术。

二、转移性膀胱尿路上皮癌一线化疗后的维持治疗

以铂类为基础的化疗治疗转移性膀胱尿路上皮癌的中位无进展生存期为 6 ～ 9 个月，免疫治疗能延缓复发及改善生存期。晚期膀胱癌患者接受一线化疗 4 ～ 6 个周期后，病情稳定或客观有效的患者可选择维持治疗：推荐患者首选参加新药临床研究；其次可选择阿维鲁单抗，可考虑帕博利珠单抗。

（一）阿维鲁单抗

一项阿维鲁单抗与安慰剂对照的用于晚期尿路上皮癌一线化疗后疾病稳定或缓解后维持治疗的 Ⅲ 期随机对照研究(JAVELIN Bladder 100 研究)，显示阿维鲁单抗组患者中位总生存期为 21.4 个月，显著优于单纯支持治疗组的 14.3 个月（HR=0.69，P=0.000 5），能显著改善患者的无进展生存期，分别为 3.7 个月和 2.0 个月，所有亚组患者均生存获益。47.4% 患者出现 ≥ 3 级的不良反应，对照组为 25.2%。

推荐用法：阿维鲁单抗 10mg/kg，每 2 周给药 1 次。

（二）帕博利珠单抗

一项帕博利珠单抗与安慰剂对照的用于晚期尿路上皮癌化疗控制后维持治疗的随机双盲 Ⅱ 期临床研究（HCRN GU14-182 研究），纳入 108 例一线化疗后病情稳定的晚期尿路上皮癌患者，结果显示帕博利珠单抗能显著延长无进展生存期，分别为 5.4 个月和 3 个月，客观缓解率分别为 23% 和 10%，总生存期分别为 22 个月和 18.7 个月，差异无统计学意义。

推荐用法：帕博利珠单抗 200mg，每 3 周给药 1 次。

三、不能根治的膀胱癌的治疗

（一）cT4b 期伴或不伴淋巴结阳性患者的治疗

化疗或放疗联合化疗是 cT4bM0 患者的基本治疗方法。患者化疗或同步放化疗后 2 ～ 3 个月后评估，若完全缓解，可继续巩固化疗或根治性放疗或行姑息性膀胱切除术；若评估仍有肿瘤残存，建议更换化疗方案继续化疗、姑息性膀胱切除术或放疗。M1a 期膀胱癌应进行全身化疗或同步放化疗，完全缓解患者可选择膀胱切除术或巩固放疗或密切随访观察，部分缓解患者可进一

步增加放射剂量或姑息性膀胱切除术或参考转移性癌治疗方法，肿瘤进展的患者参考转移性癌治疗方案。

（二）盆腔多发淋巴结转移膀胱癌治疗（cN2～3期）

cN2～3期膀胱癌患者预后差，治疗方法包括化疗或同步放化疗。根据治疗效果，结合患者具体状态选择后续治疗方案。若治疗后评估达完全缓解，可选择姑息性膀胱切除、同步放化疗或随访观察；若部分缓解，可选择姑息性膀胱切除、同步放化疗。若疾病进展，需按照转移性膀胱癌进行系统治疗。

（三）姑息性膀胱切除

对于手术无法治愈的局部晚期膀胱癌患者（T4b），常伴有出血、疼痛、排尿困难和尿路梗阻。对于顽固性血尿的膀胱癌患者，若其他治疗无效，姑息性膀胱切除及尿流改道是有效治疗方法，但手术风险较高。局部晚期膀胱癌导致输尿管梗阻、尿毒症，可选择姑息性膀胱切除及输尿管造口或永久性肾造瘘术以解除梗阻，改善肾功能，利于化疗。

（四）并发症处理

不能根治的膀胱癌患者常存在以下问题：疼痛、出血、排尿困难和上尿路梗阻，对症治疗有重要意义。

1. 上尿路梗阻　首选输尿管内支架；肾造瘘可以有效解决上尿路梗阻；若输尿管支架管难以顺利置入，尿流改道（加或不加姑息性膀胱切除）也是解除上尿路梗阻的有效措施之一。

2. 出血和疼痛　无法根治的膀胱癌患者若出现血尿，首先要明确患者是否存在凝血功能障碍或是否使用抗凝药物。出血不严重者可膀胱持续冲洗；冲洗无效者，可给予膀胱内灌注1%硝酸银或1%～2%的明矾以达到止血效果，无须麻醉。系统评估后对持续冲洗无效者可选择经尿道电凝或激光凝固止血。膀胱肿瘤巨大，可选择放疗以起到止血镇痛作用，其止血、镇痛的控制率分别为59%及73%。若上述各种方法均无法控制出血，可选择膀胱动脉栓塞或膀胱切除联合尿流改道等。

四、膀胱非尿路上皮癌

膀胱非尿路上皮癌主要包括膀胱鳞状细胞癌、腺癌、神经内分泌肿瘤（小细胞癌）等。治疗原则是首选根治性膀胱切除术。

（一）膀胱鳞状细胞癌

膀胱鳞状细胞癌约占膀胱恶性肿瘤的2.5%，女性发病率略高于男性，可分为非血吸虫病性膀胱鳞状细胞癌和血吸虫病性膀胱鳞状细胞癌，在我国主要是前者。细菌感染、异物、慢性下尿路梗阻或膀胱结石等引起的慢性炎症，膀胱黏膜白斑、长期留置导尿管等可能与膀胱鳞状细胞癌的发生有关。膀胱鳞状细胞癌多发于膀胱三角区和侧壁，一般呈溃疡和浸润，约8%的膀胱鳞状细胞癌确诊时已经发生转移。血尿是主要的临床表现，93%的患者伴有泌尿系统感染。诊断主要靠膀胱镜检查及活检明确病理类型。主要治疗手段是手术切除，部分患者可选择放疗。对于单纯膀胱鳞状细胞癌患者，推荐行根治性膀胱切除术；部分患者可选择膀胱部分切除术。根治性膀胱切除术的疗效优于放疗。目前尚缺少术前新辅助化疗或辅助化疗有效的证据。高级别、高分期患者术前放疗加根治性膀胱切除术比单纯根治性膀胱切除术效果更好，有助于预防盆腔复发。术后切缘阳性患者术后放疗；单纯放疗效果欠佳，不推荐单独应用。部分晚期或转移性膀胱鳞状细胞癌患者可选择紫杉醇、异环磷酰胺和顺铂的联合化疗，但有效率低。膀胱鳞状细胞癌的5年生存率约为25%，其中非肌层浸润性鳞状细胞癌为33%，肌层浸润性鳞状细胞癌为28%，转移性鳞状细胞癌为6%。

（二）膀胱腺癌

膀胱腺癌约占膀胱恶性肿瘤的1.5%。根据组织来源，膀胱腺癌可分为三种类型：原发性非脐尿管腺癌、脐尿管腺癌、转移性腺癌。诊断主要依据膀胱镜活检病理，超声、CT及MRI等检查可显示肿瘤大小、侵犯范围及临床分期，特别是对于脐尿管腺癌。针对膀胱腺癌或脐尿管癌患者，目前尚缺少术前新辅助化疗或辅助化疗有效的证据。治疗主要选择手术切除，部分患者可选择放疗。

（三）膀胱小细胞癌

组织学上类似肺小细胞癌。肿瘤多发于膀胱两侧壁和膀胱底部。膀胱小细胞癌瘤体较大，直径平均约为5cm。侵袭性高且容易转移，就诊时患者常有深肌层浸润。膀胱小细胞癌的诊断包括：膀胱镜检查及活检明确病理；影像学检查明确侵犯范围及是否转移。治疗方案一般采用辅助化疗或新辅助化疗联合局部治疗的综合治疗方案。膀胱小细胞癌患者新辅助或辅助化疗方案推荐采用小细胞肺癌的化疗方案；对于能耐受顺铂的患者，可选择顺铂联合依托泊苷方案；不能耐受顺铂的患者，可选择依托泊苷联合卡铂方案。局部治疗推荐根治性膀胱切除术或放疗。研究认为新辅助化疗联合根治性全膀胱切除术能显著提高生存率。术后病理分期为 T3、T4 期者，建议术后辅助化疗。

第七节 药物治疗展望

目前预测患者是否对免疫治疗有效的生物标志物包括 PD-L1 的表达水平、膀胱癌分子分型、肿瘤突变负荷、基因标签、ZPS 评分及转移瘤情况等。目前大量的临床研究正在进行中，包括新辅助免疫治疗、辅助免疫治疗、与其他药物联合治疗及 NMIBC 患者治疗等，尚处于临床研究阶段，希望取得有效成果。

2023 年 ESMO 发布的 CheckMate-901 研究结果显示，在未经治疗的不可切除或转移性尿路上皮癌患者中，纳武利尤单抗联合化疗组的客观缓解率较化疗组改善近 15%（57.6% vs 43.1%），中位无进展生存期达 7.9 个月（化疗组 7.6 个月，HR=0.72，P=0.001 2），2 年无进展生存率 23.5%，是化疗组的 2 倍以上；纳武利尤单抗联合化疗组相比单纯化疗组，显著改善患者中位总生存期（21.7 个月 vs 18.9 个月，HR=0.78，P=0.017 1），降低死亡风险 22%，免疫联合组和化疗组的 2 年总生存率分别为 46.9% 和 40.7%。这些数据显示，与以往单纯的顺铂化疗相比，纳武利尤单抗的加入显著改善了转移性尿路上皮癌一线患者的生存获益。

免疫检查点抑制剂已用于不能切除和转移的 MIBC 患者二线治疗及无法耐受铂类且 PD-L1 阳性患者的一线治疗，并且临床获益。免疫检查点抑制剂用于新辅助免疫治疗的 II 期或 III 期临床研究逐渐增多，并取得初步结果。其中两个 II 期试验的数据令人鼓舞。使用帕博利珠单抗的 II 期试验结果显示，患者完全病理缓解（pT0）率为 42%，54% 的患者出现病理反应（< pT2）。阿替利珠单抗治疗的病理完全缓解率为 31%。

PURE-01、Abacus 是两个已经公布结果的关于 MIBC 患者术前新辅助免疫单药治疗的重要研究。PURE-01 试验探讨帕博利珠单抗在 MIBC 患者术前新辅助免疫治疗中的作用，该研究纳入 50 例符合顺铂治疗的患者（其中 cT3 27 例、cT2 21 例及 cT2～3N1 2 例），术前均接受 3 个周期免疫治疗，意向人群的治疗终点是 pT0。治疗后 21 例患者达到术后组织病理学检查未发现原发肿瘤（pT0），27 例患者达到 pT < 2 的降期。27 例 PD-L1 CPS ≥ 10% 的患者根治术后提示 pT0，而 15 例 CPS < 10% 的患者中仅 2 例在根治术后达到 pT0。新辅助帕博利珠单抗治疗后 42% 的患者达 pT0，且安全性较好。ABACUS 是一项单臂 II 期临床试验，主要研究阿替利珠单抗在顺铂不耐受的 MIBC 患者中的疗效及安全性，共纳入 95 例对顺铂不耐受的 MIBC 患者，均在根治术前接受 2 个周期的阿替利珠单抗治疗，结果显示，95 例患者治疗后 pCR 为 31%（27/88），达到了主要疗效终点。PD-L1 阳性的 MIBC 患者 pCR 为 37%（13/35）。88 例患者 2 年肿瘤无复发生存率为 77%，2 年的总生存率为 82%。

第八节 预后和随访

一、预后

（一）影响预后的因素
TNM 分期、病理分级、淋巴结是否转移、淋巴结密度均是浸润性膀胱癌术后生存的独立影响因素。

（二）生存时间
对于未出现远处转移的膀胱癌，仅给予膀胱

癌根治术治疗，5 年生存率为 65.5% ～ 74.3%。肌层浸润性膀胱移行细胞癌患者 5 年总生存率为 52.9%。

（三）改善预后的策略

研究发现，扩大淋巴结清扫范围有助于改善患者预后。

二、随访

（一）复发高峰时间

膀胱癌术后复发转移风险与组织病理类型及分期有关，术后 24 ～ 36 个月发生率最高，以后相对低。

（二）首发部位和常见部位

膀胱癌术后复发最常见的部位主要是局部淋巴结，远处复发部位是肺、肝、骨等。

（三）复发的检查手段

（1）Ⅰ 级推荐的随访内容包括病史、体格检查、实验室检查（血、尿常规，血电解质、肝肾功能、维生素 B_{12}），影像学检查（CTU 或 MRU，腹部 / 盆腔 CT 或 MRI），尿细胞学检查（尿脱落细胞、尿道冲洗细胞）。

（2）Ⅱ 级推荐的随访内容包括腹部 B 超，静脉尿路造影，逆行肾盂造影，输尿管镜检查，头颅 CT 或 MRI，胸部 X 线或 CT，骨扫描。PET/CT 检查仅推荐用于临床怀疑复发或转移，不推荐用于非肌层浸润性膀胱尿路上皮癌保留膀胱治疗的随访。

（四）随访方案

pT1 期患者每年进行 1 次检查、血液生化检查、胸部 X 线检查、腹盆腔 B 超检查、CT 和（或）MRI 检查；pT2 期患者 6 个月进行 1 次上述检查；pT3 期肿瘤患者每 3 个月进行 1 次上述检查。对于 pT2 ～ pT3 期肿瘤患者，应该每 6 个月进行 1 次胸腹盆腔 CT 检查。

（王　芳）

参 考 文 献

第21章　前列腺癌

前列腺癌是男性最常见的恶性肿瘤之一，全球每年约有 130 万新增确诊病例。虽然亚洲前列腺癌的发病率远低于欧美国家，但近年来呈现上升趋势，增长速度超过欧美发达国家。根据 GLOBOCAN（WHO 国际癌症研究机构的一个项目）2020 年的数据，我国前列腺癌发病率为 10.2/10 万，在男性恶性肿瘤中排第 6 位；死亡率为 4.6/10 万，排名第 7 位。且我国初诊前列腺癌患者临床分期大多偏晚，仅 1/3 患者属于局限期，远低于美国初诊时局限期占比（76%），导致中国前列腺癌患者的总体预后远差于西方发达国家。

第一节　临床表现与诊断

一、症状与体征

前列腺癌的症状与体征取决于肿瘤大小及有无局部侵犯及远处转移。

（1）常见症状：下尿路刺激症状，如尿频、尿急、夜尿增多、急迫性尿失禁；当前列腺癌突入尿道或膀胱颈时，可引起排尿梗阻症状，如排尿困难、排尿等待、尿线无力、排尿间歇、尿潴留等。

（2）局部侵犯症状：侵犯并压迫输精管可导致睾丸疼痛和射精痛，侵犯膀胱可引起血尿，侵犯膀胱三角区如侵犯双侧输尿管开口，可引起肾功能减退、腰痛，侵犯输精管可引起血精；当肿瘤侵犯支配阴茎海绵体的盆丛神经分支时，会出现勃起功能障碍。

（3）全身症状：前列腺癌易发生骨转移，引起骨痛或病理性骨折、截瘫；可侵犯骨髓，引起贫血或全血细胞减少；肿瘤压迫髂血管或盆腔淋巴结转移，可引起双下肢水肿。其他少见的症状包括腹膜后纤维化、副瘤综合征、弥散性血管内凝血。

二、诊断

（一）病史与体格检查

病史采集应注意是否有下尿路梗阻或尿路刺激症状及出现的时间，是否有骨痛等其他伴随症状。询问有无前列腺炎、前列腺增生、前列腺慢性炎性肉芽肿、输精管结扎术等病史，是否有前列腺癌家族史，是否有吸烟史、饮酒史、肥胖等高危因素。体格检查时重点检查有无前列腺可疑结节，是否有浅表淋巴结肿大，以及可能发生转移部位的异常体征。

（二）辅助检查

1. 初步诊断方法　直肠指检（digital rectal examination，DRE）异常及前列腺特异性抗原（PSA）水平增高，多参数磁共振成像（mpMRI）对国际泌尿外科病理学会（International Society of Urological Patheology，ISUP）分级 ≥ 2 级的前列腺癌的检出和定位敏感性较高，推荐穿刺活检前进行 mpMRI 检查；其他常用的初步诊断方法包括经直肠超声检查。

2. 其他影像学诊断　主要用于评估有无区域淋巴结及远处转移。推荐的检查方法包括 ^{99m}Tc-MDP 骨扫描、胸腹盆腔 CT 或 MRI、mpMRI、胆碱 -PET/CT、PSMA（前列腺特异性膜抗原）-PET/CT。对于预期寿命在 5 年或以下，且无临床症状的极低风险、低风险、中风险的前列腺癌患者，可以推迟影像学检查及治疗直至症状出现。对于预期寿命 ≤ 5

年,且属于高风险及极高风险的患者,应进行骨扫描,若诺模图预测存在淋巴结受累,需进行盆腔 ± 腹腔成像。对于预期寿命超过 5 年或有症状,且伴有不利因素的中危、高危和极高危的前列腺癌患者,需进行骨扫描及软组织成像检查。

(三)病理诊断

1. 前列腺癌组织学分类 确诊需要前列腺穿刺活检。主要类型为腺泡腺癌,少量为导管腺癌。

2. 前列腺癌组织学分级 推荐使用 Gleason 评分系统,该评分系统把前列腺癌组织分为主要分级区和次要分级区,每区按 5 级评分,分值相加得到总评分即为分化程度(表 21-1)。2014 年的 ISUP 共识会议提出的一种新的分级系统,称为前列腺癌分级分组系统,根据 Gleason 总评分和疾病危险度将前列腺癌分为 5 个不同的组别(ISUP 1 ～ 5 级)(表 21-2)。

表 21-1 Gleason 评分系统

Gleason 分级	病理形态
1 级	由密集排列但相互分离的腺体构成边界清楚的肿瘤结节
2 级	肿瘤结节有向周围正常组织的微浸润,且腺体排列疏松,异型性大于 1 级
3 级	肿瘤性腺体大小不等,形态不规则,明显的浸润性生长,但每个腺体均独立不融合,有清楚的管腔
4 级	肿瘤性腺体相互融合,形成筛孔状,或细胞环形排列,中间无腺腔形成
5 级	呈低分化癌表现,不形成明显的腺管,排列成实性细胞巢或单排及双排的细胞条索

表 21-2 前列腺癌分级分组(Grading Groups)系统

分组 1	Gleason 评分≤ 6 分,仅由单个分离的、形态完好的腺体组成
分组 2	Gleason 评分 3+4=7 分,主要由形态完好的腺体组成,伴有较少的形态发育不良的腺体 / 融合腺体 / 筛状腺体
分组 3	Gleason 评分 4+3=7 分,主要由发育不良的腺体 / 融合腺体 / 筛状腺体组成,伴有少量形态完好的腺体
分组 4	Gleason 评分 4+4=8 分、3+5=8 分、5+3=8 分,仅由发育不良的腺体 / 融合腺体 / 筛状腺体组成,或者以形态完好的腺体为主,伴少量缺乏腺体分化的成分;或者以缺少腺体分化的成分为主,伴少量形态完好的腺体组成
分组 5	Gleason 评分 9 ～ 10 分,缺乏腺体形成结构(或伴坏死),伴或不伴腺体形态发育不良或融合腺体或筛状腺体

3. 分子诊断 约 11% 的前列腺癌患者携带胚系突变,推荐胚系检测时,包括 *MLH1*、*MSH2*、*MSH6* 和 *PMS2*(针对 Lynch 综合征)和同源重组基因 *BRCA1*、*BRCA2*、*ATM*、*PALB2* 和 *CHEK2*。可针对 N1 前列腺癌患者进行体系同源重组基因突变检测(包括 *BRCA1*、*BRCA2*、*ATM*、*PALB2*、*FANCA*、*RAD51D*、*CHEK2*、*CDK12*);转移性前列腺癌可行 MSI 或 dMMR、TMB 检测,对于预期寿命超过 10 年的患者,可考虑多基因分子检测。

三、分期

目前采用最广泛的前列腺癌分期系统是 AJCC 制订的 TNM 分期系统(2017 年第八版)(表 21-3)。

表 21-3 前列腺癌 TNM 分期系统(第八版)

临床	原发性肿瘤(T)		
	病理		pT
Tx	原发肿瘤无法评估		
T0	没有原发肿瘤证据		
T1	不能被扪及和影像无法发现的临床隐匿性肿瘤		
T1a	在 5% 或更少的切除组织中偶然的肿瘤病理发现		
T1b	在 5 % 以上的切除组织中偶然的肿瘤病理发现		
T1c	穿刺活检证实的肿瘤(如由于 PSA 升高),累及单侧或者双侧叶,但不可扪及		
T2	肿瘤可扪及,局限于前列腺之内	pT2	局限于器官内

续表

临床	原发性肿瘤（T）		
	病理		pT
T2a	肿瘤限于单侧叶的 1/2 或更少		
T2b	肿瘤侵犯超过单侧叶的 1/2，但仅限于一叶		
T2c	肿瘤侵犯两叶		
T3	肿瘤侵犯包膜外，但未固定也未侵犯邻近结构	pT3	前列腺包膜外侵犯
T3a	包膜外侵犯（单侧或双侧）	pT3a	前列腺外侵犯（单侧或双侧）或显微镜下可见侵及膀胱颈
T3b	肿瘤侵犯精囊（单侧或双侧）	pT3b	侵犯精囊
T4	肿瘤固定或侵犯除精囊外的其他邻近组织结构：如外括约肌、直肠、膀胱、肛提肌和（或）盆壁	pT4	肿瘤固定或侵犯除精囊外的其他邻近组织结构，如外括约肌、直肠、膀胱、肛提肌和（或）盆壁

临床	区域淋巴结（N）		
	病理		
Nx	区域淋巴结无法评估	pNx	区域淋巴结无法评估
N0	无区域淋巴结转移	pN0	无区域淋巴结转移
N1	区域淋巴结转移	pN1	区域淋巴结转移

临床	远处转移（M）
Mx	远处转移无法评估
M0	无远处转移
M1	远处转移
M1a	非区域淋巴结的转移
M1b	骨转移
M1c	其他部位转移，有或无骨转移

分组	预后分组				
	T	N	M	PSA	等级
Ⅰ 期	cT1a～c	N0	M0	PSA < 10	1
	cT2a	N0	M0	PSA < 10	1
	pT2	N0	M0	PSA < 10	1
Ⅱ A 期	cT1a～c	N0	M0	10 ≤ PSA < 20	1
	cT2a	N0	M0	10 ≤ PSA < 20	1
	pT2	N0	M0	10 ≤ PSA < 20	1
	cT2b	N0	M0	PSA < 20	1
	cT2c	N0	M0	PSA < 20	1
Ⅱ B 期	T1～2	N0	M0	PSA < 20	2
Ⅱ C 期	T1～2	N0	M0	PSA < 20	3
	T1～2	N0	M0	PSA < 20	4
Ⅲ A 期	T1～2	N0	M0	PSA ≥ 20	1～4
Ⅲ B 期	T3～4	N0	M0	任何 PSA	1～4
Ⅲ C 期	任何 T	N0	M0	任何 PSA	5
Ⅳ A 期	任何 T	N1	M0	任何 PSA	任何
Ⅳ B 期	任何 T	任何	M1	任何 PSA	任何

第二节 一般治疗原则

1. 观察等待（watchful waiting，WW） 适合于老年或体弱的患者，其大概率会死于其他合并症而非前列腺癌。预期寿命较短，推荐行 PSA 监测，每 6 个月体检一次。出现症状时开始行姑息性 ADT。

2. 主动监测（acitive surveillance，AS） 主要适用于惰性前列腺癌的年轻患者，目的是推迟或避免治疗及减少其潜在的副作用。这类患者预期寿命较长，应密切监测，一旦发现肿瘤进展，立即开始治疗，避免错过治愈机会。几项大型队列研究表明，50%～68% 接受主动监测的患者可以延迟 10 年接受治疗，可减少治疗相关副作用，且不会影响治愈率。

3. 手术治疗 任何级别局限期前列腺癌患者都可采用根治性前列腺切除术（radical prostatectomy，RP），尤其是预期寿命 ≥ 10 年的患者。前列腺癌根治术可以是开放、腹腔镜或机器人辅助，对于发生包膜外侵犯风险较低、性功能良好有保留需求的患者可行神经保留手术。可根据淋巴结转移风险选择是否需要扩大盆腔淋巴结清扫，预测阳性淋巴结 > 5% 时需清扫，预测淋巴结转移风险 < 2% 可不清扫。

4. 放射治疗 推荐采用技术包括：外束放射治疗 EBRT（调整放疗、影像引导适型调强放疗），质子束疗法，近距离放射治疗 [低剂量近距离放射治疗（LDR）、高剂量近距离放射治疗（HDR）]。主要适用于局限期前列腺癌治疗，晚期前列腺癌患者局部对症治疗，包括孤立性骨转移治疗。对于术后 PSA 未降至检测不到的水平，或存在病理不良预后因素 [包括手术切缘阳性、精囊侵犯和（或）包膜外侵犯] 的淋巴结阳性患者，建议术后辅助放疗。

5. 雄激素剥夺（androgen deprivation therapy，ADT） 治疗 指通过降低睾酮水平或阻断雄激素受体而使雄激素受体不能被激活的治疗方式。ADT 包括手术去势、药物去势、抗雄激素药物治疗。药物去势可选择雄激素、黄体生成素释放激素（LHRH）激动剂、LHRH 拮抗剂；抗雄激素药物可选择类固醇、甾体类或非甾体类激素。其中甾体类抗雄激素药物包括醋酸环丙孕酮、醋酸甲孕酮和醋酸甲羟孕酮；非甾体类抗雄激素药物包括尼鲁米特、氟他胺、比卡鲁胺。近年来，研发了很多新型抗雄激素药物，包括阿比特龙（可阻断 CYP17 介导的雄激素生成）、恩扎卢胺、阿帕他胺、达罗他胺（后三者均为第二代非甾体类抗雄激素药物）。可适用于局限期及晚期前列腺癌的全身治疗，包括新辅助、根治性（作为伴随治疗）、辅助及姑息治疗。

6. 化学治疗、免疫治疗和靶向治疗 主要用于转移性前列腺癌治疗。

第三节 辅助治疗

一、辅助治疗的历史沿革

20 世纪 40 年代，Huggins 教授首次报道了应用雌激素或手术去势治疗晚期前列腺癌有效，并因此获得了 1966 年诺贝尔生理学或医学奖。Arch Surg 教授报道了应用双侧睾丸切除术治疗 21 例晚期前列腺癌有效，开启了前列腺癌内分泌治疗时代。双侧睾丸切除术或包膜下髓鞘切除术被认为是 ADT 的主要治疗方式，且可在 12 小时内达到去势水平。之后逐渐被药物去势所替代。

随后一些回顾性研究表明，辅助内分泌治疗能改善淋巴结阳性前列腺癌术后患者的生存。EORTC 30891 研究比较了局部晚期前列腺癌患者在接受了根治性切除术后单独使用 ADT 的有效性，结果表明患者无病生存期或无症状生存期未见改善，提示生存获益存疑。因此目前并不推荐 ADT 作为临床局限期前列腺癌的单一治疗，通常会联合局部治疗方法。1997 年，Bolla 教授发表在《新英格兰医学杂志》的 EORTC 22863 研究纳入了 415 例局部晚期前列腺癌患者，比较采用局部放疗或放疗联合戈舍瑞林 3 年辅助治疗的疗效，结果表明联合组及对照组 5 年 OS 率分别达 79% 及

62%，差异具有统计学意义，且联合组增加了疾病的局控率。另有多项随机对照研究（如 SWOG 8794、RTOG 22911、ARO 9602、FinnProstate Group）表明，对于局部晚期或高危前列腺癌，长程 ADT 联合根治性放疗比单独放疗可显著延长患者总生存期。

关于不同 ADT 方法的疗效，一项纳入 6600 例患者的荟萃分析比较了药物去势与手术去势，以及口服抗雄激素药物与去势治疗（手术或药物）的疗效，结果表明药物去势与手术去势在总生存率方面没有显著性差异，而单纯口服抗雄激素药较去势治疗，总生存率略微有所降低。

二、治疗原则

（一）极低危局限期前列腺癌的治疗

同时具备以下特征：T1c、级别 1、PSA<10ng/ml、阳性针数不超过 1/3 系统穿刺针数、最大单针肿瘤占比 < 50%、PSA 密度 < 0.15ng/ml。可考虑主动监测或前列腺癌根治术，EBRT 或粒子植入放疗可作为备选。不推荐辅助治疗。

（二）低危局限期前列腺癌的治疗

同时具备以下特征：T1c、级别 1、PSA < 10ng/ml，且不符合极低危组标准。初始治疗推荐主动监测、前列腺癌根治术、EBRT 或近距离放疗。对于根治术后病理有不良预后特征（包括切缘阳性、精囊侵犯、包膜外侵犯，或术后 PSA 下降 < 0.1ng/ml）且无淋巴结转移的，可术后辅助 EBRT；对于有淋巴结转移的患者，可行 ADT；对于根治术后无不良预后特征且无淋巴结转移者，可观察随访。

（三）中危局限期前列腺癌的治疗

具备至少一个中危风险因素：T2b ～ 2c、级别 2 或 3、PSA 10 ～ 20ng/ml，且不包括高危及极高危组的特征。首选前列腺癌根治术 + 盆腔淋巴结清扫术；EBRT+ 同期 4 ～ 6 个月 ADT；若 RP 术后无淋巴结转移但病理有不良预后特征，术后行 EBRT；若 RP 术后有淋巴结转移，行 ADT；若 RP 术后无不良预后特征且无淋巴结转移，可随访。

（四）高危和极高危局限性前列腺癌的治疗

极高危前列腺癌至少具备以下 1 个特征：T3b ～ 4、主要 Gleason 评分 5 分、超过 4 处穿刺主要级别为 4 级或 5 级；高危前列腺癌不具备极高危特征并且具备至少 1 个高危特征：T3a，或级别为 4 级或 5 级，或 PSA > 20ng/ml。推荐行 EBRT ± 近距离放疗 +ADT（1 ～ 3 年）。对于前列腺肿瘤未固定于盆壁，且年龄较轻、身体状况较好的患者，可行前列腺癌根治术 + 盆腔淋巴结清扫，术后有淋巴结转移辅助 ADT ± EBRT 治疗。

（五）区域淋巴结转移前列腺癌的治疗

初始治疗首选前列腺根治术 + 盆腔淋巴结清扫，ADT（2 ～ 3 年）+EBRT。术后辅助首选 ADT；其次也可以考虑观察随访，因有回顾性研究纳入 369 患者，28% 的患者在随访 10 年后仍未生化复发；第三种选择是在 ADT 基础上联合盆腔 EBRT，该推荐基于一项回顾性研究和国家癌症数据库的分析，研究表明，在有淋巴结转移的患者中，联合 ADT 和 EBRT 可改善前列腺癌切除术后的生化复发生存率、癌症特异性生存率和全因生存率。

三、常用辅助治疗的方案及评价

（一）局限期前列腺癌的辅助治疗

1. LHRH 激动剂单用

（1）醋酸戈舍瑞林：3.6mg 规格，在腹前壁皮下注射，每 28 天给药 1 次，每次 1 支；10.8mg 规格，在腹前壁皮下注射，每 12 周给药 1 次，每次 1 支。

（2）亮丙瑞林：3.75mg 规格，在上臂、腹部、臀部多部位皮下注射，每 28 天给药 1 次，每次 1 支或 11.25mg 规格，在上臂、腹部、臀部多部位皮下注射，每 12 周给药 1 次，每次 1 支。

（3）曲普瑞林：3.75mg 规格，肌内注射，每 4 周 1 次，每次 1 支。

2. LHRH 激动剂联合第一代抗雄激素药物

（1）尼鲁他胺 50mg：规格，口服，诱导剂量每日 300mg，连服 4 周，维持剂量，每日 150mg，可一次或分次服用。

（2）氟他胺：250mg 规格，口服，一次 250mg，每日 3 次。

（3）比卡鲁胺：50mg 规格，口服，一次 50mg，每日 1 次。

尼鲁他胺因副作用现临床已较少使用。迄今为止，辅助内分泌单独使用大剂量比卡鲁胺 150mg 的大型随机研究表明，其能延缓疾病复发，但未改善总生存期，仍需更长时间的随访。

3. LHRH 拮抗剂

（1）地加瑞克：80mg 规格，皮下注射给药（仅腹部区域），240mg 为起始剂量，给药 28 天后给予每个月维持剂量 80mg。

（2）瑞格列克：120mg 规格，口服，第一天负荷剂量为 360mg，之后一次 120mg，每日 1 次。

4. LHRH 激动剂或拮抗剂联合阿比特龙（仅限高风险人群）：阿比特龙，250mg 规格，口服，1000mg，每日 1 次，与醋酸泼尼松片 5mg 口服，每日 1 次联用。

在 STAMPEDE 研究中，对于 N0 高危患者，在 EBRT 和 2 年 ADT 基础上联合阿比特龙，其 OS 的 HR 为 0.69（95%CI：0.49～0.96）。

5. LHRH 激动剂、LHRH 激动剂联合第一代抗雄激素药物、或地加瑞克联合多西他赛（仅限高风险人群）。多西他赛剂量推荐：$75mg/m^2$，静脉注射，每 3 周 1 次。

（二）区域淋巴结转移前列腺癌的辅助治疗

与上述方案相仿，推荐联合阿比特龙口服 2 年以期延长总生存，且可考虑采用手术去势替代药物去势，尤其是预期寿命小于 5 年的患者。

第四节 新辅助治疗

高危前列腺癌局部和远处转移风险明显增加，最佳治疗方法尚无定论。为了提高疗效，许多学者对根治性前列腺切除术前行 ADT 的疗效（包括 LHRH 激动剂或拮抗剂及抗雄激素药物）进行了研究，发现术前给予 ADT 可以降低术后 pT3 分级和手术切缘阳性率，淋巴结转移阳性率，但并不能带来生存获益，包括总生存期和肿瘤特异性生存期。亦有 II 期小样本研究探索内分泌治疗联合

多西他赛化疗作为新辅助治疗的意义，同样未观察到总体生存率改善。过去几年中，新型内分泌药物在新辅助治疗领域也进行了一些探索，现有数据提示阿帕他胺单药及联合 ADT 的新辅助治疗可以更好地保留患者术后性功能，对于 PSA 下降、维持生活质量有帮助，值得进一步探索研究。

除临床试验之外，不推荐在根治性前列腺切除术前使用 ADT 作为新辅助治疗。

第五节 进展期药物治疗

一、转移性激素敏感性前列腺癌治疗

（一）转移性激素敏感性前列腺癌治疗的历史沿革

目前各大指南均推荐转移性激素敏感性前列腺癌（metastatic hormone sensitive preostate cancer，mHSPC）患者以内分泌治疗为主，有随机对照研究纳入了 938 例局部进展期或无症状的晚期前列腺癌患者，随机分为立即内分泌治疗组及延迟内分泌治疗组，结果表明，在立即内分泌治疗组，患者的肿瘤进展时间及转移相关症状（如病理性骨折、脊髓压迫、尿路梗阻等）发生率均有明显改善，总生存期亦有明显延长。手术去势或药物去势可作为转移性前列腺癌的标准治疗手段，但有研究认为联合雄激素阻断治疗（combinedandrogen blockade，CAB）疗效更佳。而在 CAB 模式中，既往去势联合最多的药物是

比卡鲁胺，一项 III 期随机对照研究比较了 LHRH 单药及 LHRH+ 比卡鲁胺治疗的疗效，结果发现 CAB 组总生存有优势（HR=0.78，P=0.05），肿瘤特异性生存（cancer-specific survival，CSS）未见显著性差异，副作用发生率两组相仿。另一项大型荟萃分析纳入了 27 项随机对照研究，共 8275 例患者，其中 88% 为晚期患者，对比 CAB 与单纯药物或手术去势的疗效，结果表明两组 5 年生存率分别为 25.4% 和 23.6%，差异无统计学意义。分层分析发现 CAB 组中接受非甾体类抗雄激素药物治疗的患者的 5 年生存率较单纯去势组有显著提高（27.6% vs 24.7%）。近年来，研发了很多新型抗雄激素药物，包括阿比特龙，以及第二代非甾体类抗雄激素药物恩扎卢胺、阿帕他胺，正在全面取代第一代抗雄激素药物在晚期前列腺癌治疗中的地位，尤其是对于高瘤负荷患者，能带来更多的生存获益。

（二）治疗原则

首选治疗方式为 ADT+ 强化内分泌治疗，治疗 7 个月后 PSA 值≤ 4ng/ml 的患者生存率更佳。推荐联合新型内分泌治疗药物（novel hormonal therapy，NHT）。对于低瘤负荷 mHSPC（不符合高瘤负荷定义的 mHSPC），优先推荐 ADT+ 恩扎卢胺方案。对于高瘤负荷 mHSPC[出现≥ 4 个骨转移灶（其中≥ 1 个骨转移位于盆腔或脊柱以外），或出现内脏转移]，优先推荐 ADT+ 醋酸阿比特龙 + 醋酸泼尼松片。

（三）常用方案及评价

1. 内分泌强化治疗推荐的方案

（1）阿比特龙或阿比特龙颗粒联合醋酸泼尼松片。

阿比特龙：250mg 规格片剂，口服，1000mg，每日 1 次，与醋酸泼尼松片 5mg 口服，每日 2 次联用。

醋酸阿比特龙颗粒：每天服用两次，每次 1 袋（含 250mg 醋酸阿比特龙），与醋酸泼尼松片 4mg 口服，每日 2 次联用。

2018 年 2 月，FDA 批准阿比特龙联合醋酸泼尼松片用于 mHSPC 前列腺癌治疗。主要基于两项Ⅲ期临床研究（STAMPEDE 研究和 LATITUDE 研究）表明阿比特龙联合低剂量醋酸泼尼松片加 ADT 较单独使用 ADT 能延长患者 OS。LATITUED 研究纳入了 1199 名高危的 mHSPC，高危定义为至少包括以下两种情况：Gleason 评分 8 ～ 10 分、≥ 3 处骨转移、内脏转移。中位随访 51.8 个月，阿比特龙联合低剂量醋酸泼尼松片组较安慰剂组中位 OS 显著延长（53.3 个月 vs 36.5 个月；HR=0.66，95% CI：0.56 ～ 0.78，$P < 0.000\,1$）。STAMPEDE 研究纳入的人群包含高危局限期（3 个高危因素中至少满足 2 个：T3/4 期、PSA > 40ng/ml、Gleason 评分 8 ～ 10 分，n=509 例），或盆腔淋巴结转移 N1/M0 患者（n=369 例），以及 M1 患者（n=941 例）。结果表明在 N1M0 亚组及 M1 亚组，OS 得到了改善。年龄 < 70 岁患者获益超过年龄≥ 70 岁患者，且不良反应发生率更低。

（2）阿帕他胺：60mg 规格，口服，240mg，每日 1 次。

随机、双盲Ⅲ期 TITAN 研究比较了阿帕他胺 240mg/d 联合 ADT 与仅 ADT 治疗 mHSPC 的疗效，共纳入 1052 名患者，中位随访 22.7 个月，24 个月 PFS 率（68.2% vs 47.5%，HR=0.48，95%CI：0.39 ～ 0.60，$P < 0.001$）及 24 个月 OS 率（82.4% vs 73.5%，HR=0.67，95%CI 0.51 ～ 0.89，$P=0.005$）均有提高，达到了统计学意义。中位随访 44 个月时，阿帕他胺 +ADT 组中位 OS 未达到，安慰剂 +ADT 组中位 OS 为 52.2 个月，阿帕他胺组可降低 35% 死亡风险。常见不良反应包括皮疹、甲状腺功能减退和缺血性心脏病。

（3）恩扎卢胺：40mg 规格，口服，160mg，每日 1 次。

Ⅲ期 ENZAMET 研究纳入 1125 名 mHSPC 患者，比较了恩扎卢胺（160mg/d）联合 ADT 与第一代抗雄激素药物（比卡鲁胺、尼鲁胺或氟他胺）联合 ADT 的疗效。2022 年 ASCO 会议报道了中位随访 68 个月结果，显示相比于第一代抗雄激素治疗，恩扎卢胺组的 OS 仍未达到（NR vs 73.2 个月；HR=0.70，95%CI：0.58 ～ 0.84，$P < 0.000\,1$），5 年 OS 率达到 67%，相较于对照组提高了 10%。且亚组分析显示无论是低瘤负荷还是高瘤负荷，既往有无接受多西他赛化疗均能从恩扎卢胺治疗中获益。另在中国进行的Ⅲ期 ARCHES 研究纳入了中国 30 家中心的 180 例 mHSPC 患者，恩扎卢胺组较安慰剂组的主要终点至 PSA 进展时间（TTPP）差异具有显著统计学意义，次要终点影像学无进展生存时间（rPFS）改善，至 PSA 不可测水平的患者比率增加。常见的副作用包括乏力、癫痫发作和高血压。

（4）比卡鲁胺：50mg 规格，口服，一次 50mg，每日 1 次。主要推荐用于低瘤负荷的 mHSPC 患者。

SWOG 1216 研究证实，对于低瘤负荷 mHSPC 患者采用 ADT 联合比卡鲁胺治疗，其中位 PSA 为 31.8μg/L，51% 的患者为低转移负荷，77.4% 的患者在疾病进展后接受了有效的后续治疗，中位 OS 达 70.2 个月。结合以上数据，提示对于低瘤负荷 mHSPC 患者，在有效后续治疗的保障下，考虑到药物可及性、经济性，仍可选择 ADT 联合比卡鲁胺治疗。

2. 化学治疗　对于 mHSPC 患者，也可考虑使用多西他赛，75mg/m²，静脉注射，每 3 周 1 次。

两项Ⅲ期研究 ECOG 3805/CHAARTED 和

STAMPEDE 证实了其疗效。在 CHAARTED 研究中纳入了 790 名 mHSPC 患者，采用多西他赛 75mg/m² 每 3 周共 6 疗程联合 ADT，对照 ADT 单独治疗，中位随访 53.7 个月，联合组患者的 OS 比 ADT 组患者更长（57.6 个月；HR=0.72；95%CI：0.59～0.89）。亚组分析表明，肿瘤负荷高的患者获益更多。STAMPEDE 研究证实了在 ADT 基础上联合多西他赛有生存获益，中位 OS 为 5.4 年，而对照组仅为 3.6 年。该研究同时直接比较了多西他赛 +ADT 与阿比特龙 +ADT 治疗 mHSPC 疗效，两组方案疗效及安全性相仿。

二、去势抵抗型前列腺癌治疗

去势抵抗型前列腺癌（castration-resistant prostate cancer, CRPC）的定义为血清睾酮水平低于 50ng/dl 或 1.7nmol/L，但仍出现病情进展，包括生化复发的患者。

（一）CRPC 治疗的历史沿革

既往研究认为 CRPC 患者继续接受内分泌治疗疗效欠佳，但现有研究表明，接受 ADT 的患者肿瘤微环境中自分泌和（或）旁分泌雄激素合成增强，非性腺来源的雄激素信号增强，而新型激素类药物治疗极大改变了 CRPC 治疗的模式。

（二）治疗原则

（1）应继续使用 LHRH 激动剂或拮抗剂，维持去势后血清睾酮水平 < 50ng/dl。

（2）对于生化复发患者，如果前列腺特异性抗原倍增时间（prostate-specific antigen doubling time, PSADT）大于 10 个月，可以考虑继续进行 ADT，并密切随访。而对于 PSADT ≤ 10 个月的患者，建议启动二线 ADT，包括阿帕他胺、达罗他胺、恩扎卢胺。

（3）对于转移性 CRPC 患者，首先建议行转移灶穿刺活检，并完善基因检测。对于 MSI-H/dMMR 患者，建议行遗传咨询，评估 Lynch 综合征的可能性；同时完善胚系同源重组基因突变检测（*BRCA1、BRCA2、ATM、PALB2、FANCA*），评估铂类、PARP 抑制剂治疗适应证。完善 TMB 检测，评估是否适合免疫检查点抑制剂治疗。

（4）转移性 CRPC 治疗是在继续 ADT 的基础上，联合其他治疗，包括二线内分泌治疗、化疗、免疫治疗、放射性药物治疗、靶向治疗。方案选择主要基于既往治疗情况、是否有内脏转移、症状、患者个人偏好及潜在的副作用。

（5）新型的 LHRH 拮抗剂缺乏与新型抗雄激素药物（恩扎卢胺、阿帕他胺、醋酸阿比特龙）、化学治疗药物多西他赛、卡巴他赛）联合使用相关研究，故目前并不推荐瑞格列克与其他疗法的联合。

（三）常用方案及评价

1. 内分泌治疗药物

（1）阿比特龙治疗 CRPC：具体方案为阿比特龙 1000mg 1 次 / 天联合醋酸泼尼松片 5mg 2 次 / 天或阿比特龙细颗粒制剂 500mg 1 次 / 天联合醋酸泼尼松片 4mg 2 次 / 天。

2011 年 4 月，FDA 批准阿比特龙与小剂量醋酸泼尼松片联合用于治疗先前多西他赛化疗进展的转移性 CRPC 患者。主要是基于 Ⅲ 期 CUU-AA301 临床研究结果，转移性 CRPC 患者被随机分为阿比特龙 1000mg（*n*=797）组及安慰剂（*n*=398）治疗组，两组均联合醋酸泼尼松片，中位 OS 分别为 15.8 个月及 11.2 个月（HR=0.74，95%CI：0.64～0.86，*P* < 0.000 1），阿比特龙组还延缓了影像学进展、改善了 PSA 下降及疼痛缓解程度。而基于 Ⅲ 期 CUU-AA301 临床研究，对于既往未使用过多西他赛的 CRPC 患者，采用阿比特龙联合醋酸泼尼松片（*n*=546）对照醋酸泼尼松片单药组（*n*=542），中位随访 49.2 个月，两组中位 OS 分别为 34.7 个月和 30.3 个月（HR=0.81，95%CI：0.70～0.93，*P*=0.003），次要终点如开始化疗时间、疼痛进展时间、PFS 均有显著改善。

阿比特龙联合醋酸泼尼松片方案最常见（> 5%）不良反应：乏力（39%），背部或关节不适（28%～32%），周围水肿（28%），腹泻、恶心或便秘（22%），低钾血症（17%），低磷血症（24%），心房颤动（4%），肌肉不适（14%），潮热（22%），尿路感染，咳嗽，高血压（22%，重度高血压占4%），尿频和夜尿，消化不良，上呼吸道感染。导致停药的最常见不良反应是 AST 和（或）ALT 升高（11%～12%）或心脏疾病（19%，6% 严重）。治疗期间需每月监测肝功能、血钾、血磷水平及血压数值，对于有心血管基础疾病的患者，需定期评估心脏功能。

2018 年 5 月，FDA 批准了一种新的阿比特龙颗粒制剂，该制剂 500mg 被证明与既往 1000mg 疗效相似。生物等效性研究表明细颗粒制剂 500mg 联合醋酸泼尼松片 4mg 2 次 / 天口服与阿比特龙 1000mg 联合醋酸泼尼松片 5mg 2 次 / 天口服，两组疗效相似，总体不良反应发生率相仿。可作为原阿比特龙制剂的替代。

（2）恩扎卢胺：40mg 规格，口服，160mg，每日 1 次，治疗 M0 或 M1 CRPC 患者。

对于非转移性 CRPC 患者，若 PSADT ≤ 10 个月，可采用恩扎卢胺治疗。主要基于 PROSPER 研究结果，恩扎卢胺组的中位 OS 比安慰剂组延长（67.0 个月 vs 56.3 个月；HR=0.73，95%CI：0.61 ～ 0.89，P=0.001）。且能改善症状，减轻疼痛，延缓症状恶化和功能状态恶化。

对于既往未使用过新一代激素治疗的转移性 CRPC 患者，恩扎卢胺作为首选推荐，若既往使用过新一代抗雄激素治疗药物，恩扎卢胺可作为备选推荐。

基于 AFFIRM 研究结果，恩扎卢胺被批准用于既往接受过多西他赛化疗的转移性 CRPC 患者，该研究纳入了 1199 名患者，随机 2 ：1 纳入恩扎卢胺组及安慰剂组，中位 OS 由安慰剂组的 13.6 个月延长到 18.4 个月（HR=0.63，P < 0.001），次要终点如 PSA 下降 > 50% 的患者比率（54% vs 2%）、影像学退缩（29% vs 4%）、PFS（8.3 个月 vs 2.9 个月）、首次骨相关事件（skeletal related erent，SRE）（16.7 个月 vs 13.3 个月）发生时间均有改善。

恩扎卢胺使用剂量为 160mg 每日一次，癫痫发生风险约为 0.9%。服用期间对食物摄入没有限制，可以联合但不要求同时口服醋酸泼尼松片。

另一项 Ⅲ 期 PREVAIL 研究纳入了 1717 名未接受过化疗的转移性 CRPC 患者，恩扎卢胺组较安慰剂组的中位 PFS（20.0 个月 vs 5.4 个月）显著改善，因获益明显，研究提前终止。

有两项研究表明恩扎卢胺治疗转移性 CRPC 患者的疗效优于比卡鲁胺。Terrain 研究纳入 375 名转移性 CRPC 患者，随机采用恩扎卢胺 160mg 1 次 / 天或比卡鲁胺 50mg 1 次 / 天治疗，恩扎卢胺组 PFS 明显优于比卡鲁胺组（15.7 个月 vs 5.8 个月；HR=0.44；95%CI：0.34 ～ 0.57）。STRIVE 研究的结果相仿，与比卡鲁胺组相比，恩扎卢胺

治疗 M0 或 M1 CRPC 患者可降低 76% 的疾病进展或死亡风险（HR=0.24；95%CI：0.18 ～ 0.32）。但若考虑药物不同副作用及经济成本，比卡鲁胺仍可用于一些患者。

（3）二线激素治疗的选择还包括第一代抗雄激素药物、撤退治疗、皮质类固醇或酮康唑（肾上腺酶抑制剂）联合氢化可的松，但在随机对照研究中，这些策略并未证明能延长生存。

2. 化学治疗　常用的化疗药物为紫杉类，如多西他赛、卡巴他赛，其他还包括米托蒽醌、卡铂、环磷酰胺、多柔比星、长春瑞滨、卡铂 / 依托泊苷、多西他赛 / 卡铂、吉西他滨 / 奥沙利铂、紫杉醇 / 卡铂等，低剂量的醋酸泼尼松片或地塞米松对化疗难治患者有一定的疗效。尚未证实联合方案比单药治疗有生存获益，且联合方案的化疗副作用明显。

（1）多西他赛：75mg/m²，静脉注射，第 1 天，联合醋酸泼尼松片 5mg 口服，每日 2 次，每 3 周重复。

多西他赛是传统的治疗有症状转移性 CRPC 患者的主要药物。两项 Ⅲ 期研究 TAX 和 SWOG 表明，多西他赛联合醋酸泼尼松片相较于米托蒽醌联合醋酸泼尼松片治疗有症状或快速进展的 CRPC 患者时，能提高中位 OS（18.9 个月 vs 16.5 个月；P=0.009）。标准的多西他赛治疗为每 3 周一次。一项 Ⅱ 期随机研究纳入 346 名转移性 CRPC 患者，比较每 2 周 50mg/m² 多西他赛与每 3 周一次多西他赛治疗，同时联合 ADT 和醋酸泼尼松片维持治疗的疗效，中位 OS 分别为 19.5 个月 vs 17.0 个月（P=0.15）。每 2 周一次多西他赛组中性粒细胞缺乏伴发热（febrile neutropenia，FN）发生率明显下降，其他毒性反应和总体生活质量相似。

也有学者认为如果在 mHSPC 患者中曾使用多西他赛，在新一代激素治疗耐药后可考虑多西他赛再挑战治疗。

（2）卡巴他赛：25mg/m² 或 20mg/m²，静脉注射，第 1 天，联合醋酸泼尼松片 5mg 口服，每日 2 次，每 3 周重复。

2010 年 6 月，FDA 批准卡巴他赛（一种半合成紫杉烷衍生物），用于既往接受含有多西他赛方案治疗的转移性 CRPC 患者。一项国际随机 Ⅲ

期 ROPIC 研究纳入了 755 名进展期转移性 CRPC 患者，分别接受卡巴他赛 25mg/m² 或米托蒽醌 12mg/m² 联合醋酸泼尼松片治疗。与米托蒽醌相比，卡巴紫杉醇组的 OS 改善了 2.4 个月（HR=0.72；$P < 0001$）。但卡巴他赛组 FN 发生率较米托蒽醌组增高，达 7.5%，严重腹泻（6%）、乏力（5%）、恶心 / 呕吐（2%）、贫血（11%）和血小板减少（4%）的发生率也较高，使用时需注意预防。另有研究表明，卡巴他赛治疗后 ≥ 3 级中性粒细胞减少症的发生与 PFS 和 OS 的改善有关。

考虑到卡巴他赛引起中性粒细胞减少的发生率较高，有 Ⅲ 期 PROSELICA 研究比较了卡巴他赛 20mg/m² 相较于 25mg/m² 治疗既往多西他赛经治的转移性 CRPC 患者的疗效，结果表明低剂量组与高剂量组的中位 OS 分别是 13.4 个月 vs 14.5 个月，低剂量组的疗效不逊于高剂量组，并且 3 级 /4 级不良反应减少（39.7% vs 54.5%）。

卡巴他赛对于未经化疗的转移性 CRPC 患者同样有效，Ⅲ 期 FIRSTANA 研究表明，卡巴他赛 20mg/m²、卡巴他赛 25mg/m² 和多西他赛 75mg/m² 组，中位 OS 分别为 24.5 个月、25.2 个月和 24.3 个月，卡巴他赛周围神经毒性发生率低于多西他赛组，尤其是低剂量组，适合于不能耐受多西他赛治疗或合并周围神经病变的患者。

卡巴他赛 + 卡铂：卡巴他赛 20mg/m²，卡铂 AUC=4，静脉注射，第 1 天，每 3 周重复。联合预防性升白治疗。

对于具有侵袭性特征的转移性 CRPC 患者（如内脏转移、低 PSA 但伴有大病灶、高 LDH 水平、高 CEA 水平、溶骨性骨转移、NEPC 组织学）或是基因学提示预后不良的患者（PTEN、TP53 和 RB1 中至少有 2 个或以上突变），可考虑采用卡巴他赛 20mg/m² 联合卡铂 AUC=4 方案治疗。该推荐主要基于一项 Ⅰ / Ⅱ 期临床研究，表明具有侵袭性不良预后因素的患者采用联合治疗相较于卡巴他赛单药 PFS 更长（7.5 个月 vs 1.7 个月；$P=0.017$）。

（3）米托蒽醌：12mg/m²，静脉注射，第 1 天，联合醋酸泼尼松片 5mg 口服，每日 2 次，每 3 周重复。

两项随机对照研究评估了米托蒽醌在转移性 CRPC 患者中的疗效，虽然未取得 OS 获益，但米托蒽醌组 ORR 率及生活质量均有改善，其可用于既往多西他赛治疗进展，无法耐受其他治疗的有症状的转移性 CRPC 患者治疗。

3. 免疫治疗

（1）Sipuleucel-T：每袋 250ml，静脉滴注，每 2 周 1 次，连续输注 3 次。每次输注前需进行白细胞单采以制备疫苗。

Sipuleucel-T 是一种前列腺癌疫苗，2010 年 4 月获批。这种自体的癌症"疫苗"从每个患者体内采集含有抗原是呈细胞的白细胞片段，将其暴露于前列腺酸性磷酸酶 - 粒细胞巨噬细胞集落刺激因子（PAP-GM-CSF 重组融合蛋白）激活，最终回输到患者体内。其关键性 Ⅲ 期临床研究 D9902B 纳入了 2512 例伴有轻微症状或无症状的转移性 CRPC 患者，随机分入 Sipuleucel-T 治疗组或安慰剂组，要求入组前 3 个月未接受化疗，前 1 个月未接受激素治疗，结果表明疫苗组的中位 OS 为 25.8 个月，而对照组为 21.7 个月，降低 22% 的死亡风险（HR=0.78；95%CI：0.61 ~ 0.98；$P=0.03$）。不管既往有无化疗史，均能从疫苗治疗中获益。常见并发症包括轻度至中度寒战（54.1%）、发热（29.3%）和头痛（16.0%），通常是一过性的。

PROCEED 前瞻性登记研究自 2011 年到 2017 年纳入 1976 名转移性 CRPC 患者，中位随访 46.6 个月，采用 Sipuleucel-T 治疗，中位 OS 为 30.7 个月，安全性同之前报道相一致。

基于以上研究结果，Sipuleucel-T 被推荐用于既往未接受过多西他赛或新一代激素治疗的转移性 CRPC 患者，不推荐用于内脏转移患者，对于小细胞 / 神经内分泌前列腺癌患者，也不推荐使用。总体来说，更倾向无症状或进展相对缓慢的前列腺癌患者一线治疗，此时患者疾病负担更低，免疫功能可能更完善。对于既往接受过多西他赛化疗或是新一代激素治疗的转移性 CRPC 患者，若 ECOG 评分 1 ~ 2 分，预期寿命超过 6 个月，且无肝转移，亦是一种治疗选择。其传统的临床获益标志（PSA 下降、骨病灶改善）通常不明显，可能不能用于该疗法的疗效评估。当临床症状加剧时，可能提示病情进展，需更换治疗。

（2）帕博利珠单抗：2017 年 FDA 批准帕博利珠单抗用于转移性 MSI-H/dMMR 实体瘤患者治

疗，推荐剂量为 200mg 每 3 周一次，或 400mg 每 4 周一次。

KEYNOTE-199 研究纳入了 258 例既往接受过多西他赛和至少一种新一代激素治疗的转移性 CRPC 患者，不考虑 MSI 状态，其中 PD-L1 阳性组 133 例，PD-L1 阴性组 66 例，采用帕博利珠单抗治疗 ORR 率分别为 5% 和 3%，最常见的不良反应是乏力、瘙痒、腹泻、厌食、便秘、恶心、皮疹、发热、咳嗽、呼吸困难和肌肉骨骼疼痛。也可能发生免疫介导的副作用，包括结肠炎、肝炎、内分泌疾病、肺炎或肾炎等。

基于以上研究结果，推荐在 MSI-H 或 dMMR 的一线治疗进展的转移性 CRPC 患者中使用帕博利珠单抗，同时建议对 MSI-H/dMMR 患者进行遗传咨询，排除有无 Lynch 综合征的可能。

2020 年 6 月，FDA 获批帕博利珠单抗用于转移性高 TMB（≥ 10mut/Mb）实体瘤患者治疗。该研究纳入 233 例不可切除或转移性实体瘤患者，包括 6 名前列腺癌患者，在 TMB 高值组 ORR 率为 29%。据此，对于既往经治的转移性 CRPC，TMB ≥ 10mut/Mb 的患者亦可考虑采用帕博利珠单抗治疗。

4. 靶向治疗　同源重组修复（HRR）基因（如 *BRCA1*、*BRCA2*、*ATM*、*PALB2*、*FANCA*、*RAD51D*、*CHEK2*）的胚系和体细胞突变可从 PARP 治疗中获益。目前奥拉帕利以及卢卡帕利已获批用于携带 HRR 相关基因突变的转移性前列腺癌患者治疗，且患者既往接受过新型激素类药物及一种紫杉烷类化疗后进展。

（1）奥拉帕利：每次 300mg，每日 2 次，用至疾病发生进展或不可耐受副作用。

一项 Ⅲ 期研究评估奥拉帕利 300mg 2 次/天与医师选择的阿比特龙或恩扎卢胺在转移性 CRPC 患者中的疗效，这些患者必须接受过至少一种新的激素类药物（阿比特龙或恩扎卢胺）后进展和最多一种紫杉烷类药物后进展。802 名患者均有体细胞或胚系 HRR 基因突变：队列 A 由具有 *BRCA1/2* 或 *ATM* 突变的患者组成。队列 B 成员为有 12 个其他 HRR 基因（*BARD1*、*BRIP1*、*CDK12*、*CHEK1*、*CHEK2*、*FANCL*、*PALB2*、*PPP2R2A*、*RAD51B*、*RAD51C*、*RAD51D* 或 *RAD54L*）中的一个突变的患者。在队列 A 中，与阿比特龙/恩扎卢胺相比，奥拉帕利改善患者 PFS（HR=0.34；95%CI：0.25 ～ 0.47；P < 0.001），在整体人群中，奥拉帕利 PFS 改善亦获得了统计学意义。最终的 OS 分析显示 A 组的 OS 有改善（HR=0.69；95%CI：0.50 ～ 0.97；P=0.02）。亚组分析发现，不同的突变类型可能对奥拉帕利疗效不一致，*BRCA2* 突变患者使用奥拉帕利获益优于 *ATM* 突变患者。由于 *PPP2R2A* 突变患者疗效差，该类型突变患者不建议使用奥拉帕利。

奥拉帕利对于既往有无多西他赛治疗史并无限制。常见的不良事件包括贫血（包括需要输血的重度贫血）、疲倦、恶心或呕吐、厌食、体重减轻、腹泻、血小板减少、肌酐升高、咳嗽和呼吸困难，罕见但严重的并发症包括血栓事件（包括肺血栓）、药物性肺炎、骨髓发育不良或急性髓系白血病的风险。

（2）卢卡帕利：是第二种被批准用于转移性 CRPC 患者的 PARP 抑制剂，每次 600mg，每日 2 次，用至疾病发生进展或不可耐受副作用。

TRITON2 研究表明，对于存在体系或胚系 *BRCA1/BRCA2* 突变，且既往接受过新一代激素治疗或一种紫杉烷类治疗的晚期 CRPC 患者，采用卢卡帕利 600mg 2 次/天治疗，主要终点是 ORR 率，*BRCA1/2* 突变患者 ORR 率为 43.5%，次要终点中位 PFS 为 9.0 个月（95%CI：8.3 ～ 13.5 个月）。根据该研究结果，卢卡帕利仅推荐用于 *BRCA1/2* 突变患者，常见不良反应包括贫血（包括需要输血的重度贫血）、疲劳、虚弱、恶心或呕吐、厌食、体重减轻、腹泻或便秘、血小板减少、肌酐升高、肝转氨酶升高和皮疹。卢卡帕利罕见但严重的副作用包括骨髓发育不良或发生急性髓系白血病的风险增加，以及胎儿致畸。针对既往接受过新型激素类药物治疗但未接受过化疗的携带 *BRCA1/2* 或 *ATM* 突变转移性 CRPC 患者，开展了卢卡帕利对照医师选择治疗方案（阿比特龙、恩扎卢胺或多西他赛）的 Ⅲ 期 TRITON3 研究，结果显示卢卡帕利显著改善了影像学无进展生存期，中期 OS 结果提示，与对照组相比，卢卡帕利用于 *BRCA* 突变的转移性 CRPC 患者时，OS 有改善趋势。

第六节 临床问题导向的药物治疗

一、前列腺癌根治术后生化复发患者的治疗

可将该类患者为三组：①术后 PSA 未降至不可检测水平；②术后 PSA 未被检测到，但随后 2 次或 2 次以上实验室检查中发现 PSA 升高；③由于 PSA 代谢缓慢或残留良性组织，导致术后 PSA 持续低水平地升高，为偶发病例。需完善相关检查，明确有无局部复发及远处转移。推荐在生化复发情况下使用 6 个月 ADT+EBRT，可降低全因死亡率，增加前列腺癌特异性生存率。推荐剂量为 64 ~ 72Gy。对于经活检证实的局部复发，需增加剂量，除前列腺外，可能需行骨盆放疗。而根据 RTOG 9601 研究结果，对于根治术后 PSA 持续升高患者，或治疗前 PSA 水平超过 1.0ng/ml 的患者，可考虑延长 ADT 时间至 2 年。首选比卡鲁胺 150mg 1 次 / 天持续 2 年，亦可采用 LHRH 激动剂。

二、前列腺癌局部放疗后复发患者的治疗

根治性放疗 ± 内分泌治疗后，PSA 升高超过 2ng/ml；或放疗后 PSA 较前升高，即使不超过 2ng/ml。首选需考虑前列腺活检，包括精囊和前列腺交界处，明确有无局部复发。对于明确局部复发患者，可考虑前列腺癌根治术，还可选择其他的局部干预措施，包括冷冻、近距离放疗、HIFU（高功率聚焦超声治疗）。对于没有发现复发或转移迹象的患者，建议观察或 ADT。

三、间歇性 ADT 及持续性 ADT 的临床应用

为了减少治疗副作用，延缓雄激素抵抗发生，改善生活质量，有学者提出间歇性 ADT 疗法。该疗法是否影响治疗疗效，如何筛选出适合的患者，亦有很多临床研究做了相关探索。

（一）局限期前列腺癌间歇性 ADT

PR.7 研究纳入了 1386 名初诊或复发后发生生化复发的非转移性前列腺癌患者，随机分为间歇性 ADT 组和连续性 ADT 组。中位随访 6.9 年，间歇性 ADT 组中位 OS 8.8 年，不逊于连续 ADT 组的 9.1 年，差异无统计学意义。间歇性 ADT 组的身体功能、疲劳、排尿问题、潮热、性功能和勃起功能障碍均有轻微改善。由于试验中 59% 的死亡与前列腺癌无关，可能需要更长时间的随访来观察前列腺癌相关死亡率。欧洲 ICELAND 试验纳入了 702 例局部晚期或生化复发的前列腺癌患者，发现间歇性 ADT 组与持续性 ADT 组 PSA 进展时间、PFS、OS、生活质量、不良事件均相仿。2015 年的一项荟萃分析纳入了 6 项随机对照研究，比较局部晚期前列腺癌患者使用间歇性 ADT 及持续性 ADT 疗效，结果表明两者在死亡率和疾病进展风险方面没有差异，间歇性 ADT 组在生活质量和不良反应方面具有优势。

（二）转移性前列腺癌间歇性 ADT

SWOG9346 研究比较了间歇性和持续性 ADT 疗法在转移性前列腺癌中的作用，将经过 7 个月诱导 ADT 使 PSA 降至 4ng/ml 以下的患者随机分入间歇性 ADT 组和持续性 ADT 组，中位随访 9.8 年，间歇性 ADT 组中位 OS 5.1 年，对照组 5.8 年（HR=1.10，90%CI：0.99 ~ 1.23），超过了非劣势死亡的上限 1.20。不排除间歇性 ADT 疗法增加 20% 死亡率的可能。间歇性 ADT 组患者在 3 个月时勃起功能和心理健康状况较好，但此后差异变得不显著。二次分析表明，间歇性 ADT 疗法不能减少内分泌、骨骼或认知不良事件，会增加缺血和血栓事件的发生。

但基于人群分析，纳入了 9772 名年龄 ≥ 66 岁晚期前列腺癌患者，间歇性 ADT 相较于持续性 ADT 疗法，严重心血管不良事件风险下降 36%，心力衰竭发生率降低 38%，病理性骨折发生风险降低了 48%。此外，纳入几项随机对照研究的荟萃分析表明，间歇性 ADT 和持续性 ADT 在总生存率上没有差异。近期的另一项研究表明，间歇性 ADT 与大多数研究中的连续性 ADT 相比，生活质量有明显改善，值得推广应用。

鉴于以上研究结果不完全一致，有学者提出了更为个体化的治疗方式，对于所有转移性前列

腺癌患者，均给予 7 个月 ADT 诱导治疗，治疗后 PSA < 0.2ng/ml 为低风险患者，PSA 0.2 ~ 4.0ng/ml 为中风险患者，PSA > 4.0ng/ml 为高风险患者。在接受 ADT 诱导治疗 7 个月期间没有发生 ADT 相关不良事件的患者建议持续性 ADT。对于出现显著副作用影响生活质量的低或中风险患者，可考虑采用间歇性 ADT。根据 S9346 亚组分析结果，对于初始伴有疼痛症状的患者，采用持续性 ADT 比间歇性 ADT 存活率更优。

四、ADT 期间不良反应管理

ADT 有多种副作用，包括潮热、血管运动不稳定、性欲丧失、勃起功能障碍、阴茎与睾丸萎缩、肌肉质量和力量丧失、疲劳、贫血、乳房增大及酸痛、抑郁和情绪波动、脱发、骨质疏松、骨折发生率增加、肥胖、胰岛素抵抗、血脂改变，以及糖尿病、急性肾损伤和心血管疾病发病风险增加。其发生频率及强度存在很大差异。经过积极预防，很多副作用是可逆的，或者可以避免或减轻。随着 ADT 时间延长，不良反应发生风险增加。但不同 ADT 药物不良反应之间存在差异，如在 HERO 研究中，LHRH 拮抗剂 Relugolix 心血管不良反应发生风险低于亮丙瑞林，但仍需要大型前瞻性临床研究去证实。

近期有证据表明，ADT 与认知功能障碍、痴呆症、阿尔茨海默病发生有相关性，但发生风险较低，它们之间的相关性仍有待证实。

(一)ADT 期间的骨健康

ADT 期间骨质疏松和骨质发生风险增加，有研究表明骨折风险增加 21% ~ 54%。年龄、合并症及长期 ADT 也增加了骨折发生风险。纳入了 3295 名患者的研究发现手术去势比 LHRH 激动剂药物去势骨折风险显著降低（HR=0.77；95%CI：0.62 ~ 0.94；P=0.01）。ADT 增加骨转换，减低骨密度及肌肉质量。因此，在 ADT 期间需进行骨质疏松的筛查及治疗。基线进行骨密度测定；补充钙（每日从食物和补充剂中摄取 1000 ~ 1200mg）及维生素 D_3（每天 400 ~ 1000U）；对于年龄≥ 50 岁，股骨颈、全髋关节或腰椎骨量减低（T 评分 - 1.0 ~ 2.5），以及通过双能 X 射线骨密度仪（DEXA）扫描，10 年髋部骨折概率≥ 3%，或骨质疏松相关骨折风险≥ 20% 的患者，需结合额外的治疗。既往有研究证实 ADT 期间联合双膦酸盐

可增加骨密度。2011 年，FDA 批准地舒单抗用于预防 ADT 期间的骨丢失和骨折，主要基于一项 Ⅲ 期临床研究结果，纳入 1468 名接受 ADT 的非转移性前列腺癌患者，每 2 年使用一次地舒单抗，较安慰剂组骨密度增加 6.7%，骨折发生率降低（1.5% vs 3.9%）。

(二)糖尿病与心血管疾病

一项具有里程碑意义的人群观察性研究纳入了年龄超过 66 岁的 73 196 名局限期前列腺癌患者，结果表明采用 LHRH 激动剂去势治疗患者新发糖尿病（HR=1.44；P < 0.001）、冠状动脉疾病（HR=1.16；P < 0.001）和心肌梗死（HR=1.11；P=0.03）风险显著增加。丹麦一项纳入 31 571 例前列腺癌患者的研究中，药物去势与心肌梗死（HR=1.31；95%CI：1.16 ~ 1.49）和卒中（HR=1.19；95%CI：1.06 ~ 1.35）发生风险增加相关，而手术去势与此无关。其机制可能为 LHRH 激动剂可提高空腹血浆胰岛素水平，降低胰岛素敏感性；增加血清胆固醇和三酰甘油水平。因此推荐对接受 ADT 的患者进行糖尿病及心血管疾病的筛查、预防及治疗，其策略是否应该与普通人群不同目前仍不明确。

法国一项基于数据库的研究表明，采用 LHRH 激动剂和 LHRH 拮抗剂的患者心血管并发症风险相仿。但另有一些数据表明，在既往有心血管基础疾病（如心肌缺血、冠心病、心肌梗死、脑血管意外、心绞痛或冠状动脉搭桥病史）的患者中，使用 LHRH 拮抗剂 1 年内发生心血管事件的风险降低。对于既往有心血管疾病病史的患者，使用 LHRH 拮抗剂似乎更为安全。另有研究表明，ADT 期间增加体力活动可减少患者症状及心血管副作用。

ADT 还可导致 QT/QTc 间期延长，对于存在先天性长 QT 间期综合征、充血性心力衰竭、电解质异常的患者，以及服用可导致 QT 间期延长药物的患者，应权衡 ADT 获益与潜在的风险，纠正电解质紊乱，并定期检测心电图和电解质。

五、转移性 CRPC 患者阿比特龙餐后减量口服是否影响疗效？

一项 Ⅱ 期非劣效性研究纳入 75 例转移性 CRPC 患者，比较标准晨起阿比特龙 1000mg 空腹口服，以及低脂早餐后 250mg 口服疗效是否有差异，

结果表明主要终点 PSA 对数变化（－1.59 vs 1.19），次要终点 PSA 应答（58% vs 50%）和 PFS 时间均为 9 个月，达到了非劣效性研究结果。对于经济压力大而不能负担常规剂量阿比特龙治疗的患者，这可能是一个选择，也会减小副作用。由于食物对阿比特龙的影响尚未完全明确，对于低脂早餐后 250mg 阿比特龙治疗后出现明显副作用的患者，也不推荐使用减量方案。

六、转移性 CRPC 患者阿比特龙治疗能否联合其他类固醇类药物？

转移性 CRPC 患者采用阿比特龙治疗期间，可考虑联合地塞米松 1mg/d，研究结果表明这种联合方法可改善 PSA 反应率和 PFS，并且安全性可接受。SWITCH 研究表明该方法 6 周内 PSA 值下降超过 30% 的患者比例为 46.2%。有一项研究纳入 48 名转移性 CRPC 患者，在服用阿比特龙联合醋酸泼尼松片病情进展后，改用阿比特龙联合地塞米松 0.5mg/d，中位 PFS 为 10.35 个月，56% 的患者 PSA 水平下降或保持稳定。

七、对于未发生骨转移的前列腺癌患者，可以使用唑来膦酸或地舒单抗预防骨转移吗？唑来膦酸或地舒单抗治疗前列腺癌骨转移患者的最佳疗程？

不建议在未发生骨转移前预防性使用唑来膦酸。一项Ⅲ期研究纳入了 1432 例骨受累风险较高的非转移性 CRPC 患者，与安慰剂相比，地舒单抗组骨转移发生时间延迟了 4 个月，但 OS 并无改善。故目前地舒单抗亦不推荐用于预防骨转移治疗。除唑来膦酸外，其他双膦酸盐未证实可预防骨相关事件（skeletal related event，SRE），包括病理性骨折、脊髓压迫、骨手术或骨 EBRT。对于激素依赖性 CRPC 伴骨转移患者，早期使用唑来膦酸并不能降低 SRE 风险。目前关于唑来膦酸或地舒单抗治疗前列腺癌骨转移的最佳疗程尚不明确，一项纳入包括前列腺癌骨转移、乳腺癌骨转移或多发性骨髓瘤共 1822 例患者的随机开放性研究发现，每 12 周使用一次唑来膦酸，其疗效与每 4 周使用一次相仿，两组分别有 28.6% 及 29.5% 的患者在随机 2 年内发生了至少 1 次 SRE。

八、非 MSI-H 及高 TMB 转移性 CRPC 患者能否采用免疫检查点抑制剂治疗？

Ⅲ期 KEYNOTE-921 研究入组了 1030 例接受过 NHT 治疗进展的转移性 CRPC 患者，随机接受帕博利珠单抗或安慰剂＋多西他赛治疗，结果表明两组影像学 PFS（8.6 个月 vs 8.3 个月，HR=0.85，P=0.033 5）和 OS（19.6 个月 vs 19.0 个月，HR=0.92，P=0.167 7）均无显著获益。提示对于非选择性患者，使用免疫检查点抑制剂治疗并无明显获益。

第七节　药物治疗展望

一、前列腺癌根治术后有高危因素或生化复发的患者，是否需要在药物去势＋挽救性放疗（SBT）基础上联合 NHT？

FORMULA-509 研究入组了 345 例 RP 术后 PSA ≥ 0.1ng/ml，且有一个或多个高危因素的前列腺癌患者，随机接受 SBT+GnRHa（促性腺激素释放激素）＋比卡鲁胺或 SBT+GnRHa+NHT（阿比特龙或阿帕他胺）治疗，结果显示联合 NHT 组并不能显著改善 PFS(HR=0.71,90%CI 0.49～1.03，P=0.06)，但在 PSA ＞ 0.5ng/ml 的患者，PFS 有显著获益（HR=0.32，90%CI 0.15 ～ 0.72，P=0.01）。提示对于部分患者，尤其是 PSA ＞ 0.5ng/ml 的患者，在挽救放疗后采用 6 个月 ADT+NHT 的内分泌短程强化方案是可行的。

二、辅助治疗展望

1. 是否需要联合多西他赛化疗？

Oudard 等开展随机对照研究纳入 250 例前列腺癌患者，比较根治术后行 ADT 1 年联合或不联合多西他赛 6 个周期的疗效，尽管 PSA 增高率降低了 15%，但联合化疗组并未观察到长期生存获益。中位随访 10.5 年，联合组生存率好于预期，但未获得统计学差异。据此研究并不推荐多西他赛辅助化疗。但另有一项纳入 4 项多西他赛辅助治疗研究的荟萃分析显示，多西他赛辅助治疗组 4 年存活率提高 8%，显著改善生存（HR=0.70，95%CI：0.61 ～ 0.81，$P < 0.001$）。因此对于高危患者，术后可以考虑在 ADT 基础上联合 6 个疗程多西他赛化疗，最佳获益人群仍需进一步研究探索。

2. 局限期高危前列腺癌患者，在 EBRT 放疗基础上延长 ADT 给药时间能否改善预后？

Ⅲ期 TRIP 研究纳入了 323 例 T2c ～ 3a、PSA > 20ng/ml 或 Gleason 评分 > 7 分的患者，在放疗基础上随机接受短程（6 个月）或长程（30 个月）ADT，结果显示短程和长程 ADT 的 9 年累积生化进展率无显著性差异（10.4% vs 9.5%，$P=0.647$），总生存率、远处转移率、疾病特异性死亡等其他次要终点也没有显著性差异，提示延长 ADT 并未能改善患者预后。

三、新辅助治疗展望

已有一些新型内分泌治疗药物作为术前新辅助治疗方案进行了探索，如有学者比较了术前采用 24 周恩扎卢胺和亮丙瑞林（$n=50$ 例），或恩扎卢胺、亮丙瑞林联合阿比特龙治疗（$n=25$ 例），结果表明三药联合组的 pCR 率为 30%，两药组为 16%，差异无统计学意义。两组 pT3 病变率、手术切缘阳性率、淋巴结阳性率均相似。除了新型内分泌治疗药物，有些临床设计中还会联合卡巴他赛等化疗药物，期待这些临床研究结果的公布能真正指导高危局限期前列腺癌患者新辅助治疗。

四、转移性激素敏感性前列腺癌的治疗进展

近年来，临床研究已经从 ADT 联合新型内分泌药物（NHT）的二联方案，走向了 ADT+NHT+化疗的三联方案，并取得了阳性结果。ARASENS 研究纳入了 1306 例转移性 HSPC 患者，比较达罗他胺对比安慰剂联合 ADT 和多西他赛治疗转移性 HSPC 患者的疗效，结果表明三联方案可显著延长患者总生存（NE vs 48.9 个月，HR=0.68，95%CI 0.57 ～ 0.80，$P < 0.001$），显著延长患者进展至转移性 CRPC 时间（NE vs 19.1 个月，HR=0.36，95%CI 0.30 ～ 0.42；$P < 0.001$）和疼痛进展时间，两组不良反应发生率相仿。亚组分析表明无论是新诊断还是复发疾病，高瘤负荷还是低瘤负荷，高危还是低危患者，OS 获益程度一致。另

一项备受关注的三联方案Ⅲ期 PEACE-1 研究表明，在 ADT± 多西他赛基础上，联合阿比特龙治疗转移性 HSPC，可显著改善患者 OS（HR=0.82；$P=0.03$），但主要获益人群为高瘤负荷患者，低瘤负荷患者获益不显著。老年患者（≥ 70 岁）的影像学 PFS 及 OS 获益程度均不如年轻患者（< 70 岁）。未来三联方案的临床疗效和最佳适用人群仍需进一步研究和观察。

五、转移性去势抵抗性前列腺癌的治疗进展

转移性 CRPC 是目前前列腺癌治疗的难点，联合治疗在这类患者中显示出一定的疗效，是近年来的研究热点。例如，采用 PARP 抑制剂与 NHT 联合的 PROpel 研究是一项Ⅲ期随机对照研究，共纳入既往未经阿比特龙治疗且未经基因筛选的 796 例转移性 CRPC 患者，一线治疗采用奥拉帕利联合阿比特龙组比阿比特龙单药显著延长患者影像学 PFS（24.8 个月 vs 16.6 个月，HR=0.66，$P < 0.000\ 1$），无论有无 HRR 突变，均能从联合治疗中获益。奥拉帕利联合阿比特龙组观察到 OS 获益趋势，OS 中位数增加了 7.4 个月（42.1 个月 vs 34.7 个月），但差异无统计学意义。另一项Ⅲ期 TALAPRO-2 研究纳入了 805 例未经 HRR 选择的转移性 CRPC 患者，随机接受他拉唑帕利联合恩扎卢胺或安慰剂联合恩扎卢胺一线治疗，结果显示不管 HRR 是否突变，联合组的 rPFS 均有显著改善（NE vs 21.9 个月，HR=0.69，95%CI 0.51 ～ 0.78，$P < 0.001$），OS 有获益趋势。

另有 PRESIDE 研究探索恩扎卢胺治疗后，在超过第 13 周出现疾病进展患者，继续使用恩扎卢胺 + 多西他赛化疗，对比多西他赛单药化疗疗效，结果表明两组中位 PFS 为 9.53 个月 vs 8.28 个月（HR=0.72，95%CI 0.53 ～ 0.96，$P=0.027$），联合组更优，且不良反应发生率相当，3 级 /4 级 TEAE（61.8% vs 62.2%）。该研究提示对于恩扎卢胺治疗有反应，后续出现疾病进展患者，可考虑采用此联合方案。

六、晚期前列腺癌基因检测结果能否指导个体化治疗？

近期有研究表明，存在胚系 DNA 修复基因

突变的转移性 CRPC 患者使用阿比特龙或恩扎卢胺的疗效优于紫杉烷类。存在 *CDK12* 基因突变的患者往往侵袭性更高，OS 变短，使用内分泌治疗、PARP 抑制剂、紫杉类的疗效均不佳。两项大型、多机构的回顾性研究表明，11% ~ 33% 的携带 *CDK12* 突变的 CRPC 患者可能对 PD-1 抑制剂有很好的疗效，期待更多研究数据报道。

七、治疗技术展望

近年来正在开展靶向于 PSMA 核素疗法的相关临床研究。J591 是一种被镥（Lu）-177 或铟（In）-111 标记的抗 PSMA 抗体，临床研究显示两者治疗具有高危因素的非转移性去势抵抗性前列腺癌时，^{177}Lu-J519 组和 ^{111}In-J591 组的 18 个月无转移生存率分别为 50% 和 76%，有一定的疗效。

未来有望通过检测循环肿瘤细胞（CTC）中的雄激素受体剪接变异体 7（AR-V7）指导阿比特龙 / 恩扎卢胺在转移性 CRPC 中的治疗。AR-V7 突变型的产生直接使恩扎卢胺无法与 AR 结合，导致 CRPC 患者对恩扎卢胺耐药。而且 AR-V7 剪切变异体转录的蛋白可不依赖激素持续激活下游通路，导致阿比特龙药物作用无效。

第八节　预后和随访

一、预后

（一）影响预后的因素

影响预后的因素主要包括术前 PSA 水平、组织学分级（Gleason 评分）、TNM 分期和手术切缘情况；另外，与肿瘤体积、组织学类型、DNA 倍体、神经周围侵犯、神经内分泌分化、微血管密度、细胞核的形态特征、细胞增殖标志物及相关分子标志物（癌基因及抑癌基因）等相关。

（二）生存时间

我国前列腺癌的生存率在过去的 10 余年间呈逐年上升趋势，中国 21 个登记机构的生存数据显示：在 2000 ~ 2004 年、2005 ~ 2009 年、2010 ~ 2014 年，5 年生存率分别为 57.7%（52.3% ~ 63.0%）、62.5%（59.9% ~ 65.1%）、69.2%（66.4% ~ 72.0%）。但我国前列腺癌患者的总体预后仍远差于西方发达国家，后者 5 年生存率可达 80% 以上。

（三）改善预后的策略

1. 前列腺癌筛查　基于我国转移性前列腺癌发生率明显高于国外，发病年龄较国外年轻，前列腺癌筛查可以提高早期疾病诊断率，改善预后。对于年龄超过 50 岁，或是年龄超过 45 岁且伴前列腺癌家族史的男性，以及携带 *BRCA2* 突变、*MSH2*、*PALB2* 或 *ATM* 突变且年龄超过 40 岁的男性，定期进行前列腺癌筛查。推荐 40 岁以前 PSA > 1ng/ml 的男性每 2 年随访一次 PSA，60 岁以前 PSA > 2ng/ml 的男性每 2 年随访一次 PSA。

2. 行血清 CTC 检测　作为一种非侵入性、快速、便捷的检测方法，可以早于影像学发现肿瘤微转移或体内可能存在的残留病灶，用于早期预测复发转移高风险的前列腺癌患者，及时干预，提高疗效，改善预后。对于转移性 CRPC 患者，治疗后 13 周 CTC 降为 0 可作为疗效评价的指标，能够有效地预测患者的总生存。

二、随访

（一）复发高峰时间

局限期前列腺癌行根治性手术或放疗后出现复发转移高峰时间为根治性治疗后 2 ~ 3 年。

（二）首发部位和常见部位

27% ~ 53% 的患者会出现生化复发，首发转移部位多为骨转移及区域淋巴结转移。有研究纳入加拿大 1998 ~ 2010 年登记的 74 826 例前列腺癌患者，发现最常见的转移部位是骨（84%），其次是远处淋巴结（10.6%）、肝脏（10.2%）和肺部（9.1%）。18.4% 的患者为多部位转移。而除上述部位外，还有胸膜、脾、肾上腺、胰腺、输尿管、肾脏、腹膜及腹膜后、皮下组织、肌肉等部位转移的报道。仍有 15% 的患者出现非骨或区域淋巴结的非典型转移。

（三）复发的检查手段

前列腺癌治愈性治疗后随访首选 PSA、DRE 检测；若有骨痛症状，需行骨扫描检查；对于有症状或生发复发证据的患者，需行腹部 ± 盆腔 CT 或 MRI、PET/CT 检查。

（四）随访方案

前列腺癌治愈性治疗后前 2 年，每 3 个月进行 PSA、DRE 检测，2 年后每 6 个月检测，5 年后每年进行检测；无特殊症状者，骨扫描及其他影像学检查不推荐作为常规的随访手段。除了随访疾病有无复发外，对于长期接受内分泌治疗的患者，还需要监测与治疗相关的副作用，至少每 3～6 个月复查血常规、肝肾功能、血清睾酮水平、骨密度检测及代谢并发症检测。

（宁　洁）

参 考 文 献

第22章 宫颈癌

宫颈癌是女性生殖系统最常见的恶性肿瘤之一，是影响全球女性健康的第 4 位高发癌症，也是导致女性癌症死亡的第四大原因，根据 2020 年 12 月 WHO 国际癌症研究机构发布的最新数据，2020 年全球共有 604 127 例宫颈癌新发病例和 341 831 例死亡病例，其发病率和死亡率分别居于第 7 位和第 9 位，占所有恶性肿瘤发病和死亡总数的 3.1% 和 3.4%。宫颈癌在发展中国家的发病率和死亡率远高于发达国家，以非洲撒哈拉以南地区的发病率和死亡率最高。在我国，2020 年约有 11 万宫颈癌新发病例和 5.9 万死亡病例，发病率和死亡率分别居所有恶性肿瘤第 6 位和第 7 位。近些年来，虽然宫颈癌的预防、筛查技术不断提高，但是在欠发达地区或贫困地区，其仍然是威胁女性健康的高危因素，且转移复发患者预后很差。

90% 以上宫颈癌的发生都源于高危致癌型人乳头瘤病毒（human papillomavirus，HPV）的感染，其中以 HPV 16 型、18 型、31 型、45 型、52 型和 58 型最为常见。大部分感染为亚临床性的，可被宿主的免疫系统所清除。其余的受感染者发生低级别、中级别或高级别宫颈上皮内瘤变（cervical intraepithelial neoplasm，CIN）。持续的高级别 CIN 是宫颈癌的癌前病变，进展至宫颈癌与病毒 DNA 的整合、病毒癌基因表达上调和染色体重排有关。发达国家的宫颈癌筛查制度能够早期发现肿瘤，大大降低了患者的死亡率。但是，从全球来看，晚期宫颈癌仍是女性最主要的癌症死亡原因。手术、放疗和化疗药物等已单独或联合应用于各病期的病变，从而改善宫颈癌患者的结局。

第一节 临床表现和诊断

一、症状与体征

宫颈癌的典型症状是阴道接触性出血、异常排液。早期可以没有任何症状，随着疾病进展，患者可出现接触性出血、阴道异常排液等症状。宫颈癌晚期若有其他脏器组织的浸润转移，可出现尿频、尿急、消瘦、乏力、贫血等症状。

（一）典型症状

1.阴道接触性出血 性交后可出现阴道出血，出血量根据患者个人体质不同，可多可少。

2.阴道排液 随着肿瘤的越来越大，瘤体继发感染，使阴道分泌物增多，可出现淘米水样并伴有恶臭味。

3.疼痛 宫颈癌早期性交时会出现性交痛，晚期由于癌细胞的转移可出现一侧骶髂部的持续性疼痛。

（二）伴随症状

（1）由于阴道出血，治疗不及时的患者可能会出现贫血，表现为头晕、乏力、虚弱、心慌气短、皮肤苍白等症状。

（2）如果伴有感染，还可能出现发热、四肢酸痛等症状。

（3）由于盆腔肿瘤压迫和肿瘤本身，患者容易发生下肢深静脉血栓、下肢水肿及疼痛。

二、诊断

（一）微小浸润癌

ⅠA1 和 ⅠA2 期的诊断基于子宫颈环形电切术（LEEP）或冷刀锥切完整病灶的镜下检查，也可以用子宫颈切除或全子宫切除的标本进行诊断。浸润深度从原发灶起源的上皮或腺体基底膜向下分别不应大于 3mm 或 5mm。水平浸润宽度因不影响预后，不再纳入分期。淋巴脉管间隙浸润(LVSI)虽不改变分期，但会影响治疗决策。肿瘤扩散到子宫体不影响分期、预后和治疗方案。锥切切缘仍有浸润癌则诊断为ⅠB1 期。临床可见的病灶均诊断为ⅠB 期。

（二）浸润癌

活检可用于肉眼可见病灶的诊断，不满意情况下可采用 LEEP 刀或锥切。临床评估仍然最重要，有条件者可利用影像学辅助评估。允许采用任何可用的影像学方法（如超声、CT、MRI、PET/CT）提供肿瘤大小、淋巴结状态、局部或全身转移的信息。对于直径＞10mm 的原发肿瘤，MRI 是最佳影像学评估方法。有经验的超声医师诊断也具有参考价值。在检测直径＞10mm 的淋巴结方面，PET/CT 比 CT 和 MRI 更准确，假阴性率为 4%～15%。在结核和炎症高发区，尤其是人类免疫缺陷病毒（human immunodeficiency virus，HIV）流行区，大的淋巴结未必是转移。医师可根据影像学检查或细针穿刺抽吸或活检来确定或排除转移。晚期患者经微创或开腹手术评估主动脉旁淋巴结是否转移、明确疾病范围有利于制订治疗方案。有文献报道，使用手术分期排除主动脉旁淋巴结转移者的预后好于使用影像学排除者。还有文献报道，治疗前行腹主动脉旁淋巴结分期术，结果显示 18%（8%～42%）的ⅠB～ⅣA 期患者存在腹主动脉旁淋巴结转移；手术并发症的平均发生率为 9%（4%～24%），淋巴囊肿是最常见的并发症。另一研究显示，临床诊断ⅡB 期和Ⅲ期的患者其腹主动脉旁淋巴结阳性率分别是 35% 和 20%。这些病例按新分期归为ⅢC 期，有淋巴结转移者预后更差。盆腔淋巴结阳性为ⅢC1 期；腹主动脉旁淋巴结受累则为ⅢC2 期。需记录此分期是基于影像学检查（r）还是病理学证实（p），以便对数据进行相应的分析和报告。浸润性癌患者应行 X 线胸片检查并通过泌尿系统超声、静脉肾盂造影、CT 或 MRI 评估是否有肾积水。有临床症状时需行膀胱镜或乙状结肠镜检查评估膀胱和直肠情况。桶状型宫颈癌和肿瘤累及阴道前壁者也推荐膀胱镜检查。可疑膀胱或直肠受累应通过活检和病理学证据证实。泡状水肿不纳入Ⅳ期。

三、分期

现用宫颈癌分期有两个系统，一是采用国际统一使用的国际妇产科联盟（International Federation of Gynecology and Obstetrics，FIGO）2018 年分期（表 22-1）；二是采用 AJCC 第九版 TNM 分期（表 22-2）。临床上常用的是 FIGO 2018 年分期。

表 22-1　FIGO 宫颈癌分期（2018 年）

分期	描述
Ⅰ期	癌灶局限在宫颈（是否扩散至宫体不予考虑）
ⅠA	仅在显微镜下可见浸润癌，最大浸润深度＜5mm[1]
ⅠA1	间质浸润深度＜3mm
ⅠA2	间质浸润深度≥3mm，＜5mm
ⅠB	浸润癌浸润深度≥5mm（超过ⅠA 期），癌灶仍局限在子宫颈[2]
ⅠB1	间质浸润深度≥5mm，病灶最大径线＜2cm
ⅠB2	癌灶最大径线≥2cm，＜4cm
ⅠB3	癌灶最大径线≥4cm
Ⅱ期	癌灶超越子宫，但未达阴道下 1/3 或未达骨盆壁
ⅡA	侵犯上 2/3 阴道，无宫旁浸润
ⅡA1	癌灶最大径线＜4cm
ⅡA2	癌灶最大径线≥4cm
ⅡB	有宫旁浸润，未达盆壁
Ⅲ期	癌灶累及阴道下 1/3 和(或)扩展到骨盆壁，和(或)引起肾盂积水或肾无功能，和(或)累及盆腔，和（或）主动脉旁淋巴结[3]
ⅢA	癌灶累及阴道下 1/3，没有扩展到骨盆壁
ⅢB	癌灶扩展到骨盆壁和（或）引起肾盂积水或肾无功能

续表

分期	描述
ⅢC	不论肿瘤大小和扩散程度,累及盆腔和(或)主动脉旁淋巴结[注明r(影像学)或p(病理)证据][3]
ⅢC1	仅累及盆腔淋巴结
ⅢC2	主动脉旁淋巴结转移
Ⅳ期	肿瘤侵犯膀胱黏膜或直肠黏膜(活检证实)和(或)超出真骨盆(泡状水肿不分为Ⅳ期)
Ⅳ A	转移至邻近器官
Ⅳ B	转移到远处器官

注:如分期存在争议,应归于更早的期别

1)可利用影像学和病理学结果对临床检查的肿瘤大小和扩展程度进行补充用于分期。

2)淋巴脉管间隙浸润(LVSI)不改变分期,不再考虑病灶浸润宽度。

3)需注明ⅢC期的影像和病理发现。例如,影像学发现盆腔淋巴结转移,则分期为ⅢC1r,假如是病理学发现的,则分期为ⅢC1p,需记录影像和病理技术的类型。

表 22-2 AJCC 2021 年第九版 TNM 分期

原发肿瘤(T)

Tx	原发肿瘤不能评估
Tis	原位癌
T1	肿瘤局限于子宫颈
T1a	镜下可见浸润性癌,浸润深度≤5.0mm
T1a1	浸润深度≤3.0mm
T1a2	浸润深度>3.0mm,但≤5.0mm
T1b	临床可见的局限于子宫颈的肿瘤;或镜下可见超出T1a的范围(淋巴脉管侵犯不改变分期,水平浸润宽度不再纳入分期)
T1b1	肿瘤间质浸润>5.0mm 和肿瘤最大径≤2.0cm
T1b2	肿瘤最大径>2.0cm,但≤4.0cm
T1b3	肿瘤最大径>4.0cm
T2	肿瘤侵犯超出子宫颈,但未达到盆壁或阴道下1/3
T2a	肿瘤侵犯阴道上2/3,无子宫旁浸润
T2a1	肿瘤最大径≤4.0cm
T2a2	肿瘤最大径>4.0cm
T2b	有子宫旁浸润,但未达盆壁

续表

T3	肿瘤侵犯至盆壁,和(或)阴道下1/3,和(或)引起肾积水或无功能肾
T3a	肿瘤侵犯阴道下1/3,但未达到盆壁
T3b	肿瘤侵犯盆壁,和(或)引起肾积水或无功能肾
T4	活检证实侵犯膀胱或直肠黏膜或肿瘤扩散至邻近器官(大疱性水肿病例不列为ⅣA期)

区域淋巴结(N)

N0(i+)	区域淋巴结中的孤立肿瘤细胞≤0.2mm 或单个淋巴结横截面中的单个肿瘤细胞或肿瘤细胞簇≤200 个
N1	仅盆腔淋巴结转移
N1mi	盆腔淋巴结转移(>0.2mm,但最大径≤2.0mm)
N1a	盆腔淋巴结转移(最大径>2.0mm)
N2	腹主动脉旁淋巴结转移,含或不含盆腔淋巴结转移
N2mi	腹主动脉旁区域淋巴结转移(>0.2mm,但最大径≤2.0mm),含或不含盆腔淋巴结转移
N2a	腹主动脉旁区域淋巴结转移(最大径>2.0mm),含或不含盆腔淋巴结转移

远处转移(M)

M1	
cM1	远处转移(包括腹股沟淋巴结转移、腹腔内病灶、肺、肝或骨转移;不包括盆腔或主动脉旁淋巴结或阴道转移)
pM1	显微镜下证实远处转移(包括腹股沟淋巴结转移、腹腔内病灶、肺、肝或骨转移;不包括盆腔或主动脉旁淋巴结或阴道转移)

四、组织病理

所有宫颈癌患者均需经病理确诊,且原发部位在子宫颈。组织类型按照 WHO 2020 年女性生殖器官肿瘤分类描述。①鳞状上皮肿瘤:HPV 相关鳞状细胞癌;非 HPV 相关鳞状细胞癌;未分类鳞状细胞癌。②腺上皮肿瘤:未分类腺癌;HPV 相关腺癌;非 HPV 相关腺癌;非 HPV 相关胃型腺癌;非 HPV 相关透明细胞癌;非 HPV 相关中肾型腺癌;非 HPV 相关未分类腺癌;未分类子宫内膜样腺癌；未分类癌肉瘤；腺鳞癌；黏液上皮样癌；腺样基底癌；未分类未分化癌。③上皮间质混合肿瘤：腺肉瘤。④生殖细胞肿瘤：内胚窦瘤；卵黄囊瘤未分类；绒癌未分类。

第二节　一般治疗原则

宫颈癌治疗手段包括手术、放疗、系统性治疗（包括化疗、免疫治疗和靶向治疗）。根据美国 NCCN 指南，早期宫颈癌患者（FIGO 分期为Ⅰ～ⅡA 期）首选手术治疗，手术方式主要有开腹手术、腹腔镜辅助手术、阴式手术等，手术范围也因为患者情况不同分为子宫颈锥切术、保留生育能力的子宫颈切除术、广泛子宫切除术及盆腔淋巴结清扫术。然后根据术后病理是否存在危险因素决定术后的辅助治疗；也可以选择直接行根治性放疗或个体化选择同步放化疗。早期宫颈癌的手术与根治性放疗两者的疗效相当，5 年生存率、死亡率、并发症发生率相似。由于放疗可能导致的相关并发症，对于未绝经患者，特别是年龄小于 45 岁并无手术禁忌证的患者，可选择手术治疗。对于局部进展期宫颈癌（locally advanced cervical cancer，LACC）患者（ⅠB3～ⅣA 期）或者无法实施手术的患者，更多的是采取放疗为主，同时辅以含铂类药物化疗的同步放化疗（concurrent chemoradiotherapy，CCRT）的方法。根据 CSCO 指南及 NCCN 指南，同步放化疗被推荐为局部进展期宫颈癌的标准治疗方法。统计显示，同步放化疗较单纯放疗可改善局部进展期宫颈癌患者的 OS，并且降低约 50% 的死亡率。

一、手术治疗

手术治疗适用于早期宫颈癌，可根据期别和扩散程度选择锥切、全子宫切除、广泛性子宫切除等。另外选择合适的ⅣA 期患者可考虑行盆腔廓清术。在过去的 20 年，低危宫颈癌患者接受范围较小的根治性手术已成为趋势。2021 年发表并被 2023 年 NCCN 及 CSCO 宫颈癌指南采纳的 ConCerv 研究是早期低风险宫颈癌缩小手术范围的经典临床研究。ConCerv 研究从 2010 年 4 月开始至 2019 年 3 月结束，历时 9 年，是一项由 9 个国家（包括欠发达国家）16 个单位参与的前瞻性、单臂、多中心研究。入组标准（下称 ConCerv 标准）包括：① FIGO 2009 年ⅠA2～ⅠB1 期宫颈癌；②鳞状细胞癌（任何级别）或腺癌（仅 G1 或 G2）；③肿瘤大小 ≤ 2cm；④无淋巴脉管间隙浸润；⑤浸润深度 ≤ 10mm；⑥影像学无转移；⑦锥切阴性边缘 > 1mm（可重复一次锥切达切缘阴性）。若符合上述所有条件，对于希望保留生育功能的患者，进行盆腔淋巴结评估 [包括前哨淋巴结活检和（或）系统性盆腔淋巴结切除术]；对于不保留生育功能的患者，可行筋膜外子宫切除术加盆腔淋巴结评估。入组 100 例可评估患者，3 例患者在手术后 2 年内复发，2 年累积复发率为 3.5%（95% CI：0.9%～9.0%），3 例患者的复发部位均不在子宫旁。该研究结论是早期、低风险宫颈癌患者可进行保守性手术。ASCO 2023 年公布了 SHAPE 研究的结果，对于低风险的早期宫颈癌，单纯全宫切除术效果不劣于根治性子宫切除术。GOG 278 研究针对低危患者采用非广泛性手术（全子宫切除或锥切 + 盆腔淋巴结切除），探讨其对生存质量的影响。提出广泛性子宫切除术建议保留盆腔神经，自主神经（即腹下神经、内脏神经和盆腔神经丛）盆腔段损伤经常会导致排尿、排便和性功能障碍，并伴随生存质量（quality of life，QoL）下降。

（一）微小浸润癌：FIGO Ⅰ A 期

1. Ⅰ A1 期　先锥切。需保留生育功能者，若 LVSI 阴性、切缘阴性可随访；不需要保留生育功能者推荐筋膜外全子宫切除术。手术可选择开腹、经阴道或经腹腔镜进行。LVSI 阳性者应行 A 型筋膜外全子宫 + 盆腔淋巴结切除术，需保留生育功能者行锥切 + 盆腔淋巴结切除术。

2. Ⅰ A2 期　此期有淋巴结转移风险，需行 B 型广泛性子宫切除术 + 盆腔淋巴结切除术。在低风险病例中，单纯全子宫切除术或子宫颈切除术加盆腔淋巴结切除术或前哨淋巴结切除可能已足够。保留生育功能者可选择：①子宫颈切除术 + 盆腔淋巴结切除术（经腹、经阴道或微创）。②广泛性子宫颈切除术 + 盆腔淋巴结切除术（经腹、经阴道或微创）。

（二）浸润癌：FIGO Ⅰ B1 期、Ⅰ B2 期、Ⅱ A1 期

首选治疗方式是手术。通常包括 C 型广泛性子宫切除术和盆腔淋巴结切除术。手术可采用开腹或微创，即腹腔镜或者达芬奇机器人手术。关于手术路径的争议，宫颈癌腹腔镜实验比较了开腹手术与腹腔镜或机器人手术治疗早期宫颈癌的结果，显示微创手术 OS 下降，术中并发症无区别，微创手术比开腹手术复发率更高。另外 7 项研究也证实了这些发现，即微创组 4 年病死率高、5 年复发率高等。但是 SUCCOR 研究显示，局部病灶直径 < 2cm 的患者开腹和微创手术对肿瘤结局并无影响，微创术中使用举宫器的复发风险高 2.76 倍，而采用了保护性阴道闭合者的复发率与开腹组相近。尚有 2 项前瞻性研究等待结果。

1. FIGO Ⅰ B1 期 标准治疗方式是 C 型广泛性子宫切除术。低危患者也可考虑行改良广泛性子宫切除术。保留生育功能的 Ⅰ A2 ～ Ⅰ B1 期患者可行广泛性子宫颈切除术和盆腔淋巴结切除术，切除子宫颈及宫旁组织，将子宫和阴道断端吻合。手术可经腹、经阴道或腹腔镜进行。经阴道手术者，先用腹腔镜切除盆腔淋巴结并送冷冻病理检查以确保淋巴结阴性，然后再行经阴道广泛性子宫颈切除术；也可以先腹腔镜切除盆腔淋巴结，等常规病理检查评估淋巴结状况 1 周后，再行二次经阴道完成广泛性子宫颈切除术。

2. FIGO Ⅰ B2/ Ⅱ A1 期 初始治疗包括手术或放疗，取决于患者因素和当地卫生资源，手术和放疗疗效相当。手术优势：①可根据组织病理结果进行准确的术后分期，为患者制订后续个体化治疗方案。②去除耐放疗肿瘤。③可保留卵巢功能，术后需要放疗的患者，术中可将卵巢移位至远离放射野、高至结肠旁沟的位置。手术是需要保留卵巢和性功能的年轻女性的首选治疗方式。C 型广泛性子宫切除术是宫颈癌手术的基本术式，切除范围包括子宫、宫旁、阴道上段、部分阴道旁组织及盆腔淋巴结。邻近的结缔组织包括前方的膀胱子宫颈韧带（前后叶）、侧方的主韧带，后方的宫骶韧带和直肠阴道韧带，也需切除足够的长度。盆腔淋巴结切除术是该术式的基本步骤之一，切除范围包括宫旁淋巴结、闭孔、髂内、髂外和髂总淋巴结。

前哨淋巴结显影尚处于试验阶段，需有更多证据才能纳入常规推荐。早期即 Ⅰ A ～ Ⅰ B2 期可能发挥作用。使用蓝色染料和放射性胶体进行双重显影可提高准确性。吲哚菁绿染料近红外技术已被应用于开放手术和微创术中。LVSI 阳性者需考虑切除盆腔淋巴结。

（三）FIGO Ⅰ B3/ Ⅱ A2 期

局部大块病灶容易合并其他高危因素如淋巴结阳性、宫旁阳性或阴道切缘阳性，均增加复发风险和术后辅助放疗的可能性。除了淋巴结转移，其他增加盆腔复发风险的危险因素包括：肿瘤最大径线 > 4cm，LVSI 阳性，浸润子宫颈外 1/3 间质。对于这部分患者，术后辅助盆腔外照射可减少局部复发并改善无进展生存期。但是双重治疗会增加患者发生严重并发症的风险。治疗方式的选择取决于可采用的医疗资源，以及肿瘤和患者的相关危险因素。铂为基础的 CCRT 是 Ⅰ B3/ Ⅱ A2 期患者的首选治疗，优于手术加术后辅助放疗。

放疗设施稀缺地区可考虑应用新辅助化疗，其作用包括：①降低分期，以提高手术的彻底性和安全性。②控制微转移和远处转移。新辅助化疗与标准治疗相比是否能改善预后尚有争议。新辅助化疗后手术范围不能缩小，仍为广泛性子宫切除术和盆腔淋巴结切除术。新辅助化疗可能改变术后病理结果，从而影响评估辅助放疗/同期放化疗的适应证，所以新辅助化疗后很难确定是否需要辅助治疗。建议新辅助化疗仅用于临床研究或缺乏放疗设备的地区，需要注意的是，特别大的巨块病灶和腺癌对新辅助化疗的反应率较低。

（四）FIGO Ⅳ A 期或复发宫颈癌

FIGO Ⅳ A 期仅有中心病灶但未累及骨盆或远处转移的患者极少。初治或复发时属于这种情况可考虑盆腔廓清术，通常预后不良。

二、放射治疗

在中低收入国家，大多数患者发病时为局部进展期。放疗具有更重要的作用。放射治疗除根治作用外，还可作为术后辅助治疗以减少局部复发，也可以作为姑息治疗缓解晚期无法治愈患者的痛苦。

（一）早期宫颈癌的放射治疗（FIGO Ⅰ A、Ⅰ B1、Ⅰ B2、Ⅱ A1 期）

1. **单纯根治性放疗** 尽管早期宫颈癌首选手术治疗，放疗对于有手术或麻醉禁忌证的患者在局部控制和生存率方面有同样的效果。治疗的决策应该依据临床、疾病范围和社会因素制订。对于合并内科疾病且无法手术的微浸润宫颈癌患者，采用单独后装腔内放疗（intraoperative radiationtherapy，IORT）也能取得良好效果。肿瘤直径小于 1cm 的 Ⅰ B1 患者也可以接受 IORT，特别是有 EBRT 相对禁忌证者。A 点通常给予 60～65Gy 等效剂量。联合使用 EBRT 和 IORT 也是此类患者的治疗选择之一。经评估需要术后补充放疗可能性大的患者，应首选同步放化疗以避免手术联合放疗产生的相关并发症。同步放化疗是局部进展期宫颈癌患者的标准治疗方式。有研究比较了 Ⅰ B 期或 Ⅱ A 期患者手术 ± 术后放疗（postoperative radiotherapy，PORT）和单纯根治性放疗，两组总生存率（83%）和无病生存率（74%）相似，手术组严重并发症发生率更高（28% vs 12%）；同一试验 20 年随访数据的更新显示放疗和手术相比生存率略有改善（77% vs 72%，P=0.020）。多因素分析证实组织病理类型（P=0.020）、肿瘤直径（P=0.008）、淋巴结状态（P=0.001）是生存相关危险因素。

2. **辅助放疗** 在广泛性子宫切除术后，推荐有不良病理因素的患者加或不加化疗的术后放疗。不良预后因素可分为高危、中危和低危。高危因素包括手术切缘阳性、淋巴结转移或宫旁浸润，应接受联合化疗的术后放疗，因为 GOG109 研究发现了总体生存优势。在 3 个危险因素（肿瘤直径 > 4cm、LVSI、子宫颈深间质浸润）中，存在 2 个因素归为中危患者，需术后放疗，但可不加同期化疗；没有或只有 1 个因素的患者归为低危，无须辅助治疗。肿瘤直径超过 2cm 是保留生育功能的一个危险因素。有学者观察到，在肿瘤直径 ≥ 2cm 且 LVSI 阳性的患者中，有 89% 术后接受了放疗。因此，建议早期患者应评估肿瘤大小和 LVSI，以便调整治疗方案，减少根治性手术和放化疗双重治疗。术后放疗应包括覆盖瘤床和淋巴结引流区域的全盆腔外照射放疗。通常剂量为 45～50Gy。调强放疗是一种先进和精准的放疗技术，可减少术后放疗的不良反应。外照射放疗后阴道近距离治疗的作用尚不明确，切缘阳性或肿瘤靠近切缘、肿瘤直径大或宫颈深间质浸润、宫旁或阴道受累或广泛 LVSI 者可考虑应用。通常采用卵圆形或圆筒状施源器对阴道残端的上 1/3 段行近距离放疗，应包括 1 周 2 次的高剂量近距离放疗，每次 6Gy，参考点为阴道圆形或卵圆形施源器外 5mm。

（二）FIGO Ⅰ B3/ Ⅱ A2 期的放射治疗

尽管 Ⅰ B3 期和 Ⅱ A2 期可选择手术治疗，但不推荐初治首选手术治疗。因为约 80% 的患者需要术后放疗或同期放化疗。手术加放疗会增加并发症，从而影响生存质量。双重治疗模式也增加了不必要的手术和放疗资源负担。因此，同期放化疗是 Ⅰ B3 期和 Ⅱ A2 期的标准治疗方法。同期放化疗包括外照射和 IORT。

（三）FIGO Ⅱ B ～ Ⅳ A 期的放射治疗

CCRT 是局部进展期宫颈癌患者的标准治疗方案。有研究结果显示，CCRT 与单纯放疗相比，5 年生存率提高了 10%～15%，局部复发及远处转移率均下降。之后的 1 项荟萃分析结果显示，在 Ⅰ B3 期行同期放化疗最多有 6% 的患者获益，而 Ⅱ B 期患者只有 3%。化疗方案是外照射过程中每周 1 次顺铂（每周 40mg/m² 加上适当的水化），共 5～6 个周期。无法接受铂类化疗者，氟尿嘧啶是替代方案。同期化疗联合扩大照射野放疗毒性方面的数据尚不足。外照射放疗结合单独 IORT 最大限度地提高了局部控制率，减少了治疗并发症。外照射放疗的作用是消灭局部病灶，使肿瘤退缩，有利于后续的单独 IORT。标准的外照射放疗应通过 2 野或 4 野的盒式技术覆盖宫体、子宫颈和附件结构、宫旁及盆腔淋巴结，对全盆腔给予 45～50Gy 的放疗剂量，1.8～2Gy/d，每周 5 次。虽然在一些资源匮乏的国家，外照射放疗通常由钴-60 远程治疗机提供，但是现在首选直线加速器，因为它们能提供更高能量束，在深部组织有更均匀的剂量分布，浅表组织相对少散射。为减少正常组织的照射毒性，越来越多地应用三维适形放疗和调强放疗等适形放疗技术。

标准的单独 IORT 通常选用 1 个宫腔管和 2 个椭圆体或 1 个宫腔管和 1 个环。任何剂量率系统，包括低剂量率、高剂量率或脉冲式剂量率，均可行，因为治疗后的生存率相当。如果是图像引导为基础的计划，处方剂量是针对 A 点或高危临床靶体积。对高剂量率剂量系统，采用不同剂量分割，分割剂量为每周 1 次，每次 5.5～8Gy，共 3～5 次。在放疗资源匮乏和较偏远地区，使用 3 次分割放疗比 5 次更现实，并且可以治疗更多患者。在当前的情况下，低分割（提高每天剂量，减少分割次数）可以减少去医院的次数。EBRT 加上 IORT 的总剂量应该在 80～90Gy。因解剖变异或剂量不足导致单独 IORT 放疗不可行时，应考虑组织间插植近距离放疗。组织间插植近距离放疗包括在模具帮助下穿过会阴，将多根针或导管插入原发肿瘤和宫旁组织中。建议在超声成像下（特别是经阴道超声）进行插植，以避免损伤膀胱和直肠等正常组织。回顾性分析显示，与 6～7 周完成放疗的患者相比，放疗时间超过 9～10 周的患者具有更高的盆腔治疗失败率。因此，在规定时间内完成放疗方案尤为重要，建议在 8 周内完成 EBRT 和 IORT。

（四）FIGO Ⅳ B 期/远处转移的放射治疗

宫颈癌远处转移患者较为少见，约占 2%，治疗中应考虑到远处转移患者的中位生存期仅约 7 个月。仅发现腹主动脉旁和锁骨上淋巴结阳性远处转移的患者，同期放化疗可能比全身化疗反应更好，其 OS 和 DFS 分别为 69% 和 57%。预防性扩大 EBRT 在局部进展宫颈癌治疗中没有作用；但当腹主动脉旁淋巴结受累时，应采取扩大 EBRT 联合同期化疗。调强放疗用于此类患者时可减少不良反应。尽管反应率有限，但顺铂仍然是有远处转移患者的标准化疗药物。考虑到同期放化疗后单用顺铂的反应率较低，最近的证据支持以顺铂为基础的双药化疗。顺铂可与紫杉醇、拓扑替康、氟尿嘧啶、吉西他滨或长春瑞滨联合使用。卡铂联合紫杉醇也已经在这些病例中获得成功。

美国 ECOG 建议对于体力状态评分 0～2 分的患者考虑姑息性化疗，也可参加临床试验，尤其是当复发间隔小于 12 个月时。GOG 240 研究探索了贝伐珠单抗的治疗效果，用于治疗复发性和转移性宫颈癌时，总生存率增高（17.0 个月 vs 13.3 个月，死亡 HR=0.71，98%CI：0.54～0.95，单侧检验 P=0.004）。贝伐珠单抗的不良反应包括增加高血压、血栓、肠瘘的发生等。基于 KEYNOTE-826 研究，2022 年 NCCN 宫颈癌指南推荐 PD-L1 阳性患者一线首选帕博利珠单抗＋化疗 ± 贝伐珠单抗，标志着复发或转移性宫颈癌一线治疗的新布局。

第三节 辅 助 治 疗

手术和放疗在宫颈癌的治疗中占主导地位，药物治疗在宫颈癌治疗领域的最初引入仅针对初次治疗失败的复发转移患者。随着 CCRT 在局部进展期宫颈癌治疗中地位的确立，从 20 世纪 90 年代开始，这种情况发生了改变，化疗逐步以辅助治疗、新辅助治疗、同步治疗及姑息治疗等形式参与到宫颈癌的综合治疗中。

一、辅助治疗的历史沿革

目前关于宫颈癌辅助化疗是否可改善患者预后的随机对照临床研究较少。Rosa 等的一项系统评价认为，CCRT 后进行含铂方案辅助化疗可能可改善有局部复发危险因素的早期宫颈癌患者的生存期。2007 年，另外一项荟萃分析试图评估根治术后或 CCRT 后辅助化疗的作用，但是由于这些研究的异质性及样本量过少，未能对辅助化疗的临床意义进行准确的评估。2021 年，ASCO 年会公布 OUTBACK 研究的结果：研究共入组 919 例局部进展期宫颈癌患者。结果显示，接受 CCRT＋辅助化疗和接受 CCRT 的患者 5 年 OS 率相当，分别为 72% 和 71%；PFS 率分别 63% 和 61%，多因素分析显示，只有年龄与预后相关，加用辅助化疗组不良事件发生率增高。所以研究结论认为，局部进展期宫颈癌患者在标准的放疗＋顺铂的 CCRT 后进行辅助化疗不能改善 OS 或 PFS。这是一项Ⅲ期 RCT，主要数据来自美国和加拿大，占 81%。澳大利亚和新西兰占 18%。该项研究纳入人群皆为 LACC，并没有纳入远处转移的高风险患者。针对 LACC，应进行具体分层。考虑患者经过 CCRT 治疗后，可能有一些分期较早的、转移淋巴结小或数量少的治疗效果比较好，达到完全缓解并且无残存病灶。然而一些肿瘤大或淋巴结转移较多的患者，治疗后可能存在残存病灶。这部分患者，再做辅助化疗，可能是获益的人群。

二、治疗原则

辅助化疗旨在消灭残存病灶及亚临床病灶，减少远处转移和复发的风险，提高患者的生存率。根治术后有以下情况者复发危险增加：淋巴结阳性、宫旁阳性、手术切缘阳性。这些患者术后采用 CCRT（5-FU+ 顺铂或单用顺铂）较单用放疗者生存率提高。复发危险增加也见于那些没有淋巴结受累，但肿瘤为巨块型、脉管受累阳性或扩展到宫颈间质外 1/3 的患者，术后辅助性全盆腔外照射加辅助化疗比单用手术治疗者可降低局部复发率并改善无瘤生存率，对腺癌或腺鳞癌尤有益处。

三、常用辅助治疗方案及评价

常用的化疗药物有顺铂、卡铂、紫杉醇、吉西他滨、伊立替康、奥沙利铂、5-FU 等。推荐以铂类为基础的联合化疗方案 2 ~ 4 个疗程，用药途径以静脉滴注为主。

1. 单药

顺铂：50 ~ 70mg/m^2，静脉滴注（适当的水化），第 1 天。

每 3 周重复。

卡铂：AUC=5 ~ 6，静脉滴注 1 ~ 3 小时，第 1 天。

每 3 周重复。

伊立替康：350/m^2，静脉滴注 10 ~ 3 分钟，第 1 天，每 3 周重复。

每 3 周重复。

2. 联合用药

顺铂 + 紫杉醇：紫杉醇（脂质体）135 ~ 175mg/m^2，静脉滴注 3 小时，第 1 天。

顺铂 50 ~ 70mg/m^2，静脉滴注（适当的水化），第 1 天。

每 3 周重复。

卡铂 + 紫杉醇：紫杉醇 135 ~ 175mg/m^2，静脉滴注 3 小时，第 1 天。

卡铂 AUC=5 ~ 6，静脉滴注 1 ~ 3 小时，第 1 天。

每 3 周重复。

顺铂 +5-FU：5-FU 1g/m^2，持续静脉滴注，第 1 ~ 4 天。

顺铂 50 ~ 70mg/m^2，静脉滴注（适当的水化），第 1 天。

每 3 周重复。

顺铂 + 伊立替康：伊立替康 350mg/m^2，静脉滴注 10 ~ 30 分钟，第 1 天。

顺铂 50 ~ 70mg/m^2，静脉滴注（适当的水化），第 1 天。

每 3 周重复。

顺铂 + 吉西他滨：吉西他滨 1g/m^2，静脉滴注 30 分钟，第 1 天、第 8 天、第 15 天。

顺铂 50 ~ 70mg/m^2，静脉滴注（适当的水化），第 1 天。

每 4 周重复。

总之，宫颈癌辅助化疗的临床意义目前尚缺乏循证医学证据支持，特别是针对局部晚期宫颈癌高复发风险患者。后续尚需 RCT 研究评估辅助化疗的有效性、安全性及对患者生活质量的影响。

第四节　新辅助治疗

新辅助化疗（neoadjuvant chemotherapy，NACT）的概念是 Frei 于 1982 年提出，其应用的理论基础主要为①缩小肿瘤体积，提高后续放疗的敏感性；②放疗区域内病灶血供减少，影响化疗药物瘤区浓度，降低疗效；而 NACT 于放疗前应用可避免受放疗影响；③消灭微转移，减少不良预后因素，降低复发及转移风险，提高患者的生存率。

一、NACT 的历史沿革

NACT 后有放疗和手术两种情况。新辅助化疗针对 LACC，即一组具有预后不良因素的高危宫颈癌，广义包括宫颈癌 I B3 ~ Ⅳ a，狭义则指局部肿瘤直径 ≥ 4cm 的早期宫颈癌，此类宫颈癌局部肿瘤不易控制，容易发生淋巴或远处转移，预后差，5 年生存率低。新辅助化疗可以缩小肿瘤，使不能手术切除的肿瘤获得手术机会，还可作用于亚临床病灶，减少手术后的微小进展，对于新辅助化疗敏感的患者，随着肿瘤体积的缩小，肿瘤组织血供好转，缺氧细胞减少，放疗敏感性增加，此外，新辅助化疗还可以鉴别对化疗敏感的肿瘤，指导辅助治疗。

2015年，有学者荟萃分析8项20世纪90年代报道临床研究，这些研究均对比了含铂方案NACT后序贯放疗和单纯放疗的疗效，结果显示相比单纯放疗，NACT联合放疗并没有延长患者的OS及PFS。尽管该分析没有得出阳性结果，但目前仍不能否定NACT，考虑原因有二：①该荟萃分析所纳入的研究均开展于20世纪90年代，化疗方案均未包含紫杉类，所以化疗药物活性相对较低；②宫颈癌患者生存时间相对较长，且NACT后有其他根治性治疗手段，因此最终分析其对生存影响的混杂因素极多。截至目前，关于NACT的临床研究，仍存在较多组间异质性，如原发肿瘤大小、宫旁侵犯情况、淋巴结有无转移等。一项包含21个临床研究的荟萃分析评估了NACT药物剂量强度及密度对预后的影响，结果显示NACT周期≤14天或者顺铂剂量强度≥25mg/（m²·w）有改善生存趋势。尽管仍不能完全排除有混杂因素的影响，但含铂NACT方案的剂量强度及密度对一部分患者生存是否获益是有明显影响的。NACT后序贯放疗较单纯放疗是否可改善生存目前尚不明确。而含铂NACT方案的剂量强度及密度对患者生存有重要影响，其中顺铂≥25mg/（m²·w）、周期≤14天有改善生存倾向。

在20世纪90年代后期，有关于NACT后手术的Ⅱ期临床试验肯定了NACT的作用。后续又有多个临床随机对照试验及荟萃分析进一步评估了NACT联合手术治疗的疗效，结果显示NACT并未带来显著的生存获益。

日本的一项Ⅲ期临床研究再次对比了单纯手术与NACT后手术的区别，其中术后具有高危病理因素的患者均接受术后放疗，结果显示，两组的5年生存率差异无统计学意义，但新辅助治疗组接受术后放疗的比例为58%（39/67），单纯手术组接受术后放疗的比例为79%（53/67），差异有统计学意义。该研究显示NACT联合手术较单纯手术显著降低了术后辅助放疗的比例。另外，2003年发表的一篇荟萃分析结果显示与单纯放疗比较，NACT+根治性手术能够显著降低患者的死亡风险。Kim等的一项荟萃分析显示，对于ⅠB1～ⅡA期患者，术前给予NACT未能改善生存质量，但可通过减少术后病理危险因素而显著降低术后需接受放疗的比例。该荟萃分析的结果与上述两项研究的结果相似。另外，也有一项系统评价结果与上述研究不同，该研究显示NACT后手术治疗组OS及PFS较单纯手术均显著改善。

二、治疗原则

LACC的CCRT标准治疗仍是临床中未被满足的需求，复发率仍超过40%，常见的预后因素包括FIGO分期、肿瘤病理类型、淋巴脉管间隙浸润等。NACT可降低复发率。

对于ⅠB2、ⅡA、ⅡB期宫颈癌患者，是进行NACT+手术还是CCRT目前仍有很大的争议。2018年公布的一项研究首次回答了这个问题。该研究包含635例ⅠB2、ⅡA、ⅡB期宫颈癌患者，随机分为CCRT组及NACT后手术治疗组，结果显示两组5年DFS分别为76.7%、69.4%（P=0.008）。此研究首次回答了长期尚无明确答案的临床问题：与NACT+手术相比，CCRT可以使ⅠB2、ⅡA、ⅡB期宫颈癌患者取得更好的生存。另外，截至目前，同步放化疗用于ⅢB期宫颈鳞状细胞癌的证据仍不确凿。2018年公布了另一项关于ⅢB期宫颈鳞状细胞癌患者NACT后CCRT与单独放疗对比的RCT，结果显示CCRT组的5年DFS、OS均明显高于单纯放疗组。本研究提供了在ⅢB期这一人群中进行NACT后CCRT的一级证据。

三、常用新辅助治疗方案及评价

多数临床研究主张宫颈癌新辅助化疗的疗程为2～3个疗程，给药途径为全身静脉、动脉介入及动脉插管。新辅助化疗方案以顺铂为基础的联合方案最多，常用的有PT（紫杉醇、铂类）；PVB（顺铂、长春新碱、博来霉素）；BIP（顺铂、博来霉素、异环磷酰胺）。其他常用药物还有氟尿嘧啶、甲氨蝶呤、奥沙利铂、表柔比星、足叶乙苷、拓扑替康等。

常用化疗方案如下。

（1）TP 方案：紫杉醇 135 ～ 175mg/m^2 d1+ 顺铂 25 ～ 30mg/m^2，第 1 ～ 3 天。

每 3 周重复。

（2）PF 方案：顺铂 20mg/m^2，第 1 ～ 5 天；氟尿嘧啶 600mg/m^2，第 1 ～ 5 天。

每 3 周重复。

（3）PVB（顺铂、长春新碱、博来霉素）：顺铂 20mg/m^2，第 1 ～ 5 天；长春新碱 1.4mg/m^2，第 1 天、第 8 天；博来霉素 15mg/m^2，第 1 天。

每 3 周重复。

（4）BIP（顺铂、博来霉素、异环磷酰胺）：顺铂 20mg/m^2，第 1 ～ 5 天；博来霉素 15mg/m^2，第 1 天；异环磷酰胺 1.2g/m^2，第 1 ～ 5 天。

每 3 周重复。

综上，早期宫颈癌，术前给予 NACT 可通过减少术后病理危险因素而降低术后需接受放疗的比例。但是，术前 NACT 对于 OS 的影响目前仍有争议，尚需进一步探讨。另外，新辅助化疗也存在以下缺点、延长治疗（增加放疗耐药），延迟可能有治愈作用的治疗（将临床上明显的肉眼转移灶转化为隐藏的转移灶），肿瘤进展的可能（可能增加术后并发症），增加总的治疗毒副作用（判断肿瘤原来边缘的难度增加），增加治疗的费用。因此选择合适的病期及人群是目前最需要明确的问题。

第五节 局部进展期药物治疗

IFGO 的分级制度规定 I B3 ～ IV A 期为局部进展期宫颈癌（locally advanced cervical cancer，LACC），约占每年宫颈癌新发病例的 25%。LACC 采用以放疗为主，辅以含铂类化疗的 CCRT 方案。CCRT 过程中，化疗不仅有细胞毒性作用，同时具有放疗增敏作用，能有效抑制放疗后恶性肿瘤细胞倍增；并且，化疗、放疗作用于不同的细胞周期，作用互补，增加治疗疗效，减少远处转移概率，放疗+同步含铂类化疗方案成为 LACC 的金标准治疗方法，5 年总生存率为 66% 左右。美国肿瘤放射治疗协作组织（Radiation therapy oncology group，RTOG）、妇科肿瘤学组（Gynecological oncology group，GOG）及西南肿瘤协作组（Southwest cancer group，SWOG）进行的 5 项随机对照临床试验显示，以顺铂为基础的 CCRT 方案能显著改善宫颈癌患者的 OS 及 PFS，放疗+同步含铂类化疗比单独放疗提高了 16% 的 5 年生存率。

一、进展期药物治疗的历史沿革

对于局部进展期宫颈癌，CCRT 是标准治疗方案，证据充分。从 1999 年开始陆续公布了 5 项关于放疗同步化疗对比单纯放疗的大型临床研究（GOG85、RTOG9001、GOG120、GOG123、SWOG8797），这几个研究结果一致显示同步放化疗优于单纯放疗。这些研究的阳性结果从根本上

改变了宫颈癌的治疗模式。随后进行的几项荟萃分析进一步确认了同步放化疗的作用：同步放化疗将局部晚期宫颈癌的 5 年的 OS 率提高了 16%，同时分期越早，同步放化疗获益越明显（I ～ II 期为 7% ～ 10%，III 期为 3%）。

同步化疗用单药还是双药目前仍无共识。首选顺铂单药，不能耐受的患者可选卡铂。目前应用较多的是顺铂周方案。KOTO 对 8 个国家采用 CCRT 的 II B ～ III B 期 120 例宫颈癌患者进行多中心研究，化疗均采用顺铂 40mg/m^2 的周方案，2 年局部控制率及 OS 率分别为 87.1% 和 79.6%。2014 年发表的一篇荟萃分析评价了同步顺铂单药与同步含铂双药方案的差异，结果显示，同步含铂双药组的 OS、PFS 及局部复发率较同步顺铂单药组均改善。该研究提示，对于身体状况较好的患者，应优先考虑使用双药方案。Datta 等发表了一篇包含 14 项 RCT 的宫颈癌同步放化疗与单纯放疗对比的荟萃分析结果，进一步肯定了同步放化疗对比单纯放疗的优势。

对于 I B2、II A、II B 期宫颈癌患者，进行 NACT+ 手术还是 CCRT，目前仍有很大的争议。2018 年公布的一项研究首次回答了这个问题。该研究包含 635 例 I B2、II A、II B 期宫颈癌患者，随机分为 CCRT 组及 NACT 后手术治疗组，结果显示两组 5 年 DFS 分别为 76.7%、69.4%（P=0.008）。此研究首次回答了长期尚未有明确答

案的临床问题：与NACT+手术相比，CCRT可以使ⅠB2、ⅡA、ⅡB期宫颈癌患者取得更好的生存。另外，截至目前，CCRT用于ⅢB期宫颈鳞状细胞癌的证据仍不确凿。2018年公布了另一项关于ⅢB期宫颈鳞状细胞癌患者CCRT与单独放疗对比的随机临床试验，结果显示同步放化疗组的5年DFS率、OS率均明显高于单纯放疗组。本研究提供了在ⅢB期人群中进行同步放化疗的一级证据。

综上，CCRT为目前局部晚期宫颈癌的标准治疗，证据充分。而且分期越早，同步放化疗获益越大。同步含铂双药化疗较单药可以提高疗效。

近年，大量的基础实验和其他癌种的一些临床试验均证实了免疫与同步放化疗的协同作用，但是宫颈癌的一线治疗数据尚有限。2022年的国际妇科癌症协会年会上，CALLA试验公布了结果：与单独的同步放化疗相比，度伐利尤单抗联合同步放化疗未能显著改善局部晚期宫颈癌患者的PFS，该试验未达到阳性结果。CALLA试验的阴性结果无疑给妇瘤界带来了一个意外，大家开始怀疑对于局部晚期宫颈癌，免疫与放化疗到底能不能实现1+1＞2的效果。2023年6月22日，*Nature Communications*发表了NiCOL试验的结果：在局部晚期宫颈癌中，纳武利尤单抗联合同步放化疗，并在同步放化疗后维持治疗，同样具有令人惊喜的结果。在NiCOL试验中，ORR为93.8%；而CALLA试验中试验组和对照组的ORR分别为82.6%和80.5%，均明显低于NiCOL试验的93.8%。在NiCOL试验中，2年PFS率为75%；而CALLA试验中试验组和对照组的2年PFS率分别为65.9%和62.1%，均明显低于NiCOL试验的75%。2023年7月19日默沙东宣布：独立数据监测委员会进行了中期分析，在帕博利珠单抗联合同步放化疗治疗新诊断的高风险局部晚期宫颈癌患者的KEYNOTE-A18Ⅲ期临床研究中，与单独的同步放化疗相比，帕博利珠单抗联合同步放化疗的PFS具有统计学意义和临床意义的改善。这个结果可能会改变同步放化疗是持续、复发或转移性宫颈癌的标准治疗的现状。

二、治疗原则

CCRT为标准治疗。尽最大努力缩小宫颈肿瘤及亚临床灶，放化疗同步进行，互相促进治疗效应，减少周围正常器官受照射剂量。

三、进展期药物治疗的方案及评价

放疗同时用化疗药物。

化疗方案：

顺铂单药（每周40mg/m^{2}加上适当的水化），共5～6个周期。

与放疗同步进行。

TP方案：紫杉醇135～175mg/m^{2}第1天+顺铂25～30mg/m^2，第1～3天。

与放疗同步进行。

PF方案：顺铂20mg/m^2，第1～5天；5-FU 600mg/m^2，第1～5天。

与放疗同步进行。

BIP方案：博来霉素15mg/m^2，第1天；异环磷酰胺1g/m^2，第1～5天（美司钠预防出血性膀胱炎）。

与放疗同步进行。

一项RCT研究比较了单纯紫杉醇与PF方案在CCRT中的疗效及不良反应，结果显示疗效相当，但PF方案有较明显的消化道及口腔黏膜反应，并且有明显的肾功能损害，而紫杉醇有较重的骨髓抑制及神经毒性，所以要根据具体情况选择个性化的治疗方案。

虽然CCRT提高了LACC的生存率，但是安全性值得关注，首先，化疗药物的毒副作用增加了放疗的不良反应，从而降低了治疗的依从性，甚至延长了放疗时间。其次，CCRT没有统一的化疗标准，也没有规定模式的化疗方案，具体用药剂量、方式和用药周期还处于研究中。最后，现阶段研究者只对CCRT近期毒副作用进行了研究，对于远期毒副作用还没有确切的结论，有待更深一步的研究。

第六节 持续、复发或转移性宫颈癌药物治疗

对于持续、复发或转移性宫颈癌患者，既往治疗手段有限且预后差，5 年生存率估计约为 17%，抗血管生成药物和免疫治疗的推陈出新为这部分患者带来了一定的生存获益。

一、持续、复发或转移性宫颈癌药物治疗的历史沿革

（一）姑息化疗

姑息化疗存在有效率低、生存获益少等问题。美国 GOG-110、GOG-169、GOG-179 研究建立了化疗疗效及生存预测模型，结果发现非裔美国人、生活状态评分 > 0 分、病灶仅位于盆腔、前次使用放疗增敏剂、复发时间 ≤ 1 年为 5 个独立危险因素，可以预测含顺铂方案化疗的反应率。根据患者存在的危险因素的总数，将患者分为 3 种不同危险程度，有 4 ～ 5 个危险因素的高危患者对治疗的反应仅为 13%。

1. 单药化疗　截至目前，顺铂仍是研究最多且最有效的化疗药物。1981 年，美国妇科肿瘤学组（American Gynecologic Oncology Group，GOG）进行的 GOG-26 研究数据显示，单药顺铂 50mg/m^2，初治患者 ORR 为 38%，既往接受过化疗的患者 ORR 为 17%。后续数个来自国外的关于顺铂单药的大样本研究报道的 ORR 为 20% ～ 30%。顺铂单药治疗 OS 为 6.5 ～ 9 个月，PFS 近 3 个月。

2. 联合化疗　早期的含顺铂双药化疗方案虽然提高了近期有效率，但是并没有明显改善生存期。GOG-169 研究是宫颈癌姑息化疗的第一项 Ⅲ 期临床试验，比较了顺铂 + 紫杉醇与顺铂单药方案的疗效。结果表明，双药联合方案可以提高有效率（36% vs 19%）、延长 PFS（4.8 个月 vs 2.8 个月，$P < 0.01$）。美国 GOG-0204 研究将各种含顺铂联合化疗方案的疗效进行了横向比较（顺铂 + 紫杉醇 / 长春瑞滨 / 吉西他滨 / 托泊替康），结果显示 4 种方案的 OS 差异无统计学意义，但紫杉醇 + 顺铂组在有效率、PFS、OS 方面均有改善趋势。提示紫杉醇 + 顺铂方案优于其他方案。相对于顺铂，二代铂类卡铂除血液毒性外，其余各项毒性均较顺铂显著降低。日本的一项 Ⅲ 期临床研究显示紫杉醇联合顺铂与紫杉醇联合卡铂比较，两组的 OS 差异无统计学意义，但紫杉醇联合卡铂方案的毒性反应显著降低，患者的耐受性更好。目前紫杉醇联合卡铂方案被推荐为持续、复发或转移性宫颈癌另一个新的标准化疗方案。

3. 二线化疗　对于一线化疗后进展的宫颈癌患者，目前尚无标准治疗方案。而且相较于最佳支持治疗，二线化疗获益如何目前尚无定论。因此，如有条件，应优先鼓励患者参加临床试验。基于目前的循证医学证据，如一线应用含铂方案化疗，进展后化疗药物推荐选择单药化疗或最佳支持治疗。对于其中铂类间歇期长的病例，可重复使用铂类，其他可选择紫杉类、吉西他滨、伊立替康、托泊替康、培美曲塞等。以上单药化疗报道的 ORR 在 10% ～ 20%，持续时间 1.5 ～ 5 个月。

（二）靶向治疗

前文曾提到宫颈癌经综合治疗后仍有 30% ～ 40% 的患者出现治疗失败，分子靶向治疗为这一部分患者提供了一个新的治疗方法。回顾近几年的相关研究，在宫颈癌组织中通过不同方法发现了数种基因突变，而这些突变基因中有可能包含驱动肿瘤发生发展的驱动基因，进而有可能成为抗肿瘤治疗的有效靶点。磷脂酰肌醇 3 激酶 / 蛋白激酶 B/ 哺乳动物雷帕霉素靶蛋白通路在宫颈癌的发生中具有重要作用，磷脂酰肌醇 3 激酶的过表达导致该通路活性增高，其与患者生存期缩短相关；在宫颈腺癌中，KRAS 基因突变率为 17.5%（7/40），而在子宫颈鳞状细胞癌中未查见突变。另一项研究对 115 例宫颈癌患者进行基因检测，鳞状细胞癌突变基因状况如下：MAPK1（8%）、HLA-B（9%）、EP300（16%）、FBXW7（15%）、TP53（5%）、ERBB2（6%），腺癌突变基因状况如下：ELF3（13%）、CBFB（8%）。这些分子通路多与细胞的增殖分化、新生血管、细胞外基质黏附侵袭、细胞凋亡、细胞周期调节、DNA 修复等有关，故可能成为靶向治疗的有效靶点。

1. 抗血管生成治疗　血管内皮生长因子（vascular endothelial growth factor，VEGF）在很多肿瘤中

高表达，包括宫颈癌，而贝伐珠单抗是一种 VEGF 的单克隆抗体。研究显示，贝伐珠单抗不仅能抑制新生血管的生成，减少肿瘤的血供，从而抑制肿瘤生长的作用，还能够改善肿瘤血管的紊乱无序状态，使化疗药物更容易进入肿瘤内，可增加肿瘤对化疗的敏感度。目前有 2 项重要的关于贝伐珠单抗联合化疗应用于持续、复发或转移性宫颈癌的 Ⅱ 期临床研究。其中 GOG-0227C 研究显示贝伐珠单抗联合化疗的 PFS 达 6 个月的比例为 23.9%，中位 PFS 及中位 OS 分别为 3.4 个月及 7.29 个月。另外一项研究结果显示 PFS 达 6 个月的比例为 59%，中位 OS 为 13.2 个月，中位 PFS 为 7.1 个月。以上两项 Ⅱ 期临床研究都显示贝伐珠单抗可以改善持续、复发或转移性宫颈癌患者的预后。2014 年发表的 GOG-240 Ⅲ 期临床研究显示贝伐珠单抗联合化疗对比单纯化疗，显著改善了 OS。这项研究的最终结果于 2017 年公布，结果显示化疗联合贝伐珠单抗组与单纯化疗组相比，中位 OS 分别为 16.8 个月和 13.3 个月（$P < 0.007$）。可见最终结果进一步确认了前期公布的研究结果。

因此，贝伐珠单抗是持续、复发或转移性宫颈癌治疗的一个合理选择，其联合化疗可改善患者生存期。目前关于贝伐珠单抗的最佳用药剂量及联合诱导化疗后贝伐珠单抗维持治疗的意义尚需更多临床研究回答。

2. 表皮生长因子受体（epidermal growth factor receptor，EGFR）家族抑制剂 EGFR 家族与细胞的增殖、分化有关，并且可调控肿瘤发生、生长和侵袭。在宫颈癌细胞中，人乳头瘤病毒 16 型 E6 和 E7 蛋白能刺激宫颈癌上皮细胞 EGFR 的表达，在 40% ～ 80% 的子宫颈鳞状细胞癌中表达 EGFR，EGFR 高表达的宫颈癌具有较高的肿瘤分级和不良预后，且与放化疗抗拒相关。研究显示 EGFR 单克隆抗体西妥昔单抗单独或联合化疗治疗复发或残留宫颈癌均未获得明显的生存获益，且不良反应较大。吉非替尼、厄洛替尼为小分子 EGFR 酪氨酸激酶抑制剂，其目前主要应用于非小细胞肺癌，并取得很好的疗效。研究显示，埃罗替尼在进展期的宫颈癌中单独使用未显示出疗效。另外有一项研究显示，拉帕替尼应用于宫颈癌的 ORR 仅为 5%（4/78）。还有一项临床研究对比了拉帕替尼和帕唑帕尼的疗效，结果显示帕唑帕尼有延长 PFS 的趋势，其优于拉帕替尼，但是这项研究中患者的生存获益不显著。

综上，目前数个关于 EGFR 单抗及其酪氨酸激酶抑制剂应用于宫颈癌的治疗并未显现出非常明显的临床疗效。

3. 免疫检查点抑制剂 T 细胞是介导肿瘤免疫应答的重要效应细胞，T 细胞活化需要 T 细胞受体介导的抗原特异性信号和共刺激分子介导的共刺激信号。细胞程序性死亡配体 1 是近年来新发现的负性协同刺激分子，通过与细胞程序性死亡 1 结合，抑制 T 细胞的活化和增殖来负调控肿瘤免疫应答，并在肿瘤细胞免疫逃逸机制中发挥重要作用。有报道显示，子宫颈上皮内瘤样病变细胞的程序性死亡配体 1 表达率达 95%（20/21），而子宫颈鳞状细胞癌的程序性死亡配体 1 的表达率为 80%（56/70）。转移淋巴结内存在高水平程序性死亡配体 1 表达阳性的抗原提呈细胞及调节性 T 细胞。以上数据说明免疫检查点抑制剂在宫颈癌的治疗领域有很大的潜能。

90% 以上的宫颈癌患者均有 HPV 感染，免疫系统对病毒和肿瘤抗原的反应依赖于抗原提呈细胞（APC）将抗原肽提呈给抗原特异性 T 细胞。因此，T 细胞对于清除病毒感染和预防病毒相关肿瘤至关重要。多种 APC 已被鉴定，包括树突状细胞、巨噬细胞、朗格汉斯细胞和 B 细胞。

T 细胞通过三种信号被激活：① T 细胞受体与肿瘤相关抗原肽表位的相互作用及与 APC 表面主要组织相容性复合体结合的肿瘤特异性抗原。② APC 上的共刺激配体与其在 T 细胞上的同源受体的相互作用。③炎性细胞因子驱动细胞增殖和分化。

通过 HPV 诱导的乳头瘤和宫颈上皮内瘤变的自发消退，以及免疫抑制和免疫缺陷患者中 HPV 相关恶性肿瘤发病率的增加，研究了 T 细胞对 HPV 感染的反应。在肿瘤微环境中，获得性免疫抑制使浸润性肿瘤的增殖成为可能。

宫颈癌免疫检查点抑制剂治疗的临床研究目前多为持续、复发或转移宫颈癌的治疗。截至目前，报道的最大的临床研究为 Ⅰb 期 KEYNOTE-028 研究，研究中 24 例进展期宫颈鳞状细胞癌患者接受派姆单抗治疗。24 例患者肿瘤组织的癌细胞或基质细胞的程序性死亡配体 1 表达均≥1%。结果显示，派姆单抗 10mg/kg 剂量强度具有良好的耐受性，24 例患者的 ORR 为 12.5%，ORR 的中位持续时间为 19.3 周，PFS 达 6 个月的比例为 66.7%。该研究结果证实了免疫检查点抑制剂在宫颈癌治疗中具有很好的疗效。

免疫检查点抑制剂在持续、复发或转移性宫颈癌治疗中已取得不俗的结果，有一系列相应的临床研究。在一线治疗方面，基于 KEYNOTE-826 研究，2022 年 NCCN 宫颈癌指南推荐 PD-L1 阳性患者一线首选帕博利珠单抗 + 化疗 ± 贝伐珠单抗，标志着持续、复发或转移性宫颈癌一线治疗的新布局。刚刚结束的 2023 年 ESMO 年会公布了 BEATcc 研究（一项探索阿替利珠单抗联合含铂双药和贝伐珠单抗一线治疗持续、复发或转移性宫颈癌Ⅲ期临床研究）的最终 PFS 和中期 OS 结果。在阿替利珠单抗 + 贝伐珠单抗 + 含铂化疗治疗组中，PFS 和 OS 均有统计学意义上的显著改善。另有一项双抗（QL1706）联合治疗一线治疗复发或转移性宫颈癌的Ⅱ期临床研究公布了最新研究结果，双抗联合化疗队列 mPFS 为 12.5 个月，双抗联合化疗 + 贝伐珠单抗队列 mPFS 为 16.4 个月，有将近 4 个月的提高；也进一步显示抗血管药物在持续、复发或转移性宫颈癌一线治疗中有更好的生存获益。因此在临床实践中，对于这些宫颈癌患者一线治疗方案的制订需要多方考量，许多实际问题值得大家去思考。在 KEYNOTE-826 研究基于是否联合贝伐珠单抗的分层分析中，无论是否使用贝伐珠单抗，免疫药物的加入均能够提高患者的 ORR，延长患者的 PFS 和 OS。从数值上看，其中帕博利珠单抗 + 贝伐珠单抗 + 含铂化疗相较于帕博利珠单抗 + 含铂化疗对患者的获益更大，mPFS 有 8.9 个月的差异，mOS 也有类似趋势。

中山大学肿瘤防治中心的蓝春燕等在 2019 年开展了 PD-1 制剂卡瑞利珠单抗联合抗血管生成药物阿帕替尼治疗复发、转移或持续性宫颈癌的一项多中心、单臂的Ⅱ期临床研究（简称 CLAP 研究），显示卡瑞利珠联合阿帕替尼具有良好的抗肿瘤活性，ORR 为 55.6%。

2023 年，ESMO 公布了一项安罗替尼联合派安普利单抗及减量化疗一线治疗复发、转移或持续性宫颈癌的临床研究（ALTN-AK105-II-06），旨在探索安罗替尼 + 派安普利单抗 + 仅 2 个周期化疗的一线联合方案对持续性、复发性或转移性宫颈癌患者的疗效和安全性。初步疗效显示，截至 2023 年 5 月 8 日，14 例患者接受至少 1 次抗肿瘤疗效评估，其中 1 例达到 CR，11 例 PR，1 例 SD，1 例未评估（NE）。ORR 为 85.7%，中位 PFS 和中位 OS 尚未达到。另外，还有一项安罗替尼联合派安普利单抗去化疗方案一线治疗复发、转移或持续性宫颈癌的研究也在积极探索中，旨在进一步评估靶免联合方案的疗效和安全性。

另外，对于临床是否能在保证患者疗效获益的基础上进一步减轻不良事件的发生，仍是需要考量的问题。在 KEYNOTE-826 研究中，免疫联合治疗组发生 3 级以上不良事件的比率为 82.4%，化疗对照组为 75.4%，免疫联合治疗组 3 级以上治疗相关不良事件的发生比率为 69.1%，对照组为 65.0%。常见不良事件（发生率≥20%）为贫血、脱发、恶心等，高发生率和高级别的多为化疗相关不良事件。而在 BEATcc 研究中，阿替利珠单抗 + 贝伐珠单抗 + 含铂化疗组和阿替利珠单抗 + 含铂化疗组在安全性方面几乎一致，抗血管药物的加入并没有增加不良事件的发生。AK104-201 研究的对象是全球首创 PD-1/CTLA-4 双特异性抗体肿瘤免疫治疗新药卡度尼利单抗单药用于治疗既往接受含铂化疗失败的持续、复发或转移性的宫颈癌患者，全人群 ORR 为 33%，无论 PD-L1 表达状态如何，患者均可从卡度尼利单抗单药治疗中获益。

二、治疗原则

控制肿瘤，延长患者的总生存，提高生活质量。

三、持续、复发或转移性的宫颈癌治疗的方案及评价

持续、复发或转移性的宫颈癌的系统治疗选择见表 22-3。

紫杉醇 135 ～ 175mg/m²，静脉滴注 3 小时，第 1 天；顺铂 50mg/m²，静脉滴注，第 1 天。

每 3 周重复。

表 22-3 持续、复发或转移性宫颈癌的系统治疗选择

系统治疗	I 级推荐	II 级推荐	III 级推荐
一线	顺铂+紫杉醇+贝伐珠单抗 或 卡铂+紫杉醇+贝伐珠单抗 或 顺铂+紫杉醇 或 卡铂+紫杉醇（先前用过顺铂）	帕博利珠单抗+顺铂+紫杉醇±贝伐珠单抗（适用于 PD-L1 阳性肿瘤） 帕博利珠单抗+卡铂+紫杉醇±贝伐珠单抗（适用于 PD-L1 阳性肿瘤） 拓扑替康+紫杉醇+贝伐珠单抗 拓扑替康+紫杉醇 顺铂+拓扑替康	顺铂 卡铂 紫杉醇
二线		白蛋白结合型紫杉醇 多西他赛 吉西他滨 培美曲塞 拓扑替康 卡度尼利单抗（含铂化疗治疗失败的复发或转移性宫颈癌 斯鲁利单抗（MSI-H 实体瘤） 替雷利珠（MSI-H 或 dMMR 实体瘤成人患者） 恩沃利单抗（MSI-H 或 dMMR 实体肿瘤患者参加临床研究）	异环磷酰胺 丝裂霉素 氟尿嘧啶 长春瑞滨 伊立替康 赛帕利单抗 帕博利珠单抗（适用于 PD-L1 阳性或 MSI-H 或 dMMR 的肿瘤）或纳武利尤单抗（适用于 PD-L1 阳性的肿瘤）
其他			帕博利珠单抗（适用于 TMB-H 的肿瘤） larotrectinib 或 entrectinib（适用于 NTRK 基因融合的肿瘤）

紫杉醇 135～175mg/m^2，静脉滴注 3 小时，第 1 天；拓扑替康 0.75mg/m^2，静脉滴注，第 1～3 天。

每 3 周重复。

紫杉醇 135～175mg/m^2，静脉滴注 3 小时，第 1 天；卡铂 AUC=5～6，静脉滴注 1～3 小时，第 1 天。

每 3 周重复。

DDP 50mg/m^2，静脉滴注，第 1 天；拓扑替康 0.75mg/m^2，静脉滴注，第 1～3 天。

每 3 周重复。

紫杉醇 135～175mg/m^2，静脉滴注 3 小时，第 1 天；DDP 50mg/m^2，静脉滴注，第 1 天；贝伐珠单抗 15mg/kg，静脉滴注，第 1 天。

每 3 周重复。

紫杉醇 135～175mg/m^2，静脉滴注 3 小时，第 1 天；拓扑替康 0.75mg/m^2，静脉滴注，第 1～3 天；贝伐珠单抗 15mg/kg，静脉滴注，第 1 天。

每 3 周重复。

帕博利珠单抗 200mg，静脉滴注，第 1 天；紫杉醇 135～175mg/m^2，静脉滴注 3 小时，第 1 天；DDP 50mg/m^2，静脉滴注，第 1 天；贝伐珠单抗 15mg/kg，静脉滴注，第 1 天。

每 3 周重复（适用于 PD-L1 阳性肿瘤）。

帕博利珠单抗 200mg，静脉滴注，第 1 天；紫杉醇 135～175mg/m^2，静脉滴注 3 小时，第 1 天；拓扑替康 0.75mg/m^2，静脉滴注，第 1～3 天；贝伐珠单抗 15mg/kg，静脉滴注，第 1 天。

每 3 周重复（适用于 PD-L1 阳性肿瘤）。

顺铂+紫杉醇及卡铂+紫杉醇是转移性或复发性宫颈癌应用最广泛的方案。GOG-240 研究比较了贝伐珠单抗联合两种化疗方案（顺铂+紫杉醇+贝伐珠单抗或拓扑替康+紫杉醇+贝伐珠单抗），结果显示接受贝伐珠单抗的患者 OS 有改善。根据此研究结果，2015 年美国 FDA 批准贝伐珠

单抗作为紫杉醇和顺铂或拓扑替康联合紫杉醇用于治疗持续性、复发性或转移性宫颈癌。对于不能使用紫杉醇的患者，可采用顺铂+拓扑替康替代。无铂方案（拓扑替康联合紫杉醇）可作为无法耐受铂类化疗的患者的选择。不耐受联合化疗者也可考虑单药化疗。

基于 GOG240 和 JGOG0505 研究的结果，卡铂+紫杉醇+贝伐珠单抗作为复发和转移性宫颈癌的另一治疗推荐方案。卡铂+紫杉醇作为接受过顺铂治疗患者的首选，而既往未使用过顺铂的患者推荐顺铂联合紫杉醇。

2021 年，KEYNOTE-826 结果发现在一线治疗的 PD-L1 阳性宫颈癌患者中，与化疗 ± 贝伐珠单抗相比，帕博利珠单抗联合化疗 ± 贝伐珠单抗将患者死亡风险降低了 36%，显著延长 OS 和 PFS。基于此，FDA 批准了帕博利珠单抗 ± 化疗 ± 贝伐珠单抗在 PD-L1 阳性（CPS ≥ 1）的复发或转移性宫颈癌的一线治疗。

KEYNOTE-826 研究在是否联合贝伐珠单抗的分层分析中认为，无论是否使用贝伐珠单抗，免疫药物的加入均能提高患者 ORR，延长患者 PFS 和 OS。从数值上看，其中帕博利珠单抗 + 贝伐珠单抗 + 含铂化疗相较于帕博利珠单抗 + 含铂化疗对患者的获益更大，mPFS 有 8.9 个月的差异，mOS 也有类似趋势。

另有一项双抗（QL1706）联合一线治疗持续、复发或转移性宫颈癌的 II 期临床研究公布了最新研究结果，双抗联合化疗队列 mPFS 为 12.5 个月，双抗联合化疗 + 贝伐珠单抗队列的 mPFS 为 16.4 个月，有将近 4 个月的提高。也进一步显示抗血管药物在宫颈癌一线治疗中带来更好的生存获益。

总之，靶向治疗为宫颈癌的治疗提供了新的方向，其中贝伐珠单抗联合化疗可以改善持续、复发或转移性宫颈癌患者的生存期。初步研究已经证明了免疫检查点抑制剂在宫颈癌治疗中的应用前景，后续仍需更多的研究进一步探索。另外新的分子靶向药物在宫颈癌领域的应用研究目前也在陆续开展，ADC 药物单药（tisotumab Vedotin-tftv）基于 TV204/GOG-3023/ENGOT-cx6 II 期临床研究：ORR 为 24%。2021 年，FDA 批准维替索妥用于复发转移二线及以上宫颈癌的适应证，维替索妥成为首个在妇科生殖道肿瘤领域获批的 ADC 药物。一线治疗也在积极探索中，有可能进一步改变宫颈癌的治疗格局。

第七节 临床问题导向的药物治疗

一、特殊病理类型的宫颈癌

宫颈神经内分泌肿瘤分为神经内分泌瘤（也称为类癌）及神经内分泌癌（大细胞神经内分泌癌及小细胞神经内分泌癌）。宫颈癌中，类癌非常罕见，宫颈常见的神经内分泌肿瘤多为神经内分泌癌。无论大细胞神经内分泌癌还是小细胞神经内分泌癌，均具有高度侵袭性，就诊时远处转移很常见。即使在早期诊断的患者中，死亡率也很高。在宫颈、子宫内膜和卵巢中，神经内分泌癌经常与其他肿瘤一起发生。治疗上参照肺部神经内分泌癌的治疗方式：以系统治疗为主，辅助局部放疗。一线治疗：顺铂 + 依托泊苷 ± 阿替利珠单抗（或德瓦鲁单抗）；卡铂 / 依托泊苷 ± 阿替利珠单抗（或德瓦鲁单抗）；托泊替康 / 紫杉醇 / 贝伐珠单抗；顺铂 / 紫杉醇；卡铂 / 紫杉醇（针对之前接受过顺铂治疗的患者）。与放疗同步进行化疗方案为顺铂（或卡铂，如顺铂不耐受）+ 依托泊苷；前 2 个周期的化疗可与放疗同时进行（第 1 天和第 22 天）；后续 2 个周期在放疗后施行。

二、意外发现的宫颈癌

因良性疾病行全子宫切除术后行病理检查时意外发现的子宫颈浸润癌常有发生。建议先行 PET/CT（如可行）或盆腹部 CT 或 MRI 及胸部影像来评估病灶范围。后续治疗计划根据组织学和影像学的发现来制订。尽管术后放疗对意外发现的宫颈癌有益，但是患者的预后仍然很差，5 年无复发生存率为 48%，所以经常会加用同期化疗。来自印度的学者报道 33 例全子宫切除术后意外发现的子宫颈浸润癌和 50 例广泛性子宫切除术后患者采用术后放疗的结局，前者 5 年无复发生存率明显较低（分别为49%和72%，*P*=0.04）。因此，术后放疗不足以弥补不全手术的不足。在技术条件允许下，部分患者可能适于再次开腹手术切除宫旁组织及盆腔淋巴结。由于瘢痕形成、粘连及解剖改变，手术具有挑战性，但是确实有治愈的可能，并可评估是否需要同步放化疗。同步放化疗药物选择同进展期宫颈癌。

三、妊娠期宫颈癌

这类患者的管理需要多学科团队协作，患者及家庭共同参与。总体而言，妊娠期宫颈癌的管理参照非妊娠期宫颈癌的处理原则。在妊娠16～20周前发现的宫颈癌应即时治疗，根据疾病分期采用手术或放化疗。放疗常导致自然流产。妊娠中期后诊断的患者，在维持妊娠的同时，可有选择的行手术和化疗。妊娠20周后诊断的ⅠA2～ⅠB2期患者，推迟根治性治疗是一种选择，与非妊娠患者相比较，并未显示不良预后。分娩时机需要权衡母体和胎儿的健康获益。在有适当新生儿护理的三级医疗中心分娩时，可在妊娠34周前行剖宫产的同时行广泛性子宫切除术。推迟治疗对更晚期病例的生存影响尚不清楚。当计划推迟治疗时，采用新辅助化疗可阻止局部晚期宫颈癌的疾病进展。妊娠中后期化疗药物可以选择铂类及紫杉醇。

第八节 药物治疗展望

免疫治疗开辟了子宫颈癌新热点。2022年6月29日，中国国家药品监督管理局批准了康方生物自主研发的全球首创PD-1/CTLA-4双特异性抗体肿瘤免疫治疗新药开坦尼（卡度尼利单抗注射液）的新药上市申请，用于治疗既往接受含铂化疗治疗失败的持续、复发或转移性的宫颈癌。其临床研究AK104-201研究是一项在中国开展的多中心、开放性、Ⅰb/Ⅱ期临床研究，宫颈癌队列入组111例既往接受含铂化疗治疗失败的持续、复发或转移性宫颈癌患者，均接受卡度尼利单抗单药治疗，100例纳入疗效分析。ORR为33%，其中PD-L1阳性者（CPS≥1）为43.8%，PD-L1阴性者为16.7%；既往贝伐珠单抗治疗者ORR为28%，未应用者ORR为34.7%。DCR为52%，中位PFS为3.75个月，中位OS为17.51个月，中位DOR尚未达到。该研究显示无论PD-L1表达状态及既往是否接受过贝伐珠单抗治疗，患者均可从卡度尼利单抗单药治疗中获益。

Ⅱ期AK104-210研究应用卡度尼利单抗联合化疗（紫杉醇/卡铂或顺铂加或不加贝伐珠单抗）一线治疗持续、复发或转移性宫颈癌患者，入组45例，其中卡度尼利单抗10mg/kg每3周1次剂量组的总体ORR为79.3%；其中PD-L1阳性患者ORR为82.4%，PD-L1阴性患者ORR为75%。Ⅲ期AK104-303研究（NCT 04982237）正在进行中。

赛帕利单抗是由转基因大鼠平台筛选的全人源抗PD-1单克隆抗体，一项Ⅱ期二阶段研究探索赛帕利单抗治疗既往失败的持续、复发或转移性宫颈癌患者。研究分为两个阶段，第一个阶段入组45例受试者。纳入了PD-L1表达阳性（CPS≥1），至少经一线含铂标准化疗治疗后进展的患者，治疗方案为单药赛帕利单抗240mg 1次/2周，治疗直至24个月、疾病进展或不可耐受的毒性。第二个阶段共入组了105例受试者。最终纳入疗效分析的90例受试者中，87.8%的患者为鳞癌，约50%的患者接受了二线及以上化疗。截至2022年4月29日，中位随访时间为16.9个月，ORR为27.8%，DCR为54.4%，mDoR尚未达到。mPFS 3.7个月，mOS为16.8个月。2023年，我国国家药品监督管理局批准赛帕利单抗用于治疗接受过一线或以上含铂标准化疗后进展的PD-L1阳性持续、复发或转移性宫颈癌。

尼妥珠单抗是全球第一个以EGFR为靶向的人源化单克隆抗体，是我国第一个国产的高度人源化IgG1型单克隆抗体，其可特异性阻断EGFR信号通路。2022年，ASTRO壁报展示尼妥珠单抗联合化疗对持续、复发或转移性宫颈癌的研究，有一定的效果。另外，2023年的ESMO会议公布了王俊杰牵头的2项尼妥珠单抗治疗局部进展期宫颈癌的研究，这两项大样本量研究进一步证明了尼妥珠单抗在宫颈癌中的疗效和安全性。局部进展期宫颈癌患者体力状态好的,可选择放化疗联合尼妥珠单抗。体力状态差,老年患者或不能耐受化疗的患者,可选择放疗联合尼妥珠单抗。

第九节　姑息治疗

目的是控制症状以维持生命尊严和生存质量。晚期宫颈癌常见的症状包括疼痛、输尿管阻塞引起的肾衰竭、出血、阴道恶臭分泌物、淋巴水肿和瘘。患者需要相应的临床服务,实施疼痛分级管理。口服吗啡在中低收入国家是姑息治疗的一个重要方法。晚期难治患者常出现与转移性病变相关的症状,短程放疗可用于缓解此类症状。通常使用 1 周 5 个分割剂量的 20Gy 或 2 周 10 个分割剂量的 30Gy。严重阴道出血的患者可尝试短疗程的外照射放疗;若失败,单独腔内放疗可以非常有效地控制顽固性出血,出血通常在放疗后 12 ～ 48 小时得到控制。腹主动脉旁淋巴结或锁骨上淋巴结肿大导致的疼痛、骨转移和脑转移相关症状的患者,应在更短的时间内给予大分割剂量的姑息性放疗。常用大的单次分割剂量方案、5 次分割剂量 20Gy 和 10 次分割剂量 30Gy。

第十节　预后和随访

一、预后

(一)影响预后的因素

影响宫颈癌预后的主要因素包括患者的发病年龄、组织学类型、原发肿瘤部位、大小、组织学分级、疾病分期、早期诊断、首次治疗的规范与否等。

(1)临床分期:与大多数恶性肿瘤一样,患者宫颈癌的临床分期不同,预后差别也会很大,如早期的宫颈癌,只局限于子宫颈部位,通过手术完全切除,癌症不易复发,另外切除的范围也较小,对身体损伤较小,有利于身体的恢复,如果已经是晚期,癌细胞已经扩散,这时无法通过手术根除,预后也会较差。

(2)病理分级:癌细胞病理分级一般可以分为高分化、中分化、低分化,分化程度越高,危害也越小,所以这也是影响预后的一个非常重要的因素。

(3)淋巴结和宫旁是否有转移:一般出现淋巴结和宫旁的浸润转移说明肿瘤已经到局部晚期,预后较差。另外,规范的首次治疗预后较好。

(二)生存时间

早期宫颈癌的手术与根治性放疗两者的疗效相当,5 年生存率为 90% 以上。对于 LACC,通过 CCRT,5 年生存率达到 70% ～ 80%,CCRT 与单纯放疗相比,5 年生存率提高了 10% ～ 15%。对于持续、复发或转移性宫颈癌患者,治疗手段有限且预后差,5 年生存率约为 17%。近年,抗血管生成药物和免疫治疗的运用为这部分患者带来了一定的生存获益。

(三)改善预后的策略

首先,早期诊断、早期治疗是改善宫颈癌患者预后的首要策略,尽早予以妇科检查及合理的辅助检查及病理检查,争取早期诊断、早期治疗。其次,合理分期及 MDT 协作指导下的规范治疗是改善预后的另一重要因素,不恰当的手术治疗常导致极高的复发率,并促使肿瘤转移。再次,术后确切的病理指导及合适的术后辅助治疗尤为重要。最后,定期、规律的随访复查,对于改善的预后同样十分重要,有利于早期发现疾病复发或转移,以便及时治疗。

二、随访

(一)复发高峰时间

研究显示,宫颈癌初治后中位复发时间是 7 ～ 36 个月。治疗后 2 ～ 3 年随访很重要。治疗结束后 2 年内每 3 ～ 6 个月一次,3 ～ 5 年每 6 ～ 12 个月一次,5 年后每年一次。

(二)首发部位及常见部位

复发可能发生于盆腔或腹主动脉旁,或远处转移,或两者兼有。盆腔和远处转移的风险随着肿瘤体积的增大而增加。多数复发见于 3 年内且预后差,患者常死于疾病进展,尿毒症是最常见的终末期事件。复发的治疗方案取决于患者的体力状态、复发和（或）转移的部位与范围，以及以往所接受的治疗。对于存在广泛局部转移或远处转移的患者，应给予最好的支持治疗和控制症状的姑息性治疗。对于精神状态良好并且转移病灶局限的患者，行含铂双药加贝伐珠单抗全身化疗。

1. 局部复发　盆腔是最常见的复发部位，尚未累及盆壁的孤立的中心性盆腔复发，或初治后无瘤间期长和复发病灶直径小于 3cm 是预后良好的因素。对于初治术后盆腔复发，可行根治性放化疗或盆腔廓清术。在进行任何治疗前，活检获得病理标本确认复发是必要的。加或不加同期化疗的根治性放疗用于初始术后的孤立盆腔复发患者，5 年无瘤生存率为 45% ～ 74%。复发病灶范围和盆腔淋巴结累及状况是影响生存的预后因素。顺铂和（或）氟尿嘧啶同期放化疗可能改善治疗效果。盆腔廓清术适用于没有明显腹腔内或骨盆外扩散的患者，并且在复发病灶和盆腔侧壁间存在明显的无瘤间隙。由于术后复发率高，盆腔廓清术仅用于那些有潜在治愈可能的患者，需要针对身体和心理需求慎重挑选病例，同时需针对手术并发症及造口等问题与患者进行沟通。术前需行 PET/CT 扫描以排除任何部位的远处转移。盆腔廓清术总生存率为 10%，但经仔细选择的患者 5 年生存率为 30% ～ 60%，手术病死率低于 10%。

2. 腹主动脉旁淋巴结复发　主动脉旁淋巴结是第二常见的复发部位。孤立腹主动脉旁淋巴结复发患者约 30% 可通过根治放疗或同期放化疗获得长期生存。

（三）复发的检查手段

复发的检查手段主要包括病史和体格检查、X 线、B 超、局部增强 CT/MRI、胸部影像学（X 线 / 胸部 CT）、全身骨扫描、PET/CT 检查及功能评分。其中，病史和体格检查、B 超及盆腔磁共振检测是每次随访必须进行的检查项目，有助于早期发现局部复发或远处转移，体格检查中妇科检查尤其重要，每次复查均要行妇科检查，必要时行阴道镜检查。另外，相关的肿瘤标志物如鳞状细胞相关抗原、角蛋白、CEA、CA19-9、NSE

等对判断肿瘤的复发有间接指导意义。当怀疑疾病局部复发时，需要行局部增强 CT 或 MRI 检查，必要时行 PET/CT 检查，以全面评估病情。

（四）随访方案

因宫颈癌初治后中位复发时间是 7 ～ 36 个月，故治疗后 2 ～ 3 年随访很重要。建议前 2 ～ 3 年每 3 ～ 4 个月随访 1 次，然后每 6 个月随访 1 次至 5 年，此后每年随访 1 次至终身。每次随访时，需采集病史和进行临床检查，了解治疗并发症和性心理障碍的发生率，评估疾病复发。具体检查为病史询问、体格检查、血液学检测、健康宣教。治疗结束后 3 ～ 6 个月进行一次胸部、腹剖、盆腔 CT，必要时做 PET/CT± 盆腔 MRI。

根据复发转移的相关临床症状及体征选择其他影像学检查：宫颈及阴道液基薄层细胞学检查（TCT），每年一次；既往高危 HPV 阳性者，复诊时行 HPV 检测；宫颈和（或）阴道细胞学异常，或 HPV16 阳性和（或）HPV18 阳性者行阴道镜检查活检。

治疗前 SCC-Ag 细胞角蛋白、CA19-9、CEA、CA125、NSE 等肿瘤标志物升高者复诊时复查；常规影像学检查并非必要。若原有盆腔淋巴结转移，需要定期行腹部影像学检查。通过体格检查（29% ～ 71%）、胸部 X 线检查（20% ～ 47%）、CT（0 ～ 34%）和阴道穹窿细胞学检查（0 ～ 17%）发现无症状的复发性病变。频繁的阴道穹窿细胞学检查并不能明显提高早期复发的发现率。50 岁以下切除卵巢的女性可考虑接受激素替代治疗。后续常规检查应包括甲状腺、肾脏状况的评估及其他以年龄为指导的健康体检，以保证生存质量。

（吕　银）

参 考 文 献

第 23 章　子宫内膜癌

子宫内膜癌是发生于子宫内膜的上皮性恶性肿瘤，又称子宫体癌，是女性生殖道常见恶性肿瘤之一，多发生于围绝经期及绝经后妇女，近年来有年轻化的趋势。发病率也逐年上升，在中国仅次于宫颈癌，居女性生殖系统肿瘤发病率第二位。目前子宫内膜癌在部分地区的发病率已超过宫颈癌而居于女性生殖道恶性肿瘤的首位。根据世界卫生组织国际癌症研究机构（IARC）2020 年公布的最新统计数据，子宫内膜癌年发病人数达 82 000 例，死亡17 000 例，占女性恶性肿瘤发病人数的 3.9%，占妇科恶性肿瘤的 20% ～ 30%。随着 HPV 疫苗的广泛接种和人民生活水平的提高，未来子宫内膜癌可能将取代宫颈癌成为最常见的妇科恶性肿瘤。

子宫内膜癌的发病机制尚不完全清楚，主要危险因素包括子宫内膜增生尤其是不典型增生、持续的雌激素刺激 [多囊卵巢综合征（PCOS）等无排卵性生殖内分泌疾病、单一外源性雌激素补充、类雌激素药物使用等]、代谢综合征（肥胖、高血压及糖尿病）、不孕不育、初潮早和绝经晚、月经失调、长期使用他莫昔芬的乳腺癌患者、激素分泌性卵巢肿瘤和遗传性肿瘤综合征等。

根据发病机制和生物学行为特点将子宫内膜癌分为雌激素依赖型（Ⅰ型）和非雌激素依赖型（Ⅱ型）。雌激素依赖型子宫内膜癌大部分病理类型为子宫内膜样腺癌，约占子宫内膜癌的 80%，进展相对缓慢、预后相对较好；非雌激素依赖型子宫内膜癌约占 20%，病理类型包括浆液性癌、透明细胞癌、癌肉瘤等，多数疾病进展迅速，预后差。

子宫内膜癌的治疗是以手术治疗为主，放射治疗、化学治疗、激素治疗和免疫靶向治疗等为辅的综合治疗。约 70% 的子宫内膜癌发现时肿瘤局限于子宫体，属临床早期，预后较好，5 年生存率可达 95%。但仍有 10% ～ 20% 的子宫内膜癌患者诊断时已发生远处转移，其 5 年生存率 < 20%。

第一节　临床表现与诊断

一、症状与体征

（一）症状

阴道出血：90% 子宫内膜癌患者的主要症状为不规则阴道出血。阴道出血于肿瘤早期即可出现。90% 以上绝经后子宫内膜癌患者以阴道出血症状就诊。约 20% 围绝经期及绝经前患者可表现为月经周期紊乱、月经淋漓不尽甚至阴道大出血。阴道异常排液：早期可为少量浆液性或血性分泌物。晚期因肿瘤体积增大发生局部感染、坏死，排出恶臭的脓血样液体。疼痛：多为下腹部隐痛不适，可由宫腔积脓或积液引起，晚期则因病变扩散至子宫旁组织韧带或压迫神经及器官，还可出现下肢或腰骶部疼痛。其他：晚期患者可出现贫血、发热、恶病质等全身衰竭表现。

（二）体征

子宫内膜癌早期，大多没有明显的相关阳性体征。一般查体中，应注意是否因长期失血导致贫血而出现贫血貌。触诊锁骨上、颈部及腹股沟淋巴结是否肿大。也应详细检查乳腺。早期患者妇科三合诊检查盆腔大多正常。晚期病变侵及宫颈、宫旁组织韧带、附件或淋巴结显著增大者，妇科三合诊检查可触及宫颈或宫颈管质硬或增大、子宫主韧带或子宫骶韧带增厚及弹性下降、附件肿物，以及盆壁处肿大固定的淋巴结。

二、诊断

（一）病史与体格检查

根据患者临床症状结合年龄，疑似子宫内膜癌者，给予详细病史采集、全面且重点突出的体格检查，安排相关的辅助检查及病理学确诊的方法。

（二）辅助检查

子宫内膜癌的诊断主要依赖临床表现结合超声、磁共振、CT 扫描、正电子发射计算机断层显像（PET）、血清肿瘤标志物（CA125、人附睾蛋白 HE4、CA19-9、CEA 等）检查等。确诊需要病理学检查。子宫内膜的组织获取方法包括诊断性刮宫手术和宫腔镜下活检、采用子宫内膜细胞采集器结合液基细胞学制片技术获取，子宫外转移灶活检或手术切除组织标本。经病理组织学证实为子宫内膜癌为诊断金标准。

（三）病理

子宫内膜癌病理类型以子宫内膜样癌为主，其他还包括浆液性癌、透明细胞癌、癌肉瘤、未分化癌和去分化癌、子宫内膜混合型腺癌、中肾管腺癌、鳞状细胞癌、黏液性癌、神经内分泌肿瘤等。其中子宫内膜样癌组织学分级标准如下：G1，肿瘤组织中实性生长区 ≤ 5%；G2，肿瘤组织中实性生长区占 6% ～ 50%；G3，肿瘤组织中实性生长区 > 50%。目前 FIGO 提出将 G1 和 G2 内膜癌分类为低级别，G3 则被分类为高级别。

2013 年，癌症基因组图谱（TCGA）根据全基因组测序基因特征（有无 POLE 基因超突变、MMR 缺失、拷贝数变异等）将子宫内膜癌进行分子分型，以指导临床诊疗。目前通常使用的 4 种分子分型如下：① POLE 突变型；② MSI-H 型（微卫星高度不稳定型）；③ 低拷贝型 /MSS 型（微卫星稳定型）；④ 高拷贝型（*P53* 突变型）。子宫内膜癌分子分型有助于预测患者预后并指导治疗。POLE 突变型约占 7%，预后极好，这类患者如果手术分期为 I ～ II 期，术后可考虑随访，不做辅助治疗。MSI-H 型占 28%，预后中等，对免疫检查点抑制剂的治疗敏感，但目前的证据仅限于晚期和复发病例。低拷贝型（MSS 型）占 39%，预后中等，对激素治疗较敏感，比较适合年轻患者保留生育功能。高拷贝型占 26%，*P53* 突变为其主要特征，多为 II 型子宫内膜癌，对化疗可能敏感，预后最差。

子宫内膜癌需与异常性子宫出血、子宫内膜过度增生、子宫内膜息肉、黏膜下子宫肌瘤、宫腔积脓、宫腔异物残留等相鉴别。宫颈癌、子宫肉瘤及输卵管癌也可表现为不规则阴道出血及排液等症状，但影像学检查子宫内膜多无异常。

三、分期

手术 - 病理分期能较全面准确地反映子宫内膜癌的转移、浸润状况，并由此制订正确的术后治疗方案。2023 年发布了新的 FIGO 手术病理分期标准（表 23-1）。

表 23-1　子宫内膜癌手术病理分期 [a, b]（FIGO 2023 版）

分期	描述
I	肿瘤局限于子宫 [*] 和卵巢 [c]
I A	肿瘤局限于子宫内膜，或非侵袭性组织类型侵犯肌层 < 1/2，无或局灶性 LVSI [d]，或预后良好
I A1	非侵袭性组织类型肿瘤局限于子宫内膜息肉，或局限于子宫内膜
I A2	非侵袭性组织类型侵犯肌层 < 1/2，无或局灶性 LVSI [d]
I A3	同时存在局限于子宫和卵巢的低级别子宫内膜样癌 [c]
I B	非侵袭性组织类型侵犯肌层 ≥ 1/2，无或局灶性 LVSI [d]
I C	侵袭性组织类型 [e] 肿瘤局限于子宫内膜息肉，或局限于子宫内膜
II	肿瘤侵犯子宫颈间质但无子宫体外扩散，或弥漫性 LVSI [d]，或侵袭性组织类型 [e] 侵犯子宫肌层
II A	肿瘤侵犯子宫颈间质
II B	弥漫性 LVSI [d]
II C	侵袭性组织类型侵犯子宫肌层
III	任何组织类型肿瘤局部或区域扩散

分期	描述
ⅢA	肿瘤直接扩散或转移子宫浆膜面和（或）附件[**]
ⅢA1	肿瘤扩散到卵巢或输卵管，符合ⅠA3期标准除外[c]
ⅢA2	肿瘤侵犯子宫浆膜面或通过子宫浆膜面向外扩散
ⅢB	肿瘤转移或直接蔓延到阴道和（或）宫旁，或盆腔腹膜
ⅢB1	肿瘤转移或直接蔓延到阴道和（或）宫旁
ⅢB2	肿瘤转移到盆腔腹膜
ⅢC	肿瘤转移至盆腔淋巴结和（或）腹主动脉旁淋巴结[f]
ⅢC1	转移到盆腔淋巴结
ⅢC1i	微转移（转移淋巴结直径 0.2～2.0mm）
ⅢC1ii	宏转移（转移淋巴结直径＞2.0mm）
ⅢC2	转移至肾血管水平下腹主动脉旁淋巴结，有或无盆腔淋巴结转移
ⅢC2i	微转移（转移淋巴结直径 0.2～2.0mm）
ⅢC2ii	宏转移（转移淋巴结直径＞2.0mm）
Ⅳ	肿瘤侵犯膀胱和（或）直肠黏膜，和（或）远处转移
ⅣA	肿瘤侵及膀胱和（或）直肠/肠黏膜，或同时存在
ⅣB	盆腔外腹膜转移
ⅣC	远处转移，包括转移至任何腹腔外淋巴结或肾血管水平以上腹腔内淋巴结，肺、肝、骨转移

a. 手术分期和病理检查需包括病变级别、组织学类型和 LVSI。鼓励所有患者进行分子分型。b. 早期子宫内膜癌患者分期手术包括浆液性和未分化癌、癌肉瘤患者的结肠下大网膜切除。中高/高危患者应进行淋巴结分期。也可进行前哨淋巴结（SLN）活检。低-中/低风险患者也可以考虑进行 SLN 活检，以排除隐匿性淋巴结转移。FIGO 认可 ESGO-ESTRO-ESP 指南允许在所有子宫内膜癌患者中采用 SLN。SLN 活检应与病理超分期相结合。c. 同时累及但局限于子宫内膜和卵巢的低级别子宫内膜样癌预后良好，分为ⅠA3期以与子宫内膜癌广泛扩散到卵巢（ⅢA1期）相鉴别。分为ⅠA3期需满足以下所有标准，术后不需要补充治疗：①子宫浅肌层浸润（＜50%）；②无广泛 LVSI；③没有转移；④局限于单侧卵巢，无侵犯包膜/破裂（相当于 pT1a）。d. LVSI 定义按照 WHO 2020 年分类标准：无（累及0处血管）；局灶（累及＜5处血管）；广泛（累及≥5处血管）。e. 分级和组织学类型：①浆液性癌、透明细胞癌、中肾样癌、胃肠型黏液性子宫内膜癌、未分化癌和癌肉瘤被认为高级别。普通黏液性癌归为低级别。②子宫内膜样癌组织分级基于实性部分比例：G1级（≤5%），G2级（6%～50%），G3级（＞50%）。③子宫内膜样癌 G1 和 G2 级归为非侵袭性组织类型。侵袭性组织类型包括 G3 级子宫内膜样癌、浆液性癌、透明细胞癌、未分化、混合性癌、中肾样癌、胃肠黏液型癌和癌肉瘤。④G3 级子宫内膜样癌预后差异很大，建议进行分子分型来进行风险分组：POLEmut 预后良好，p53bn 预后不良。NSMP 尤其 ER 阴性时也预后不良。MMRd 分级不影响预后。如未做分子分型，G3 级肿瘤应归入侵袭性组织类型。f. 微转移归为淋巴结转移 [pN1 (mi)]。孤立肿瘤细胞（ITC）预后意义尚不清楚，发现 ITC 应记录并将其视为 pN0 (i+)。根据第八版 TNM 分期，转移淋巴结直径＞2mm 为"宏转移"，转移淋巴结的直径 0.2～2mm 和（或）＞200个细胞为"微转移"，淋巴结直径≤0.2mm 和≤200个细胞转移为"孤立肿瘤细胞"。*. 宫颈黏膜受累仅考虑为Ⅰ期，不再归为Ⅱ期；**. 细胞学阳性是不良预后因素，应常规送检并单独报告，但腹水或腹腔冲洗液细胞学检查结果不改变分期。

不适合手术-病理分期者，如部分年轻的希望保留生育功能的患者、有严重内科疾病且有手术禁忌证的患者、单纯放疗或因宫颈肿瘤累及无法直接手术而需要术前治疗的患者，仍采用 FIGO 1971 年发布的临床分期标准（表 23-2）。

表 23-2 子宫内膜癌临床分期（1971）

分期	肿瘤范围
Ⅰ	癌局限于宫体
ⅠA	子宫腔深度≤8cm
ⅠB	子宫腔深度＞8cm

续表

分期	肿瘤范围
Ⅱ	肿瘤累及子宫颈
Ⅲ	肿瘤侵及宫体以外，但未超出真骨盆。盆腔内（阴道、宫旁组织可能受累，但未累及膀胱、直肠）
Ⅳ	癌扩散至真骨盆外，或明显侵犯膀胱、直肠黏膜（泡样水肿不属Ⅳ期）

第二节 一般治疗原则

子宫内膜癌的治疗手段有手术、放疗、化疗、激素治疗，以及靶向、免疫治疗等。治疗方案应根据患者年龄、病理类型、分子分型、疾病分期、有无保留生育功能的要求及患者全身状况、有无内科合并症等情况综合评估后制订治疗策略。强调有计划的、合理的综合治疗，并重视个体化方案。对不保留生育功能的子宫内膜癌患者手术是主要治疗手段，除不能耐受手术或晚期无法手术的患者外，都应进行全面的分期手术，术后根据情况辅助予以放疗和（或）药物治疗。对于伴有严重内科并发症、高龄或要求保留生育功能等不宜手术的各期子宫内膜癌患者，可采用放疗和（或）药物治疗。

其中，药物治疗作为子宫内膜癌尤其是晚期及复发转移性还有特殊病理类型子宫内膜癌患者治疗的重要组成部分，近些年也得到了高度重视和长足的发展，在不同疾病阶段和不同人群中发挥不可或缺的作用。

一、初始治疗

子宫内膜癌在治疗前大致可分为三种情况：肿瘤局限于子宫体、肿瘤侵犯宫颈和肿瘤超出子宫。

肿瘤局限于子宫体：无手术禁忌也不需要保留生育功能者，行手术治疗。不适宜手术的患者，可选择盆腔外照射放疗 ± 阴道近距离放疗。特定患者可考虑内分泌治疗。术后辅助治疗按手术病理分期进行。

宫颈已有或疑有肿瘤浸润：行宫颈活检、宫颈管搔刮病理学检查，结果为阴性者治疗同病灶局限于子宫体。结果为阳性或盆腔 MRI 检查显示子宫颈间质受累者，行手术治疗。不适合手术者可先行盆腔外照射放疗＋阴道近距离放疗 ± 铂类增敏化疗（2023 年 CSCO 指南更新推荐），放疗后必要时可再考虑手术治疗。

肿瘤超出子宫：病变超出子宫但仍局限于腹盆腔内，可行肿瘤细胞减灭术，术后给予全身治疗。也可考虑新辅助化疗后再手术。局部扩散但不适合手术的患者，也可先行盆腔外照射 ± 阴道近距离放疗 ± 全身治疗，然后再次评估是否可以手术治疗。出现远处转移者，则以全身治疗为主，根据治疗效果，再次评估是否手术治疗和（或）盆腔放疗。

二、完成初始手术病理分期后的治疗

子宫内膜癌患者术后应根据病理学危险因素进行分级（表 23-3），以决定是否需要辅助治疗及其方法。

低危子宫内膜癌：对低危子宫内膜癌，包括 I / II 期 PLOE 突变型和 I A 期 dMMR/NSMP 内膜样癌＋低级别＋无或局灶淋巴脉管间隙浸润（lymphovascular space invasion，LVSI）的患者，不推荐进行辅助治疗。PLOE 突变型的 III / IV A 期患者是否属于低危子宫内膜癌，目前尚无定论，也缺乏不进行辅助治疗的证据，推荐患者参加前瞻性临床试验。

中危子宫内膜癌：近距离腔内放疗可以减少中危子宫内膜癌患者的复发风险，对中危患者也可不进行辅助治疗，尤其是 60 岁以下的患者。已知分子分型后，p53 突变型内膜样癌局限于内膜层或不伴肌层浸润者，通常不建议辅助治疗。

高 - 中危子宫内膜癌：淋巴结分期为 pN0 患者，近距离放疗可减少高 - 中危子宫内膜癌的复发。弥漫 LVSI 和 II 期患者可考虑辅助盆腔外照射，或考虑辅助化疗，特别是高级别和（或）弥漫 LVSI 的情况。患者如果能密切随访，也可以选择不进行辅助治疗。未进行淋巴结分期手术（cN0/pNx）的高 - 中危患者，推荐术后进行盆腔外照射，尤其是弥漫 LVSI 和（或）II 期患者。除放疗外也可考虑增加辅助化疗，尤其是高级别和（或）弥漫 LVSI 时。对高级别不伴 LVSI 的患者及 II 期内膜样癌 G1 患者可选择单纯阴道近距离放疗。

高危子宫内膜癌：推荐术后进行盆腔外照射联合化疗。单纯化疗可作为替代方案。癌肉瘤的术后治疗参照高危内膜癌治疗方案，而不是子宫肉瘤方案。

表 23-3 预后危险因素定义和分组

（摘自 ESGO/ESTRO/ESP 2020 子宫内膜癌指南）

危险分组	分子分型未知	分子分型已知△
低危	Ⅰ A 期内膜样癌 + 低级别 *+LVSI 无或局灶	Ⅰ～Ⅱ期，POLE 突变型内膜样癌，无残留灶 Ⅰ A 期 dMMR/NSMP 内膜样癌 + 低级别 *+LVSI 无或局灶
中危	Ⅰ B 期内膜样癌 + 低级别 *+LVSI 无或局灶	Ⅰ B 期 dMMR/NSMP 内膜样癌 + 低级别 *+LVSI 无或局灶
	Ⅰ A 期内膜样癌 + 高级别 *+LVSI 无或局灶	Ⅰ A 期 dMMR/NSMP 内膜样癌 + 高级别 *+LVSI 无或局灶
	Ⅰ A 期非内膜样癌（浆液性癌、透明细胞癌、未分化癌、癌肉瘤、混合细胞癌）不伴肌层浸润	Ⅰ A 期 p53 突变型和（或）非内膜样癌（浆液性癌、透明细胞癌、未分化癌、癌肉瘤、混合细胞癌）不伴肌层浸润
高 - 中危	Ⅰ 期内膜样癌 + 弥漫 LVSI，无论级别与浸润深度	Ⅰ 期 dMMR/NSMP 内膜样癌 + 弥漫 LVSI，无论级别或浸润深度
	Ⅰ B 期内膜样癌 + 高级别 *，无论 LVSI 状态	Ⅰ B 期 dMMR/NSMP 内膜样癌高级别 *，无论 LVSI 状态
	Ⅱ 期	Ⅱ 期 dMMR/NSMP 内膜样癌
高危	Ⅲ～Ⅳ A 期，无残留病灶	Ⅲ～Ⅳ A 期，dMMR/NSMP 内膜样癌无残留病灶
	Ⅰ～Ⅳ A 期，非内膜样癌（浆液性癌、透明细胞癌、未分化癌、癌肉瘤、混合细胞癌）伴肌层浸润，无残留病灶	Ⅰ～Ⅳ A 期，p53 突变型内膜样癌伴肌层浸润，无残留病灶 Ⅰ～Ⅳ A 期 dMMR/NSMP 非内膜样癌（浆液性癌、未分化癌、癌肉瘤）伴肌层浸润，无残留病灶
晚期转移	Ⅲ～Ⅳ A 期伴残留病灶 Ⅳ B 期	Ⅲ～Ⅳ A 期伴残留病灶，任何分子分型 Ⅳ B 期，任何分子分型

△.dMMR 型即 MSI-H 型 / 微卫星高度不稳定型，NSMP 即低拷贝型 /MSS 型微卫星稳定型；对Ⅲ～Ⅳ A 期 POLE 突变型子宫内膜样癌和Ⅰ～Ⅳ A 期 dMMR 或 NSMP 透明细胞癌伴肌层浸润者，没有充分的数据将这些患者分配到分子分型的预后危险组别中去。建议进行前瞻性登记。*. 根据 FIGO 二级分级法，G1 和 G2 定义为低级别，G3 为高级别。

三、晚期子宫内膜癌有术后残留病灶的辅助治疗

接受手术治疗的Ⅲ / Ⅳ期子宫内膜癌患者，如果术后有残留的转移淋巴结病灶、术后切缘阳性（包括阴道切缘阳性、盆侧壁受累）或盆腔内病灶残留者，应经 MDT 讨论，采用化疗 ± 放疗的个体化治疗方法。

已行不完全分期手术患者的处理：

Ⅰ A 期年龄＜ 60 岁 + 低级别 + LVSI 阴性，或Ⅰ A 期年龄＜ 60 岁 + 高级别 + LVSI 阴性 + 无肌层浸润患者，可考虑随访观察。

Ⅰ A 期年龄≥ 60 岁 + 高级别 + LVSI 阴性，或Ⅰ B 期年龄≥ 60 岁 + 低级别 + LVSI 阴性，应先行影像学检查，若影像学检查阴性，给予阴道近距离放疗。

Ⅰ A 期 + 任何级别 + LVSI 阳性，或Ⅰ B 期 + 低级别 + LVSI 阳性，或Ⅰ B 期 + 高级别 ± LVSI，或Ⅱ期患者，可直接补充行手术进行全面分期。也可先行影像学检查，若影像学检查阴性，按照Ⅰ期或Ⅱ期给予相应的辅助治疗。若影像学检查可疑或阳性，应进行再次手术分期或对可疑病灶进行病理学检查确诊。

初次手术已确定为Ⅲ A 期以上的患者行系统治疗 ± 盆腔外照射 ± 阴道近距离放疗。

第三节 辅助治疗

一、辅助治疗的历史沿革

子宫内膜癌术后辅助治疗目前仍是以放疗为主（包括腔内放疗和体外放疗），具有高危因素的子宫内膜癌患者预后相对较差，单独术后辅助放疗仍有较大的远处转移风险。有研究表明增加术后辅助化疗可能使此类患者获益。本节主要阐述术后辅助药物治疗。对子宫内膜癌有效的化疗药包括紫杉类、铂类、蒽环类及异环磷酰胺等。其中铂类的反应率为 20% ～ 42%，紫杉类反应率为 21% ～ 37%，蒽环类反应率为 20% ～ 37%，异环磷酰胺则主要用于癌肉瘤。

最初化疗主要用于晚期或复发的及特殊病理类型的子宫内膜癌患者。近来在具有高危因素（> 60 岁、肿瘤体积较大、组织分化级别高、深肌层浸润、血管淋巴间隙受侵 LVSI、子宫下段肿瘤等）的早期患者，术后辅助化疗也得到广泛探讨及研究。Aoki 等于 2004 年报道对 170 例高危组ⅠB ～ Ⅱ期子宫内膜癌患者术后辅助 CAP 方案化疗，5 年无瘤生存率（88.5% vs 50%）和 OS（95.2% vs 62.5%）均明显高于术后观察组。2006 年意大利的 Maggi 等进行的化疗和放疗的比较研究显示，345 例初始术后 FIGO Ⅰ C ～ Ⅲ期子宫内膜癌患者，其中 1/3 为高危子宫内膜癌患者，随机分成盆腔放疗组和化疗组（CAP 方案 5 个疗程），两组间的 PFS、OS 和复发率均无明显差异。对局部和远处复发的部位进行分析发现，系统化疗可能会更好地控制远处转移。2008 年 Susumu 等报道日本妇科肿瘤组 JGOG-2033 的临床研究中，将 475 例初始术后 FIGO 分期为ⅠC ～ ⅢC、肌层侵犯≥ 50%、年龄 < 75 岁的子宫内膜癌患者，随机分成盆腔放疗组和化疗组（CAP 方案≥ 3 个疗程）。结果显示两组 PFS 和 5 年 OS 无明显差异。化疗组较放疗组的副作用无明显增加。在高中危亚组中，化疗组较放疗组的 PFS 显著提高（83.8% vs 66.2%，HR 0.44，P=0.024），OS 也显著提高（89.7% vs 73.6%，HR 0.24，P=0.006）。2008 年美国 Nickles Fader 对 129 例Ⅰ / Ⅱ期子宫内膜浆液性乳头状腺癌进行单纯化疗、单纯放疗或化疗

+ 放疗比较研究，中位随访 34 个月时 23 例 25 个月复发，47.8% 为盆腔外，化疗组低于放疗组，5 年生存率在单纯化疗组为 89%，化疗 + 放疗组为 85.3%，而放疗组为 77.8%，说明化疗对子宫内膜浆液性乳头状腺癌更有意义。因此，对于伴有复发高危因素的早期子宫内膜癌患者多主张行辅助治疗。但对于子宫内膜癌特殊组织类型化疗效果更为肯定。两项研究 NSGOEC-9501/EORTC55991 及 ILIADE 试验合并分析结果显示：术后有高危因素的患者盆腔外照射放疗添加辅助化疗（4 周期铂类为基础的化疗，放疗前或放疗后给予），无进展生存期可以提高 9%（5 年 PFS 放化疗组 78% vs 单纯放疗组 69%；P=0.000 9），OS 有延长趋势（5 年 OS 放化疗组 82% vs 单纯放疗组 75%；P=0.07）。另一项随机对照试验 GOG-249 研究对比的是Ⅰ期或Ⅱ期中高危或高危子宫内膜癌术后阴道内照射联合 3 个疗程卡铂 - 紫杉醇方案与单纯全盆腔外照射，结果发现阴道内照射联合化疗不能改善 PFS 和 OS。GOG258 对比了联合放化疗与单纯化疗在晚期子宫内膜癌（残留病灶 < 2cm 的Ⅲ期和ⅣA 期内膜样癌、Ⅰ期和Ⅱ期透明细胞癌和浆液性癌）术后治疗中的效果，与单独 6 个疗程 TC 方案化疗相比，放疗联合顺铂后序贯 TC 方案化疗 4 个疗程并未改善患者的 PFS 和 OS，但局部和盆腹腔淋巴结复发率低。PORTEC-3 对比了序贯放化疗与单纯放疗在子宫内膜癌术后辅助治疗中的作用，结果显示在肿瘤控制方面序贯放化疗比单纯放疗有明显优势，尤其对于Ⅲ期和（或）浆液性子宫内膜癌患者。一项纳入 46 例患者的Ⅱ期临床试验 RTOG9708 得到了令人欣喜的结果，它使用的方法是联合放化疗（顺铂）后额外增加 4 个周期（28 天为 1 个周期）的顺铂和紫杉醇化疗 24 小时连续输注。结果报道患者 4 年生存率 86%，其中Ⅲ期患者生存率达到 77%。

化疗在子宫内膜癌术后应用的介入时机至今仍未达成共识。Secord 等于 2009 年的一项多中心回顾性报道中，将子宫内膜癌术后辅助 CRC 模式（又称三明治模式：即 3 个周期化疗序贯区域放疗，再序贯后续化疗）与其他治疗模式（放疗后化

疗、化疗后放疗）进行比较，结果显示 CRC 模式 3 年 PFS（69% vs 47%，52%）与 3 年 OS 均有显著提高。Geller 等也对 23 例晚期子宫内膜癌术后应用 CRC 模式治疗，结果显示 1 年、3 年和 5 年生存率分别为 100%、80%、74%。Milgrom 等的报道显示，40 例 Ⅲ 期子宫内膜癌患者术后先行应用顺铂的同步放化疗，再序贯应用 TC 4 个疗程，5 年 PFS 为 79%，OS 率为 85%。基于越来越多的证据支持在联合放疗前给予系统治疗，可以更好地达到肿瘤的全身和局部控制，很多临床医师已经倾向于将此方法作为局部晚期子宫内膜癌术后首选辅助治疗方法。

由于多项临床结果不统一，到目前为止子宫内膜癌术后辅助放疗需不需要联合化疗及化疗时机尚有一些争议。NCCN 指南认为 Ⅰ A/ Ⅰ B 期、G3 的患者，在术后进行阴道近距离治疗和（或）EBRT 时，建议加入全身治疗作为 2B 类选择。对于 Ⅰ B 期并具有不良危险因素的 G3 疾病，全身治疗 [除 EBRT 和（或）阴道近距离治疗外] 被认为 2A 类选择。

孕激素在子宫内膜癌辅助治疗中生存获益目前尚未得到证实。包含 6 个随机研究的大型 Meta 分析表明，术后辅助孕激素治疗并不能提高子宫内膜患者生存率。另一项入组 1012 例患者的随机研究结果也显示术后辅助内分泌治疗对患者生存无明显益处。有研究选取 Ⅰ 期和 Ⅱ 期子宫内膜癌进行前瞻性研究发现术后给予甲羟孕酮（MPA）辅助治疗不能提高早期子宫内膜癌患者疗效，但副作用明显增加。也有学者提出不同观点，一项 540 例子宫内膜癌的随机对照临床研究，发现内分泌治疗能改善患者 5 年生存率，笔者建议对预后不良患者内分泌治疗不应少于 3 年。

二、治疗原则

现有指南不推荐 Ⅰ ～ Ⅱ 期子宫内膜样癌术后患者常规行辅助化疗，可根据是否有高危因素酌情考虑。目前国内推荐对于 Ⅰ B 期及以上、G3 的高危患者进行术后辅助化疗。但对于采用放化疗同步、放化疗序贯还是 CRC（三明治疗法：化疗 + 放疗 + 化疗）模式，指南未进行标准推荐。术后辅助化疗常用多药联合方案，疗程根据患者病情、全身状况和是否联合放疗等来确定，一般可应用 4 ～ 6 个疗程。

对于子宫内膜癌术后辅助内分泌治疗还有争议。目前不作为常规推荐。

其他药物治疗包括靶向治疗、免疫治疗等也尚无用于辅助治疗有效的证据。

三、常用辅助治疗的方案及评价

以下列出子宫内膜癌常用化疗方案，方案及剂量的选择需根据患者耐受情况进行调整。

（一）TC 方案

紫杉醇 $175mg/m^2$，静脉滴注，第 1 天。

卡铂（AUC 4 ～ 6），静脉滴注，第 1 天。

间隔 3 周。

需要注意的是，在多数国外试验研究中，卡铂的 AUC 均为 5 ～ 6，中国人群可适当减低为 AUC 4 ～ 5。主要不良反应为骨髓抑制。

（二）AP 方案

多柔比星 $60mg/m^2$，静脉滴注，第 1 天。

顺铂 $50mg/m^2$（水化利尿），静脉滴注，第 1 天。

间隔 3 周。

紫杉类药物上市之前，AP 方案作为晚期子宫内膜癌的常用方案，较单药能显著提高疗效，目前多用于对紫杉醇有禁忌的患者。主要不良反应为骨髓抑制 / 消化道反应。

（三）TAP 方案

多柔比星 $45mg/m^2$，静脉滴注，第 1 天。

紫杉醇 $160mg/m^2$，静脉滴注，第 1 天。

顺铂 $50mg/m^2$（水化利尿），静脉滴注，第 2 天。

间隔 3 ～ 4 周，合并应用 G-CSF。

研究显示在晚期子宫内膜癌中三药方案可提高疗效，但不良反应也显著增加，可考虑用于需要迅速缩瘤且体质状况较好的患者。主要不良反应为骨髓抑制 / 消化道反应。

（四）DC 方案

多西他赛 $75mg/m^2$，静脉滴注，第 1 天。

卡铂（AUC 4 ～ 6），静脉滴注，第 1 天。

间隔 3 ～ 4 周。

适用于对紫杉醇无法耐受或有禁忌的患者。主要不良反应为骨髓抑制。

第四节　新辅助治疗

一、新辅助治疗的历史沿革

子宫内膜癌新辅助治疗主要用于部分不适合立即手术的Ⅲ期和Ⅳ期患者，现阶段的研究和推荐还集中于新辅助化疗，其他一些治疗手段包括放疗尚未在子宫内膜癌患者中进行尝试。新辅助化疗始于1996年，Resnik等首次报道1例子宫浆液性腺癌术前误诊为卵巢癌Ⅳ期，给予紫杉醇＋卡铂3个疗程的化疗，病灶明显缩小，从而获得手术机会，因此推测新辅助化疗对子宫内膜癌有效。2009年Vandenput对30例Ⅳ期子宫内膜癌患者给予新辅助化疗3～4个疗程后进行手术，2例完全缓解，20例部分缓解，6例疾病稳定，明显改善了患者的PFS和OS。有学者回顾性分析了44例Ⅳ期子宫浆液性腺癌（USC）患者，对术前化疗（NACT组）后手术与初始减瘤术（PCS组）进行比较，结果显示，PFS和OS虽差异无统计学意义，但NACT可以缩短手术时间及住院时间，仍可能是晚期USC的一个合理的治疗选择。张凯等研究也认为，新辅助化疗可使更多相对中晚期的子宫内膜癌患者获得手术机会，提高病灶切除率。但Holman等通过对260例Ⅰ～Ⅳ期子宫浆液性癌回顾性分析发现，新辅助化疗后手术患者住院时间和手术时间缩短，但与先手术再化疗或放疗组比较，接受新辅助化疗组的完全缓解率最低（29.6% vs 69.9%、86.7%），新辅助化疗后手术与术后再化疗比较复发率相当，但两组的复发率高于术后接受放疗或放化疗组。还有研究认为晚期子宫内膜癌尤其是特殊类型的子宫内膜癌，选择新辅助化疗能提高手术满意度，减小残余肿瘤体积。因此，部分研究者认为NACT可以提高晚期子宫内膜癌手术的彻底性，减少术后并发症，是一种有效提高晚期子宫内膜癌患者生存率的方法，同时认为NACT后肿瘤消退的程度可以作为评估预后的一项指标。但目前尚缺乏大型前瞻性随机对照研究去证明新辅助化疗是否能提高子宫内膜癌患者的长期生存率。

二、治疗原则

2015年美国国立综合癌症网络（NCCN）临床实践指南推荐：术前评估难以切除干净的晚期子宫内膜癌，可考虑术前新辅助化疗。中国2022年版子宫内膜癌诊治指南推荐：对于晚期子宫内膜癌患者，可采用术前新辅助化疗，再行肿瘤细胞减灭术，之后再行化疗。但目前新辅助化疗对于子宫内膜癌的适应人群、临床疗效、化疗方案、化疗后手术时机的选择等方面仍然存在一些争议。

三、常用新辅助治疗的方案及评价

新辅助化疗推荐对晚期子宫内膜癌最为敏感的TC方案（具体同辅助治疗）。

第五节　进展期药物治疗

一、进展期药物治疗的历史沿革

子宫内膜癌的化疗始于20世纪60年代，过去化疗主要应用于Ⅲ～Ⅳ期或复发的及特殊病理类型的子宫内膜癌患者。最早常用单药化疗，有效率仅为25%～37%。随着科学技术的发展及药物研发水平的提高，化疗方案也在不断改进，目前单一用药已被联合用药取代。如患者可耐受，可采用多药联合方案。经临床观察，疗效可达40%～75%。20世纪90年代初美国GOG对223例晚期或复发的子宫内膜癌进行随机试验，比较多柔比星＋顺铂联合用药与单用多柔比星的疗效，发现联合组有明显更高的ORR（45% vs 27%）和更长的PFS（6.2个月 vs 3.9个月）。EORTC-55872与GOG-107试验分别在2003年与2004年发布类似结果，多柔比星＋顺铂联合用药较单用多柔比星的ORR明显增高，中位PFS延长，从而奠定了铂类药物在晚期复发转移性子宫内膜癌中的地位。GOG122研究比较了全腹照射（WAI）和化疗（多柔比星＋顺铂）对术后残留病灶≤2cm 的Ⅲ期或Ⅳ期子宫内膜癌的疗效。结论表明与 WAI 相比，化疗可显著改善晚期子宫内膜癌 PFS 和 OS。Fleming 等在 GOG-177 试验报告中，比较了紫杉醇联合多柔比星+顺铂（TAP）与多柔比星+顺铂（AP）在晚期/复发转移性子宫内膜癌中的疗效，结果显示 TAP 方案明显优于 AP 方案，ORR（57% vs 34%）、PFS（8.3 个月 vs 5.3 个月）、中位 OS（15 个月 vs 12 个月）均有显著提高，毒性也明显增加，TAP 方案血液学毒性明显。这是第一个显示化疗对晚期子宫内膜癌患者具有生存获益的试验。随后为了减低其毒性研究人员进行了一系列探索，Nakamura 等于 2005 年、Humber 等于 2007 年及多项对晚期或复发的子宫内膜癌Ⅱ期临床研究显示，TC（紫杉醇+卡铂）的 ORR 可达 60%～75%，效果比 AP 方案更好，而且 TC 方案耐受性更好。GOG-209 研究对 TC 方案和 TAP 方案进行了非劣效性对比，结果显示 TC 方案中位 PFS 和 OS 均不劣于 TAP 方案，毒性与耐受性 TC 方案优于 TAP 方案，基于该研究，TC 方案成为晚期、转移性或复发性子宫内膜癌化疗的首选方案。

子宫内膜是激素反应性组织，大部分子宫内膜癌与雌孕激素失衡有关。目前普遍认为内分泌治疗对晚期或复发转移性子宫内膜癌患者疗效肯定。1959 年 Kistner 等研究发现孕激素治疗对子宫内膜癌有效，从此子宫内膜癌的内分泌治疗得到广泛应用。美国 GOG 曾进行大规模多中心随机对照研究，晚期或复发性子宫内膜癌的总反应率为 15%～25%，证实孕激素治疗对晚期和复发的子宫内膜癌有效。GOG 在晚期复发的子宫内膜癌两项内分泌试验中，分别采用 MA 或 MPA 与 TAM 相互交替使用，反应率均为 30% 左右，提示 TAM 与孕激素联合的激素治疗有效。一般认为晚期复发患者给予内分泌治疗，可以延长患者生存期并改善其生活质量，但也有部分研究及 Meta 分析提出不同意见，认为没有充分证据证明孕激素对晚期、复发性子宫内膜癌有效。近年来有一些研究结果显示雷洛昔芬（raloxifene）、促性腺激素释放激素激动剂（GnRHa）及芳香化酶抑制剂对复发和转移性子宫内膜癌有一定效果。雷洛昔芬是高选择性雌激素拮抗剂。一项多中心Ⅱ期研究结果表明，雷洛昔芬对转移和复发性子宫内膜

癌的有效率分别为 25% 和 31%，疗效持续时间为 19.3 个月和 13.9 个月，效果好于孕激素单药及孕激素联合他莫昔芬，毒副作用也较少。研究发现约 80% 子宫内膜癌组织表达 GnRHR，GnRHa 可以与肿瘤细胞上 GnRHR 结合，干扰 MAPK 信号传导通路，下调 c-fos 基因表达，抑制癌细胞增殖，增加凋亡相关因子 FasL 表达，促进癌细胞凋亡。因此，GnRHa（亮丙瑞林、曲普瑞林）被作为二线治疗或联合治疗用于子宫内膜癌保留生育功能的治疗。绝经后女性体内雌激素的水平与芳香化酶的活性关系密切，根据这个机制芳香化酶抑制剂成功用于乳腺癌的治疗，并且取得了较好疗效。但目前芳香化酶抑制剂单药用于子宫内膜癌的研究不多，仅限于小样本的研究，疗效有待于大样本研究进一步探索。

手术、放疗和化疗的进步大大改善了子宫内膜癌的预后，随着对肿瘤发生机制及信号通路研究的深入，一些基因突变及异常通路被证实在肿瘤发生发展中起重要作用。靶向药物通过抑制这些特定基因或者异常信号通路发挥抗肿瘤作用，在部分肿瘤中已经取得了很好的疗效，也避免了化疗药物严重的毒性。目前公认与子宫内膜癌发生发展相关的信号通路涉及的主要基因有 PTEN、PIK3CA、VEGF、HER2、TP53 等，研究比较多的靶向药物包括 mTOR 抑制剂、FGFR2 抑制剂、抗血管生成药物、EGFR 抑制剂、PARP 抑制剂等。

抑癌基因 PTEN 基因及原癌基因 PIK3CA 基因的变异会导致 PI3K-AKT-mTOR 信号通路的激活，促进肿瘤细胞的生长、增殖和存活。PTEN 为子宫内膜癌患者主要的驱动突变，突变频率约为 31.2%，因此 PI3K-AKT-mTOR 信号通路在子宫内膜癌中异常活化的比例也很高。替西罗莫司、西罗莫司（雷帕霉素）和依维莫司是 mTOR 的抑制剂，研究发现它们能使 44% 转移或复发的子宫内膜癌患者病情趋于稳定。一项Ⅱ期桥接试验采用雷帕霉素治疗转移或复发性子宫内膜癌患者，接受过化疗的患者 PR 4%，SD 48%，既往未行化疗的患者 PR 率 14%，SD 率 69%。该研究发现，雷帕霉素的有效性与 PTEN 基因的突变状态以及 PTEN、pAKT、pmTOR 和 pS6 蛋白的表达水平无关。另一项Ⅱ期临床试验，使用依维莫司治疗曾经接受过一线或二线化疗的子宫内膜样癌患者，在研究

第 20 周，21% 的患者 SD。研究认为 mTOR 抑制剂还可克服子宫内膜癌内分泌治疗中的耐药情况（Slomovitz，2015）。GOG3007 显示依维莫司联合来曲唑与单纯内分泌治疗复发性子宫内膜癌相比，可改善 PFS/OS。NCCN 指南推荐使用依维莫司联合来曲唑治疗内膜样腺癌。mTOR 抑制剂的副作用包括骨髓抑制、高血糖、高脂血症、口腔炎、腹泻、皮疹和肺炎等。

17%～50% 的 Ⅱ 型以及 3% 的 Ⅰ 型子宫内膜癌中可以检测到 HER2 基因的扩增，借鉴表皮生长因子受体抑制剂曲妥珠单抗在 HER2 阳性乳腺癌治疗中的成功经验，研究者也对 HER2 阳性的晚期、复发性子宫内膜癌患者进行了曲妥珠单抗治疗。Fader 等纳入 61 例 Ⅲ/Ⅳ 期或复发的 HER2 阳性（定义为 2+ 或 3+，并通过 FISH 确认扩增）的浆液性子宫内膜癌患者，随机接受卡铂+紫杉醇或卡铂+紫杉醇+曲妥珠单抗联合治疗。结果显示曲妥珠单抗组可使 PFS 从 8 个月延长至 12.6 个月（P=0.005）。在原发性晚期子宫内膜癌亚组中，中位 PFS 从 9.3 个月提高至 17.9 个月（P=0.013），曲妥珠单抗展现出良好的疗效。基于此研究，NCCN 指南推荐将卡铂+紫杉醇+曲妥珠单抗联合使用作为 HER2 阳性的浆液性子宫内膜癌的化疗首选方案。同时，NCCN 指南建议对于晚期或复发性浆液性子宫内膜癌，考虑行 HER2 的 IHC 检测（对于 IHC 结果不明确的进一步做 FISH 检测）。但在一项妇科肿瘤组的 Ⅱ 期临床研究中，用曲妥珠单抗单药治疗 HER2 过表达或 HER2 扩增子宫内膜癌患者，并没有显示出治疗有效性。Koskas 等研究了曲妥珠单抗联合紫杉醇方案治疗 HER2 阳性的晚期、复发性子宫内膜癌患者，结果也显示曲妥珠单抗对 HER2 阳性患者无明显效果。EGFR 过表达在子宫内膜癌中也很常见，但在迄今为止的研究中，EGFR 抑制剂有效率很低。有 Ⅱ 期临床试验结果显示，进展性或复发性子宫内膜癌患者接受西妥昔单抗的治疗，耐受性良好，临床获益率为 15%。厄洛替尼和吉非替尼的临床试验没有证实 EGFR 抑制剂可以给子宫内膜癌患者带来明显临床获益。

抗血管生成药物在子宫内膜癌的治疗中具有一定的活性，研究发现，VEGF 过表达与包括子宫内膜癌在内的大部分妇科恶性肿瘤的预后不良有关，VEGF 表达水平越高，预后越差。研究发现在子宫内膜癌中单用抗血管生成药物如贝伐珠单抗和阿柏西普，客观缓解率较低（12%～15%）。贝伐珠单抗和 mTOR 抑制剂替西罗莫司联合应用，反应率提高到 24%，却引起了 8% 的肠瘘和肠穿孔。GOG86P 是一项 Ⅱ 期随机临床试验，在一线卡铂和紫杉醇联合治疗中加入贝伐珠单抗，对比对照组，加入贝伐珠单抗可以增加患者 OS，但并未改善 PFS（HR=0.71；95%CI：0.55～0.91）。提示 TC 方案联合贝伐珠单抗可能是治疗晚期或复发性子宫内膜癌的有效方案。NCCN 指南推荐卡铂+紫杉醇+贝伐珠单抗联合治疗晚期及复发性子宫内膜癌患者。阿柏西普是一种以 VEGF 为靶点的人融合 IgG 蛋白，在一项 Ⅱ 期临床试验中，其 ORR 为 7%，中位 PFS 为 2.9 个月，但是阿柏西普的毒性作用明显。基于上述研究贝伐珠单抗和替西罗莫司被批准用于治疗持续、复发或转移性子宫内膜癌。认为贝伐珠单抗可作为对化疗无法耐受时的单药治疗（2B 类证据）。

多靶点 VEGF/FGFR/PDGFR 酪氨酸激酶抑制剂（舒尼替尼、乐伐替尼、多韦替尼等）在子宫内膜癌的治疗价值也在不断探索中。舒尼替尼和索拉非尼在既往用于治疗复发或转移的子宫内膜癌的研究中，ORR 范围为 5%～15%，6 个月无进展生存率为 13%～20%。鉴于最近发现在 10%～20% 的浆液性子宫内膜癌或癌肉瘤中有 FGFR1 或 FGFR3 扩增及在内膜样腺癌中有 FGFR2 突变，目前正在进行 FGFR 抑制剂的临床试验。一项 Ⅱ 期临床研究显示，多韦替尼(dovitinib) 可作为治疗 FGFR2 突变及非 FGFR2 突变的晚期或转移性子宫内膜癌二线治疗方案。抗血管生成药物毒副反应大多比较明显，包括高血压、蛋白尿、肠穿孔、出血风险等。

免疫治疗在子宫内膜癌中的研究不是很多，目前还限于晚期子宫内膜癌患者，有研究报道 PD-1 抑制剂对存在高度微卫星不稳定性（MSI-H）或错配修复缺陷(dMMR) 的子宫内膜癌效果很好，有较高的治疗应答率和较好疗效。但只有 25%～31% 的子宫内膜癌患者是 MSI-H 类型。对于微卫星稳定（MSS）或无错配修复缺陷（pMMR）的患者而言，单用 PD-1 抑制剂的治疗效果不好。基于抗血管生成药物在晚期子宫内膜癌中的效果，研究者将抗血管生成靶向药物仑伐替尼与 PD-1 抑制剂派姆单抗 (pembrolizumab) 联合用于二线治疗晚期子宫内膜癌患者。KEYNOTE-146/Study111 为一项 Ⅰb/1 期、多中心、开放标签的单臂研究，旨在评估仑伐替尼和帕博利珠单抗的联合方案对某些实体瘤患者的效果。结果显示该方案治疗复发性子宫内膜癌疗效显著。2021 年 ESMO 发布了对 Ⅱ 期 KETNOTE-158 队列 D 和队列 K 中 MSI-H/dMMR 子宫内膜癌患者的 42.6 个月随访数据，这些患者接受了帕博利珠单抗（200mg 静脉滴注，每 3 周一次）单药治疗，ORR 为 48%，预计 68% 的患者 DOR ≥ 3 年；生存预后令人鼓舞，毒副作用可控。NCI-MATCH 研究 Z1D 亚组入组子宫内膜样腺癌、内膜样腺癌合并其他病理类型、癌肉瘤共 17 例，ORR 为 45.4%；3 例完全缓解（CR）中 2 例为子宫内膜样腺癌。KEYNOTE-775/Study309 实验多次发布研究结果，均验证了"可乐"组合在既往接受过一线含铂化疗的转移性或复发性子宫内膜癌患者中的疗效。2022 年 3 月 *NEJM* 发表了该研究，结果表明仑伐替尼联合帕博利珠单抗无论从 PFS 还是 OS 的角度都带来了显著的统计学生存差异。靶向免疫联合治疗降低了 MSS/pMMR 患者 40% 的复发风险，并降低了 32% 的死亡风险；MSI-H/dMMR 患者的死亡风险降低更多，高达 63%，这与既往研究的结论一致。基于上述结果 FDA 批准了派姆单抗 (pembrolizumab) 单药用于经过前线全身治疗后疾病进展且不适合接受治愈性手术或放射治疗的微卫星高度不稳定性 (MSI-H) 或错配修复缺陷 (dMMR) 的晚期子宫内膜癌患者。另外有多项研究证实 PD-1 抑制剂多塔利单抗在 dMMR/MSI-H 子宫内膜癌中也有良好的疗效。2022 年的 ASCO 和 ESMO 年会报告 GARNET 研究的最新数据显示：45.5% 的 dMMR/MSI-H 患者经多塔利单抗治疗后肿瘤有所缓解。在 RUBY 研究（一项 3 期、随机、双盲、安慰剂对照试验）中，与安慰剂 + 化疗相比，多塔利单抗 + 卡铂 / 紫杉醇对原发晚期 / 复发性子宫内膜癌（EC）患者的 PFS 有显著且具临床意义的改善。在总体人群中，多塔利单抗组疾病进展和死亡风险均下降约 36%；在 dMMR/MSI-H 组，多塔利单抗组患者疾病进展风险和死亡风险分别降低 72% 和 70%。2023 年 2 月美国 FDA 批准多塔利单抗用于先前含铂方案治失败、不适合根治性手术或放疗且经检测确认存在错配修复缺陷 (dMMR) 的复发或晚期子宫内膜癌成年患者。

二、治疗原则

晚期子宫内膜癌具有同样的局部复发和远处转移的能力。而晚期患者远处转移与生存相关性更为密切，化疗是降低远处复发的有效措施，足量足疗程的化疗对控制此类患者病情起重要作用。目前普遍推荐 TC 方案作为子宫内膜癌化疗的优选方案，如患者无法耐受联合化疗，亦可选择单药化疗，疗程根据患者病情、全身状况、药物不良反应和术后是否联合放疗等来确定，一般可应用 4 ～ 6 个疗程。

内分泌治疗仅用于子宫内膜样癌。目前主要应用于晚期、复发性及无法手术的患者或早期子宫内膜癌需保留生育功能的年轻患者。推荐药物包括孕激素、他莫昔芬（两者可交替使用）、芳香化酶抑制剂、氟维司群等。以高效药物、大剂量、长疗程为好，4 ～ 6 周可显效。对肿瘤分化良好、孕激素受体（PR）阳性者疗效好，对远处复发者疗效优于盆腔复发者。治疗时间尚无统一看法，但至少应用 6 个月以上。内分泌治疗禁用或慎用于下述患者：心、肝肾功能不全者；有血栓病史；糖尿病者；精神抑郁者；孕激素类药物过敏者；脑膜瘤患者。

免疫及靶向治疗主要用于晚期及复发转移性子宫内膜癌患者，目前无特异性针对子宫内膜癌的靶向治疗。基于篮子理论，晚期子宫内膜癌可以根据基于肿瘤分子标志物的特征进行的研究选择可用的药物，多用于二线及以上治疗。

对于 Ⅲ / Ⅳ 期和复发的子宫内膜浆液性癌伴人表皮生长因子受体 2（HER2）表达阳性的患者，可在卡铂联合紫杉醇方案的基础上加入曲妥珠单抗。*NTRK* 基因融合阳性的患者可考虑拉罗替尼或恩曲替尼治疗。针对抗血管生成的靶向药物贝伐珠单抗可与化疗联合用于晚期子宫内膜癌的治疗。贝伐珠单抗或替西罗莫司也是既往细胞毒性化疗进展患者的适当单剂靶向治疗方案。依维莫司可联合来曲唑治疗复发转移性子宫内膜癌。帕博利珠单抗可用于 MSI-H/dMMR 或高肿瘤突变负荷（TMB-H）且前线治疗后进展或没有满意替代治疗方案、无法切除的转移性子宫内膜癌患者。纳武利尤单抗适用于 dMMR 的复发、转移或高危型子宫内膜癌患者。晚期或复发性子宫内膜癌不存在 MSI-H 或 dMMR，没有手术或放疗治愈的可能性，并且在前次系统治疗后进展的患者还可采用帕博利珠单抗联合仑伐替尼治疗。

三、进展期药物治疗的方案及评价

（一）进展期子宫内膜癌常用的化疗方案

方案及剂量的选择需根据患者耐受情况进行调整。

1. TC 方案

紫杉醇 175mg/m²，静脉滴注，第 1 天。

卡铂（AUC 4～6），静脉滴注，第 1 天。

间隔 3 周。

卡铂和紫杉醇治疗晚期 / 转移性或复发性子宫内膜癌反应率为 40%～62%，OS 为 13～29 个月。紫杉醇过敏反应经严格预处理后很少发生，该方案主要不良反应为骨髓抑制。另外，白蛋白紫杉醇被允许可合理替代紫杉醇（用法：白蛋白紫杉醇 260mg/m²，静脉滴注，第 1 天）。

2. AP 方案

多柔比星 60mg/m²，静脉滴注，第 1 天。

顺铂 50mg/m²（水化利尿），静脉滴注，第 1 天。

间隔 3 周。

早期关于晚期子宫内膜癌的采用 AP 方案化疗的研究较多，GOG 曾进行的 4 项 I 期随机研究来验证联合化疗的效果，发现 AP 方案是疗效较好的一个联合方案，有 45% 的有效率，包括 22% 的 CR，无进展生存期为 6.2 个月，中位生存期为 8.8～12 个月。AP 方案一度成为晚期或复发性子宫内膜癌的标准一线方案。主要毒副反应为骨髓抑制及消化道不良反应。

3. TAP 方案

多柔比星 45mg/m²，静脉滴注，第 1 天。

紫杉醇 160mg/m²，静脉滴注，第 1 天。

顺铂 50mg/m²（水化利尿），静脉滴注，第 2 天。

间隔 3～4 周，合并应用 G-CSF。

关于 AP 方案和 TAP 方案的研究比较多，GOG177 研究对两者疗效进行比较，结果显示有效率 TAP 明显优于 AP（57%、34%），PFS（中位 8.3 个月，5.3 个月），OS（15.3 个月，12.3 个月），

TAP 方案组外周白细胞减少症增加。结论认为紫杉醇可改善晚期复发性子宫内膜癌患者的生存率。但该方案因毒性较大，目前应用较少，可用于复发或者转移性子宫内膜癌，疗效优于 AP 方案，但血液学毒性增加，需加用 G-CSF 辅助治疗。

4. DC 方案

多西他赛 75mg/m²，静脉滴注，第 1 天。

卡铂（AUC 4～6），静脉滴注，第 1 天。

间隔 3～4 周。

日本妇科肿瘤学组的一项研究（JGOG-2041）将晚期或复发性子宫内膜癌患者随机分为多西他赛 + 顺铂组（DP）、多西他赛 + 卡铂组（DC）及紫杉醇 + 卡铂组（TC）并进行比较，结果显示，DP、DC 和 TC 组的 RR 分别为 51.7%、48.3% 和 60.0%（P=0.65），完全缓解率分别为 72.4%、69.0% 和 90.0%。平均 PFS 分别为 232 天、238 天和 289 天；平均 OS 分别为 629 天、731 天和 854 天。研究认为 TC 可作为晚期子宫内膜癌的首选方案。对紫杉醇无法耐受或有禁忌者可应用 DC 方案。骨髓抑制为其主要毒副反应。

5. TC+ 曲妥珠单抗（HER2 阳性浆液性腺癌）

曲妥珠单抗：6mg/kg（首次 8mg/kg），静脉滴注，第 1 天。

紫杉醇 175mg/m²，静脉滴注，第 1 天。

卡铂（AUC 4～6），静脉滴注，第 1 天。

间隔 3 周。

Fader 等纳入 61 例 III / IV 期或复发的 HER2 阳性（定义为 2+ 或 3+，并通过 FISH 确认扩增）的浆液性子宫内膜癌患者，随机接受 TC 方案化疗或 TC+ 曲妥珠单抗联合治疗。结果显示曲妥珠单抗组可使 PFS 从 8 个月延长至 12.6 个月（P=0.005）。在原发性晚期子宫内膜癌亚组中，中位 PFS 从 9.3 个月提高至 17.9 个月（P=0.013）。

6. TC+ 贝伐珠单抗

贝伐珠单抗 15mg/kg，静脉滴注，第 1 天。

紫杉醇 175mg/m²，静脉滴注，第 1 天。

卡铂（AUC 4～6），静脉滴注，第 1 天。

间隔 3 周。

一项回顾性分析中该方案总体中位 PFS 为 20 个月，中位 OS 为 56 个月。总体反应率为 82.8%，在接受卡铂 / 紫杉醇作为二线治疗的 8 例患者中的反应率为 87.5%。

单药方案：顺铂、卡铂、多柔比星（或多柔比星脂质体）、紫杉醇（或白蛋白结合型紫杉醇）、托泊替康、贝伐珠单抗、多西他赛、异环磷酰胺（用于癌肉瘤）。单药作为一线方案化疗时，有效率为 21%～36%。紫杉醇在晚期或复发未治疗患者中反应率较高为 36%，特别是对铂类抗拒的子宫内膜癌有效。单药二线治疗时，有效率为 4%～27%。

（二）内分泌治疗

内分泌治疗总有效率 25%～30%。常用药物如下：

1. 孕激素治疗

（1）醋酸甲羟孕酮（MPA）：500～1000mg，口服，每日 1 次。

（2）醋酸甲地孕酮（MA）：160mg，口服，每日 1 次。

（3）己酸孕酮：250～500mg，肌内注射，每周 2 次。

（4）左炔诺孕酮宫内装置（适用于部分保留生育功能的患者）。

孕激素治疗总有效率 25%，PFS 为 4 个月左右，总生存率 10～12 个月。研究证明，MPA 剂量增加，不会增加有效率，有效率与分化程度相关，G1、G2、G3 分别为 37%、23%、9%，并有水钠潴留、体重增加及增加栓塞危险。治疗中应关注肝功能、糖脂代谢及血栓风险等。

2. 抗雌激素药物治疗　他莫昔芬 20mg，口服，每日 2 次；单药有效率 20%。

建议对激素受体阳性者或肿瘤分化好的晚期或复发性内膜癌患者采用他莫昔芬与孕激素交替的激素治疗。治疗过程中需关注血栓风险。

3. 其他药物　托瑞米芬、氟维司群、芳香化酶抑制剂（来曲唑、阿那曲唑）、促性腺激素释放激素激动剂等。

4. 依维莫司/来曲唑（用于子宫内膜样癌患者）　一项 Ⅱ 期试验显示依维莫司联合来曲唑治疗复发性子宫内膜癌，35 名可评估患者的临床获益率和客观缓解率分别为 40% 和 32%。

（三）靶向、免疫药物

1. 曲妥珠单抗　6mg/kg（首次 8mg/kg），静脉滴注，第 1 天。

对于 Ⅲ/Ⅳ 期和复发的子宫内膜浆液性癌，并且 HER2 表达阳性的患者，可在卡铂联合紫杉醇方案的基础上加入曲妥珠单抗，可明显改善 PFS 及 OS。

2. 拉罗替尼或恩曲替尼　用于治疗 NTRK 基因融合阳性的患者。

拉罗替尼：100mg，口服，每天 2 次。

2022 年 6 月 ASCO 大会公开发表了一项数据：涵盖 25 种 269 例的 NTRK 基因融合阳性的癌症患者参与拉罗替尼的研究数据显示：ORR 69%，CR 26%。

恩曲替尼：600mg，口服，每天 1 次。

据 2022 年 ELCC 大会发布的 STARTRK-2（NCT02568267）研究，恩曲替尼在中国人群中的疗效数据显示，经 BICR 评估，NTRK 融合基因阳性患者的 ORR 81%，颅内 ORR 100%，中位 PFS 30.3 个月。

3. 帕博利珠单抗　2mg/kg，静脉滴注，每 3 周 1 次，用于 TMB-H 或 MSI-H/dMMR 的肿瘤患者。

4. 纳武利尤单抗　3mg/kg 或 240mg 固定剂量，静脉滴注，每 2 周 1 次，用于 dMMR 的复发、转移或高危子宫内膜癌患者。

5. 仑伐替尼＋帕博利珠单抗　仑伐替尼推荐剂量：体重 < 60kg，8mg，每天 1 次；体重 ≥ 60kg，12mg，每天 1 次。帕博利珠单抗：2mg/kg，静脉滴注，每 3 周 1 次。

KEYNOTE-775/Study309 最新结果显示：仑伐替尼＋帕博利珠单抗中位 PFS 优于化疗组（pMMR 人群：6.6 个月 vs 3.8 个月；HR=0.60；$P < 0.001$。总体：7.2 个月 vs 3.8 个月；HR=0.56；$P < 0.001$）。治疗组 OS 也显著优于化疗组（pMMR 人群：17.4 个月 vs 12.0 个月；HR=0.68；$P < 0.001$。总体人群：18.3 个月 vs 11.4 个月；HR=0.62；$P < 0.001$）。接受仑伐替尼＋帕博利珠单抗的患者中 88.9% 的患者发生 3 级或更高级别的不良事件，化疗组为 72.7%。

第六节 临床问题导向的药物治疗

一、特殊类型子宫内膜癌的药物治疗

（一）子宫浆液性腺癌与子宫内膜透明细胞癌

子宫浆液性腺癌较少见，约占全部子宫内膜癌的10%。其病理形态与卵巢浆液性乳头状癌相同，以含砂粒体的浆液性癌、有或无乳头状结构为其诊断特征。恶性程度高，分化差，早期可发生脉管浸润、深肌层受累、盆/腹腔淋巴结转移。预后差，Ⅰ期复发转移率达31%～50%；早期5年存活率40%～50%，晚期则低于15%。子宫内膜透明细胞癌的预后亦差，二者均为子宫内膜癌的特殊亚型（Ⅱ型）。治疗原则：无论分期早晚，均应进行与卵巢癌细胞减灭术类似的全面分期手术，术后ⅠA期可观察或化疗±腔内治疗或体外放疗±腔内治疗，对于局限于黏膜内或无残存病变者，可观察。ⅠB期及以上，手术治疗＋系统治疗±体外放疗±腔内放疗的综合治疗。美国妇科肿瘤学组比较子宫浆液性腺癌、透明细胞癌与子宫内膜样癌对化疗的反应，结果无显著性差异，因此认为前两者化疗方案同子宫内膜样癌。目前普遍认为子宫浆液性腺癌术后宜选用与卵巢浆液性乳头状癌相同的化疗方案，如TC、TP等。对于晚期子宫浆液性腺癌，Vandeput等建议术前采用新辅助化疗为最佳选择。有研究将已有腹腔内扩散、FIGO Ⅳ期的子宫浆液性腺癌术前应用TC化疗3～4个疗程，可行满意肿瘤细胞减灭术的患者达80%，中位OS为23个月，明显改善了PFS（HR=0.785，P=0.017）与OS（HR=0.707；P=0.014）。最近的一项随机Ⅱ期研究考察了曲妥珠单抗与卡铂/紫杉醇联合治疗晚期或复发性HER2/neu阳性子宫浆液性癌的疗效，实验组和对照组的平均PFS分别为17.9个月和9.3个月（P=0.013）。复发性疾病患者的PFS为9.2个月。认为曲妥珠单抗可以改善晚期或复发性HER2/neu阳性子宫浆液性癌的PFS，而不增加毒性。NCCN指南已推荐将卡铂/紫杉醇/曲妥珠单抗联合方案用于治疗Ⅲ/Ⅳ期或复发性HER2阳性子宫浆液性腺癌。

（二）子宫癌肉瘤

2010年NCCN病理分类中，将癌肉瘤列入子宫内膜癌Ⅱ型。其恶性程度高，早期即可发生腹腔、淋巴、血液循环转移。治疗总体原则同上述浆液性癌及透明细胞癌。既往认为异环磷酰胺是子宫内膜癌肉瘤最有效的单药，RR达29%～36%。联合化疗方案应包含异环磷酰胺。Sutton等在2005年报道的一项GOG Ⅱ期临床研究表明子宫内膜癌肉瘤可应用IFO+PDD方案。Homesley发表于2007年的一项GOG Ⅲ期临床研究表明，紫杉醇联合异环磷酰胺较单药异环磷酰胺可明显延长子宫癌肉瘤患者的总体生存时间，且该方案毒性低于先前使用的顺铂/异环磷酰胺方案，因此被NCCN指南作为1类证据推荐为子宫癌肉瘤的化疗方案。考虑到异环磷酰胺的毒副反应，一项Ⅱ期试验表明，紫杉醇/卡铂也是治疗癌肉瘤的一个有用的治疗方案（有效率54%）。GOG0261研究也表明对于子宫内膜癌肉瘤卡铂/紫杉醇疗效不劣于异环磷酰胺/紫杉醇。因此，目前NCCN更倾向于推荐紫杉醇联合卡铂方案为首选方案。子宫癌肉瘤化疗方案如下：

1. TC方案（首选）

紫杉醇175mg/m^2，静脉滴注，第1天。

卡铂（AUC 4～6），静脉滴注，第1天。

间隔3周。

GOG0261是一项随机对照试验，纳入536例Ⅰ～Ⅳ期、持续性或复发性子宫癌肉瘤患者，比较异环磷酰胺/紫杉醇与卡铂/紫杉醇的疗效，2019年公布了初步结果，发现卡铂/紫杉醇组具有非劣效性，PFS更长，尽管血液毒性增加，但泌尿生殖道不规则出血显著减少，生活质量和神经毒性相似，结果支持卡铂/紫杉醇联合化疗是子宫癌肉瘤患者标准治疗方案。另外，白蛋白紫杉醇被允许可合理替代紫杉醇。

2. 异环磷酰胺＋紫杉醇（1类证据）

异环磷酰胺1.2～2g/m^2，静脉滴注，第1～5天，美司钠（异环磷酰胺的20%），静脉滴注，化疗0、4、8小时共3次

紫杉醇175mg/m^2，静脉滴注，第1天。

间隔 3 ～ 4 周。

3. 顺铂＋异环磷酰胺

异环磷酰胺 1.2 ～ 2g/m^2，静脉滴注，第 1 ～ 5 天，美司钠（异环磷酰胺的 20%），静脉滴注，化疗 0、4、8 小时共 3 次。

顺铂 50mg/m^2（水化利尿），静脉滴注，第 2 天。

间隔 3 ～ 4 周。

二、要求保留生育功能的患者的药物治疗

年轻的要求保留生育功能的子宫内膜癌患者的治疗越来越受到重视，研究者对该类患者进行了很多研究与尝试。相关文献报道，使用孕激素非手术治疗对希望保留生育能力的年轻子宫内膜癌患者是可取的，尤其适用于有强烈生育要求且年龄较轻（≤ 40 岁）、病变局限于子宫内膜、病理类型为子宫内膜样腺癌、癌细胞高分化、ER 和 PR 均阳性、血清 CA125 正常、无孕激素治疗禁忌证的患者，PR 含量高的子宫内膜癌患者疗效更好。

保留生育功能只适用于子宫内膜样腺癌。符合条件保留生育功能的患者可选择甲地孕酮、醋酸甲羟孕酮和左炔诺孕酮宫内缓释制剂系统治疗。最常用的口服孕激素包括醋酸甲羟孕酮(250 ～ 600mg/d)或醋酸甲地孕酮（160 ～ 480mg/d）。治疗期间每 3 ～ 6 个月分段诊刮或取子宫内膜活检，若 6 ～ 12 个月子宫内膜癌持续存在，则考虑行分期手术；若 6 个月时病变完全缓解，鼓励患者受孕，孕前持续每 3 ～ 6 个月进行子宫内膜取样检查；若患者暂无生育计划，给予孕激素维持治疗及定期监测。分娩后或子宫内膜取样发现疾病进展，考虑手术治疗。

第七节　药物治疗展望

虽然子宫内膜癌药物治疗取得了很多进展，但仍面临很多困境：子宫内膜癌尚未能根据病理亚型、特异性治疗靶点或者其他分子标志物等进行分层治疗。对于复发转移性、晚期或特殊病理类型的患者，药物治疗效果不理想、毒副反应较大；早期患者药物治疗介入时机、如何克服耐药等，这些都是迫切需要解决的问题。基于这些困惑研究者们正在探索更为完整、明确的子宫内膜癌的分子及基因学改变，以期望能够找到合适的分子标志物，筛选复发的高危者，以及指导个体化的用药，从而决定最合适的治疗方式，进一步提高治愈率，改善患者生存。新的药物也在不断地研究和开发当中，许多药物研究已显示出不错的疗效，期待后续结果能用于临床，给患者带来获益。

2021 年 SGO 会议报告接受意向性根治性子宫内膜癌（EC）手术的高风险 I 期患者辅助化疗或可减少复发可能，但全身辅助化疗或辅助放疗无总生存期获益。4 个周期或 4 个周期以下辅助化疗的疗效可能与 5 ～ 6 个周期化疗的疗效相似。因此，研究认为尚需进行大型前瞻性研究，对 I 期患者全身性治疗的获益进行评价。

feMMe 研究是一项开放性、三臂随机 II 期临床试验（NCT01686126），评估左炔诺孕酮宫内节育器（曼月乐）治疗 I 期子宫内膜样腺癌的安全性和有效性。三组分别采用 LNG-IUD 52mg 左炔诺孕酮（20μg/24h）单药、联合二甲双胍、联合减重治疗，结果显示曼月乐联合减重组疗效最佳。

2021 年 II 期 ENPAC 研究结果显示恩扎卢胺、卡铂和紫杉醇联合给药在治疗初次化疗的晚期或复发性子宫内膜样癌患者中临床结局良好。该研究正在进一步分析评估子宫内膜样癌对雄激素抑制剂治疗的反应和耐药性的预测因子。

随着帕博利珠单抗在晚期及 MSI-H/dMMR 子宫内膜癌研究当中的成功，以此为基础和方向的探索也在逐步深入。大量免疫治疗药物临床试验正在进行中。

GARNET 研究中多塔利单抗（dostarlimab）治疗 71 例 dMMR 的复发或晚期子宫内膜癌患者，ORR 42.3%，CR 率 12.7%，PR 率 29.6%，患者响应率 93.3%。2021 年 ESMO 大会还报告了该研究 2 个 EC 队列中 dostarlimab 抗肿瘤活性与 TMB 相关，TMB-H 状态患者治疗后 ORR 有显著获益，且不论 MMR 或 MSI 状态；基于该研究结果，dostarlimab 成为第一个被 FDA 批准用于治疗子宫内膜癌的 PD-1 抑制剂。

目前进行的 RUBY 试验也正在评估紫杉醇

和卡铂联合 dostarlimab 治疗复发或原发性晚期子宫内膜癌的疗效。NRG-GY018 试验将对Ⅲ期或Ⅳ期或复发性子宫内膜癌患者使用帕博利珠单抗联合紫杉醇和卡铂进行评估。此外,AtTEnd 试验正在评估紫杉醇和卡铂联合阿替利珠单抗(atezolizumab)治疗晚期或复发子宫内膜癌的疗效。DUO-E 是一项随机、双盲、安慰剂对照试验,主要研究在一线使用卡铂 - 紫杉醇对晚期或复发性子宫内膜癌进行治疗后使用度伐利尤单抗或奥拉帕利维持治疗的疗效。这些研究结果的揭晓有望给子宫内膜癌带来新的免疫治疗格局。

PARP 抑制剂在子宫内膜癌中仍处于研究阶段,基于子宫内膜癌中 *ARID1A* 突变的频率,PARP 抑制剂可能具有一定活性。*ARID1A* 基因缺陷会损伤同源重组 DNA 修复,与 PARP 抑制剂敏感相关。有数据表明子宫内膜癌细胞系和小鼠模型对 PARP 抑制剂具有敏感性。除了上述 DUO-E 试验,RUBY 试验的第二部分和 RAINBO 试验也将对 PARP 抑制剂进行研究。NRG-GY012 是一项正在进行中的随机Ⅱ期研究(NCT03660826),旨在对比单药奥拉帕利、单药西地尼布(cediranib,AZD2171),以及两种药物联合治疗转移 / 复发性子宫内膜癌患者的疗效。

2022 年 SGO 会议上公布的Ⅲ期 SIENDO/ENGOT-EN5/GOG-3055 研究数据,晚期或复发性子宫内膜癌患者中顺铂(或卡铂)和紫杉醇化疗后使用 XPO1 抑制剂塞利尼索(Xpovio)单药维持治疗,与安慰剂相比可改善患者 PFS。在预先规定的探索性分析中按组织学亚型评估患者的 PFS,塞利尼索组和安慰剂组子宫内膜样癌患者 PFS 分别为 9.2 个月和 3.8 个月(HR=0.573;单侧 P=0.014)。在 p53 野生型子宫内膜癌患者中,PFS 分别为 13.7 个月和 3.7 个月(HR=0.375);患者报告的生活质量方面,研究者未观察到总体健康、身体功能或症状的任何显著性差异。

2022 年 AACR 年会上公布了Ⅰ期 ZN-c3-001 试验(NCT04158336)的初步队列剂量扩展结果,Wee1 抑制剂 ZN-c3 在晚期或复发性子宫浆液性癌患者中产生了 90.9%(95%CI:58.7% ～ 99.8%)的疾病控制率和 27.3%(95%CI:6.0% ～ 61.0%)的客观缓解率。Wee1 抑制剂 adavosertib 先前在该患者群体中显示出临床益处,ORR 为 29.4%,中位 PFS 为 6.1 个月。芳香化酶抑制剂与 CDK4/6 抑制剂联合用于子宫内膜癌的治疗也在探索中。

Ⅱ期临床试验 ENGOT-EN3-NSGO/PALEO(NCT02730429)显示:相比于单独使用来曲唑,联合哌柏西利能够提高患者的 ORR 和 PFS。Ⅲ期验证试验正在设计进行中。

2022 年 SGO 会议上公布的Ⅱ期试验(NCT03675893)数据显示,阿贝西利联合来曲唑治疗在雌激素受体(ER)阳性、复发性或转移性子宫内膜癌伴子宫内膜样组织学患者中也显示了令人鼓舞的疗效和可接受的毒性特征。

尽管子宫内膜癌药物治疗仍存在很多的困惑和挑战,但这些研究数据给患者带来了更好的临床获益,带来了更多的方法和希望。相信在不久的将来,随着筛查手段的有效运用,随着对子宫内膜癌发病机制、分子分型、基因组学及肿瘤标志物等的深入了解,会有更多的新药涌现,伴随着手术及放疗还有其他治手段的进步,子宫内膜癌的治疗必将进入一个全新的时代。

第八节 预后和随访

一、预后

(一)影响预后的因素

子宫内膜癌的预后影响因素较多,概括起来包括肿瘤因素、患者因素及治疗因素,其中肿瘤因素主要包括肿瘤的恶性程度及侵犯范围,如肿瘤分期、病理类型、组织学分级、肿瘤分子生物学特点、肌层受侵程度、宫颈及峡部受累、附件受累、淋巴结转移、脉管浸润、腹腔细胞学阳性等;术后最重要的预后因素是手术病理分期,中国医学科学院肿瘤医院报道 1990 ～ 2000 年治疗的晚期子宫内膜癌患者的 5 年生存率Ⅲ b、Ⅲ c、Ⅳ b 期分别为 50%、45%、7%。术后淋巴结的转移状况直接影响患者的分期,肿瘤分级和肌层受累深度可反映淋巴结转移的概率,淋巴间隙受累则淋巴结转移的概率也会增加。Ⅱ型子宫内膜癌较Ⅰ

型子宫内膜癌预后差。*POLE* 超突变型预后最好，*p53* 突变型 / 高拷贝型预后最差。患者因素包括患者年龄、全身状况、有无合并疾病等；治疗方式是否得当、治疗是否带来严重不良反应也是影响预后的重要因素。

（二）生存时间

子宫内膜癌早期有症状较明显、生长较为缓慢、转移播散时间较晚等特点，多数患者就诊时为临床 I 期，在妇科恶性肿瘤中治疗效果较好。第 26 届 FIGO 年度报告中指出：子宫内膜样癌患者 5 年生存率 I 期为 85% ~ 90%，II 期为 75% ~ 85%，III 期为 50% ~ 65%，而 IV 期仅为 20% ~ 25%。对于非子宫内膜样肿瘤，60% ~ 70% 的浆液性癌在发现时已经存在宫外转移。浆液性癌的 5 年生存率只有 20% ~ 25%，而所有类型的子宫内膜癌 5 年生存率可达 80%。

（三）改善预后的策略

早发现早诊断早治疗是改善预后最为重要的手段。目前比较强调多学科综合诊疗在肿瘤治疗当中的作用。针对不同患者、不同分期、不同病理及分子分型经规范化多学科综合诊疗制订个体化、精准治疗策略，是使患者达到最佳预后的首要措施。另外，随着研究的深入，寻找肿瘤发生发展过程中重要的信号通路的变化，进而预防性或者针对性用药可能是将来提高疗效改善预后的方向。

二、随访

（一）复发高峰时间

子宫内膜癌预后较好，5 年总的复发率为 27%。75% ~ 95% 复发发生在术后 2 ~ 3 年。其中，盆腔局部复发多出现在初治后 1 年左右，肺及其他部位的转移多在初治后 2 ~ 3 年发生。

（二）首发部位和常见部位

子宫内膜癌常见的复发部位为盆腹腔和肺部，约 70% 的子宫内膜癌复发局限于盆腔，又称为局部复发（local recurrence），其中又以阴道复发（vaginal recurrence）最为常见，约占复发癌的 50%；而腹腔、肺部、肝、脑和肾等部位的转移则称为远处转移。

（三）复发的检查手段

腹盆腔磁共振或者 CT 检查、胸部 CT、阴道细胞学涂片、CA125 检测及血常规、血生化检查。I 期患者无症状阴道复发率只有 2.6%，术后无症状患者不推荐阴道细胞学检查。95% 的复发病例均可经仔细的随访检查发现。

（四）随访方案

完成治疗后患者前 2 ~ 3 年每 3 个月随访 1 次，3 年后每 6 个月随访 1 次，5 年后 1 年随访 1 次。随访内容包括：任何新的症状，妇科三合诊检查，有指征的患者进行影像学及其他检查（见上述复发的检查手段），询问患者的生活方式、肥胖、运动、戒烟、性健康等情况。

（梅　林）

参 考 文 献

第24章 卵 巢 癌

卵巢是女性肿瘤好发部位之一，原发性卵巢肿瘤占女性生殖系统附件肿瘤的2/3。卵巢肿瘤是常见的妇科肿瘤，发病率仅次于宫颈癌和子宫内膜癌，可发生于任何年龄。其中恶性肿瘤早期病变不易发现，晚期病例缺乏有效的治疗手段，致死率居妇科恶性肿瘤首位。卵巢癌可发生于任何年龄，但大多数发生于卵巢功能由旺盛转衰弱时期。一般多见于更年期和绝经期妇女。20岁以下发病较少。不同类型的卵巢癌年龄分布也不同。卵巢上皮癌40岁以后迅速增加，高峰发病年龄为50～60岁，到70岁以后逐渐下降；性索间质肿瘤类似卵巢上皮癌，发病率随年龄增长而上升；而生殖细胞肿瘤多见于20岁以前的年轻女性，独身或未生育的妇女卵巢癌发病率高。因卵巢癌临床早期无症状，鉴别其组织类型及良恶性相当困难，卵巢癌行剖腹探查术中发现肿瘤局限于卵巢的仅占30%，大多数已扩散到子宫双侧附件、大网膜及盆腔各器官，所以卵巢癌在诊断和治疗上确是一大难题。多年来专家们对卵巢恶性肿瘤的病理形态、临床发生发展规律及治疗方案进行了许多的探讨，积累了大量的经验。到目前为止，据国内外临床资料统计，其5年生存率仅25%～30%。卵巢癌是女性生殖系统附件致死率最高的肿瘤，卵巢癌具有早期诊断困难、易转移、生存率低等临床特点，临床诊治极具挑战性。

第一节　临床表现与诊断

一、症状与体征

（一）临床表现

由于卵巢位于盆腔深部，发病的早期可无或有较轻的症状，表现为子宫附件的肿块，伴有不明原因的胃肠道症状，如食欲缺乏、腹胀、消瘦；随着病情的发展，可相应出现不同的症状，主要为下腹胀感、腹部胀大和腹内肿物、疼痛或不规则子宫出血等。

1. 外阴及下肢水肿　随着卵巢癌肿的增大，盆腔静脉受压，导致血流不畅，妨碍淋巴回流，致使外阴及下肢出现水肿。

2. 月经过少或闭经　多数卵巢癌患者的月经基本无变化，随着癌肿增大，癌细胞会破坏卵巢正常组织，导致卵巢功能失调，引起月经过少或闭经。

3. 性激素紊乱　卵巢癌病理类型复杂多变，有些肿瘤分泌雌激素过多时，可引起性早熟、月经失调或绝经后阴道出血；如果是睾丸母细胞癌，则会产生过多雄激素而出现男性化体征。

4. 压迫症状　当肿瘤向周围组织浸润或压迫神经时，可引起腹痛、腰痛或坐骨神经痛，若压迫盆腔静脉，可出现下肢水肿；巨大的肿瘤可压迫膀胱，有尿频、排尿难、尿潴留；压迫直肠则排便困难；压迫胃肠道便有消化道症状；压迫膈肌可发生呼吸困难，不能平卧。

（二）体格检查

卵巢癌早期无明显体征，随着疾病进展，可出现消瘦、腹部包块及腹痛等体征。

1. 消瘦　晚期患者常出现恶病质。

2. 腹部肿块　卵巢肿瘤位于盆腔时，妇检触及肿块在子宫一侧或双侧，肿瘤增大时可进入腹腔。

肿瘤表面可呈结节状，实性或囊实性，若侵犯周围组织，则肿物固定。子宫直肠窝有质硬结节且融合时，多为恶性。

3. 腹水征　大量腹水时移动性浊音阳性。卵巢恶性肿瘤的腹水多为血性，淡红色，细胞学检查可找到癌细胞。

4. 第二性征异常　是卵巢肿瘤分泌性激素的表现。如青春期前性早熟、绝经期阴道出血、生育期闭经、子宫不规则出血或男性化等。

5. 远处转移　如锁骨上淋巴结肿大、胸腔积液、肝大等。出现胸腔积液时，应注意与卵巢良性肿瘤的鉴别。

（三）辅助检查

结合病史和体征，辅以必要的辅助检查确定：①肿块来源是否为卵巢；②肿块性质是否为肿瘤；③肿块是良性还是恶性；④可能的组织学类型；⑤恶性肿瘤的转移范围。

1. 影像学检查　①超声检查：可根据肿块的实性、囊内有无乳头等判断肿块性质，诊断符合率＞90%。彩色多普勒超声扫描可测定肿块血流变化，有助于诊断。②磁共振、CT、PET检查：磁共振可较好地判断肿块性质及其与周围器官的关系，有利于病灶定位及病灶与相邻结构关系的确定；CT可判断周围侵犯、淋巴结转移及远处转移情况；PET或PET/CT一般不推荐为初次诊断。

2. 肿瘤标志物检查　卵巢肿瘤种类繁多，并非每一种肿瘤均有相应的标志物，目前已知的肿瘤标志物的特异性均不高，必须结合其他检查结果才能做出诊断。动态监测异常肿瘤标志物的变化情况，可以作为治疗后病情监测的指标之一。①甲胎蛋白（AFP）：在卵巢恶性生殖细胞肿瘤，如内胚窦瘤和胚胎瘤中可出现阳性，但应排除原发性肝癌、肝炎和妊娠等可出现AFP阳性的情况。②绒毛膜促性腺激素β亚单位（β-HCG）：β-HCG是带有绒癌成分的卵巢生殖细胞肿瘤，如胚胎癌和原发性绒癌的敏感的肿瘤标志物。③CA125测定：CA125是上皮性卵巢癌的相关抗原，其他米勒管衍生物的良性肿瘤、子宫内膜异位症的腹膜炎症也可出现阳性。此标志物特异度不高，但敏感度高，卵巢上皮癌的阳性率可达82%～94%，是目前临床上应用最多的卵巢癌标志物。

此外，性索间质肿瘤和一些上皮性卵巢肿瘤的血清雌二醇和孕酮水平可增高；一些生殖细胞肿瘤和上皮性肿瘤的癌胚抗原（CEA）升高；CA19-9检测对黏液性癌和透明细胞癌有较高的敏感度，这些标志物的测定可作为诊断的参考。

3. 腹腔镜检查　可直接观察肿块外观和盆腔、腹腔及横膈等部位，在可疑部位进行多点活检，抽取腹水行细胞学检查。

4. 细胞学检查　抽取腹水或腹腔冲洗液和胸腔积液，查找癌细胞。

二、组织学分类

根据世界卫生组织（WHO）制定的女性生殖器肿瘤组织学分类（2014版），卵巢肿瘤分为14大类，其中主要组织学类型为上皮性肿瘤、生殖细胞肿瘤、性索间质肿瘤及转移性肿瘤。

1. 上皮性肿瘤　是最常见的组织学类型，占50%～70%。可分为浆液性肿瘤、黏液性肿瘤、子宫内膜样肿瘤、透明细胞癌、移行细胞癌（Brenner tumor）和浆黏液性肿瘤五类，各类别依据生物学行为进一步分类，即良性肿瘤交界性肿瘤（不典型增生肿瘤）和癌。

2. 生殖细胞肿瘤　为来源于生殖细胞的一组肿瘤，占20%～40%，可分为畸胎瘤、无性细胞瘤、卵黄囊瘤、胚胎性癌、非妊娠性绒癌、混合型生殖细胞肿瘤等。

3. 性索间质肿瘤　来源于原始性腺中的性索及间叶组织，占5%～8%。可分为纯型间质肿瘤、纯型性索肿瘤和混合型性索间质肿瘤。

4. 转移性肿瘤　为继发于胃肠道、生殖道、乳腺等部位的原发性癌转移至卵巢形成的肿瘤。

三、FIGO- 卵巢癌分期（2017 年）（表 24-1）

表 24-1　美国癌症联合委员会（AJCC）卵巢癌的 TNM 和 FIGO 分期系统（2017 年第八版）

原发性肿瘤			局部淋巴结		
（T）		无法评估原发性肿瘤	（N）		局部淋巴结无法评估
TX		无原发性肿瘤证据	NX		无局部淋巴结转移
T0	I	肿瘤限于卵巢（一侧或双侧）或输卵管	N0		局部淋巴结中分离的肿瘤细
T1	I A	肿瘤限于一侧卵巢（包膜完整）或输卵管，	N0（i+）		胞不大于 0.2mm
T1a		卵巢或输卵管表面无肿瘤；腹水或腹	N1	III A1	仅腹膜后淋巴结阳性（组织
		腔冲洗液中无恶性肿瘤细胞			学证实）
T1b	I B	肿瘤局限于双侧卵巢；（包膜完整）或	N1a	III Ali	最大尺寸 ≤ 10mm 的转移
		输卵管；卵巢或输卵管表面无肿瘤；	N1b	III Alii	最大尺寸＞ 10mm 的转移
		腹水或腹腔冲洗液中无恶性肿瘤细胞	远处转移		
T1c	I C	肿瘤局限于一侧或双侧卵巢或输卵管	（M）		无远处转移
T1c1	I C1	手术溢出	M0	IV	远处转移，包括胸腔积液细
T1c2	I C2	术前包膜破裂或卵巢或输卵管表面肿瘤	M1		胞学阳性；肝或脾实质转
T1c3	I C3	腹水或腹腔冲洗液中的恶性肿瘤细胞			移；腹外器官转移（包括
T2	II	肿瘤累及一侧或双侧卵巢或输卵管，盆			腹股沟淋巴结和腹腔外淋
		腔延伸至盆腔边缘以下或原发腹膜癌			巴结）；肠道透壁受累
T2a	II A	子宫和（或）输卵管和（或）卵巢上的	M1a	IV A	胸腔积液细胞学阳性
		延伸和（或）植入物	M1b	IV B	肝或脾实质转移；腹外器官
T2b	II B	延伸至其他盆腔组织和（或）植入物			转移（包括腹股沟淋巴结
T3	III	肿瘤累及一侧或双侧卵巢或输卵管，或			和腹腔外淋巴结）；肠道
		原发性腹膜癌，镜下证实腹膜转移至			透壁受累
		盆腔外和（或）转移至腹膜后 [盆腔			
		和（或）腹主动脉旁] 淋巴结			
T3a	III a	骨盆外（骨盆边缘上方）腹膜受累，伴			
		或不伴腹膜后淋巴结阳性			
T3b	III b	肉眼可见腹膜转移超过骨盆2cm或以下，			
		伴或不伴腹膜后淋巴结转移			
T3c	III c	肉眼可见腹膜转移超过盆腔，最大直			
		径超过 2cm，伴或无腹膜后淋巴结转			
		移（包括肿瘤扩展至肝包膜和脾包膜，			
		任一器官无实质受累）			
T4	IV	远处转移			

第二节　一般治疗原则

一、综合治疗原则

卵巢癌起病隐匿，约 70% 的患者确诊即为晚期。手术、化疗及靶向治疗是主要的治疗方式。早期可手术切除者需行全面分期手术，术后根据病理进行分期和组织学分级，确定是否需要术后辅助化疗。对于晚期患者，应综合患者一般情况、

CT 等所见首先评估能否实现满意减瘤术，如有可能满意减瘤，则先行手术，术后辅助化疗。如术前评估难以满意减瘤或不能耐受手术者，可先行新辅助化疗，通常化疗 2～3 个周期后再次评价，能满意减瘤者行中间减瘤术，术后继续化疗，化疗共计 6～8 个周期。化疗结束后评价获得完全缓解或部分缓解者，可考虑靶向药物维持治疗。

即使经过手术联合化疗的初始治疗，大部分患者仍会出现复发。根据末次化疗至复发的时间间隔，将复发患者分为两类：铂敏感复发和铂耐药复发。铂敏感复发患者，如果评价肿瘤可满意切除者，可考虑再行减瘤术，术后辅以含铂为基础的二线化疗及靶向维持治疗。铂耐药复发者预后较差，缺少有效的治疗方法，这部分患者的化疗以非铂单药为主，可联合抗血管药物。另外，根据基因检测结果可考虑 PARP 抑制剂、免疫治疗等。

二、分期原则

Ⅰ期、Ⅱ、Ⅲ期病变首选手术切除，术后可辅助化疗。Ⅳ期病变以新辅助化疗为主，待评价后可行手术治疗。

三、手术治疗（转化治疗）

（一）手术治疗的历史沿革

手术切除是治疗卵巢恶性肿瘤最重要的手段，同时也是重要的确诊方法。除非临床检查估计肿瘤不能切除或有手术禁忌证，否则均应首先进行手术。有几种不同的手术方式。

1. 全面分期手术 适用于术前临床拟诊为Ⅲb期以下的卵巢癌患者，包括行腹部足够大的纵切口、腹腔细胞学检查（腹水或盆腹腔冲洗液）、全面探查、全子宫和双附件切除、大网膜切除、盆腔淋巴结切除和腹主动脉旁淋巴结切除或取样、任何可疑病变和粘连部位的切除或活检，黏液性癌需行阑尾切除。

2. 肿瘤细胞减灭术 适用于中晚期卵巢癌患者（部分Ⅱ期、Ⅲ期和Ⅳ期）。此术式的概念是要将肿瘤（包括转移灶）大部分切净或基本切净。满意或理想的肿瘤细胞减灭术以残留病灶的最大径 < 2cm 为标准。完成理想的细胞减灭术，有利于机体抗肿瘤免疫力的恢复，为放、化疗等创造有利条件，改善患者的预后。

3. 中间性肿瘤细胞减灭术 适用于首次手术后残留肿瘤较多、较大的患者，或者首诊估计不能满意切除的卵巢癌患者，经 2 个或 3 个疗程新辅助化疗，肿瘤情况改善后再进行肿瘤细胞减灭术。

4. 再次肿瘤细胞减灭术 适用于可切除的复发性卵巢癌，有些患者需行多次肿瘤细胞减灭术。

5. 保留生育功能的全面分期手术 如果患者年轻且要求保留生育功能，对于Ⅰ A 或Ⅰ C 期卵巢上皮癌，可行单侧附件切除＋全面分期手术，保留健侧附件和子宫。术中需对肿物行冷冻病理诊断及临床评估。对于临床判断为Ⅰ B 期的患者，可行双附件切除＋全面分期手术，保留子宫。性索间质肿瘤、交界性肿瘤可行单侧附件切除＋全面分期手术，保留健侧附件和子宫。有生育要求的任何期别的恶性生殖细胞肿瘤，如果子宫和对侧卵巢正常，都可以保留生育功能。恶性生殖细胞肿瘤患者影像学及术中探查未见淋巴结转移征象者可不行盆腔及腹主动脉旁淋巴结切除术。Ⅰ期透明细胞癌恶性程度高，保留生育功能应谨慎。冻卵、辅助生殖等技术的发展，使得拟接受双侧卵巢切除手术的卵巢恶性肿瘤患者具有孕育后代的可能。

6. 辅助性姑息手术 对接受姑息治疗的晚期卵巢癌患者，如有必要可行以下辅助性手术：合并胸腔积液及腹水者行胸腔或腹腔穿刺引流术；肿瘤压迫或侵犯输尿管导致肾盂输尿管积水时可考虑放置输尿管支架或肾造瘘术；肿瘤侵犯肠道导致肠穿孔可考虑近端造瘘术；盆底肿瘤压迫或侵犯直肠导致大便困难或直肠阴道瘘者可考虑结肠造瘘术。

（二）手术治疗原则

手术不仅是最有效的治疗，而且是确定诊断、明确分期的必要手段。对早期卵巢癌手术可同时进行切除肿瘤及明确分期。原则上手术范围包括做全子宫及双附件切除术、大网膜切除术及盆腔和腹主动脉淋巴结清除。对晚期癌，行肿瘤细胞减灭术。对年轻有生育要求，符合条件者可行保守性手术保留生育功能。

手术时首先应详细探查，包括腹腔灌洗，盆腹腔脏器及盆腔、腹膜后淋巴结的触诊和横膈、腹膜、大网膜的多点活检，以进行准确的肿瘤分期。手术方式分为彻底手术和保留生育功能的保守性手术。彻底手术的范围包括双侧附件、子宫、大网膜、阑尾切除术和盆腔及腹膜后淋巴结清扫术，对于肿瘤在盆腔有广泛种植转移的患者，主张尽可能做肿瘤细胞减灭术。Williams 等报道手术切除干净的患者，术后化疗的完全缓解率为 83%，基本切净者（残存瘤直径 < 2cm）完全缓解率为

59%，而部分切除者（残留肿瘤直径＞2cm）术后化疗的完全缓解率为 42%。因而尽管恶性生殖细胞肿瘤对联合化疗敏感，但手术中尽量将肿瘤切除干净仍是一个治疗成功的关键。

（三）手术治疗评价

对适宜的Ⅰ、Ⅱ期卵巢癌实施腹腔镜下全面分期手术，可以获得与开腹手术相同的肿瘤学结局，而且具有创伤小、出血少、术后恢复快、住院时间短、不延误后续治疗等优势。

腹腔镜用于晚期卵巢癌肿瘤细胞减灭术一直备受争议。肿瘤细胞减灭术要求尽一切可能切除原发肿瘤及肉眼可见的转移病灶，必要时切除有肿瘤侵犯部位的肠管、脾脏、肝脏、膀胱、大网膜等。对于大多数的晚期卵巢癌而言，肿瘤广泛转移且与肠管等重要脏器致密粘连，常有大块转移病灶且粘连致密，将其切净极为困难；另外，当肿瘤较大时，腹腔镜手术常导致肿瘤破裂而提高分期。尽管如此，腹腔镜在卵巢癌肿瘤细胞减灭术中的应用探索仍在继续。

近些年来，肿瘤细胞减灭术联合辅助化疗在临床患者有较广泛的应用，术后肿瘤残余直径大小对辅助化疗反应效率有至关重要的影响，满意卵巢癌肿瘤细胞减瘤术的定义为术后残留病灶最大直径≤1cm，手术是否达到满意是影响患者生存期最重要的预后因素。满意的肿瘤细胞减灭术的实现率和平均生存率之间存在显著的正相关，即肿瘤细胞减灭术满意率升高 10%，相应的生存时间可以提高 5.5%。实现满意的肿瘤细胞减灭术的患者比例增加 10%，中位存活时间延长 1.9 个月。

四、放射治疗

作为一种传统的治疗方法，由于邻近正常组织的剂量限制，放疗在治疗卵巢癌中处于劣势，传统的全腹部放疗（WART）曾用于卵巢癌以减少复发，而它已被证明会带来多种严重的急性和晚期毒性作用，如今几乎已被放弃。如今，放射技术已经得到改进，可以将定向适形治疗递送至局部病变，卵巢癌的放射治疗研究仍在进行中，一项最新研究发现，接受放疗的患者的中位总生存期（OS）短于未接受放疗的患者（23 个月 vs 75 个月，$P < 0.001$），在进展期患者中，放疗组的预后也明显更差（中位 OS：19 个月 vs 44 个月，$P < 0.001$），非放疗组和放疗组的中位 OS 分别为 45 个月和 27 个月，3 年 OS 率分别为 56.9% 和 32.5%；还有部分其他研究均发现，放疗后卵巢癌患者的生存时间明显下降，与未接受放疗的患者相比，放疗并不能为卵巢癌带来生存获益。

第三节 辅助治疗

一、辅助治疗的历史沿革

手术切除是治疗卵巢癌治疗的主要手段，但经多年临床实践发现，外科手术虽然具有一定的治疗效果，但是并不能完全清除肿瘤细胞。因此，卵巢癌手术治疗后还需要进行辅助治疗。术后将治疗药物通过血管输送到病变部位，可清除潜伏的肿瘤细胞，在一定程度上提高治疗效果。根据调研，97% 的患者接受手术后的辅助治疗，这一比例较 2022 年增长 4%。这表明越来越多的卵巢癌患者倾向于接受标准的卵巢癌综合治疗方式。而紫杉醇和铂类药物化疗是晚期肿瘤患者术后辅助治疗的常用方法，通过腹腔灌注能够明显提高机体对药物的利用度，进一步增强化疗效果，减少全身不良反应。有研究发现，对于晚期恶性肿瘤患者，采用根治性切除术和腹腔静脉联合化疗的总有效率明显高于单纯采用根治性切除术。

二、辅助治疗原则

经全面分期手术后确定为Ⅰ A 或Ⅰ B 期的低级别浆液性癌或 G1 子宫内膜样癌患者术后可观察，Ⅰ A 或Ⅰ B 期 /G2 的子宫内膜样癌患者术后可观察也可化疗。其余患者都应接受辅助化疗，Ⅰ 期患者 3～6 个周期化疗（Ⅰ期 HGSC 建议化疗 6 个周期），Ⅱ～Ⅳ期患者推荐 6 个周期化疗，目前没有证据显示更多周期的一线化疗能够改善患者的预后。对于满意减瘤的Ⅱ～Ⅲ期患者可考虑选择腹腔化疗。

三、辅助治疗的方案

（一）化疗方案

1. Ⅰ期患者术后可选择的辅助化疗方案

（1）紫杉醇 175mg/m²，静脉滴注 3 小时，卡铂浓度 - 时间曲线下面积（area under the concentration-time curve，AUC）5～6，静脉滴注 1 小时，第 1 天，每 3 周重复，共 3～6 个周期。

（2）卡铂 AUC 5 联合多柔比星脂质体 30mg/m² 静脉滴注，每 4 周重复，共 3～6 个周期。

（3）多西他赛 60～75mg/m²，静脉滴注 1 小时，卡铂 AUC 5～6，静脉滴注 1 小时，第 1 天，每 3 周重复，共 6 个周期。

上述 3 个方案疗效相当，但副作用谱不一致，应根据患者的不良反应情况选择恰当的方案。推荐 Ⅰ 期 HGSC 患者接受 6 个周期化疗。

2. Ⅱ～Ⅳ期患者术后可选择的辅助化疗方案

（1）紫杉醇 175mg/m²，静脉滴注 3 小时，卡铂 AUC 5～6，静脉滴注 1 小时，第 1 天，每 3 周重复，共 6 个周期。

（2）剂量密集方案：紫杉醇 80mg/m²，静脉滴注 1 小时，第 1、8、15 天，卡铂 AUC 5～6，静脉滴注 1 小时，第 1 天，每 3 周重复，共 6 个周期。

（3）紫杉醇每周 60mg/m²，静脉滴注 1 小时，卡铂每周 AUC 2，静脉滴注 30 分钟，共 18 周（适用于高龄、体弱、难以耐受 3 周化疗方案的患者）。

（4）多西他赛 60～75mg/m²，静脉滴注 1 小时，卡铂 AUC 5～6，静脉滴注 1 小时，第 1 天，每 3 周重复，共 6 个周期。

（5）卡铂 AUC 5 联合多柔比星脂质体 30mg/m²，静脉滴注，每 4 周重复，共 6 个周期。

（6）紫杉醇 175mg/m²，静脉滴注 3 小时，卡铂 AUC 5～6，静脉滴注 1 小时，贝伐珠单抗 7.5mg/kg，静脉滴注 30～90 分钟，第 1 天，每 3 周重复，共 5～6 个周期，之后贝伐珠单抗单药继续维持治疗 12 个周期。

（7）紫杉醇 175mg/m²，静脉滴注 3 小时，卡铂 AUC 6，静脉滴注 1 小时，第 1 天。每 3 周重复，共 6 个周期，贝伐珠单抗 7.5mg/kg，静脉滴注 30～90 分钟，每 3 个周期重复，化疗结束后维持 12 个周期，或从第 2 个周期第 1 天给予贝伐珠单抗 15mg/kg，静脉滴注 30～90 分钟，每 3 个周期重复，共 22 个周期。

3. 对于满意减瘤的 Ⅱ～Ⅲ期患者，还可以选择静脉 / 腹腔联合化疗方案 紫杉醇 135mg/m²，静脉滴注 3 小时或 24 小时，第 1 天，顺铂 75～100mg/m² 腹腔注射，第 2 天，紫杉醇 60mg/m² 腹腔注射，第 8 天，每 3 周重复，共 6 个周期。静脉 / 腹腔方案白细胞减少、感染、乏力、肾脏毒性、腹痛和神经毒性发生率较高，且程度更严重，还伴有导管相关并发症的风险，有相当部分患者无法完成 6 个周期静脉 / 腹腔联合化疗。因此，应注意选择适合的患者接受静脉 / 腹腔化疗。顺铂腹腔化疗前后注意给予水化可预防肾脏毒性。若接受静脉 / 腹腔化疗患者无法耐受，可转为静脉化疗。

卵巢生殖细胞肿瘤的化疗方案包括博来霉素 + 依托泊苷 + 顺铂（bleomycin + etoposide+ cisplatinum，BEP）、紫杉醇 + 铂类、依托泊苷 + 卡铂等。推荐的一线化疗方案为 BEP，博来霉素 15mg，第 1～3 天，静脉滴注（终身剂量不超过 400mg），依托泊苷每天 100mg/m²，第 1～5 天，顺铂每天 20mg/m²，第 1～5 天，静脉滴注，每 3 周重复。除 Ⅰ A/ Ⅰ B 期无性细胞瘤、Ⅰ A 期胚胎性癌或卵黄囊瘤和 Ⅰ A 期 /G1 未成熟畸胎瘤外，其余患者均需化疗。Ⅰ 期患者术后化疗 3～4 个周期，Ⅱ 期及以上晚期患者，应根据肿瘤残存情况治疗 4～6 个周期；或化疗前血清肿瘤标志物阳性，则可在标志物转阴后，再治疗 2～3 个周期。使用博来霉素时应定期行肺功能检测，因博来霉素可导致肺纤维化。恶性的卵巢性索间质肿瘤可选择 BEP 方案或紫杉醇联合卡铂化疗。

（二）靶向治疗

1. 多腺苷二磷酸核糖聚合酶抑制剂 人体内 DNA 损伤修复过程主要有 2 种，一种是多腺苷二磷酸核糖聚合酶 [poly（ADP-ribose）polymerase，PARP] 参与的 DNA 单链断裂后的损伤修复，另一种是 BRCA1/2 参与的同源重组修复。这两种修复机制保障遗传物质复制、细胞分裂等过程的顺利进行。这两种机制中的一种修复过程障碍时，另一种机制可以代偿。但另一方面，如果细胞的两种 DNA 损伤修复能力都受到抑制，则可能促进细胞的凋亡。基于上述理论，在 *BRCA1/2* 基因突变的肿瘤中存在同源重组修复障碍，应用 PARP 抑制剂后抑制单链断裂的损伤修复，则可促进肿瘤细胞凋亡，发挥更强的抗肿瘤作用。目前已经在我国上市的 PARP 抑制剂主要有奥拉帕利、尼拉帕利、氟唑帕利和帕米帕利。奥拉帕利是第一个应用于临床的 PARP 抑制剂，目前我国获批适应证包括 *BRCA1/2* 突变的晚期卵巢癌一线化疗有效（完全缓解或部分缓解）后的维持治疗、铂敏感复发卵巢癌化疗有效后的维持治疗。尼拉帕利是另一种口服 PARP 抑制剂，目前该药在我国获批的适应证包括卵巢癌一线化疗或铂敏感复发化疗达完全缓解或部分缓解后的维持治疗，不考虑 *BRCA1/2* 突变状态。我国自主研发的 PARP 抑制剂氟唑帕利已获批的适应证有两个，即胚系 *BRCA1/2* 突变的二线化疗后铂敏感复发卵巢癌的治疗及铂敏感复发卵巢癌化疗有效后的维持治疗。帕米帕利也是我国自主研发的 PARP 抑制剂，目前获批的适应证为胚系 *BRCA1/2* 突变的既往经二线及以上化疗的复发卵巢癌。各种 PARP 抑制剂常见的不良反应包括贫血、白细胞减少、血小板减少、恶心、呕吐和疲劳等，临床应用中应加以重视，及时发现，及时处理。除尼拉帕利经羧酸酯酶代谢外，其他几种 PARP 抑制剂均经肝细胞色素酶代谢，应避免与肝细胞色素酶的诱导剂及抑制剂同时服用，应在服药前告知患者上述注意事项。

2. 抗血管生成药物　贝伐珠单抗作为抗血管生成药物之一，在卵巢癌的一线治疗、铂敏感复发、铂耐药复发的治疗中均有价值。贝伐珠单抗在化疗期间和化疗同步应用，如有效，在化疗结束后单药维持治疗。无论在一线治疗还是复发治疗中，与单纯化疗相比，化疗联合贝伐珠单抗有助于延长患者的无进展生存时间。贝伐珠单抗还可与奥拉帕利联合用于 *BRCA1/2* 突变以及同源重组修复缺陷（HRD）阳性卵巢癌患者的一线化疗 + 贝伐珠单抗治疗有效后的维持治疗。贝伐珠单抗使用中的不良反应有高血压、蛋白尿等，经对症处理临床可控，但是应关注其消化道穿孔等严重不良反应，用药前消化道穿孔风险较高（肠道受累、合并肿瘤导致的肠梗阻等）的患者不推荐使用贝伐珠单抗。国产的抗血管生成药物有甲磺酸阿帕替尼，是口服小分子酪氨酸激酶抑制剂，在铂耐

药复发卵巢癌的 Ⅱ 期临床研究中，与多柔比星脂质体联合，显露出优于单纯化疗的效果。

（三）免疫治疗

免疫治疗在多种实体肿瘤中显示出了良好的效果，主要涉及免疫检查点抑制剂（PD-1/PD-L1 抑制剂）、肿瘤疫苗、过继性细胞免疫治疗等方面。目前有多项关于免疫检查点抑制剂在铂耐药复发卵巢癌的 Ⅰ 期 / Ⅱ 期临床研究显示，客观缓解率约为 10%。其与抗血管药物或者 PARP 抑制剂联合应用时，疗效有一定提高，但均为小样本研究，有待进一步验证。已有随机对照研究对于免疫检查点抑制剂联合化疗在卵巢癌一线及复发治疗中的疗效进行了探讨，结果表明在不经生物标志物筛选的卵巢癌全人群中，化疗的基础上增加免疫检查点抑制剂并没有改善疗效。研究较多的免疫治疗药物例如帕博利珠单抗、阿替利珠单抗、阿维鲁单抗等。在副作用方面有别于化疗，更多表现为免疫性的器官功能损伤。免疫治疗为卵巢癌的治疗开辟了新的方向，但仍需探索有效的与疗效相关的生物标志物，有助于确定能够从该类药物中获益的人群。

四、辅助治疗评价

在治疗 FIGO Ⅰ 期上皮性卵巢癌时，保留生育力的外科手术是一种首选治疗选项。而对于晚期卵巢癌患者，初始细胞减灭外科手术（减瘤术）联合术后辅助化疗手段已经成为标准治疗方案。目前卡铂 / 紫杉醇是经过多次大型临床研究试验证明的标准一线辅助化疗方案，对于减瘤良好的患者，可获得最高可达 22 个月的中位无进展生存期，最高可达 57 个月的中位总生存期。最近对上皮性卵巢癌的一线疗法和维持疗法所做的研究显示，加入贝伐珠单抗，生存周期可以显著获益。美国妇科肿瘤学组 GOG 218 和 ICON 7 Ⅲ 期试验显示，与单独使用卡铂 / 紫杉醇方案相比，卡铂 / 紫杉醇方案加贝伐珠单抗治疗后以贝伐珠单抗维持治疗显著地延长了无进展生存期。基于这些研究，欧洲药物管理局在 2011 年 12 月批准贝伐珠单抗与紫杉醇和卡铂联用，用于欧盟中晚期卵巢癌的一线治疗。但是向卡铂 / 紫杉醇方案加入一些细胞毒药物如帕妥匹隆、培美曲塞时，对无进展生存期或总生存期均无影响，并会造成毒性作用增加。

手术达到满意减瘤和残余病灶较小的女性

患者推荐使用腹腔内化疗。GOG 172 及 SWOG/GOG/GCOG 协作组间临床试验研究证明腹腔内化疗可明显改善中位生存期，获得近 30% 的外科意义上的完全缓解率，使小部分患者获得生存期的延长。腹腔内化疗有一些好于系统化疗的优点，包括良好的药物代谢动力学和最优的治疗时间安排。由于腹腔内化疗需要常规静脉治疗以外的器械和经验，并可能发生特有的副作用（如导管堵塞、腹腔内感染和腹痛等），在 GOG 172 临床试验研究中，3 度和 4 度疼痛、疲劳、血液学、胃肠、代谢和神经毒性效应在腹腔内治疗组比静脉内治疗组更常见，只有 42% 的患者完成了 6 个周期的治疗，极大影响了患者的生存质量，因此这一方法尚未得到广泛的接受。

第四节　新辅助化疗

一、新辅助化疗的历史沿革

目前，对新近诊断出的晚期卵巢癌的治疗还引入了新辅助化疗的概念。在这一备选治疗方案中，一些晚期肿瘤患者的初始治疗包括 3 个周期的化疗，随后进行肿瘤细胞减灭术（间隔减瘤术），再进行 3 个周期的相同化疗。目前国外推崇和常用的化疗方案是顺铂 / 紫杉醇或卡铂 / 紫杉醇。现在继顺铂和卡铂之后的第三代铂类抗癌药奥沙利铂也已经问世。通过比较奥沙利铂优越的药理学特性和体内外实验结果，相信在今后的卵巢癌新辅助化疗中以奥沙利铂为基础的联合化疗方案会有更加广泛的应用前景。

二、新辅助化疗的治疗原则

新辅助化疗适用于病理学或细胞学诊断明确且评估无法满意减瘤或无法耐受肿瘤细胞减灭术的患者。术后辅助静脉化疗方案均可用于新辅助化疗，化疗 2 ～ 3 个周期后评估可否行满意中间肿瘤细胞减灭术。贝伐珠单抗用于新辅助化疗需谨慎。在中间肿瘤细胞减灭术前应停用贝伐珠单抗至少 6 周。中间肿瘤细胞减灭术手术原则同初次肿瘤细胞减灭术。初诊时肿大的淋巴结即使新辅助化疗后缩小，在中间肿瘤细胞减灭术时也应予以切除。

三、新辅助化疗方案

新辅助化疗以紫杉醇联合卡铂为首选，也有研究探讨抗血管药物如贝伐珠单抗在新辅助化疗中的应用，疗效尚待确定。术后辅助化疗方案为紫杉类 / 铂类或多柔比星脂质体 / 卡铂的联合化疗。术后辅助静脉化疗方案均可用于新辅助化疗（详见第三节辅助治疗），化疗 2 ～ 3 个周期后评价疗效。贝伐珠单抗用于新辅助化疗需谨慎。在中间肿瘤细胞减灭术前应停用贝伐珠单抗至少 6 周。

四、新辅助化疗评价

目前大部分研究认为新辅助化疗能提高手术满意率、改善患者生存质量，还可以延长患者生存期。Inciura 等报道了一项临床研究，其中纳入了 1993 ～ 2000 年在立陶宛接受治疗的 574 例晚期卵巢癌患者，分别进行新辅助化疗（3 个周期顺铂 / 环磷酰胺化疗，细胞减灭术，3 ～ 5 个周期顺铂 / 环磷酰胺化疗）或辅助化疗（细胞减灭术和 6 ～ 8 个周期顺铂 / 环磷酰胺化疗），发现新辅助化疗患者和标准治疗模式患者的中位存活时间、无进展存活时间以及肿瘤细胞减灭术术后残留病灶直径 ≤ 1cm 患者的存活率均无统计学意义；但考虑到新辅助化疗组中Ⅳ期患者所占比例（29.0%）高于标准模式治疗组（18.4%），从而推测新辅助化疗可能提高晚期卵巢癌患者的存活率。耶鲁大学医学院 2006 年进行的一项研究回顾性评价了 172 例晚期卵巢癌患者分别接受细胞减灭术和辅助化疗，或新辅助化疗。新辅助化疗较低的围手术期发病率，较少需要进一步的积极手术和相似的生存率，支持了新辅助化疗能延长患者生存期这一观点。该研究比较了分别给予传统治疗方案和新辅助化疗的晚期卵巢癌患者的生存率和手术前后发病率情况。结果表明，新辅助化疗组患者的术中失血量、手术时间、输血量以及住院天数都较传统治疗组明显降低（$P < 0.05$）；新辅助化疗组患者肿瘤细胞减灭术术后残留病灶直径 ≤ 1cm 比率为 95% 而传统治疗组为 71%（$P < 0.001$）。有腹腔外转移灶的新辅助化疗患者

的总存活时间和无进展存活时间分别为 31 个月、15 个月，较经传统治疗（分别为 20 个月、9 个月）的患者显著延长（P=0.032）。结果提示新辅助化疗可以降低手术前后发病率，减少再次侵袭性手术的必要性，对于有腹腔外转移灶的患者还能延长生存期。

第五节　进展期药物治疗

一、进展期药物治疗的历史沿革

在过去的几十年，全球卵巢癌的发病率一直保持稳定，但它仍然是一种可导致大量死亡的疾病。由于遗传和经济等多种因素，这种癌症的流行病学在不同种族和国家之间显示出差异。长久以来，这种癌症的检测一直存在问题，因为没有针对其早期检测的筛查公共计划，因此，大多数卵巢癌是在晚期检测到的，发现时已经扩散到其他部位。尽管在过去几十年，上皮性卵巢癌的治疗取得了许多重大进展，但仍有超过 70% 的卵巢癌进展期患者在前 5 年内复发，因此对于进展期患者的治疗是重点。

不可切除的局部晚期或合并远处转移的卵巢癌总体治疗效果不佳。目前，治疗不可切除的局部晚期或转移性卵巢癌的常用化疗药物包括：紫杉醇＋卡铂、紫杉醇＋顺铂、聚乙二醇多柔比星脂质体＋卡铂、紫杉醇＋卡铂＋贝伐珠单抗、拓扑替康、聚乙二醇多柔比星脂质体＋曲贝替定、吉西他滨＋卡铂等。

卵巢癌的药物治疗始于单药烷化剂，其后研究证明非顺铂联合化疗有效，再后来成功研制出治疗卵巢癌最有效的药物顺铂，并很快被临床广泛应用。20 世纪 80 年代，顺铂联合化疗取代了非顺铂化疗，最终成为晚期卵巢癌的标准化疗法，1989 年新细胞毒药物紫杉醇问世，解决了对顺铂联合化疗耐药肿瘤治疗的棘手问题。紫杉醇具有独特的抗癌机制，可抑制肿瘤细胞微管蛋白的解聚，使其停止在 G2/M 期，并与顺铂、卡铂、多柔比星等无交叉耐药。临床试验表明，紫杉醇用于治疗顺铂化疗中肿瘤进展或 6 个月内复发的有效率达到 30%～40%，20 世纪 90 年代初，紫杉醇被广泛用于治疗复发耐药的卵巢癌。之后抗癌新药不断涌现，主要是治疗卵巢癌的二线药物如拓扑替康、吉西他滨、口服依托泊苷胶囊、多西他赛、多柔比星脂质体、奥沙利铂等，近年来，多组临床试验发现这些新药疗效相近，对耐药卵巢癌均有效。

拓扑替康应用较为广泛，拓扑替康是半合成的喜树碱类似物，通过抑制细胞核的拓扑异构酶Ⅰ达到抗肿瘤作用。卵巢癌的治疗在临床上多采用联合用药，对铂类药物敏感的卵巢癌多采用铂类药物联合紫杉醇、多西他赛、吉西他滨、多柔比星脂质体，对于铂类耐药的卵巢癌可采用非铂类的单一用药，包括多西他赛、依托泊苷、吉西他滨、多柔比星脂质体、紫杉醇或拓扑替康。对于进展期卵巢癌，以铂类与紫杉醇联合化疗的标准方案可明显提高卵巢癌患者的 5 年生存率。

二、治疗原则

卵巢癌作为恶性程度较高的实体瘤之一，其 5 年总体生存率低，主要原因在于缺乏有效的早期诊断方法。对于不可切除的局部进展期或合并远处转移或术后出现复发的卵巢癌患者，建议采用全身化疗、靶向治疗、免疫治疗等手段。总体上来说，铂类敏感复发患者，经评估能再次满意切除者（R0切除），推荐二次（再次）细胞减灭术。关于二次细胞减灭术患者的选择，国际上仍缺乏统一的标准。通常而言，接受二次细胞减灭术的患者，复发灶多为孤立或寡转移灶，应无腹水，也无广泛的腹膜癌灶。铂耐药患者，通常不能从二次细胞减灭术中获益，在进行手术决策时应慎重选择和个体化考虑。按复发类型，并参考既往化疗史、毒性反应及残留情况选择挽救化疗方案。放射治疗应经过多学科会诊讨论决定。如可用于不适合手术切除或存在手术禁忌证的局灶性复发，或存在脑、骨转移需姑息放疗的患者。

三、治疗方案及评价

卵巢癌复发后或一线化疗中进展者采用二线化疗。末次化疗至复发的时间间隔是影响二线治疗效果的主要因素。据此将复发肿瘤分成两类：①铂耐药复发：肿瘤在铂类为基础的一线治疗中无效（铂类难治型），或化疗有效但无化疗间隔＜ 6 个月复发者（铂耐药型）；②铂敏感复发：肿瘤在铂类为基础的一线化疗中有效，无化疗间隔≥ 6 个月复发者。对于铂敏感复发的病例，首先判断是否适合再次减瘤术，不适合手术或再次减瘤术后仍需接受含铂的联合化疗，可选择的方案包括：卡铂／紫杉醇 3 周方案、卡铂／多西他赛、卡铂／吉西他滨、卡铂／多柔比星脂质体、顺铂／吉西他滨、卡铂／白蛋白结合型紫杉醇等，有效率为 30%～80%。上述化疗方案均可考虑联合贝伐珠单抗。黏液性癌选择氟尿嘧啶／甲酰四氢叶酸／奥沙利铂或卡培他滨／奥沙利铂方案。对于铂耐药复发的病例，再次化疗效果较差，应更多考虑患者的生活质量，延长生存期。应鼓励耐药复发患者参加临床试验。对铂耐药复发者，首选非铂类单药（多柔比星脂质体、多西他赛、白蛋白结合型紫杉醇、口服依托泊苷、吉西他滨、紫杉醇周疗、拓扑替康）± 贝伐珠单抗，有效率 10%～25%。其他可能有效的药物包括六甲密胺、卡培他滨、异环磷酰胺、伊立替康、奥沙利铂、培美曲塞和长春瑞滨。

（一）复发性卵巢癌的系统治疗

1. 复发上皮性卵巢癌 对复发的上皮性卵巢癌，首先根据（无铂间期）或无治疗间期对患者进行分型，从而采取相应的治疗措施。对铂类敏感型复发，首选以铂类为基础的联合化疗或联合贝伐珠单抗，再予以 PARP 抑制剂或贝伐珠单抗维持治疗。对铂类耐药型或难治型复发，则首选非铂类单药化疗或联合抗血管生成靶向药物的联合化疗。对于一些存在特定生物标志物的复发性卵巢癌患者，也可以考虑包括 NTRK 抑制剂、免疫检查点抑制剂在内的治疗。

2. 复发恶性生殖细胞肿瘤和性索间质肿瘤 对复发的卵巢生殖细胞恶性肿瘤，如果仍有治愈可能，应该首先推荐在有条件做骨髓移植的中心进

行大剂量化疗（high-dose chemotherapy）。放射治疗仅用于局部复发患者的姑息治疗。

（二）单纯 CA125 升高的处理

一些患者在完成初始手术和辅助化疗后，达到临床完全缓解，在常规的随访和监测中发现 CA125 水平上升，但没有肿瘤复发的症状、体征和影像学证据，对此种情况的处理可选择以下方法之一：①参加临床试验；②随诊观察直至临床复发再开始挽救治疗；③立即按复发肿瘤进行化疗。

（三）放疗

卵巢上皮癌对放射治疗中度敏感，但由于卵巢癌的生物学特点，易出现盆腹腔广泛转移，且有有效的化疗药物可以选择，而盆腹腔放疗多有近期和远期并发症，所以放疗基本不再用于卵巢癌术后的辅助治疗。即使是对放疗敏感的无性细胞瘤，术后亦以化疗为主要辅助治疗手段。目前放疗仅用于部分复发卵巢癌的姑息治疗。对于肿瘤局限，例如仅有腹膜后或纵隔淋巴结转移，但手术难以切除，且化疗效果不佳，可考虑调强放射治疗。

（四）激素治疗

对于无法耐受化疗或化疗无效的复发患者，可考虑激素治疗，药物包括：他莫昔芬、芳香化酶抑制剂（来曲唑、阿那曲唑等）、高效孕激素及促性腺激素释放激素类似物等，总体有效率约为 10%。

（五）中医中药治疗

中医的治疗作用可贯穿于卵巢癌患者各个治疗阶段，有助于加快术后机体的恢复，增强放化疗疗效，减少不良反应，延长生存期，提高生存质量。脏腑虚弱、冲任督带失调是卵巢癌发病的首要病因病机，调理冲任，扶正祛邪为主要治疗原则。根据患者个体差异，通过辨证论治，为患者制订个性化的治疗方案，中医具有一定优势，可配合西医来补充与完善卵巢癌的治疗。

第六节　临床问题导向的药物治疗

一、卵巢癌的维持治疗

目前，基于临床研究证据，国内外指南推荐用于卵巢癌维持治疗的药物治疗方案主要包括化

疗药物（紫杉醇）、抗血管生成药物、PARP 抑制剂以及抗血管生成药物与 PARP 抑制剂的药物组合方案。

（一）化疗药物

近 20 年来，拓扑替康、表柔比星、紫杉醇等化疗药物均被探索用于晚期卵巢癌一线治疗后的维持治疗，仅有紫杉醇曾短暂获得国际指南的推荐。紫杉醇可使微管蛋白和组成微管的微管蛋白二聚体失去动态平衡，诱导与促进微管蛋白聚合、微管装配，防止解聚，从而使微管稳定并抑制癌细胞的有丝分裂和防止诱导细胞凋亡，进而有效阻止癌细胞的增殖，起到抗癌作用。

（二）抗血管生成药物

血管内皮生长因子通过与血管内皮生长因子受体结合，激活一系列信号转导通路，调控血管内皮细胞活化、增殖、迁移，促进肿瘤生长、侵袭和转移。基于阻断肿瘤血管生成机制研发出的靶向 VEGF、VEGFR 和其他相关分子的药物，统称为抗血管生成药物，可分为四大类：大分子单抗类药物、竞争性受体类药物、受体酪氨酸激酶小分子抑制剂及非受体酪氨酸激酶抑制剂类小分子药物。贝伐珠单抗是首个抗血管生成靶向药物，是一种靶向 VEGF 的人源化 IgG1 型单抗，通过结合 VEGF 阻止其与内皮细胞表面受体结合，抑制肿瘤新生血管的形成。此外，还可使肿瘤组织血管结构正常化，使化疗药物能够有效到达肿瘤组织，发挥协同作用。培唑帕尼、索拉非尼、厄洛替尼都属于受体酪氨酸激酶小分子抑制剂，通过抑制 VEGFR 的酪氨酸激酶的活性来抑制肿瘤的血管形成。此外，这类药物往往还会同时作用于 VEGFR 之外的其他靶点产生相应的生物学效应。

贝伐珠单抗、培唑帕尼、索拉非尼、厄洛替尼均被探索用于晚期卵巢癌一线治疗后的维持治疗。目前，贝伐珠单抗是唯一可用作卵巢癌一线或复发维持治疗的抗血管生成药物。在卵巢癌一线化疗的同时加入贝伐珠单抗，并且在完成化疗后继续用贝伐珠单抗维持治疗，可以使晚期患者的中位无进展生存期（progression-free survival，PFS）延长 2～4 个月。

除贝伐珠单抗外，培唑帕尼也曾被推荐用于晚期卵巢癌患者的一线维持治疗。

（三）PARP 抑制剂

BRCA1/2 是抑癌基因，在 DNA 损伤修复、细胞正常生长等方面均具有重要作用。*BRCA1/2* 和其他同源重组修复（homologous recombination repair，HRR）通路相关的基因突变或表观遗传学改变可抑制 DNA 损伤后正常修复能力，引起同源重组修复缺陷，使 DNA 双链断裂不能通过 HRR 途径进行高保真的修复。正常情况下，细胞出现 DNA 单链断裂时，可依赖 PARP 通过碱基切除修复（BER）途径进行修复。当 PARP 抑制剂作用于肿瘤细胞时，PARP 无法发挥作用，抑制 BER 导致复制叉停滞，进而形成 DNA 双链断裂。如果肿瘤细胞存在 HRD，PARP 抑制剂作用下不断形成的 DNA 双链断裂无法通过 HRR 途径得到有效修复，两者的"合成致死"效应最终导致肿瘤细胞死亡。目前，国内外获批可用于卵巢癌维持治疗的 PARP 抑制剂包括奥拉帕利、尼拉帕利、鲁卡帕利、氟唑帕利，而国内有奥拉帕利、尼拉帕利、氟唑帕利获批维持治疗的适应证。帕米帕利在卵巢癌维持治疗中的研究正在进行。

自 2014 年，全球首个 PARP 抑制剂（阿斯利康的利普卓）获 FDA 批准上市后快速放量，销售额总体呈现持续快速上升趋势。截至目前，PARP 抑制剂仍旧是卵巢癌治疗领域最热门且最成熟的药物靶点。无论是从在研药物还是上市药物来看，PARP 抑制剂均处于领先状态，占据绝对主导地位。虽然 PARP 抑制剂的市场竞争越来越激烈，获批的 PARP 抑制剂也越来越多，但是 PARP 抑制剂整体市场还是表现出非常强劲的增长态势，市场潜力非常可观。

二、基因检测在卵巢癌维持治疗中的应用

在新诊断晚期卵巢癌中，BRCA1/2 和 HRD 检测被推荐用于指导卵巢癌一线维持治疗的方案选择。与 HRD 阴性相比，存在 *BRCA1/2* 突变或 HRD 阳性（约 50% 的高级别浆液性卵巢癌存在 HRD）的卵巢癌患者可更加获益于 PARP 抑制剂单药以及与贝伐珠单抗联合的双药维持治疗。而对于铂敏感复发的卵巢癌患者，*BRCA1/2* 突变及 HRD 状态并不作为含铂化疗后 PARP 抑制剂维持治疗的选择标准，但对于患者疗效预测及预后判断具有一定参考价值。鉴于生物标志物在卵巢癌维持治疗临床实践中的关键指导作用，《上皮性卵巢癌 PARP 抑制剂相关生物标志物检测的中国专家共识》对相关的生物标志物检测进行如下推

荐：①推荐所有非黏液性卵巢癌患者在初次病理确诊时，明确肿瘤 *BRCA1/2* 的突变（包括胚系和体细胞突变）状态，对于Ⅰ期患者仅需明确胚系 *BRCA1/2* 突变状态（1类）。②对于新诊断的晚期卵巢癌患者（目前主要证据在高级别浆液性卵巢癌和高级别子宫内膜样癌），HRD 状态（包括 *BRCA1/2* 和 HRD score）有助于医师选择不同维持治疗方案以期达到最佳治疗效果：a. 建议进行 HRD 检测（包括 *BRCA1/2* 和 HRD score）（2A类）；如患者存在抗血管生成药物治疗的禁忌证，或不考虑抗血管生成药物治疗时，HRD 状态对于

维持治疗的疗效预测及预后判断仍有参考价值（2B类）；b. 如既往接受过肿瘤 *BRCA1/2* 检测，且结果为阳性，不需要再补充进行 HRD 检测（1类）；c. 如既往接受过肿瘤 *BRCA1/2* 检测，且结果为阴性，建议对肿瘤样本进行 HRD 检测以明确是否为 HRD 阳性（2A类）。③对于铂敏感复发的卵巢癌患者，*BRCA1/2* 突变状态及 HRD 状态并不作为含铂类药物化疗后 PARP 抑制剂维持治疗的选择标准，但对于患者疗效预测及预后判断具有一定参考价值。④当 HRD 检测不可及时，可考虑对肿瘤组织进行 HRR 基因检测（3类）。

第七节 药物治疗展望

多腺苷二磷酸核糖聚合酶（PARP）抑制剂是卵巢癌治疗的新希望，尤其对同源重组修复缺陷（homologous recombination deficiency，HRD）患者，PARP 抑制剂不但抗肿瘤活性良好，而且不会诱导化疗耐药。美国食品药品监督管理局和我国国家药品监督管理局均批准了 PARP 抑制剂用于卵巢癌维持治疗的适应证。基于 PARP 抑制剂的作用机制及临床效果，将 PARP 抑制剂用于新辅助治疗一方面可以减小手术难度，使不可手术的卵巢癌患者获得手术机会，较容易达到最优化减瘤手术，另一方面可以减少铂耐药，增加患者的铂敏感性，使患者最大程度地从减瘤手术和术后化疗中获益，从而改善患者的预后。目前，有 3 项 PARP 抑制剂单药新辅助治疗卵巢癌的研究：NANT 研究（NCT04507841），旨在评估尼拉帕利单药作为新辅助治疗方案应用于 FIGO Ⅲ期或Ⅳ期晚期卵巢癌、原发性腹膜癌、输卵管癌，经影像学评估或腹腔镜下评估不能达到 R0 减瘤手术治疗，或不可耐受手术患者的安全性与疗效的Ⅱ期单臂临床试验；NOW 研究（NCT03943173），研究奥拉

帕利作为新辅助治疗方案在新诊断的 *BRCA* 突变卵巢癌、原发性腹膜癌或输卵管癌患者中的疗效；NEO 研究（NCT02489006），将评估奥拉帕利作为复发性卵巢癌、原发性腹膜癌或输卵管癌患者术前新辅助治疗（在手术前进行缩小肿瘤的治疗）方案的效果和作用。

尽管贝伐珠单抗和 PARP 抑制剂改变了卵巢癌的治疗格局，但仍无法治愈晚期卵巢癌，需要更多有效的新疗法，尤其是铂耐药或铂难治性卵巢癌患者，以及无 *BRCA* 突变的患者。一些有前景的疗法正在进行临床试验，包括：癌症疫苗，如 DPX-Survivac；抗体偶联药（ADC），如 Mirvetuximab Soravtansine；靶向疗法，如 ATR 抑制剂 AZD6738、Wee1 抑制剂 Adavosertib 以及抗 DLL4/ 血管内皮生长因子双特异性抗体 Navicixizumab；蛋白质疗法，如 AVB-S6-500；基因疗法，如 Ofranergene Oobadenovec；免疫疗法，如 PD-L1 单抗 MEDI4736。随着精准医学的发展，卵巢癌正从"绝症"变成慢性病。期待卵巢癌治疗领域能有更多新进展，造福更多卵巢癌患者。

第八节 预后和随访

一、预后

卵巢恶性肿瘤是妇科常见恶性肿瘤中疗效最差者，其中以中晚期患者的预后差，5 年生存率徘徊在 20%～30%。国内资料显示Ⅰ、Ⅱ、Ⅲ和Ⅳ

期卵巢恶性肿瘤的 5 年生存率分别为 86%、50%、19% 和 3%。影响预后的因素有临床分期、病理组织学类型、病理组织学分级、手术残余肿瘤的大小和术后化疗疗程数等。不同组织学类型的肿瘤 5 年生存率不同，浆液性癌为 15%～30%、

黏液性囊腺癌为 40%～50%、子宫内膜样癌为40%～55%、胚胎性癌为 13%、未成熟畸胎瘤可达 63%。寻找早期诊断方法，提高早诊率，努力实施理想的肿瘤细胞减灭术和按期完成足够疗程的化疗是改善预后的重要途径。

二、随访

术后前 2 年，2～4 个月随访一次，复查血清肿瘤标志物，每 6 个月行 CT 或 MRI 等影像学检查；3 年后，3～6 个月随访一次，复查血清肿瘤标志物，每 6 个月行 CT 或 MRI 等影像学检查；5 年后，每年随访一次，复查血清肿瘤标志物；每 12 个月行影像学复查。随访期间除监测肿瘤复发外，还应特别关注其他手术相关并发症如盆腔内是否粘连、营养状态等，从社会心理肿瘤学的角度，对终末期患者除对症治疗外，还应重视心理、精神层面的疏导干预，最大限度地改善患者的生活质量。

（苏　方）

参 考 文 献

第 25 章 霍奇金淋巴瘤

霍奇金淋巴瘤（Hodgkin lymphoma，HL）是累及淋巴结和全身淋巴系统的恶性肿瘤，临床上以年轻人多见（发病高峰年龄 20～34 岁），某些组织学亚型的发病年龄可呈双峰现象，即 20 岁左右年轻人和 65 岁左右老年人好发。组织学上可见肿瘤由少数散在的体积较大的单核细胞（又称为 Hodgkin 细胞或 H 细胞）、多核细胞（又称为 Reed-Sternberg 细胞或 RS 细胞）和其周围大量的非肿瘤性反应性细胞组成。早在 1832 年，英国病理学家 Thomas Hodgkin 首次报道了 7 例淋巴结和脾大的患者，后来有学者将这种疾病命名为霍奇金病（Hodgkin disease，HD）。2001 年，WHO 的淋巴瘤分型体系中将其更名为"霍奇金淋巴瘤"，主要基于研究逐渐认识到 H 细胞和 RS 细胞是起源于淋巴细胞（多为 B 细胞）。目前统一名称为霍奇金淋巴瘤（HL）。

HL 在临床和病理学上分为经典型 HL（classic HL，CHL）和结节性淋巴细胞为主型 HL（nodular lymphocyte predominant HL，NLPHL）两种，一般认为它们是两种不同的疾病，前者多见（占 HL 的 90%），临床表现为侵袭性肿瘤；而后者多呈惰性的生物学行为。CHL 又可以分为四种亚型：结节硬化型 CHL（nodular sclerosis CHL，NSCHL）、混合细胞型 CHL（mixed cellularity CHL，MCCHL）、富于淋巴细胞型 CHL（lymphocyte rich CHL，LRCHL）和淋巴细胞消减型 CHL（lymphocyte depleted CHL，LDCHL）。

HL 的发病原因尚不清楚，研究发现的危险因素包括病毒感染（EBV、HIV 等）、遗传因素（*MHC/HLA* 基因位点变异）以及其他社会环境因素（吸烟、膳食、肥胖、社会经济状况）等。欧美国家的统计数据表明，HL 发病率在（2～3）/10 万左右，占每年新发淋巴瘤的 10%。HL 的发病有明显的地域差异，北美、北欧发病率最高，其次为南欧和东欧，而东亚地区发病率较低。相较于其他淋巴瘤，HL 预后相对较好，每年因淋巴瘤死亡的患者中，仅有 5% 是 HL，其 5 年相对生存率为 85%。

第一节 临床表现与诊断

一、症状与体征

HL 的首发症状多为无痛性淋巴结肿大，颈部淋巴结肿大最为常见（约占 90%），其次为纵隔、腋下、腹股沟等部位。患者可合并有 B 症状（①发热：体温持续大于 38℃。②盗汗：夜间大量出汗。③体重下降：过去 6 个月内不明原因体重减轻 10% 以上），以及其他全身症状，如乏力、瘙痒、饮酒后疼痛、贫血等。饮酒后疼痛是不常见的症状，但对于诊断具有特异性，表现为酒后（甚至是少量饮酒后）数分钟出现严重疼痛，疼痛部位多为骨骼部位或淋巴结部位。

二、诊断

（一）病史与体格检查

病史采集应注意淋巴结肿大的时间和累及部位，以及是否有发热、盗汗、不明原因的体重减轻、瘙痒及饮酒后疼痛等症状。还应询问既往个人肿瘤史、家族肿瘤史、化（放）疗史，是否有 HIV 感染和其他免疫抑制状态的高危因素等。体格检查时必须评估所有可及的淋巴结区域和肝脾肿大情况，还应注意检查韦氏环部位（扁桃体、舌根、鼻咽）。

（二）辅助检查

实验室检查至少应包括全血细胞计数和分类计数、红细胞沉降率、血清生化指标、HBV、HCV 和 HIV 检测。对于 HL，通常无需骨髓穿刺和活检，因为这几乎不会影响治疗，仅在出现不明原因血细胞减少而 PET 未见骨髓受累时才进行骨髓检查。

影像学检查的目的为确定可能的活检部位和评估器官的受累程度。PET/CT 对检测 CHL 的存在具有高度敏感性，可用于 CHL 的分期，但由于脑组织对 FDG 的亲和力高，所以不能用于评估脑。此外，感染或炎症部位 PET 可能显示出假阳性的结果。HL 分期也可采用胸部、腹部和盆腔的增强 CT 扫描。如有中枢神经系统可能受累的表现，推荐行头颅 MRI 检查，必要时加做腰椎穿刺和脑脊液细胞学检查。

（三）病理诊断

HL 在镜下可见淋巴结结构部分或全部破坏，病变由肿瘤细胞成分和反应性背景成分组成，肿瘤细胞指典型 RS 细胞和变异型 RS 细胞，统称为 HRS 细胞，HRS 细胞一般仅占受累组织的一小部分。典型 RS 细胞至少有 2 个核仁，分别位于 2 个不同的核叶中，呈特征性"猫头鹰眼"状，两个细胞核形态相似，如物影镜映，因此又称为"镜影细胞"，是 HL 诊断特征性细胞。变异型 RS 细胞包括单核变异型（H细胞）、多核变异型、陷窝型、固缩型（也叫木乃伊细胞或干尸细胞）、奇异型等，H 细胞在形态学上除了是单核以外，其余特征与典型 RS 细胞相同。多核变异型细胞特点是有多个核，有的核呈马蹄形，其余特征也与 RS 细胞相同。陷窝细胞是由于福尔马林固定造成的细胞收缩所致，固缩型细胞是一种凋亡的 RS 细胞。HRS 细胞的免疫表型包括：几乎 100% 表达 CD30、75%～85% 表达 CD15、不表达 CD45。

三、分期

HL 的分期目前主要基于 Lugano 分类，以数字分期（Ⅰ、Ⅱ、Ⅲ、Ⅳ）＋英文大写字母（B、E）的形式记录，数字分期反映了受累的程度；英文大写字母代表了疾病特征（B：B 症状、E：

淋巴结外受累）；如存在巨块型病变（大于等于 10cm），还应描述肿块大小。

（一）淋巴结 / 淋巴组织受累程度（数字分期）

全身淋巴结或淋巴组织（扁桃体、韦氏环和脾脏）按解剖部位可分为以下区域：

（1）韦氏环（扁桃体、舌根、鼻咽部）。
（2）同侧颈部和锁骨上区。
（3）枕部和耳前区。
（4）锁骨下区。
（5）腋窝和胸部。
（6）纵隔，包括胸腺、血管前、主-肺动脉；气管旁、气管前、隆突下和后纵隔受累，纵隔内的所有淋巴结病变均视为单个淋巴结区。
（7）内乳淋巴结（胸壁淋巴系统的一部分，负责膈的引流）。
（8）脊柱旁淋巴结（位于后纵隔，但也参与胸壁和膈的引流）。
（9）肺门，肺门淋巴结是独立于纵隔的区域，应视为"单侧性"区域（右侧肺门和左侧肺门淋巴结是独立的区域）。
（10）主动脉旁。
（11）脾。
（12）髂部。
（13）同侧腹股沟和股区。
（14）肱骨内上髁和臂区。
（15）肠系膜淋巴结。
（16）腘窝淋巴结。

数字分期方法如下：

Ⅰ期：指单个淋巴结区受累（Ⅰ），或者单个结外器官或部位受累且无淋巴结受累（ⅠE）。单个淋巴结区可包括一个淋巴结或一组相邻的淋巴结。

Ⅱ期：仅累及膈同侧的 2 个或以上淋巴结区（Ⅱ），或者以上受累伴局限性相邻单个结外器官或组织受累（ⅡE）。

Ⅲ期：膈两侧的淋巴结区或淋巴结构受累。

Ⅳ期：其他非邻近结外受累，伴或不伴相关淋巴结受累。

临床治疗时通常按早期和晚期进行分层，Ⅰ期和Ⅱ期为早期病变，Ⅲ期和Ⅳ期为晚期病变。

（二）疾病特征标注 / 描述

1. 是否有 B 症状 B 症状定义为出现下列情况之一：①之前 1 个月有＞38℃的不明原因发

热；②之前 1 个月有反复严重盗汗；③诊断前 6 个月内体重减轻 > 10%；在数字分期后面以字母"B"标注，不满足上述标准的患者则以字母"A"（asymptomatic）标注。

2. 是否有淋巴结外受累　是指 I 期或 II 期疾病患者是否存在局限性淋巴结外侵犯，如有，以下标"$_E$"标注，如无，则无需标注。局限性淋巴结外病变指的是病变可以被包含在一个辐照野中，并且这个辐照野适用于同样解剖范围的淋巴结病变。这类病变包括：①膈一侧结外组织因邻近淋巴结部位的局限性直接延伸而受累，如纵隔肿块向前延伸至胸骨或胸壁，或者延伸至肺或心包时，应记录为淋巴结外延伸（$_E$）；②明显独立的单个淋巴结外侵犯，符合区域性受累淋巴结的延伸。若病变仅累及单个结外部位，则应分期为 I_E。而当一个或多个结外器官或组织存在弥漫性或播散性病灶时，无论有无相关淋巴结受累，均应定为 IV 期。

3. 巨块病变的描述　在 Lugano 分期系统中对于巨块病变应描述大小，而不再需要用下标"$_X$"来注明。巨块病变的定义为：① CT 显示纵隔肿块 ≥ 10cm 或超过胸内横径的 1/3；② CT、MRI 或超声评估腹部淋巴结或结节肿块的最大直径 ≥ 10cm。

第二节　一般治疗原则

确诊 HL 以后的治疗原则和方案选择取决于 Lugano 分期判定的是早期（I 和 II 期）还是晚期（III 和 IV 期）疾病。对于早期 HL，治疗时还应考虑是否合并某些临床特征（年龄、B 症状、红细胞沉降率、纵隔大肿块及淋巴结受累区域），即对患者进行"预后良好"和"预后不良"亚组分层。HL 一般采取以联合化疗为主的治疗，对于早期疾病还可加上受累野的局部放疗。但是对于预后良好的早期 HL，治疗时必须仔细权衡利弊：在根治的前提下避免过度治疗导致的长期并发症问题，应结合患者年龄、性别、肿瘤位置等因素个体化地选择治疗方式。对于某些预后较好的亚型如结节性淋巴细胞为主型 HL，干预措施更倾向于保守，部分患者甚至可以选择主动监测并尽可能地推迟启动治疗。

第三节　经典型霍奇金淋巴瘤（CHL）的初始治疗

一、初始治疗的历史沿革

早年对于早期 CHL，放射治疗是传统的标准治疗方案，晚期病变则以化疗为主。但随着大量的患者治疗后获得长期生存，放疗的远期并发症问题也凸显出来。后来随着化疗方案（ABVD 或 Standford V）被引入到早期病变的治疗中，目前化疗 + 放疗的联合治疗模式已经取代单纯放疗用于早期病变的治疗。对于早期 CHL 患者大多首选 ABVD 方案化疗，Bonadonna 的研究初步证实了 4 周期 ABVD 序贯 36Gy 受累野放疗（involved field radiation therapy，IFRT）作为早期病变标准治疗的疗效和安全性。为了进一步在保证疗效的基础上尽量减少毒性，随后有不少研究进行了减少化疗周期数或减少药物数量的尝试。

二、初始治疗的原则

HL 的初始治疗选择需充分考虑分期及存在预后不良因素的情况。早期（I 和 II 期）患者通常根据欧洲癌症研究和治疗组织（European Organization for the Research and Treatment of Cancer，EORTC）或德国霍奇金淋巴瘤研究组（German Hodgkin Study Group，GHSG）的定义分为"预后不良的早期 HL"和"预后良好的早期 HL"两组，并按此分层进行治疗。

EORTC 对预后不良亚组的定义为存在至少一项下列危险因素：①年龄 > 50 岁；②纵隔淋巴结明显肿大，即在 $T_5 \sim T_6$ 水平，纵隔肿块宽度超过胸腔宽度的 1/3；③ ESR ≥ 50mm/h 且无 B 症状，或者 ESR ≥ 30mm/h 且有 B 症状；④受累部位 ≥ 4 处。不符合预后不良标准的为预后良好亚组。

GHSG 对预后不良亚组的定义为存在至少一项下列危险因素：①纵隔淋巴结明显肿大，即纵隔肿块直径超过胸腔最大直径的 1/3；② ESR ≥ 50mm/h 且无 B 症状，或者 ESR ≥ 30mm/h 且有 B 症状；③受累部位 ≥ 3 处；④淋巴结外受累。不符合预后不良标准的为预后良好亚组。

许多预后良好的 Ⅰ～Ⅱ 期 CHL 可用简短化疗＋局限性放疗（受累野或受累部位）或单纯化疗。例如，对于存在颈部和腋下病变或微小纵隔病变的中老年患者，联合放疗可以减少化疗周期数，虽有可能引起放疗相关长期毒性（包括第二原发肿瘤），但更有益于避免复发和减少化疗相关潜在并发症；而乳房部位病变的年轻（< 30 岁）女性患者为了避免放疗相关并发症，可单用化疗。

三、常用初始治疗方案的评价

（一）ABVD 方案

ABVD 方案包括 4 种化疗药物：

(1) 多柔比星（阿霉素，Adriamycin）25mg/m²，静脉注射，第 1、15 天。

(2) 博来霉素（Bleomycin）10mg/m²，静脉注射，第 1、15 天。

(3) 长春碱（Vinblastine）6mg/m²，静脉注射，第 1、15 天。

(4) 达卡巴嗪（Dacarbazine）375mg/m²，静脉注射，第 1、15 天。

上述药物每 28 天为 1 个用药周期。

该方案在 HL 中应用最为广泛，其特点是方案组成中不含烷化剂类药物。预后良好的早期 CHL 初始治疗首选 2～4 个周期 ABVD 方案，后给予 20～30Gy 的 IFRT。而对于大多数预后不良的早期 HL，推荐 4 或 6 个周期 ABVD 方案，根据 PET/CT 显示的功能学缓解而定，之后选择接受联合治疗的患者开始放疗；对某些选择不接受放疗的患者，可以单用 6 个周期的 ABVD 方案。大部分晚期 CHL 患者的初始治疗亦首选 ABVD 方案，计划为 6 个周期的治疗，但一般在 2 个周期后推荐行 PET/CT 评估治疗反应，再决定是否继续给予 ABVD 或更换其他方案。ABVD 方案主要的 3～4 级急性不良反应是中性粒细胞减少、恶心/呕吐和脱发。长期毒性包括心肺毒性，特别是在儿童患者和联合纵隔放疗的患者中更为常见。

对于预后良好的早期 CHL，4 周期的 ABVD 方案化疗联合受累野放疗（20～30Gy）被认为是标准的治疗模式，但研究发现对于此类患者，减少 ABVD 治疗的周期数对疗效似乎并无明显影响。GHSG HD10 试验将 1370 例预后良好的早期 HL 患者随机分为四组：① 4 个周期的 ABVD+30Gy 的 IFRT；② 4 个周期的 ABVD+20Gy 的 IFRT；③ 2 个周期的 ABVD+30Gy 的 IFRT；④ 2 个周期的 ABVD+20Gy 的 IFRT。结果显示 4 个周期与 2 个周期的 ABVD 方案相比，5 年 OS 率（97.1% vs 96.6%）、5 年无治疗失败生存率（freedom from treatment failure，FFTF）（93.0% vs 91.1%）和 5 年 PFS 率（93.5% vs 91.2%）均无显著差异。但 2 个周期的 ABVD 方案可以显著降低 Ⅲ/Ⅳ 级不良事件的发生，如白细胞计数降低（24% vs 15%）、感染（5.1% vs 1.7%）和脱发（28% vs 15%），总体毒性事件的发生率也明显下降（52% vs 33%）。

但是，如果减少化疗药物数量 [如将博来霉素和（或）达卡巴嗪去除]，疗效则会受到影响。德国一项纳入了 1502 例预后良好的早期 CHL 患者的试验（GHSG HD13 研究）计划采取 2 个周期化疗 +30Gy 的受累野放疗的模式进行治疗，在进行化疗前，患者随机分为四组：① 标准 ABVD 方案；② AVD 方案（去除博来霉素，余药物剂量不变）；③ ABV 方案（去除达卡巴嗪，余药物剂量不变）；④ AV 方案（同时去除博来霉素和达卡巴嗪，余药物剂量不变）。最终结果显示四组的 5 年 FFTF 率分别为 93%、89%、81% 和 77%，后面三组的治疗失败风险较 ABVD 组均明显增加，且 ABV 组和 AV 组在初始治疗期间由于进展率较高，予以提前叫停。所以目前不建议常规 ABVD 方案中去除博来霉素和达卡巴嗪。但若治疗期间出现博来霉素相关的肺毒性，不管是否有症状，后续治疗周期则可以去除该药。

（二）MOPP 方案

MOPP 方案由美国国家癌症研究所设计，是第一个成功治疗 HL 的化疗方案，20 世纪 60 年代即开始用于 CHL 的治疗，方案中包含了四种作用机制不同的化疗药物：

(1) 氮芥（Mechlorethamine）：6mg/m²，静脉注射，第 1、8 天。

(2) 长春新碱（商品名：Oncovin）：1.4mg/m²

（最大量 2mg），静脉注射，第 1、8 天。

（3）丙卡巴肼（Procarbazine，又叫甲基苄肼）：100mg/m²，口服，第 1～14 天。

（4）泼尼松（Prednisone）：40mg/m²，口服，第 1～14 天。

上述药物每 28 天为一个用药周期。

MOPP 方案中氮芥和丙卡巴肼骨髓毒性明显，还有远期生殖毒性及第二原发肿瘤的风险；长春新碱的神经毒性明显且有剂量累积性，且很多情况下因为神经毒性限制了进一步用药。因此其临床使用有一定的局限性，但对于有蒽环类药物使用禁忌（如合并心脏疾病）而不适合 ABVD 方案的患者，可以进行选择。

（三）MOPP 与 ABVD 交替 / 杂交方案

由于单用 ABVD 或 MOPP 方案，均有一定的治疗失败率，且两个方案中药物作用机制不同，无交叉耐药。所以有研究者设计将两个方案交替使用或序贯使用或杂交使用，组成了一系列的组合方案，常用的有如下几种：

1. MOPP/ABVD 交替方案　两个方案每 28 天交替使用。

2. MOPP/ABV 杂交方案

（1）氮芥（Mechlorethamine）：6mg/m²，静脉注射，第 1 天。

（2）长春新碱（商品名：Oncovin）：1.4mg/m²（最大量 2mg），静脉注射，第 1 天。

（3）丙卡巴肼（Procarbazine）：100mg/m²，口服，第 1～7 天。

（4）泼尼松（Prednisone）：40mg/m²，口服，第 1～14 天。

（5）多柔比星（阿霉素，Adriamycin）：35mg/m²，静脉注射，第 8 天。

（6）博来霉素（Bleomycin）：10mg/m²，静脉注射，第 8 天。

（7）长春碱（Vinblastine）：6mg/m²，静脉注射，第 8 天。

28 天为 1 个周期。

3. MOP/BAP 杂交方案

（1）氮芥（Mechlorethamine）：6mg/m²，静脉注射，第 1 天。

（2）长春新碱（商品名：Oncovin）：1.4mg/m²（最大量 2mg），静脉注射，第 1、8 天。

（3）泼尼松（Prednisone）：100mg/m²，口服，第 2～7 天，9～12 天。

（4）博来霉素（Bleomycin）：10mg/m²，静脉注射，第 1、8 天。

（5）多柔比星（阿霉素，Adriamycin）：30mg/m²，静脉注射，第 8 天。

（6）丙卡巴肼（Procarbazine）：100mg/m²，口服，第 2～7 天，9～12 天。

28 天为 1 个周期。

研究证实单用 ABVD 方案或 MOPP/ABVD 交替方案均较单用 MOPP 方案在无进展生存和总生存上有明显优势，且 ABVD 方案的骨髓毒性较 MOPP 或 MOPP/ABVD 交替方案低；除此之外，研究也发现 ABVD 方案与 MOP/ABV 杂交方案相比，肿瘤缓解率、5 年无失败生存率以及 5 年总生存率均未见明显差异，且 MOPP/ABV 方案的近期和远期副作用更大，所以实际上目前 MOPP 或 MOPP/ABVD 交替方案在临床中已很少应用。

（四）Stanford V 方案

Stanford V 是由美国斯塔福大学的研究团队于 1988 年设计的方案，由 7 种细胞毒类药物组成，并联合局部放疗。具体如下：

（1）长春碱 6mg/m²，静脉注射，第 1、15 天。

（2）多柔比星 25mg/m²，静脉注射，第 1、15 天。

（3）长春新碱 1.4mg/m²（最大量 2mg），静脉注射，第 8、22 天。

（4）博来霉素 5mg/m²，静脉注射，第 8、22 天。

（5）氮芥 6mg/m²，静脉注射，第 1 天。

（6）依托泊苷 60mg/m²，静脉注射，第 15、16 天。

（7）泼尼松 40mg/m²，口服，隔天 1 次，第 1～10 周，第 11、12 周逐渐减量。

上述药物每 28 天为 1 个周期，共给药 3 个周期。对于治疗前肿块 ≥5cm 或肉眼可见的脾脏受累，3 周期化疗结束后 2～4 周开始局部放疗 36Gy。

从上述可见，这是一个短疗程的强化治疗方案，骨髓抑制作用较强（长春碱、多柔比星、氮芥、依托泊苷）和较弱的药物（长春新碱、博来霉素）每周交替使用。患者每周均需接受化疗，共持续 12 周。该方案设计的初衷也是希望通过增加化疗药物同时缩短化疗间歇来增加化疗强度。与 6 个周期 ABVD 方案相比，完成该方案时多柔比星和博来霉素的累积剂量分别降低了 50% 和 75%，故减少了烷化剂的生殖毒性和第二原发肿瘤的风险（但后续追加胸部放疗可能会增加第二原发肿瘤的风险），以及博来霉素的长期心肺毒性；但同时长期应用泼尼松增加了感染的机会。临床研究数据显示 Stanford V 方案主要的急性毒性反应为骨髓抑制和感染，3/4 级中性粒细胞减少发生率为 82%，发热性中性粒细胞减少发生率为 17%；在急性非血液学毒性中，常见的包括感觉神经病变（71%）、运动神经病变（32%）、自主神经病变（46%）、恶心 / 呕吐（52%）等，但大多为 1 ～ 2 级。远期毒性方面由于数据有限，远期风险尚不明确，但总体上支持 Stanford V 治疗后远期毒性的发生率低，与 ABVD 方案相比，其蒽环类和博来霉素的剂量更低，所以心肺毒性可能更小，但由于放疗普遍使用，第二原发肿瘤可能更多。

对于预后良好的早期 CHL，尚无研究直接比较 Stanford V 方案 + 放疗与 ABVD 方案 +IFRT 或受累部位放疗（involved site radiation therapy，ISRT）的差别。对于预后不良的早期 CHL，Stanford V 方案显示 ABVD 方案相同的疗效，但副作用可能更大，因此可以作为选择方案之一，比如部分患者希望短疗程的化疗时。ECOG 2496 研究将 264 例巨块型纵隔淋巴结肿大的 I / II 期 CHL 患者随机分为两组，分别接受基于 ABVD 或 Stanford V 化疗的联合治疗。结果显示 Stanford V 组和 ABVD 组的 5 年无失败生存率（79% vs 85%）和 OS 率（92% vs 96%）相当，差异无统计学意义；3/4 级中性粒细胞减少的发生率相当。不同之处在于 Stanford V 方案的 3/4 级周围神经病更多（7% vs 1%）。远期毒性方面，5 年后 Stanford V 组有 6 例出现第二原发肿瘤，ABVD 组有 2 例。

对于晚期 CHL，随机临床试验结果提示 Stanford V 并不优于 ABVD 方案。英国国家癌症研究所淋巴瘤研究组 2009 年公布的一项对比 Stanford V 和 ABVD 方案治疗进展期 CHL（II B、III 和 IV 期）的随机对照、多中心临床研究中，Stanford V 组有 73% 的患者后续接受了放疗，ABVD 组放疗的比例为 53%。治疗后的总反应率分别为 91% 和 92%，5 年 PFS 率（74% vs 76%）和 5 年 OS 率（92% vs 90%）亦无差异，ABVD 组可见更多的肺毒性。

意大利淋巴瘤研究组（Intergruppo Italiano Linfomi，IIL）的研究在 355 例 II B 以上的 CHL 患者中对比了基于 ABVD、Stanford V 和 MOPPEBVCAD 三种方案的综合治疗（三组分别有 76%、71% 和 50% 的患者接受了放疗）的疗效和安全性。三组分别有 89%、76% 和 94% 的患者实现完全缓解；5 年无失败生存率分别为 78%、54% 和 81%；5 年 PFS 率为 85%、73% 和 94%。Stanford V 方案组的 5 年无失败生存率和 5 年 PFS 率与其他两组相比均有统计学意义。

（五）BEACOPP 方案

德国霍奇金淋巴瘤研究组（GHSG）研发的 BEACOPP 方案由博来霉素（B）、依托泊苷（E）、多柔比星（A）、环磷酰胺（C）、长春新碱（O）、丙卡巴肼（P）和泼尼松（P）7 种药物组成，分标准剂量方案（baseline BEACOPP）和剂量增强方案（escalated BEACOPP）。标准剂量方案具体如下：

（1）博来霉素（Bleomycin）：$10mg/m^2$，静脉注射，第 8 天。

（2）依托泊苷（Etoposide）：$100mg/m^2$，静脉注射，第 1 ～ 3 天。

（3）多柔比星（阿霉素，Adriamycin）：$25mg/m^2$，静脉注射，第 1 天。

（4）环磷酰胺（Cyclophosphamide）：$650mg/m^2$，静脉注射，第 1 天。

（5）长春新碱（商品名：Oncovin）：$1.4mg/m^2$（最大剂量 2mg），静脉注射，第 8 天。

（6）丙卡巴肼（Procarbazine）：$100mg/m^2$，口服，第 1 ～ 7 天。

（7）泼尼松（Prednisone）：$40mg/m^2$，口服，第 1 ～ 14 天。

上述药物每 21 天为 1 个用药周期。

eBEACOPP 方案则是将依托泊苷、多柔比星和环磷酰胺的剂量分别提高到 $200mg/m^2$、$35mg/m^2$ 和 $1250mg/m^2$，余药物剂量不变，并在环磷酰胺用药后给予美司钠解毒，美司钠总量与环磷酰胺剂量相等，分 3 次给药（0 小时：20%，2 小时：40%，5 小时：40%）；化疗第 8 天开始应用粒细胞刺激因子至少 3 天以减轻粒细胞减少症和感染的风险。

BEACOPP，特别是 eBEACOPP 的毒性较 ABVD 明显增加。在临床试验中观察到的 3/4 级骨髓毒性发生率较高，白细胞减少（98%）、血小板减少（70%）、贫血（66% vs 5%），其他常见的

3/4 级的急性毒性有感染（22%）、恶心（20%），脱发的发生率为 79%。

对于预后不良的早期 CHL，德国的 GHSG HD11 和欧洲的 EORTC H9U 研究都对比了 BEACOPP 和 ABVD 方案的疗效及安全性。但结果均未发现两个治疗方案在 PFS 和 OS 上有差异，4 个周期 BEACOPP 较 ABVD 方案的 3/4 级不良反应更常见（74% vs 52%）。荟萃分析表明，预后不良的早期 CHL 应用 eBEACOPP 的 PFS 优于 ABVD 方案，OS 无差别，且毒性较大。对于晚期 CHL 患者，BEACOPP 方案的完全缓解率为 80% ～ 95%，5 年 OS 率为 92%。随机对照临床试验提示 BEACOPP 方案比 ABVD 治疗晚期 HL 的缓解率和 PFS 更高，但 OS 没有改善。

第四节　临床问题导向的药物治疗

一、儿童和青少年 HL

HL 在儿童中不常见，但随着年龄上升，发病率呈上升趋势，是 15 ～ 19 岁年龄组最常见的恶性肿瘤。其中结节硬化型 CHL 最为常见，在美国，该亚型占年龄较大儿童和青少年 HL 病例的 80%，占较年幼儿童 HL 的 55%，淋巴细胞消减型和富于淋巴细胞型很少见于儿童。

由于 HL 治愈率高，儿童患者的治疗尤应关注远期并发症的问题，如生长迟缓、不孕不育、甲状腺功能减退、心肺并发症和第二原发肿瘤等。特别是结节性淋巴细胞为主型 HL，病程呈惰性，治疗策略也更偏保守，一般倾向于轻度强化的化疗方案，可去除蒽环类药物，加或不加 IFRT。对于儿童 CHL，在初始治疗前建议结合分期及是否存在巨块病变进行风险分层，不同风险分层的患儿采取不同强度的治疗。一般与成人不同，儿童中淋巴结融合 ≥ 6cm 即应视为巨块病变。根据儿童肿瘤协作组（Children's Oncology Group, COG）的标准对 CHL 分层及治疗建议如下：

1. 低危 CHL　即 Ⅰ A 或 Ⅱ A 期非巨块型 CHL。大多采用化疗 + 低剂量受累野放疗（low dose involved field radiation therapy，LD-IFRT）。常用的化疗方案有：4 个周期 VAMP（长春碱、多柔比星、甲氨蝶呤和泼尼松）、4 个周期 COPP/ABV（环磷酰胺、长春新碱、丙卡巴肼、泼尼松、多柔比星、博来霉素和长春碱）、2 ～ 4 周期 ABVE（多柔比星、博来霉素、长春碱、依托泊苷）、OEPA（长春新碱、依托泊苷、泼尼松和多柔比星）、OPPA（长春新碱、丙卡巴肼、泼尼松和多柔比星）。

2. 中危 CHL　包括 Ⅰ B 或 Ⅱ B 期非巨块型 CHL、Ⅰ A 或 Ⅱ A 期巨块型 CHL 以及 Ⅱ AE 期和 Ⅲ A 期 CHL（无论有无巨块病变）。大多采用强度较大化疗 +LD-IFRT，如 6 个周期 COPP/ABV、3 ～ 5 个周期 ABVE-PC（多柔比星、博来霉素、长春碱、依托泊苷、泼尼松和环磷酰胺）。

3. 高危 CHL　指 Ⅱ B 期巨块型 CHL、Ⅲ B 或 Ⅳ 期 CHL。推荐采用强化剂量治疗，如抗 CD30 单克隆抗体偶联物维布妥昔单抗（brentuximab vedotin, BV）联合多柔比星、长春新碱、依托泊苷、泼尼松、环磷酰胺方案，BEACOPP 联合 IFRT。

二、老年 HL

老年人群也是 HL 的好发人群，但可供参考的针对老年患者治疗的循证医学证据不足，此类人群多合并基础疾病，考虑到治疗相关毒性，有可能会限制某些方案的实施。一般来说，ABVD 方案仍是首选的方案，主要基于该方案在各类人群中使用的经验更多，而 Stanford V 和 BEACOPP 方案的毒性较大，一般不应作为初始治疗的选择，特别是 BEACOPP 方案，一般不用于 ≥ 60 岁的人群。

由于高龄患者使用博来霉素可能会增加肺毒性的风险，因此有人建议去除博来霉素，但这有可能会增加治疗的失败率，甚至降低治愈率。因此，需充分评估患者的一般状况慎重考虑方案中去除博来霉素，或者说，除某些情况外，不应常规去除博来霉素或降低其剂量。这些情况包括：①年龄 > 80 岁、极其虚弱或不大可能治愈；② 肌酐清除率 ≤ 5ml/min；③未戒烟和（或）有显著基础肺病。

三、HIV 感染合并 HL

HIV 感染者由于免疫功能低下，易发生全身各部位的恶性肿瘤。美国疾病预防控制中心（Centers

for Disease Control and Prevention，CDC）界定的 AIDS 定义恶性肿瘤（AIDS-defining cancer）包括三类：卡波西（Kaposi）肉瘤、浸润性宫颈癌和某些非霍奇金淋巴瘤（全身性高级别 B 细胞 NHL、原发性 CNS 淋巴瘤、原发性渗出性淋巴瘤）。其余为非 AIDS 定义恶性肿瘤（non-AIDS-defining cancer）。HL 是最常见的非 AIDS 定义恶性肿瘤，往往发生在 HIV 感染的早期，大部分（75%～100%）患者多合并 EB 病毒感染。HIV 感染者中 HL 的发病率是一般人群的 15～30 倍，男男性行为者中更多见。随着抗逆转录病毒治疗（antiretroviral therapy，ART）策略在 HIV 感染人群中的广泛实施，HIV 相关肿瘤的发病率呈明显上升趋势，但 HL 的发病率变化不大，可能的原因是大部分肿瘤发生于 HIV 感染的后期，ART 延长了 HIV 感染的病程使得肿瘤问题凸显；HL 多发生于 HIV 感染的早期，所以病程的延长对发病率影响不大。与非 HIV 感染者相比，HIV 感染者的 HL 中预后不良的组织学亚型更多见，如混合细胞型 HL（比例可达 60%），病程也更偏晚期。

根据英国艾滋病协会的指南推荐，所有合并 HIV 感染的 HL 患者都应接受强效 ART，晚期疾病的患者还推荐标准的 ABVD 方案化疗，因为有研究提示 HIV 的阳性状态对 ABVD 治疗后患者的生存影响不大。德国的一项多中心研究纳入了 108 例 HIV 相关性 HL 患者，包括 23 例早期预后良好亚组患者、14 例早期预后不良亚组患者和 71 例晚期患者，分别接受了 2～4 个周期的 ABVD 化疗＋受累野放疗、4 个周期的 ABVD 或 BEACOPP 方案加放疗以及 6～8 个周期的 BEACOPP 治疗，且 94%（102 例）的患者同时维持了 ART。结果发现三组患者的完全缓解率分别为 96%、100% 和 86%。中位随访 26 个月后，所有患者的 2 年 PFS 率和 OS 率分别为 92% 和 91%。

四、妊娠期 CHL

由于 CHL 发病高峰年龄在 20～34 岁，正好处在女性育龄期，因此 CHL 是妊娠期最常见的恶性淋巴瘤之一。临床表现上与非妊娠群体的 HL 症状无差别，但是需要注意的是某些临床表现如乏力、贫血、胸闷/呼吸困难等容易被误认为是妊娠本身所致，易被忽视。对于妊娠期 CHL，主要关注的重点是放化疗对胎儿可能的致畸作用，最大化地寻求治愈的机会并将对胎儿发育的影响降低到最低。例如，对于在妊娠早期发现的 CHL，考虑到胎儿在此阶段对化疗药物以及放射线更为敏感，如孕妇无症状，有可能的情况下应将治疗推迟至妊娠中期或晚期；而对于在妊娠晚期诊断为 CHL 的，应尽可能将治疗推迟至分娩以后。从治疗药物上来说，使用烷化剂和抗代谢药物治疗时风险最大，而长春碱相关风险最低（14 例在妊娠早期接受长春碱的患者中，1 例患者出现胎儿畸形），虽然目前对于妊娠期 HL 尚无确定方案，不含烷化剂的 ABVD 或单药长春碱应首先考虑。

五、结节性淋巴细胞为主型霍奇金淋巴瘤

结节性淋巴细胞为主型霍奇金淋巴瘤（NLPHL）临床少见，仅占 HL 的 5%，男性患者占 75%，发病有两个年龄高峰，一个是儿童，一个是 30～40 岁。NLPHL 的恶性细胞称为淋巴细胞为主型（lymphocyte predominant，LP）细胞，与 CHL 的 HRS 细胞一样，均来源于转化的生发中心 B 细胞，但二者在形态学、生长机制等方面不同。NLPHL 呈惰性病程，且诊断时分期一般较早，很少有晚期疾病、B 症状或巨大病灶，预后相对较好，5 年 OS 率为 94%～99%。NLPHL 的治疗策略与 CHL 也不同，由于 LP 细胞表达 CD20，方案中通常包含利妥昔单抗，即化学免疫治疗。

NLPHL 分期和 CHL 一样采用 Lugano 标准，但 CHL 的国际预后评分（IPS）标准并不适用于 NLPHL。NLPHL 的治疗分层需根据疾病分期和某些预后因素。

1. 非巨块型早期 NLPHL　即＜10cm 的 ⅠA 期病变，或者无明显疾病相关症状且无危及器官（如压迫气道或输尿管）的肿块病变的非巨块型连续性 ⅡA 期病变。占 NLPHL 的一半以上。

2. 巨块型或非连续性早期 NLPHL　其他 Ⅰ期或 Ⅱ期 NLPHL（即肿块≥10cm、非连续病灶、有疾病相关症状或危及器官的肿块）。约占 NLPHL 的 1/4。

3. 晚期 NLPHL　Ⅲ期或 Ⅳ期 NLPHL。由于 NLPHL 预后较好，治疗时需充分考虑，尽可能地降低急性和长期毒性的风险，如限制放疗的使用甚

至采取主动监测而推迟治疗的策略。非巨块型早期 NLPHL 治疗时可以不采取积极的化疗联合放疗，可以单纯局部放疗，甚至部分患者采取主动监测的策略。巨块型或非连续性早期 NLPHL 一般选择化学免疫治疗或 ISRT，而不是放化疗联合。对于晚期、有症状的 NLPHL，可行化学免疫治疗；没有症状的患者选择化学免疫治疗、利妥昔单抗单药治疗或主动监测均可。常用的化学免疫治疗方案有：R-CHOP 方案（利妥昔单抗、环磷酰胺、多柔比星、长春新碱、泼尼松）、R-CVP 方案（利妥昔单抗、环磷酰胺、长春新碱、泼尼松）、BR 方案（苯达莫司汀 + 利妥昔单抗）、R-ABVD 方案（利妥昔单抗、多柔比星、博来霉素、长春碱、达卡巴嗪）。

第五节　药物治疗展望

一、抗体偶联药物

由于几乎 100% 的 HRS 细胞上表达 CD30，近年来围绕这一靶点的治疗成为 HL 治疗的一大进展。维布妥昔单抗（brentuximab vedotin, BV）是抗 CD30 抗体与单甲基澳瑞他汀 E 形成的复合物，后者是一种抗微管类的药物，该药已经美国 FDA 批准用于未经治疗的晚期经典型 HL。早期的研究提示 BV 与 ABVD 联合时，BV 可加重博来霉素的肺毒性，故在后续的临床研究中去除了博来霉素，采用 BV 与 AVD 的联合。ECHELON-1 是一项 III 期随机对照临床试验，1300 多例晚期（III 期或 IV 期）HL 患者被随机分配至 BV+AVD 组或 ABVD 组，主要研究终点是改良的无进展生存率（modified progression-free survival, mPFS，定义为从随机分组到疾病进展、死亡，或未达到完全缓解且随后使用抗癌治疗的时间）。结果提示 BV+AVD 组的 2 年 mPFS 略高于 ABVD（82% vs 77%；HR=0.72，95%CI 0.60 ~ 0.98），OS 差异无显著性。虽然有专家对 mPFS 质疑或认为 BV 的治疗费用会影响临床方案的选择，但对于特定的患者，如肺毒性风险较高的患者（高龄、合并基础肺病或未戒烟者）可能是较好的选择。

二、免疫检查点抑制剂

研究发现，RS 细胞由于染色体的变异，可以高表达 PD-L1 和 PD-L2，为免疫检查点抑制剂（immune checkpoint inhibitor, ICI）治疗提供了基础。KEYNOTE-087 和 CheckMate-205 的研究均评估了抗 PD-1 单抗（帕博利珠单抗和纳武利尤单抗）单药治疗复发难治性 CHL 的疗效和安全性。虽然这些患者之前经历过多种方案治疗，但总体上仍有约 70% 的患者实现疾病缓解，且有 20% 的完全缓解率，且耐受性良好。

第六节　预后和随访

一、预后

HL 预后相对良好，经过几十年的探索和放化疗手段的进步，目前该病临床治愈率已达 80% 以上，有 15% ~ 20% 的患者存在原发耐药或治疗后复发的现象。对于早期无危险因素的 CHL 患者，单纯 ABVD 方案的治愈率在 90% 以上。NLPHL 的预后通常较 CHL 更好。

（一）影响预后的因素

除了病理类型（NLPHL 预后优于 CHL）以外，年龄是 HL 重要的预后影响因素，有资料表明：19 岁以下的 CHL 患者 5 年相对生存率为 96.4%，20 ~ 64 岁为 89.8%，而大于 65 岁老年患者的 5 年生存率则为 53%。除此之外，还有其他影响预后的一些因素，临床上对于早期和晚期的 HL 采用不同的预后评估体系。

早期（I 和 II 期）HL 患者通常根据欧洲癌症研究和治疗组织（EORTC）或德国霍奇金淋巴瘤研究组（GHSG）的定义分为"预后不良的早期 HL"和"预后良好的早期 HL"两组，并按此分层进行治疗，具体分层因素见本章第三节。

晚期 HL 患者的评估应使用国际预后评分（international prognostic score, IPS）。IPS 是基于对来自欧美国家 5141 例晚期 HL 的临床病理特征和预后（以 PFS 为主要评价终点）分析得到的评分系统，目前被广泛采用。主要包括 7 个预后不良因素：①男性；②年龄＞ 45 岁；③Ⅳ期疾病；④血红蛋白＜ 10.5g/dl；⑤白细胞计数≥ 15 000/μl；⑥绝对淋巴细胞计数＜ 600/μl 和（或）＜白细胞总数的 8%；⑦血清白蛋白＜ 4g/dl。患者具备一个不良因素计 1 分，总分为 0 ～ 7 分。

（二）生存时间

早期预后良好亚组患者 5 年无复发生存（relapse-free survival，RFS）率＞ 90%，5 年 OS 率＞ 95%；而早期预后不良亚组患者的 5 年 RFS 率亦可达 85% 以上，5 年 OS 率为 90% 以上。

对于晚期 HL，患者的生存随着 IPS 评分的增加而降低，见表 25-1 所示。

表 25-1 晚期 HL 患者的 5 年 PFS 率和 5 年 OS 率

IPS	5 年 PFS 率（%）	5 年 OS 率（%）
0	88	98
1	84	97
2	80	91
3	74	88
4	67	85
5 分或以上	62	67

二、随访

HL 患者治疗后的随访分为早期随访和长期随访，随访的内容和侧重点有所不同。早期随访主要关注治疗后的副作用以及病灶 CR 的确认；长期随访则是评估可能的复发和长期副作用，鉴于 HL 本身预后较好，在治疗后的长期随访监测中应考虑辐射暴露和第二恶性肿瘤的风险，特别是在较年轻的个体中，应注意限制 CT 的次数。一般来说，常规的 PET 或 PET/CT 成像并无必要。

（一）复发高峰时间

大多数 HL 复发出现在确诊后的 2 年内，此后复发风险下降。一项研究纳入了 1402 例中位随访了 8 年的 HL 患者，发现确诊后 5 年内复发风险为 18%；对于在第 1、2 和 3 年无复发的患者，随后复发的风险分别为 10%、6% 和 4%。

（二）复发的检查手段

在治疗完成 1 个月后，应通过病史、体格检查和实验室检查（全血细胞计数、红细胞沉降率和生化检查）来确定疾病缓解。未接受放疗者应同时行影像学随访检查；接受了放疗者的影像学检查推迟至放疗完成后的 3 ～ 6 个月时。首选的影像学检查为 PET/CT，一旦 PET 结果恢复正常，后续就应只行 CT 检查。

（三）随访方案

建议在治疗完成后的最初 2 年，每 3 ～ 6 个月对患者随访 1 次，第 3 年每 6 ～ 12 个月随访 1 次，此后每年随访 1 次。

（四）治疗后长期并发症的随访问题

HL 患者治疗后 5 ～ 10 年的大多数死亡与 HL 复发有关，而之后的死亡更有可能是由于治疗后的长期并发症原因（如第二原发肿瘤、心血管疾病等）。HL 治疗后，治疗相关并发症导致的死亡随时间的推移继续增加。一项回顾性研究纳入了 1541 例早期 HL 患者接受化疗＋放疗或单纯放疗，随访 15 年后发现确诊 8 年后的非 HL 相关死亡超过了 HL 复发造成的死亡。因此，应对治疗后的长期并发症在随访时予以重视。

HL 幸存者出现治疗相关并发症和死亡的主要原因是第二癌症和心血管疾病。其他远期并发症还有肺功能障碍、内分泌疾病、不孕不育、神经肌肉并发症和心理社会问题。第二原发癌症是 HL 长期幸存者死亡的首要原因，其中非霍奇金淋巴瘤、乳腺癌、肺癌和结肠癌最常见，其他还包括皮肤癌、甲状腺癌、食管癌、结肠癌和肉瘤，通常发生在放疗部位。在完成治疗后约 5 年，实体瘤的风险开始增加，并且继续增加至少 20 年，甚至是无限期增加。心血管疾病是 HL 长期幸存者中最常见的非恶性肿瘤所致死亡原因。HL 治疗后可能出现冠状动脉疾病、瓣膜疾病、心包疾病、心律失常、心肌病和外周动脉疾病。除此之外，HL 治疗后还有发生甲状腺功能减退的风险、神经肌肉萎缩的风险以及性腺功能障碍的风险等。

（马　泰）

参 考 文 献

第26章　非霍奇金淋巴瘤

非霍奇金淋巴瘤（non-Hodgkin lymphoma，NHL）是一组起源不同的血液系统恶性肿瘤，包括起源于前体 B 细胞、前体 T 细胞、成熟 B 细胞、成熟 T 细胞或 NK 细胞的恶性增殖性疾病，具有高度的异质性。

弥漫大 B 细胞淋巴瘤（diffuse large B cell lymphoma，DLBCL）是 NHL 中最常见的组织学亚型，根据中国南方 12 家三甲医院 2002～2006 年收治的近 5000 例淋巴瘤患者的统计数据显示，诊断的 DLBCL 占 NHL 的 40% 以上。DLBCL 起源于成熟 B 细胞，通常由类似中心母细胞或免疫母细胞（两种活化 B 细胞）的细胞组成。DLBCL 在形态学、遗传学和生物学上具有很大的异质性。随着诊断技术的进步，DLBCL 在 NHL 中的占比有减少趋势，因为一部分亚型现在已经从 DLBCL 中独立出来进行诊断，如富含 T 细胞 / 组织细胞的大 B 细胞淋巴瘤、原发性纵隔大 B 细胞淋巴瘤、血管内淋巴瘤、淋巴瘤样肉芽肿病、伴 ALK 基因重排的 ALK 阳性大 B 细胞淋巴瘤、伴 IRF4 重排的大 B 细胞淋巴瘤、EB 病毒阳性 DLBCL 和人类疱疹病毒 8（human herpesvirus 8，HHV8）阳性 DLBCL 等。50% 左右的 DLBCL 通过目前的治疗可实现治愈，其预后取决于患者的临床和病理特征等因素。

套细胞淋巴瘤（mantle cell lymphoma，MCL）亦起源于成熟 B 细胞。遗传学上几乎所有的病例都存在 t（11；14）染色体易位，造成编码 cyclin D1 的 CCND1 基因与 Ig 重链基因融合，导致 cyclin D1 过表达。MCL 病程各异，大多数类似于侵袭性 NHL，少部分呈惰性，可存活数年。临床上分为两种亚型：经典淋巴结型和白血病性非淋巴结型，前者多见，多表现为淋巴结肿大，也

可表现为脾大和（或）结外受侵；后者常表现为淋巴细胞增多和脾大，但通常为惰性病程，预后良好。

滤泡淋巴瘤（follicular lymphoma，FL）源自生发中心 B 细胞、中心细胞(小的裂核滤泡中心细胞)和中心母细胞（大的无裂核滤泡中心细胞），是常见的 NHL 之一。美国的数据显示 FL 在所有 NHL 中约占 35%，但我国南方数据显示 FL 仅占 NHL 的 5% 左右。FL 是除 DLBCL 和黏膜相关淋巴组织（mucosa associated lymphoid tissue，MALT）淋巴瘤以外第三常见的 B 细胞淋巴瘤,临床呈惰性，患者在不治疗的情况下也可存活数年。

边缘区淋巴瘤（marginal zone lymphoma，MZL）是 NHL 的一种亚型，发源于后生发中心边缘区 B 细胞，呈惰性病程，但部分可发生组织学转化，转化为 DLBCL 等侵袭性淋巴瘤。临床上表现为 3 种疾病：脾边缘区 B 细胞淋巴瘤、淋巴结边缘区 B 细胞淋巴瘤和 MALT 结外边缘区 B 细胞淋巴瘤（即 MALT 淋巴瘤）。其中，MALT 淋巴瘤可起源于全身多种上皮组织，如胃、小肠、唾液腺、肺、头颈、眼附属器、皮肤、甲状腺和乳腺等，而临床区分胃 MALT 与非胃 MALT 主要是基于胃 MALT 淋巴瘤的发生与 Hp 感染有关，治疗方案中包含了根除 Hp 的治疗；脾边缘区淋巴瘤通常累及脾、脾门淋巴结、骨髓和外周血，一般不累及外周淋巴结；淋巴结边缘区淋巴瘤的特征与结外 MALT 侵犯的淋巴结相同，但没有结外侵犯的证据。

外周 T 细胞淋巴瘤（peripheral T cell lymphoma，PTCL）在 NHL 中占比约 15%，是一组异质性肿瘤，主要的病理类型包括：PTCL- 非特指型（not otherwise specified，NOS）、间变性大细胞淋

巴瘤（anaplastic large cell lymphoma，ALCL）- 原发全身型、血管免疫母细胞性 T 细胞淋巴瘤（angioimmunoblastic T cell lymphoma，AITL）、结外 NK/T 细胞淋巴瘤 - 鼻型、成人 T 细胞白血病 / 淋巴瘤（adult T cell leukemia/lymphoma，ATL）、肠病相关性 T 细胞淋巴瘤（enteropathy associated T cell lymphoma，EATL）、肝脾 T 细胞淋巴瘤、蕈样肉芽肿 /Sézary 综合征、皮下脂膜炎样 T 细胞淋巴瘤。PTCL 预后较差，一般未经治疗的患者仅存活数月。

第一节 临床表现与诊断

一、症状与体征

NHL 的临床表现取决于组织学类型、受累部位、起病的缓急等因素，临床上症状千差万别，有的患者仅表现为淋巴结的肿大，且迁延数年，呈惰性病程；而有的侵袭性淋巴瘤患者起病迅速，在几周或几天之内病情急转直下，甚至得不到明确诊断就直接死亡。也有不典型的患者可能因不明原因发热或浆膜腔积液就诊，有时甚至可能是淋巴瘤的唯一表现。

淋巴结肿大是 NHL 最常见的症状，约见于 2/3 的患者。常见的惰性淋巴瘤如 FL、慢性淋巴细胞白血病 / 小淋巴细胞淋巴瘤（chronic lymphocytic leukemia/ small lymphocytic lymphoma，CLL/SLL）以及脾脏边缘区淋巴瘤多为隐匿性起病，患者病程可迁延数月甚至数年才就诊，主要表现为无痛性淋巴结肿大，生长缓慢，可伴有肝脾大和（或）血细胞计数减少。其他一些类型的淋巴瘤，如 DLBCL、伯基特淋巴瘤、外周 T 细胞淋巴瘤、前体 B 细胞和 T 细胞淋巴瘤等属于侵袭性或高度侵袭性淋巴瘤，表现为迅速生长的肿块，可伴有全身症状，如发热、盗汗、体重减轻、全身瘙痒，以及肿瘤溶解综合征的表现。所谓的 B 症状定义为：发热（体温 > 38℃）、体重减轻（过去 6 个月体重减轻 10% 以上，原因不明）或出汗（盗汗）。

不同的结外受侵部位也表现出不同的症状和体征。原发胃肠道的淋巴瘤患者可能表现为消化不良、呕吐、腹泻等症状，或者以消化道梗阻、穿孔或出血为首发症状。原发性中枢神经系统淋巴瘤患者可表现为头痛、嗜睡、局灶性神经系统症状、癫痫发作、瘫痪、脊髓压迫或淋巴瘤性脑膜炎。原发皮肤淋巴瘤患者可能因各种皮疹而就诊，部分可表现为皮肤坏死、溃疡等。

一些高度侵袭性的淋巴瘤在就诊时可能会伴有一些肿瘤急性并发症，如：占位性病变导致的上腔静脉综合征、气道压迫、消化道梗阻、尿路梗阻或肾衰竭、心脏压塞、颅内高压 / 脑膜炎等；肿瘤迅速增殖所致的代谢性并发症，如肿瘤溶解综合征、高钙血症或白细胞淤滞综合征、高黏滞综合征等；血液系统紊乱导致静脉血栓栓塞性疾病、免疫性血小板减少性紫癜、溶血性贫血等。

二、诊断

在做出病理诊断之前，仔细的病史询问、完善的体格检查以及全面的影像学、血液学评估是明确诊断和判断预后必不可少的。

（一）病史与体格检查

病史采集应注意询问患者淋巴结肿大病史、全身 B 症状史，特别是不明原因发热史，以及与淋巴瘤发生可能有关的一些诱因接触史，如病毒感染史、细胞毒类药物接触史、免疫抑制剂应用史等。体格检查应注意全身可能受累的淋巴结或淋巴组织，包括全身浅表淋巴结的触诊、韦氏环区域（扁桃体、舌根和鼻咽部）的探查以及肝脾的触诊。

（二）辅助检查

部分 NHL 患者可能出现一些实验室检查的异常，如血细胞计数中的三系减少（贫血、血小板减少、白细胞减少）和（或）淋巴细胞增多，血生化检查可见高钙血症、高尿酸血症、血清乳酸脱氢酶水平升高，血清蛋白电泳可出现单克隆免疫球蛋白。

完善的影像学检查不仅有助于指导活检部位，对淋巴瘤的分期也有着举足轻重的意义。由于绝大多数的结内淋巴瘤组织学类型都对氟脱氧葡萄糖（fluorodeoxyglucose，FDG）有高摄取（边缘区淋巴瘤、蕈样肉芽肿、淋巴浆细胞性淋巴瘤 / Waldenström 巨球蛋白血症、CLL/SLL 等除外），因此 PET/CT 的检查应为首选。初始 PET/CT 不仅有助于在诊断时确定疾病分期，还为治疗后判断疗效提供了基线检查（Lugano 疗效判断标准已经将 PET/CT 纳入其中），Deauville 评分和最大标准摄取值（standardized uptake value，SUV）之差（ΔSUVmax）均是评估淋巴瘤治疗反应的半定量参数。Deauville 评分，即采用患者的纵隔血池和肝脏中的 FDG 摄取情况作为内部对照对 PET 扫描结果进行半定量评分，因为这两个部位始终可见 FDG 摄取，且肝脏的摄取水平始终更高。采用 5 分制，定义如下：

1 分：无摄取；

2 分：摄取≤纵隔血池摄取；

3 分：纵隔血池摄取＜摄取≤肝脏摄取；

4 分：任何部位的摄取水平适度高于肝脏摄取；

5 分：摄取明显高于肝脏摄取（SUV 为肝脏的 2～3 倍）和（或）出现新病灶。

Deauville 评分为 1 分或 2 分提示完全代谢缓解。Deauville 评分为 3 分应根据患者的临床情况进行

解读。对于大多数在标准治疗后进行 PET/CT 的患者，评分为 3 分很可能反映完全代谢缓解。而对于在治疗中接受评估的患者，3 分可能提示疗效欠佳。4 分或 5 分反映残余代谢病灶。

（三）病理诊断

NHL 的诊断和分类主要依靠活检病理。由于淋巴瘤是全身性疾病，WHO 对于 NHL 的诊断分类并不依赖于解剖部位，而是综合了组织细胞起源、免疫分型、细胞遗传学和分子生物学变异才能做出明确诊断。但临床上在诊断时往往还会考虑疾病的侵袭性，将两者结合起来，诊断时的分类如表 26-1 所示。

三、分期

NHL 的分期目前采用 2013 年在瑞士 Lugano 举办的国际淋巴瘤大会上提出的分期系统（2014 年正式发表），即 Lugano 分期方法，如表 26-2 所示。

表 26-1　NHL 的 WHO 分类及临床侵袭性分类

细胞起源	惰性	侵袭性	高度侵袭性
B 系	滤泡性淋巴瘤（Ⅰ和Ⅱ级） 边缘区 B 细胞淋巴瘤 小淋巴细胞淋巴瘤 / 慢性淋巴细胞白血病 淋巴浆细胞淋巴瘤 /Waldenstrom 巨球蛋白血症 浆细胞骨髓瘤 / 浆细胞瘤 毛细胞白血病 套细胞淋巴瘤 *	滤泡性淋巴瘤（Ⅲ级） 弥漫大 B 细胞淋巴瘤 套细胞淋巴瘤 *	伯基特淋巴瘤 前体 B 淋巴细胞白血病 / 淋巴瘤
T 系	T 细胞大粒状淋巴细胞白血病 蕈样肉芽肿 T 细胞前淋巴细胞白血病	外周 T 细胞淋巴瘤 间变性大细胞淋巴瘤，T/null 细胞型	成人 T 细胞淋巴瘤 / 白血病 前体 T 淋巴细胞白血病 / 淋巴瘤
NK 系	NK 细胞大颗粒淋巴细胞白血病	—	—

*.套细胞淋巴瘤临床可表现为惰性或侵袭性。

表 26-2　NHL 的 Lugano 分期（2014）

分期	定义
局限期	
Ⅰ 期	累及单个淋巴结区域（可以为一个淋巴结或单个淋巴结区 *），或累及单个结外器官或部位，无结内受累（ⅠE）
Ⅱ 期	横膈同侧 2 个或 2 个以上淋巴结区域受累，或伴有 1 个结外器官或部位局限性受累（ⅡE）
进展期	
Ⅲ 期	横膈两侧都有淋巴结受累
Ⅳ 期	1 个或多个结外器官（如肝、骨髓和肺）的弥漫性或播散性受累，伴或不伴淋巴结受累

*.单个淋巴结区的定义：韦氏环（扁桃体、舌根和鼻咽部），同侧颈部、锁骨上区、枕部和耳前区；同侧锁骨下区；同侧腋窝和胸部区；纵隔区（包括胸腺、血管前、主 - 肺动脉、气管旁、气管前、隆突下和后纵隔受累）；同侧肺门区；同侧肱骨内上髁区；腹主动脉旁区；脾脏；同侧髂部；同侧腹股沟和股区；肠系膜淋巴结；同侧腘窝淋巴结。其中，韦氏环和脾脏为淋巴结组织。

Lugano 分期（2014）与之前一直沿用的 Ann Arbor - Cotswolds 改良分期(1989)的不同之处在于：① 下标"$_E$"仅代表局限性的结外器官受侵，如结外器官为弥漫性受侵，哪怕仅累及一个器官，也归为Ⅳ期；② 不再使用下标"$_x$"指明大肿块，在 Lugano 分期中只需要记录患者最大肿块的直径即可；③ 不再将 B 症状纳入分期系统，即不再使用后缀"A"或"B"，因为在 NHL 中，有无全身 B 症状已不是影响预后的独立因素；④ Lugano 分期倾向于将Ⅰ期和Ⅱ期合并称为局限期，Ⅲ期和Ⅳ期合并称为进展期，避免某些情况下不太容易细分，且目前来看，在 NHL 中，更细的分期似乎并不能很好地反映预后，预后更多地取决于病理亚型、对治疗的反应以及患者的一般状况等因素。

第二节　一般治疗原则

NHL 是包含了几十种亚型的一组疾病，每个亚型都有着不同的生物学行为及预后，临床治疗也不尽相同。因此，治疗前的评估显得格外重要。这些评估包括病理学、临床检查、实验室检查和影像学评估，主要目的在于：① 核实病理诊断及分子生物学特征；② 明确分期及疾病侵犯范围；③ 了解可能影响治疗选择的共存疾病。除病理学评估外，临床上在治疗前还需要完善的项目包括：① 体格检查，包括患者的一般体力状况和日常生活活动能力。② 实验室检查，包括全血细胞计数和分类计数及血小板计数、肝肾功能、电解质和乳酸脱氢酶等生化检测，HBV、HCV 和 HIV 感染免疫检测，以及女性的妊娠试验。③ 影像学检查应包括胸部、腹部和骨盆的增强 CT。④ 骨髓穿刺活检以明确是否有骨髓侵犯。

不同亚型的 NHL，其治疗目的不同。如对于大部分 DLBCL，初始治疗是以根治为目的的治疗，而 FL、MZL 等惰性淋巴瘤的治疗并不是以根治为目的的治疗，所以在制定治疗策略和选择治疗方法上不同，常见 NHL 的治疗原则见下述。

第三节　弥漫大 B 细胞淋巴瘤（DLBCL）的初始治疗

一、DLBCL 初始治疗的历史沿革

在利妥昔单抗问世之前，CHOP（环磷酰胺＋多柔比星＋长春新碱＋泼尼松）方案一直是 DLBCL 标准的初始治疗方案，其缓解率在 40%～50%，通过增加其他细胞毒性药物如 VP-16 或者改为剂量密集型的 CHOP14 方案似乎可以提高疗效，但同时也增加了毒性。而加入了利妥昔单抗的 R-CHOP 方案，无论是对局限期（Ⅰ～Ⅱ期）还是进展期疾病（Ⅲ～Ⅳ期），无论是年轻患者（≤60 岁）还是老年患者（60 岁以上）中均显示出更高的缓解率，更优的无事件生存（EFS）、无进展生存（PFS）以及总生存（OS），使淋巴瘤相关死亡风险下降 50% 以上，并且毒性无明显增加。

二、DLBCL 初始治疗的原则

DLBCL 淋巴瘤在治疗前应明确分期、有无中枢神经系统侵犯以及预后评分情况。对于局限期（Ⅰ和Ⅱ期）的 DLBCL，治疗目标是实现长期生存或治愈，同时应尽量减少近期和远期毒性，一般需要多疗程的化疗联合生物免疫治疗，主要是基于 R-CHOP 的治疗方案，一般不推荐行单纯的放疗（因为复发率较高）；对于中枢神经系统复发风险较高的患者（CNS-IPI 评分中高风险）或特殊部位的 DLBCL，如睾丸、乳腺、肾／肾上腺，因具有较高的中枢神经系统受累的风险，一般推荐行预防性治疗，如全身大剂量 MTX 或 MTX 鞘内注射。对于部分虽然分期为局限期 DLBCL，但不能耐受高强度治疗的虚弱患者，治疗目标是缓解症状、提高生存质量及延长生存期。对于晚期 DLBCL，初始治疗同样是基于 R-CHOP 的治疗，大部分患者可达到完全缓解。对于治疗周期数，鉴于 MInT 研究显示 6 个周期 R-CHOP 治疗的结局良好，为了避免不必要的毒性一般建议进行 6 个周期的初始治疗，而不是 8 个周期。此类患者在缓解后一般建议监测随访，行自体造血干细胞移植、维持治疗、巩固治疗或追加放疗均没

有充分依据。对于治疗后复发或难治性的 DLBCL（初始治疗后，PET/CT 和 Lugano 标准评估未达到 CR），一般建议再活检，再分期评估，根据评估情况和患者健康状况综合考虑挽救性治疗方案：参加临床研究、抗 CD19 的 CAR-T 细胞治疗、自体造血干细胞移植以及含利妥昔单抗的挽救性化疗方案等。

三、DLBCL 常用初始治疗方案的评价

R-CHOP 方案

（1）利妥昔单抗（rituximab）：375mg/m²，静脉注射，第 1 天。

（2）环磷酰胺（cyclophosphamide）：750mg/m²，静脉注射，第 1 天。

（3）多柔比星（又名：hydroxydaunorubicin）：50mg/m²，静脉注射，第 1 天。

（4）长春新碱（商品名：oncovin）：1.4mg/m²（最大量 2mg），静脉注射，第 1 天。

（5）泼尼松（prednisone）：100mg/d，口服，第 1～5 天。

每 21 天重复。

MInT（MabThera International Trial）研究纳入了来自 18 个国家共 824 名 18～60 岁的合并大肿块的 I 期或合并 0～1 个危险因素的 II～IV

期的弥漫大 B 细胞淋巴瘤患者，按 1：1 随机分组，分别接受 6 个周期 R-CHOP 或 6 个周期 CHOP 方案治疗，合并巨块病灶或结外病灶患者还接受了放疗。R-CHOP 组 3 年的 EFS 率 [79%（95% CI 75%～83%）vs 59%（54%～64%）] 和 OS 率 [93%（90%～95%）vs 84%（80%～88%）] 均明显增加，但不良反应没有明显增加，而且在随访 6 年时，R-CHOP 组的 EFS 率和 PFS 率仍明显优于 CHOP 组，且长期副作用包括第二原发肿瘤并没有明显增加。对于老年 DLBCL 患者，法国成人淋巴瘤组（Grouped'Etudes des Lymphomes de l'Adulte，GELA）小组设计了一项国际多中心的临床研究（GELA LNH-98.5），在 1998～2000 年入组了 399 名 60～80 岁初治、II～IV 期的 DLBCL 患者，随机分为 R-CHOP 组 CHOP 组，8 个周期治疗分别有 76% 和 63% 的患者实现完全缓解，R-CHOP 组中位的 EFS(3.8年 vs 1.1年)、中位 PFS(4.8年 vs 1.2年) 以及中位 OS（8.4 年 vs 3.5 年）均较 CHOP 组明显改善；而严重的急性非血液学毒性风险及二发肿瘤的风险均无明显增加。因此，目前对于 DLBCL 的初始治疗的标准推荐是含利妥昔单抗的化学免疫疗法，即利妥昔单抗 + 环磷酰胺 + 多柔比星 + 长春新碱 + 泼尼松（R-CHOP）方案，没有其他的方案能比 R-CHOP 更好地平衡疗效和毒性。

第四节　套细胞淋巴瘤（MCL）的治疗

一、MCL 治疗的历史沿革

MCL 的初始治疗最初也是参照其他 B 细胞淋巴瘤的方案，采用含蒽环类的联合化疗方案如 CHOP，但疗效有限，中位 OS 不足 3 年。在利妥昔单抗问世以后，R-CHOP 方案的确能够提高 MCL 的缓解率，延长生存时间，但 R-CHOP 不被认为是 MCL 的优选方案。2005 年 MD 安德森癌症中心采用利妥昔单抗联合大剂量的环磷酰胺、长春新碱、多柔比星、泼尼松（R-Hyper-CVAD）和利妥昔单抗联合甲氨蝶呤、阿糖胞苷（R-MTX+AraC）交替方案将 MCL 的中位 OS 提高到 13.4 年，但这种强化的诱导方案因为副作用太大，临床应用受到限制，且其他类似研究未再重复出这一结果。北欧的 MCL 小组将初始诱导方案调整为 R-CHOP

和 R-Hyper-AraC 交替治疗，再进行自体干细胞移植（autologous stem cell transplantation，ASCT），也取得了良好的效果，12 年随访时，有 40% 的患者仍未出现疾病进展，因此北欧的这一方案在临床得到推广应用。对于年老或一般状况较差的患者，不能耐受强化治疗方案或联合化疗方案，近年来越来越多的研究发现苯达莫司汀联合利妥昔单抗作为初始治疗方案可以获得较 R-CHOP 更优的生存结局。

二、MCL 治疗的原则

MCL 目前仍为不可治愈性疾病。极少数低分期、低风险的 MCL 患者病程可能呈惰性，初始可选择观察等待，除此之外，大部分 MCL 患者在诊断后需治疗干预。联合免疫加化疗治疗（即化

学免疫治疗）是主要的治疗方式，MCL 化疗方案多为高强度方案，并推荐行自体造血干细胞移植，年老体弱患者也可选择低强度方案，不进行移植。手术及放疗的地位在 MCL 中不高，但对于胃肠道受累表现为肠梗阻或出血不能控制的 MCL 患者，应考虑手术切除；放疗通常只用于姑息治疗。对于复发或难治性 MCL 患者可考虑异基因造血干细胞移植。

三、MCL 常用初始治疗方案的评价

（一）R-CHOP 方案

2005 年德国低级别淋巴瘤研究组（German Low Grade Lymphoma Study Group，GLSG）发表的一项随机对照研究对比了 CHOP 与 R-CHOP 方案作为 MCL 初始治疗的疗效。122 例初治的进展期 MCL 患者随机分为两组，分别接受 6 周期的 CHOP 方案或 R-CHOP 方案治疗。对于达到完全或部分缓解的患者，65 岁及以下者再次随机分组，接受自体造血干细胞移植或 α 干扰素维持；而 65 岁以上的患者均只接受 α 干扰素维持。结果显示 R-CHOP 方案较 CHOP 方案可以提高总缓解率（94% vs 75%，$P=0.005\,4$），延长至治疗失败时间（中位 TTF：21 个月 vs 14 个月，$P=0.013\,1$），但 PFS 未见差异。2011 年的一项回顾性研究对 SEER 和 Medicare 数据库中 638 例接受初始联合化疗的老年 MCL 患者进行分析，提示加用利妥昔单抗延长了中位生存期（37 个月 vs 27 个月）。

（二）R-Hyper-CVAD 和 R-MA 交替方案

第 1、3、5、7 周期：R-Hyper-CVAD（每 21 天重复）。

（1）利妥昔单抗（rituximab）：375mg/m², 静脉注射，第 1 天。

（2）环磷酰胺（cyclophosphamide）：每次 300mg/m²，每次静脉输注 3 小时，每 12 小时 1 次，第 2 ～ 4 天（共 6 次）。

（3）长春新碱（vincristine）：1.4mg/m²（最大量 2mg），静脉注射，第 5 和第 12 天。

（4）多柔比星（阿霉素，adriamycin）：16.6mg/（m²·d），持续静脉滴注 72 小时，第 5 ～ 7 天（最后一剂环磷酰胺使用 12 小时以后开始给药）。

（5）地塞米松（dexamethasone）：40mg，静脉注射或口服，第 2 ～ 5 天、第 12 ～ 15 天。

在第 2 ～ 4 天，环磷酰胺使用前 1 小时，开始给予美司钠 [600mg/（m²·d），持续静脉滴注 24 小时]，直至最后一剂环磷酰胺使用后 12 小时。

第 2、4、6、8 周期：R-MA（每 21 天重复）。

（1）利妥昔单抗（rituximab）：375mg/m²，静脉注射，第 1 天。

（2）甲氨蝶呤（methotrexate）：200mg/m²，静脉滴注 2 小时，第 2 天；800mg/m²，持续静脉滴注 22 小时，第 2 天。

（3）阿糖胞苷（cytarabine，Ara-C）：每次 3000mg/m²，每次静脉输注 2 小时，每 12 小时 1 次，第 3 ～ 4 天（共 4 次）。

MTX 使用后需叶酸解救。

这是一个高强度的方案，环磷酰胺采用超分割剂量，交替使用大剂量阿糖胞苷。MD 安德森癌症中心的一项 Ⅱ 期临床试验入组了 97 例 MCL 患者，使采用上述方案治疗，在≤ 65 岁的患者中获得中位 OS 13.4 年的结果，令人振奋。但遗憾的是大部分患者都无法耐受这一方案，主要的毒性是血液学毒性，共有 8 例治疗相关死亡的患者。

（三）R-maxi-CHOP-21 和 R-Hyper-AraC 交替并序贯 ASCT 方案

第 1、3、5 周期：R-maxi-CHOP-21（每 21 天重复）。

（1）利妥昔单抗（rituximab）：375mg/m²，静脉注射，第 1 天。

（2）环磷酰胺（cyclophosphamide）：1200mg/m²，静脉注射，第 1 天。

（3）多柔比星（又名：hydroxydaunorubicin）：75mg/m²，静脉注射，第 1 天。

（4）长春新碱（商品名：oncovin）：2mg，静脉注射，第 1 天。

（5）泼尼松（prednisone）：100mg/d，口服，第 1 ～ 5 天。

第 2、4、6 周期：R-Hyper-AraC（每 21 天重复）。

（1）利妥昔单抗（rituximab）：375mg/m²，静脉注射，第 1 天（第 6 周期时，第 1 和第 9 天使用）。

（2）阿糖胞苷（cytarabine，Ara-C）：每次 3g/m²，每次静脉输注 3 小时，每 12 小时 1 次，第 1 ～ 2 天（共 4 次）。

6 周期治疗后进行自体造血干细胞移植。

这是北欧淋巴瘤小组（Nordic Lymphoma Group，NLG）的 MCL-2 试验的方案，Ⅱ期研究中纳入了 160 例 66 岁以下的初治套细胞淋巴瘤患者，总缓解率达到 96%，完全缓解率为 54%，随访 15 年的结果提示中位 OS 为 12.7 年，中位 PFS 为 8.7 年。这一方案由于去除了高剂量 MTX，患者耐受性较 R-Hyper-CVAD 和 R-MA 交替方案提高，且疗效显著，被广泛采纳作为 MCL 的一线方案。

（四）BR 方案

（1）利妥昔单抗（rituximab）：375mg/m^2，静脉注射，第 1 天。

（2）苯达莫司汀（bendamustine）：90mg/m^2，静脉注射，第 1 ～ 2 天。

每 28 天重复。对于年老或衰弱的患者，高强度的化疗往往不能耐受。近年来，苯达莫司汀在套细胞淋巴瘤中的应用越来越显示出良好的疗效和安全性，已成为老年 MCL 的一线流行治疗方案。一项前瞻性、多中心、随机对照的临床试验纳入了 2003 ～ 2008 年诊断的 94 例老年 MCL 患者，随机分为 BR 方案（46 例）和 R-CHOP 方案（48 例）组，随访 45 个月的结果显示：BR 组的中位 PFS 为 35.4 个月，R-CHOP 组中位 PFS 为 22.1 个月，且 BR 方案组的骨髓毒性和脱发副作用明显减少。德国的一项前瞻性研究纳入了 324 例惰性淋巴瘤和套细胞淋巴瘤（36 例）患者进行分析，患者的中位年龄为 69 岁，94% 的患者采用了苯达莫司汀联合利妥昔单抗的治疗。在可评价的 33 例 MCL 患者中，30% 的患者实现 CR，46% 的患者

为 PR，客观缓解率为 76%。

（五）VR-CAP

（1）利妥昔单抗（rituximab）：375mg/m^2，静脉注射，第 1 天。

（2）环磷酰胺（cyclophosphamide）：750mg/m^2，静脉注射，第 1 天。

（3）多柔比星（阿霉素，adriamycin）：50mg/m^2，静脉注射，第 1 天。

（4）硼替佐米（bortezomib，商品名：Velcade）：1.4mg/m^2，静脉注射，第 1、4、8 和 11 天。

（5）泼尼松（prednisone）：100mg/d，口服，第 1 ～ 5 天。

每 21 天重复。

该方案实际上是将 R-CHOP 方案中的长春新碱替换为硼替佐米（商品名：万珂，velcade）。2015 年《新英格兰医学杂志》上发表的一项Ⅲ期随机对照临床研究（LYM-3002 研究），将 487 例不适宜或不考虑行干细胞移植的 MCL 患者随机分为 R-CHOP 组和 VR-CAP 组，主要终点为 PFS。中位随访 40 个月时，独立影像中心评估的中位 PFS 在 R-CHOP 组 为 14.4 个月，VR-CAP 组 为 24.7 个月（HR=0.63，$P < 0.001$），研究者评估的 mPFS 分别为 16.1 个月和 30.7 个月（HR=0.51，$P < 0.001$），两组的完全缓解率分别为 42% 和 53%。VR-CAP 组的中性粒细胞减少和血小板减少发生率高于 R-CHOP 组。这项研究结果提示对于不适合进行移植的 MCL 患者，VR-CAP 可以作为一线治疗方案的选择。

第五节　滤泡淋巴瘤（FL）的治疗

一、FL 治疗的历史沿革

以 FL 为代表的惰性淋巴瘤药物治疗的研究历史可大致分为三个阶段。

第一个阶段主要是探讨观察等待与即刻治疗的差异。早期对于淋巴瘤的化疗研究发现，对于 FL 的患者，化疗仅能使一部分患者的生存得到延长，对于低级别的患者获益不大。随后的一些研究着重探讨了对于肿瘤负荷小、无症状的 FL 患者，采取观察等待至有症状再启动治疗与初始启动化疗之间在生存上并无差异。如 1981 年英国开展

的一项多中心研究结果提示对于低级别、无症状的患者，初始口服苯丁酸氮芥治疗与观察等待至出现症状再治疗的患者生存时间并无差异；1986 年法国和比利时开展的一项研究（GELF86）将低肿瘤负荷的 FL 患者随机分为三组：观察等待、18 个月的泼尼莫司汀或 18 个月的 α- 干扰素作为初始治疗，泼尼莫司汀和干扰素组的缓解率分别为 78% 和 70%，三组患者的 5 年生存率分别为 78%、70% 和 84%，延迟治疗并不影响总生存率，且可以避免化疗药物带来的毒性。

第二个阶段主要是对于初始需要治疗的 FL

患者，比较不同化疗方案之间的疗效差异，结果发现单药和联合化疗的疗效似乎相当。例如，环磷酰胺单药与 CHOP 联合博来霉素的方案相比，缓解率分别为 66% 和 60%，10 年生存率分别为 44% 和 46%，可见强化的初始治疗并未带来临床的获益。而 CHOP 方案与苯丁酸氮芥＋泼尼松(ChP)相比，缓解率的确要高一些（60% vs 36%），但生存无明显差异：ChP 组 3 年和 5 年的生存率分别为 59% 和 41%，CHOP 组则分别为 64% 和 44%；两组中位生存时间分别为 46 个月和 52 个月。在含蒽环的化疗方案 CHVP（环磷酰胺、多柔比星、替尼泊苷、泼尼松）的基础上联合 α- 干扰素可以显著改善生存，但干扰素应用的毒性问题不容忽视。氟达拉滨与 CVP（环磷酰胺＋长春新碱＋泼尼松）相比同样可以提高缓解率，但生存无差异。

第三个阶段则是在利妥昔单抗问世之后，多项研究的结果奠定了以生物免疫疗法（主要指抗 CD20 抗体）为基础的方案在有症状的 II～IV 期 FL 患者初始治疗中的地位。321 例 III～IV 期 FL 患者被随机分为两组，分别接受 8 个周期 CVP（环磷酰胺、长春新碱、泼尼松）或 8 个周期 R-CVP（利妥昔单抗、环磷酰胺、长春新碱、泼尼松）的初始治疗，两组的总缓解率分别为 57% 和 81%，其中完全缓解率分别为 10% 和 41%，更为重要的是，在加上利妥昔单抗以后，患者的生存得到明显的改善，中位 TTP 由 15 个月提高到 32 个月，4 年 OS 率从 77% 提高到 83%。其他治疗方案如 MCP（米托蒽醌、苯丁酸氮芥、泼尼松）、CHVP（环磷酰胺、多柔比星、依托泊苷、泼尼松）或 CHOP（环磷酰胺、多柔比星、长春新碱、泼尼松）基础上联合利妥昔单抗同样可以提高缓解率，改善无事件生存和总生存。

二、FL 治疗的原则

FL 的自然病程呈惰性，并具有自发缓解和反复复发的特点，特别是对于低级别的患者，在不进行治疗干预的情况下也具有很好的生存，5 年和 10 年的生存率可分别达 82% 和 73%，且有 23% 的患者在自然病程中可出现自发缓解。对于大部分 FL 患者，其治疗的目的并不是根治，和其他以根治为目的的淋巴瘤如霍奇金淋巴瘤、DLBCL 等的治疗策略不同，其治疗旨在控制症状。所以，

除 I 期和部分 II 期（如放射野能够很好地覆盖）患者采取初始放射治疗以外，对于其他 II～IV 期的 FL，初始治疗策略需要结合肿瘤的组织学分级、进展速度以及患者是否有症状等综合考虑，对于那些无症状且肿瘤进展缓慢，特别是高龄、脏器功能差的患者，可采取观察等待、推迟治疗的策略。但在利妥昔单抗时代，这一策略似乎受到一些挑战，不同于化疗药物，单克隆抗体输注的毒性相对较小，患者依从性和耐受性较好，在考虑到确诊以后不采取治疗措施可能会给患者带来焦虑等负面心理影响，采用低毒的药物治疗显然可以改善患者的生活质量，缓解焦虑情绪，虽然没有生存的改善，但在某些患者中是值得考虑的。

对于有症状的 II～IV 期 FL 患者，目前标准的初始治疗方案是以生物免疫疗法（主要指抗 CD20 抗体）为基础的治疗，对于合并基础疾病或一般状况比较差而不适合化疗的患者，或肿瘤负荷小、疾病进展缓慢的患者亦可选择利妥昔单抗单药治疗。但对于能耐受化疗的患者，推荐化学免疫疗法的初始治疗。虽然多个化疗方案均证实可用于 FL，一般优选的方案是苯达莫司汀联合利妥昔单抗，即 BR 方案。但对于组织学分级为 3 级的 FL，R-CHOP 方案则更为合适。

有部分患者在初始诱导方案治疗后并不能实现完全缓解，往往需要通过维持治疗以获得更大的缓解，延长 PFS。但维持治疗并不是常规给予，需要结合患者的实际情况而定，兼顾毒性及疗效获益，因为目前的循证医学证据并没有发现维持治疗能够延长 OS。

三、FL 常用诱导治疗方案的评价

（一）BR 方案

（1）利妥昔单抗（rituximab）：$375mg/m^2$，静脉注射，第 1 天。

（2）苯达莫司汀（bendamustine）：$90mg/m^2$，静脉注射，第 1～2 天。

每 28 天重复。

BR 方案是大多数 FL 初始治疗的首选方案。StiL NHL1 研究比较 BR 方案和 R-CHOP 方案用于惰性淋巴瘤和套细胞淋巴瘤初始治疗的研究显示，6 个周期的 BR 方案较 6 个周期 R-CHOP 方案可以显著提高中位 PFS（69.5 个月 vs 31.2 个

月），虽然 OS 改善不明显（10 年 OS 率：70% vs 66%），但从安全性上来看，BR 方案的不良反应发生率更低。但对于 70 岁以上人群，BR 方案治疗患者的死亡增加，所以 70 岁以上人群应考虑降低苯达莫司汀的剂量（如采用 70mg/m²）或减少治疗周期数或换用其他化疗药物联合。

（二）R-CHOP 方案

R-CHOP 方案治疗 FL 的总体缓解率大于90%，中位无进展时间为 6.8 年，4 年 OS 率为83%，不良反应发生率较 BR 方案多，一般用于侵袭性较强的组织学 3 级 FL。

（三）R-CVP 方案

即 R-CHOP 方案中去除蒽环类药物。

（1）利妥昔单抗（rituximab）：375mg/m²，静脉注射，第 1 天。

（2）环磷酰胺（cyclophosphamide）：750mg/m²，静脉注射，第 1 天。

（3）长春新碱（vincristine）：1.4mg/m²（最大量 2mg），静脉注射，第 1 天。

（4）泼尼松（prednisone）：100mg/d，口服，第 1～5 天。

每 21 天重复。

该方案由于去除了蒽环类药物，更多地适用于有基础心脏疾病而担心难以耐受蒽环类药物的患者，副作用虽然较轻（消化道反应和周围神经病变常见），但疗效可能有所下降。意大利的 FOLL05 试验将 534 例 Ⅱ～Ⅳ期 FL 患者随机分为三组：标准 R-CHOP 方案、R-CVP 方案和 R-FM 方案（利妥昔单抗、氟达拉滨和米托蒽醌）。结果提示 R-CVP 组的 3 年 PFS 率（46%，R-CHOP：68%，R-FM：63%）和 8 年 PFS 率（42%，R-CHOP：49%，R-FM：52%）明显低于其他两组。

（四）利妥昔单抗单药

利妥昔单抗 375mg/m²，一周 1 次，共 4 次（即第 1、8、15 和 22 天给药）；或利妥昔单抗 375mg/m²，一周 1 次，共 4 次，此后再给予 4 剂（每 2 个月 1 次）。

对于低级别、肿瘤负荷小、进展慢的 FL、可采取观察等待策略的患者以及因合并基础疾病而不能行化学免疫治疗的患者亦可采用单药利妥昔单抗作为诱导治疗。这种给药一般是给予限定次数的利妥昔单抗，而不是一直给药直至疾病进展。

有研究对于初治或复发 / 难治性 FL 患者，给予利妥昔单抗单药（375mg/m²）一周 1 次，共给药 4 次。12 周时疗效判定 SD 以上的患者随机分为两组，分别给予利妥昔单抗（375mg/m²，每 2 个月 1 次，共 4 次）或观察随访，结果显示延长利妥昔单抗治疗可改善中位无事件生存期（23 个月 vs 12 个月），且毒性无明显增加。利妥昔单抗的主要毒性包括输液反应和免疫抑制相关的感染。对于 HBsAg 或 HBcAb 阳性的患者，还存在 HBV 再激活致急性重型肝炎的风险。

（五）奥托珠单抗联合化疗

奥托珠单抗（obinutuzumab）1000mg，静脉注射，第 1、8、15 天（第 1 周期治疗），第 1 天（后续治疗周期）。

奥托珠单抗是继利妥昔单抗（美罗华）之后的又一抗 CD20 单克隆抗体，商品名为佳罗华，被批准用于 FL 的初始治疗及维持治疗。与利妥昔单抗不同，它是经糖基化工程改构的人源化抗体。上述与利妥昔单抗联合的化疗方案如苯达莫司汀、CHOP 或 CVP 均可与奥托珠单抗联合应用。GALLIUM 研究在 1202 例 Ⅱ～Ⅳ期 FL 初治患者中比较了基于奥托珠单抗的和基于利妥昔单抗的诱导和维持治疗策略，联合的化疗方案由研究者选择苯达莫司汀、CHOP 或 CVP，诱导治疗有效的患者继续单克隆抗体维持治疗（最多 2 年）。研究结果提示，基于两种单抗的化学免疫治疗的 ORR 率（84% vs 79%）和 CR 率（78% vs 73%）相近，3 年 OS 率（94% vs 92%）相近。奥托珠单抗的上市为 FL 临床治疗提供了又一选择。

四、FL 的维持治疗方案

目前研究最多的是利妥昔单抗的维持治疗，利妥昔单抗每 2 个月 1 次，维持不超过 2 年。也有奥托珠单抗维持治疗的循证医学证据（GALLIUM 研究）。PRIMA（Primary Rituximab and Maintenance）是一项 Ⅲ 期随机对照研究，1018 例经化学免疫诱导治疗后获得缓解的 FL 患者随机分为利妥昔单抗（375mg/m²，每 8 周重复，共 2 年）维持治疗组或安慰剂组，前期诱导方案包括 R-CHOP、R-CVP 和 R-FCM。结果提示维持治疗组中位 PFS 优于安慰剂组（10.5 年 vs 4 年）、2 年时获得 CR 的患者比例更高（72% vs

52%），但与此同时，不良事件的发生率也更高（3/4级 AE：24% vs 17%），且总生存未见改善，10 年 OS 率均 80% 左右。因此，在选择利妥昔单抗维持治疗策略之前应充分考虑患者的肿瘤情况、一般状况以及合并症（如同时合并 HBV 感染）等情况，并充分评估可能的获益及风险。

第六节　边缘区淋巴瘤（MZL）的治疗

一、MZL 治疗的历史沿革

MZL 的治疗一直沿用 B 细胞淋巴瘤的治疗方法，如 CHOP 方案、CVP 方案，后来又引入了利妥昔单抗的治疗，R-CVP 和 R-CHOP 成为常用的治疗方案，并在缓解以后采用利妥昔单抗的维持治疗。由于 MZL 呈惰性病程，部分患者可以采用观察等待的方法而不是高强度的化疗，后来的临床研究主要集中于低强度的化学免疫疗法，如 BR 方案、利妥昔单抗联合苯丁酸氮芥甚至利妥昔单抗单药的治疗。除此之外，由于发现部分 MALT 淋巴瘤的发生与特定的病原体感染有关，针对病原体的抗生素治疗或抗病毒治疗在 MZL 的治疗中也占有重要的地位。如用根除幽门螺杆菌的抗生素联合治疗对于局限期的胃 MALT 淋巴瘤具有良好效果，且已经成为主要的治疗方法，同样在脾 MZL 的患者中，如合并 HCV 感染，抗 HCV 治疗也是主要的治疗方法。但对于非胃的 MALT 淋巴瘤，抗生素治疗的疗效尚未得到证实，如鹦鹉热衣原体（chlamydia psittaci）与眼附属器 MZL 关系密切，但抗生素的治疗疗效存在差异。在一项纳入 44 例 I 期眼附属器 MZL 患者的 II 期试验中，39 例（89%）患者可检测到衣原体。34 例患者接受了多西环素治疗，客观缓解率为 56.4%，5 年 PFS 率为 55%。近年来 B 细胞淋巴瘤的新药治疗发展迅猛，但在 MZL 中的相关研究相对较少。

二、MZL 治疗的原则

对于结外 MZL（又称为 MALT 淋巴瘤），胃 MALT 淋巴瘤与非胃 MALT 淋巴瘤在治疗时有所区别，局限期（I～II 期）的胃 MALT 淋巴瘤一般对根除幽门螺杆菌的治疗有反应。对于非胃 MALT 淋巴瘤，I～II 期患者治疗的原则是局部治疗（主要是局部放疗）或观察等待，而 III～IV 期 MALT 淋巴瘤通常采取免疫治疗或化学免疫治疗的策略。但如果局限期的 MALT 淋巴瘤共存有 DLBCL，则按 DLBCL 的原则处理。

对于脾 MZL 患者，即便不接受治疗，也可获得较长的生存期。因此一般不采取积极的治疗，即便需要治疗，也不是高强度的化疗或化学免疫治疗。如患者无症状，亦不合并脾大、贫血、血小板或白细胞减少，可予以观察等待。只有那些脾大且合并以下情况之一的患者，才推荐初始治疗：① 有脾大相关的局部症状，如左上腹胀、疼痛或早饱；② 广泛骨髓浸润、自身免疫性溶血性贫血或血小板减少或脾功能亢进导致的血细胞减少；③ 合并 HCV。在选择治疗时，如合并 HCV 感染建议抗病毒治疗即可，不需要利妥昔单抗治疗或脾切除手术；如无 HCV 感染，推荐利妥昔单抗治疗；对于单纯性脾边缘区淋巴瘤或极轻微骨髓受累的患者，可考虑脾切除术。

淋巴结 MZL 与结外 MZL 的区别是没有结外侵犯的证据，侵犯的淋巴结相同。此型 MZL 目前尚无标准治疗，治疗原则参照一般惰性淋巴瘤（如滤泡淋巴瘤）的治疗。

三、MZL 常用治疗方案的评价

（一）利妥昔单抗 + 苯丁酸氮芥

诱导治疗

（1）苯丁酸氮芥（chlorambucil）：6mg/（m² · d），口服，连续 42 天（第 1～6 周），停 14 天。

（2）利妥昔单抗（rituximab）：375mg/m²，静脉注射，第 1、8、15、22 天。

停药 14 天后进行疗效评价，对于达到疾病稳定或缓解的患者，继续给予：

（1）苯丁酸氮芥 6mg/（m² · d），口服 2 周，停 2 周为 1 个周期。继续治疗不超过 4 个周期（即第 9～10 周、第 13～14 周、第 17～18 周和第 21～22 周服药）。

（2）利妥昔单抗 375mg/m²，静脉注射，每个治疗周期第 1 天（即第 9、13、17、21 周的第 1 天用药）。

该方案是 MALT 淋巴瘤常用的治疗方案，其循证医学证据源自 IELSG-19 的研究结果。IELSG-19 研究是国际结外淋巴瘤研究小组（International Extranodal Lymphoma Study Group，IELSG）开展的一项Ⅲ期随机对照临床试验，也是首个探索 MALT 淋巴瘤初始治疗的Ⅲ期随机对照研究。该研究最初设计的是苯丁酸氮芥和利妥昔单抗联合苯丁酸氮芥两组，在完成计划入组（113 例和 114 例）后又增加了利妥昔单抗单药组，继续随机入组（按 1∶1∶6 的比例），最终三组样本量分别为 131 例、132 例和 138 例。中位随访 7.4 年后分析提示：所有患者的 5 年生存率为 90%；利妥昔单抗 + 苯丁酸氮芥较单用苯丁酸氮芥的完全缓解率（79% vs 63%）、5 年无事件生存率（68% vs 51%）和 5 年 PFS 率（72% vs 59%）均有所提高；同时，利妥昔单抗 + 苯丁酸氮芥的疗效也优于利妥昔单抗组，完全缓解率 79% vs 56%，5 年无事件生存率 68% vs 50%，5 年 PFS 率 72% vs 57%。不管是联合治疗组还是单药组，总体不良反应可控。

（二）BR 方案

该方案是 FL 的常用方案，也可用于 MZL 的治疗。一项纳入了 67 例 MZL 患者的Ⅲ期、随机、非劣效性研究比较了 BR 方案与 R-CHOP 方案的疗效。在 MZL 患者中，两组方案的中位 PFS 无显著差异（57 个月 vs 47 个月，HR=0.70，95% CI 0.34 ～ 1.43）。另一项随机Ⅲ期研究比较了 BR 方案与 R-CHOP 或 R-CVP 方案。在 MZL 患者中，BR 方案的 CR 率（20% vs 24%）和 ORR（92% vs 71%）与对照组相似，不良反应方面 BR 方案的呕吐和药物超敏反应发生率较高，而周围神经病 / 感觉异常和脱发的发生率较低。

（三）利妥昔单抗单药

利妥昔单抗单药（每周 $375mg/m^2$、持续 6 周，随后每 2 个月 $375mg/m^2$、持续 1 ～ 2 年）对于脾 MZL 有着较好的效果，可使超过 90% 的患者脾大消退和淋巴细胞绝对计数恢复正常。总体缓解率为 95%，CR 率为 71%，5 年 OS 率和 PFS 率可分别达 92% 和 73%。

第七节　外周 T 细胞淋巴瘤（PTCL）的初始治疗

一、PTCL 初始治疗的历史沿革

PTCL 是一组异质性的淋巴瘤，通常具有侵袭性。在之前的临床研究中，也将其作为侵袭性淋巴瘤入组。但是由于其高度异质性且相对少见，只占 NHL 的 15% 左右，所以，虽然既往临床试验中纳入 PTCL 的病例，但很难得到关于 PTCL 治疗方案的明确结论。可以明确的是，PTCL 对传统方案如 CHOP 的应答率要低于 B 细胞淋巴瘤。所以临床上一直在探索更为积极的 PTCL 初始治疗方案。

二、PTCL 初始治疗的原则

对于此类患者的初始治疗，目前尚无共识性的推荐，应鼓励患者参加临床试验。对于不适合或不愿参加临床试验的患者，初始治疗的选择应考虑患者年龄、ECOG 评分以及肿瘤的分子表型而定。对于肿瘤细胞表面 CD30 表达阳性的患者（免疫组化染色 CD30 阳性细胞 ≥ 10%），靶向 CD30 的 ADC 类药物贝伦妥单抗 - 维多汀联合 CHP（环磷酰胺、多柔比星、泼尼松）较 CHOP 方案具有更好的缓解率和无进展生存，且未增加毒性，在药物可及的情况下应首先考虑推荐给患者。而对于 CD30 表达 < 10% 的患者，如年龄 ≤ 60 岁且体力状况评分较好，可考虑 CHOEP 方案（CHOP+依托泊苷）而非 CHOP，或其他强度更高的方案，以期带来更好的临床结局。但如果患者年龄 > 60 岁或一般体力状况不好，考虑到毒性耐受问题，一般还是推荐使用 CHOP 方案。

三、PTCL 常用初始治疗方案的评价

（一）CHOEP（CHOP+VP-16）

（1）环磷酰胺（cyclophosphamide）：$750mg/m^2$，静脉注射，第 1 天。

（2）多柔比星（又名：hydroxydaunorubicin）：$50mg/m^2$，静脉注射，第 1 天。

（3）长春新碱（商品名：oncovin）：$1.4mg/m^2$（最大量 2mg），静脉注射，第 1 天。

（4）泼尼松（prednisone）：100mg/d，口服，第 1 ～ 5 天。

(5) 依托泊苷 (etopside)：100mg/m²，静脉注射，第 1～3 天。或 100mg/m²，静脉注射，第 1 天，200mg/m²，口服，第 2～3 天。

回顾性研究显示，≤ 60 岁患者使用 CHOEP 的结局优于 CHOP 方案。320 例 PTCL 患者分别接受了 6～8 个周期的 CHOP 或 CHOEP 方案治疗，3 年 OS 虽然没有差异，但对于诊断时 LDH 正常的 ≤ 60 岁患者（除 ALK 阳性 ALCL 外），CHOEP 治疗的 3 年无事件生存率倾向于比 CHOP 治疗组高（61% vs 48%），但 60 岁以上患者差别不大。同样，另一项瑞典的研究也显示，≤ 60 岁的 PTCL 患者（已排除 ALK 阳性 ALCL）接受 CHOEP 治疗的 PFS 优于 CHOP 治疗（HR=0.49，95%CI 0.29～0.83），但总生存亦无差异。

（二）Hyper-CVAD

(1) 环磷酰胺 (cyclophosphamide)：每次 300mg/m²，每次静脉输注 3 小时，每 12 小时 1 次，第 1～3 天（共 6 次）。

(2) 长春新碱 (vincristine)：1.4mg/m²（最大量 2mg），静脉注射，第 4 和第 11 天。

(3) 多柔比星（阿霉素，adriamycin）：16.6mg/（m²·d），持续静脉滴注 72 小时，第 4～6 天（最后一剂环磷酰胺使用 12 小时以后开始给药）。

(4) 地塞米松 (dexamethasone)：40mg，静脉注射或口服，第 1～4 天、第 11～14 天。

在第 1～3 天，环磷酰胺使用前 1 小时，开始给予美司钠 [600mg/（m²·d），持续静脉滴注 24 小时]，直至最后一剂环磷酰胺使用后 12 小时。

一项纳入 135 例 PTCL 患者的单中心回顾性分析显示，强度更高的方案如 Hyper-CVAD（环磷酰胺、长春新碱、多柔比星和地塞米松）与 CHOP 方案相比，3 年总生存情况未改善，但治疗相关早期死亡率更高。

（三）BV+CHP

(1) 贝伦妥单抗 - 维多汀 (brentuximab vedotin，BV)：1.8mg/kg，静脉注射，第 1 天。

(2) 环磷酰胺 (cyclophosphamide)：750mg/m²，静脉注射，第 1 天。

(3) 多柔比星（又名：hydroxydaunorubicin）：50mg/m²，静脉注射，第 1 天。

(4) 泼尼松 (prednisone)：100mg/d，口服，第 1～5 天。

有极少数 PTCL 细胞表面表达 CD30，维布妥昔单抗 - 维多汀 (brentuximab vedotin，BV) 是 CD30 靶向性抗体与抗微管蛋白药物的偶联物，对于此亚型的 PTCL 患者，BV 联合化疗的疗效优于单纯化疗。ECHELON-2 是一项纳入了 452 例 CD30 阳性（免疫组化 CD30 阳性细胞 ≥ 10%）PTCL 患者的多中心双盲临床试验，患者被随机分为两组，分别接受 BV+CHP 和 CHOP 方案治疗，结果发现 BV+CHP 组的完全缓解率（68% vs 56%）和客观缓解率（83% vs 72%）均较 CHOP 更高，中位无进展时间也明显延长（48.2 个月 vs 20.8 个月），但毒性无明显增加。

第八节 临床问题导向的药物治疗

一、老年 NHL 患者的治疗

对于老年淋巴瘤患者，在评估全身化疗风险的同时应考虑到与年龄有关的一些因素：①脏器功能的衰退和脏器储备功能的下降，包括肝脏、肾脏、心脏、骨髓的功能和储备功能；②共存的一些疾病及合并用药对化疗的影响；③化疗对生活质量带来的影响及老年人的治疗愿望。以下以 DLBCL 为例，阐述老年 NHL 患者的治疗。一般来说，由于合并症多、治疗耐受性差，老年 DLBCL 患者通常比年轻患者预后更差。

对于 60～80 岁的 DLBCL 患者，如脏器功能正常，一般还是推荐 R-CHOP 方案，因为这种联合对于此类人群仍具有治愈的希望。GELA98.5 研究在 1998～2000 年随机入组了 399 名初治的老年（60～80 岁）DLBCL 患者，随机分为 CHOP 组和 R-CHOP 组，分别接受的是 8 个周期治疗。结果显示：R-CHOP 组的完全缓解率明显高于 CHOP 组（76% vs 63%，P=0.005）；10 年随访的无事件生存（EFS）率低于 CHOP 组（64.9% vs 80.2%，P < 0.001）；中位 OS 及 PFS 也具有明显优势；总体毒性可耐受。

对于脏器功能轻度不全的 60 ~ 80 岁患者，以及 80 岁以上的老年患者，即便脏器功能正常者，一般不推荐高强度的化疗，在这种情况下 mini-CHOP 或 R-mini-CHOP 可能是一种选择。在该方案中利妥昔单抗剂量仍为 375mg/m²，而环磷酰胺、多柔比星、长春新碱及泼尼松的剂量分别减至 400mg/m²、25mg/m²、1mg 和 40mg/（m²·d）。一项纳入了 150 例 ≥ 80 岁的 DLBCL 患者的多中心研究结果显示：6 个周期 R-mini-CHOP 治疗后 ORR 达到 74%，CR 率为 63%，2 年 OS 和 PFS 率分别为 59% 和 47%，≥ 3 级中性粒细胞减少和血小板减少发生率分别为 39% 和 7%；7% 的患者出现发热性中性粒细胞减少。

二、淋巴瘤合并基础心脏病患者的药物治疗

蒽环类药物（包括多柔比星、柔红霉素、伊达比星、表柔比星及蒽醌类化合物米托蒽醌）是大部分淋巴瘤化疗方案的重要组成药物，而蒽环类药物也是心脏毒性较突出的药物，可以引起心肌细胞的损伤而导致心室收缩功能障碍。因此，对于合并有基础心脏病的淋巴瘤患者，治疗药物的选择值得临床关注。总体来说，这类患者没有标准的优选方案，需要结合每个患者的情况进行个体化选择。

（一）患者评估

左心室收缩功能是主要的评估指标，通常采用左室射血分数（left ventricular ejection fraction，LVEF）来反映。对于中重度左心室收缩功能障碍（LVEF ≤ 40%）的患者，应避免使用含蒽环类的化疗方案；轻度左心室收缩功能障碍（LVEF > 40%，但 ≤ 正常下限），一般也应避免使用，如无替代方案，应综合评估后应用，推荐的做法包括：使用心脏毒性相对较低的药物、减少每周期的剂量、给药方式采用静脉滴注而非静脉推注、尽可能避免同时使用其他心脏毒性药物、密切监测 LVEF 及采用一些药物（如 ACEI 类）对左心室功能障碍进行干预。

对于合并有其他心脏疾病，如冠脉病变、瓣膜病变、心律失常等，即便 LVEF 正常，也必须经心脏专科医生评估与讨论，结合患者病理类型、治疗目的（治愈还是非治愈）以及计划的周期数

等因素以确定蒽环类药物治疗的利弊，从而制定个性化治疗方法，并在治疗期间和治疗后进行心脏毒性监测。

（二）治疗方案的选择

对于有心脏疾病的 B 细胞淋巴瘤患者，替代的治疗有 R-CVP 和 BR 方案，特别是不需要强化治疗的 FL 或 MZL 等惰性淋巴瘤患者，一般作为优选治疗。对于 DLBCL，亦可选择 R-CVP 或用其他药物替代蒽环类药物。有一项 II 期研究评估了利妥昔单抗 + 吉西他滨 + 环磷酰胺 + 长春新碱 + 泼尼松龙方案（R-GCVP）对于因心脏病而不宜接受含蒽环类药物化疗的晚期 DLBCL 患者的疗效，共纳入 62 例患者，中位年龄 77 岁，其中 44% 的患者 LVEF ≤ 50%。最终有 50% 的患者完成了 6 个周期的治疗。结果显示：这群患者的 ORR 为 61%（其中 CR 率为 29%），2 年 PFS 率为 50%，2 年 OS 率为 56%。8% 的患者出现 3 级及以上心脏不良事件，其中 3 例患者出现致死性心脏不良事件。

三、HIV 相关淋巴瘤

（一）HIV 相关淋巴瘤的定义

细胞免疫功能受损是人类免疫缺陷病毒（human immunodeficiency virus，HIV）的主要致病机制，此类患者易发生肿瘤，且随着抗逆转录病毒治疗（antiretroviral therapy，ART）策略的广泛实施，HIV 感染者的寿命得到延长，恶性肿瘤的问题已经较为突出并成为 HLV 感染者死亡的重要威胁。HIV 感染者可发生的肿瘤包括 HL、NHL 以及各种实体肿瘤，但只有某些 NHL、卡波西肉瘤和浸润性宫颈癌三类肿瘤才被称为艾滋病定义的恶性肿瘤（AIDS-defining malignancies）或 HIV 相关恶性肿瘤。其中，HIV 相关淋巴瘤包括：某些全身性 NHL、原发性中枢神经系统淋巴瘤（约占 15%）和原发性渗出性（或体腔）淋巴瘤（< 1%）。HIV 相关全身性 NHL 的常见亚型有弥漫大 B 细胞淋巴瘤和伯基特淋巴瘤，其他还有惰性 B 细胞淋巴瘤（< 10%）、浆母细胞淋巴瘤（< 5%）以及 T 细胞淋巴瘤（1% ~ 3%）。70% 以上的 HIV 相关淋巴瘤为高度侵袭性淋巴瘤。

（二）HIV 相关淋巴瘤的临床特点

总体上来说，HIV 相关淋巴瘤的临床表现依

病理学亚型、发生部位和分期等不同而有着较大的差异。但相较于 HIV 阴性者，临床分期更晚、全身 B 症状更重、结外受累更多并累及一些不常见的部位（如体腔、软组织），且更易发生肿瘤溶解综合征、呼吸道或消化道压迫／梗阻／出血以及中枢神经系统受累等肿瘤急症。

（三）部分 HIV 相关淋巴瘤的治疗

1. HIV 相关 DLBCL　对于 HIV 相关 DLBCL 患者，应在有效的 ART 基础上行化学免疫治疗。是否联合使用利妥昔单抗应根据 CD4 细胞计数综合考虑。对于计数 > 50/μl 的大多数 HIV 相关 DLBCL 患者，可考虑 R-CHOP 方案；但是对于 CD4 细胞计数 < 50/μl 的患者使用利妥昔单抗应谨慎，或直接考虑单纯 CHOP。如患者 Ki-67 表达 > 80% 或伴有以下高危因素之一，建议更大强度的 R-EPOCH 而非 R-CHOP 方案：① 非生发中心型 B 细胞（non-GCB）淋巴瘤；② 双重打击性细胞遗传学特征；③ 双蛋白表达；④ IPI 评分较高；⑤ CD4 细胞计数 > 50/μl。除此之外，治疗时还应注意预防和监测耶氏肺孢子菌肺炎、复发性单纯疱疹、带状疱疹和假丝酵母菌的感染。

2. 原发性中枢神经系统淋巴瘤　HIV 相关原发性中枢神经系统淋巴瘤的发生与 EB 病毒感染关系密切，主要机制可能是 HIV 感染者缺乏 EB 病毒特异性 CD4$^+$ 效应 T 细胞。此类患者最常见的病理学亚型是 DLBCL，可发生于脑内任何部位，但最常发生于深部结构和白质，如胼胝体、脑室周围区域或室管膜周围区域，很少发生在颅后窝。临床表现呈急性或亚急性，根据病变部位、大小以及水肿压迫情况，临床症状可为各种局灶性症状如癫痫发作、记忆丧失、轻偏瘫、失语，或发展为嗜睡、意识模糊等，多伴有 B 症状。在诊断时，需要特别注意与机会性感染引起的颅内感染灶鉴别，常见的包括弓形虫病、巨细胞病毒脑炎、脑结核以及其他机会性感染（如细菌性或真菌性脓肿）等，必要时可采取一些试验性抗感染治疗，如经验性复方磺胺甲噁唑抗弓形虫治疗。

治疗上，早年多采用全脑放疗（WBRT），但疗效有限，患者中位生存时间仅数月。现在多使用大剂量甲氨蝶呤静脉注射联合抗逆转录病毒治疗，预后有所改善，但仍较差。MTX 剂量为 3g/m^2，每 2 周 1 次。对于化疗难治性患者，仍可考虑 WBRT。

3. 原发性渗出性淋巴瘤　原发性渗出性淋巴瘤的恶性细胞是单克隆 B 细胞，表面表达 CD38，并含有来自卡波西肉瘤相关疱疹病毒（HHV8）的遗传物质。原发性渗出性淋巴瘤起源于浆膜表面，可累及胸膜、心包膜、腹膜、关节间隙以及脑膜。临床表现为浆膜腔积液，但影像学未见实体肿块。积液多呈血性，恶性细胞形态各异，从大的免疫母细胞或浆母细胞到更具间变性特征的细胞不等，核内如检测到 HHV-8 则是关键诊断依据。所有原发性渗出性淋巴瘤分期均为 Ⅳ 期，预后极差，不治疗的患者中位生存期仅 2 个月左右，即便积极化疗，生存期也仅为半年。在 ART 的基础上，可参考的化疗方案有：EPOCH、CHOP、CODOX-M/IVAC 方案（Magrath 方案），少数 CD20 阳性患者，可联合利妥昔单抗治疗。

四、淋巴瘤治疗过程中的 HBV 再激活问题

淋巴瘤患者或多或少地存在细胞免疫和（或）体液免疫功能的缺陷，加之在治疗过程中使用免疫抑制剂（利妥昔单抗、环磷酰胺、糖皮质激素等），HBV 再激活的问题在临床凸显。就使用的免疫抑制药物而言，抗 CD20 药物的 HBV 再激活风险最高。荟萃分析显示，HBsAg 阳性、使用利妥昔单抗的淋巴细胞增殖性疾病患者 HBV 再激活的风险为 16% ～ 80%。对于 HBsAg 阴性、接受 R-CHOP 方案治疗的患者中，报道的 HBV 再激活率为 3% ～ 41%。根据美国肝病研究协会（American Association for the Study of Liver Diseases，AASLD）对接受免疫抑制剂的患者进行 HBV 再激活风险水平的分类，如果患者为 HBsAg 阳性且拟行抗 CD20 治疗或接受造血干细胞移植，则发生再激活的风险极高；如果拟行大剂量糖皮质激素（如 ≥ 20mg/d，持续至少 4 周）或抗 CD52 药物治疗，则认为其发生再激活的风险较高。从这个角度上来说，淋巴瘤患者，特别是拟使用抗 CD20 治疗的 B 细胞淋巴瘤患者均属于 HBV 再激活的极高风险人群。

（一）HBV 再激活的定义

HBV 再激活一般定义为慢性 HBV 感染或既往 HBV 感染者在免疫抑制治疗期间或之后，体内

HBV 病毒复制水平增加，表现为：① HBsAg 阳性者血清 HBV DNA 水平比基线水平升高 10 倍或以上，或者血清 HBV DNA 水平从阴性转为阳性；② HBsAg 阴性而 HBcAb 阳性者 HBsAg 转阳；③初始 HBV 状态不详者免疫抑制治疗后发现转氨酶升高并且 HBsAg 阳性、HBV DNA 大于 10^5U/ml 时也要考虑 HBV 再激活。

（二）HBV 再激活引起的肝脏损害机制

可以分为以下 3 个阶段：

1. HBV 复制期 在免疫抑制治疗期间，机体控制 HBV 复制的免疫功能被抑制，HBV 在体内大量活跃复制，并感染更多的正常肝细胞，主要表现为血清 HBV DNA、HBeAg、HBV DNA 聚合酶表达增加。

2. 肝细胞损伤期 免疫抑制治疗停止之后，免疫功能恢复，有免疫活性的细胞可以攻击 HBV 感染的肝细胞，引起免疫介导的 HBV 感染肝细胞大量坏死及肝功能进行性下降，产生程度不一的肝损害，转氨酶升高常滞后于 HBV 复制数天甚至数周，平均为 2 ～ 3 周。

3. 恢复期 患者可因免疫抑制程度和持续时间不一、HBV 基线情况差异而临床表现多种多样，可无任何临床症状，转氨酶正常，也可转氨酶升高不伴有临床症状，严重时可表现为急性重型肝炎，甚至导致死亡。

（三）HBV 再激活的预防

对于具有中度至极高 HBV 再激活风险的患者，推荐在开始免疫抑制治疗的同时或之前给予抗病毒治疗，可降低 HBV 再激活的风险。一项纳入 16 项研究的荟萃分析纳入了 774 例 HBsAg 阳性肿瘤患者，在化疗期间接受了抗病毒预防治疗，结果显示 HBV 再激活风险降低了约 90%。

预防性抗 HBV 治疗药物方面，首选替诺福韦或恩替卡韦，且应在免疫抑制治疗开始之前或同时使用，并在停止免疫抑制后维持治疗至少 6 个月（抗 CD20 治疗除外）。在一项研究中，121 例拟接受 R-CHOP 治疗的 HBsAg 阳性患者被随机分为恩替卡韦（0.5mg/d）和拉米夫定（100mg/d）预防组，在化疗前 1 周开始预防性抗病毒并持续至化疗停止后 6 个月。所有患者 HBV DNA 基线水平低于 10^3/L，氨基转移酶水平正常。恩替卡韦较拉米夫定可以显著降低 HBV 再激活（6.6% vs 30%）和 HBV 相关肝炎（0 vs 13%）的发生率。而另一项回顾性分析也同样证实了这一结果，与拉米夫定相比，接受恩替卡韦治疗的患者 HBV 再激活率更低（6.3% vs 39%）。

五、中枢神经系统受累患者的处理

中枢神经系统（CNS）可以是 NHL 唯一的累及部位（即原发性 CNS 淋巴瘤），也可以是全身播散性累及的一部分（继发性 CNS 淋巴瘤），临床上主要表现为软脑膜病变和脑实质病变。一般来说，继发性 CNS 受累多见于 NHL 复发的情况下，且相当一部分存在全身其他部位的复发。就病理类型而言，高侵袭性淋巴瘤如伯基特淋巴瘤、淋巴母细胞淋巴瘤 / 白血病的 CNS 受累更为多见，而惰性淋巴瘤则较为少见。从原发部位来看，某些部位的原发 NHL 更易出现 CNS 的受累。对 1386 例新诊断的侵袭性 NHL 患者进行分析发现，原发部位在睾丸、眼眶 / 鼻窦、肝脏、膀胱、肾上腺或肾脏的 NHL 患者 CNS 复发的风险增加。除此之外，原发乳腺淋巴瘤、原发纵隔 DLBCL、原发性皮肤淋巴瘤以及血管内淋巴瘤患者的 CNS 受累概率明显增高。

以 DLBCL 为例，对于诊断时即伴有 CNS 受累的患者，治疗时需要同时兼顾全身和 CNS 病灶的控制。由于绝大多数全身性治疗方案的药物如利妥昔单抗、CHOP、EPOCH 等均不能透过血脑屏障，对于此类患者，R-CHOP 联合大剂量 MTX（R-CHOP-M）是使用最多的方案。大剂量 MTX（8g/m²）一般在 R-CHOP 方案的第 15 天给予，如果患者有 CNS 相关症状，亦可以先给予 2 ～ 3 周期的大剂量 MTX（14 天间隔），联合或不联合利妥昔单抗，然后再给予 R-CHOP-M。

对于 NHL 复发后累及 CNS 的患者，如仅累及 CNS，可参照 CNS 原发性 DLBCL，采用基于甲氨蝶呤的诱导方案，然后在获得缓解后行自体 HCT。如复发时同时存在 CNS 病灶和全身性病灶，主要还是基于大剂量 MTX 的治疗，可选择的方案有 MAR（甲氨蝶呤＋阿糖胞苷＋利妥昔单抗）、MTR（甲氨蝶呤＋替莫唑胺＋利妥昔单抗）、MATRix-RICE（即 3 个周期 MATRix：甲氨蝶呤＋阿糖胞苷＋塞替派＋利妥昔单抗，然后 3 个周期的 RICE：利妥昔单抗＋异环磷酰胺＋环磷酰胺＋

依托泊苷）；对于不宜使用甲氨蝶呤的患者，可选择 RICE（利妥昔单抗＋异环磷酰胺＋卡铂＋依托泊苷）或 R-DHAP（利妥昔单抗＋地塞米松＋大剂量阿糖胞苷＋顺铂）。除此之外，对于有症状的柔脑膜病变患者，还通常在实施上述方案的同时采用甲氨蝶呤和阿糖胞苷进行鞘内注射，以迅速减瘤和缓解症状，并将鞘内注射视为整体治疗方案的一部分。对于无法接受足量的全身性甲氨蝶呤治疗或该治疗失败、以柔脑膜病变为主的患者也常进行鞘内注射治疗。

1. MAR

（1）甲氨蝶呤（methotrexate）：$3.5g/m^2$（首先 $0.5g/m^2$ 静脉推注 15 分钟，然后 $3g/m^2$，静脉输注 3 小时），第 1 天。

（2）阿糖胞苷（cytarabine, Ara-C）：$2g/m^2$ 静脉注射 1 小时，每 12 小时 1 次，第 2、3 天（共 4 次）。

（3）利妥昔单抗（rituximab）：$375mg/m^2$，静脉注射，第 - 5、0 天即每周期第 1 天。

以上方案每 28 天重复。

2. MTR

（1）甲氨蝶呤（methotrexate）：$8g/m^2$，静脉注射，第 1、15 天。

（2）替莫唑胺（temozolomide）：$150mg/(m^2 \cdot d)$，口服，第 7～11 天。

（3）利妥昔单抗（rituximab）：$375mg/m^2$，静脉注射，第 3 天。

以上方案每 28 天重复。

3. MATRix

（1）甲氨蝶呤（methotrexate）：$3.5g/m^2$（首先 $0.5g/m^2$ 静脉注射 15 分钟，然后 $3g/m^2$，静脉输注 3 小时），第 1 天。

（2）阿糖胞苷（cytarabine, Ara-C）：$2g/m^2$ 静脉注射 1 小时，每 12 小时 1 次，第 2、3 天（共 4 次）。

（3）塞替派（thiotepa）：$30mg/m^2$，静脉注射，第 4 天。

（4）利妥昔单抗（rituximab）：$375mg/m^2$，静脉注射，第 - 5、0 天。

以上方案每 21 天重复。

4. RICE

（1）利妥昔单抗（rituximab）：$375mg/m^2$，静脉注射，第 - 2、1 天（第 1 周期），第 1 天（第 2～3 周期）。

（2）异环磷酰胺（ifosfamide）：$5000mg/m^2$，持续静脉滴注 24 小时（终浓度：0.6～20mg/ml），第 4 天（需美司钠解救）。

（3）卡铂（carboplatin）：AUC=5（最大剂量 800mg），静脉注射，第 4 天。

（4）依托泊苷（etoposide）：$100mg/m^2$，静脉注射 30～60 分钟（终浓度＜0.4mg/ml），第 3～5 天。

以上方案每 21 天重复。

5. MATRix- RICE 即 3 个周期 MATRix 序贯 3 个周期 RICE。

6. R-DHAP

（1）利妥昔单抗（rituximab）：$375mg/m^2$，静脉注射，第 5 天。

（2）地塞米松（dexamethasone）：40mg，口服或静脉注射，第 1～4 天。

（3）阿糖胞苷（cytarabine, Ara-C）：$2g/m^2$，静脉注射 1 小时，每 12 小时 1 次，第 2 天。

（4）顺铂（cisplatin）：$100mg/m^2$，静脉注射，第 1 天。

以上方案每 21 天重复，共 3 个周期。

第九节 药物治疗展望

一、布鲁顿酪氨酸激酶抑制剂在 NHL 中的应用

布鲁顿酪氨酸激酶（Bruton's tyrosine kinase, BTK）在白血病及 B 细胞淋巴瘤的发生发展中起着重要的作用，近年来，BTK 抑制剂的研发成功及其在临床中的应用改善了某些 NHL 患者的治疗及预后，是 NHL 分子靶向药物治疗的重要进展。第一个 BTK 抑制剂依布替尼（ibrutinib）于 2016 年经批准上市，主要用于 CLL/ SLL 的一线治疗。随后又有多个 BTK 抑制剂研发获得成功，如阿卡替尼（acalabrutinib）、泽布替尼（zanubrutinib）

以及新近批准的用于原发性中枢神经系统淋巴瘤治疗的替拉鲁替尼（tirabrutinib）。

BTK 抑制剂最初批准用于 CLL/SLL 的治疗。ECOG-ACRIN E1912 和 FLAIR 是两项 III 期临床试验，均比较了伊布替尼 + 利妥昔单抗与 6 个周期的氟达拉滨 + 环磷酰胺 + 利妥昔单抗在 CLL/SLL 一线治疗中的疗效。结果提示伊布替尼 + 利妥昔单抗可改善 PFS，ECOG-ACRIN E1912 试验还发现伊布替尼 + 利妥昔单抗对总生存率亦有改善（5 年 OS 率：95% vs 89%；HR=0.47，95%CI 0.25 ~ 0.89）。而阿卡替尼和泽布替尼在 CLL/SLL 的治疗中与伊布替尼同样有效且耐受性更佳。

BTK 抑制剂亦可用于治疗复发难治性 MCL。伊布替尼单药治疗可使约 2/3 的复发难治性 MCL 患者获得 PR 以上疗效，中位 PFS ≥ 15 个月，随机对照研究结果提示伊布替尼较替西罗莫司疗效更优且耐受性更好。而第二代 BTK 抑制剂阿卡替尼较伊布替尼的选择性更高且毒性更少。一项多中心研究纳入 124 例复发性 MCL 患者采用阿卡替尼（100mg，每天 2 次）治疗，ORR 为 81%，CRR 为 40%，与此同时，泽布替尼在既往接受过

1 种治疗的 MCL 患者中也取得了类似的疗效。

也有 I ~ II 期试验探索了伊布替尼或替拉鲁替尼单药用于复发性 / 难治性原发性中枢神经系统淋巴瘤的治疗，可实现明显的疾病缓解但持久性差。一项多中心法国协作组 II 期研究纳入了 52 例原发性中枢神经系统淋巴瘤患者接受了伊布替尼治疗，ORR 为 52%，中位 PFS 为 4.8 个月。

二、靶向 CD30 的 ADC 类药物维布妥昔单抗在 T 细胞淋巴瘤中的应用

维布妥昔单抗（brentuximab vedotin，BV）是 CD30 靶向性抗体与抗微管蛋白药物的偶联物。有部分 T 细胞淋巴瘤表面可表达 CD30。ECHELON-2 试验纳入了 452 例 CD30 阳性（免疫组化 CD30 阳性细胞 ≥ 10%）PTCL 患者，随机分为维布妥昔单抗联合 CHP（环磷酰胺、多柔比星、泼尼松）（BV+CHP）和 CHOP 方案治疗组，结果发现 BV+CHP 组的完全缓解率（68% vs 56%）和客观缓解率（83% vs 72%）均较 CHOP 更高，中位无进展时间也明显延长(48.2 个月 vs 20.8 个月)，且毒性无明显增加。

第十节 预后和随访

一、预后

（一）影响预后的因素

NHL 是一组异质性疾病，患者的预后受组织病理学的影响很大，如前所述的惰性、侵袭性和高度侵袭性淋巴瘤分类，不同的组织亚型即预示着不同的预后。就具体的组织学类型而言，影响预后的因素也不完全相同，对于特定类型 NHL，预后与细胞遗传学、免疫表型、生长分数、细胞因子产生等肿瘤细胞生物学特性有关。总体上来说，年龄、分期、体力状况评分以及血清 LDH 水平与大部分组织学亚型的 NHL 预后都有关系。临床上也利用各亚型 NHL 的预后影响因素开发出了不同的预后评估模型。

1. 国际预后指数（international prognostic index，IPI） IPI 评分可用于评估 DLBCL、非特指型外周 T 细胞淋巴瘤等侵袭性淋巴瘤的预后，

评估体系包括 5 个预后不良因素：①年龄 > 60 岁；② ECOG ≥ 2 分；③临床 III 期或 IV 期；④存在 1 个以上结外病灶；⑤血清 LDH 水平高于正常值上限。患者合并一个不良因素记为 1 分，总分 0 ~ 5 分，根据评分将患者分为低危（0 ~ 1 分）、低中危（2 分）、高中危（3 分）和高危（4 ~ 5 分）四个预后不同的亚组。对于 DLBCL 患者不同预后亚组对应的生存情况如表 26-3 所示。

2. 年龄调整的 IPI（age-adjusted IPI，aaIPI） aaIPI 主要用于年龄 ≤ 60 岁的 DLBCL 的患者，aaIPI 去除了上述 IPI 的 5 个不良因素中年龄和结外病灶 2 个危险因素，保留其余 3 个因素，得分为 0 分、1 分、2 分和 3 分的 DLBCL 患者对应的 5 年 OS 率分别为 83%、69%、46% 和 32%。

3. 滤泡淋巴瘤国际预后指数（FL international prognostic index，FLIPI） FLIPI 主要用于评估滤泡淋巴瘤等惰性淋巴瘤的预后。FLIPI 主要依据

患者以下 5 个预后不良因素存在情况将患者进行预后分组。① 年龄＞60 岁；② Ⅲ 或Ⅳ期；③ Hb＜120g/L；④ 受累淋巴结区域＞4 个；⑤ 血清 LDH 水平超过正常值上限。患者分为低危（0～1 个因素）、中危（2 个因素）和高危组（≥3 个因素），预后情况如表 26-4 所示。

4. PRIMA 预后指数（PRIMA prognostic index，PRIMA-PI） PRIMA-PI 是根据 PRIMA（Primary Rituximab and Maintenance）研究的数据构建的一个预后评分系统，主要针对接受化学免疫治疗的 FL，根据血清 β_2 微球蛋白水平和骨髓受累情况来进行预后分组：① PRIMA-PI 高危组：β_2 微球蛋白＞3mg/L，5 年 PFS 率为 37%；② PRIMA-PI 中危组：β_2 微球蛋白≤3mg/L 伴骨髓受累，5 年 PFS 率为 55%；③ PRIMA-PI 低危组：β_2 微球蛋白≤3mg/L 且无骨髓受累，5 年 PFS 率为 69%。

5. 套细胞淋巴瘤国际预后指数（mantle cell lymphoma IPI，MIPI） 套细胞淋巴瘤（MCL）的预后与临床表现、分期和病理特征有关。就病理特征而言，母细胞样 / 多形性组织学类型往往

提示不良预后，存在 *TP53* 突变或 p53 高表达的患者预后较差。通过对 1996～2004 年入组临床试验的 455 例晚期套细胞淋巴瘤的数据进行分析，得到了套细胞淋巴瘤国际预后指数（MIPI）用于预测其预后，MIPI 包括了年龄、ECOG 评分、LDH 与正常上限值（ULN）的比值以及白细胞水平 4 个指标，具体赋分如表 26-5 所示。每个患者赋分为 0～12 分，0～3 分为低危组、4～5 分为中危组、6～12 分为高危组，455 例患者应用该模型进行预测得到的中位生存时间则分别为：未达到、58 个月和 37 个月；相应的 5 年生存率分别为 60%、35% 和 20%。而将该预后模型在另一个包含 958 例 MCL 患者（2004～2010 年）的队列中进行验证也可以将患者预后区分开来，得到的 5 年生存率分别为 83%、63% 和 34%（表 26-5）。

6. 原发中枢系统淋巴瘤的预后因素 对于原发中枢系统淋巴瘤，一般认为年龄和体力状态与预后之间的关系最为密切。针对原发中枢系统淋巴瘤，国际结外淋巴瘤研究组（International

表 26-3 DLBCL 患者 IPI 分组及预后情况

IPI	预后亚组	未使用美罗华者		使用美罗华者	
		5 年 OS 率（%）	3 年 EFS 率（%）	3 年 PFS 率（%）	3 年 OS 率（%）
0～1	低危	73	81	87	91
2	低中危	51	69	75	81
3	高中危	43	53	59	65
4～5	高危	26	50	56	59

表 26-4 FLIPI 分组情况及预后

FLIPI 预后分组	不良因素数目（个）	2 年 OS 率（%）	中位 PFS（月）
高危组	≥3	87	42
中危组	2	94	70
低危组	0～1	98	84

表 26-5 MIPI 的指标及分值

分值	年龄（岁）	ECOG 评分	LDH/ULN	WBC（10^9/L）
0	＜50	0～1	＜0.67	＜6.7
1	50～59		0.67～0.99	6.7～9.9
2	60～69	2～4	1.00～1.49	10.0～14.9
3	≥70		≥1.50	≥15.0

Extranodal Lymphoma Study Group，IELSG）和纪念斯隆 - 凯特琳癌症中心（Memorial Sloan-Kettering Cancer Center，MSKCC）都有专门的预后评估模型。IELSG 模型纳入了 5 个不良因素：①年龄＞ 60 岁；② ECOG ＞ 1 分；③血清 LDH 升高；④脑脊液蛋白质水平高；⑤脑深部区域 [脑室周围区域、基底节、脑干和（或）小脑] 受累。并认为低危（伴 0 ～ 1 个因素）、中危（伴 2 ～ 3 个因素）和高危（伴 4 ～ 5 个因素）组的 2 年 OS 率分别为 80%、48% 和 15%。而 MSKCC 较为简单，仅根据年龄和 KPS 评分将患者分为三组：＜ 50 岁、≥ 50 岁且 KPS 评分≥ 70 分、≥ 50 岁且 KPS 评分＜ 70 分，中位 OS 分别为 5.2 ～ 8.5 年、2.1 ～ 3.2 年、0.9 ～ 1.1 年。

（二）生存时间

NHL 各亚型患者的生存时间从数月到数年甚至数十年不等。2015 年 SEER 数据库资料显示美国所有 NHL 患者的 5 年相对生存率为 74.1%，较 2000 年的 62.0% 呈上升趋势。德国的统计数据显示 2002 ～ 2006 年诊断的 NHL 患者总体 5 年相对生存率为 62.8%，其中弥漫大 B 细胞淋巴瘤和滤泡淋巴瘤的 5 年生存率分别为 57.3% 和 77.5%。表 26-6 总结了各主要 NHL 亚型患者生存情况。

二、随访

（一）复发高峰时间

相当一部分 NHL 经初始化疗或免疫化学治疗后可以实现完全缓解，但仍有一部分患者会出现疾病复发。近 1/3 的 DLBCL 患者在 R-CHOP 方案初始治疗达到 CR 后会复发，且复发多在治疗结束后 2 年内，也有相当比例的患者（20%）复发在治疗后 5 年以上。对于临床惰性的 FL 患者，病程可迁延数十年，大部分患者初始治疗可实现完全缓解，但在后续的随访中可出现反复的复发并需要间断的治疗，临床病程不固定。一般认为 FL 复发在初始免疫化学治疗 24 个月内出现进展的认为是早期治疗失败，往往预示着更差的预后。

（二）复发的检查手段

对于复发的 NHL，仍需要进行完整的临床症状、影像学评估以及骨髓穿刺评估。除此之外，再次行病理学活检及评估也是必要的，特别是对于某些临床惰性的 NHL，会出现组织学转化的现象（histologic transformation，HT）。HT 是指临床惰性的 NHL 在病程发展和随访中可以演变为侵袭性 NHL。最常见的是 FL 演变为 DLBCL，约 15% 的 FL 患者在病程中会发生 HT，年发生率为 1% ～ 2%。PRIMA 研究发现发生 HT 的 FL 患者中位复发时间为 9.6 个月，明显短于没有发生转化的 FL 患者的中位复发时间（22.8 个月）。其他惰性 B 细胞淋巴瘤如边缘区淋巴瘤、淋巴浆细胞性淋巴瘤和 SLL/CLL 也可发生 HT，其中 SLL/LL 患者的 HT 称为 Richter 转化，最常见的转化类型也是 DLBCL。因此，对于惰性淋巴瘤在随访过程中出现可疑疾病复发的情况下，再活检确认病理类型是十分必要的。

（三）随访方案

对于 DLBCL，目前的随访方案要求第 1 年每 3 个月随访 1 次，第 2 年每 3 ～ 6 个月随访 1 次，第 3 ～ 5 年每年随访 1 ～ 2 次。随访内容包括病史采集、体格检查、全血细胞计数、生化检查和 LDH，考虑到辐射暴露与第二原发肿瘤的长期并发症，一般不推荐常规行影像学检查。而对于

表 26-6　文献报道的源自 SEER 数据库的各主要 NHL 亚型患者生存情况

组织学类型	中位 OS	5 年生存率（%）
弥漫大 B 细胞淋巴瘤	—	64（2008 ～ 2013 年诊断）
弥漫大 B 细胞淋巴瘤（＞ 65 岁）	2.5 年（2010 ～ 2013 年诊断）	39（2010 ～ 2013 年诊断）
滤泡淋巴瘤	93 个月（1993 ～ 1999 年诊断）	76.7（2001 ～ 2009 年诊断）
套细胞淋巴瘤	52 个月（1995 ～ 2013 年诊断）	—
小淋巴细胞淋巴瘤	—	73（1992 ～ 2011 年诊断）
脾边缘区淋巴瘤	11.2 年（1996 ～ 2016 年诊断）	73.5（1996 ～ 2016 年诊断）
原发中枢神经系统淋巴瘤	13 个月（2000 ～ 2018 年诊断）	27.2（2000 ～ 2018 年诊断）

FL，目前尚无标准的随访方案，一般按照第 1 年每 3 个月就诊 1 次，之后每 3 ~ 6 个月 1 次进行随访。每次随访时也需要进行病史采集、体格检查、全血细胞计数检查、化学检查和乳酸脱氢酶检查。而且，对于已经评估为疾病缓解的患者，如无症状亦不推荐常规影像学检查，PET 检查亦无意义。对于长期存活的 NHL 患者，如惰性淋巴瘤患者，随访时还需要关注长期并发症和第二原发肿瘤的问题。

（马　泰）

参 考 文 献

第 27 章　黑色素瘤

恶性黑色素瘤（malignant melanoma，MM）起源于外胚层神经嵴黑色素细胞，是一种恶性程度很高的肿瘤，好发于皮肤，称皮肤恶性黑色素瘤（cutaneous malignant melanoma，CMM），是最严重的皮肤癌类型之一，亦可见于黏膜和眼脉络膜等部位。黑色素瘤也可始于正常的痣和色素斑的转化，并发展为恶性病变。

2023 年在美国最常见的癌症诊断中 CMM 排名第五位。2016 年，我国肿瘤登记地区皮肤黑色素瘤新发病例数为 7000 例，占全部恶性肿瘤发病的 0.17%，位居全部恶性肿瘤发病第 25 位。死亡病例数为 3800 例，占全部恶性肿瘤死亡的 0.16%，位居全部恶性肿瘤死亡第 24 位。相比发达国家，黑色素瘤虽在我国发病率较低，但近年来成倍增长。

我国黑色素瘤与欧美白种人差异较大，两者在发病机制、生物学行为、组织学形态、治疗方法以及预后等方面差异较大。在亚洲人和其他有色人种中，原发于肢端的黑色素瘤约占 50%，常见的原发部位多见于足底、足趾、手指末端及甲下等肢端部位；原发于黏膜，如直肠、肛门、外阴、眼、口鼻咽部位的黑色素瘤占 20% ～ 30%。对于白种人来说，原发于皮肤的黑色素瘤约占 90%，原发部位常见于背部、胸腹部和下肢皮肤；原发于肢端、黏膜的黑色素瘤分别只占 5%、10%。

该病的发生与多种因素有关，包括紫外线照射、遗传、环境因素、晒伤史、痣、年龄、免疫因素等。MM 以高度侵袭性、转移性和不良预后为特征。手术是无转移 MM 的首选治疗方法，然而，考虑到解剖位置、病变数量和手术切除后复发的速度，手术并不适合所有的 MM 患者。目前新型的靶向和免疫治疗药物提高了应答率，治疗 MM 的有效方法。

第一节　临床表现与诊断

一、症状与体征

一般来讲，早期黑色素瘤患者可能出现原有痣的快速增大、隆起、形状或颜色改变，甚至瘙痒、溃破和出血症状。晚期黑色素瘤因转移部位不同而症状不一，如骨转移可能出现骨痛，肺转移可能出现咳嗽、咯血，脑转移表现为中枢神经症状。

二、诊断

（一）病史和体格检查

黑色素瘤好发于皮肤，视诊是早期诊断的最简便手段。原发病变、受累部位和区域淋巴结的视诊和触诊是黑色素瘤初步诊断的常用手段。

早期表现为皮肤快速生长的无痛性结节，可伴有出血、溃疡、瘙痒等。当临床遇到可疑病例时，大体观的"ABCDE"法则对黑色素瘤的鉴别诊断有重要价值，其含义分别为：A：非对称（asymmetry）；B：边缘不规则（border irregularity）；C：颜色改变（color variation）；D：直径 > 6mm（diameter）；E：病变隆起或进展（elevation/evolving）。

黑色素瘤进一步发展可出现卫星灶、溃疡、反复不愈、区域淋巴结转移和移行转移。晚期黑色素瘤根据转移部位的不同可出现不同的临床症状，容易转移的部位为肺、肝、骨、脑。眼和直肠来源的黑色素瘤容易发生肝转移。

（二）辅助检查

1. 血清学检查 血常规、肝肾功能和乳酸脱氢酶，这些指标主要为后续治疗做准备，同时有助于了解预后情况。尽管乳酸脱氢酶并非检测转移的敏感指标，但能指导预后。黑色素瘤尚无特异的血清肿瘤标志物，目前不推荐肿瘤标志物检查。

2. 影像学检查

（1）超声检查：多普勒超声检查对淋巴结转移和肝脏转移的诊断准确性较高。淋巴结转移的超声检查征象包括淋巴结的周边供血模式、中央回声消失（靶环状结构消失）和球样改变等。有研究显示，使用含惰性气体的造影剂经皮下或静脉注射的增强型超声造影检查，可进一步提高淋巴结和肝脏转移的诊断效率。对于可疑的淋巴结或肝脏病灶，还可以行超声引导下穿刺，以获得有关转移的病理诊断。

（2）CT检查：常规采用平扫+增强扫描方式。目前除应用于黑色素瘤临床诊断及分期外，也常用于黑色素瘤疗效评价，临床应用广泛。

（3）MR检查：常规采用平扫+增强扫描方式，因其具有无辐射影响，组织分辨率高，可以多方位、多序列参数成像，并具有形态结合功能的综合成像技术手段（如弥散加权成像、灌注加权成像和波谱分析），成为临床黑色素瘤诊断和疗效评价的常用影像技术。

（4）PET/CT检查：PET/CT全身显像的优势在于：①对肿瘤进行分期，通过1次检查能够全面评价淋巴结转移及远处器官的转移；②再分期，因PET功能影像不受解剖结构的影响，可准确显示解剖结构方式变化后或者是解剖结构复杂部位的复发转移灶；③疗效评价，对于抑制肿瘤活性的靶向药物，疗效评价更加敏感、准确；④指导放疗生物靶区的勾画和肿瘤病灶活跃区域的穿刺活检；⑤评价肿瘤的恶性程度和预后。常规CT对于皮肤或者皮下转移的诊断灵敏度较差，而PET/CT可弥补其不足。

（三）病理诊断

病理活检仍然是诊断皮肤恶性黑色素瘤的金标准，活检一般建议完整切除，首次病理活检不推荐扩大切除。目前黑色素瘤的临床组织学分型（Clark分型）包括四型：浅表扩散性黑色素瘤（superficial spreading melanoma，SSM）、结节

性黑色素瘤（nodular melanoma，NM）、恶性雀斑和恶性雀斑样黑色素瘤（lentigo maligna and lentigo maligna melanoma，LM and LMM）和肢端雀斑样黑色素瘤（acral-lentiginous melanoma，ALM）。在患恶性黑色素瘤的白色人种中，约70%为SSM。

根据NCCN黑色素瘤诊疗指南（2021版）和黑色素瘤病理临床实践指南（2021版），建议组织病理学报告内容包括：肿瘤部位、标本类型、肿瘤大小或范围、组织学类型、Breslow厚度、有无溃疡、浸润深度（Clark水平分级）、核分裂活性、切缘状况（包括各切缘与肿瘤的距离）、有无微卫星转移灶或卫星转移灶、有无脉管内瘤栓、有无神经侵犯等。前哨淋巴结和区域淋巴结需报告检及淋巴结的总数、转移淋巴结个数以及有无淋巴结被膜外受累。黑色素瘤的肿瘤细胞形态多样，尤其是无色素性病变，常需要与癌、肉瘤和淋巴瘤等多种肿瘤进行鉴别。常用的黑色素瘤细胞特征性标志物包含S100、Sox-10、Melan-A、HMB45、Tyrosinase（酪氨酸酶），MITF等。其中S100敏感度高，是黑色素瘤的过筛指标；但其特异度较差，一般不能用作黑色素瘤确定指标。Melan-A、HMB45和Tyrosinase等特异度较高，但肿瘤性黑色素细胞可以出现表达异常，敏感度不一，因此建议在需要进行鉴别诊断时需同时选用2~3个上述标记物，再加上S100，以提高黑色素瘤的检出率。病理学诊断报告还包括辅助诊断结果，如FISH检测及靶向治疗相关分子检测结果（BRAF、C-KIT、NRAS等），不推荐冷冻切片技术进行术中病理诊断。

三、AJCC TNM分期

目前多采用美国癌症联合委员会（American Joint Committee on Cancer，AJCC）制定的黑色素瘤TNM分期系统（第八版，2017）（表27-1）。

表27-1 美国癌症联合委员会（AJCC）黑色素瘤分期标准

TNM分级定义	
T分级标准	
TX	原发肿瘤不能评估
T0	原发肿瘤厚度无法评估
T1	厚度≤1.0mm
T1a	厚度<0.8mm且无溃疡

续表

TNM 分级定义	
T1b	厚度＜ 0.8mm 且有溃疡 0.8 ～ 1.0mm
T2	厚度＞ 1.0 ～ 2.0mm
T2a	无溃疡
T2b	有溃疡
T3	厚度＞ 2.0 ～ 4.0mm
T3a	无溃疡
T3b	有溃疡
T4	厚度＞ 4.0mm
T4a	无溃疡
T4b	有溃疡
N 分级标准	
Nx	区域淋巴结转移情况无法评估
N0	无区域淋巴结转移证据
N1	1 个淋巴结或无淋巴结转移但出现以下转移：移行转移，卫星转移和（或）微卫星转移
N1a	1 个临床隐匿淋巴结转移（镜下转移，如经前哨淋巴结活检诊断）
N1b	1 个临床显著淋巴结转移
N1c	无区域淋巴结转移，但是出现以下转移：移行转移，卫星转移和（或）微卫星转移
N2	2 ～ 3 个淋巴结或 1 个淋巴结伴有移行转移，卫星转移和（或）微卫星转移
N2a	2 ～ 3 个临床隐匿淋巴结转移（镜下转移，如经前哨淋巴结活检诊断）
N2b	2 ～ 3 个淋巴结转移中至少 1 个临床显性淋巴结转移
N2c	至少 1 个淋巴结转移（临床显性或隐性）伴有移行转移，卫星转移和（或）微卫星转移
N3	4 个及以上淋巴结；或 2 个以上淋巴结伴有移行转移，卫星转移和（或）微卫星转移
N3a	4 个及以上临床隐匿淋巴结转移（镜下转移，如经前哨淋巴结活检诊断）
N3b	4 个及以上淋巴结转移中至少 1 个临床显性淋巴结转移或可见融合淋巴结

续表

TNM 分级定义	
N3c	2 个及以上临床隐匿淋巴结转移或临床显性淋巴结转移伴 / 不伴融合淋巴结且伴有移行转移，卫星转移和或（微）卫星转移
M 分级标准	
M0	无远处转移证据
M1	有远处转移
M1a	转移至皮肤、软组织（包括肌肉）和（或）非区域淋巴结转移
M1a（0）	LDH 正常
M1a（1）	LDH 升高
M1b	转移至肺伴或不伴 M1a 转移
M1b（0）	LDH 正常
M1b（1）	LDH 升高
M1c	非中枢神经系统的其他内脏转移伴或不伴 M1a 或 M1b 转移
M1c（0）	LDH 正常
M1c（1）	LDH 升高

临床分期：

Ⅰ A 期　　T1aN0M0；

Ⅰ B 期　　T1bN0M0，T2aN0M0；

Ⅱ A 期　　T2bN0M0，T3aN0M0；

Ⅱ B 期　　T3bN0M0，T4aN0M0；

Ⅱ C 期　　T4bN0M0；

Ⅲ A 期　　T1a ～ 2aN1aM0，T1a ～ 2aN2aM0；

Ⅲ B 期　　T2bN1aM0，T3aN1aM0，T2b ～ 3aN2aM0，T0 ～ 3aN1bM0，T0 ～ 3aN1cM0，T1a ～ 3aN2bM0；

Ⅲ C 期　　T0N2bM0，T0 ～ 3aN2cM0，T1a ～ 3aN3aM0；T0 ～ 3aN3b ～ 3cM0，T3bN1a ～ 3cM0，T4aN1a ～ 3cM0，T4bN1a ～ 2cM0；

Ⅲ D 期　　T4bN3a ～ 3cM0；

Ⅳ期　　T0 ～ 4bN0 ～ 3cM1a ～ 1c。

第二节　一般治疗原则

黑色素瘤的治疗涉及多种方法和多个学科，需重视多学科诊疗团队模式，避免单科治疗的局限性，同时合理治疗方法的选择需要有高级别循证依据支持，但也需要同时考虑地区和经济水平差异。

早期黑色素瘤在活检确诊后应尽快做原发灶广泛切除手术。原发灶广泛切除的安全切缘是根据活检病理报告中的肿瘤浸润深度决定的：①原位黑色素瘤：切缘 0.5 ～ 1cm；②肿瘤厚度 ≤ 1.0mm：切缘 1cm；③肿瘤厚度 1.1 ～ 2.0mm：切缘 1 ～ 2cm；④肿瘤厚度 2.1 ～ 4.0mm：切缘 2cm；⑤肿瘤厚度 > 4.0mm：切缘 2cm。

肢端黑色素瘤手术不仅要考虑肿瘤切净，而且要尽可能保存功能，尤其是手指功能。不主张积极采纳截肢手段医治肢端黑色素瘤，对于指（趾）端黑色素瘤应首选仅截除手指或足趾末节的截指（趾）手术，因功能损失不大而切除更彻底。

前哨淋巴结（SLN）往往是皮肤黑色素瘤转移的第一站，而对于厚度大于 0.8mm 或者原发灶伴溃疡的患者一般推荐进行前哨淋巴结活检，前哨淋巴结活检有助于精确获得 N 分期。对于前哨淋巴结阳性的 ⅢA ～ ⅢC 期患者的区域淋巴结处理，以往所有 SLN 证实区域淋巴结存在微转移的患者，都被推荐行即刻的区域淋巴结清扫术（CLND）。预测非前哨淋巴结存在转移风险的因素包括前哨淋巴结内的转移负荷、前哨淋巴结阳性的数目以及原发灶的浸润深度和溃疡情况。但最新的两项Ⅲ期多中心随机对照临床研究，DeCOG-SLT 研究和 MSLT-Ⅱ研究结果显示，对于前哨淋巴结微转移的患者，即刻的 CLND 与观察组相比，并未能改善患者的总生存时间，在无复发生存时间方面的获益也存在争议。故目前对于经 SLN 证实区域淋巴结微转移的Ⅲ期患者，可考虑行即可清扫，亦可行区域淋巴结的密切监测。监测内容至少包括每 3 ～ 6 个月的区域淋巴结超声检查，可根据预测的淋巴结复发风险而定。由于患者原发灶 Breslow 平均浸润深度较深，故前哨淋巴结的阳性率及清扫后非前哨淋巴结的阳性率都较欧美地区的数据高，为 28% ～ 30%。故对于中国患者前哨淋巴结阳性后是否可以摒弃区域淋巴结清

扫存在争议，特别是对 Breslow 浸润厚和存在溃疡的患者，临床应谨慎处理。

完整区域淋巴结清扫的总体原则：①区域淋巴结须充分清扫。②受累淋巴结基部须完全切除。③通过各部位清扫的淋巴结个数应达到一定数目：腹股沟 ≥ 10 个，腋窝 ≥ 15 个，颈部 ≥ 15 个。④腹股沟区，若临床发现有髂窝淋巴结转移迹象或腹股沟淋巴结转移数 ≥ 3 个，可考虑预防性髂窝和闭孔区淋巴结清扫。⑤如果盆腔 CT 检查证实存在转移或证实 Cloquet（股管）淋巴结转移，推荐行髂窝和闭孔淋巴结清扫。⑥头颈部原发皮肤黑色素瘤，若存在腮腺淋巴结显示或微转移，建议在颈部引流区域淋巴结清扫的同时，行浅表腮腺切除术。⑦如受客观条件所限仅行转移淋巴结切除，而采用淋巴结超声或 CT、MRI 严密监测淋巴结复发情况。

对于局部复发，手术仍是最主要的治疗方法。局部复发或者肢体的移行转移除手术外，也可采取瘤体内注射溶瘤病毒、隔离肢体热输注化疗(ILI)和隔离肢体热灌注化疗（ILP）。ILI 和 ILP 主要用于肢体移行转移的治疗，而瘤体内注射可作为无法手术或因合并症无法进行隔离肢体热输注化疗和隔离肢体热灌注化疗的局部复发或者多处移行病灶的治疗。

目前，在国际上并不推荐黑色素瘤患者进行新辅助治疗。但存在临界可切除的区域淋巴结转移或术后具有高复发风险的患者，可考虑推荐参加新辅助治疗的研究。已有相关的Ⅰ期和Ⅱ期临床研究证实，免疫或靶向的新辅助研究能够使部分患者疾病降期，甚至出现病理完全缓解，期望能提高手术切除率、延长无病生存期和总生存期。

辅助治疗已从传统的干扰素治疗为主的时代进入到靶向、免疫治疗为主的时代，同样晚期黑色素瘤也从传统的化疗时代进入靶向和免疫治疗的时代。

一般认为 MM 对放疗不敏感，但对于有骨转移、脑转移、淋巴结清扫后残留或复发及头颈部（特别是鼻咽部）的患者，放疗仍是一种重要的治疗手段。

第三节　辅助治疗

一、辅助治疗的历史沿革

E1684 临床研究是首个高剂量干扰素的随机对照研究，1984～1990 年共入组患者 287 例，所有入组患者已行原发灶扩大切除术及区域淋巴结切除术，完整的治疗方案包括 20MIU/m²，每周 1～5 天，共 4 周，然后 10 MIU/m²，IH，每周 3 次，共 48 周。中位随访 7 年后，中位总生存从 2.8 年延长至 3.8 年，差异有显著性，无复发生存从 1.0 年延长至 1.7 年。无复发生存及总生存的获益在Ⅲ期的患者中最为明显，持续时间最长。因此，对于ⅡB～Ⅲ期的高危黑色素瘤患者，推荐大剂量干扰素辅助治疗。但多项临床研究和大型荟萃分析证实大剂量干扰素 α-2b 能延长患者的无复发生存期，未显著改善总生存。而目前干扰素的给药剂型、最优剂量及给药时间仍在探讨中。长期的随访数据显示，仅存在溃疡ⅡB～Ⅲ期的患者，大剂量干扰素辅助治疗能延长无复发生存和降低远处转移风险。

EORTC18991 研究是迄今为止使用长效干扰素（PEG-IFN）辅助治疗Ⅲ期患者的最大型研究，入组 1256 例淋巴结阴性的患者，研究组给予 PEG-IFN，皮下注射，诱导期，6μg/（kg·W），连续 8 周，3μg/（kg·W），连续 5 年或至出现远处转移为止。研究显示 PEG-IFN 在 RFS 方面有明显优势（34.8 个月 vs 25.6 个月，$P < 0.05$），但 DMFS 和 OS 无差别；亚组分析显示，显微镜下淋巴结转移患者以及原发肿瘤有溃疡的患者在 RFS、OS 和 DMFS 方面有最大的获益。FDA 于 2011 年批准了 PEG-IFN 用于高危Ⅲ期黑色素瘤术后辅助治疗，但由于国内缺乏成熟的临床数据，故未作推荐。

肢端黑色素瘤（AM）术后辅助治疗研究较少，2011 年郭军教授团队一项针对肢端黑色素瘤的Ⅱ期临床研究显示，高危（ⅡB～ⅢC）AM 患者术后随机分为高剂量干扰素辅助 4 周组（A 组）和 1 年组（B 组），两组的 RFS 中位数分别为 17.9 个月和 22.5 个月。分层分析显示，ⅢB～ⅢC 期患者的 RFS 曲线在 A 组和 B 组，差异有统计学意义（$P=0.02$）。淋巴结转移数≥3 个的患者中，A 组的 RFS 中位数（3.3 个月）明显短于 B 组（11.9 个月），差异有统计学意义（$P=0.004$）。

BRIM8 研究是维莫非尼单药辅助治疗的随机、双盲、安慰剂对照的Ⅲ期临床研究，入组 498 例 BRAF V600 突变的ⅡC～ⅢC 期患者（1：1 分配），维莫非尼 960mg，每天 2 次，共 52 周，结果显示在ⅡC～ⅢB 期患者中，安慰剂组的中位 DFS 为 36.9 个月，而维莫非尼组尚未达到。维莫非尼可降低 46% 的复发转移风险。但上述获益未在ⅢC 期患者中观察到。结论：维莫非尼对ⅡC～ⅢA～ⅢB 期 BRAF V600 突变阳性黑色素瘤患者的无病生存期较安慰剂有生存获益。1 年的维莫非尼辅助治疗耐受性良好。

COMBI-AD 研究是一项随机、双盲、安慰剂对照的Ⅲ期研究，从 2013 年 1 月 31 日至 2014 年 12 月 11 日，共入组 870 例 BRAF V600 突变的Ⅲ期黑色素瘤术后辅助治疗患者（1：1 分配），达拉非尼 150mg，每天 2 次，曲美替尼 2mg，每天 1 次。与安慰剂组相比，联合治疗组疾病复发或死亡风险显著降低(53%)，安慰剂组中位 RFS 为 16.6 个月，而联合治疗组 5 年无复发生存率高达 52%；安慰剂组 3 年、4 年无复发生存率分别为 40% 和 38%，联合治疗组分别为 59% 和 54%。结论：联合治疗在所有患者亚组均表现出了 RFS 治疗受益，尤其在溃疡、淋巴结转移等高危因素下 D+T 获益更明显。

EORTC18071 研究是一项针对高危Ⅲ期黑色素瘤完全切除后伊匹木单抗与安慰剂对比的随机、双盲、Ⅲ期试验。在 2008 年 7 月 10 日至 2011 年 8 月 1 日期间，951 例患者被随机分配使用伊匹木单抗（$n=475$）或安慰剂（$n=476$），中位随访时间为 2.74 年，伊匹木单抗组的中位 RFS 为 26.1 个月，安慰剂组为 17.1 个月（$P=0.001\ 3$）；伊匹木单抗组的 3 年无复发生存率为 46.5%，而安慰剂组为 34.8%。结论：伊匹木单抗辅助治疗显著提高了完全切除的高危Ⅲ期黑色素瘤患者的 RFS。CTLA-4 单抗伊匹木单抗于 2015 年被 FDA 批准用于Ⅲ期黑色素瘤术后的辅助治疗。

KEYNOTE-054 是一项随机、双盲、Ⅲ期研究，评估帕博利珠单抗在手术切除、存在高危因素的Ⅲ期黑色素瘤患者中的治疗价值，患者被随机分为帕博利珠单抗组（n=514）或安慰剂组（n=505）。帕博利珠单抗 200mg，每 3 周 1 次，共 18 次给药（约 1 年），直至疾病进展或出现不可耐受的毒性。结果显示：在总体 ITT 人群中，帕博利珠单抗相比安慰剂取得了 RFS 的获益，帕博利珠单抗组 1 年无复发生存率为 75.4%，安慰剂组为 61%，HR=0.57。PD-L1 阳性患者亚组 1 年无复发生存率 77.1%，安慰剂组为 62.6%，HR=0.54。结论：帕博利珠单抗辅助治疗 1 年能显著延长患者的 RFS，无复发风险下降 43%。2017 年 2 月 19 日，FDA 批准帕博利珠单抗用于高风险Ⅲ期黑色素瘤手术完全切除患者的辅助治疗。

CheckMate 238 研究是一项比较纳武利尤单抗和伊匹木单抗用于ⅢB/ⅢC 期或Ⅳ期黑色素瘤完全切除术后患者辅助治疗的疗效，共入组 906 例患者，1∶1 随机分组，纳武利尤单抗（3mg/kg，静脉滴注，每 2 周一次）或伊匹木单抗（10mg/kg，静脉滴注，每 3 周一次，使用 4 次后，从第 24 周开始每 12 周静脉滴注一次）最多接受 1 年治疗或疾病进展、毒性反应不能耐受，12 个月的无复发生存率分别为 70.5% 和 60.8%，纳武利尤单抗组复发或死亡风险较伊匹木单抗组下降 35%（HR=0.65，P < 0.001）；而纳武利尤单抗组 3 ～ 4 级不良反应发生率只有 14.4%，显著低于伊匹木单抗组的 45.9%。结论：在完全切除的ⅢB/ⅢC 或Ⅳ期黑色素瘤患者中，与伊匹木单抗相比，纳武利尤单抗显示出持续的 RFS 优势，两组的 OS 相似。纳武利尤单抗仍然是可切除的高危黑色素瘤患者的有效辅助治疗方案，比伊匹木单抗更可耐受。2017 年 12 月，美国 FDA 批准 PD-1 抑制剂纳武利尤单抗（nivolumab）用于ⅢB、ⅢC 或Ⅳ期完全切除的皮肤黑色素瘤患者术后的单药辅助治疗。

自 2017 年 7 月至 2019 年 5 月共入组 145 例手术完全切除的黏膜黑色素瘤患者，1∶1 随机分配至特瑞普利单抗组（n=73.3mg/kg，静脉注射）和高剂量干扰素组 [n=72，1500 万 IU/（m²·d），第 1 ～ 5 天，×4 周 +900 万 IU，每周 3 次 ×48 周，皮下注射]，共治疗 52 周，直至疾病进展或不可耐受的毒性或研究者 / 患者决定出组时停止治疗。结果显示：HDI 组和特瑞普利单抗组中位 RFS 分别为 13.9 个月和 13.6 个月，PD-L1 表达阳性亚组中，特瑞普利单抗组中位 RFS 和中位 DMFS 更长，为 17.4 个月和 17.8 个月，HDI 组均为 11.1 个月。结论：大剂量干扰素和特瑞普利单抗两种辅助治疗都能改善黏膜黑色素瘤的 RFS，但是特瑞普利单抗在 PD-L1 阳性组中显示出更长的 RFS，并且整体特瑞普利单抗比大剂量干扰素显示出更好的安全性和耐受性。

二、治疗原则

1. 皮肤黑色素瘤的系统辅助治疗原则　0 期、ⅠA 期，临床观察。ⅠB 期、ⅡA 期观察或临床试验。ⅡB、ⅡC 期高剂量干扰素 α-2b×1 年或观察或临床试验，或帕博利珠单抗 1 年。ⅡC 期携带 BRAF V600 突变患者，可采用：维莫非尼治疗 1 年。Ⅲ期患者如携带 BRAF V600 突变者，给予达拉非尼 + 曲美替尼，或观察或临床试验，或帕博利珠单抗 1 年，或高剂量干扰素 α-2b×1 年，或特瑞普利单抗 1 年，或伊匹木单抗 3 年，针对淋巴结区域转移可考虑放疗。ⅢA、ⅢB 期携带 BRAF V600 突变，应用维莫非尼 1 年。Ⅳ期黑色素瘤应用帕博利珠单抗 1 年，或特瑞普利单抗 1 年，或纳武利尤单抗 1 年。

2. 肢端黑色素瘤辅助治疗原则　仍推荐大剂量干扰素辅助治疗为主。对肢端黑色素瘤ⅢB ～ⅢC 期或≥ 3 个淋巴结转移患者，1 年方案可能更加获益，针对ⅡB ～ⅢA 期或耐受性欠佳患者，亦可选择 4 周方案。

3. 黏膜黑色素瘤辅助治疗原则　推荐替莫唑胺联合顺铂辅助化疗 6 个周期。辅助大量干扰素、辅助 PD-1 单抗可作为备选，但总体改善无复发生存时间都不如辅助化疗。

4. 葡萄膜黑色素瘤辅助治疗原则　部分研究证实大剂量干扰素可改善葡萄膜黑色素瘤的无复发生存时间。鼓励患者入组临床研究。

三、常用辅助治疗的方案及评价

大剂量干扰素 a-2b：剂量 1500 万 IU/（m²·d），第 1 ～ 5 天，×4 周 +900 万 IU，每周 3 次 ×48 周，治疗 1 年。目前 a-2b 干扰素即被批准用于高危黑色素瘤患者的辅助医治，干扰素的主要不良反应：流感样病症、骨髓抑制、肝功能损伤、乏力、精神神经病症、自身免疫反应等。

帕博利珠单抗的单药方案：200mg 或 2mg/kg，每 3 周一次，治疗 1 年。1 年的无复发生存率是 75.4%。最常见的不良反应是甲状腺功能减退（14.3%）和甲状腺功能亢进（10.2%），3 级或 4 级免疫相关不良事件包括结肠炎（2.0%）、垂体功能减退（0.6%）。

纳武利尤单抗的单药方案：3mg/kg，每 2 周一次，治疗 1 年。1 年的无复发生存率为 70.5%，3～4 级不良事件为腹泻、糖尿病酮症酸中毒和肺炎。

达拉非尼联合曲美替尼方案：达拉非尼（150mg，每日 2 次），曲美替尼（2mg，每日 1 次），治疗 1 年，将Ⅲ期患者复发或死亡风险降低了 49%。至少 20% 接受该组合的患者最常见的不良反应是热射病、疲劳、恶心、头痛、皮疹、寒战、腹泻、呕吐、关节痛和肌痛。导致达拉非尼停药、减量或断药的不良反应分别发生在 25%、35% 和 66% 的患者身上；每种不良反应最常见的是热射病和寒战。导致曲美替尼停药和剂量中断的不良反应分别发生在 24% 和 54% 的患者中；最常见的是热射病和寒战。23% 的患者发生了导致曲美替尼剂量减少的不良反应；最常见的是发热和射血分数下降。

维莫非尼的单药方案：960mg，每日 2 次，治疗 1 年。在Ⅲ C 期黑色素瘤术后辅助治疗中，可降低 46% 的复发风险。维罗非尼组最常见的不良反应有：关节痛（53%）、脱发（45%）、疲劳（38%）、皮疹（37%）、恶心（35%）、光敏反应（33%）、腹泻（28%）、皮肤角化病（24%）、皮肤鳞状细胞癌（24%）、皮肤瘙痒（23%）、头痛（23%）、皮肤乳头状瘤（21%）、皮肤干燥（19%）、发热（19%）、肢体疼痛（18%）、呕吐（18%）、食欲下降（18%）、周围水肿（17%）。

伊匹木单抗方案：10mg/kg，每 3 周 1 次 ×4 次，序贯 10mg/kg，每 12 周 1 次，治疗 3 年。伊匹木单抗组 5 年的无复发生存率是 40.8%，伊匹木单抗组 5 年的 OS 率是 65.4%。伊匹木单抗组可显著延长原发灶溃疡、淋巴结微小转移合并原发灶溃疡或大于 3 个淋巴结受累的Ⅲ C 期患者的生存时间。但伊匹木单抗组 3～4 级 irAE 的发生率是 41.6%，最常见的不良反应（≥5%）是疲劳、腹泻、瘙痒、皮疹和结肠炎。

四、术后辅助放射治疗

一般认为黑色素瘤对放射治疗（简称放疗）不敏感，但在某些特殊情况下放疗仍是一项重要的治疗手段。辅助放疗可以提高局部控制率，但未能改善无复发生存时间或总生存时间，可能增加不良反应（水肿、皮肤及皮下组织纤维化、疼痛等）。仅推荐用于控制局部复发为首要目的的患者，或在无法进行全身性辅助治疗的患者中作为备选。放疗包括：①原发灶切除安全边缘不足，但无法再次扩大切除手术患者的原发灶局部术后辅助放疗。②淋巴结清扫术后存在复发的高危因素的患者，如临床显性淋巴结转移的囊外侵犯（肉眼或镜下）：腮腺受累淋巴结≥1 个；颈部或腋窝受累淋巴结≥2 个，腹股沟受累淋巴结≥3 个，颈部或腋窝淋巴结≥3cm 和（或）腹股沟淋巴结≥4cm（2B 类）。但目前缺乏中国循证医学证据。

第四节　进展期药物治疗

一、进展期黑色素瘤药物治疗的历史沿革

进展期黑色素瘤常用的单药化疗药物包括达卡巴嗪、替莫唑胺、紫杉醇、白蛋白紫杉醇、顺铂/卡铂、福莫司汀等，以及以这几种药物为主的联合方案，单药有效率通常在 10%～15%，替莫唑胺是一种烷化剂，临床研究证实能够通过血脑屏障。福莫司汀由于显著的骨髓抑制，通常仅用于肝转移的治疗。

单药化疗疗效较低，多项临床研究对联合化疗作了进一步探索。一项Ⅲ期随机临床研究在 240 名患者中对照了 Dartmouth 方案（达卡巴嗪/卡莫司汀/顺铂/他莫昔芬）和单药达卡巴嗪单药，结果显示联合化疗组的有效率为 18.5%，而达卡巴嗪组为 10.2%，两组的有效率并无统计学差

（*P*=0.09），仅在 M1a 和 M1b 患者中 Dartmouth 组的有效率有轻度的提高，该研究并未达到预先设定的中位总生存提高 50% 的目标。一项来源于 MD 安德森癌症中心的 II 期研究，50 名患者采用 VAD 方案 [顺铂 20mg/（m² · d）×4 天，长春碱类 2mg/（m² · d）×4 天，达卡巴嗪 800mg/ m²，d1，每 3 周一次]，研究显示 CVD 方案有效率为 27%～40%，1 年生存率 40%～50%，但尚缺乏此方案与标准 DTIC 单药对照的临床研究结果。国内一项 II 期随机、双盲对照研究，达卡巴嗪联合恩度（重组人血管内皮抑制素，*n*=56，恩度 7.5mg/m²，DTIC 250mg/m²）较安慰剂联合达卡巴嗪（*n*=54，DTIC250mg/m²）提高了中位 PFS（4.5 个月 vs 1.5 个月）和中位 OS（12.0 个月 vs 8 个月）。

一项安慰剂对照、双盲 II 期研究，对先前未治疗的转移性黑色素瘤患者进行卡铂＋紫杉醇加贝伐珠单抗或不加贝伐珠单抗。随机分配卡铂（曲线下面积，5）＋紫杉醇（175mg/m²）和贝伐珠单抗（15mg/kg；CPB）或安慰剂（CP），每 3 周静脉注射 1 次。214 例患者被随机分配，中位随访 13 个月，CP 组中位 PFS 为 4.2 个月（*n*=71），CPB 组中位 PFS 为 5.6 个月（*n*=143）。OS 率分别为 16.4% 和 25.5%（*P*=0.1577）。CP 组中位 OS 为 8.6 个月，CPB 组中位 OS 为 12.3 个月。结论：该研究没有达到主要目标，即在卡铂＋紫杉醇的基础上加入贝伐珠单抗，PFS 无统计学显著改善。还需要进行一项更大规模的 III 期研究，以确定在这种疾病中，贝伐珠单抗与卡铂＋紫杉醇联合使用是否有益。

总之，在进展期黑色素瘤患者中，研究者已对多种化疗及化疗联合方案进行了研究，均未能带来的生存获益。目前对于进展期黑色素瘤而言，FDA 批准的唯一化疗方案是单药达卡巴嗪。

中国黑色素瘤患者的 BRAF 突变率为 20%～25%，针对 *BRAF* V600 突变的患者，国内率先获批的 BRAF 抑制剂维莫非尼。一项多中心 I 期临床研究 vemurafenib（960mg，每天 2 次）在中国 *BRAF* V600 突变阳性的不可切除或转移性黑色素瘤患者中的药代动力学、疗效和耐受性。结果：总有效率为 52.2%。中位 PFS 为 8.3 个月，中位 OS 为 13.5 个月。总之，维莫非尼在中国患者中显示出良好的受益 - 风险关系。药代动力学、安全性和有效性与高加索患者的报告基本一致。

一项评估达拉非尼联合曲美替尼治疗东亚 *BRAF* V600 突变晚期皮肤黑色素瘤的开放性、II a 期研究，77 例患者接受达布拉非尼 150mg，每天 2 次，曲美替尼 2mg，每天 1 次。ORR 为 61%，PR 为 5%，中位 DOR 和 PFS 分别为 11.3 个月和 7.9 个月。结论：达拉非尼联合曲美替尼治疗东亚不可切除或转移性 *BRAF* V600 突变皮肤黑色素瘤具有较好的疗效和耐受性。

中国黑色素瘤患者的 KIT 突变率约为 10%，一项 II 期评价酪氨酸激酶抑制剂伊马替尼在 c-Kit 突变或扩增的转移性黑色素瘤患者中的有效性。43 例患者接受持续剂量的伊马替尼 400mg/d，除非出现不可耐受的毒性或疾病进展。结果：中位随访 12.0 个月，中位 PFS 为 3.5 个月，6 个月的 PFS 率为 36.6%。DCR 为 53.5%，伊马替尼在 C-KIT 基因突变的转移性黑色素瘤患者中显示出显著的活性，总体缓解率为 23.3%。

另一项评估尼洛替尼在转移性或不能手术的晚期 KIT 突变黑色素瘤患者中的单臂 II 期临床试验，入组 42 例患者，尼洛替尼 400mg，第天 2 次。结果：ORR 为 26.2%，中位 PFS 和 OS 分别为 4.2 个月和 18.0 个月。因此，尼洛替尼可能是具有特定 *KIT* 突变的患者的有效治疗选择。

KEYNOTE-151 评估了帕博利珠单抗在中国黑色素瘤患者中的应用，选择年龄≥ 18 岁的 103 例之前接受过一线治疗的晚期黑色素瘤患者，每 3 周接受派姆单抗 2mg/kg，共 35 个周期，或直到确诊疾病进展、毒性耐受或研究退出。结果：ORR 为 16.7%，疾病控制率为 38.2%。中位 DOR 为 8.4 个月；65.6% 的患者反应持续时间≥ 6 个月。中位 PFS 为 2.8 个月。中位 OS 为 12.1 个月。结论：帕博利珠单抗作为中国晚期黑色素瘤患者的二线治疗具有良好的耐受性和抗肿瘤活性。帕博利珠单抗是首个在国内获批二线治疗不可切除的或转移性黑色素。

特瑞普利单抗在全身治疗失败的中国晚期黑色素瘤患者中的 II 期研究，共纳入 128 例黑色素瘤患者，特瑞普利单抗 3mg/kg，每 2 周注射 1 次，直至疾病进展或毒性不可接受。结果：127 例患者中，CR 1 例，PR 21 例，SD 51 例，ORR 为

17.3%，疾病控制率为 57.5%。中位 PFS 为 3.6 个月，中位 OS 为 22.2 个月。肿瘤活检 PD-L1 染色阳性患者的 ORR（38.5% vs 11.9%，P=0.006 5）、PFS（7.7 个月 vs 2.7 个月，P=0.013）和 OS（未达到 vs 14.4 个月，P=0.000 5）明显优于 PD-L1 阴性患者。2018 年，国家药品监督管理局批准特瑞普利单抗用于治疗既往接受全身系统治疗失败的不可切除或转移性黑色素瘤患者。

对于 PD-1 治疗失败的黑色素瘤患者，Ⅱ期 LEAP-004 研究，仑伐替尼 20mg 口服，每日 1 次，联合帕博利珠单抗 200mg 静脉注射，每 3 周 1 次，直到 PD 或不可接受的毒性。结果：共有 103 例患者入选并接受治疗。总体 ORR 为 21.4%，DOR 为 8.3 个月。总人群的中位 PFS 和 OS 分别为 4.2 个月和 14.0 个月。结论：仑伐替尼 + 帕博利珠单抗对 PD-1 治疗失败的黑色素瘤患者具有良好的耐受性。

CheckMate 066 试验研究了纳武利尤单抗单药治疗作为一线治疗之前未经治疗的 $BRAF$ 野生型晚期黑色素瘤患者。在这项多中心、双盲、Ⅲ期研究中，418 例既往未治疗、不可切除的Ⅲ / Ⅳ期野生型 $BRAF$ 黑色素瘤患者被随机按 1∶1 分配，每 2 周接受纳武利尤单抗 3mg/kg 或达卡巴嗪 1000mg/m²。结果：纳武利尤单抗的 5 年 OS 率为 39%，达卡巴嗪为 17%；无病生存率（DFS）率分别为 28% 和 3%。结论：在所有终点，纳武利尤单抗比达卡巴嗪有显著的长期生存获益。

CheckMate067 研究自 2013 年 7 月 3 日至 2014 年 3 月 31 日，945 例患者入组并随机分配到纳武利尤单抗 + 伊匹木单抗组（n=314）、纳武利尤单抗组（n=316）或伊匹木单抗组（n=315）。每 3 周静脉注射纳武利尤单抗 1mg/kg+ 伊匹木单抗 3mg/kg，共 4 个剂量，随后每 2 周静脉注射纳武利尤单抗 3mg/kg，或纳武利尤单抗 3mg/kg 每 2 周静脉注射 + 安慰剂，或伊匹木单抗 3 mg/kg 每 3 周静脉注射 + 安慰剂，共 4 个剂量 + 安慰剂。研究结果：纳武利尤单抗加伊匹木单抗组中位 OS 未达到，纳武利尤单抗组中位 OS 为 36.9 个月，伊匹单抗组中位 OS 为 19.9 个月。纳武利尤单抗 + 伊匹木单抗组中位 PFS 为 11.5 个月，纳武利尤单抗组中位 PFS 为 6.9 个月，伊匹木单抗组中位

PFS 为 2.9 个月。结论：在晚期黑色素瘤患者中，一线纳武利尤单抗 + 伊匹木单抗可获得持久的生存益处。

纳武利尤单抗、纳武利尤单抗 + 伊匹木单抗作为黑色素瘤患者的二线治疗药物尚未在国内获批黑色素瘤适应证。

RELATIVITY-047 是一项全球性、随机、双盲、Ⅱ / Ⅲ期研究，714 名患者被随机分配至 RELA+NIVO 组（n=355）或 NIVO 组（n=359），中位随访时间为 13.2 个月。RELA+NIVO 组的中位 PFS（10.1 个月）显著长于 NIVO 组（4.6 个月，P=0.005 5）。RELA+NIVO 组和 NIVO 组的 12 个月无进展生存率分别为 47.7% 和 36.0%。3/4 级治疗相关不良事件的发生率为 18.9%。结论：与 NIVO 单药治疗相比，RELA+NIVO 在晚期黑色素瘤一线治疗中有显著的 PFS 获益。RELA+NIVO 具有良好的耐受性，安全可控，并未发现新的不良反应。这是首个证明通过双重抑制 LAG-3 和 PD-1 通路具有临床获益的Ⅱ / Ⅲ期研究。

$NRAS$ 突变患者一直缺乏有效的的靶向药物，目前国内外研究显示，MEK 抑制剂对 $NRAS$ 突变的黑色素瘤患者具有一定疗效。其中，妥拉美替尼胶囊（HL-085）的Ⅱ期研究结果显示 ORR 达 34.7%，无进展生存时间中位数（mPFS）为 4.2 个月。

HX008-II-MM-01 研究评估系统治疗失败的不可切除或转移性黑色素瘤患者接受普特利单抗治疗的疗效和安全性。入组患者 119 例，中位随访时间为 19.32 个月，ORR 为 20.2%（95%CI：13.4% ~ 28.5%），中位 PFS 为 2.89 个月（95%CI：2.0 ~ 4.1 个月），中位 OS 为 16.6 个月（95%CI：14.0 ~ 27.0 个月），DOR 未达到，没有观察到有别于其他 PD1 抗体的不良反应。2022 年 9 月 20 日，普特利单抗获 NMPA 批准上市，成为我国第三个获批黑色素瘤适应证的 PD-1 单抗。

CAP-03 研究是卡瑞利珠单抗联合阿帕替尼与替莫唑胺一线治疗晚期肢端黑色素瘤，ORR 为 64.0%，DCR 达到 88.0%，PFS 为 18.4 个月，OS 尚未达到，整体安全性可控。卡瑞利珠单抗联合阿帕替尼与替莫唑胺的"三药"组合方案为晚期肢端黑色素瘤患者带来了新的治疗选择。

二、治疗原则

对于没有禁忌证的进展期黑色素瘤患者的治疗，目的是减轻肿瘤负荷，改善肿瘤相关症状，提高生活质量，延长生存时间。

（一）无脑转移皮肤黑色素瘤患者的治疗

转移性或不可切除的Ⅲ期或Ⅳ期患者的一线治疗，如携带 *BRAF* V600 突变：首选达拉非尼 + 曲美替尼，其次选择维莫非尼治疗，三线可选择维莫非尼 / 考比替尼 + 阿替利珠单抗。或选择达卡巴嗪 / 替莫唑胺 ± 铂类 ± 恩度。如携带 *KIT* 突变：选择伊马替尼治疗。如肿瘤负荷偏大或减瘤为首要目的，可选择紫杉醇 / 白蛋白结合型紫杉醇 ± 铂类 ± 抗血管药物。免疫药物治疗首选帕博利珠单抗、特瑞普利单抗，其次纳武利尤单抗、PD-1 单抗 + 伊匹木单抗。一般状况较差的患者可考虑最佳支持治疗。二线治疗选择与一线治疗不同的药物治疗，如果一线未使用过 PD-1 单抗，二线推荐帕博利珠单抗或特瑞普利单抗。若急需减瘤，二线首选靶向药物或化疗联合方案：紫杉醇 / 白蛋白结合型紫杉醇 ± 铂类 ± 抗血管药物。如携带 *NRAS* 突变可选择 HL085，妥拉美替尼胶囊。

（二）存在脑转移皮肤黑色素瘤患者的治疗

存在脑转移的播散性（不可切除）Ⅳ期患者，PS 评分 0 ~ 2 分，局部治疗：首选手术或立体定向放疗，其次全脑放疗。全身治疗：如携带 *BRAF* V600 突变，首选达拉非尼 + 曲美替尼，其次维莫非尼，也可选择维莫非尼 / 考比替尼 + 阿替利珠单抗。化疗药物首选替莫唑胺，也可选择达卡巴嗪 ± 铂类 ± 恩度，紫杉醇 / 白蛋白结合型紫杉醇 ± 铂类 ± 抗血管药物。如携带 *NRAS* 突变：可选择 HL085，妥拉美替尼胶囊。如携带 *KIT* 突变：伊马替尼。免疫药物治疗，可选择帕博利珠单抗、特瑞普利单抗、纳武利尤单抗、PD-1 单抗 + 伊匹木单抗。PS 评分 3 ~ 4 分，仅给予最佳支持 / 姑息治疗。

三、常用治疗方案

（一）化疗药物

达卡巴嗪（DTIC）单药：250mg/m²，第 1 ~ 5 天，每 3 ~ 4 周一次或 850mg/m² 第 1 天，每 3 ~ 4 周一次。

替莫唑胺（TMZ）单药：200mg/m²，第 1 ~ 5 天，每 4 周一次。

达卡巴嗪 ± 铂类 ± 恩度：DTIC 250mg/m² 第 1 ~ 5 天 ± 铂类 ± 恩度 7.5 mg/m² 第 1 ~ 14 天，每 4 周一次。

紫杉醇 ± 卡铂 ± 贝伐珠单抗：紫杉醇 175mg/m² 第 1 天 ± 卡铂 AUC=5，± 贝伐珠单抗 5mg/kg，第 1、15 天，每 4 周一次。

白蛋白结合型紫杉醇 ± 卡铂 ± 贝伐珠单抗：白蛋白结合型紫杉醇 260mg/m² 第 1 天 ± 卡铂 AUC=5，贝伐珠单抗 5mg/kg，第 1、15 天，每 4 周一次。

（二）靶向药物

达拉非尼（dabrafenib）联合曲美替尼（trametinib）方案：达拉非尼（150mg，每日 2 次）+ 曲美替尼（2mg，每日 1 次）直至进展或不能耐受。

维莫非尼的单药方案：960mg，每日 2 次，直至进展或不能耐受。

伊马替尼：400mg，每日 1 次，直至进展或不能耐受。

考比替尼：60mg，口服片剂，每日 1 次，第 1 天 ~ 21 天，28 天为 1 个周期。

（三）免疫药物

帕博利珠单抗：2mg/kg 或 200mg 静脉输注 30 分钟以上，每 3 周重复，直至进展或不能耐受或用满 2 年。

纳武利尤单抗：3mg/kg，静脉输注 30 分钟以上，每 2 周重复，直至进展或不能耐受或用满 2 年。

特瑞普利单抗：240mg 静脉输注 30 分钟以上，每 2 周重复，直至进展或不能耐受或用满 2 年。

普特利单抗：200mg 静脉输注 30 分钟以上，每 3 周重复，直至进展或不能耐受或用满 2 年。

阿替利珠单抗：1200mg 静脉输注，首次给药至少持续 60 分钟，若首次输注患者耐受性良好，后续可持续 30 分钟，每 3 周重复，直至进展或不能耐受或用满 2 年。

PD-1 单抗 + 伊匹木单抗：纳武利尤单抗 1mg/kg + 伊匹木单抗 3mg/kg，静脉输注 30 分钟以上，每 3 周一次 ×4 次→纳武利尤单抗 3mg/kg，每 2 周重复，直至进展或不能耐受或用满 2 年（CheckMate067）；或纳武利尤单抗 3mg/kg + 伊匹木单抗 1mg/kg，静脉输注 30 分钟以上，每 3 周重复，×4 次→纳武利尤单抗 3mg/kg，每 2 周重复，直至进展或不能耐受或用满 2 年（CheckMate511）；或帕博利珠单抗 2mg/kg+伊匹木单抗 1mg/kg，静脉输注 30 分钟以上，每 3 周重复，×4 次→帕博利珠单抗 2mg/kg，每 3 周重复，直至进展或不能

耐受或用满 2 年。

（四）靶向联合免疫治疗方案

仑伐替尼＋帕博利珠单抗：仑伐替尼 20mg，每日一次，直至进展或不能耐受；帕博利珠单抗 2mg/kg，静脉输注 30 分钟以上，每 3 周重复，直至进展或不能耐受或用满 2 年。

第五节 临床问题导向的药物治疗

一、BRAF 突变的黑色素瘤靶向治疗和免疫检查点治疗顺序及时间

根据 COMBI-AD 的研究结果，BRAFi+MEKi 辅助治疗可以在很大程度上降低 BRAF 突变阳性黑色素瘤患者的术后复发的发生率，所以 BRAFi+MEKi 常作为术后治疗的首选。在黑色素瘤晚期治疗中，靶向治疗有效率约为 60%，免疫治疗有效率约为 40%。靶免治疗的顺序目前尚无共识。SECOMBIT 研究显示，BRAFi+MEKi 仍然是 BRAF 突变患者快速减瘤的标准治疗，靶向序贯免疫似乎更有优势。COMBI-D 和 COMBI-V 研究显示，对于初治 BRAF V600 突变，不可切除或转移性黑色素瘤患者，应用 BRAFi+MEKi，中位 PFS 11.1 个月，OS 25.9 个月。因此，达拉非尼＋曲美替尼（Ⅰ类）Ⅰ级推荐。Ⅲ期及可切除病灶的Ⅳ期患者推荐免疫治疗 1 年或靶向治疗 1 年。对于转移性或不可切除的晚期黑色素瘤患者推荐免疫治疗和（或）化疗联合靶向治疗直至进展或不能耐受。

二、化疗药物在黑色素瘤治疗中的应用选择

传统的细胞毒性药物主要包括达卡巴嗪、替

莫唑胺、紫杉醇、白蛋白结合型紫杉醇、顺铂/卡铂、福莫司汀。临床上通常联合抗血管靶向药物或者多靶点小分子抑制剂应用，目前多用于靶向或免疫治疗失败后或者不适宜应用靶向或免疫治疗的患者，单药或传统联合用药有效率均为 10%～15%。

三、黑色素瘤骨转移的治疗

黑色素瘤骨转移主要根据转移的部位（是否承重骨）和症状进行治疗，治疗的目的在于减少骨事件的发生和缓解疼痛。孤立的骨转移灶可以考虑手术切除，术后可补充局部放疗。多发骨转移患者应在全身治疗的基础上加局部治疗，局部治疗包括手术、骨水泥填充和局部放疗，定期使用双膦酸盐或地舒单抗治疗可减少骨事件的发生，伴疼痛的患者可以加用镇痛药物。对于脊髓压迫的处理方案取决于患者的一般状态，对于预后较好、肿瘤负荷轻的患者可联合手术减压和术后放疗，一般状况差的患者考虑单纯放疗。放疗的适应证为缓解骨痛及内固定术后治疗。

第六节 药物治疗展望

一、靶向治疗

（一）BRAF 和 MEK 抑制剂

BRAF 作为 Raf 家族的重要亚型，其下游通路涉及 MAPK 通路的 MEK、ERK 等蛋白活化，进而促使核内转录因子磷酸化来调控细胞生长、增殖、凋亡等过程。研究证实约有 50% 的转移性

黑色素瘤患者携带 BRAF V600 突变。BRAF V600 突变可促进 BRAF 丝氨酸-苏氨酸蛋白激酶激活，并通过激活下游 MAPK 通路促进肿瘤细胞的增殖与生殖。

维莫非尼是首个获 FDA 批准的 BRAF 小分子抑制剂，其次是达拉非尼和康奈非尼，三者的共同作用都是靶向抑制 BRAF。而近年来针对 BRAF

V600 突变的转移性黑色素瘤患者，临床上应用小分子抑制剂治疗效果显著（应答率从 9% 升至 57%），在延长 OS（9.7 个月升至 13.6 个月）和 PFS 方面（1.6 个月升至 6.9 个月）均优于传统化疗。

约 20% 的黑色素瘤患者还携带 RAS 基因突变（NRAS 是主要的突变型）。研究表明，即使在无 BRAF V600 突变情况下，NRAS 仍然可以激活下游 MAPK 通路，并调控磷脂酰肌醇 3- 激酶（phosphoinositide 3-kinase，PI3K）- 丝氨酸 / 苏氨酸蛋白激酶 B（protein kinase B，即 Akt）通路的激活进而影响细胞凋亡发生。研究证实 BRAF 抑制剂联合使用 MEK 抑制剂在治疗转移性黑色素瘤患者过程中，可以显著降低 BRAF 抑制剂耐药性形成，改善治疗效果。

曲美替尼是第一个获 FDA 批准的 MEK 小分子抑制剂，其次是考比替尼和比美替尼。

（二）其他靶向抑制剂

中国黑色素瘤患者的 KIT 突变率约为 10%，针对 KIT 突变，伊马替尼可使患者的 ORR 达 54%；而尼洛替尼治疗的 ORR 为 26%，48% 的患者疾病稳定，PFS 为 4.2 个月，OS 为 18 个月。靶向 VEGFR、KIT、PDGFR、RET 等的多靶点药物阿昔替尼，也被证实对黑色素瘤患者有效。抗血管生成类靶向药血管内皮抑素、贝伐珠单抗、索拉非尼和舒尼替尼能够针对血管生成的某些关键靶点发挥作用，阻断肿瘤的血供。

二、免疫治疗

（一）PD-1 单克隆抗体

在靶向 PD-1 的免疫治疗方法中，使用特异性结合 PD-1 或 PD-L1 的抗体能阻断两者的相互作用，减弱其负向调控 T 细胞的能力，从而提高 T 细胞抗肿瘤效能。临床常用靶向 PD-1 的帕博利珠单抗、特瑞普利单抗以及纳武利尤单抗。

（二）抗 CTLA-4 单克隆抗体

伊匹木单抗作为一种重组人单克隆抗体，可有效促进 T 淋巴细胞的增殖与活化，其作用机制为通过与 CTLA-4 结合，从而阻断 CTLA-4 及其配体 B7 分子相互作用。临床研究表明从低剂量（3mg/kg）到高剂量（10mg/kg）应用伊匹木单抗可以有效提高转移性黑色素瘤患者的 OS（从 11.5 个月升至 15.7 个月）。

三、免疫联合治疗

（一）PD-1 单克隆抗体 +PEG-IL-2 靶向治疗

NKTR-214 是一种聚乙二醇链融合的白细胞介素 2（PEG-IL-2），可以通过与 T 细胞和 NK 细胞上的 IL-2 受体的亚基 CD122 结合，增加肿瘤细胞中的淋巴细胞浸润和 PD-1 表达，基于 PIVOT-02 Ⅰ/Ⅱ期临床试验（NCT02983045），结果显示，NKTR-214 联合纳武利尤单抗 ORR 53%，CR 34%，PCR 74%，中位 DOR 和 PFS 尚未成熟。

（二）PD-1 单克隆抗体 +LAG-3 单抗

淋巴细胞激活基因 3（LAG-3）是一种Ⅰ型跨膜蛋白，抑制 LAG-3 功能可以增强特异性 $CD8^+T$ 细胞的抗肿瘤作用，LAG-3 单抗 BMS-986016（retilimab）联合纳武利尤单抗的一项开放性、剂量递增的Ⅰ/Ⅱa 期研究中，ORR 16%，DCR 45%。

（三）PD-1 单克隆抗体 +T-VEC 单抗

溶瘤性单纯疱疹病毒（talimogene laherparepvec，T-Vec）在基因改造后可在肿瘤细胞中分泌 GM-CSF，从而使肿瘤细胞裂解死亡。在一项 Ib 期研究中，T-VEC 联合帕博利珠单抗的治疗中，ORR 67%，CR 率 43%，57% 的患者获取了持续免疫应答。

（四）PD-1 单克隆抗体 +IDO1 选择性抑制剂

IDO1 选择性抑制剂 epacadostat 和 pembrolizumab 在不可切除Ⅲ期或Ⅳ期黑色素瘤患者的Ⅲ期、随机、双盲临床研究中（ECHO-301/KEYNOTE-252），epacadostat 100mg 每日 2 次 + pembrolizumab 与安慰剂 +pembrolizumab 相比，没能改善 PFS 和 OS。IDO1 抑制作为增强肿瘤抗 PD-1 治疗活性的策略的有效性仍不确定。

（五）PD-1 单克隆抗体 +mRNA 肿瘤疫苗

KEYNOTE-942 是一项随机、开放标签Ⅱb 期研究，mRNA 肿瘤疫苗（mRNA-4157/V940）联合 PD-1 单抗 keytruda 可以降低Ⅲ期或Ⅳ期黑色素瘤患者 44% 的复发风险。

（六）PD-1 单克隆抗体 + 肿瘤浸润淋巴细胞（TILS）

C-144-01 研究评估了 lifileucel 在晚期黑色素瘤患者中的疗效和安全性，lifileucel +keytruda 联合治疗未经免疫治疗的黑色素瘤，ORR 为 66.7%。

第七节　预后和随访

一、预后

（一）影响预后的因素

1.性别　女性较高的生存率很大一部分与较高的肢端肿瘤发生率和较少的溃疡率相关。

2.年龄　高龄患者肿瘤更厚、溃疡发生率更高，年龄是一个独立的不良预后因素。

3.临床分期　分期越早，发生远处转移的风险越低。Ⅰ～Ⅱ期复发患者，局部复发占15%～20%，区域淋巴结转移占50%，远处转移占29%。Ⅲ期复发患者，远处转移占50%。临床分期是CMM患者的独立预后因素。

4.黑色素瘤的厚度　Breslow最早提出黑色素瘤的厚度对预后的影响，是T分期的重要指标。

5.溃疡形成　溃疡是皮肤组织表面溃烂、缺损或有分泌物，是T分期的重要修正指标。在Ⅰ、Ⅱ、Ⅲ期黑色素瘤中，溃疡是唯一的原发黑色素瘤独立的预后特征。

6.有丝分裂率　黑色素瘤溃疡与肿瘤细胞更高的有丝分裂率相关，越来越多的证据证明有丝分裂率高意味着转移风险增加。

7.原发肿瘤部位　原发肿瘤解剖部位与生存期有显著相关性，躯干、头部、颈部比肢端部位预后更差。

8.Clark水平分级　判断肿瘤的侵袭性以及肿瘤在皮肤内浸润的层数。

9.肿瘤浸润淋巴细胞（tumor-infiltrating lymphocyte，TIL）　越来越多的证据表明TIL与黑色素瘤预后呈正相关，同时也可以作为转移性黑色素瘤免疫治疗反应的预测因子。

10.远处转移的部位　仅有皮肤、皮下组织或远处淋巴结转移的患者预后较好，肺转移患者的预后稍差，而存在其他内脏转移患者的预后最差。

11.KPS评分　体力状态差已被证实为Ⅳ期黑色素瘤患者的负性预后因素。

12.血清LDH水平　LDH是Ⅳ期患者的预后因素，LDH升高预示更低的生存率。

13.KIT基因和BRAF基因突变　为皮肤黑色素瘤的独立预后不良因素，KIT基因突变为黏膜黑色素瘤的独立预后不良因素。

（二）生存时间

皮肤黑色素瘤Ⅰ～Ⅳ期的5年生存率依次为97%（ⅠA期）、84%（ⅠB期）、68%、55%、17%。早期MM通过手术治疗，预后良好，局部MM的5年生存率为99%，区域性和远处转移的MM生存率分别降至63%和20%。

（三）改善预后的策略

早发现、早诊断、早治疗是改善恶性黑色素瘤预后的关键。将每一位黑色素瘤患者纳入MDT管理，并将MDT原则贯穿治疗全程。MDT应根据治疗过程中患者机体状况的变化、肿瘤的反应而适时调整治疗方案，以期最大限度地延长患者的生存期，提高治愈率和改善生活质量。

二、随访

（一）复发高峰时间

Ⅰ～Ⅱ期患者出现复发高峰期在4.4年以内，ⅢA～ⅢB期患者复发高峰期在3年以内，ⅢC期患者复发高峰在2年以内。

（二）复发部位

最先复发的部位包括局部复发、区域复发和远处转移，这与原发疾病的分期和治疗有关。如未实行前哨淋巴结活检及清扫，区域淋巴结是最常见的肿瘤最早复发的部位，约占50%。2%～8%的患者最先复发的部位为皮肤移行转移。

（三）复发的检查手段

主要包括病史和查体（重点检查淋巴结和皮肤）、浅表淋巴结超声、胸部CT、腹盆腔增强CT或MRI、头颅增强MRI或CT、骨扫描和有特殊症状或体征时行影像学检查。

（四）随访方案

0期和原位癌，每年随访一次，重点检查皮肤，不推荐行常规影像学检查排除无症状的复发或转移。ⅠA～ⅡA期，前5年每6～12个月一次；5年后根据临床要求每年一次。重点检查淋巴结和皮肤。不推荐行常规影像学检查排除无症状的复发或转移，有特殊症状或体征时应行影像学检查。ⅠB～Ⅳ期前2年每3～6个月一次；3～5年每

3～12个月一次；5年后根据临床要求每年一次，重点检查淋巴结和皮肤，影像学检查包括：浅表淋巴结超声、胸部CT、腹盆腔增强CT或MRI、头颅增强MRI或CT。有特殊症状或体征时行骨扫描检查。症状恶化或新发症状，随时随访（表27-2～表27-3）。

表27-2　侵袭深度分级

Clark 分级（1969）	侵袭深度
Ⅰ级	瘤细胞限于基底膜以上的表皮内
Ⅱ级	瘤细胞突破基底膜侵犯到真皮乳头层
Ⅲ级	瘤细胞充满真皮乳头层，并进一步向下侵犯，但未到真皮网状层
Ⅳ级	瘤细胞已侵犯到真皮网状层
Ⅴ级	瘤细胞已穿过真皮网状层，侵犯到皮下脂肪层

表27-3　垂直厚度分级

Breslow 分级（1970）	垂直厚度
Ⅰ级	≤ 0.75mm
Ⅱ级	0.76～1.50mm
Ⅲ级	1.51～3.00mm
Ⅳ级	3.01～4.50mm
Ⅴ级	＞ 4.50mm

（高振远）

参 考 文 献

第28章 骨 肉 瘤

骨肉瘤是最常见的骨原发恶性肿瘤，好发于儿童和青少年。尽管每年发病率约为 3/100 万，但我国人口基数大，总发病人数并不少。其恶性程度高，易发生肺转移。单纯手术治疗患者 5 年生存率仅为 16%，其中 85% 发生肺转移而死亡。20 世纪 70 年代初，大剂量甲氨蝶呤及多柔比星等化疗药物的使用，使患者 5 年生存率达到 60%～80%。我国骨肉瘤的综合治疗最早可追溯至 20 世纪 70 年代，但是，由于我国幅员辽阔，区域发展不均衡，诊治仍然很不规范。目前骨肉瘤治疗仍是以化疗和手术为主的综合治疗。

第一节 临床表现与诊断

一、症状与体征

主要表现为疼痛和局部肿胀。早期为间歇性局部隐痛，后为持续性并逐渐性加重，尤以夜间痛为甚。局部逐渐肿胀，并进行性加重。疼痛与肿胀影响邻近关节的活动。患者因患肢疼痛而出现跛行，晚期则被迫卧床休息，也可因出现病理性骨折而被发现。因此，对于儿童和青少年关节周围出现的反复疼痛，应予以重视。体检发现局部肿块，肿块大小或肿胀程度依肿瘤侵犯范围和深浅而有所不同，边界不清。肿块表面皮肤张力增高、发亮，局部浅静脉充盈或怒张，皮温增高。压痛明显，压痛点在关节旁而不在关节内。

二、诊断

（一）病史和体格检查

通过病史和体格检查初步可诊断为骨肉瘤。

病史采集需注意患者的年龄、性别、肿块发病的时间和部位、肿块的大小和增长的快慢、疼痛程度和时间。骨肉瘤好发于儿童和青少年，平均年龄 20 岁左右，男性多于女性。局部肿块疼痛和肿胀可影响邻近关节活动。具体发病原因不明，可能与慢性炎症刺激、特殊病毒的感染、骨骼过度生长、放射线照射、家族史等有关。

体格检查可见肿块局部肿胀，压痛。肿块边界不清，其硬度依据肿瘤的成分不同而不同，有皮肤发亮、局部温度高、浅静脉怒张等表现。

（二）辅助检查

1. 实验室检查 骨肉瘤患者血中碱性磷酸酶和乳腺脱氢酶常会升高，有条件者可检查骨特异碱性磷酸酶，可提高诊断的特异性；大多患者血沉加快，但特异性和敏感性不高；血清铜含量可增高，晚期患者血清锌含量低。

2. 影像学检查

（1）X 线检查：一般表现为骨质破坏，可呈筛孔状、斑片状或虫蚀状等不同形态，有成骨性、溶骨性或者混合性骨破坏，可发生病理性骨折。骨膜反应呈 Codman 三角或"日光"放射状。

（2）CT 检查：评估骨肉瘤的肺部转移情况和骨的完整性，可显示骨破坏程度，在骨化和钙化方面准确性更高，可显示肿瘤与血管的关系、骨与软组织的侵犯范围。

（3）MRI 检查：可清晰显示骨肉瘤髓腔内浸润程度、反应区情况，发现跳跃性病灶，明确软组织的侵袭范围，有利于判断截骨平面和切除范围。

（4）ECT 检查：显示骨肉瘤的部位和范围，以及骨转移灶的部位和数目。

（5）PET/CT 检查：是判断骨肉瘤是否已经发生转移的有效检查手段。

（三）病理诊断

组织活检是确诊骨肉瘤的金标准，是必不可少的诊断步骤，尤其对于拟开展化疗、放疗和外科手术治疗前，一定要有明确的病理诊断作为依据。可通过穿刺或切开活检获取明确的病理诊断，活检切口需要考虑对下一步手术的影响。活检应尽量获得足够肿瘤组织，以便病理分析。

总之，骨肉瘤的诊断需要依据临床表现、影像学检查及病理学检查。

三、分期

骨肉瘤分期是必要的，具有十分重要的临床意义。不同分期的预后和治疗原则有很大差别，因此，准确而完整的分期是制定和实施有效治疗的重要依据。分期可提示肿瘤的恶性程度、局部受累、区域和远处转移情况，这些与患者的预后密切相关。骨肉瘤通常使用 AJCC 分期系统（表 28-1 和表 28-2）和外科分期系统（SSS）（表 28-3）。

美国癌症联合委员会（AJCC）分期系统是目前国际上最为通用的肿瘤分期系统，因此临床上更为临床医生所熟悉。该系统按照肿瘤大小（T）、累及区域（N）和（或）远处转移（M）进行分类。与 SSS 分期系统的主要不同点是 AJCC 分期包括原发肿瘤的大小，采用最大径是否大于 8cm 来分界，而不是像 SSS 分期系统中表达骨骼肌肉系统中间室的概念，而肿瘤大小对于提示骨肉瘤预后的显著性并不明显。

Enneking 提出的 SSS 分期系统是目前临床上使用最为广泛的分期系统，此分期系统与肿瘤的预后有很好的相关性，不同分期肿瘤 5 年生存率有显著差异。此分期系统被美国骨骼肌肉系统肿瘤协会（MSTS）及国际保肢协会（ISOLS）采纳，又称 MSTS 外科分期。此系统根据肿瘤的组织学级别、局部累及范围和有无远处转移对恶性骨肿瘤进行分期。骨肉瘤完全位于骨内的称为间室内（T1）肿瘤，而穿透骨皮质的称为间室外（T2）肿瘤；通过影像学检查，没有转移证据的被归于 M0，有转移者为 M1。SSS 分期系统的主要特点如下：①肿瘤位于间室内或间室外能体现骨肉瘤特有的生物学行为特征，对于治疗方案的选择和肿瘤切除范围的计划有指导意义；②转移灶通常位于肺、淋巴结或髓内的"跳跃"病灶，预示着预后不良。

表 28-1　骨肿瘤 AJCC 分期系统（第八版）

原发肿瘤（T）	包括四肢、躯干、头面骨
Tx	原发肿瘤无法评估
T0	无原发肿瘤
T1	肿瘤最大径 ≤ 8cm
T2	肿瘤最大径 > 8cm
T3	原发部位的不连续肿瘤
原发肿瘤（T）	**脊柱**
Tx	原发肿瘤无法评估
T0	无原发肿瘤
T1	肿瘤局限于 1 个节段脊椎
T2	肿瘤局限于 2 个或 2 个以上节段的相邻脊椎
T3	肿瘤累及椎管或大血管
T4	肿瘤累及椎管或大血管
T4a	肿瘤累及椎管
T4b	肿瘤侵犯血管或有大血管瘤栓证据
原发肿瘤（T）	**骨盆**
Tx	原发肿瘤无法评估
T0	无原发肿瘤
T1	肿瘤局限于骨盆一个区，同时没有骨外受累
T1a	肿瘤最大径 ≤ 8cm
T1b	肿瘤最大径 > 8cm
T2	肿瘤局限于骨盆一个区伴骨外受累，或者肿瘤累及骨盆两个区同时没有骨外受累
T2a	肿瘤最大径 ≤ 8cm
T2b	肿瘤最大径 > 8cm
T3	肿瘤累于骨盆两个区，同时伴有骨外受累
T3a	肿瘤最大径 ≤ 8cm
T3b	肿瘤最大径 > 8cm
T4	肿瘤累及骨盆三个区或跨越骶髂关节
T4a	肿瘤累及骶髂关节和达到骶神经孔内侧
T4b	肿瘤累及髂外血管或主要盆腔大血管有瘤栓

续表

区域淋巴结（N）

Nx　　区域淋巴结无法评估

N0　　无区域淋巴结转移

N1　　有区域淋巴结转移

注：由于肉瘤的淋巴结转移很罕见，当没有淋巴结浸
　　润的临床证据时，采用上述 NX 可能不合适，应使用
　　N0 表示。

远处转移（M）

M0　　无远处转移

M1　　有远处转移

M1a　 肺转移

M1b　 骨或其他远处转移

组织学分级（G）

Gx　　分级无法评估

G1　　高分化 - 低级别

G2　　中分化 - 低级别

G3　　低分化 - 高级别

表 28-2　骨肿瘤 AJCC 分期系统（第八版）

期别	T	N	M	G
ⅠA	T1	N0	M0	G1
				Gx
ⅠB	T2/T3	N0	M0	G1
				Gx

续表

期别	T	N	M	G
ⅡA	T1	N0	M0	G2
				G3
ⅡB	T2	N0	M0	G2
				G3
Ⅲ	T3	N0	M0	G2
				G3
ⅣA	任何 T	N0	M1a	AnyG
ⅣB	任何 T	N1	任何 M	AnyG
	任何 T	任何 N	M1b	AnyG

表 28-3　骨肿瘤 SSS 分期系统

分期	分级	部位	转移
ⅠA	G1（低度恶性）	T1（间室内）	M0
ⅠB	G1（低度恶性）	T2（间室外）	M0
ⅡA	G2（高度恶性）	T1（间室内）	M0
ⅡB	G2（高度恶性）	T2（间室外）	M0
Ⅲ	G1～2	T1～2	M1

第二节　一般治疗原则

目前骨肉瘤治疗是以手术和化疗为主的综合治疗模式。规范治疗包括诊断、术前化疗、外科手术、肿瘤坏死率的评估和术后化疗等。5 年生存率可达到 60%～80%，甚至 80% 以上。新辅助化疗可以有效提高保肢率，缩小肿瘤，有利于手术切除，改善患者症状；外科手术边界是成功的最关键因素（保肢或截肢）；术后化疗可提高患者生存率；术前化疗后仍不能切除的肿瘤，可行放疗；肺转移者，经全面评估后，可考虑是否局部治疗。治疗原则：Ⅰ期手术切除；Ⅱ期 2～3 个月新辅助化疗，限期保肢或截肢手术；Ⅲ期可切除，2～3 个月新辅助化疗，限期手术；Ⅲ期不可切除，姑息性化疗。

一、外科治疗

（一）截肢术

截肢术是治疗骨肉瘤术式之一，随着新辅助化疗和手术技术的提高，截肢患者会越来越少。适用于化疗效果不佳，或未行化疗的患者，肿瘤浸润广泛、神经血管受侵犯、邻近肌肉皮肤广泛受累、患肢已无法保留者，截肢是肿瘤局部控制的最好方法。

（二）改良截肢术

在彻底切除肿瘤的前提下，保留肢体的部分功能，可以减轻截肢所带来的残疾。① Tikhoff-Linberg 肢体段截术：适用于肱骨上段骨肉瘤。神经血管未受侵犯，手术将神经血管保留，将肿瘤段的骨、肌肉和皮肤切除，将前臂上移固定于胸

壁。术后虽然患肢明显缩短，但手的功能可保留，减轻了残疾程度。② Salzer 术：适用于发生膝关节周围的骨肿瘤，神经未受侵犯。手术保留神经，切除肿瘤段的骨、肌肉和皮肤，使跟骨位于前面，胫骨上端与股骨断端固定。优点在于踝关节可替代膝关节的功能，有利于发挥假肢的功能。

（三）保肢术

随着骨肉瘤的早期发现和及时诊断，在有效的前辅助化疗的基础上，加上肢体重建技术的提高，骨肉瘤保肢率达到 90% 以上，成为骨肉瘤的主流手术。保肢手术包括肿瘤切除和功能重建两个步骤。保肢的条件：① ⅡA 期或化疗敏感ⅡB 期肿瘤，手术可完整切除肿瘤，达到安全的外科边界；②主要神经血管未受侵犯，局部软组织条件良好，预计保肢功能优于假肢；③远处转移不是保肢的禁忌证，对于Ⅲ期肿瘤，也可进行保肢治疗。

二、放射治疗

骨肉瘤手术切除联合化疗的局部控制率已达到 90% 以上，然而未获得根治性切除或者无法手术的患者，尤其是盆腔、脊柱和颅骨等。放射治疗成为治疗的选择之一。单纯的放疗效果较差，可以联合化疗和手术，作为综合治疗的一种手段，可用于以下情况：①无法手术的骨肉瘤；②不可或难以手术切除部位（如骶骨、骨盆、脊柱等）的骨肉瘤；③切缘阳性的骨肉瘤。

三、药物治疗

骨肉瘤的新辅助化疗于 20 世纪 70 年代开始应用，有效提高了保肢率。

有以下优点：①使肿瘤边界清晰化，缩小肿瘤所需的外科边界，使外科手术更易于进行；②降低局部复发，使保肢术更安全进行；③迅速改善症状，结合肿瘤坏死率评估疗效和预后。推荐药物为大剂量甲氨蝶呤、多柔比星、顺铂及异环磷酰胺，选用两种以上药物，并保证足够的剂量强度，序贯用药或联合用药，化疗 2～3 个月再手术。

术前化疗的疗效影响着术后化疗方案的选择，评估新辅助化疗疗效和毒性，制定综合治疗方案。评估疗效有以下几点：①症状与体征；②实验室检查；③影像学检查；④肿瘤坏死率的评估。前三者在术前可以评估，有时出现三者不一致的情况，需要具体分析判断。肿瘤坏死率只能在术后进行评估，目前作为术前化疗疗效判定的金标准。肿瘤坏死率是预后的重要指标，肿瘤坏死率≥ 90%，疗效好；肿瘤坏死率＜ 90%，疗效差。5 年 DFS 和 OS 与肿瘤坏死率显著相关。术后辅助化疗推荐药物也为大剂量甲氨蝶呤、多柔比星、顺铂及异环磷酰胺，给药方式为序贯用药或联合用药。术后化疗维持总的药物剂量强度，用药时间为 6～10 个月。术前化疗疗效好的患者，术后化疗可维持术前化疗药物种类和剂量强度；术前化疗疗效不佳，既往认为应换用新方案，但是通过更换化疗方案来改善预后并不理想。因此，还是推荐维持原方案治疗，除非术前化疗药物使用不充分或者剂量不足时可以调整治疗方案。

骨肉瘤标准药物治疗失败后，进展期药物治疗暂无总体生存率获益，参加临床试验是一个获得更好疗效或者最新治疗的机会。目前常用的治疗方案循证医学证据较弱，方案如下：吉西他滨 ± 多西他赛；环磷酰胺和依托泊苷；环磷酰胺和拓扑替康；大剂量异环磷酰胺和依托泊苷；异环磷酰胺、卡铂联合依托泊苷；大剂量甲氨蝶呤、异环磷酰胺联合依托泊苷等。目前靶向药物和免疫治疗循证医学证据尚不充分，相关临床试验报道的药物有索拉非尼、索拉非尼联合依维莫司、瑞戈非尼、帕博利珠单抗等，但是疗效都不能令人满意。需要寻找或采用新的细胞毒性药物或靶免药物，应用不同治疗模式，给进展期患者带来新的契机。

第三节　辅　助　治　疗

一、辅助化疗的历史沿革

20 世纪 60 年代，在辅助化疗常规使用之前，彻底截肢术的患者 80% 在术后 6～12 个月发生肺转移，说明就诊时术前已有远处微小转移灶。骨肿瘤学家尝试应用辅助化疗来根治肺的微小转移病灶。Jaffe 与 Rosen 等采用大剂量 MTX，结合 ADM、DDP、CTX 和博来霉素等联合用于骨肉瘤的术后治疗，为辅助化疗真正拉开序幕。前瞻性的随机对照临床研究证实辅助化疗的疗效确切，术后辅助化疗和单纯手术的 2 年生存率分别为 63% 和 12%。众多数据显示了术后辅助化疗能够显著提高患者生存率，5 年生存率通常在 50% ~ 80%。

二、治疗原则

术后辅助化疗推荐药物为大剂量甲氨蝶呤、多柔比星、顺铂、异环磷酰胺，给药方式可考虑序贯用药或联合用药。术后化疗维持总的药物剂量强度，用药时间 6 ~ 10 个月。需要评估患者的体力状态、术前化疗的疗效和毒性，综合考虑以制定治疗方案。术前化疗的疗效影响着术后化疗方案的选择。

三、常用辅助化疗的方案及评价

术前化疗疗效好（TNR ≥ 90%）的患者，术后可维持术前化疗药物种类和剂量强度。化疗方案包括 MAP 方案、AP 方案、MAPI 方案、DIA 方案等。

（1）MAP 方案（大剂量甲氨蝶呤 + 多柔比星 + 顺铂）。

大剂量甲氨蝶呤，$8g/m^2$，静脉滴注 6 小时，第 1 天。

顺铂，$120mg/m^2$，静脉滴注 72 小时，第 7 天。

多柔比星，$60mg/m^2$，静脉滴注 8 小时，第 9 天。

（静脉滴注大剂量甲氨蝶呤 24 小时后，甲酰四氢叶酸解救，15mg，每 6 小时 1 次，共 11 次。）每 4 周重复。

（2）AP 方案（多柔比星 + 顺铂）

多柔比星，$25mg/m^2$，静脉滴注，第 1 ~ 3 天。

顺铂，$100mg/m^2$，静脉滴注 24 小时，第 1 天。

每 3 周重复。

（3）MAPI 方案（大剂量甲氨蝶呤 + 顺铂 + 多柔比星 + 异环磷酰胺）。

大剂量甲氨蝶呤，$12g/m^2$，静脉滴注 4 小时，术后第 43 天。

顺铂，$120mg/m^2$，静脉滴注 48 小时，术后第 50 天。

多柔比星，$90mg/m^2$，静脉滴注 24 小时，术后第 8 天。

异环磷酰胺，$3g/m^2$，静脉滴注 24 小时，术后第 29 ~ 33 天。

静脉滴注大剂量甲氨蝶呤 24 小时后，甲酰四氢叶酸解救，15mg，每 6 小时 1 次，共 11 次。每 9 周重复。

（4）DIA 方案（异环磷酰胺 + 顺铂 + 多柔比星）。

顺铂，$100mg/m^2$，静脉滴注，第 1 天。

多柔比星，$90mg/m^2$，静脉滴注，第 1 天。

异环磷酰胺，$2g/m^2$，静脉滴注，第 2 ~ 4 天。

每 3 周重复。

术前化疗但疗效不好（TNR < 90%）的患者，调整或者维持原化疗方案。过去认为应该换用新的方案，但是更换方案来改善预后的没有取得成功。术前 MAP 方案 TNR < 90% 的患者，术后增加异环磷酰胺和依托泊苷与继续使用 MAP 方案化疗患者相比，未能提高患者的生存率。因此，除非一线化疗药物使用不充分或者剂量不足，可以在一线化疗药物中调整化疗药物种类或药物剂量，否则还是推荐维持原化疗方案，如 MAP 方案、AP 方案、MAPI 方案、DIA 方案等（用法如前）。

术前未进行化疗的，术后进行一线常规化疗。化疗方案为 MAP 方案、AP 方案、MAPI 方案、DIA 方案等（用法如前）。

第四节　新辅助治疗

一、新辅助化疗的历史沿革

1979 年 Rosen 等提出了新辅助化疗的概念，术前静脉、动脉或双途径化疗，化疗结束后应依据临床、影像学以及切除瘤段标本的肿瘤坏死率来评价疗效，了解肿瘤对术前化疗的反应和效果，对预后的判定和术后化疗方案的调整有指导价值。新辅助化疗的代表方案是 Rosen 方案和 Bacci 方案。Rosen 方案是美国洛杉矶 Cedars-Sinai 综合癌症中心的 Rosen 从 20 世纪 70 年代开始采用的一系列联合化疗方案，为避免患者在等待手术期间缺乏治疗，设计术前化疗方案 T5，甲氨蝶呤（200mg/kg）、长春新碱（15mg/m²）和多柔比星（45mg/m²）治疗，这 3 种药物循环应用 1 次后行手术，这就是最早的新辅助化疗方案。其中，T7 和 T12 最为常用。T12 方案的随访结果显示，5 年生存率为 80% 左右。T19 是在 T12 的基础上加入 IFO，提高了术前化疗的效果；Bacci 方案是意大利 Rizzoli 骨科研究所，自 1972 年摸索改进的化疗方案，主要探讨辅助化疗的意义和保肢的安全性，MTX 大剂量和中等剂量的疗效对比和新辅助化疗动静脉双途径给药方案的疗效。1997 ～ 1999 年的 ISO/OS7 为术前序贯应用 MTX、DDP/ADM、IFO/DDP、IFO/ADM，至第 10 周用药，术后无论好坏继续应用 ADM、MTX、DDP 和 IFO 共 30 周。该方案采用双途径的新辅助化疗治疗骨肉瘤，随访 1 ～ 3 年的持续无瘤存活率高达 87%，保肢率达 92%。

自 1990 年以来，新辅助化疗已成为骨肉瘤的标准治疗方案。术前化疗 + 手术 + 术后化疗应用于骨肉瘤治疗后，患者 5 年生存率及保肢率较前明显提高。但是，近 30 年来进入了平台期，尚未发现证据级别较高的、能显著提高生存率的药物。

二、治疗原则

新辅助化疗推荐药物为大剂量甲氨蝶呤、多柔比星、顺铂、异环磷酰胺，给药方式可考虑序贯用药、联合用药、静脉用药为主。要选用两种及两种以上药物，并保证足够剂量强度，同时积极防治毒性反应。化疗 2 ～ 3 个月再手术。

三、常用新辅助化疗的方案及评价

目前骨肉瘤新辅助化疗的药物主要以大剂量甲氨蝶呤、多柔比星、顺铂、异环磷酰胺为主，这些药物被列入骨肉瘤的首选化疗药物，一项荟萃分析显示单药有效率大于 20%。其中选择三药联合化疗较两药联合化疗，在无事件生存期（EFS）及总生存期（OS）更有优势，5 年 EFS 率分别为 58% 及 48%，5 年 OS 率分别为 70% 及 62%；而四药联合化疗和三药联合化疗比较，在无事件生存期及总生存率无明显差异。在 INT-0133 试验中，非转移性可切除的骨肉瘤患者，研究者对比三药联合方案（顺铂，多柔比星，甲氨蝶呤）和四药联合方案（顺铂，

多柔比星，甲氨蝶呤，异环磷酰胺），6 年 EFS（63% vs 64%）和 OS（74% vs 70%），二者无差别。

推荐的方案如下：MAP 方案（大剂量甲氨蝶呤、多柔比星、顺铂）；AP 方案（多柔比星、顺铂）；MAPI 方案（多柔比星、顺铂、异环磷酰胺和大剂量甲氨蝶呤）；DIA 方案（异环磷酰胺、顺铂和多柔比星）。

推荐的单药药物剂量范围为：甲氨蝶呤 8 ～ 12g/m²（化疗需行血药浓度监测），异环磷酰胺 12 ～ 15g/m²，多柔比星 75 ～ 90mg/m²，顺铂 120 ～ 140mg/m²。

（1）MAP 方案（大剂量甲氨蝶呤 + 多柔比星 + 顺铂）。

大剂量甲氨蝶呤，8g/m²，静脉滴注 6 小时，第 1 天。

顺铂，120mg/m²，静脉滴注 72 小时，第 7 天。

多柔比星，60mg/m²，静脉滴注 8 小时，第 9 天。

静脉滴注大剂量甲氨蝶呤 24 小时后，甲酰四氢叶酸解救，15mg，q6h，共 11 次。4 周重复，2 ～ 3 个月，限期手术。

（2）AP 方案（多柔比星 + 顺铂）

多柔比星，25mg/m²，静脉滴注，第 1 ～ 3 天

顺铂，100mg/m²，静滴 24h，第 1 天。

每 3 周重复，2 ～ 3 个月，限期手术。

（3）MAPI 方案（大剂量甲氨蝶呤 + 顺铂 + 多柔比星 + 异环磷酰胺）。

大剂量甲氨蝶呤，12g/m²，静脉滴注 4 小时，第 1 天。

顺铂，120mg/m²，静脉滴注 48 小时，第 8 天。

多柔比星，75mg/m²，静脉滴注 24 小时，第 10 天。

异环磷酰胺，3g/m²，静脉滴注 24 小时，第 29 ～ 33 天。

静滴大剂量甲氨蝶呤 24 小时后，甲酰四氢叶酸解救，15mg，q6h，共 11 次。每 6 周重复，2 ～ 3 个月，限期手术。

（4）DIA 方案（异环磷酰胺 + 顺铂 + 多柔比星）

顺铂，100mg/m²，静脉滴注，第 1 天。

多柔比星，90mg/m²，静脉滴注，第 1 天。

异环磷酰胺，2g/m²，静脉滴注，第 2 ～ 4 天。

每 3 周重复，2 ～ 3 个月，限期手术。

第五节 进展期药物治疗

一、进展期药物治疗的历史沿革

骨肉瘤标准药物治疗（大剂量甲氨蝶呤、多柔比星、顺铂、异环磷酰胺）失败后，相关的临床试验证明，可选择的细胞毒性化疗药物治疗有效的方案不多。随着靶向药物和免疫治疗的兴起，研究人员进行了一系列的相关临床试验，结果显示出一定的疗效。但是，总体而言，循证医学证据尚不充分，患者获益的并不多。

二、治疗原则

（一）化学治疗

大剂量甲氨蝶呤、多柔比星、顺铂、异环磷酰胺，序贯用药或者联合治疗失败后，进展期化学药物治疗方案循证医学证据较弱，能使患者临床获益的并不多。因此，鼓励积极参加临床试验，使患者获得更好的疗效或者最新治疗的机会。

（二）靶向治疗与免疫治疗

靶向药物与免疫治疗作为一线治疗骨肉瘤，循证医学证据不足。索拉非尼、瑞戈非尼等靶向药物是进展期治疗方案的选择。免疫治疗在骨肉瘤治疗中尚在探索阶段，需要临床试验来进一步证实。

三、进展期药物治疗的方案及评价

（一）化学治疗

（1）ICE（异环磷酰胺＋卡铂＋依托泊苷）

异环磷酰胺，$1800mg/m^2$，静脉滴注，第 $1 \sim$ 5 天。

卡铂，$400mg/m^2$，静脉滴注，第 $1 \sim 2$ 天。

依托泊苷，$100mg/m^2$，静脉滴注，第 $1 \sim 5$ 天。每 3 周重复。

一项 II 期临床研究中，用上述方案治疗 34 例骨肉瘤，ORR 达到 36%，1 年和 2 年 OS 率分别为 41% 和 26%，III ～ IV 级血液学毒性发生率为 100%，该方案毒副反应严重，选择治疗需慎重。

（2）IE（异环磷酰胺＋依托泊苷）

异环磷酰胺，$3.5g/m^2$，静脉滴注，第 $1 \sim 5$ 天。

依托泊苷，$100mg/m^2$，静脉滴注，第 $1 \sim 5$ 天。每 3 周重复。

在 II / III 期临床研究中，用上述方案治疗初治转移性骨肉瘤患者的总缓解率为 59%±8%，但研究的 PFS 及 OS 均未达到，血液学毒性明显，83% 的患者 IV 级中性粒细胞减少症及 29% 的患者 IV 级血小板减少症。

（3）吉西他滨 ± 多西他赛

多西紫杉醇，$75 \sim 100mg/m^2$，静脉滴注，第 8 天。

吉西他滨，$675 \sim 1000mg/m^2$，静脉滴注，第 1、8 天。每 3 周重复。

该方案可作为晚期骨肉瘤的二线治疗选择，疾病控制率为 9.6% ～ 67%。其中，吉西他滨联合多西他赛有效率为 17%～ 30%，且患者耐受性良好，中位 OS 和 PFS 分别可达到 13 个月和 7 个月。

（4）环磷酰胺＋依托泊苷

环磷酰胺，$4g/m^2$，静脉滴注 3 小时，第 1 天。

美司钠，$1400mg/m^2$，静脉滴注，环磷酰胺后 0、4、8 小时。

依托泊苷，$100mg/m^2$，静脉滴注 1 小时，每日 2 次，第 $2 \sim 4$ 天。每 $3 \sim 4$ 周重复。

一项 II 期临床研究，采用大剂量环磷酰胺联合依托泊苷的 ORR 为 19%，DCR 为 54%，4 个月 PFS 率亦可达 42%，1 年的 OS 率达 50%，毒副反应能够耐受。

（5）吉西他滨联合西罗莫司

吉西他滨，$800 \sim 1000mg/m^2$，静脉滴注，第 1、8 天。

西罗莫司，5mg，每天口服。每 3 周重复。

在一项吉西他滨联合西罗莫司治疗标准化疗后进展的不可切除骨肉瘤患者的 II 期临床研究中，4 个月 PFS 率为 40%，DCR 为 48.5%，III ～ IV 级不良事件多为血液毒性。

（6）甲氨蝶呤＋依托泊苷＋异环磷酰胺

甲氨蝶呤，$8g/m^2$，第 $10 \sim 14$ 天。

依托泊苷，$150mg/m^2$，第 $1 \sim 3$ 天。

异环磷酰胺，$2.5g/m^2$，第 $1 \sim 3$ 天。每 3 周重复。

一项研究将此联合方案用于复发性骨肉瘤，有效率达 62%，中位总生存期 18 个月，III ～ IV 级不良事件多为血液毒性。但该方案研究的病例数较少。

（二）靶向治疗与免疫治疗

（1）索拉非尼：400mg，口服，每天 2 次，持续使用，直至病情进展或不可耐受。

意大利肉瘤协作组的一项 II 期临床研究，采用索拉非尼治疗一线失败的复发及不可切除的骨肉瘤患者，4 个月 PFS 率为 46%，PR 率和 SD 率分别为 8% 和 34%，临床受益率为 29%，17% 临床获益时间超过 6 个月。

（2）索拉非尼＋依维莫司：索拉非尼，800mg，口服，联合依维莫司，5mg，口服，持续使用，直至病情进展或不可耐受。

意大利肉瘤协作组进行了一项关于索拉非尼联合依维莫司用于经标准化疗治疗失败后无法切除的骨肉瘤患者的 II 期研究。该研究表明，6 个月 PFS 率为 45%，66% 的患者因药物不良反应而需要减量或者中断治疗，无治疗相关性死亡。

（3）瑞戈非尼：160mg，口服，每天 1 次，服用 3 周，停 1 周，直至病情进展或不可耐受。

在一项治疗成年转移性骨肉瘤的随机双盲安慰剂对照的 II 期临床研究中，26 例瑞戈非尼组和 12 例安慰剂组，8 周 PFS 率分别为 65% 和 0%，瑞戈非尼组中位 PFS 和 OS 分别为 16.4 周和 11.3 个月，最常见的不良反应为高血压、手足综合征等，无治疗相关死亡。另外一项研究，瑞戈非尼用于标准化疗失败后的转移性骨肉瘤的治疗，42 例骨肉瘤患者，瑞戈非尼组中位 PFS 为 3.6 个月，而安慰剂组为 1.7 个月。

（4）帕博利珠单抗：200mg，3 周 1 次，直至病情进展或不可耐受。

帕博利珠单抗为 PD-1 抑制剂。一项多中心、II 期临床研究提示，帕博利珠单抗在治疗晚期骨肉瘤时 ORR 为 5%，12% 出现 SAE。2020 CSCO 指南推荐，帕博利珠单抗适用于无法切除或有远处转移、肿瘤具有高度微卫星不稳定性（MSI-H）或错配修复缺陷（dMMR）、既往治疗后进展且没有令人满意的替代治疗方案的骨肉瘤患者进展期的可选方案。

第六节　临床问题导向的药物治疗

一、三药联合作为一级推荐

多柔比星（ADM）、顺铂（DDP）、异环磷酰胺（IFO）和大剂量甲氨蝶呤（HD-MTX），这四种药物被列入骨肉瘤的一线化疗药物，单药有效率大于 20%。为了提高疗效，各临床研究通常将以上四种药物进行不同方式的组合形成联合治疗方案。ADM 和 DDP 是最经典的组合方式，联合方案中加入 MTX 后可将缓解率从 40%～55% 上升至 70% 左右。研究显示三药联合方案较两药联合方案在无事件生存期（EFS）及总生存期（OS）上更有优势，5 年无事件生存率分别为 58% 及 48%，5 年总生存率分别为 70% 及 62%；而四药联合与三药联合方案在 EFS 及 OS 上并没有明显差异，且毒性增加。国内外指南均将 MAP 方案（HD-MTX、ADM 及 DDP）作为一级推荐，而两药联合 AP 方案（ADM 及 DDP）和四药方案作为次选推荐。对于不能进行 MTX 血药浓度监测的单位可将 AP 方案作为首选。

二、HD-MTX 使用注意事项及与年龄段之间的取舍

HD-MTX 联合亚叶酸钙（CF）解救是骨肉瘤的常用化疗方案，MTX 的剂量为 $8 \sim 12g/m^2$，是常规剂量的几十倍，在取得较好的抗肿瘤疗效的同时，也增加了毒副反应的发生率。因此，使用 HD-MTX 治疗时，应进行 MTX 血药浓度监测，以保证其有效性和安全性。HD-MTX 的输注时间为 4～6 小时，输注结束时 MTX 峰浓度能更好地预测其临床疗效，24 小时、48 小时、72 小时的 MTX 血药浓度可作为排泄延迟和用药安全的预测指标。目前，国内外对于使用 HD-MTX 后 CF 解救剂量和时机尚无统一规范，但必须在 MTX 开始给药后 24～42 小时或给药结束后 6～18 小时进行首次 CF 解救，大部分推荐的 CF 常规剂量为 $12 \sim 15mg/m^2$，每 6 小时 1 次，10～12 次。

高龄患者出现 MTX 代谢延迟的概率（11%）明显高于年轻患者（3%），毒副反应发生率和严重程度均显著升高，含有 HD-MTX 化疗方案的国际上多项临床研究均将入组标准设定为年龄＜40岁，因此，50～60 岁患者不常规使 HD-MTX，60 岁及以上患者不建议使用 HD-MTX。异环磷酰胺、顺铂和多柔比星三药联合方案可以作为 40 岁以上患者的选择。

三、化疗与抗血管生成靶向药物联合使用

一线标准治疗方案是以化疗为主，二线治疗方案缺乏高级别循证医学依据，目前仍无标准推荐方案。吉西他滨联合多西他赛作为二线可选的方案，有效率为 17%～30%，中位 OS 和 PFS 分别为 13 个月和 7 个月。有研究在此两药联合的基础上加用贝伐珠单抗（TAG 方案：多西他赛 100 mg/m², 第 8 天，贝伐珠单抗 15mg/kg，第 1 天，吉西他滨 1000mg/m²，第 1 天、第 8 天，每 21 天 1 次）治疗 15～30 岁骨肉瘤患者，客观缓解率（ORR）和疾病控制率（DCR）高达 57% 和 79%，中位 OS 和 PFS 分别为 19 个月和 7 个月。

四、其他靶向药物治疗

目前没有发现骨肉瘤确切的驱动基因。研究表明骨肉瘤的不良预后与血管内皮生长因子有关，一些抗血管生成药物用于晚期骨肉瘤的临床研究。

（1）卡博替尼：是一种多靶点的口服小分子酪氨酸激酶抑制剂。60mg 口服，每天一次，28 天重复。一项多中心单臂的 II 期临床研究，用于经过一线或多线治疗进展的骨肉瘤患者，可评估的 42 例患者中，12% 的患者达 PR，33% 的患者

6 个月疾病无进展，中位 PFS 为 6.7 个月，中位 OS 为 10.6 个月。提示卡博替尼可能是晚期骨肉瘤治疗的新选择。

（2）阿帕替尼：是我国自主研发的作用于 VEGFR-2 的小分子酪氨酸激酶抑制剂。500～750mg 口服，每天一次，至病情进展或不能耐受。国内多个中心开展相关研究。一项研究显示，34 例化疗进展后的晚期骨肉瘤患者，接受单药阿帕替尼治疗后，中位 PFS 为 7.89 个月，中位 OS 为 17.61 个月。另一项开放的 II 期临床研究，37 例受试患者，ORR 为 43.24%，4 个月 PFS 率为 56.75%，中位 PFS 和 OS 分别为 4.50 个月和 9.87 个月。多项研究表明，阿帕替尼可以用于骨肉瘤的二线治疗。

（3）安罗替尼：是小分子多靶点酪氨酸激酶抑制剂，抑制 VEGFR、PDGFR、FGFR、c-Kit 等激酶，具有抗肿瘤血管生成及抑制肿瘤生长的作用。12mg 口服，每天一次，服用 2 周停 1 周，至病情进展或不能耐受。一项多中心、单臂临床研究，采用单药安罗替尼治疗 29 例晚期骨肉瘤患者，PFS 为 4.8 个月，ORR 为 6.90%，DCR 为 75.86%。结果显示安罗替尼对于复发难治性骨肉瘤具有一定疗效。

第七节 药物治疗展望

骨肉瘤治疗仍是以手术及化疗为主的综合治疗，精准靶向治疗及免疫治疗对于骨肉瘤的治疗尚不成熟，证据不充分。需要更多高级别临床研究去探索。

一、依据驱动基因，选择靶向药物

由于骨肉瘤高度的异质性及其相对较低的发病率，通过基因测序，尚未发现精确的驱动基因，因此，也尚未找到针对特定驱动基因的精准靶向治疗药物。但是，医疗科研人员仍在不懈努力，发现骨肉瘤常见的驱动基因，如受体酪氨酸激酶（RTK）相关途径、TP53、细胞周期相关分子、PTEN-PI3K-AKT-TSC1/2-mTOR 通路、BRCA 及同源重组修复缺陷（HRD）、MAPKKK-MAPKK-MAPK 通路等。针对以上驱动基因，开展了相关的基础研究及临床研究。虽然靶向治疗在肺癌和乳腺

癌等肿瘤治疗中大放异彩，但是，在骨肉瘤中的应用还在襁褓阶段，大量药物折戟于临床试验。多靶点 TKI 的应用为骨肉瘤的治疗打开了新的突破口，但精准靶向治疗还依赖更多的临床证据来求证。

二、免疫治疗

免疫检查点抑制剂（PD-1 或 PD-L1 抑制剂）的出现，为骨肉瘤的免疫治疗带来了新的希望。多项基础研究发现在骨肉瘤中 PD-1/PD-L1 的表达与患者预后密切相关，在体外试验及动物实验中发现 PD-1/PD-L1 抑制剂能部分缓解骨肉瘤恶性进展。但是，关于骨肉瘤免疫治疗的临床试验，尚未观察到像恶性黑色素瘤、肺癌等那样令人满意的效果。目前，市场上现有的免疫治疗药物还缺乏循证医学证据。

三、靶免联合治疗

目前，免疫检查点抑制剂治疗晚期骨肉瘤的临床研究结果不尽如人意，有效性低。可能与临床研究纳入的病例多为后线患者有关，其免疫系统常被破坏，限制了免疫治疗的疗效。另外，免疫微环境往往复杂多变，仅仅用免疫治疗难以抑制肿瘤的发展，需要免疫联合治疗，小分子靶向药物联合免疫治疗可能是不错的治疗组合。一项研究中，采用阿帕替尼联合卡瑞利珠单抗治疗晚期骨肉瘤患者，6 个月 PFS 率为 50.9%，ORR 为 20.9%，提示 PD-L1 高表达患者 PFS 更长。

四、联合化疗治疗

骨肉瘤的发生、发展及预后与血管内皮生长因子密切相关，且骨肉瘤对化疗是相对敏感的。抗血管药物联合化疗能够取得一定疗效，国内相关研究表明阿帕替尼联合多西他赛和顺铂二线治疗肺转移骨肉瘤患者，ORR 可达 42.86%，中位 PFS 为 7.68 个月，中位 OS 为 9.62 个月，无治疗相关性死亡。但目前仍缺乏大样本临床数据。选择哪种抗血管药物？与什么化疗方案组合，能够取得最佳疗效及低的毒副反应，还需要进一步的临床研究去探索。

五、参加临床研究

由于治疗骨肉瘤的药物比较有限，均是以化疗药物为主，且就是那四种药物之间的组合使用，靶向与免疫治疗等其他药物治疗的循证医学证据尚不充分。因此，需要根据基础研究及基因测序等方法，寻找新的药物，并进行临床研究。目前，针对骨肉瘤开展了多项临床研究，如 PD-1/PD-L1 抗体联合 CTLA-4 抗体、化学药物、靶向药物的治疗，期待有令人振奋的结果。

第八节 预后和随访

一、预后

（一）影响预后的因素

肿瘤部位及大小、有无转移病灶、新辅助化疗的效果、手术类型及外科手术的切除边界是影响骨肉瘤预后的主要因素。组织坏死率可用来衡量化疗的反应，坏死率 > 90% 属于反应良好。另外，ALP、LDH 水平升高也是影响骨肉瘤预后的因素。

（二）生存时间

未发生转移、侵犯范围相对局限的骨肉瘤，其 5 年生存率可达到 60% 以上。

（三）改善预后的策略

早发现、早诊断、早治疗，需要多学科协作，规范化的诊断和综合治疗；其治疗和随访过程以骨科为主导，需长期随访，早期发现肿瘤复发和转移，及时治疗。

二、随访

（一）复发高峰时间

术后 6 个月内主要是外科问题，如伤口不愈合、感染等。术后 2 年之内是骨肉瘤局部复发的高发时间，术后 0.5 ~ 1.5 年是肺转移的高发时间。

（二）首发部位和常见部位

肺是骨肉瘤最常见的转移部位，不同时期均能出现肺转移，如术前、辅助治疗期间、化疗结束后 1 年内或 1 年后。还有局部复发，肝、脑、骨等部位转移，淋巴道转移少见。

（三）复发的检查手段

骨肉瘤复发的检查手段包括全面体检、局部 X 线、B 超、局部增强 CT/MRI、骨扫描、胸部影像学检查（胸部 CT）、功能评分和实验室检查等。当怀疑远处转移时，可考虑行 PET/CT 检查，以全面评估病情。

（四）随访方案

随访方案为：综合治疗完成后，每 3 个月随访 1 次，共 1 ~ 2 年，第 3 年每 4 个月随访 1 次，第 4 ~ 5 年每 6 个月随访一次，此后每年 1 次。

（张从军）

参 考 文 献

第 29 章　软组织肉瘤

软组织肉瘤（soft tissue sarcoma，STS）是一组起源于非上皮性骨外软组织的高度异质性恶性肿瘤，发病率为（1.28 ~ 1.72）/10 万，约占成人恶性肿瘤的 1% 及儿童恶性肿瘤的 15%。STS 来源主要包括肌肉、脂肪、纤维组织、血管以及神经组织。STS 具有高度侵袭性、浸润性生长、术后容易局部复发和远处转移的特点。STS 可发生于身体的各个部位，以四肢、躯干、脊柱最为常见，也可发生于腹腔和腹膜后、头颈部以及内脏实质脏器。STS 发病率低且病理种类繁多，不同类型的 STS 具有不同的临床特征，包括好发年龄、好发部位、局部侵袭性、远处转移能力、放化疗敏感性，预后也存在较大差异，这些特征组成了极为复杂的 STS 群体。STS 临床诊治存在极大的挑战，开展大规模的临床研究、获得高级别的循证医学证据也受到极大的限制。虽然 STS 发病率仅占所有实体肿瘤的 1%，但 STS 患者年龄普遍更为年轻，所造成的社会负担不容忽视，需要引起肿瘤界、药企和社会层面更多的关注。

虽然外科手术是 STS 最主要的治疗手段，但单纯外科手术已远远不能满足现代肿瘤学发展的需求，放疗、化疗以及近年来备受关注的分子靶向及免疫治疗，在 STS 综合治疗中的作用越来越重要，这类少见、复杂肿瘤的诊治也更需要依赖于多学科团队（multi-disciplinary team，MDT）协作，为患者提供系统、全面、合理、个体化的综合治疗方案，以减少诊治上的失误，提高整体的治疗效果。

第一节　临床表现与诊断

一、症状与体征

STS 可发生于身体的各个部位，以四肢、躯干、脊柱最为常见，也可发生于腹腔和腹膜后、头颈部以及内脏实质脏器。不同病理类型的肿瘤具有各自的好发部位，如横纹肌肉瘤好发于四肢，平滑肌肉瘤多见于躯干及体腔，纤维肉瘤多发生于皮肤及皮下组织等。

STS 可发生于各个年龄段，高发年龄在 40 岁左右，青少年的 STS 多为横纹肌肉瘤。男性发病率多于女性。

STS 最主要的症状包括疼痛、肿块和转移灶引发的症状。其他症状包括肢体麻木、肢体肿胀、局部皮肤温度升高、区域淋巴结肿大等。

STS 肿块通常是无痛的。当肿瘤组织侵及周围组织、器官或合并感染、瘤内出血时，可引起不同程度的疼痛，为患者就诊的首发症状。当肿瘤发生在神经附近或神经本身上的（如恶性周围神经肿瘤）可伴有麻木、麻痹等神经系统症状。

超过 50% 的 STS 患者以肿块为首发症状，但疾病早期，尤其是肿块位置较深时往往难以早期发现，肿块的形状、边界、活动度、质地等按组织来源不同而定。少部分患者可表现为典型的局部炎性肿块，伴有红、肿、热、痛，严重者可出现溃烂、出血和感染。

STS 侵袭性强，往往呈浸润性或破坏性生长，血行播散是其主要的远处转移途径，最常见的远处转移部位包括肺、肝、脑、骨等，淋巴道转移少见，可伴有相应脏器受累的症状，临床上部分患者以远处转移灶症状为首诊。

二、诊断

（一）病史与体格检查

对所有疑似 STS 的患者标准诊断流程应包括详细而全面的病史采集、体格检查、原发肿瘤部位的影像学检查，以及区域和全身影像学检查，然后进行活检（首选穿刺活检），获得组织学诊断，完成 STS 分期诊断和分型诊断。

（二）辅助检查

由于 STS 缺乏相对特异性的临床表现和体征，给临床医师诊断带来一定的挑战。目前，STS 的诊断主要通过影像学和组织病理学检查，目前尚缺乏 STS 相关的特异性肿瘤标志物。其中，影像学检查包括 X 线、B 超、CT、MRI 和 PET/CT，而 MRI 对于诊断 STS 的大小和位置最有用，是最重要的检查手段，能精确显示肿瘤与邻近肌肉、皮下脂肪、关节，以及主要神经血管束的关系，对术前计划非常有用。CT 可以显示软组织肿块大小、范围、STS 邻近骨有无骨破坏及破坏情况，强化后可显示肿瘤的血供状况、肿瘤与血管的关系。X 线既可用来除外骨肿瘤，确认组织肿块位置，也可用于评估 STS 骨受侵时发生病理骨折的风险。B 超主要用于判断肿物是囊性还是实性，提供肿物的血流情况及区域淋巴结有无肿大等情况，对于局部复发肿瘤有较高的敏感性和特异性。如果难以确定是良性还是恶性，有条件的地区和单位可以行 PET/CT 检查进一步鉴别，也可对肿瘤进行检查分期，同时可为新辅助化疗或放疗的疗效评估提供基线数据。PET/CT 不仅可显示原发肿瘤部位的代谢状况，更重要的是可评价患者的局部和全身情况。此外，STS 可引起肺部远处转移，因此需要胸部 CT 来确定分期。根据肿瘤的类型，有些可能会引起区域淋巴结转移或骨转移，因此在某些情况下，使用 B 超/MRI 或 PET/骨扫描进行评估。

（三）病理诊断

为了获得明确的诊断，有必要收集肿瘤的一部分（活组织检查）并进行组织病理学诊断。对病灶的活检方式，优先推荐进行穿刺活检，其次为切开活检或切除活检。一些 STS 有遗传异常（如特定基因的相互易位）的报道，因此联合进行基因检测可以获得更准确的诊断。由于 STS 是一种罕见病，良恶性往往难以区分，可能延误诊断，或反复复发后才诊断为恶性。在专业机构进行准确诊断很重要，在此基础上才能进行正确的治疗。此外，如果活检/手术不当，可能需要进行更大的手术，并且肿瘤周围的正常部分可能会受到疾病的影响，因此活检最好也是在专门的机构进行。

如前所述，恶性 STS 需要与良性软组织肿瘤相鉴别，两者在生长方式、生长速度以及复发转移等方面存在较大差异，可以根据详细的病史采集及全面的体格检查进行诊断和鉴别。表 29-1 为良性及恶性软组织肿瘤的差异比较。

表 29-1 良性及恶性软组织肿瘤的差异比较

项目	良性	恶性
生长方式	外生性、膨胀性	早期为膨胀性，后期有侵袭性
生长速度	缓慢	快
与周围组织的关系	推移、压迫	侵犯、破坏
包膜	常有	常无或有假包膜
边界	清晰	多数不清
继发改变	少见出血、坏死及变性	常有出血、坏死、溃烂
复发及转移	极少或无	常见
对机体影响	极少	可危及生命

三、分期

对新诊断的 STS 患者进行及时准确的肿瘤分期具有十分重要的意义，不同分期的患者在预后和治疗原则方面存在较大的差异。因此，准确而完整的分期是制订和实施有效治疗方案的重要基础。STS 目前采纳的临床分期系统有两种，一个是广为外科医生所接受的外科分期系统（SSS），由 Enneking 教授于 20 世纪 80 年代提出，此分期系统根据肿瘤的组织学级别、局部累及范围、是否伴有远处转移进行分期，反映了不同生物学特征的肉瘤，需要不同的手术切除范围（表 29-2）。另一个是 AJCC 分期系统，它根据 TNM 参数（表 29-3 和表 29-4），结合了 STS 的 FNCLCC 组织学分级（表 29-5），被广大肿瘤内科医生所熟悉和接受。根据肿瘤的大小，分为 T1（小于 5cm），T2（5～10cm），T3（10～15cm）和 T4（大于

15cm），显示出肿瘤的大小是 STS 的重要预后因素之一。虽然伴有淋巴结转移被划分为Ⅳ期，其预后仍较真正的远处转移患者更好。由于淋巴结转移仅在个别类型的 STS 中会出现，如滑膜肉瘤、血管肉瘤、横纹肌肉瘤等，因此，在手术时并不需要进行常规的淋巴结清扫。

表 29-2　骨及软组织肿瘤外科分期系统（MSTS/Enneking 外科分期）

分期	病理分级	部位	转移
Ⅰ A 期	低度恶性（G1）	间室内（T1）	无转移（M0）
Ⅰ B 期	低度恶性（G1）	间室外（T2）	无转移（M0）
Ⅱ A 期	高度恶性（G2）	间室内（T1）	无转移（M0）
Ⅱ B 期	高度恶性（G2）	间室外（T2）	无转移（M0）
Ⅲ 期	任何 G	任何 T	区域或远处转移（M1）

表 29-3　AJCC 肢体 / 躯干软组织肉瘤 TNM 分期系统 TNM 定义（第八版，2017 年）

原发肿瘤（T）
TX 原发肿瘤无法评价
T0 无原发肿瘤证据
T1 肿瘤最大径≤ 5cm
T2 肿瘤最大径> 5cm，≤ 10cm
T3 肿瘤最大径> 10cm，≤ 15cm
T4 肿瘤最大径> 15cm

区域淋巴结（N）
N0 无局部淋巴结转移或局部淋巴结无法评价
N1 局部淋巴结转移

远处转移（M）
M0 无远处转移
M1 有远处转移

表 29-4　AJCC 肢体 / 躯干软组织肉瘤 TNM 分期系统（第八版，2017 年）

分期	T 分期	N 分期	M 分期	组织学分级
Ⅰ A 期	T1	N0	M0	G1，GX
Ⅰ B 期	T2/T3/T4	N0	M0	G1，GX
Ⅱ 期	T1	N0	M0	G2，G3
Ⅲ A 期	T2	N0	M0	G2，G3
Ⅲ B 期	T3/T4	N0	M0	G2，G3
Ⅳ 期	任何 T	N1	M0	任何 G
	任何 T	任何 N	M1	任何 G

表 29-5　组织学分级定义：采用 FNCL CC 软组织肉瘤分级系统

A. 肿瘤细胞分化
1 分　肉瘤非常类似正常成人间叶组织（如低级别平滑肌肉瘤）
2 分　肉瘤细胞有自己特定的组织学特点（如黏液样脂肪肉瘤）
3 分　胚胎样特点和未分化的肉瘤，滑膜肉瘤，类型不明确的肉瘤

B. 核分裂计数
1 分　0 ～ 9/10HPF
2 分　10 ～ 19/10HPF
3 分　> 19/10HPF

C. 坏死
0 分　无坏死
1 分　< 50% 肿瘤坏死
2 分　≥ 50% 肿瘤坏死

组织学分级 =A+B+C
1 级 =2，3 分
2 级 =4，5 分
3 级 =6，7，8 分

实际上，SSS 分期系统和 AJCC 分期系统对于 STS 各有不同的临床意义。SSS 分期系统是目前临床上使用比较广泛的分期系统，对外科手术的指导意义更大，反映了骨肿瘤科医生对肉瘤的认识已经整合了肿瘤的生物学特点与解剖学特征，但 SSS 分期系统对于手术外的综合治疗选择指导性不够。作为目前国际上最为通用的肿瘤分期系统，AJCC 分期系统恰好弥补了 SSS 分期系统的不足，通过肿瘤大小、转移潜能和 FNCLCC 分级可以很好地区分不同预后的患者，不同分期的患者推荐不同的综合治疗策略，包括新辅助和辅助放化疗等。但 AJCC 分期系统无法指导手术方式、确定合理的手术边界，因此，两种分期系统各有利弊，需要从事 STS 诊治的医生更好地理解并整合其各自的特点灵活使用，以制定更为科学合理的治疗策略。

此外，值得注意的是，STS 不仅在初诊时需要进行分期，在疾病复发或进展后再次分期对了解肿瘤的生物学行为、指定下一步的治疗计划同样具有重要的意义。

四、分类

目前最常用的软组织肿瘤分类标准为 WHO（2020 年版）分类（表 29-6）。

表 29-6 软组织肿瘤分类标准（2020 年版）

脂肪细胞肿瘤	**软骨 - 骨肿瘤**
非典型性脂肪瘤样肿瘤	骨外骨肉瘤
高分化脂肪肉瘤	**周围神经鞘膜肿瘤**
去分化脂肪肉瘤	恶性周围神经鞘膜瘤
黏液样脂肪肉瘤	上皮样恶性周围神经鞘膜瘤
多形性脂肪肉瘤	恶性蝾螈瘤
黏液样多形性脂肪肉瘤	恶性色素性神经鞘膜瘤
成纤维细胞 / 成肌纤维细胞瘤	恶性颗粒细胞瘤
隆突性皮肤纤维肉瘤	恶性神经束膜瘤
纤维肉瘤型隆突性皮肤纤维肉瘤	**分化不确定的肿瘤**
色素性隆突性皮肤纤维肉瘤	恶性混合瘤
孤立性纤维性肿瘤	肌上皮癌
恶性孤立性纤维性肿瘤	恶性磷酸盐尿性间叶性肿瘤
炎性成肌纤维细胞瘤	NTRK 重排梭形细胞间叶性肿瘤
低度恶性成肌纤维细胞肉瘤	滑膜肉瘤，非特指型
黏液炎性成纤维细胞性肉瘤	滑膜肉瘤，梭形细胞型
婴儿型纤维肉瘤	滑膜肉瘤，双向型
成人型纤维肉瘤	滑膜肉瘤，差分化型
黏液纤维肉瘤	上皮样肉瘤
低度恶性纤维黏液样肉瘤	腺泡状软组织肉瘤
硬化性上皮样纤维肉瘤	软组织透明细胞肉瘤
所谓的纤维组织细胞性肿瘤	骨外黏液样软骨肉瘤
恶性腱鞘滑膜巨细胞瘤	促结缔组织增生性小圆细胞肿瘤
脉管肿瘤	恶性肾外横纹肌样瘤
卡波西肉瘤	恶性血管周上皮样细胞分化的肿瘤
上皮样血管内皮瘤	（PEComa）
血管肉瘤	（动脉）内膜肉瘤
血管周皮细胞（血管周）肿瘤	恶性骨化性纤维黏液瘤
恶性血管球瘤	未分化肉瘤
平滑肌肿瘤	未分化梭形细胞肉瘤
炎性平滑肌肉瘤	未分化多形性肉瘤
平滑肌肉瘤	未分化圆细胞肉瘤
骨骼肌肿瘤	**骨和软组织未分化小圆细胞肉瘤**
胚胎性横纹肌肉瘤	尤因肉瘤
腺泡状横纹肌肉瘤	伴有 EWSR1- 非 ETS 家族融合基因的未分化肉瘤
多形性横纹肌肉瘤	CIC 重排肉瘤
梭形细胞 / 硬化性横纹肌肉瘤	伴有 BCOR 遗传学改变的肉瘤
外胚层间叶瘤	

第二节 一般治疗原则

　　由于 STS 具有高度侵袭性、浸润性生长、术后容易局部复发和远处转移的特点，其自然病程往往较短，预后较差。因此，STS 的治疗应遵循 MDT 协作原则，需要骨软组织肿瘤外科、肿瘤内科、放疗科、影像科、病理科及介入治疗科等学科参与。其中，规范的外科手术切除仍是最重要的也是唯一的治愈措施。然而，对于局部切除困难的肿瘤，新辅助化疗和（或）放疗能够缩小肿瘤体积，增加手术完整切除率及保肢率。而辅助化疗和（或）放疗通过杀灭术后残留肿瘤细胞，减少复发转移风险也可使某些肉瘤术后患者获益。对于不可切除的或晚期 STS，化疗有利于减轻相关症状，延长生存时间及改善生活质量。近年来，多种新药如分子靶向药物和免疫治疗药物在 STS 治疗中也取得了非常不错的疗效。

一、外科治疗

正确、规范的外科手术是治疗 STS 最有效的方法，也是绝大多数 STS 唯一的治愈手段。手术的目标不仅是完整切除肿瘤，而且要求获取安全的外科边缘。当术后功能恢复与安全边界发生矛盾时，通常以牺牲部分功能为代价。

通常，安全外科边界是指 MRI 显示 STS 边缘或反应区外 1cm 处，手术是在保证安全外科边界的基础上追求完整切除肿瘤。对于病灶体积较大、位置较深或侵犯邻近大血管、神经、关节和骨骼等重要组织的肿瘤，预计一期手术难以达到根治切除，而对化放疗相对敏感的肿瘤，可以通过术前放化疗和介入治疗等手段使肿瘤体积缩小、坏死和形成明显的假包膜，从而为手术获得安全外科边界创造有利条件。

临床上，不规范的手术操作往往会导致：①非计划再次手术，即 STS 患者在第一次手术时，因各种原因导致肿瘤残留（R1～R2 切除）或切缘未达到安全外科边界，需要接受计划外再次手术；②人为破坏肿瘤包膜不能完整切除肿瘤；③活检穿刺针道不包括在手术切除的范围内；④手术中反复挤压肿瘤组织、不规范的"无瘤原则"等会显著影响外科手术治疗的成功率。

而规范的手术操作建议包括：①术前基于病理和 MRI 等辅助检查资料制订具体手术方案，设计最佳瘤体取出路径和重建功能所需的技术准备；②将活检针道与肿瘤作为一个整体同时切除；③直视下努力获得安全边界，必要时可以同期进行两个方向的显露，如发生于躯干和骨盆的 STS；④误入肿瘤时无论是否达到肿瘤实质，均应立即严密缝合并扩大切除；⑤贴肿瘤面切除时需要特别标记，并在术后获取切缘信息；⑥切除的标本必须标记极相，并要求病理医师出具边缘是否残留的评价报告；⑦肢体位置较深的高级别 STS，尽量实施间室切除或间隙切除。

此外，STS 手术不推荐对区域淋巴结进行常规清扫，对于容易发生淋巴结转移的透明细胞肉瘤、上皮样肉瘤、血管肉瘤、胚胎型横纹肌肉瘤和未分化肉瘤等，应常规检查淋巴结。当影像学检查怀疑有淋巴结转移时，应在切除原发肿瘤的同时行淋巴结清扫术，术后病理若证实区域淋巴结转移且侵及包膜外者，需要行术后放疗。

二、放射治疗

局部广泛性切除 + 辅助放疗目前是可手术切除、病理高级别 STS 的标准治疗模式，而放疗的疗效主要取决于 STS 的病理类型和肿瘤负荷。通常，病理高级别 STS，如尤因肉瘤和横纹肌肉瘤等对放疗的敏感性较高，肿瘤负荷越小放疗效果越好。此外，不同病理类型 STS 的放疗时机、放射野设计、射线种类与能量、照射剂量和分割方式等的选择仍有待进一步达成统一意见。

放射治疗的主要方式包括：A. 单纯放疗：是 STS 治疗最常应用的放疗方式，放疗剂量和照射野视依不同大小、部位和病理类型而定，常规剂量为 50～75Gy，分 25～38 次完成。B. 同步放化疗：主要针对身体状况良好、无严重脏器疾患的中青年患者，局部控制率高于单纯放疗，尤其适用于恶性程度较高和肿瘤体积较大的 STS 患者。同步放化疗中采用的化疗增敏药物主要包括多柔比星、异环磷酰胺和顺铂等。视患者具体情况，可以使用单药或联合用药，如 AI 方案（多柔比星 + 异环磷酰胺）、AD 方案（多柔比星 + 达卡巴嗪）或 MAID 方案（美司钠 + 多柔比星 + 异环磷酰胺 + 达卡巴嗪）等同步放化疗。C. 序贯放化疗：是指在放疗前后使用化疗，其肿瘤局部控制率不及同步放化疗，但优于单纯化疗或放疗，血液学和胃肠道等不良反应相对同步放化疗较轻，适用于无法耐受同步放化疗的患者；D. 立体定向放射治疗（stereotactic body radiation therapy，SBRT）：主要包括 γ 刀、X 刀、射波刀、TOMO 刀，以及属于高 LET 射线的质子和重粒子照射。目前 SBRT 用于脊髓侵犯、神经根受压等治疗效果优于普通直线加速器治疗，治疗进展缓慢的孤立性远处转移灶的 STS 有较好的近期疗效。

放射治疗的主要类型包括：A. 术后辅助放疗：可以杀灭手术后残存的肿瘤细胞，减少肿瘤局部复发及远处转移风险。主要适应于：①病理高级别软组织肿瘤；②原发肿瘤最大径 > 5cm；③手术切缘阳性或未达到安全外科边界，肿瘤侵犯周围血管、神经；④肿瘤位置表浅、体积较小、病理低级别、手术已达到安全外科边界者，术后辅助放疗不作推荐。B. 术前放疗：对于肿瘤体积较大、位置较深，与血管神经关系密切，局部切除困难或预期无法达到安全外科边界者，术前放疗联合或序贯化疗、介入治疗等可能缩小肿瘤体积，提高 R0 切除或保肢成功的概率。C. 姑息性放疗。主要适应于：①对于经术前抗肿瘤治疗仍无法手术切除或手术可能严重影响肢体功能、无法保肢或拒绝截肢的局部晚期 STS 患者；②针对局部晚期无法手术切除肿瘤导致的各种并发症，如疼痛、急性脊髓压迫症和肢体功能障碍等。姑息性放疗的主要目的包括：①较长时间控制局部肿瘤生长；②尽量延缓或减轻局部严重症状，提高生活质量；③联合或序贯化疗、介入等其他治疗方法，达到延长患者 OS 的目的。

三、化学治疗

病理高级别的 STS 患者，在初诊时约有 10% 已发生远处转移，即使肿瘤局部控制良好，术后仍有近 40% ～ 50% 的患者会出现局部复发，超过 50% 的患者会发生远处转移。因此，STS 特别是高级别 STS，MDT 协作综合治疗已成为共识。内科治疗作为重要的全身治疗手段，化疗有助于提高原发肿瘤 R0 切除率、增加保肢机会，还可以降低术后复发转移风险，对于复发转移的晚期患者可延长患者 OS，并提高生活质量。

化疗仍是当今 STS 最重要的内科治疗手段，根据目的不同，可以分为新辅助化疗、辅助化疗和姑息性化疗等。A. 新辅助化疗：对一期切除困难或不能获得 R0 切除，且对化疗敏感的成人高级别 STS，可以使用新辅助化疗。具体适应证包括：①化疗相对敏感的高级别 STS；②肿瘤体积较大，与周围重要血管神经关系密切，预计无法一期 R0 切除或保肢治疗；③局部复发需要二次切除或远处转移行姑息手术前。术前化疗推荐方案：多柔比星（ADM）± 异环磷酰胺（IFO）方案或 MAID 方案。B. 辅助化疗。对于Ⅰ期有安全外科边界的 STS 患者，不推荐辅助化疗。对于Ⅱ～Ⅲ期患者，建议术后放疗 ± 辅助化疗，对有以下情况的Ⅱ～Ⅲ期患者强烈推荐术后辅助化疗：①化疗相对敏感；②高级别、深

部、直径 > 5cm；③手术未达到安全外科边界或局部复发二次切除后的患者。横纹肌肉瘤建议术后辅助化疗 12 个周期，骨外骨肉瘤 12 ～ 15 个周期，骨外尤因肉瘤 16 ～ 18 个周期。除此以外的其他 STS 的辅助化疗一致推荐 ADM ± IFO 方案，建议化疗 6 个周期。C. 姑息性化疗：对于不可切除的局部晚期或转移性 STS，积极有效的化学治疗有利于减轻症状、延长生存期和提高生活质量。对于多次多线化疗失败，已经证明很难从化疗中获益，且美国东部肿瘤协作组体能状态（Eastern Cooperative Oncology Group Performance Status，ECOG-PS）评分 > 1 分的患者，不推荐再次化疗。D. 隔离肢体热灌注化疗：不仅能使肿瘤局部获得更高的药物浓度，还可以利用局部热效应（42 ～ 43℃）进一步杀灭肿瘤细胞，提高肿瘤广泛切除率、增加保肢治疗的机会，能否带来生存获益目前尚无法最终定论。隔离肢体热灌注化疗可与术前静脉化疗、放疗等治疗手段同步或序贯进行，因联合治疗不良反应较重，推荐功能状态（performance status，PS）评分 0 ～ 1 分、病理分级为 2 ～ 3 级且肿瘤体积巨大、肿瘤与重要血管神经关系密切预期常规新辅助化疗后仍难以获得 R0 切除或需要保肢的患者采用。

四、分子靶向治疗

目前，靶向药物在部分晚期实体瘤中可作为一线治疗药物，其在个体化治疗和安全性方面展现出突出的优势，为肿瘤治疗提供了新的手段。STS 是一种由多基因参与、多因素介导的病理机制复杂的恶性肿瘤，随着对 STS 发生发展机制的深入研究，与其发生发展相关的潜在靶点也不断被发现。多项 STS 的临床试验结果证实，靶向药物能够延长患者无进展生存期（progression-free survival，PFS）、改善生活质量，全面改变 STS 治疗格局。目前 STS 的靶向治疗药物主要分为两类：一类是针对血管生成的治疗；一类是针对特异靶向信号转导通路分子的治疗。

分子靶向治疗目前尚无 STS 辅助和新辅助治疗指征，主要作为局部晚期无法手术切除或转移性 STS 的二、三线治疗。例如，以安罗替尼为代表的抗血管生成小分子酪氨酸激酶抑制剂

(tyrosine kinase inhibitor，TKI) 成为晚期 STS 二线治疗的首选方案。部分亚型特异靶点的发现为 STS 个体化治疗带来了新的希望。但在临床应用中，早期出现耐药或适应性耐药的现象并不少见，有研究提示靶向治疗与化疗药物或免疫检查点抑制剂联合治疗或许可提高疾病控制率，改善患者生活质量。

五、免疫治疗

近年来，基于免疫检查点抑制 PD-1/PD-L1 抗体的免疫治疗在多种恶性肿瘤中均表现出较好的疗效及耐受性，其在 STS 治疗中的疗效也受到了特别的关注。然而，由于 STS 组织学亚型多、异质性强，需要深入了解不同亚型 STS 的肿瘤微环境、免疫细胞的浸润、肿瘤及免疫细胞的免疫检查点的表达等，明确生物学标志物以筛选可能从免疫治疗中获益的人群。令人遗憾的是，目前 STS 的单一免疫治疗效果不理想，可通过联合治疗来改善肿瘤微环境、增强抗肿瘤免疫反应，同时也要关注个体化差异，制订更加合理的治疗方案。

总之，STS 的治疗应遵循 MDT 协作原则，需要采取以手术切除、放射治疗、化学治疗、靶向治疗以及免疫治疗为主的综合治疗策略，以帮助患者取得最佳疗效，最大程度地延长患者生存时间，提高生活质量。

第三节　辅 助 治 疗

STS 的主要治疗方法是进行广泛性手术切除。然而，有超过 50% 的患者在术后会发生局部复发或远处转移，即使接受积极的挽救性治疗，最终仍死于疾病复发或转移。术后辅助治疗旨在消灭亚临床病灶，降低局部复发和远处转移风险，提高患者的生存率。但是由于 STS 是一组高度异质性恶性肿瘤，包含至少 100 种不同的组织学和分子亚型，而且每一种都具有自己独特的生物学和临床行为，因此，辅助治疗在 STS 中的作用存在很大的差异，需要根据患者的具体肿瘤类型和风险分级进行综合评估。术后辅助化疗可显著改善非多形性横纹肌肉瘤患者的无病生存期 (disease free survival，DFS) 和总生存期 (overall survival，OS)，推荐按不同的危险度级别选择具体的化疗方案；未分化小圆细胞肉瘤术后推荐常规进行辅助化疗，可显著降低术后局部复发及远处转移发生率，而非特指型 STS 的术后辅助化疗一直存在争议。

一、辅助治疗的历史沿革

(一) 辅助治疗的发展历程

早在 20 世纪 80 年代，Elias 和 Antman 就对众多以多柔比星为基础、检验效力不足、研究设计欠佳且大多数为阴性结果的研究做出回应 (分别由 Omura 等于 1973 年针对子宫肉瘤和 Altman 等于 1978 年针对非子宫肉瘤发起)，首次指出应进一步研究评估辅助化疗在成人 STS 中的作用。在随后的 20 世纪 90 年代初期，Mertens 和 Bramwell 观察到许多研究均存在方法学缺陷和相互矛盾的数据。在 1997 年发表肉瘤荟萃分析协作 (Sarcoma Meta-Analysis Collaboration，SMAC) 研究后，Verweij 和 Seynaeve 建议将辅助化疗限制在"研究评估阶段"。按照这些思路，Antman 指出，尽管 DFS 存在差异，但鉴于 OS 率 4% 的绝对差异在统计学上并不显著，一些患者"可能希望或可能不希望接受术后辅助化疗"。Judson 在 2000 年感叹"缺乏足够规模的前瞻性随机试验来产生有意义的研究结果"。1 年之后，Bramwell 评论说，无法明确建立与使用辅助化疗相关的具体治疗标准。尽管如此，在 2002 年，Figueredo 等建议对具有高复发可能性的患者进行基于蒽环类药物的辅助化疗。在评论较新的临床试验时，Casali 和 Picci 在 2005 年得出结论，辅助化疗的益处"可能程度有限"，取决于"完全有效"的化疗方案，并且仅限于那些复发风险最高的患者。2007 年，Bramwell 主张选择性使用辅助化疗，因为担心长期疗效以及与治疗相关的死亡率。就在 2009 年，Blay 和 Le Cesne 得出结论，辅助化疗"尚未被证明可以改善未经选择的患者群体的治疗结局"，而 Schuetze 和 Patel 寻找出证据"支持在高危、局限期 STS 患者的治疗中使用辅助化学疗法"，尽管"缺乏充分检验效力、随机、对照临床试验的结论性结果"。这种情况提供了一个发展趋势的生动快照，提倡开展更大规模的、良好对照的且仍以多柔比星为基础的临床试验，旨在验证早期结果，因为这些早期结果主要是通过进行荟萃分析获得的——一种迄今为止循证医学证据级别最低的方法；其次，肿瘤学界将这些学术或临床试验从受控调查转变为被许多人不恰当地视为"可接受的"干预措施，并迅速成为事实上的治疗标准。近30年来累积的辅助数据不支持基于多柔比星的辅助化疗治疗STS的疗效，如果要取得真正的进展，肿瘤学界必须面对这一现实。

（二）制定辅助治疗"标准"

非转移性、可手术的成人STS患者的主要治疗方法仍然是广泛的手术切除。虽然辅助外照射放射治疗或近距离放射治疗可以提高肿瘤局部控制率，但这些疗法并不能预防远处转移，而且在原发肿瘤切除之前或之后应用放射治疗是否会增加DFS率或OS率仍未得到证实。事实上，有一半的高级别STS患者，即使其疾病局部控制良好，但最终仍会发展为远处转移，需要用单药或联合化疗进一步治疗。

在转移性STS患者中，多柔比星和异环磷酰胺是两种最有效的单一治疗药物，研究报道的可重复的客观缓解率（objective response rate，ORR）约为25%。其他有效率较低的药物包括达卡巴嗪（治疗反应率约为17%）、长春瑞滨（11%）和吉西他滨（11%）。多西他赛的治疗反应率变化很大，从0到17%不等，而紫杉醇几乎没有活性。

据报道，多柔比星与异环磷酰胺联合治疗不可切除或转移性STS的反应率高达35%，使其成为迄今为止最有效的化疗组合，优于三种或四种药物方案。然而，应该指出的是，与单药多柔比星相比，联合化疗对中位OS的改善尚未得到证实。吉西他滨和多西他赛的组合在平滑肌肉瘤患者中具有高度活性，在一项Ⅲ期试验中显示出16%的ORR。没有其他药物组合表现出类似的疗效。

由于多柔比星单独或与异环磷酰胺联合使用，在晚期STS患者中具有最高的可重复ORR，因此近30多年来，它一直是辅助治疗的标准。

（三）辅助治疗的历史局限性

1. SMAC 1997/2000 从历史角度来看，所有关于STS术后辅助治疗研究的样本量都偏小，而

且缺乏足够的统计学效力来揭示常用研究终点（如OS）的微小获益。为了解决这个问题，肉瘤荟萃分析协作开展了一项纳入14项研究（从最初考虑的23项临床试验中筛选出），共包括1568名患者的荟萃分析。其中有6项研究使用单药多柔比星；其余8项使用以多柔比星为基础的不同组合方案进行术后辅助化疗。所有患者均接受了原发肿瘤手术切除。研究结果显示，10年DFS率从45%显著提高至55%（P=0.000 1）。辅助化疗组的10年局部DFS率从75%提高至81%，但并无统计学意义。虽然10年OS率从50%提高至54%，但遗憾的是，这一最有意义的研究终点也没有达到统计学意义（P=0.12）。

一项亚组分析证实了OS率达到统计学意义上的显著改善：对于四肢肉瘤患者（886名患者中有376人死亡），风险比为0.80（P=0.029），这相当于在术后10年取得了7%的绝对总体生存率改善。这一发现已成为辅助化疗最有力的"疗效证明"。然而，作者自己意识到这样的发现很容易脱离更广泛的背景，并以一种掩盖整体发现的方式呈现，他们很快指出，"对于OS，没有明确的证据表明任何亚组都能够或多或少地从辅助化疗中获益"。

2. 自2000年以来开展的临床试验 自SMAC荟萃分析以来，已经陆续开展了3项临床研究，将异环磷酰胺纳入STS术后辅助治疗方案。Brodowicz等将59名可手术切除的非转移性STS患者随机分配至单纯辅助放射治疗组或与达卡巴嗪、异环磷酰胺和多柔比星联合治疗序贯放射治疗组。在平均97个月的观察期后，对照组与治疗组分别有15名（57%）和19名（77%）患者取得无病生存。两组之间在无复发生存期、局部或远处失败时间或OS方面没有统计学差异（P=0.99）。

Petrioli等将88名STS患者随机分配接受手术加或不加术后辅助放疗，或手术加术后辅助化疗（其中26名患者接受表柔比星治疗，19名接受表柔比星联合异环磷酰胺治疗）加或不加术后辅助放疗。在近8年的中位随访后，结果显示，辅助治疗组和对照组估计的5年DFS率分别为69%和44%，具有显著的统计学差异（P=0.01）；但两组在局部无复发生存率方面没有显著差异，只有辅助治疗组具有更好的无转移性疾病生存率的趋

势。接受辅助化疗患者估计的 5 年生存率为 72%，而对照组为 47%，差异无统计学意义（*P*=0.06）。

第三项随机辅助治疗研究来自意大利肉瘤组，他们对接受表多柔比星和异环磷酰胺辅助治疗的患者进行了意向性治疗分析，结果显示，与对照组相比，试验组的中位 DFS（48 个月 vs 6 个月；*P*=0.04）和中位总生存期（75 个月 vs 46 个月；*P*=0.03）均取得了显著改善。此外，该试验显示 2 年后辅助化疗的绝对 OS 获益为 13%，4 年后增加到 19%（*P*=0.04）。然而，在中位随访 89.6 个月（范围 56 ~ 119 个月）后，OS 的差异不再具有统计学意义（*P*=0.07）。

尽管我们已经明确了 3 项阴性结果研究，但可能还存在其他阴性数据尚未报告，因为由于缺乏初步反应，阴性结果研究通常会被提前终止。例如，Petriol 等开展的研究，因患者入组不佳而提前关闭，但研究结果已完整报告。我们怀疑，1/3 的研究显示出"阳性结果"，由于发表偏倚，阳性研究实际上可能被过度夸大。

3. SMAC 2008 更新　O'Connor 等在 2008 年 ASCO 年会上报道了 SMAC 荟萃分析的更新结果，包括 SMAC 1997 研究数据和 4 项已发表或报道的随机、对照Ⅲ期试验（Brodowicz、Petrioli 和 Frustaci 的研究，以及 EORTC 62931），对总共 2170 名患者的数据进行了荟萃分析。这项新的荟萃分析支持先前的研究结果，即辅助化疗在 5 年后 DFS 率和 OS 率方面是有益的，但再次证明 10 年后生存率改善的趋势不显著 [优势比（OR）为 0.87；*P*=0.12]。然而，在 2007 年 ASCO 年会上以摘要形式呈现的 EORTC 62931 荟萃分析结果同样没有统计学差异。因此，Afonso 等的一项荟萃分析纳入了类似的数据集，但确实发现辅助化疗具有统计学意义的益处，应谨慎解释这一研究结果。

Pervaiz 等于 2008 年发布了单独的 SMAC 更新。包括一项荟萃分析（SMAC 1997）、Brodowicz、Petrioli、Frustaci 的研究和 Gortzak 等的一项主要基于新辅助治疗的研究，并汇总了 1953 名患者的数据。研究结果表明，局部复发（OR=0.73；*P*=0.02）、远处复发（OR=0.67；*P*=0.001）、总体复发（OR=0.67；*P*=0.000 1）均取得显著下降，并且死亡风险也取得显著降低，风险比为 0.77（*P*=0.01），死亡的绝对风险降低 6%（*P*=0.003）。

尽管这些数据在支持辅助化疗方面似乎很有吸引力，但我们必须记住，荟萃分析是临床试验结果的组合，可能仅因偶然而异。如果结果之间的差异高于"正常"，这意味着未能满足某些统计标准，则数据缺乏同质性。在这种情况下，任何单一的组合结果都可能具有误导性，应该避免。而且在 Pervaiz 等开展的荟萃分析中，个别试验不符合同质性标准。因此，将个别临床试验纳入基于文献的荟萃分析可能会导致不合理的结论。基于个体患者数据的调查将允许进行真正的意向治疗荟萃分析，并可能克服这个问题。然而，最近研究中不同的研究终点使此类分析难以执行。

（四）辅助治疗的发展趋势

鉴于在每项 STS 研究中多柔比星辅助化疗对患者 OS 带来的获益无显著统计学差异（*P* > 0.05），因此数据最多可以解释为未经证实的趋势；正是这种 30 年来未经证实的趋势继续推动着设计几乎相同的临床试验陆续开展。出于说明目的，研究者绘制了过去 26 年临床试验中使用或不使用多柔比星辅助化疗患者 5 年 OS 率随时间变化的曲线。结果清楚地表明，首先，辅助化疗对 STS 患者带来的总体生存获益并不一致。其次，辅助化疗的患者生存率差异很大——有时，在其他试验中，辅助化疗"阳性"试验的生存率甚至低于未化疗患者的生存率，这引发了人们对这些基于多柔比星试验的"阳性"可信度的担忧。再次，观察组的平均 OS 率，由一段时间内的线性回归趋势线描绘，保持在 60% 不变；然而，对于辅助化疗组，观察到下降趋势。最后，如果可以使用这些线性回归线进行生存预测，人们预计未来基于多柔比星的辅助临床试验可能会看到这两个分支的"交叉"。

业内对非特指型 STS 的辅助化疗一直存在争议，主要原因是 2012 年发表在 *Lancet Oncology* 的探索 STS 辅助化疗疗效的 EORTC 62931 研究结果是阴性。这项大规模的Ⅲ期随机对照研究结果显示：对于可切除 STS 采用多柔比星（adriamycin）联合异环磷酰胺即 AI 方案化疗未能改善患者 OS、无复发生存期（relapse-free survival，RFS）、5 年局部复发率和远处转移率。但众多专家认为该研究存在设计缺陷，如纳入了Ⅱ ~ Ⅲ期肉瘤患者，肿瘤大小及部位不限及异环磷酰胺使用剂量偏低（仅 5g/m²，低于常用的 8 ~ 10g/m²）等，这些因素有可能导致结论偏倚。在 2018 年世界结缔组织肿瘤大会（Connective Tissue Oncology Society, CTOS）上更新了该研究的后续分层分析结果，并于 2019 年发表于 *European Journal of Cancer*。研究者选取了 EORTC 62931 入组人群中肿瘤位于肢体或躯干的 STS 患者，使用 Sarculator 预测指标进行风险分层分析。结果显示这些中高风险肢体或躯干 STS 患者的 RFS 和 OS 都能从 AI 方案辅助化疗中获益，此结果也解释了该研究既往结果为阴性可能是因为纳入低风险患者稀释了辅助化疗的疗效。此外，采用美国国家癌症数据库进行大数据分析，筛选出 1998 ～ 2012 年Ⅲ期 STS 患者 16 370 例，其中 5377 例可以纳入生存分析，发现化疗组和观察组的中位 OS 分别为 82.7 个月和 51.3 个月（$P < 0.01$）。法国肉瘤组随访数据也显示 FNCLCC Ⅲ级患者接受辅助化疗，可使 5 年无转移生存率由 49% 提高为 58%，5 年 OS 率由 45% 提高为 58%（$P=0.02$）。在化疗方案的选择上，1997 年发表的一项荟萃分析结果显示以多柔比星为基础的辅助化疗可以明显延长局部复发及远处转移的时间，改善总无复发生存时间，但仅有延长 OS 的趋势。2008 年发表的一项荟萃分析在此基础上纳入了部分新的临床研究，结果显示接受辅助化疗患者与术后观察患者的局部复发风险比为 0.73（$P=0.02$），远处转移及总复发风险比均为 0.67（$P=0.000\ 1$），而且在死亡风险比方面，应用单药多柔比星和应用多柔比星联合异环磷酰胺患者分别为 0.84（$P=0.09$）和 0.56（$P=0.01$），提示联合化疗在改善 OS 方面更具有优势。综上所述，对Ⅲ期 STS 化疗敏感患者推荐术后化疗，Ⅱ期患者具备以下高危因素时也可考虑术后化疗：肿瘤位置深，肿瘤累及周围血管，包膜不完整或突破间室，以及局部复发二次切除术等。但术后是否选择化疗以及治疗方案的选择还需要根据患者的具体情况和意愿综合考虑。

二、治疗原则

术后辅助化疗旨在消灭亚临床病灶，减少远处转移和复发的风险，提高患者的生存率。对于Ⅰ期有安全外科边界的 STS 患者，不推荐辅助化疗；对于Ⅱ～Ⅲ期患者建议术后放疗 ± 辅助化疗，对有以下情况的Ⅱ～Ⅲ期患者强烈推荐术后辅助

化疗：①化疗相对敏感；②高级别、深部、直径 > 5cm；③术后未达到安全外科边界或局部复发二次切除后的患者。横纹肌肉瘤建议术后辅助化疗 12 个周期，骨肉瘤 12 ～ 15 个周期，骨外尤因肉瘤 16 ～ 18 个周期。除此以外的其他 STS 的辅助化疗一致推荐 ADM ± IFO 方案，建议化疗 6 个周期。

对于非多形性横纹肌肉瘤，术后推荐常规进行辅助化疗，建议按不同的危险度级别选择具体的化疗方案。同样，未分化小圆细胞肉瘤（包括尤因肉瘤、伴有 *EWSR1*-non-ETS 融合的圆细胞肉瘤、CIC 重排肉瘤、伴有 BCOR 遗传学改变的肉瘤）术后均需常规接受辅助化疗，术前选择 VDC/IE 交替方案者术后维持原方案不变，与术前化疗一起共计 49 周，当多柔比星剂量达到 375mg/m² 后改为放线菌素 D。若术前选择 VAIA 或 EVAIA 方案，术后亦不更改化疗方案，推荐术前术后共计完成 14 次化疗。而非特指型 STS 的术后辅助化疗一直存在争议，对于分期为Ⅰ～Ⅱ期且伴有术后复发高危因素（肿瘤位置深，肿瘤累及周围血管，包膜不完整或突破间室，FNCLCC 分级为 G3，局部复发二次切除术等）的患者，建议接受术后辅助化疗；对于Ⅲ期患者，推荐单药或两药联合化疗。

术后化疗建议伤口愈合后尽早开始，共完成 4 ～ 6 个周期。但是否选择联合治疗以及治疗疗程，还需要根据患者的具体情况及其治疗意愿，综合制定治疗方案。

三、常用辅助治疗的方案及评价

（1）VAC[长春新碱＋放线菌素 D（更生霉素）＋环磷酰胺]

长春新碱 1.5mg/m²（≯2mg），静脉注射，每日 1 次，第 1、8、15 天。

放线菌素 D 0.045mg/kg（≯2.5mg），静脉注射，每日 1 次，第 1 天。

环磷酰胺 1.2g/m²，静脉滴注，每日 1 次，第 1 日，21 天为 1 个周期。

（其中环磷酰胺使用后需用美司钠解毒）

日本国立癌症中心医院 1997 ～ 2014 年收治了 16 例梭形细胞 / 硬化性横纹肌肉瘤的患者，选用 VAC 方案化疗，56% 的患者达到客观缓解，但一半以上患者后期出现复发或病情进展，因此推

荐 VAC 作为初始化疗方案，但需明确化疗敏感性及预后比胚胎型横纹肌肉瘤和腺泡型横纹肌肉瘤要差。

（2）VDC（长春新碱＋多柔比星＋环磷酰胺）/IE（异环磷酰胺＋依托泊苷）交替

长春新碱 $2.0mg/m^2$（$\geqslant 2mg$），静脉注射，每日 1 次，第 1 天。

多柔比星 $75mg/m^2$，静脉注射，每日 1 次，第 1 天。

环磷酰胺 $1.2g/m^2$，静脉滴注，每日 1 次，第 1 日，21 天为 1 个周期，与。

异环磷酰胺 $1.8g/m^2$，静脉滴注，每日 1 次，第 1～5 天。

依托泊苷 $100mg/m^2$，静脉滴注，每日 1 次，第 1～5 天，21 天为 1 个周期，交替进行。

（其中当多柔比星累积剂量达到 $375mg/m^2$ 时，需要将多柔比星调整为放线菌素 D$1.25mg/m^2$，静脉注射，每日 1 次，第 1 日；此外，环磷酰胺和异环磷酰胺使用后需用美司钠解毒）

INT-0091 研究中对于无转移的尤因肉瘤患者，无论分期随机分为 VDC/IE 交替方案和 VDC 方案分别术前化疗 4 周期，再进行局部治疗（分为手术、放疗和手术联合放疗），术后进行 13 次化疗。结果显示两者 5 年 EFS 率分别为 69% 和 54%（$P=0.005$），5 年 OS 率分别为 72% 和 61%（$P=0.01$）。

（3）VAI（长春新碱＋放线菌素 D＋异环磷酰胺）

长春新碱 $1.5mg/m^2$（$\geqslant 2mg$），静脉注射，每日 1 次，第 1 天。

放线菌素 D $0.75mg/m^2$（$\geqslant 1.5mg$），静脉注射，每日 1 次，第 1～2 天。

异环磷酰胺 $3.0g/m^2$，静脉滴注，每日 1 次，第 1～2 天，21 天为 1 个周期。

尤因肉瘤还可以使用 VAI、VIDE 等方案进行术前新辅助及术后辅助化疗。其中，VIDE 是一种有效的诱导方案，具有大量但可接受的毒性，允许可预测的干细胞动员。在大多数患者中维持剂量强度是可行的。生长因子在维持剂量强度和减少感染并发症方面发挥作用。

（4）VIDE（长春新碱＋异环磷酰胺＋多柔比星＋依托泊苷）

长春新碱 $1.4mg/m^2$（$\geqslant 2mg$），静脉注射，每日 1 次，第 1 天。

异环磷酰胺 $3.0g/m^2$，静脉滴注，每日 1 次，第 1～3 天。

多柔比星 $20mg/m^2$，静脉注射，每日 1 次，第 1～3 天。

依托泊苷 $150mg/m^2$，静脉滴注，每日 1 次，第 1～3 天，21 天为 1 个周期。

具体请参考前述 VAI 方案。

（5）EVAIA（依托泊苷＋长春新碱＋放线菌素 D＋异环磷酰胺＋多柔比星）

依托泊苷 $150mg/m^2$，静脉滴注，每日 1 次，第 1～3 天。

长春新碱 $1.5mg/m^2$（$\geqslant 2mg$），静脉注射，每日 1 次，第 1 天。

异环磷酰胺 $2.0g/m^2$，静脉滴注，每日 1 次，第 1～3 天。

放线菌素 D $0.5mg/m^2$，静脉注射，每日 1 次，第 1～3 天。

多柔比星 $30mg/m^2$，静脉注射，每日 1 次，第 1～2 日，21 日为 1 个周期。

EI CESS-92 研究表明，高危（肿瘤体积＞100ml）不伴转移的患者术前采用 EVAIA 方案化疗的疗效优于 VAIA 方案；非高危患者（肿瘤体积＜100ml）则推荐术前采用 VAIA 化疗 4 个周期。若术前选择 VAIA 或 EVAIA 方案，术后亦不更改化疗方案，推荐术前术后共计完成 14 次化疗。

（6）VAIA（长春新碱＋放线菌素 D＋异环磷酰胺＋多柔比星）

放线菌素 D $1.5mg/m^2$（$\geqslant 2mg$），静脉注射，每日 1 次，第 1 天。

异环磷酰胺 $2.0g/m^2$，静脉滴注，每日 1 次，第 1～3 天。

放线菌素 D$0.5mg/m^2$，静脉注射，每日 1 次，第 1～3 日，与多柔比星 $30mg/m^2$，静脉注射，每日 1 次，第 1～2 天，交替，21 天为 1 个周期

具体请参考前述 EVAIA 方案。

（7）A（多柔比星）/AI（多柔比星＋异环磷酰胺）

多柔比星 $75mg/m^2$，静脉滴注，每日 1 次，第 1 天，21 天为 1 个周期，共 6 个周期，或

多柔比星 $30mg/m^2$，静脉滴注，每日 1 次，

第1～3天，21天为1个周期，共3个周期，序贯
异环磷酰胺12.5g/m²，持续静脉滴注5天，21日为1个周期，共3个周期。

1997年发表的一项荟萃分析显示以多柔比星为基础的辅助化疗可以明显延长局部复发及远处转移的时间，改善无复发生存，但仅有延长OS的趋势。2008年的一项荟萃分析在此基础上更新了部分临床研究，结果显示辅助化疗对比术后观察的局部复发风险比为0.73（P=0.02），远处转移及总复发风险比均为0.67（P=0.0001），而且在死亡风险比方面，单药A为0.84（P=0.09），AI为0.56（P=0.01），提示联合化疗在OS方面更具有优势。

（8）EI（表柔比星＋异环磷酰胺）

表柔比星60mg/m²，静脉注射，每日1次，第1～2天。

异环磷酰胺3.0g/m²，静脉滴注，每日1次，第1～3天，21天为1个周期。

2001年意大利肉瘤研究组发表了一项EI方案用于辅助治疗的研究，纳入了104例3～4级STS患者（直径≥5cm或复发），随机分为试验组和观察组，试验组接受5个周期EI方案的辅助化疗，结果显示辅助化疗显著改善了DFS和OS，两组mDFS分别为48个月和16个月（P=0.03），mOS分别为75个月和46个月（P=0.04）。

总之，辅助治疗在STS中的作用存在很大的差异，需要根据患者的具体肿瘤类型和风险分级进行综合评估。术后辅助化疗可显著改善非多形性横纹肌肉瘤患者的DFS和OS，推荐按不同的危险度级别选择具体的化疗方案；未分化小圆细胞肉瘤术后推荐常规进行辅助化疗，可显著降低术后局部复发及远处转移发生率，而非特指型STS的术后辅助化疗一直存在争议。

因此，对于STS患者仍需要积极探索疗效更加明确、更加合理的辅助治疗方法。我们提倡将所有STS患者转诊至肉瘤诊疗中心，积极参与基于组织学和分子亚型对疾病风险进行适当分层的临床试验。此外，我们更加提倡像我们过去追求辅助细胞毒性化疗一样积极追求新的替代治疗方式，此类方法包括但不限于新辅助化疗（靶向和细胞毒性药物）、辅助疫苗和免疫疗法，以及靶向和基于分化的辅助治疗方法。期待未来有越来越多的循证医学证据公布，以更好地指导STS的新辅助及综合治疗，从而帮助改善患者的总体预后。

第四节 新辅助治疗

STS的治疗目前仍以手术切除为主，然而，对于肿瘤巨大、累及重要脏器、与周围重要血管神经关系密切、预计手术切除无法达到安全外科边界或切除后会造成重大机体功能残障甚至危及生命的高级别STS患者，可以考虑先行术前新辅助治疗，旨在缩小瘤块，减少卫星灶，提高手术切除率。但是，由于STS是一组高度异质性恶性肿瘤，包含至少100种不同的组织学和分子亚型，而且每一种都具有自己独特的生物学和临床行为，因此，新辅助治疗在STS中的作用存在很大的差异，需要根据患者的具体肿瘤类型和风险分级进行综合评估。由于术前放疗目前仍然存在很多争议，大部分观点不支持术前放疗。因为术前放疗会引起组织水肿，导致肿瘤边界不清楚。虽然理论上减少了卫星灶，但是也增加了手术的难度与风险。因此，随着诊疗技术的不断发展，新辅助化疗有可能成为标准治疗推荐。

一、新辅助治疗的历史沿革

早在20世纪70年代，由于骨原发肿瘤保肢手术所需假体定制周期较长，引入了新辅助化疗。但由于当时条件限制，仅有的循证医学证据均来自于小样本的回顾性研究，未能开展相关前瞻性研究探索新辅助化疗在STS中的作用。直到2001年，EORTC开展了一项STS新辅助治疗的Ⅱ期临床试验，这是STS新辅助治疗唯一的一项前瞻性研究。在这项研究中，高风险因素的肉瘤患者（大小≥8cm；大小＜8cm的2/3级；2/3级复发）被随机分成两组，一组仅接受手术，另一组手术前接受3个疗程的多柔比星（每疗程50mg/m²）和异环磷酰胺（每疗程5g/m²）。这项研究指出了新辅助化疗的可行性，但对DFS和OS没有显著影

响（5 年无病生存率 52% vs 56%；5 年总生存率 64% vs 65%）。Peraiz 等的一项荟萃分析评价了 18 项新辅助化疗在局部晚期 STS 疗效的随机临床研究。结果显示新辅助化疗在局部晚期肿瘤的局部复发 [优势比（OR）为 0.73]、远处转移以及总复发中位期（OR 为 0.67）作用很小。在 OS 方面，单用多柔比星的 OR 为 0.84，没有统计学差异，然而，多柔比星联合异环磷酰胺的 OR 为 0.56，联合化疗在 OS 方面有优势，但耐受性较差。

为了比较不同新辅助化疗方案的疗效，ISG-STS 1001 研究随机纳入 5 类未经放射治疗和化疗的高级别 STS 患者，分为标准化疗组（S 组）和按照组织学类型化疗组（HT 组）。S 组应用表柔比星（epirubicin）联合异环磷酰胺（ifosphamide）（E 方案）；HT 组中对黏液或圆细胞脂肪肉瘤患者应用曲贝替定，对滑膜肉瘤患者应用大剂量异环磷酰胺，对平滑肌肉瘤患者应用吉西他滨联合达卡巴嗪，对多形性未分化肉瘤应用吉西他滨联合多西他赛，对恶性神经鞘膜瘤患者应用异环磷酰胺联合依托泊苷；均在 3 周期化疗后行手术治疗。结果显示 S 组和 HT 组预计 46 个月时的 DFS 分别为 62% 和 38%，OS 率分别为 89% 和 64%。2019 年 ASCO 公布了该研究的长期随访结果：2 组 5 年 DFS 分别为 55% 和 48%，差异无统计学意义；5 年 OS 率分别为 76% 和 66%，差异有统计学意义（P=0.018）；且亚组分析结果显示高风险组（预计 5 年生存率 < 60%）OS 获益，提示对高风险肢体（躯干）STS 采用 EI 方案进行新辅助化疗可获益。基于上述前瞻性研究证据，推荐非特指型 STS 的术前化疗仍然采用蒽环类药物联合异环磷酰胺的方案。

骨肉瘤经过 20 年新辅助化疗的应用，总体 5 年生存率从 17% 提高到 65%，是里程碑式的跨越。但是新辅助化疗的效果因人而异，超过 30% 的患者对化疗不敏感，因此需要开发新药物、新方法。通过对肿瘤分子发生机制的深入研究，目前临床上出现了抗血管生成治疗、免疫治疗等新方法。安罗替尼是一种多靶点抗血管生成靶向药，对晚期 STS 的疗效显著。目前我们正在探索，如何在新辅助化疗的基础上联合安罗替尼以提高疗效。由于抗血管生成药物同时存在"血管正常化"及"降低肿瘤血管密度"的双重效应，与化疗联合进行新辅助治疗，其中的平衡点是需要考虑的关键问题，人们正在努力地探索。

总之，新辅助治疗在 STS 中的作用存在很大的差异，需要根据患者的具体肿瘤类型和风险分级进行综合评估。但对新辅助化疗的作用目前还未达成一致。用于评估新辅助化疗是否可以改善局部晚期 STS 预后的研究正在进行中。期待有越来越多的循证医学证据公布，以更好地指导 STS 的新辅助及综合治疗，从而帮助改善患者的总体预后。

二、治疗原则

既往新辅助化疗多用于骨肉瘤，STS 应用较少。大多数 STS 对化疗不敏感，仅有少数如尤因肉瘤、横纹肌肉瘤对化疗敏感性较好。如果术前预估肿瘤无法达到安全切缘或累及多个组织或血管，可以考虑新辅助化疗。新辅助化疗一般进行 2～4 个周期，每个周期后对肿瘤进行评估，如果肿瘤对化疗敏感则化疗到 4 个周期后尽快手术。如果肿瘤化疗 1～2 周期不敏感则应尽早进行手术。新辅助化疗不仅术前缩小病灶，还能为术后化疗提供方案、剂量等依据。

对于不能直接手术的 STS 患者，术前新辅助化疗具有以下优点：①可以使肿瘤与神经、血管、肌肉的边界清晰，降低截肢风险，提高保肢率和肢体功能；②腹膜后肉瘤的术前化疗可以减少对正常器官的切除；③提高手术切缘阴性率，降低局部复发风险；④与术前放疗联合使用时具有增敏的效果；⑤具有杀灭微小转移灶的效果；⑥很多患者因为术后并发症不能按时行辅助化疗，术前化疗可以减少这种情况对生存的影响；⑦依据术前化疗的病理缓解率可以制订后续化疗方案。

化疗敏感性是 STS 是否选择新辅助化疗的重要依据。常见 STS 的化疗敏感性大致分为：①高度敏感：未分化小圆细胞肉瘤，胚胎型 / 腺泡型横纹肌肉瘤。②中高度敏感：滑膜肉瘤，黏液性 / 圆细胞脂肪肉瘤；子宫平滑肌肉瘤。③中度敏感：多形性脂肪肉瘤，黏液纤维肉瘤，上皮样肉瘤，多形性横纹肌肉瘤，平滑肌肉瘤，恶性外周神经鞘膜瘤，血管肉瘤，促结缔组织增生性小圆细胞肿瘤，头皮和面部的血管肉瘤。④不敏感：去分化脂肪肉瘤，透明细胞肉瘤。⑤极不敏感：腺泡状 STS，骨外黏液性软骨肉瘤。

横纹肌肉瘤可分为胚胎型横纹肌肉瘤、腺泡型横纹肌肉瘤、多形性横纹肌肉瘤，以及梭形细胞/硬化性横纹肌肉瘤四类，其中多形性横纹肌肉瘤的化疗方案参考非特指型 STS。非多形性横纹肌肉瘤包括胚胎型横纹肌肉瘤、腺泡型横纹肌肉瘤、梭形细胞/硬化性横纹肌肉瘤。目前关于成人横纹肌肉瘤的研究报道较少，一般认为成人横纹肌肉瘤的预后比儿童要差，但是意大利米兰国家癌症研究所通过对 171 例成人横纹肌肉瘤的随访发现，如果成人横纹肌肉瘤患者按照儿童横纹肌肉瘤方案化疗，能取得与儿童相似的疗效。因此，推荐成人非多形性横纹肌肉瘤的化疗证据主要来源于儿童横纹肌肉瘤的研究。

胚胎型横纹肌肉瘤和腺泡型横纹肌肉瘤对化疗非常敏感，对于肿块巨大或累及重要脏器和结构、无法完整切除的患者，可在行活检术明确诊断后予以术前化疗。其化疗方案需要根据病理类型、是否存在 FOXO1 融合基因、年龄、TNM 分期和 IRS 分组、是否中枢受累等因素进行危险度分级来选择。完成 12 周左右的化疗后，经外科会诊若能达到完整切除者可以选择手术治疗。其中，胚胎型横纹肌肉瘤是预后良好的病理类型，腺泡型横纹肌肉瘤中 70%～80% 存在 13 号染色体的 FOXO1 基因与 2 号染色体的 PAX7 或 1 号染色体的 PAX3 基因转位，形成融合基因 PAX3-FKHR 或 PAX7-FKHR，其 OS 和 EFS 差，远处转移率高，而 FOXO1 融合基因阴性患者的预后和胚胎型横纹肌肉瘤类似。因此，推荐有条件的单位对腺泡型横纹肌肉瘤常规进行 FOXO1 融合基因检测，以根据危险度确定化疗方案。

梭形细胞/硬化性横纹肌肉瘤是非多形性横纹肌肉瘤中的罕见类型，占 5%～10%，2013 版 WHO STS 分类将其列为一类单独的亚型。针对这类亚型化疗的临床研究较少，且均为回顾性研究，目前并无标准化疗方案推荐。日本国立癌症中心医院 1997～2014 年收治了 16 例梭形细胞/硬化性横纹肌肉瘤患者，选用 VAC 方案化疗，56% 的患者达到客观缓解，但 50% 以上患者后期出现复发或病情进展，因此推荐 VAC 作为初始化疗方案，但需明确化疗敏感性及预后比胚胎型横纹肌肉瘤和腺泡型横纹肌肉瘤要差。

未分化小圆细胞肉瘤包括尤因肉瘤、伴有 EWSR1-non-ETS 融合的圆细胞肉瘤、CIC 重排肉瘤、伴有 BCOR 遗传学改变的肉瘤。尤因肉瘤对化疗高度敏感，关于尤因肉瘤的众多研究都非常强调化疗的重要性。EI CESS-92 研究也表明，高危（肿瘤体积 > 100ml）伴转移的患者采用更大强度的 EVAIA（依托泊苷 + 长春新碱 + 放线菌素 D+ 异环磷酰胺 + 多柔比星）方案并不优于 VAIA（长春新碱 + 放线菌素 D+ 异环磷酰胺 + 多柔比星）方案，不伴转移的患者术前采用 EVAIA 方案化疗的疗效优于 VAIA 方案；非高危患者（肿瘤体积 < 100ml）则推荐术前采用 VAIA 化疗 4 个周期。此外，尤因肉瘤还可以使用 VAI（长春新碱 + 放线菌素 D+ 异环磷酰胺）、VIDE（长春新碱 + 异环磷酰胺 + 多柔比星 + 依托泊苷）、VACA（长春新碱 + 放线菌素 D+ 环磷酰胺 + 多柔比星）等方案化疗。

对于尤因肉瘤，在局部治疗之前推荐至少 9 周的多药联合方案，但对于化疗有效的转移性患者，可以延长局部治疗前的化疗时间。

伴有 EWSR1-non-ETS 融合的圆细胞肉瘤、CIC 重排肉瘤、伴有 BCOR 遗传学改变的肉瘤均属于未分化小圆细胞肉瘤中的罕见类型，目前缺乏针对这些类型的临床研究，化疗方案可参考尤因肉瘤。现有研究表明伴有 EWSR1-non-ETS 融合的圆细胞肉瘤和 CIC 重排肉瘤对化疗的敏感性和预后比尤因肉瘤差，但关于伴有 BCOR 遗传学改变肉瘤生物学特性的研究较少，有报道显示 BCOR 型患者的 5 年 OS 率好于 CIC 重排型（100% vs 28.2%），对化疗的反应也比 CIC 重排型更好。

非特指型 STS 是除外以下三种类型以外肉瘤的统称：①化疗高度敏感的肉瘤：如尤因肉瘤、非多形性横纹肌肉瘤等；②化疗极不敏感的肉瘤：如腺泡状 STS、骨外黏液性软骨肉瘤等；③需要特殊处理的肉瘤：如胃肠道间质瘤、侵袭性纤维瘤等。非特指型 STS 中对化疗相对敏感、肿瘤体积较大、累及重要脏器、与周围重要血管神经关系密切、预计手术切除无法达到安全外科边界或切除后会造成重大机体功能残障甚至危及生命的高级别 STS 患者可以进行术前化疗，而一期手术可以达到安全外科边界下完整切除的患者不推荐术前化疗。

非特指型 STS 的术前化疗方案可以选择 A（多柔比星）、AI（多柔比星＋异环磷酰胺）、MAID（美司钠＋多柔比星＋异环磷酰胺＋达卡巴嗪）等。为争取降期，联合化疗的方案在术前化疗中值得推荐，但术前化疗方案需要根据患者的一般情况、对治疗的耐受性和意愿综合制订。

STS 的化疗疗效与剂量强度密切相关。推荐剂量为：多柔比星单药 $75mg/m^2$，联合化疗时为 $60mg/m^2$，每 3 周为 1 个周期，不建议增加多柔比星剂量或联合异环磷酰胺以外的其他药物；异环磷酰胺单药剂量 $8 \sim 12g/m^2$，联合化疗时可考虑为 $7.5g/m^2$，每 3 周为 1 个周期。ISG-STS 1001 研究探索了根据 STS 亚型选择不同的术前化疗方案，分别为：黏液 / 圆脂肪肉瘤（MR CLS）选择曲贝替定，滑膜肉瘤（SS）选择大剂量异环磷酰胺，平滑肌肉瘤（LMS）选择吉西他滨联合达卡巴嗪，未分化多形性肉瘤（UPS）选择吉西他滨联合多西紫杉醇，恶性神经鞘膜瘤（MPNST）选择异环磷酰胺＋依托泊苷，与经典 EI（表柔比星联合异环磷酰胺）方案对比，发现两者的 5 年 OS 率分别为 66% 和 76%（$P=0.018$），提示术前化疗采用 EI 方案可带来生存获益。

三、常用新辅助治疗的方案及评价

（1）VAC（长春新碱＋放线菌素 D＋环磷酰胺）

长春新碱 $1.5mg/m^2$（$\geqslant 2mg$），静脉注射，每日 1 次，第 1、8、15 天。

放线菌素 D 0.045mg/kg（$\geqslant 2.5mg$），静脉注射，每日 1 次，第 1 天。

环磷酰胺 $1.2g/m^2$，静脉滴注，每日 1 次，第 1 日，21 日为 1 个周期。

（其中环磷酰胺使用后需用美司钠解毒）

日本国立癌症中心医院 1997 ～ 2014 年收治了 16 例梭形细胞 / 硬化性横纹肌肉瘤患者，选用 VAC 方案化疗，56% 的患者达到客观缓解，但一半以上患者后期出现复发或病情进展，因此推荐 VAC 作为初始化疗方案，但需明确化疗敏感性及预后比胚胎型横纹肌肉瘤和腺泡型横纹肌肉瘤要差。

（2）VDC（长春新碱＋多柔比星＋环磷酰胺）/IE（异环磷酰胺＋依托泊苷）交替

长春新碱 $2.0mg/m^2$（$> 2mg$），静脉注射，每

日 1 次，第 1 天。

多柔比星 $75mg/m^2$，静脉注射，每日 1 次，第 1 天。

环磷酰胺 $1.2g/m^2$，静脉滴注，每日 1 次，第 1 日，21 日为 1 个周期。

异环磷酰胺 $1.8g/m^2$，静脉滴注，每日 1 次，第 1 ～ 5 天。

依托泊苷 $100mg/m^2$，静脉滴注，每日 1 次，第 1 ～ 5 天，21 天为 1 个周期。

（其中当多柔比星累积剂量达到 $375mg/m^2$ 时，需要将多柔比星调整为放线菌素 D $1.25mg/m^2$，静脉注射，每日 1 次，第 1 日；此外，环磷酰胺和异环磷酰胺使用后需用美司钠解毒）

INT-0091 研究中对于无转移的尤因肉瘤患者，无论分期随机分为 VDC/IE 交替方案和 VDC 方案分别术前化疗 4 个周期，再进行局部治疗（分为手术、放疗和手术联合放疗），术后进行 13 次化疗。结果显示两者 5 年 EFS 率分别为 69% 和 54%（$P=0.005$），5 年 OS 率分别为 72% 和 61%（$P=0.01$）。该研究中存在转移的患者采用 VDC/IE 与 VDC 方案化疗，EFS 率没有明显差异。此外，将 VDC/IE 交替方案由 3 周一次改为 2 周一次的密集方案，可以将 5 年 EFS 率由 65% 提高到 73%（$P=0.048$），且毒副反应没有明显增加。

（3）EVAIA（依托泊苷＋长春新碱＋放线菌素 D＋异环磷酰胺＋多柔比星）

依托泊苷 $150mg/m^2$，静脉滴注，每日 1 次，第 1 ～ 3 天。

长春新碱 $1.5mg/m^2$（$\geqslant 2mg$），静脉注射，每日 1 次，第 1 天。

异环磷酰胺 $2.0g/m^2$，静脉滴注，每日 1 次，第 1 ～ 3 天。

放线菌素 D $0.5mg/m^2$，静脉注射，每日 1 次，第 1 ～ 3 天与多柔比星 $30mg/m^2$，静脉注射，每日 1 次，第 1 ～ 2 天，交替 21 天为 1 个周期。

EI CESS-92 研究也表明，高危（肿瘤体积 > 100ml）伴转移的患者采用更大强度的 EVAIA 方案并不优于 VAIA（长春新碱＋放线菌素 D＋异环磷酰胺＋多柔比星）方案，不伴转移的患者术前采用 EVAIA 方案化疗的疗效优于 VAIA 方案；非高危患者（肿瘤体积 < 100ml）则推荐术前采用 VAIA 化疗 4 个周期。

（4）VAIA（长春新碱+放线菌素D+异环磷酰胺+多柔比星）

长春新碱 $1.5mg/m^2$（≥2mg），静脉注射，每日1次，第1天。

异环磷酰胺 $2.0g/m^2$，静脉滴注，每日1次，第1~3天。

放线菌素 $0.5mg/m^2$，静脉注射，每日1次，第1~3天，与多柔比星 $30mg/m^2$，静脉注射，每日1次，第1~2天，交替21天为1个周期

具体请参考前述（3）EVAIA方案。

（5）VACA（长春新碱+放线菌素D+环磷酰胺+多柔比星）

长春新碱 $1.5mg/m^2$（≥2mg），静脉注射，每日1次，第1天。

环磷酰胺 $1.2g/m^2$，静脉滴注，每日1次，第1天。

放线菌素D $0.5mg/m^2$，静脉注射，每日1次，第1~3日，与多柔比星 $30mg/m^2$，静脉注射，每日1次，第1~2天，交替，21天为1个周期

具体请参考前述 EVAIA 方案。

（6）VIDE（长春新碱+异环磷酰胺+多柔比星+依托泊苷）

长春新碱 $1.4mg/m^2$（≥2mg），静脉注射，每日1次，第1天。

异环磷酰胺 $3.0g/m^2$，静脉滴注，每日1次，第1~3天。

多柔比星 $20mg/m^2$，静脉注射，每日1次，第1~3天。

依托泊苷 $150mg/m^2$，静脉滴注，每日1次，第1~3天，21天为1个周期。

尤因肉瘤还可以使用 VAI（长春新碱+放线菌素D+异环磷酰胺）、VIDE、VACA 等方案化疗。其中，VIDE 是一种有效的诱导方案，具有大量但可接受的毒性，允许可预测的干细胞动员。在大多数患者中维持剂量强度是可行的。生长因子在维持剂量强度和减少感染并发症方面发挥作用。

（7）VAI（长春新碱+放线菌素D+异环磷酰胺）

长春新碱 $1.5mg/m^2$（≥2mg），静脉注射，每日1次，第1天。

放线菌素D $0.75mg/m^2$（≥1.5mg），静脉注射，每日1次，第1~2天。

异环磷酰胺 $3.0g/m^2$，静脉滴注，每日1次，第1~2天，21天为1个周期。

具体请参考前述（6）VIDE方案。

（8）A（多柔比星）/AI（多柔比星+异环磷酰胺）

多柔比星 $75mg/m^2$，静脉滴注，每日1次，第1天，21天为1个周期，共6个周期，或多柔比星 $30mg/m^2$，静脉滴注，每日1次，第1~3日，21天为1个周期，共3周期，序贯。

异环磷酰胺 $12.5g/m^2$，持续静脉滴注5天，21天为1个周期，共3个周期。

2003年12月至2007年9月期间，有132名受试者参加了该研究；A组和AI组的RR分别为26%与25%（$P=0.69$）。两组的PFS为7个月与6.5个月。OS分别为14.3个月和16.1个月。接受AI治疗的患者因毒性而停药的比例高于A组的患者（$P=0.03$）。提示单药多柔比星仍然是进展期STS的标准治疗。非特指型STS的术前化疗方案可以选择A、AI、MAID（美司钠+多柔比星+异环磷酰胺+达卡巴嗪）等。为争取降期，联合化疗的方案在术前化疗中值得推荐，但术前化疗方案需要根据患者的一般情况，对治疗的耐受性和意愿综合制订。

（9）MAID（美司钠+多柔比星+异环磷酰胺+达卡巴嗪）

美司钠 $2500mg/m^2$，静脉滴注，每日1次，第1~4天。

多柔比星 $20mg/m^2$，静脉注射，每日1次，第1~3天。

异环磷酰胺 $2000mg/m^2$，静脉滴注，每日1次，第1~3天。

达卡巴嗪 $250mg/m^2$，静脉滴注，每日1次，第1~4天。

一项研究评估了成人高级别肢体STS ＞或＝8cm，术前3个周期化疗联合44Gy放疗后手术治疗的效果。计划了3个周期的术后MAID方案治疗。对于手术切缘阳性的患者，术后给予16Gy追加剂量放疗。48例患者（M0）均接受MAID方案治疗，疗效优于历史对照患者。MAID和对照组5年精算局部控制率、无远处转移、DFS率和OS率分别为92%和86%（$P=0.1155$）、75%和44%（$P=0.0016$）、70%和42%（$P=0.0002$），87%和

58%（*P*=0.000 3）。MAID 组的急性血液学毒性包括 12 名患者（25%）的发热性中性粒细胞减少症。48 名 MAID 患者中有 14 名（29%）出现伤口愈合并发症。1 名 MAID 患者出现晚期致命性骨髓增生异常。在积极放化疗和手术后，这些患者的远处转移显著减少，与历史对照组相比，DFS 率和 OS 率显著提高。

（10）EI（表柔比星 + 异环磷酰胺）

表柔比星 60mg/m²，静脉注射，每日 1 次，第 1 ～ 2 天。

异环磷酰胺 3.0g/m²，静脉滴注，每日 1 次，第 1 ～ 3 天，21 天为 1 个周期。

ISG-STS 1001 研究探索了根据 STS 亚型选择不同的术前化疗方案，分别为：黏液 / 圆脂肪肉瘤（MR CLS）选择曲贝替定（1.4mg/m²，持续静脉输注 24 小时，21 天为 1 周期），滑膜肉瘤（SS）选择大剂量异环磷酰胺（14.0g/m²，持续静脉输注 14 天，28 天为 1 个周期），平滑肌肉瘤（LMS）选择吉西他滨（1800mg/m²，持续静脉输注 180 分钟，21 天为 1 个周期）联合达卡巴嗪（500mg/m²，持续静脉输注 20 分钟，第 1 天，21 天为 1 个周期），未分化多形性肉瘤（UPS）选择吉西他滨（900mg/m²，静脉滴注 90 分钟，第 1、8 天，21 天为 1 个周期）联合多西紫杉醇（75mg/m²，静脉滴注，每日 1 次，第 1 天，21 天为 1 个周期），恶性神经鞘膜瘤（MPNST）选择异环磷酰胺（3.0g/m²，静脉滴注，每日 1 次，第 1 ～ 3 天，21 天为 1 个周期）联合依托泊苷（150mg/m²，静脉注射，每日 1 次，第 1 ～ 3 天，21 天为 1 个周期），与经典 EI 方案对比，两者的 5 年 OS 率分别为 66% 和 76%（*P*=0.018），提示术前化疗采用 EI 方案可带来生存获益。

总之，新辅助治疗在 STS 中的作用存在很大的差异，需要根据患者的具体肿瘤类型和风险分级进行综合评估。用于评估新辅助化疗是否可以改善局部晚期 STS 疗效的研究正在进行中。期待有越来越多的循证医学证据公布，以更好地指导 STS 的新辅助及综合治疗，从而帮助改善患者的总体预后。

第五节 进展期药物治疗

大多数 STS 在初次诊断时处于局限期，只有约 14% 的患者在诊断时伴有转移性疾病。然而，35% ～ 50% 的局部疾病患者在经过优化治疗的 5 年内发生远处转移。进展期 STS 通常需要 MDT 协作治疗，包括手术、放疗、化疗、靶向及免疫治疗等。手术和放疗只能局部控制肿瘤，而化疗、靶向和免疫治疗可以局部和系统控制肿瘤。尽管过去十年来，在药物治疗方面取得了一些进展，但进展期 STS 的治疗至今仍不乐观：5 年 OS 率低于 30%，表明进展期 STS 的药物治疗仍然存在巨大未被满足的临床需求，迫切需要探索一些新的药物和治疗方法，从而帮助改善这类患者的整体疗效及预后。

一、进展期药物治疗的历史沿革

（一）化学治疗

细胞毒性化学药物治疗是进展期 STS 的主要治疗手段，但是令人遗憾的是，除了尤因肉瘤和儿童骨肉瘤外，大多数进展期肉瘤患者对化疗不敏感，化疗仅扮演姑息治疗的角色。在进展期 STS 的化学治疗中，常用药物包括蒽环类、烷化剂类、抗代谢类和紫杉类，其中以多柔比星和异环磷酰胺应用最为广泛，以多柔比星 / 异环磷酰胺为基础的联合化疗方案在进展期 STS 患者的姑息性化疗中得到充分评估。

多柔比星是 20 世纪 70 年代第一个在转移性 STS 治疗中表现出主要抗肿瘤活性的药物，并且目前仍然是多种转移性肉瘤患者的一线标准治疗方法。多柔比星在 STS 中的常规给药剂量为每个周期 75 ～ 90mg/m²。1991 年的荟萃分析可能是最有力的数据，表明化疗剂量强度对肉瘤结果很重要。此外，达卡巴嗪也是在这个时代发展起来的，在平滑肌肉瘤和孤立性纤维瘤中至少有轻微的抗肿瘤活性。在 20 世纪 80 年代，异环磷酰胺显示出较好的抗肿瘤活性，紧随其后的是研究评估将异环磷酰胺添加到基于多柔比星的一线治疗方案中。

大多数研究结果显示总有效率（ORR）和PFS有所改善，但OS没有改善。欧洲癌症研究和治疗组织（EORTC）2013年对多柔比星联合/不联合异环磷酰胺的研究强调了联合治疗可改善PFS（具有改善OS的趋势），但毒性作用明显更大。由于治疗选择有限，在过去几年中使用较新的药物，如吉西他滨和多西他赛、帕唑帕尼、曲贝替定和艾日布林的联合用药取得了可喜的进展。

吉西他滨和多西他赛的联合治疗方案首先在Ⅱ期试验中进行了验证，研究发现吉西他滨/多西他赛对转移性平滑肌肉瘤有效，尤其是子宫平滑肌肉瘤。在随机试验中，与吉西他滨单药治疗未选择的STS相比，这种组合还显示出PFS、ORR和OS的改善。在作为第三阶段临床试验进行的随机试验中，与联合治疗相关的毒性作用增加导致多达50%的患者在治疗6个月时中断治疗。一项针对平滑肌肉瘤患者的随机研究质疑多西紫杉醇在联合用药中的效用；几乎同时，随机数据公布了吉西他滨/达卡巴嗪联合优于吉西他滨单独治疗的PFS和OS，为平滑肌肉瘤患者提供了另一种可考虑的联合治疗。

一些临床医生更喜欢吉西他滨/多西他赛联合作为转移性平滑肌肉瘤和其他亚型患者的一线治疗，尤其是未分化多形性肉瘤的替代疗法。GeDDis（吉西他滨/多西他赛对比多柔比星治疗肉瘤）试验评估了吉西他滨/多西他赛联合化疗的疗效，这是一项比较吉西他滨/多西他赛联合与多柔比星作为转移性STS一线治疗的随机试验。在ORR或OS中未发现显著差异，但在多柔比星治疗后OS有所改善。吉西他滨/多西他赛联合（83%）与多柔比星（95%）相比剂量强度较低，并且大量患者出现剂量延迟（多柔比星46%与吉西他滨/多西他赛组合61%），令人质疑与之前的试验相比，低剂量吉西他滨/多西他赛治疗的可行性。试验研究人员得出结论，多柔比星仍然是转移性STS的一线标准治疗。

（二）靶向治疗

目前，靶向药物在部分晚期实体瘤中可作为一线治疗药物，其在个体化治疗和安全性方面展现出突出的优势，为肿瘤治疗提供了新的手段。随着对STS发生发展机制的深入研究，与其发生发展相关的潜在靶点也不断被发现。多项STS的临床试验结果证实，靶向药物能够延长患者PFS、改善生活质量，全面改变了STS治疗格局，例如以安罗替尼为代表的抗血管生成小分子TKI成为晚期STS二线治疗的首选方案。目前STS的靶向治疗药物主要分为两类：一类是针对血管生成的治疗，一类是针对特异靶向信号转导通路分子的治疗。目前针对STS的血管靶向治疗药物主要分为小分子抑制剂和单克隆抗体（贝伐珠单抗），其中小分子化合物以抗血管生成TKI为主，包括培唑帕尼、安罗替尼、瑞戈非尼和伊马替尼等。靶向特定信号转导通路治疗药物，包括mTOR抑制剂如依维莫司、西罗莫司、替西罗莫司等，周期蛋白依赖性激酶4/6抑制剂如哌柏西利等，间变性淋巴瘤激酶抑制剂如克唑替尼、塞瑞替尼等，以及靶向表观遗传和代谢相关通路抑制剂，如EZH2抑制剂等。

（三）免疫治疗

由于STS体细胞点突变少，靶向治疗对其疗效也有限。鉴于免疫治疗在其他实体瘤中展现出的卓越疗效，免疫治疗在STS中的应用也成为近年来的研究热点，并取得了多项突破性进展。2017年首次报道了帕博利珠单抗单药治疗未分化多形性肉瘤和去分化脂肪肉瘤的疗效。但是，令人遗憾的是，针对PD-1/PD-L1和CTLA-4的免疫检查点抑制剂（immune checkpoint inhibitor, ICI），如帕博利珠单抗、阿替利珠单抗等在STS中的总体疗效有限，多项临床试验显示了少数亚型的临床反应。PD-1和CTLA-4抑制剂联合应用，如纳武利尤单抗联合伊匹木单抗可在一定程度上提高疗效，但不良反应亦显著增加。其他治疗方法如过继性细胞疗法、肿瘤疫苗以及免疫治疗与化疗、放疗、靶向药物联合亦显示出一定的疗效，相关临床研究正在进行中。然而，由于STS组织学亚型多、异质性强，需要深入了解不同亚型STS的肿瘤微环境、免疫细胞的浸润、肿瘤及免疫细胞的免疫检查点的表达等，明确生物学标志物以筛选可能从免疫治疗中获益的人群。令人遗憾的是，目前STS的单一免疫治疗效果不理想，可通过联合治疗来改善肿瘤微环境、增强抗肿瘤免疫反应，同时也要关注个体化差异，制订更加合理的治疗方案。

二、治疗原则

(一) 化学治疗

姑息性化疗是指对于转移或复发不能完整切除肿瘤患者采取的化疗，其目的是使肿瘤缩小、稳定，以减轻症状，延长生存期，提高生活质量。但考虑到 STS 的多样性和化疗较重的毒副反应，姑息性化疗方案的制定需要因人而异。

其中，CSCO《软组织肉瘤诊疗指南》依据对化疗的敏感性将常见 STS 大致分为 5 类：①高度敏感类：胚胎性或腺泡状横纹肌肉瘤，尤因肉瘤家族肿瘤（Ewing family tumour，EFT）。②中高度敏感类：滑膜肉瘤，黏液性或圆细胞脂肪肉瘤，子宫平滑肌肉瘤等。③中度敏感类：多形性脂肪肉瘤，黏液纤维肉瘤，上皮样肉瘤，多形性横纹肌肉瘤，平滑肌肉瘤，恶性外周神经鞘膜瘤，血管肉瘤，促结缔组织增生性小圆细胞肿瘤，头皮和面部的血管肉瘤等。④不敏感类：去分化脂肪肉瘤，透明细胞肉瘤。⑤极不敏感类：腺泡状 STS，骨外黏液性软骨肉瘤。

转移的非多形性横纹肌肉瘤患者，化疗方案应按照高危组选择 VAC（长春新碱 + 放线菌素 D+ 环磷酰胺）/VI（长春新碱 + 异环磷酰胺）/VDC（长春新碱 + 多柔比星 + 环磷酰胺）/IE（异环磷酰胺 + 依托泊苷）交替，有部分化疗效果好但仍存在病灶残留者也可积极选择手术或放疗等局部治疗。二线化疗可选方案包括：环磷酰胺 + 托泊替康，长春瑞滨，环磷酰胺 + 长春瑞滨，吉西他滨 + 多西他赛，多柔比星 + 异环磷酰胺，卡铂 + 依托泊苷。INT-0091 以及 EI CESS-92 研究显示转移或不可切除的尤因肉瘤采用多药联合化疗在客观缓解率方面更具优势，但不能改善 OS。但考虑到联合方案具有较高的客观缓解率，对疗效较好且潜在可切除的患者仍建议多药联合方案化疗。

目前非特指型 STS 的二线治疗没有公认的化疗方案，可以参照病理类型进行选择：平滑肌肉瘤可以选择吉西他滨联合达卡巴嗪，吉西他滨联合多西他赛，或者曲贝替定；脂肪肉瘤可以选择曲贝替定或者艾立布林；滑膜肉瘤可以选择大剂量异环磷酰胺；未分化多形性肉瘤可以选择吉西他滨联合多西他赛；血管肉瘤可以选择紫杉醇，

等等。META SARC 观察性研究在 2225 名转移性 STS 患者中探索了真实世界的结果，发现前线的联合化疗、病理亚型为平滑肌肉瘤、转移病灶接受局部治疗和 OS 正相关，但是除了平滑肌肉瘤外，其他病理类型接受二线之后系统治疗的获益非常有限。

(二) 靶向治疗

抗肿瘤靶向药物作为一种新的治疗手段，已成功应用于多种类型肿瘤的治疗。靶向药物相对于化疗，具有副作用小和耐受性好的特点。近年来一些靶向治疗药物对特定组织学类型的晚期 STS 显示出了较有前景，已有多种靶向药物应用于晚期或不可切除 STS 的治疗，但靶向药物一般不用于术后辅助治疗。

培唑帕尼、安罗替尼和瑞戈非尼可以作为不可切除或晚期 STS 的二线治疗策略选择，但培唑帕尼和瑞戈非尼不推荐用于脂肪肉瘤。

通常情况下，靶向治疗用于不可切除或晚期 STS 的二线治疗。但在一些特殊病理亚型由于缺乏标准、有效的一线化疗方案，所以特定的靶向药物可以考虑用于特定类型不可切除或晚期 STS 的一线治疗，如：CDK4 抑制剂哌柏西利可以用于高分化/去分化脂肪肉瘤的一线治疗；安罗替尼、培唑帕尼和舒尼替尼可以用于腺泡状 STS 的一线治疗；克唑替尼和塞瑞替尼用于 ALK 融合的炎性肌纤维母细胞瘤一线治疗；依维莫司和西罗莫司用于恶性血管周上皮样细胞瘤的一线治疗；伊马替尼可以用于隆突性皮肤纤维肉瘤的一线治疗。

在基因检测方面，CDK4 抑制剂哌柏西利用于高分化/去分化脂肪肉瘤的治疗建议检测 CDK4 基因扩增；伊马替尼用于隆突性皮肤纤维肉瘤的治疗建议进行 COLIA1/PDGFB 融合基因的检测；克唑替尼和塞瑞替尼用于炎性肌纤维母细胞瘤的治疗，需要检测 ALK 融合基因，特别需要注意的是，与肺癌 EML4-ALK 的融合基因不同，炎性肌纤维母细胞瘤的 ALK 融合基因为 PM3-ALK [t（1；2）（q 22；p 23）]，TPM4-ALK [t（2；19）（p23；p13）]，CLTC-ALK [t（2；17）（p23；q23）]，RANBP2-ALK [t（2；2）（p23；q13）]，CARS-ALK [t（2；11）（p23；p15）]，ATIC-ALK [inv（2）（p23；q35）]，需要特殊的分子诊断检测。

脂肪肉瘤有以下几个主要分型：高分化脂肪肉瘤（WDLS）和去分化脂肪肉瘤（DDLS），黏液样/圆细胞脂肪肉瘤和多形性脂肪肉瘤。黏液样/圆细胞脂肪肉瘤对化疗较为敏感，可以考虑含多柔比星为主的化疗。对于局部晚期或转移性的WDLS和DDLS患者仍然缺乏效果较好的治疗方法。选择性细胞周期蛋白依赖性激酶4（CDK4）的基因在90%的WDLS和DDLS中存在扩增，提示这部分患者有可能从CDK4抑制剂中获益。

恶性孤立性纤维瘤（SFT）/血管外皮瘤是罕见的STS亚型，通常被认为是低度恶性肿瘤，但在20%的病例中仍可能表现出转移潜能。在转移性或不可切除的情况下，标准治疗如基于蒽环类的化疗方案效果较差。索拉非尼对恶性SFT有一定效果。

（三）免疫治疗

基于免疫检查点抑制剂PD-1/PD-L1抗体的免疫治疗在多种肿瘤中表现出有效性，其在STS治疗中的疗效也受到了特别的关注。如帕博利珠单抗、阿替利珠单抗以及阿西替尼联合帕博利珠单抗等，均在特定的组织类型的STS中显示出一定的抗肿瘤活性。但是，由于样本量较小，其确切疗效和安全性有待进一步的大型Ⅲ期临床研究证实。

三、进展期药物治疗的方案及评价

（一）化学治疗

姑息性化疗是指对于广泛转移或不能完整切除的肿瘤患者采取的化疗，其目的是使肿瘤缩小、稳定，以减轻症状，延长生存期，提高生活质量。

1. 一线化疗方案

（1）多柔比星（A）/多柔比星+异环磷酰胺（AI）

多柔比星75mg/m²，静脉滴注，每日1次，第1天，21天为1个周期，或多柔比星60mg/m²，静脉滴注，每日1次，第1日。

异环磷酰胺星2.5g/m²，静脉滴注，每日1次，第1～3天，21日为1个周期。

对于晚期非特指型STS患者的姑息性化疗，一线治疗方案仍以蒽环类±异环磷酰胺为主。应用单药蒽环类药物治疗的缓解率为10%～25%，联合异环磷酰胺使缓解率提高10%的同时也明显

增加了不良反应。EORTC 62012研究对单药多柔比星（A）和多柔比星联合异环磷酰胺（AI）方案治疗晚期STS患者的疗效进行了比较，结果显示AI组客观缓解率（objective response rate，ORR）（26%）远高于A组（14%）（$P=0.000\,6$），中位PFS（7.4个月）也高于A组（4.6个月）（$P=0.003$），但两组OS差异无统计学意义（分别为14.3个月和12.8个月，$P=0.076$），进一步的分层分析显示除了未分化多形性肉瘤具有统计学意义上的OS获益外，其他肿瘤均没有明确的OS获益，其中原因可能与联合治疗的不良反应发生率较高有关。

此外，一项Ⅲ期随机对照临床研究将AI方案中的多柔比星剂量由50mg/m²提高到75mg/m²，中位PFS虽然由19周提高到29周（$P=0.03$），但中位OS由56周降到了55周（$P=0.98$）。因此，姑息性化疗的一线方案可以个体化选择A或者AI方案，而且不推荐提高化疗药物剂量。

表柔比星和多柔比星脂质体的不良反应尤其是心脏毒性和血液毒性均小于多柔比星，但疗效并未见提高，对于多柔比星接近最大累积剂量，或年龄较大、存在基础心脏疾病的患者可以考虑使用表柔比星和多柔比星脂质体代替多柔比星，但缺乏大规模临床证据。

（2）安罗替尼±多柔比星

安罗替尼 12mg/8mg，口服，每日1次，第1～14天，21天为1个周期，或安罗替尼12mg/8mg，口服，每日1次，第1～14天。

多柔比星75mg/m²，静脉滴注，每日1次，第1天，21天为1个周期。

对于不适合化疗的晚期非特指型STS（包括高龄、有化疗禁忌证和患者拒绝化疗），没有公认的治疗方案。ALTER-S003研究采用单药安罗替尼一线治疗不适合化疗的晚期STS患者，研究结果显示4个月和6个月临床获益率（CBR）分别为65.4%（17/26）和38.5%（10/26）。其安全性良好，大部分AE为1～2级，最常见的3级AE为高血压（17.2%）。安罗替尼有望成为不适合化疗的晚期STS一线治疗选择。另外一项安罗替尼联合表柔比星一线治疗晚期STS患者的单臂Ⅱ期临床研究结果显示：ORR为13.3%，DCR为80%，中位PFS达11.5个月，由于疗效显著，目前一项大型多中心Ⅲ期注册临床研究正在国内开

展，期待该方案成为晚期 STS 的一线治疗选择。

2. 二线化疗方案

（1）吉西他滨 + 多西紫杉醇

吉西他滨 900mg/m²，静脉滴注，每日 1 次，第 1、8 天。

多西他赛 100mg/m²，静脉滴注，每日 1 次，第 8 天，21 天为 1 个周期。

一项单中心单臂研究结果显示，在 34 名既往接受一线化疗失败的 STS 患者中，15% 的患者达 ORR，没有完全缓解（CR）和 5 名部分缓解（PR）。值得注意的是，平滑肌肉瘤患者的 PR 达到了 80%。在 13 名患者（38%）中，可以实现疾病稳定（SD），从而导致 CBR，定义为 CR+PR+SD，为 53%。整组的中位 OS 为 12.5 个月，TTP 为 2.4 个月，平滑肌肉瘤患者为 2.8 个月。在这两组中观察到 3 个月时的无进展率分别为 38% 和 45%。主要副作用为 47% 的血液学毒性和 26% 的 3/4 级非血液学毒性。

（2）吉西他滨 + 达卡巴嗪

吉西他滨 1800mg/m² 的固定剂量率 [10mg/（m²·min）]，静脉滴注，每日 1 次，第 1 天。

达卡巴嗪 500mg/m²，静脉滴注，每日 1 次，第 1 天，14 天为 1 个周期。

在一项随机、多中心、Ⅱ 期研究中，113 例既往接受一线化疗失败的 STS 患者随机接受吉西他滨 + 达卡巴嗪或单药达卡巴嗪治疗。研究结果显示，吉西他滨加达卡巴嗪组的 3 个月无进展率为 56%，而单药达卡巴嗪组为 37%（P=0.001）。中位 PFS 为 4.2 个月与 2 个月 [风险比（HR）=0.58；95%CI：0.39 ～ 0.86；P=0.005）]，中位 OS 为 16.8 个月与 8.2 个月 [HR=0.56；95% CI：0.36 ～ 0.90；P=0.014]；两者都支持吉西他滨 + 达卡巴嗪。与单独使用达卡巴嗪相比，吉西他滨联合达卡巴嗪有更高的 ORR 或更高的疾病稳定率相关（49% vs 25%；P=0.009）。严重的毒性并不常见，因毒性而停止治疗的情况很少见。粒细胞减少症是最常见的严重不良事件，但发热性中性粒细胞减少症并不常见。乏力、呕吐和口腔炎是最常见的非血液学影响。

（3）艾立布林：1.4mg/m²，静脉滴注，每日 1 次，第 1、8 日，21 日为 1 个周期。

艾立布林是海洋天然产物软海绵素 B 的类似物，可抑制微管蛋白解聚。2011 年发表的进展期 STS 患者 Ⅱ 期治疗研究结果显示，艾立布林仅能提高脂肪肉瘤和平滑肌肉瘤的 3 个月 PFS 率。Ⅲ 期研究仅纳入脂肪肉瘤和平滑肌肉瘤 2 种病理类型患者，结果显示艾立布林较对照组达卡巴嗪的 mOS 延长 2 个月（分别为 13.5 个月和 11.5 个月，P=0.0169），PFS 无明显差异；亚组分析结果显示脂肪肉瘤患者的中位 OS 由 8.4 个月延长至 15.6 个月，而在平滑肌肉瘤患者中没有明显差别。因此，2016 年 1 月 28 日，美国食品药品监督管理局（Food and Drug Administration，FDA）批准艾立布林用于不能手术切除或转移性脂肪肉瘤患者的二线治疗。2019 年 ASCO 报道了日本学者应用艾立布林治疗晚期 STS 患者真实世界研究，结果显示平滑肌肉瘤和脂肪肉瘤患者的 ORR 分别为 7% 和 4.6%，疾病控制率（disease control rate，DCR）分别为 49.3% 和 50.8%，中位 OS 分别为 12.7 个月和 20.8 个月，滑膜肉瘤患者 ORR 和 DCR 分别达到 23.1% 和 46.2%，未分化多形性肉瘤、血管肉瘤、横纹肌肉瘤和黏液纤维肉瘤患者也获得一定缓解率。该项研究结果表明艾立布林的优势病理亚型仍然是平滑肌肉瘤和脂肪肉瘤，也可尝试用于其他亚型 STS 患者的后线治疗。

（4）曲贝替定：1.5mg/m²，持续静脉滴注 24 小时，第 1 天，21 天为 1 个周期。

曲贝替定是一种四氢异喹啉结构的生物碱类化合物，主要作用于 DNA 双螺旋小沟处的鸟嘌呤 N-2，进而阻断 DNA 的复制和合成。二线治疗转移性脂肪肉瘤与平滑肌肉瘤患者的 Ⅲ 期临床研究结果显示，曲贝替定和达卡巴嗪的中位 PFS 分别为 1.5 个月和 4.2 个月（P=0.001），中位 OS 无明显差别。亚组分析结果显示，所有平滑肌肉瘤（子宫和非子宫）和脂肪肉瘤（去分化脂肪肉瘤、黏液或圆细胞脂肪肉瘤、多形性脂肪肉瘤）患者都可以通过接受曲贝替定治疗获益。2015 年 10 月 23 日美国 FDA 批准曲贝替定用于不能手术切除或晚期 / 转移性脂肪肉瘤与平滑肌肉瘤患者的二线治疗。

（5）达卡巴嗪：1.0g/m²，持续静脉滴注 20 ～ 120 分钟，每日 1 次，第 1 天，21 天为 1 个周期。

达卡巴嗪在不能手术切除或晚期 / 转移性 STS

患者二线治疗中的疗效，请参考艾立布林和曲贝替定部分。

总之，在肿瘤治疗进入靶向治疗和免疫治疗时代的今天，化疗仍是 STS 治疗的基石，化疗的时机、适应证和方案选择需要结合治疗目的和肿瘤的化疗敏感性、危险度以及患者的一般情况等因素综合决定。为更好地提高 STS 的化疗效果，化疗与靶向治疗或免疫治疗的联合应用将成为下一步研究的重要方向。

（二）靶向治疗

常用靶向治疗药物包括培唑帕尼、安罗替尼、瑞戈非尼、拉罗替尼、索拉非尼、舒尼替尼、哌柏西利、贝伐珠单抗、克唑替尼、塞瑞替尼、伊马替尼、依维莫司、西罗莫司、替西罗莫司、他泽司他等。

1. 培唑帕尼 800mg，口服，每日 1 次。

培唑帕尼是一种特异性靶向血管生成和肿瘤细胞增殖相关受体的小分子 TKI。2012 年 4 月 26 日美国 FDA 批准培唑帕尼用于化疗失败的除脂肪肉瘤以外转移性 STS 的二线治疗。一项随机对照研究Ⅲ期 PALETTE（EORTC 62072）入组了 369 例经标准化疗失败且未曾接受血管生成抑制剂治疗的转移性 STS 患者，与安慰剂相比，培唑帕尼能显著延长患者的 mPFS（4.6 个月 vs 1.6 个月，HR=0.35，$P < 0.000\,1$），两者的 mOS 无显著差异（12.5 个月 vs 11 个月，P=0.25）。此外，一项培唑帕尼在中国 STS 人群中的临床研究，该研究收集了 40 例培唑帕尼治疗的不同亚型 STS 成人患者，结果表明总反应率（ORR=CR+PR）为 37.5%（15/40），疾病稳定率（SD）为 42.5%（17/40），疾病控制率（DCR=CR+PR+SD）为 80.0%（32/40），中位 PFS 为 5.3 个月。而在另外一项回顾性研究中，30 例接受培唑帕尼的患者，其中 13 例患者接受过其他抗血管生成药物，1 例取得完全缓解（CR，3.3%），7 例取得部分缓解（PR，23.3%），17 例稳定（SD，56.6%），中位 PFS 时间为 13.6 个月，提示培唑帕尼在腺泡状 STS 也取得了一定的效果。除此之外，一项来自欧洲的多中心、单臂、Ⅱ期试验评价了培唑帕尼在一组恶性或去分化孤立性纤维瘤患者中的作用及安全性。该研究纳入了 2014 年 6 月 26 日至 2016 年 11 月 24 日的 36 例患者（34 例为恶性孤立性纤维瘤，2 例患有

去分化孤立性纤维瘤）。根据 Choi 标准，在可评价结果的 35 例患者中，有 18 例（51%）患者达到 PR，9 例（26%）达到 SD。培唑帕尼在肉瘤患者中的常见毒副反应类型最常见不良事件为疲乏、腹泻、恶心、皮肤毛发色素脱失、体重减轻和高血压。培唑帕尼临床应用中应注意监测患者的肝功能，一旦出现肝功能升高应及时处理。对基线存在中度肝损伤患者，可减量至 200mg/d；严重肝损伤患者不建议使用。

2. 安罗替尼 12mg 或 8mg，口服，每日 1 次，第 1～14 天，21 天为 1 个周期。

安罗替尼是一种多靶点 TKI，具有抑制血管新生及直接抑制肿瘤生长的双重作用。在盐酸安罗替尼二线治疗晚期 STS 的Ⅱ期研究中显示，安罗替尼有效率为 12.6%，2 周无疾病进展生存率达 68.4%，中位 PFS 为 5.63 个月，中位 OS 为 12.33 个月。ⅡB 期研究 ALTER 0203 与安慰剂对比，发现安罗替尼可以延长患者 PFS，降低疾病进展风险（6.27 个月 vs 1.47 个月，HR=0.33）。按病理亚型进行亚组分析发现，与其他组织类型 STS 相比，安罗替尼能显著延长滑膜肉瘤（5.73 个月 vs 1.43 个月）、平滑肌肉瘤（5.83 个月 vs 1.43 个月）及腺泡状 STS（18.23 个月 vs 3 个月）等多种亚型的 PFS。盐酸安罗替尼除了常规监测血压外，和其他抗血管生成药物不同的是，还需要注意定期监测甲状腺功能。

3. 瑞戈非尼 160mg，口服，每日 1 次，第 1～21 天，28 天为 1 个周期。

瑞戈非尼在一项和安慰剂对照的随机Ⅱ期（REGO SARC）临床试验中显示可以提高多柔比星治疗失败的非脂肪肉瘤的 PFS（4.0 个月 vs 1.0 个月，$P < 0.000\,1$），OS 分别为 13.4 个月和 9 个月。其中，对滑膜肉瘤和平滑肌肉瘤效果较好，对脂肪肉瘤无效。

4. 拉罗替尼 100mg，口服，每日 2 次。

一项 larotrectinib 针对 *NTRK* 融合的标准治疗失败的不能手术或转移性实体瘤患者的Ⅰ/Ⅱ期临床试验，该研究纳入 4 个月至 76 岁的 55 例患者，21 例为 STS，其中 7 个为婴儿型纤维肉瘤。对有 *NTRK* 融合 STS 患者的客观缓解率（ORR）为 95%，而且缓解持续时间较长，总体研究（55 例患者）1 年后 71% 的患者持续缓解，到临床试

验研究截止时间，中位的缓解时间和无进展时间尚未达到。larotrectinib 不良反应较轻微，大部分是 1 级，5% 的患者有 3 ～ 4 级不良反应，没有患者因不良反应而中断治疗。larotrectinib 对具有 *NTRK* 融合 STS 具有显著而持久的疗效。2018 年 11 月 FDA 加速批准了 larotrectinib 的上市，用于治疗 *NTRK* 融合基因的实体瘤。

5. 索拉非尼　400mg，口服，每日 2 次。

2009 年对复发性或转移性肉瘤的患者进行了索拉非尼的多臂多中心 II 期研究。该研究纳入 145 名患者，其中的 37 例血管肉瘤患者中，有 5 例出现客观缓解（14%，1 例 CR 及 4 例 PR），21/37（56.8%）达到 SD。中位 PFS 时间为 3.8 个月，中位 OS 为 14.9 个月。此外，索拉非尼对恶性孤立性纤维瘤（SFT）有一定效果。一项来自法国的 II 期临床研究中，5 名进展期 SFT 患者中有 2 例患者使用索拉非尼实现了 9 个月的疾病控制。

6. 舒尼替尼　37.5mg，口服，每日 1 次，第 1 ～ 28 日，42 天为 1 个周期。

2010 年一项回顾性分析就舒尼替尼在 9 例 ASPS 中的疗效进行评价，其中 5 例患者出现 PR，3 例 SD，1 例 PD，中位 PFS 为 17 个月。另一项针对舒尼替尼影响 ASPS 通路的研究表明使用舒尼替尼 3 个月后，5 例患者中 2 例出现 PR，1 例为 SD。1 例患者在 12 个月后仍有效果，且舒尼替尼可能通过 PDGFR 和 RET 相关机制在 ASPS 中产生抗肿瘤活性。此外，2012 年意大利一项针对 31 例进展期晚期 SFT 患者的回顾性研究中探讨了舒尼替尼的效果及安全性，2/31 达到 PR，16/31 达到 SD，中位 PFS 为 6 个月。同样，2009 年一项多中心 II 期研究中亦展示了舒尼替尼在孤立性纤维瘤等亚型中观察到疾病控制效果。

7. 哌柏西利　125mg，口服，每日 1 次，第 1 ～ 21 天，28 天为 1 个周期。

PD0332991（哌柏西利，palbociclib）是 CDK4/CDK6 抑制剂，在 2011 年的一项有关 PD0332991 的 I 期试验中，部分患有 WDLS 或 DDLS 的患者可达到长期稳定。一项开放性 II 期研究筛选了 48 名患者（48 名患者中有 44 名存在 CDK4 扩增；44 名患者中有 41 名患者为 RB 阳性）。在 12 周时，PFS 率为 66%（90%CI：51% ～ 100%），超过预估的主要终点，而中位 PFS 为 18 周，1 例患者出现部分缓解（PR）。3 ～ 4 级不良事件包括贫血（17%）、血小板减少（30%）、中性粒细胞减少（50%）和发热性中性粒细胞减少（3%）。

8. 贝伐珠单抗 ± 替莫唑胺

贝伐珠单抗 15mg/kg，静脉滴注，第 1 天，21 天为 1 个周期。

替莫唑胺　150mg/m²，口服，每日 1 次，第 1 ～ 5 天，28 天为 1 个周期。

在血管肉瘤治疗方面，一项贝伐珠单抗的单臂 II 期试验研究，对 30 例局部晚期血管肉瘤和上皮样血管内皮瘤患者进行疗效评估和安全性评价。其中，4 例患者（包括 2 例血管肉瘤和 2 例上皮样血管内皮瘤；17%）达到 PR，15 例患者（包括 11 例血管肉瘤和 4 例上皮样血管内皮瘤；50%）保持 SD，平均 PFS 为 26 周，而且这些患者对贝伐珠单抗的耐受性良好。

一项回顾性分析针对贝伐珠单抗联合替莫唑胺治疗 14 例经组织病理学证实的血管外皮细胞瘤和恶性孤立性纤维瘤患者。结果显示，其中有 11 例（79%）患者达到了 PR（Choi 标准），中位反应时间为 2.5 个月；2 例（14%）患者最佳疗效为 SD；中位 PFS 为 9.7 个月，6 个月 PFS 率为 78.6%，贝伐珠单抗联用替莫唑胺可作为治疗孤立性纤维瘤的选择之一。

9. ALK 抑制剂（克唑替尼 / 塞瑞替尼）

克唑替尼 250mg，口服，每日 2 次，每次 1 粒，或塞瑞替尼 450mg，口服，每日 1 次，每次 1 粒。

炎性肌纤维母细胞瘤（IMT）的特征在于具有炎性浸润的梭形细胞增殖。IMT 是低度恶性 STS，手术切除是治疗 IMT 的主要手段，少数病例皮质甾体类和塞来昔布抗炎药物治疗有效。在炎性肌纤维母细胞瘤中有 *ALK*（anapastic lymphoma kinase）易位。约 50% 的 IMT 携带染色体 2p23 上的 *ALK* 基因的重排，导致 ALK 表达异常。ALK 抑制剂克唑替尼（crizotinib）可以治疗 *ALK* 易位的 IMT。一项克唑替尼单药用于晚期、不能手术的炎性肌纤维母细胞肿瘤的多中心、前瞻性 II 期临床试验，50%（6/12）ALK 阳性和 14%（1/7）ALK 阴性的患者取得了客观缓解。新一代 ALK 抑制剂塞瑞替尼（ceritinib）亦有治疗潜能，目前已有报道塞瑞替尼在 *ALK* 基因重排的非小细胞肺癌中的显著疗效,其效果甚至可能优于克唑替尼。

10. 伊马替尼 400mg,口服,每日2次。

大于90%的隆突性皮肤纤维肉瘤有17号染色体*COL1A1*和22号染色体的*PDGFB*基因融合,从而导致*PDGFRB*通路的过度活化,提示隆突性皮肤纤维肉瘤患者有可能从相应靶点的靶向治疗中获益。2项来自EORTC和SWOG的II期临床试验结果显示,伊马替尼治疗晚期或转移性隆突性皮肤纤维肉瘤患者,46%的患者出现部分缓解,中位进展时间为1.7年,1年OS率为87.5%。目前,伊马替尼主要用于晚期隆突性皮肤纤维肉瘤的治疗,也可用于不可切除隆突性皮肤纤维肉瘤的新辅助治疗。

11. mTOR抑制剂(依维莫司、西罗莫司、替西罗莫司)

依维莫司10mg,口服,每日1次,或西罗莫司 初始剂量:3mg,口服,每日1次,若患者耐受性良好,可上调至5mg,口服,每日1次,或替西罗莫司25mg,静脉滴注,每周1次。

恶性血管周上皮样细胞瘤(PEComas)是被世界卫生组织认可为一种极为罕见的间充质肿瘤,最常见位于内脏(尤其是胃肠道和子宫)、腹膜后和腹壁盆腔部位。对于晚期疾病患者,mTOR信号转导异常活化提供了靶向治疗的科学依据。2009年美国一项病例报告分析了西罗莫司治疗的3例转移性恶性PEComas患者的情况。在所有患者中均观察到肿瘤对西罗莫司的反应,TSC1/TSC2肿瘤抑制复合物的缺失及病理性激活的mTORC1的抑制是PEComas治疗的合理机制靶标。2012年一项病例报告展示了一例mTOR抑制剂治疗的转移性腹膜后PEComas患者,依维莫司获得了显著的临床反应。2014年欧洲一项回顾性研究报告了10例接受西罗莫司或替西罗莫司治疗患者的结果。研究纳入了10例患者,其中9例接受西罗莫司,1例接受替西罗莫司。通过RECIST评估7例患者的反应:5/10达到PR(50%),1/10达到SD(10%)。

12. 他泽司他 800mg,口服,每日2次。

INI1(SWI/SNF复合物中重要的核心亚基)基因缺失与多种肿瘤发生发展密切相关,90%的上皮样肉瘤是INI1表达缺失,INI1缺失导致依赖于转录抑制子EZH2(组蛋白甲基转移酶)的恶性转化和肿瘤发生。他泽司他(tazemetostat)是一种选择性的口服EZH2抑制剂,为表观遗传学药物。在62例>16岁上皮样肉瘤患者中进行前瞻性II期临床研究,结果显示,中位PFS为5.5个月,中位OS为19个月,单药ORR可达15%(9/62),DCR可达71%。>3级的毒性是贫血(6%)和体重下降(3%)。2020年1月,FDA批准tazemetostat上市,用于治疗不适合手术的转移性或局部晚期上皮样肉瘤。

总之,针对STS的大型III期临床研究较少,II期、小样本或回顾性研究较多。本节所列相关靶向治疗药物,因国内外相关临床研究显示出一定的治疗效果,可作为患者个体化治疗选择参考。

(三)免疫治疗

常用免疫治疗药物包括帕博利珠单抗、阿替利珠单抗以及帕博利珠单抗联合阿西替尼等。

1. 帕博利珠单抗 200mg,静脉滴注,第1天,21天为1个周期。

在一项多中心、单臂、开放标签的II期研究(SARC-028)中,探索了帕博利珠单抗(pembrolizumab)对于治疗晚期STS或骨肉瘤患者的有效性和安全性。研究纳入了40例STS、40例骨组织肉瘤患者。在STS队列中分别包括未分化多形性肉瘤(UPS)10例、去分化脂肪肉瘤(DDLPS)10例、平滑肌肉瘤(LMS)10例、滑膜肉瘤(SS)10例。UPS组中4例有效(ORR 40%),DDLPS组中2例PR(ORR 20%)。2019年ASCO会议上进一步报告了UPS和DDLPS组的队列扩展试验结果,两组患者分别入组了40例和39例患者。在UPS组中,总体ORR为23%,中位PFS为12周,而DDLPS组总体ORR仅为10%,中位PFS为8周。此外,2017年发表的一项针对晚期STS免疫治疗的单中心、I期篮式试验发现,帕博利珠单抗对腺泡状软组织肉瘤(ASPS)的疗效较好,4例ASPS患者中2例达到PR,2例SD。

2. 阿替利珠单抗 1200mg,静脉滴注,第1天,21天为1个周期。

NCI发起了一项阿替利珠单抗(atezolizumab)治疗转移性ASPS的单臂、II期研究,中期分析显示,19例可评价患者中,8例获得PR,ORR为42%。这项研究的入组人群中包含了阿替利珠单抗作为姑息一线治疗的转移性 ASPS 患者。

3.阿西替尼联合帕博利珠单抗

阿西替尼 5mg，口服，每日 2 次。

帕博利珠单抗 200mg，静脉滴注，第 8 天，21 天为 1 个周期。

在一项单中心、单臂、Ⅱ 期研究中，探索了阿昔替尼联合帕博利珠单抗在既往至少一线治疗失败的进展期或转移性 STS 患者中的疗效。研究共入组了 33 例患者，其中包括 12 例 ASPS。所有可评价患者总体的 ORR 为 26.7%，总体的 PFS 为 4.7 个月。亚组分析显示，非 ASPS 患者组的中位 PFS 为 3.0 个月，ASPS 亚组的 ORR 为 54.5%，中位 PFS 为 12.4 个月。阿西替尼联合帕博利珠单抗对于 ASPS 的作用更为突出。

总之，由于 STS 组织学亚型多、异质性强，需要深入了解不同亚型 STS 的肿瘤微环境、免疫细胞的浸润、肿瘤及免疫细胞的免疫检查点的表达等，明确生物学标志物以筛选可能从免疫治疗中获益的人群。令人遗憾的是，目前 STS 的单一免疫治疗效果仍不理想，可通过联合治疗来改善肿瘤微环境、增强抗肿瘤免疫反应，同时也要关注个体化差异，制订更加合理的治疗方案。

第六节　临床问题导向的药物治疗

一、提高 STS 的病理诊断水平，实现诊断的"分子化"和治疗的"精准化"

STS 的病理诊断是了解肿瘤特征、制订合理治疗计划的基础，也是提高 STS 临床诊治疗效的关键。有些类型的 STS 在局部形成侵袭性和破坏性生长，有些具有远处转移的潜能；一些低级别的肉瘤在复发时，可以向高级别转化，伴有更高的侵袭及转移能力。

由于不同的 STS 往往"形似而神不似"，传统的形态学和免疫组化的检测缺乏特异性，使其诊断、鉴别诊断和分型成为临床病理诊断中面临的主要困难。20 世纪 80 年代开始，科学家们陆续发现在一些 STS 中存在某些特定的分子遗传学异常，表现为染色体易位、基因突变、缺失或扩增等，这些改变不仅成为辅助诊断的分子标志物，某些也随着药物研发的进展成为新型药物的潜在治疗靶点。采用荧光原位杂交（FISH）和聚合酶链反应（PCR）的方法可以满足大部分 STS 的常规分子诊断需求，但 NGS 能一次对几十万至几百万条 DNA 序列片段进行分析，随着其临床使用的推进，我们认识了一些新的肿瘤亚型，某些亚型也因此找到了相应的靶向治疗药物。如在多种成人或儿童软组织肿瘤中发现 NTRK 基因融合，可以用 NTRK 抑制剂拉罗替尼或恩曲替尼治疗，于是将其单独命名为 NTRK 重排梭形细胞肿瘤。在小圆细胞未分化肉瘤中除尤因肉瘤外，还发现了 CIC 重排、BCOR-CCNB3 融合、EWSR1- 非 ETS 家族成员融合的圆形细胞肉瘤以及未分化 / 未分类圆形细胞肉瘤等亚型。虽然它们目前的治疗尚参考尤因肉瘤，但其实不同亚型的小圆细胞肉瘤在生物学行为、化疗敏感性、预后上，均存在较大的差异，目前对这些新亚型的认识还很粗浅，随着数据的积累，未来的治疗必将随之发生改变。

2021 年中国抗癌协会肉瘤专业委员会发布了《骨与软组织肿瘤二代测序中国专家共识》，提倡分子病理诊断作为形态学诊断的必要补充，显示出分子检测在临床诊断和指导治疗中的重要地位。NGS 检测的方法、结果验证和解读上仍存在很多需要探索的地方。

另外，STS 临床病理诊断中还存在很多问题。如治疗前活检组织标本不一定能代表肿瘤的全貌，尤其会低估我们对于肿瘤组织学级别的判断。新辅助治疗后的病理反应率判读缺乏统一标准，部分中心参考骨肉瘤新辅助化疗后的 HUVOS 分级，但其在 STS 中的预后价值缺乏前瞻性的研究证实。某些类型的 STS 在病程发展中会出现动态变化，如低度恶性向高度恶性肉瘤转化；某些 STS 的形态学变异与自然病程之间存在不一致性，等等。通过多中心肿瘤登记数据库及标本库的建立与协作，将有助于我们对现有的这些问题提出更好的解决办法，提高国内 STS 的病理诊断水平。

二、在预后模型的辅助指导下，对复发转移的高危患者合理应用新辅助／辅助化疗

围手术期化疗包括新辅助化疗和术后辅助化疗，目的在于减少肿瘤复发转移的风险，从而提高术后的治愈率。新辅助化疗主要用于肿瘤巨大、累及重要脏器、与周围重要血管神经关系密切、预期手术无法获得安全外科边界或切除后可能造成严重功能残障甚至危及生命的高级别STS患者。术前化疗与术后辅助化疗之间的适合人群相似，但术前化疗具有减少手术创伤、减少微转移、了解肿瘤对化疗的敏感性等优势，为各大指南所推崇。新辅助化疗前需要明确病理诊断及分级有时存在困难，同时需要关注的其他问题还包括如何定义高危复发患者、化疗方案的选择、新辅助化疗的治疗时长、如何评价新辅助化疗后的疗效等。

《CSCO软组织肉瘤诊疗指南》根据化疗的敏感性，将STS分为非多形性横纹肌肉瘤（胚胎性、腺泡状）、未分化小圆细胞肉瘤、非特型STS三大类进行化疗推荐。对于化疗敏感及高度敏感的非多形性横纹肌肉瘤、未分化小圆细胞肉瘤，围手术期尤其是新辅助化疗的地位极其重要。对于非特指型STS，分期为Ⅲ期或Ⅱ期伴有以下高危因素，如肿瘤位置深、累及重要血管神经、包膜不完整或突破间室、FNCLCC分级为G3、局部复发二次切除等，应考虑围手术期化疗。根据发表于2017年 *Lancet Oncology* 上的ISG-STS 1001研究结果，术前3周期异环磷酰胺联合表柔比星的方案优于根据不同的组织学亚型进行的"个体化"化疗方案，成为目前循证级别最高的方案。

为了更好地规范围手术期化疗的应用，基于COX多因素回归模型建立的不同预后分型将更好地指导对患者的选择，从而甄别出最可能获益于围手术化疗的患者。

三、对于复发转移、不可切除患者，需要根据化疗的敏感性"分而治之"

复发转移、不可切除患者的化疗也称为姑息性化疗，目的是使肿瘤缩小、缓解症状、提高生活质量，延长生存期。化疗仍然是大多数STS姑息治疗的基石。姑息性化疗分为一线治疗、维持治疗、二线或二线以上治疗等。考虑到STS的异

质性，需要兼顾到肿瘤的生物学特性、患者的体能及基础疾病、治疗目标、化疗的不良反应。化疗方案的选择中非常重要的一个因素是化疗的敏感性。化疗敏感或高度敏感的非多形性横纹肌肉瘤、小圆细胞未分化肉瘤，化疗是复发转移患者的不二选择。对于非特指型STS也需要根据不同的化疗敏感性制定不同的化疗策略。三项随机、Ⅲ期研究（EORTC 62012研究、PICASSO研究、GeDDiS研究）均提示，蒽环类药物为基础的方案仍然是一线治疗的基石。二线或以上的化疗方案选择，大多以肿瘤的组织学类型为基础，选择不同的化疗药物及方案。如艾立布林推荐用于脂肪肉瘤，曲贝替定推荐用于L型肉瘤，吉西他滨联合多西他赛或达卡巴嗪推荐用于平滑肌肉瘤，大剂量异环磷酰胺用于滑膜肉瘤等。由于大部分亚型的STS存在化疗有效率较低，细胞毒新药的进展有限，保证现有的化疗规范、合理地应用是实现化疗疗效的基础。另外，开展相关的临床研究，探索不同的药物优化组合方案，也是促进化疗进步的一种策略。

四、优化抗血管小分子TKI在STS中的使用

靶向血管新生信号通路的小分子TKI类药物由于药物的可及性强、抗肿瘤机制广谱成为STS中使用最为广泛的靶向药物，代表性的药物包括安罗替尼、培唑帕尼、瑞戈非尼等。安罗替尼作为一种口服的新型小分子多靶点TKI，可强效抑制VEGFR、PDGFR、FGFR和c-Kit等多个靶点，具有抗肿瘤血管生成和抑制肿瘤生长的双重作用。基于一项安罗替尼治疗晚期STS的2b期随机、双盲、安慰剂对照的多中心临床研究——ALTER0203研究，2019年6月国家药品监督管理局（NMPA）批准安罗替尼STS的适应证，这是目前中国首个获批的STS靶向药物。其他的一些TKI，如卡博替尼、仑伐替尼、阿昔替尼、阿帕替尼等等，也在STS中开展了多项小样本的临床试验，或在临床实践中为大家所使用。这些药物最主要的作用靶点是抗VEGFR，作用机制相似，但不同的TKI之间存在对VEGFR的亲和力差异，以及其他作用靶点的差异，临床使用时应该首先参考循证级别最高的研究选择使用。对于抗血管TKI

的使用时机，需要强调的是，目前主要是用于蒽环类药物化疗失败的二线治疗，以及腺泡状 STS、透明细胞肉瘤的一线治疗。对于在其他亚型中的一线使用或新辅助治疗期间的应用，需要在临床研究的支持下进行探索，而不能忽略 STS 的组织学亚型特点，舍弃大多数 STS 应该进行的化疗。抗血管 TKI 属于较为广谱的靶向药物，适用于大多数的 STS，但临床上仍存在诸多问题，如单药缩瘤率低，容易产生耐药，对抗血管药物的敏感性各个亚型间存在的差异，以及不良反应的管理等。目前抗血管 TKI 缺乏疗效预测生物标志物，在 STS 中的应用更多地参考不同亚型对其的敏感性进行选择。

以安罗替尼为代表的抗血管药物已经成为 STS 化疗以外的一种有效的选择，解决了 STS 长期以来药物治疗选择有限、疗效有限的"燃眉之急"。但临床上依然需要尽可能地合理优化其使用，包括探索在不同治疗时期合理的应用，如在新辅助化疗期间联合抗血管药物治疗，是否可以进一步提高保肢率、坏死率并减少转移率，是否会增加术后并发症的发生等，需要更多前瞻性、设计良好的临床试验加以验证。抗血管药物联合化疗是否可以增加化疗的疗效，尤其是一线治疗中，联合蒽环类药物是否可以提高 ORR、延长 PFS 及 OS，是大家广为关注的问题。目前正在进行的一项国内多中心、安慰剂对照的随机双盲研究，旨在探索安罗替尼联合表柔比星一线治疗序贯安罗替尼维持在复发转移性 STS 中的疗效。在二线或二线以上的治疗中，除抗血管 TKI 的单药治疗外，更多的联合方案将替代单药时代，探索与化疗联合、与不同机制的靶向药物联合、与免疫检查点抑制剂的联合，都将极大地推进以抗血管 TKI 为基础的肉瘤药物治疗进展。

五、基于 NGS 检测、分子机制研究的深入和靶向药物研发的进展，将改写 STS 的治疗格局，进入精准治疗时代

精准治疗是目前各大肿瘤的主流研究方向，STS 作为一种发病率低的小瘤种，相关的进展远远落后于其他实体肿瘤。根据美国癌症研究学会（American Association for Cancer Research，AACR）推出的一项国际基因组和临床数据共享

项目（GENIE）的结果显示，高达 41% 的患者具有可能有靶向的基因改变。在其他多项研究中也发现，30%～61% 的 STS 患者具有潜在的靶向治疗机会。STS 从基因变异层面大致可以分为两大类，一类是具有驱动基因变异的，其基因特征既是伴随诊断的必要条件，也是匹配靶向治疗的关键因素。如超过 90% 的高分化（WDLPS）和去分化脂肪肉瘤（DDLPS）患者中发现 CDK4 扩增，MDM2 扩增，CDK4/6 抑制剂哌柏西利、阿贝西利，MDM2 抑制剂等均可推荐用于 WDLPS/DDLPS 的治疗。50% 的炎性肌纤维母细胞瘤患者伴有 ALK 易位（2q23），克唑替尼治疗的 ORR 为 50%。隆突性皮肤纤维肉瘤（DFSP）患者具有较高的局部复发风险，t（17；22）（q22；q13）易位导致 17 号染色体的 COL1A1 与 PDGFB 融合，*PDGFB* 基因的转录上调。因此，伊马替尼可用于不能手术切除，转移或复发的 DFSP 患者，或用于新辅助治疗以减少手术的并发症。NTRK 抑制剂拉罗替尼和恩曲替尼治疗伴有 NTRK 融合的肉瘤，EZH2 抑制剂 - 他泽司他用于 INI1 缺失的上皮样肉瘤，CSF1R 抑制剂 - 培西达替尼用于色素沉着绒毛结节性滑膜炎 / 弥漫性腱鞘巨细胞瘤等。这些药物均为近年来被 FDA 批准或者是在国际肿瘤大会上备受关注的药物，也是 CSCO 指南中推荐的靶向治疗药物，代表了肿瘤特异的基因改变所带来的精准靶向治疗，改写了这些类型肉瘤的药物治疗格局。近年来在 STS 靶向治疗中最大的亮点就是，2020 年 1 月 FDA 加速批准甲基转移酶抑制剂他泽司他用于治疗 ≥ 16 岁、转移或局部进展期、无法手术根治的上皮样肉瘤患者，这是首款被批准用于肉瘤的表观遗传药物，也是首款被批准用于上皮样肉瘤的靶向药物。

虽然大部分的 STS 缺乏特异的基因改变，通过通路富集分析，STS 发展进程中所涉及的代表性通路可分为肿瘤血管新生信号通路、细胞周期信号通路、肿瘤持续增殖信号通路、DNA 损伤修复通路、表观遗传变化信号通路等。随着这些通路的靶向药物在其他实体肿瘤中的研究开展，也将为 STS 未来的靶向治疗提供更多可借鉴的"他山之石"，也将吸引更多的以生物标志物指导下的"篮式试验"纳入 STS 的患者，最终实现 STS 精准治疗的目标。

六、了解 STS 不同的免疫背景，探索免疫治疗的疗效预测生物标志物、联合治疗策略和新型的免疫治疗手段

以程序性死亡因子 -1（programmed death-1，PD-1）/ 程序性死亡因子配体 -1（programmed death ligand 1，PD-L1）为靶点的 ICI 近年来发展迅速，在 STS 中的疗效也备受关注。一些临床研究结果显示，某些特定的亚型如多形性未分化肉瘤（UPS）、去分化脂肪肉瘤（DDLPS）、腺泡状软组织肉瘤（ASPS），对 ICI 治疗具有一定的应答。由于大多数 STS 的亚型 TMB 较低，目前免疫检查点抑制剂在 STS 中整体的治疗效果还不尽如人意，需要探索相关的生物标志物及联合治疗策略。无论是与抗血管药物、化疗、放疗还是与其他靶向药物的联合，都是激活免疫应答的一些手段和方法，有些研究结果也展现了令人兴奋的良好效果。

生物标志物除了 PD-L1 表达外，肿瘤免疫微环境（tumor immune microenvironment，TME）也会影响免疫治疗的疗效。2020 年 Nature 上发表的一项研究提出，根据不同亚型的 STS 的肿瘤微环境可以将其分为五种不同的表型：低免疫型（A 和 B）、高免疫型（D 和 E）以及高度血管形成型（C）组。其中 E 组的特点是存在三级淋巴结构（tertiary lymphoid structures，TLS），是最强的免疫治疗疗效预测因素。

STS 的免疫学特征存在较大的异质性。基因组学研究可以将 STS 简单地分为三大类："简单核型""复杂核型"和"中间型"。简单核型组一般包括那些由于染色体易位产生融合基因的亚型，如尤因肉瘤、滑膜肉瘤、黏液 / 圆细胞脂肪肉瘤等。对于免疫治疗来说，易位相关的肉瘤显示出较少的基因组学改变，产生肿瘤突变的数量有限，对这类 STS 的免疫治疗可能更适合于开发针对性的 TCR-T/CAR-T 等过继细胞（ACT）或特异的肿

瘤疫苗进行治疗。以靶向 NY-ESO-1、MAGE-A4 等靶点的 TCR-T 细胞疗法，显示出对滑膜肉瘤、黏液样脂肪肉瘤的良好疗效，令人期待。而对于 UPS、DDLPS 等肉瘤，遗传学改变较为复杂，产生突变的负荷也更大，可能适合进行免疫检查点抑制剂治疗。中间型的 STS 可能应该通过更多的联合治疗来激活免疫反应或抑制免疫微环境中的其他负性调控因子以获得更好的疗效。

随着免疫治疗的快速发展，基于不同肿瘤基因组特征和免疫微环境分型，采用不同的免疫治疗手段或联合治疗策略，将在未来极大地改变 STS 的药物治疗格局。

七、倡导 STS 诊治的"中心化"，建立专病 MDT，推动规范化综合诊治和相关临床研究的开展

STS 发病率低、病理分型复杂的特点，对临床诊治的要求比其他常见的肿瘤更高。从诊断开始就需要 MDT 的参与。骨软组织肿瘤外科、影像科、病理科三者结合方能正确诊断 STS。STS 的综合治疗，不仅包括手术切除，药物治疗和放疗也是 STS 的重要治疗手段。在不同亚型、不同分期的 STS 中，需要不同的治疗策略。专业从事 STS 临床诊治的大通量中心，会为患者提供更为规范的治疗方案，更多参加临床试验的机会；对医生的培训来说，其临床经验的积累更为迅速，学习曲线更短，对疾病的认识可能更为深入。目前这个理念在国际上普遍为大家所接受和推崇。通过近年来 CSCO 指南的巡讲，越来越多的肉瘤诊治中心在国内成立，带动了肉瘤整体诊治水平的提高。

未来，随着 STS 诊断的分子化、治疗的精准化、综合化、中心化，更多的临床试验开展，将极大地改变 STS 目前的诊治现状，真正意义上提高 STS 的综合治疗水平。

第七节 药物治疗展望

近年来，随着精准医学的不断发展，从直观到精微，从对"症"到对"基因"，肿瘤精准诊疗不断迈向新的高度，技术革新赋予"精准"的

内涵愈加丰富。STS 的诊断和治疗已引入二代基因测序（NGS）技术，靶向及免疫治疗药物也进入了 STS 的精准治疗。基因检测是今后 STS 进行

准确分型诊断、精准靶向及免疫治疗的重要方向。依托于 NGS 技术，在精准肿瘤学时代，异病同治得到很好的应用。例如对于 *NTRK* 基因融合的 STS 就可以尝试拉罗替尼等试验性靶向药物治疗，疗效更佳，为这类患者带来了新的希望。

另外，精准治疗的概念也延伸到了 STS 的手术中，要求医生尽量达到 R0 切除。但需要注意的是，如果 R0 切除是以牺牲脏器功能为代价，那么需要在权衡利弊后做 R1 切除，尽量做到保器官保功能，术后再给予化疗、放疗等综合治疗达到提高长期生成率。STS 一般不进行预防性的淋巴结清扫，对于可疑病变或者已经病变的淋巴结则必须切除。为了提高长期生存率、改善生存质量，在术后可进行化疗、靶向治疗、放疗等。

与此同时，放射疗法是治疗肿瘤的三大技术之一。近两年，随着放疗设备的更新换代，国内的放疗技术取得了突破性进展，如托姆（TOMO）刀、速锋刀、射波刀、质子重离子等先进的放疗手段，为广大肿瘤患者，包括 STS 的精准化放疗提供了更多的治疗选择和更好的治疗效果。在 STS 患者中，"新辅助放化疗 + 手术 + 辅助化疗"的联合治疗模式可使肿瘤降期、提高整体 R0 切除率和改善整体生存，且不会增加术后并发症及病死率。未达到 R0 切除的患者术后放化疗可以降低局部复发和提高生存，而对于高龄患者，不能耐受手术和化疗的患者，可通过局部放疗来控制原发灶，缓解症状，延缓肿瘤进展时间。除此之外，近年来，放疗联合靶向 / 免疫治疗也在各个阶段肿瘤中进行积极的探索，期待未来能够为这部分患者带来更多的治疗选择。

总之，随着精准医学的发展，STS 的药物治疗、手术治疗及放射治疗等精准诊疗策略不断得到优化，疗效不断取得新的突破。期待精准医学能够为 STS 患带来新的希望！

第八节　预后和随访

一、预后

（一）影响预后的因素

影响 STS 预后的主要因素包括患者的发病年龄、组织学类型、原发肿瘤部位、大小、组织学分级、疾病分期、早期诊断、首次治疗的规范与否等。儿童青少年 STS 的预后通常好于中老年人。不同组织学类型的 STS 预后差异很大，滑膜肉瘤、横纹肌肉瘤、平滑肌肉瘤的预后一般比脂肪肉瘤和纤维肉瘤差得多。肿瘤位于肢体远端，如肘关节和膝关节以远，预后优于位于肢体近端的肿瘤，肢体肉瘤相对腹腔及头颈部者预后较好。病理学分级 1 级、2 级和 3 级的无转移生存率分别为 98%，85% 和 64%；肿瘤大小为 < 5cm、5 ～ 10cm、10 ～ 15cm、> 15cm，其 5 年生存率分别为 84%、70%、50% 和 33%。MSTS 分期Ⅰ期、Ⅱ期和Ⅲ期的 5 年 OS 率分别为 90%、81% 和 56%。AJCC 分期ⅠA 期、ⅠB 期、Ⅱ期、ⅢA 期、ⅢB 期和Ⅳ期的 5 年 OS 率分别为 85.3%、83.0%、79.0%、62.4%、50.1%、13.9%。除此之外，早期诊断、早期治疗可显著改善 STS 患者的预后，而接受不恰当的首次治疗患者预后往往较差。

（二）生存时间

STS 总的 5 年生存率为 60% ～ 80%。

（三）改善预后的策略

首先，早期诊断、早期治疗是改善 STS 患者预后的首要策略，尤其强调对于病期长、生长缓慢的肿瘤，应认识到 STS 的可能性，尽早予以合理的辅助检查及病理检查，争取早期诊断、早期治疗。其次，MDT 协作指导下的规范治疗是改善预后的另一重要因素，不恰当的手术治疗常导致极高的复发率，并促使肿瘤转移。最后，术后定期、规律的随访复查，对于改善 STS 患者的预后同样十分重要，有利于早期发现疾病复发或转移，以便及时治疗。

总之，STS 预后的影响是多方面的，但可以肯定，早期诊断、早期治疗是改善预后的根本因素，而 MDT 协作指导下的规范治疗是改善预后的决定因素，术后定期、规律的随访复查是改善预后的关键因素。

二、随访

（一）复发高峰时间

约 1/3 的 STS 患者在原发灶手术切除后会出现局部复发或远处转移，其中术后 2 年之内是复发或转移的高峰期，发生率高达 60% ～ 80%，超过 90% 的患者疾病复发发生在术后 5 年内。一般认为，高危患者通常在术后 2 ～ 3 年出现局部复发或远处转移，而低危患者复发或转移发生时间相对较晚。因此，STS 患者术后需要长期随访监测复发与远处转移，有效监测计划的目的是在早期发现疾病复发或转移，以便及时实施治疗性干预。

（二）首发部位和常见部位

STS 是一组高度异质性肿瘤，因此，术后局部复发部位主要取决于原发灶解剖部位和组织学类型，其中以四肢、躯干、脊柱最为常见，也可发生于腹腔和腹膜后、头颈部以及内脏实质脏器。不同组织学类型的肿瘤具有各自相应的复发部位，如横纹肌肉瘤多见于四肢，平滑肌肉瘤好发于躯干及体腔，纤维肉瘤多发生于皮肤及皮下组织等。

血行播散是 STS 主要的远处转移途径，最常见的远处转移部位包括肺、肝、脑、骨等，可引起相应的临床症状或体征，淋巴道转移少见。

（三）复发的检查手段

STS 的复发检查手段主要包括：病史和体格检查、X 线、B 超、局部增强 CT/MRI、胸部影像学（X 线 / 胸部 CT）、全身骨扫描、PET-CT 检查以及功能评分。其中病史和体格检查、B 超以及胸部影像学是每次随访必须进行的检查项目，有助于早期发现局部复发或远处转移。当怀疑疾病局部复发时，需要行局部增强 CT 或 MRI 检查；有累及骨的 STS 患者，建议定期行全身骨扫描；当怀疑发生远处转移时，可考虑行全身增强 CT 或 PET-CT 检查，以全面评估病情。

（四）随访方案

由于 STS 的自然病程主要由病灶起源的解剖部位决定，因此随访方案通常基于疾病的原发部位。此外，肿瘤分级和肿瘤大小的风险评估有助于选择常规随访策略。通常认为，STS 术后中位复发时间为 20 个月，在开始的 2 年内，复发风险最高可达 80%。因此，通常采取如下随访策略：对于中 / 高级别的 STS 患者，在术后 2 ～ 3 年，每 3 ～ 4 个月随访一次，然后每 6 个月随访一次，直至术后 5 年，此后每年一次；对于低级别 STS 患者，在术后 3 ～ 5 年每隔 4 ～ 6 个月随访一次，然后每年一次。鉴于 STS 缓慢的自然病程，随访一般需要持续至少 10 年。

对于肢体或浅表躯干 STS 和腹膜后肉瘤有单独的随访建议。对于切除的 ⅠA/ⅠB 期肢体或浅表躯干 STS 患者，术后监测包括每 3 ～ 6 个月一次病史和体格检查，持续 2 ～ 3 年，然后每年进行一次，并考虑使用胸部 X 线或 CT 进行胸部成像。对于切除 Ⅱ 期或 ⅢA 期疾病的患者，监测包括在 2 或 3 年内每 3 ～ 6 个月检查一次病史和体格检查，在接下来的 2 年内每 6 个月检查一次，然后每年进行一次，以及胸部影像学检查以及原发肿瘤部位的定期成像。此外，对于手术切除腹膜后肉瘤患者的监测指南包括每 3 ～ 6 个月进行一次病史和体格检查以及 CT 检查，持续 2 ～ 3 年，在接下来的 2 年内每 6 个月一次，之后每年进行一次。鉴于肿瘤生物学和复发模式的差异性，未来应针对特定组织学类型制定术后监测随访策略。除此之外，还在研究循环肿瘤细胞在随访监测中的应用价值。

（张　飞）

参 考 文 献

第30章 睾丸肿瘤

睾丸肿瘤包括原发性和继发性。原发性睾丸肿瘤可能来源于生殖细胞、生殖间质细胞和非生殖细胞；继发性睾丸肿瘤通常为淋巴瘤或白血病的首发临床表现。睾丸癌（testicular cancer）相对少见，睾丸生殖细胞肿瘤（testicular germ cell tumors，GCT）约占全部睾丸恶性肿瘤的90%，占男性恶性肿瘤的1%～1.5%，是男性生殖系统肿瘤中最常见的。本文所说的睾丸肿瘤，主要是指睾丸生殖细胞肿瘤。睾丸肿瘤是20～34岁男性最常见的实体肿瘤，通过合适的治疗可以治愈。

在过去几十年里，全球发病率一直稳步上升。据报道，2021年美国新发病例约9470例、死亡约440例，这也反映了该病极好的5年生存率（约95%）。生殖细胞肿瘤的病因并不清楚。个人或家族性睾丸肿瘤或隐睾病史可能是危险因素。研究表明有隐睾的人群发生睾丸肿瘤的风险比正常人高20～40倍。6岁以前行睾丸固定术能降低睾丸肿瘤的发病机会，但不能消除这种可能性。迄今为止，没有证据说明遗传、传染或睾丸外伤在肿瘤发生中的作用。

第一节 临床表现与诊断

一、症状与体征

1. 症状 睾丸肿瘤常见的临床表现为睾丸肿物进行胜增大，有时伴疼痛，迅速增大的肿瘤内出血会产生触痛和剧痛。

2. 体征 体检睾丸上触及硬块。体格检查和超声可查明损害的部位。（在施行肿瘤松动术前应通过腹股沟切口检查，暴露和夹箍的索状物应予以确认。）

二、诊断

（一）病史与临床表现

睾丸肿瘤的病因尚不明确，既往有隐睾病史可能有一定的参考价值。临床表现主要是不断增大的睾丸肿物，伴有或不伴有疼痛。

（二）辅助检查

1. 血液学检查 除了常规生化检查外，尚需要检查血中的AFP、LDH和β-HCG。血清肿瘤标志物甲胎蛋白（AFP）和β-人绒毛膜促性腺激素（β-HCG）在确定预后和评估睾丸GCT患者的治疗结果方面至关重要。这些血清肿瘤标志物的水平应在治疗前后和整个随访期间确定。标志物水平对监测所有阶段的非精原细胞瘤非常有用，对监测Ⅱ期和Ⅲ期精原细胞瘤也很有用，因为标志物水平升高可能是复发的早期迹象。

LDH在过去还没有被用于弥散性纯精原细胞瘤患者的风险分层。然而，2021年的一项研究报告称LDH高于ULN的2.5倍与其他有良好风险疾病的患者预后较差相关。虽然约50%的晚期睾丸癌患者血清乳酸脱氢酶浓度升高，但是与AFP和β-HCG相比，LDH在睾丸癌中特异性较低。因此，不应仅根据轻度升高（＜3倍正常[ULN]上限）的LDH来决定治疗。

HCG是睾丸癌中最常见的血清肿瘤标志物。血清β-HCG浓度的升高可能存在于精原细胞瘤和非精原细胞瘤。然而，对于β-HCG水平大于1000 IU/L的精原细胞瘤患者，应考虑非精原细胞瘤的可能性，并应重新检查具有病理的手术标本，也应考虑转诊到有管理这些患者经验的肿瘤中心。此外，睾丸切除术后患者的 β-HCG 水平超过 5000 IU/L 的患者应接受脑部核磁共振检查，这些患者发生脑转移的风险增加。在开始治疗后出现轻度 β-HCG 升高，应考虑进一步的检查（一般小于 20IU/L），因为其他因素，如性腺功能减退、甲状腺功能亢进和使用大麻可以导致 β-HCG 升高。肌注 300mg 睾酮（cypionate）可用于病因不明确的轻度 β-HCG 升高，从而排除性腺功能减退症。β-HCG 升高在其他肿瘤中也有报道，如淋巴瘤、膀胱癌和腺癌，因此对 GCT 不是特异性的；此外，异亲性抗体已被报道导致大度升高的假阳性 β-HCG 结果（> 400 IU/L）；因此，如果由于缺乏疾病的影像学证据而怀疑假阳性，临床医生应考虑使用不同的化验方法重复试验。

血清 AFP 升高与纯精原细胞瘤无关。在非精原细胞瘤 GCT 中，它与卵黄囊肿瘤尤其相关，但也可由胚胎癌和畸胎瘤产生。组织学上"纯精原细胞瘤"患者的血清水平升高 AFP，通常被解释为肿瘤是混合 GCT，除了精原细胞瘤外，还存在未检测到的非精原细胞瘤 GCT 成分。因此，精原细胞瘤的诊断仅限于纯精原细胞瘤组织学和正常血清 AFP 水平。然而，一小部分人的血清长期 AFP 升高。开始治疗轻度升高但稳定的 AFP，临床医生应予以重视。此外，肝细胞癌、胃癌等其他肿瘤也可引起 AFP 增高。如果血清甲胎蛋白升高是转移性非精原性 GCT 引起的，那么甲胎蛋白一般会稳定升高。一般来说，治疗的决定不应仅仅基于 AFP 值小于 20ng/ml。现有指南适用于睾丸 GCT 的所有阶段，应密切遵循，以最大限度地提高治疗的疗效，并避免不必要的副作用、并发症和后期毒性。需要提醒的是，儿科 GCT 的管理不同于成人 GCT，不能用现有的成人指南指导儿童 GCT 的治疗。此外，由间质引起的睾丸肿瘤也不包括在这些指南中。它们只占不到 5% 的病例，而且有不同的生物学和疾病自然史。本文也基于成人治疗，儿童治疗请参考儿童相关文献。

2. 影像学检查 如果超声证实为睾丸内肿块，应进一步检查血中的 AFP，LDH 和 β-HCG，胸部 CT 和静脉尿路造影检查，以发现直接或间接的转移证据。对已确诊的睾丸肿瘤，应常规进行腹部盆腔 CT 扫描；如果腹部盆腔 CT 扫描提示有腹膜后淋巴结肿大或胸部 X 线检查异常，应行胸部 CT 扫描检查。

三、病理诊断

睾丸生殖细胞肿瘤（GCT）占睾丸恶性肿瘤的 95%。WHO 睾丸生殖细胞肿瘤分类包括：精曲小管内生殖细胞瘤，未分类；单一组织学类型：精原细胞瘤、胚胎癌、绒毛膜癌、卵黄囊瘤和畸胎瘤；混合型：多胚瘤。总的来说，分为两种主要的组织学亚型：精原细胞瘤和非精原细胞瘤。在所有睾丸生殖细胞肿瘤中，少于 50% 的患者为单一组织学类型，其中 50% 为精原细胞瘤。组织中 100% 为精原细胞瘤称为纯精原细胞瘤。组织学为精原细胞瘤但血清 AFP 升高的患者，应按非精原细胞瘤治疗。因为精原细胞瘤不产生 AFP。当精原细胞瘤和非精原细胞瘤同时存在时，按非精原细胞瘤处理。非精原细胞瘤不常见，但侵袭性更强，通常包括多种细胞类型。非精原细胞瘤分为四种类型：胚胎癌、绒毛膜癌、卵黄囊瘤和畸胎瘤。大多数非精原细胞瘤是这四种亚型的混合肿瘤。畸胎瘤分为成熟和不成熟两类，但这种区分在成年男性中没有已知的意义，也不影响对这些患者的治疗。少数情况下，畸胎瘤可能含有体细胞癌的成分，如肉瘤或腺癌，因此被称为具有体细胞型恶性肿瘤的畸胎瘤。体细胞型恶性畸胎瘤的治疗方法与其他生殖细胞肿瘤不同。青春期前畸胎瘤在生物学上不同于更常见的青春期后畸胎瘤，在成人中偶尔被诊断，侵袭性较低，处理方式也不同。多胚瘤虽然被认为是混合型，但由于其独特的生长特性，因此常常被单独列为一种病理类型。

极少数情况下，生殖细胞肿瘤可起源于腹膜外部位（通常是腹膜后或纵隔）。关于残余肿块的全身治疗和管理，肾上腺外原发部位的患者与睾丸 GCT 患者的处理类似。然而，由于它们的罕见性，有建议将肾上腺皮质外 GCT 的患者转诊到有处理这些肿瘤经验的肿瘤中心。

四、分期

对新诊断的 GCT 患者进行及时准确的肿瘤分期具有十分重要的意义，不同分期的患者在预后和治疗原则方面存在较大的差异。因此，准确而完整的分期是制订和实施有效治疗方案的重要基础（表 30-1 ～表 30-3）。

表 30-1　AJCC/UICC 睾丸生殖肿瘤 TNM 分期定义（第八版）

pT	原发肿瘤（在根治性睾丸切除术后确定原发肿瘤的范围）
pTx	原发肿瘤未能评价
pT0	无原发肿瘤证据（如睾丸组织学为瘢痕）
pTis	精曲小管内生殖细胞瘤（原位癌）
pT1	肿瘤限于睾丸和附睾，无血管 / 淋巴的侵犯，或肿瘤可能侵入白膜，但未侵犯睾丸鞘膜
pT2	肿瘤限于睾丸和附睾，有血管 / 淋巴的侵犯，或肿瘤透过白膜已侵犯睾丸鞘膜
pT3	肿瘤侵犯精索，尚未或已有血管 / 淋巴的侵犯
pT4	肿瘤侵犯阴囊，尚未或已有血管 / 淋巴的侵犯
N	区域淋巴结（主动脉旁及腔静脉旁淋巴结，阴囊手术后同侧腹股沟淋巴结）
临床	
Nx	区域淋巴结未能评价
N0	无区域淋巴结转移
N1	孤立淋巴结转移，最大径≤ 2.0cm；或多个淋巴结转移，最大径均未超过 2cm
N2	孤立淋巴结转移，最大径＞ 2.0cm 或≤ 5.0cm；或多个淋巴结转移，最大径均＞ 2.0cm，但均≤ 5.0cm
N3	淋巴结转移，最大径＞ 5.0cm
病理	
pNx	区域淋巴结未能评价
pN0	无区域淋巴结转移
pN1	孤立淋巴结转移，最大径≤ 2.0cm；或≤ 5 个淋巴结转移，任何一个≤ 2.0cm
pN2	孤立淋巴结转移，最大径＞ 2.0cm 或≤ 5.0cm；或 5 个以上淋巴结转移，但均小于 5cm；或有肿瘤侵犯到淋巴结外的证据
pN3	淋巴结转移，最大径＞ 5.0cm
M	远处转移（在根治性睾丸切除术后确定原发肿瘤的范围）
Mx	远处转移未能评价
M0	无远处转移
M1	远处转移
M1a	区域淋巴结以外的淋巴结转移或肺转移
M1b	除 M1a 以外的脏器转移

注：除了 pTis 和 pT4，原发肿瘤侵犯的范围主要根据睾丸切除术后的病理。Tx 可以用于睾丸未切除的情况。

表 30-2　AJCC/UICC 睾丸生殖肿瘤 TNM 分期血清肿瘤标志物分级定义

S	血清肿瘤标志物（在根治性睾丸切除术后确定原发肿瘤的范围）
Sx	标志物分析未进行或结果不能评价
S0	标志物测定在正常限度以内
S1	LDH ＜ 1.5×N 和 HCG ＜ 5000mIU/ml 和 AFP ＜ 1000ng/ml
S2	LDH（1.5 ～ 10）×N 或 HCG　5000 ～ 50 000mIU/ml 或 AFP 1000 ～ 10 000ng/ml
S3	LDH　＞ 10×N 或 HCG ＞ 50 000mIU/ml 或 AFP ＞ 10 000ng/ml

注：N 表示正常值的上限。

表 21-3　AJCC/UICC 睾丸生殖肿瘤预后分期分组　　　　　　　　　　　　　　　续表

临床分期			ⅡB 期	任何 pT/Tx N2 M0 S0
0 期	pTis N0 M0 S0			任何 pT/Tx N2 M0 S1
Ⅰ 期	pT1 ~ 4 N0 M0 Sx		ⅡC 期	任何 pT/Tx N3 M0 S0
Ⅰ A 期	pT1 N0 M0 S0			任何 pT/Tx N3 M0 S1
Ⅰ B 期	pT2N0 M0 S0		Ⅲ期	任何 pT/Tx 任何 N M1 Sx
	pT3N0 M0 S0		Ⅲ A 期	任何 pT/Tx 任何 N M1a S0
	pT4N0 M0 S0			任何 pT/Tx 任何 N M1 S1
Ⅰ S 期	任何 pT/Tx　N0 M0 S1 ~ 3		Ⅲ B 期	任何 pT/Tx　N1 ~ 3 M0 S2
Ⅱ 期	任何 pT/Tx　N1 ~ 3 M0 Sx			任何 pT/Tx 任何 N M1a S2
Ⅱ A 期	任何 pT/Tx N1 M0 S0		Ⅲ C 期	任何 pT/Tx　N1 ~ 3 M0 S3
	任何 pT/Tx N1 M0 S1			任何 pT/Tx 任何 N M1a S3
				任何 pT/Tx 任何 N M1b 任何 S

第二节　治疗原则

一、综合治疗原则

　　睾丸肿瘤无论哪一种类型都要先做高位睾丸切除及精索结扎术，再根据疾病类型，分期决定下一步治疗。由于可能存在多种成分，因此需要对标本应进行多处连续切片。治疗的选择应以组织学类型决定。如为混合性肿瘤则按恶性程度最高的一种治疗。单纯手术的疗效远不如综合治疗的结果。在所有的生殖细胞肿瘤中 90% 是可以治愈的，即使在进展期病变中亦有 70% ~ 80% 的患者通过全身化疗达到痊愈。目前针对各期病变均有相应标准治疗方案，在临床治疗中应严格按照这些原则处理，尽可能达到根治。

二、手术原则

　　根治性腹股沟睾丸切除术是诊断和初步治疗疑似睾丸肿瘤的金标准。不提倡行经阴囊睾丸切除术，因为阴囊侵犯与较高的局部复发率和转移传播途径的改变有关；对于Ⅰ期非精原细胞瘤接受原发性 RPLND 的患者，应考虑模板剥离或神经保留方法，以尽量减少射精障碍的风险。"劈开和滚动"技术，其中腰椎血管被识别并依次结扎，可以切除大血管周围和后面的所有淋巴组织（即主动脉、下腔静脉），并将手术区复发的风险降至最低。保留睾丸手术（testis-sparing surgery, TSS）是指部分睾丸切除术，对于某些睾丸肿块

的患者实施，主要适用于双侧同步性生殖细胞瘤、单发睾丸伴可疑生殖细胞瘤肿块或功能性单发睾丸。该手术要点包括：应通过腹股沟入路进行、冷冻切片在手术时应由经验丰富的泌尿生殖系统病理学家进行，如果活组织检查显示存在睾丸癌或怀疑有癌症，建议对侧正常睾丸行根治性睾丸切除术。

　　新辅助化疗后肿物的手术切除，切除的完整性是一个独立的预后指标。在化疗后 RPLND 中，手术切缘非常重要，不应该为了保护射精功能而损害手术的安全切缘。可能需要额外的手术和切除邻近的结构；化疗后 RPLND 适用于全身化疗后伴有腹膜后残留肿块的转移性 NSGCT 患者，化疗后血清肿瘤标志物正常；所有接受 RPLND 的患者在化疗后应进行完整的双侧 RPLND，切除边界为肾门血管（上方）、输尿管（外侧）和髂总动脉（下方）；改良的 RPLND 可能是Ⅱ A/B 期疾病患者的一种首选方案；现有的数据表明，微创腹腔镜或机器人入路治疗 RPLND 会增加异常复发的频率。因此，微创 RPLND 不建议作为标准管理，但可以在大的肿瘤中心的高选择性病例中考虑。

三、放射治疗原则

　　现有指南对纯精原细胞瘤患者放射治疗剂量、靶区范围、适应证等有明确推荐的治疗原则；非

精原细胞瘤由于侵袭性强，应以全身治疗为主。

四、药物治疗原则

药物治疗是睾丸生殖细胞肿瘤的重要治疗手段。任何分期的精原细胞瘤均能从药物治疗中获益。对于 pT1 或 pT2 的 Ⅰ A/B 期患者术后观察或给予卡铂单药化疗；进展期的患者可以考虑给予 EP 或 BEP 方案治疗，均可取得良好的疗效。药物治疗是非精原细胞瘤的主要治疗手段，对该病有效的药物包括 DDP、VLB、BLM、ADM 及 VP-16

等，其中 DDP 最有效，文献报道 15 例患者中，7 例达到完全缓解；而以顺铂为主的联合化疗是非常有效的治疗策略，长期生存率在 80% 以上。分子靶向治疗在睾丸生殖肿瘤中的应用尚未见相关报道；免疫治疗在某些选择的患者可以考虑适用，如指南推荐帕博利珠单抗用于三线 MSI-H 或高肿瘤突变负荷的患者。总之，由于化疗药物取得良好的疗效，现有的分子靶向治疗和免疫治疗仅仅在某些高选择的患者可以考虑。

第三节　辅 助 治 疗

一、辅助治疗的历史沿革

睾丸肿瘤是属于通过化疗可以根治的肿瘤。术后辅助治疗旨在消灭亚临床病灶，降低局部复发和远处转移风险，提高患者的生存率。以 DDP 为主的联合化疗方案是治疗 GCT 的最有效治疗方案。许多学者认为，睾丸肿瘤治疗的成功是综合治疗的良好典范。对于 Ⅰ 期睾丸精原细胞瘤的患者，Oliver 等报道了一项术后辅助治疗试验的初步结果，该试验随机选取 1477 名 Ⅰ 期精原细胞瘤患者接受放疗或静脉注射卡铂 1 个周期 (n=560)。在 3 年的随访中，两组无复发生存率相似（放疗组 95.9%，卡铂组 94.8%），这证实了卡铂与放疗相比的非劣效性。该试验的结果证实了单剂量卡铂与放疗在无复发生存方面的非劣效性。在一项意向治疗分析中，放疗组的 5 年无复发生存率为 96%，卡铂组为 94.7%（HR=1.25；P=0.37）。放疗组出现 1 例患者死亡，而卡铂组未见相关报道。该研究表明对于睾丸切除术后 Ⅰ 期纯精原细胞瘤的男性，单剂量卡铂的毒性更小，在预防疾病复发方面与辅助放疗一样有效。然而，值得注意的是，关于卡铂的毒性和疗效的长期随访数据有限。在这种情况下对使用两个周期的辅助卡铂也进行了研究。西班牙生殖细胞癌合作小组报道，412 名男性高危 Ⅰ 期精原细胞瘤患者接受 2 个周期的辅助卡铂治疗，10 年无复发生存率为 97%，10 年 OS 率为 100%。希腊肿瘤合作小组的一项研究证实了 2 个周期辅助卡铂的疗效，报道了 138 例 Ⅰ 期精原细胞瘤患者采用该方案治疗后 5 年无复发生存

率为 96.8%。最近的一项前瞻性研究报道了 725 例 Ⅰ 期精原细胞瘤患者通过监测卡铂 1 个周期或卡铂 2 个周期。虽然两种方案的疾病特异性生存率均为 100%，但中位随访 30 个月后，单周期方案（5%）的粗复发率明显高于双周期方案（1.5%）。此外，1 个周期卡铂的化疗对控制大肿块肿瘤的疗效较低。

对于 Ⅱ A/B 期精原细胞瘤患者，Glaser 等的一项回顾性研究比较了 1772 例接受睾丸切除术的 Ⅱ A～C 期精原细胞瘤患者的放疗与多药化疗疗效。中位随访 65 个月后，Ⅱ A 期精原细胞瘤患者接受放射治疗的 5 年 OS 率明显高于化疗（99% vs 93%；HR=0.28；95%CI：0.09～0.86；P=0.027）。然而，接受睾丸切除术后放疗或化疗的 Ⅱ B 期精原细胞瘤患者的 5 年 OS 率没有显著差异（95.2% vs 92.4%）。Paly 等进行了一项类似的研究，评估了同一时间段内来自同一数据库的数据，并得出了类似的结论。这项回顾性的非随机研究评估了 1885 例 Ⅱ A/B 期精原细胞瘤患者选择接受辅助化疗或辅助放疗的疗效。Ⅱ A 期精原细胞瘤患者接受辅助化疗与 5 年 OS 降低相关（HR=13.33；P<0.01），但在 Ⅱ B 期精原细胞瘤患者中不存在（HR=1.39；P=0.45）。这些研究不是随机试验，治疗决定是基于治疗医生的临床判断，这可能受到每个患者的具体特征的影响。因此，有可能选择病变较广的患者进行化疗。然而，这些研究为放疗优于化疗提供了一些支持 Ⅱ A 期精原细胞瘤的证据。相比之下，Mortensen 等对 363 例 Ⅱ～Ⅲ 期精原细胞瘤的研究报道称，接受化疗的患者复发率为 6%，而接受放疗的患者复发率为 12.6%。值

得注意的是，在该研究中，化疗比放疗用于更晚期的疾病。这使得一些医生更倾向于对Ⅱ期精原细胞瘤患者进行化疗。然而，这些结果必须谨慎解释，因为该研究不是一项随机试验，并没有具体比较ⅡA期疾病的两种治疗方式。因此，指南推荐放疗或化疗作为ⅡA期和ⅡB期精原细胞瘤的主要治疗方法。然而，对于ⅡB期精原细胞瘤患者，放疗应该保留给非大体积（≤3cm）疾病的患者。

对于Ⅰ期非精原细胞瘤，SWENOTECA开展了一项前瞻性试验，有或没有LVI的Ⅰ期非精原细胞瘤患者接受了一个疗程的辅助治疗LVI和LVI患者5年复发率为3.2%，无LVI患者1.6%。两组的5年OS率均为100%。在伴有LVI的患者，中位随访7.9年的结果证实了1个周期的辅助BEP的低复发率。其他一些使用2个周期的BEP作为Ⅰ期非精原细胞瘤患者的主要治疗的研究也有类似的报道，无复发生存率大于95%。

二、辅助治疗原则

精原细胞瘤应接受术后辅助治疗。其中，Ⅰ期精原细胞瘤患者术后可选择密切监测、放疗、1个周期卡铂或2个周期卡铂化疗，根据肿块大小、不良反应进行选择；ⅡA期和ⅡB期精原细胞瘤的首选治疗方案包括放疗或化疗联合博来霉素、依托泊苷和顺铂（BEP）或依托泊苷和顺铂（EP）4个周期。然而，对于GFR降低或交界性患者、年龄大于50岁的患者、慢性阻塞性肺疾病（COPD）或其他导致肺功能降低的肺部疾病患者，应考虑采用无博来霉素方案。然而，对于ⅡB期精原细胞瘤患者，放疗应该保留给非大体积（≤3cm）疾病的患者。所有ⅡC期和Ⅲ期精原细胞瘤都被认为有良好的风险，除了ⅢC期，ⅢC期涉及非肺内脏转移（如骨、肝、脑）并被考虑中危，两组患者均采用标准的初次化疗。对于风险高的患者，推荐3个周期的BEP或4个周期的EP（两者都是首选）。对于GFR降低的患者（预计清除博来霉素的速度会更慢）、年龄大于50岁的患者（因为肾功能随着年龄的增长而下降）以及患有COPD或其他肺部疾病导致肺功能明显减弱的患者，4个周期的EP通常是更可取的。无论肺功能如何，一些肿瘤学家倾向于对重度吸烟者进行4

个周期的EP治疗。对于中度危险疾病的患者，建议加强4个周期的BEP（首选）或4个周期的依托泊苷、美司钠、异环磷酰胺和顺铂（VIP）化疗。VIP应保留给有博来霉素禁忌证的患者（即GFR降低或交界性、＞年龄50岁、COPD或其他肺部疾病）。

Ⅰ期非精原细胞瘤者睾丸切除术后血清AFP和β-HCG水平正常的患者在睾丸切除术后有3种管理选择：监测、保留神经RPLND或化疗（1个周期的BEP）作为初始治疗。绝大多数ⅠS期患者的血清肿瘤标志物在S1范围内，这些患者应该接受高风险疾病的初始化疗：3个周期的BEP或4个周期的EP（两者均为首选）。这两种方案都是1类推荐，任何一种都比初始RPLND更可取，因为这些患者几乎总是有播散性疾病。ⅡA期非精原细胞瘤的主要治疗取决于睾丸切除术后血清肿瘤标志物水平。对于睾丸切除术后AFP和β-HCG水平正常的患者，NCCN专家组建议采用保留神经的RPLND或化疗，并结合3个周期的BEP或4个周期的EP作为主要治疗方案（BEP和EP都是首选方案）。如果患者有多灶性疾病，化疗被认为是特别合适的。RPLND是Ⅱ期躯体型恶性肿瘤（以前称为转化畸胎瘤）首选的主要治疗方法。对于保留神经的RPLND，建议转诊高水平的肿瘤中心。对于AFP和（或）β-HCG水平持续升高的ⅡA期精原细胞瘤患者，NCCN小组建议进行3个周期的BEP或4个周期的EP（均为1类；两个优先）。对于发生博来霉素相关并发症风险较高的患者（即＞50岁的患者、肾功能减弱的患者和有潜在肺部疾病的患者等），应给予无博来霉素方案。

原发性保留神经RPLND后的治疗选择包括监测或化疗，这取决于确定的阳性淋巴结的数量。由于RPLND可能是pN0疾病患者的治疗策略，因此建议对这一组进行监测。pN1也可以考虑2个周期的EP化疗，但监测也是pN1患者的首选。临床期ⅡA非精原细胞瘤合并pN2或pN3病变患者RPLND后复发的风险大于50%。通过2个周期的顺铂辅助化疗，这种风险可降低到1%以下。临床治疗更倾向于对pN2疾病进行2个周期EP的辅助化疗，而不是监测，并建议对pN3疾病进行全程化疗（可以是3个周期的BEP或4个周期的 EP；首选）。对于病理分期为Ⅱ期的非精原细胞瘤患者，对于原发后出现 pN3 疾病的患者，2 个周期的 BEP 是一种替代选择，无博来霉素治疗方案应给予博来霉素相关并发症风险较高的患者（即 > 50 岁的患者、肾功能减弱的患者和有潜在肺部疾病的患者）。对于纯畸胎瘤患者，最好进行监测。

初次化疗后的后续处理取决于 CT 扫描上残留肿块的大小。因此，患者应在化疗结束后 1 个月内进行腹部 / 盆腔 CT 扫描，并进行增强；也可以考虑胸部 CT 加增强或胸部 X 线片。若残留肿块在化疗后大于或等于 1cm，推荐保留神经的双侧 RPLND。双侧 RPLND 包括切除双侧输尿管间的淋巴组织，从横膈脚延伸至髂总动脉分叉处。这种扩大切除的基本原理是切除更大负荷的双侧疾病。改良的 RPLND 模式可能是首选着陆区内ⅡA/B 期疾病患者的一种选择。与双侧 RPLND 相关的主要并发症是逆行性射精，导致不孕。保留神经解剖技术可在 90% 的病例中保留顺行射精。建议使用神经保护 RPLND。对于无残留肿块或残留肿块 < 1cm 的患者，建议监测；在这种情况下，神经保护双侧 RPLND 是 2B 类建议，可在选定的病例中实施。如果切除的组织中只有坏死的碎片或畸胎瘤，则应将患者置于监护之下。如果残留肿块中发现胚胎、卵黄囊、绒毛膜癌或精原细胞瘤成分，则建议使用 TIP、VIP、VEIP 或 EP 进行 2 个周期的化疗。

三、化疗方案及评价

（一）卡铂单药方案

卡铂 AUC 7 术后 1 次。

适用于ⅠA 或ⅠB 期精原细胞瘤患者。该方案系首次术后卡铂单次给药与放疗的头对头比较。Oliver 等将Ⅰ期精原细胞瘤患者 885 例和 560 例分别接受放疗和单次卡铂化疗，中位随访时间 4 年。放疗组和卡铂组无复发生存时间相似（2 年为 96.7% vs 97.7%；3 年为 95.9% vs 95.8%）。该研究表明Ⅰ期精原细胞瘤术后辅助治疗，卡铂单次给药非劣效于放疗。

（二）两周期卡铂方案

卡铂 AUC 6 每 3 周 1 次 ×2 个周期。

适用于ⅠA 或ⅠB 期精原细胞瘤患者。前瞻

性研究报道了 725 例Ⅰ期精原细胞瘤患者术后监测、1 个周期卡铂、2 个周期卡铂化疗的疗效。随访 30 个月，三组疾病特异性存活时间均为 100%。但是 1 个周期卡铂化疗组粗发复发率（5%）高于 2 个周期卡铂化疗组（1.5%）。1 个周期卡铂化疗组对大肿块组的疗效较差。

（三）BEP 方案

依托泊苷：100mg/m^2 静脉滴注　第 1 ~ 5 天。

顺铂：20mg/m^2 静脉滴注　第 1 ~ 5 天。

博来霉素：30U 静脉滴注　每周 1 次，第 1、8、15 天或第 2、9、16 天。

每 21 天重复。

适用于ⅡA 或ⅠB 期精原细胞瘤患者。Saxman 等对预后较好的生殖细胞瘤患者接受 3 个周期或 4 个周期 BEP 方案长期随访（中位随访时间 10 年）的结果表明，两组之间在 OS 和 DFS 方面相近。

Ronald de Wit 等为了评价博来霉素、依托泊苷和顺铂（BEP）3 个周期与 4 个周期的等效性，以及 5 天周期与 3 天周期在预后良好的生殖细胞癌中的等效性。开展了一项 2×2 因子的研究实验。目的是排除 2 年无进展生存（PFS）率下降 5% 的可能性。该研究包括对患者生活质量的评估。一个 BEP 周期包括依托泊苷 500mg/m^2，以 100mg/m^2 第 1 ~ 5 天或 165mg/m^2 第 1 ~ 3 天给药，顺铂 100mg/m^2，以 20mg/m^2 第 1 ~ 5 天或 50mg/m^2 第 1、2 天给药。博来霉素 30mg 在第 1 ~ 3 周期的第 1、8 和 15 天给予。从 1995 年 3 月到 1998 年 4 月，812 名患者被随机分配接受 3 个或 4 个周期；其中 681 名患者也被随机分配到 5 天或 3 天的计划。预计 3 个周期的 2 年 PFS 为 90.4%，4 个周期为 89.4%。3 个和 4 个周期的 PFS 差异为 1.0%（80%CI，- 3.8% ~ +1.8%）。因为 80% CL 的上界和下界都小于 5%，所以声称 3 个周期与 4 个周期的等效性。在 5 天和 3 天的比较中，预计 2 年 PFS 分别为 88.8% 和 89.7%（差异为 0.9%，80% CI，- 4.1% ~ +2.2%）。血液学和非血液学毒性的频率基本相似。接受 3 个周期治疗的患者生活质量维持较好；治疗 3 天和 5 天之间没有发现差异。该研究认为 3 个周期的 BEP，依托泊苷 500mg/m^2，是治疗预后良好的生殖细胞癌有效方法，并且在 3 天内给予化疗对 BEP 方案的有效性没有不利影响。

Ⅰ期非精原细胞瘤，Torgrim 等为了为临床 1 期非精原细胞生殖细胞睾丸癌（NSGCT）患者提供风险最小的辅助治疗。从而降低复发的风险，减少后期补救性化疗的需要，同时保持高治愈率，开展了 SWENOTECA 研究。该研究从 1998 年到 2005 年，745 名挪威和瑞典患者被纳入前瞻性、基于社区的多中心瑞典和挪威睾丸癌项目（Swedish and Norwegian Testicular Cancer Project，SWENOTECA）。治疗策略取决于是否存在血管肿瘤侵袭（VASC）。建议 VASC 阳性患者联合博来霉素、依托泊苷和顺铂（BEP）进行短暂辅助化疗（ACT），而 VASC 阴性患者可以选择 ACT 和监测。结果表明一个疗程的 BEP 辅助治疗可使 VASC+ 和 VASC- CS1 NSGCT 的复发风险降低约 90%，这可能是所有 CS1 NSGCT 初始治疗的新选择。与监测或 2 个疗程的 BEP 相比，VASC+ CS1 的 1 个疗程的辅助 BEP 减少了化疗的总负担。SWENOTECA 目前推荐 1 个疗程的 BEP 作为 VASC+CS1 NSGCT 的标准治疗，而对于 VASC- CS1 NSGCT，监测和 1 个疗程的 BEP 都是可选择的。

（四）EP 方案

依托泊苷：$100mg/m^2$，静脉滴注，第 1～5 天。
顺铂：$20mg/m^2$，静脉滴注，第 1～5 天。
每 21 天重复。

Xiao 等评估高风险转移性生殖细胞瘤（GCT）患者接受依托泊苷和顺铂（EP）4 个周期治疗的反应持久性和总生存期，195 例患者（91%）达到完全缓解（CR）。其中 182 例（85%）患者单独化疗达到 CR，13 例（6%）患者化疗加手术切除存活的 GCT 达到 CR。17 例患者（9%）从 CR 到复发的中位时间为 10 个月，从治疗到复发的最长持续时间为 36 个月。该研究结论表明 4 个周期的 EP 是有效的治疗方法，可用于高危 GCT 患者。在中低风险 GCT 患者中，临床试验仍然是确定更有效治疗的优先选项。该方案适用于ⅡA 期或ⅠB 期精原细胞瘤患者。适用于良好风险组，病理Ⅱ期疾病的患者，以及在一线化疗后手术中有活性生殖细胞肿瘤的患者。

Mezvrishvili Zaza 等评价依托泊苷联合顺铂（EP）化疗 3 个周期对单纯睾丸切除术后血清学疾病患者（ⅠS）期的疗效，15 例睾丸非精原性生殖细胞肿瘤患者，血清肿瘤标志物升高是根治性睾丸切除术后疾病持续的唯一证据（临床分期为ⅠS 癌）。所有患者均接受 3 个周期的 EP 化疗。将其毒性与对照组 93 例患者进行比较，对照组接受顺铂、依托泊苷和博来霉素 3 个标准周期治疗预后良好的转移性疾病。所有患者在 1 个周期（11 例）或 2 个周期（4 例）后标志物恢复正常。一名患者因复发性腹膜后成熟畸胎瘤需要后续手术。在中位随访 85 个月（33～128 个月）期间，所有患者均无疾病。由 3 个周期的 EP 组成的治疗方案使所有患者的疾病得到完全控制。对于临床分期为ⅠS 期的非半胱氨酸瘤性睾丸癌患者，应用该方案可被认为是毒性较低的治疗选择。

（五）VIP 方案

依托泊苷，$100mg/m^2$ 静脉滴注，第 1～5 天。
异环磷酰胺，$1200mg/m^2$ 静脉滴注，第 1～5 天（注意美司钠保护）。
顺铂 $20mg/m^2$ 静脉滴注，第 1～5 天。
每 21 天重复。

Nichols 等比较博来霉素、依托泊苷和顺铂（BEP）标准治疗与依托泊苷、异环磷酰胺和顺铂（VIP）实验治疗作为晚期弥散性生殖细胞肿瘤的主要治疗方法。304 名晚期播散性生殖细胞肿瘤患者随机分为 4 个疗程的 BEP 或 VIP。299 例可评估毒性，286 例可评估反应。评估完全缓解率、有利缓解（完全缓解、手术无疾病、持续部分缓解 2 年以上）、治疗失败时间和总生存期。总体完全缓解率（VIP，37%；BEP，31%）、良好反应率（VIP，63%；BEP，60%）、2 年无复发（VIP，64%；BEP，60%）和 2 年总生存率（VIP，74%；BEP，71%），两组间差异无统计学意义。3 级或更严重的毒性，特别是血液和泌尿生殖系统毒性，在接受 VIP 治疗的患者中更为常见。该研究表明 BEP 和 VIP 在低风险生殖细胞肿瘤患者中产生相当有利的应答率和生存率。然而，用异环磷酰胺代替博来霉素的毒性明显更大。

（六）CBOP/BEP

第 1 周、第 3 周
顺铂 $50mg/m^2$，静脉滴注，第 1～2 天。
长春新碱 2mg，静脉注射，第 1 天。
博来霉素 15U，静脉滴注，第 1 天。
第 2 周、第 4 周
顺铂 $40mg/m^2$，静脉滴注，第 1 天。

长春新碱 2mg，静脉注射，第 1 天。

卡铂 AUC 3，第 1 天。

博来霉素 15U，持续滴注，第 1 ~ 5 天（总量 75mg）。

第 5 周、第 6 周

长春新碱 2mg；静脉注射，第 1 天。

博来霉素 15U，静脉滴注，第 1 天。

第 7 ~ 15 周

BEP×3 个周期。

博来霉素改良方案，剂量每周 15mg。

（注意：该研究为 Ⅱ 期研究，标准治疗仍然是 BEP 方案。该方案需要 G-CSF 支持。）

Ⅲ C 期非精原细胞瘤患者的标准治疗是 4 个周期 BEP 或 VIP。50% 的患者获益，50% 的患者恶化。Cafferty Fay 等开展了一项 Ⅱ 期研究，该研究对照组采用标准的 4 个周期 BEP 方案，研究组采用强化方案，对照组包括 4 个周期的 BEP，持续 12 周；依托泊苷 $100mg/m^2$，静脉滴注，第 1 ~ 5 天，每 3 周重复；顺铂 $20mg/m^2$ 静脉滴注，第 1 ~ 5 天，每 3 周重复；博来霉素 30U 静脉滴注，每周 1 次 ×12 次。CBOP/BEP 组包括 6 个化疗周期，持续 15 周。在第 1 周和第 3 周，第 1 天和第 2 天给予顺铂 $50mg/m^2$，第 1 天给予长春新碱 2mg 和博来霉素 15000IU。在第 2 周和第 4 周，第 1 天给予顺铂 $40mg/m^2$，长春新碱和卡铂 AUC3 各 2mg，第 15 天给予博来霉素 15 000IU，24 小时静脉输注（总剂量 75 000IU）。在第 5 周和第 6 周，第 1 天给予长春新碱 2mg 和博来霉素 15000IU。在第 7 ~ 15 周，与对照组一样，给予 3 个周期的印第安纳式 BEP，但改良的博来霉素剂量为每周 15 000IU。根据独立数据监测委员会的建议，从 2008 年 1 月起，预防性粒细胞集落刺激因子（G-CSF）被强制使用在 CBOP/BEP 的第 5 周以及两个组的每个 BEP 周期。结果发现：89 例患者（43 例 CBOP/BEP）被随机分组。在中位随访 63 个月时，CBOP/BEP 的 3 年 PFS 率为 56%，BEP 为 39%（HR=0.59；P=0.079）。3 年 OS 率分别为 65% 和 59%（HR=0.79；P=0.49），两组毒性无差异。CBOP/BEP 达到了缓解目标（标志物阴性患者 74% 完全缓解或部分缓解），值得在 Ⅲ 期试验中进一步研究。

第四节 新辅助治疗

睾丸生殖细胞肿瘤患者分为临床 Ⅰ 期、临床 Ⅱ 期 (淋巴结受累) 和临床 Ⅲ 期 (转移到内脏器官)。Ⅱ C 期和 Ⅲ 期精原细胞瘤和非精原细胞瘤肿瘤这些晚期或转移性 GCT 患者仍然有可能治愈。根据 IGCCCG 风险分类，晚期 GCT 的标准治疗仍然是 BEP、EP 或顺铂、依托泊苷和异环磷酰胺化疗，3 个周期的 BEP 或者 4 个周期 EP。对于预后良好的患者，推荐使用 EP。预后中等或较差的患者需要 4 个周期的 BEP 或 PEI。

因此，新辅助化疗在睾丸生殖细胞肿瘤中的作用没有其他实体瘤中重要。但是，化疗后精原细胞瘤残余病变的治疗可以考虑手术。通常，精原细胞瘤对化疗反应良好，不需要切除残余肿瘤；95% 的患者即使是较大的残余肿瘤也会坏死。采用氟脱氧葡萄糖（FDG）示踪剂（FDG PET）PET 预测化疗后精原细胞瘤。然而，化疗后炎症导致约 15% 的 β-HCG 患者 PET 假阳性。根据这些机制，当看到阳性信号并伴有残余肿瘤体积减小时，建议重复 FDG PET 检查。如果血清 β-HCG 水平升高，则需要补救性化疗。非精原细胞瘤患者化疗后出现残留的影像学异常（肿块病变 > 1cm）的残留肿瘤切除手术十分必要。通常，在化疗后 10% 的患者仍然有重要的病灶，40% 有畸胎瘤，50% 只有坏死组织和（或）纤维化。但是，有争议的是非精原细胞瘤患者在化疗后，血清学缓解（即血清肿瘤标志物水平下降），影像学上残余肿瘤为 1cm，一些中心认为无须切除残余肿瘤即可安全观察，一些中心仍然倾向于采用 RPLND 来降低晚期复发的风险，特别是在畸胎瘤和继发性躯体恶性肿瘤的情况下。

此外，化疗后血清肿瘤标志物（尤其是甲胎蛋白）水平达到平台的患者，需要进行残留肿瘤切除，而不是补救性化疗，手术有时可能是更好的选择。

残留肿块的大小和位置使残留肿瘤切除成为一项技术要求很高的手术，约 20% 的患者残余肿瘤大小为5cm，初步诊断为中度或不良预后，坏死残余肿瘤或畸胎瘤完全切除后，不需要进一步治疗。患者的预后很大程度上取决于残余肿瘤的完全切除。事实上，在大体积畸胎瘤（10cm）的病例中，复发率很高，但通常不会危及生命。然而，如果确认除畸胎瘤外存在存活的其他类型肿瘤且未完

全切除，则应考虑进行完整疗程的补救性化疗。

总之，新辅助化疗在睾丸生殖细胞肿瘤中的地位不像其他实体瘤。如果把初始治疗后残余肿块切除手术作为根治性手术，那么初始治疗就会被认为是新辅助治疗，这时，新辅助治疗方案就是初始治疗方案。

第五节 进展期药物治疗

睾丸生殖细胞瘤中ⅡC期和Ⅲ期的精原细胞瘤和非精原细胞瘤肿瘤是一类可能治愈的晚期或转移性GCT患者。在IGCCCG分析中，中度预后和不良预后患者的5年总生存率分别达到80%和48%。在丹麦的一项基于人群的研究中，中度预后和不良预后患者的5年总生存率分别为85%和64%。药物治疗在进展期GCT治疗过程中起着重要的作用。

一、进展期药物治疗的历史沿革

（一）化学治疗

细胞毒药物是进展期GCT治疗的主要治疗手段。异环磷酰胺是一种偶氮磷，由亚洲研究实验室于1965年首次合成，并在20世纪70年代早期引入临床试验。1986年对异环磷酰胺（IFO）、依托泊苷和顺铂联合治疗睾丸癌的疗效进行了研究。具有里程碑意义的异环磷酰胺治疗睾丸癌的试验是由东部肿瘤合作小组进行的；具体而言，304名晚期弥散性睾丸癌男性随机接受4个周期的BEP或4个周期的VIP一线化疗。总的来说，两种治疗的完全缓解率和2年总生存率没有显著差异，尽管VIP毒性更大。基于这些结果，对于晚期睾丸癌患者需要避免使用博来霉素，VIP可作为BEP的可接受替代方案。挽救性治疗的结果取决于原发肿瘤的部位和组织学、其对一线顺铂化疗的反应、一线化疗后无进展疾病的间隔时间、挽救性治疗前转移性疾病的部位和肿瘤标志物的水平。1986年，印第安纳大学的研究人员开始对复发睾丸癌患者进行高剂量化疗（HDCT）。顺铂剂量的显著增加受到髓外毒性的限制；因此，对高剂量卡铂和依托泊苷进行评估，因为骨髓抑制是它们的剂量限制性毒性，可以通过骨髓拯救来管理。在一项Ⅰ/Ⅱ期试验中，33名复发性疾病

患者于1986~1988年接受了治疗。化疗前几天采集的骨髓足够进行2个疗程的治疗。造血恢复的中位时间约为25天，其中25%达到了CR，甚至在三线和四线治疗中也观察到治愈，这在当时是前所未有的。

1995年，有报道称外周血干细胞（PBSC）比骨髓更快地导致HDCT后持续三系的重建。因此，1996年在印第安纳大学，PBSC移植可以代替BMT治疗复发性GCT。Einhorn等报道了印第安纳大学对184例在一线顺铂化疗后进展的转移性GCT患者进行HDCT（使用卡铂和依托泊苷）和PBSC救援的经验。184例患者中，63%的患者在48个月的中位随访期间达到CR且无复发；70%接受二线治疗的患者治愈，45%接受大于或等于三线治疗的患者治愈。MSKCC的研究人员也对HDCT进行了评估TI-CE方案，将紫杉醇和异环磷酰胺（TI）作为诱导化疗和干细胞动员，然后是3个周期的高剂量卡铂和依托泊苷(HD-CE)和自体干细胞移植。在他们的经验中，54例（50%）患者达到了CR，其中42%的患者单独化疗，8%的患者化疗和手术。5年无病生存率为47%，总生存率为52%。基于这些数据，一些学者认为在大多数二线患者中使用HDCT，而另一些人则建议HDCT仅用于不太可能用标准剂量挽救治疗治愈的高风险或高危人群。

总之，VIP、TIP这些方案的研究显示复发性GCT患者获得了持久的缓解率。

（二）其他药物治疗

由于细胞毒药物在即使晚期的生殖细胞肿瘤中也取得了良好的疗效，靶向治疗和免疫治疗进展相对较少。现有的靶向治疗药物包括小分子多靶点TKI或大分子抗血管生存单抗均未批准用于GCT的治疗。有限的数据表明免疫治疗可能有一

定的疗效。2018 年，Adra 等报道了派姆单抗治疗铂难治性生殖细胞肿瘤的一项 Ⅱ 期临床试验。该研究中，12 名非精原细胞瘤 GCT 患者在一线顺铂治疗后进展，且大于或等于一个挽救方案（高剂量或常规剂量化疗），接受了派姆单抗治疗。2 名患者分别在 28 周和 19 周内病情稳定，但未观察到部分或完全缓解。有 6 个 3 级不良事件，但没有免疫相关不良事件的报道。因此，派姆单抗耐受性良好，但在难治性 GCT 中单药疗效有限。

二、治疗原则

（一）化学治疗

　　Ⅱ C 期或 Ⅲ 期精原细胞瘤的患者分为良好或中等风险。所有 Ⅱ C 期和 Ⅲ 期精原细胞瘤都被认为有良好的风险，除了 Ⅲ C 期，Ⅲ C 期涉及非肺内脏转移（如骨、肝、脑）并被考虑中危，两组患者均采用标准的初次化疗。对于风险高的患者，推荐 3 个周期的 BEP 或 4 个周期的 EP（两者都是首选）。这两种方案还没有在精原细胞瘤患者中进行过头对头的比较，因此专家小组建议在选择这两种方案时考虑多种因素。两种方案的具体方案是不同的（3 个周期的 BEP 为 9 周，4 个周期的 EP 为 12 周），这可能会使一种方案对某些患者更方便。虽然依托泊苷和顺铂与继发性癌症风险的增加有关，但没有数据说明 4 个周期的风险是否明显高于 3 个周期。由于肾脏清除的博来霉素与肺炎和肺功能减弱的风险有关。因此，对于 GFR 降低的患者（预计清除博来霉素的速度会更慢）、年龄大于 50 岁的患者（因为肾功能随着年龄的增长而下降）以及患有 COPD 或其他肺部疾病导致肺功能明显减弱的患者，4 个周期的 EP 通常是更可取的。无论肺功能如何，一些肿瘤学家倾向于对重度吸烟者进行 4 个周期的 EP 治疗。每种方案相关的不同风险可能导致个别患者更喜欢其中一种方案。医生和患者应该根据患者的临床特征和偏好做出共同的决定。对于中度危险疾病的患者，建议加强 4 个周期的 BEP（首选）或 4 个周期的依托泊苷、美司钠、异环磷酰胺和顺铂（VIP）的化疗。VIP 应保留给有博来霉素禁忌证的患者（即 GFR 降低或交界性、>年龄 50 岁、COPD 或其他肺部疾病）。所有这些化疗方案都是 1 类建议，除了 VIP，属于 2A 类推荐。

　　晚期转移性非精原细胞瘤患者的首选化疗方案是基于 IGCCCG 风险分类，该分类根据疾病程度和睾丸切除术后血清肿瘤标志物水平等临床独立预后特征的识别将患者分为好、中、差风险。在判断患者风险分型时，相关的血清肿瘤标志物值的基线为一线化疗第 1 个周期第 1 天的值。

　　良好风险非精原细胞瘤的初始治疗：IGCCCG 良好风险组包括 Ⅰ S 期、Ⅱ A（S1）期、Ⅱ B（S1）期、Ⅱ C 期和 Ⅲ A 期疾病。良好风险疾病的治疗目标是限制毒性，同时保持最大疗效。推荐两种方案：3 个周期的 BEP 或 4 个周期的 EP（均为 1 类；首选）。这两种方案均耐受性良好，良好风险组约为 90% 的治愈率。唯一一项直接比较这两种方案的试验没有发现统计学上显著的 OS 差异（96% 的 BEP×3 组，EP×4 组 92%；P=0.096）或无事件生存期（BEP×3 组 91%，EP×4 组 86%；P=0.135）。在 3 个周期的 BEP 和 4 个周期的 EP 之间进行选择时，应考虑的因素包括治疗时间（9 周 vs 12 周）和方案特异性毒性（博来霉素与肺功能下降相关，而顺铂与周围神经病变和听力损失相关）。医生和患者应该根据患者的临床特征和偏好做出共同的知情决定。对于发生博来霉素相关并发症风险较高的患者（即 > 50 岁的患者、肾功能减弱的患者和有潜在肺部疾病的患者），应给予无博来霉素方案。无论肺功能如何，一些肿瘤学家倾向于对重度吸烟者进行 4 个周期的 EP 治疗。

　　中危（Ⅲ B 期）非精原细胞瘤的初始治疗原则：对于中危患者，标准化疗方案 4 个周期 BEP 的治愈率约为 70%。建议对博来霉素相关并发症风险较高的患者进行 4 个周期的 BEP（首选）或 4 个周期的 VIP 用于治疗中危（Ⅲ B 期）非精原细胞瘤。两种方案都是第一类推荐。然而，如果中度危险状态仅基于 LDH 水平 1.5 ～ 3 倍 ULN，那么可以考虑 3 个周期的 BEP 或 4 个周期的 EP。

　　差风险（Ⅲ C 期）非精原细胞瘤的初始治疗原则：低风险疾病的标准化疗方案为 4 个周期 BEP（首选）。另外，4 个周期的 VIP 可用于治疗博莱霉素相关并发症风险较高的患者。两种方案都是第一类推荐。然而，不到 50% 的低风险非精原细胞瘤患者对 4 个周期的 BEP 达到持久的完全缓解，高达 50% 的患者死于该病。最近的一项随机 Ⅱ 期试验对 89 例低风险非精原细胞瘤患者比较了 4 个周期 BEP 的疗效与更强化的治疗方案 [卡铂、博莱霉素、长春新碱和顺铂 /BEP（CBOP/BEP）]。中位随访 63 个月，CBOP/BEP 3 年 PFS 率为 56%，BEP 为 39%（HR=0.59；P=0.079）。3 年 OS 率分别为 65% 和 59%（HR=0.79；P=0.49），两组间毒性没有差异。CBOP/ BEP 达到了响应目标（74% 完全响应或部分响应），值得进一步进行Ⅲ期临床研究。

晚期复发定义为一线治疗结束后 2 年疾病复发，化疗后晚期复发患者难以治疗，应与其他 TGCT 患者区别对待。晚期复发肿瘤更有可能对化疗产生耐药性，因此手术应该是可切除疾病患者的首选治疗方法，特别是在恶性转化畸胎瘤的情况下，不管肿瘤标志物水平是否升高。如果不能完全切除肿瘤，则应进行活检，如果组织学评估显示可行的 TGCT，则应开始补救性化疗。最后，患有睾丸癌和复发转移性 TGCT 的患者可以用二线或三线治疗方案治愈。在一份 364 例连续患者的报告中，肿瘤在顺铂联合化疗后进展，并接受了 HDCT 和外周血干细胞移植，2 年无进展和总生存率分别为 60% 和 66%。

二线治疗系在一线治疗后疾病复发的患者，或那些对一线治疗没有持久的完全反应的患者，应该接受二线治疗。复发性疾病的患者没有治疗之前的化疗管理应根据疾病的风险状态来制订下一步治疗计划。对于早期复发的患者（完成主要治疗后 2 年内）的二线治疗方案包括参加临床试验（首选）、常规剂量化疗或高剂量化疗。如果给予化疗，常规剂量和高剂量方案都是首选。常规剂量方案为 TIP 或 VeIP。高剂量方案包括高剂量卡铂 + 依托泊苷再进行自体干细胞移植，或紫杉醇 + 异环磷酰胺再进行高剂量卡铂 + 依托泊苷再进行干细胞支持治疗。或者如果复发的肿块在一个单独可切除的部位，可以考虑手术挽救。晚期复发（主要治疗完成后 2 年）发生在 2% ～ 3% 的睾丸癌幸存者中。如果复发的肿瘤是可切除的，专家小组更倾向于手术挽救。对于不能切除的晚期复发患者，可选择临床试验或化疗（常规剂量或高剂量）。

一项正在进行的、随机的、国际Ⅲ期临床试验（TIGER）将比较复发 GCT 患者的二线常规化疗和大剂量化疗。TIGER 试验是基于 Lorch 等的

大型回顾性分析结果形成的，该研究表明，在 2 年无进展生存期方面，基于卡铂的高剂量化疗与基于顺铂的常规剂量化疗相比具有 PFS，（50% vs 28%；$P < 0.001$）和 5 年 OS 率（53% vs 41%；$P < 0.001$）优势。TIGER 试验将随机化顺铂为主的化疗后疾病进展明确的患者，接受常规剂量 TIP 或大剂量紫杉醇加异环磷酰胺，再接受高剂量卡铂加依托泊苷和干细胞支持。OS 是主要终点。次要终点包括无进展生存期、缓解率、毒性、生活质量和生物学相关性（这项研究正在招募患者，Clinical Trial ID：NCT02375204）。

三线治疗系二线治疗后转移性生殖细胞肿瘤的后续治疗。为了评估二线治疗后的反应，建议进行胸部、腹部、骨盆和任何其他部位的 CT 扫描。PET 扫描在评估非精原细胞瘤患者化疗后的治疗反应和残留肿块方面没有作用。血清肿瘤标志物的水平也应进行测量。对二线治疗有完全反应且标志物水平正常的患者应接受监测，或者选择患者接受保留神经的双侧 RPLND，然后进行监测。对于二线治疗部分缓解的患者（CT 扫描上的残留肿块）和正常标志物水平的患者，建议手术切除所有残留肿块，然后进行监测。如果存在躯体型恶性畸胎瘤，考虑组织学指导治疗并转诊到高水平的肿瘤中心。对于二线治疗部分反应（残余肿块）和异常标志物水平的患者，应根据肿瘤标志物的动力学进行管理。如果肿瘤标志物水平升高并持续升高，建议采用三线治疗（见下文三线治疗）。肿瘤标志物水平升高但稳定的患者应密切监测。对于标志物轻度升高且恢复正常的患者，应考虑手术切除残留肿物，并进行监测。对于化疗后残留肿块的手术切除，建议到有经验的肿瘤中心。参与临床试验是经历复发后的一线和二线治疗患者的首选治疗方案。既往接受常规化疗的患者可以接受高剂量的化疗方案，如果复发的肿块位于单独可切除的部位，可以考虑手术挽救。对于既往接受大剂量治疗的患者，可选择的替代方案包括常规剂量挽救性化疗、手术挽救性（如果是单独可切除的部位）和微卫星不稳定性 / 错配修复（MSI/MMR）或肿瘤突变负荷（TMB）检测，如果疾病进展后的高剂量化疗或三线治疗。对于晚期复发（> 2 年后）的患者，首选治疗方案（完成二线治疗）是手术挽救，如果复发的肿块是可

切除的。常规剂量或大剂量化疗（如果以前没有接受），也是晚期复发患者的选择。

为了保持最佳疗效和限制治疗相关的毒性，在确定三线治疗方案时，应考虑患者以前接受的化疗方案。如果以前没有接受过化疗，则大剂量化疗是首选的三线方案。如果患者之前接受过大剂量化疗，那么姑息性化疗是首选的三线治疗方案。派姆单抗免疫治疗应用于 MSI-H 患者或高肿瘤突变负荷（TMB-H）的患者。

对于顺铂耐药或难治性 GCT 的患者，推荐的三线姑息性化疗方案是吉西他滨与紫杉醇和（或）奥沙利铂，或口服依托泊苷联合。推荐使用吉西他滨和奥沙利铂（GEMOX）是基于研究 GEMOX 在复发或顺铂耐药生殖细胞肿瘤患者中的疗效和毒性的 II 期研究的数据。这些研究表明，GEMOX 对顺铂耐药睾丸 GCT 患者是安全的，可能提供长期生存的机会。吉西他滨联合紫杉醇是另一个在 II 期研究中显示出良好结果的选择。随访结果显示，大剂量化疗后进展且既往未接受紫杉醇或吉西他滨治疗的患者长期无病生存。一项针对耐药 GCT 患者的 II 期研究也发现，吉西他滨、奥沙利铂和紫杉醇的联合治疗是有效的，毒性可接受。总体缓解率为 51%，其中 5% 的患者达到完全缓解。第二项研究报告了类似的结果。此外，在一项涉及患者的 II 期研究中，大剂量单药口服依托泊苷被证明是有效的对于曾接受顺铂/依托泊苷联合方案治疗的患者。

睾丸 GCT 脑转移相对少见，几乎只发生在组织学为非精原细胞瘤的患者。脑转移的发展可能在系统性疾病负担较高的患者中更常见；肺、肝和（或）骨转移；高水平 β-HCG 的血清（> 5000IU/L）；有神经症状者；以及那些在顺铂化疗后复发的患者。睾丸 GCT 脑转移患者预后较差，超过 50% 的患者在诊断后 1 年内死亡。有其他不良预后因素的患者，特别是那些异时性脑转移的患者，其结果更糟糕。

在最近的一项回顾性分析中，Loriot 等报道了先前接受化疗的低风险非精原细胞瘤 GCT 患者的复发模式。经过平均 4.1 年的随访，32% 的患者被发现有脑转移的影像学证据。在 54% 的患者中，大脑是唯一进展的部位，19% 的患者在大脑中作为第一个进展事件发生进展。此外，与 BEP（12%）

相比，在之前接受过高剂量化疗的患者中，大脑受损伤更为常见（29%）。这些数据表明睾丸 GCT 脑转移可能比以前认为的发生更频繁，往往是唯一的进展部位，可能更容易发生在风险较低的患者之前接受高剂量化疗。然而，这种影响是否与高剂量方案较低的脑药物外显率有关尚不清楚。

睾丸 GCT 脑转移的最佳治疗是有争议的，缺乏来自前瞻性试验的证据来指导治疗决定。因此，管理决策通常基于机构偏好，这可能在一定程度上解释了这些患者接受的治疗方式的巨大差异。指南建议采用顺铂为主的化疗(低风险疾病的化疗)的脑转移患者,也可以考虑在化疗方案中加入放疗。如果临床证明可行，应进行转移性脑病变的手术切除。最近的一项回顾性分析报告了 25 例复发性 GCT 和进行性脑转移患者的治疗，这些患者接受了多方式治疗，包括单独的高剂量化疗和干细胞支持，或联合手术和（或）立体定向或全脑放疗。在 24.5 个月的中位随访中，44% 的患者存活，没有疾病的证据，提示这部分预后不良的患者可以通过这种方法治愈。

（二）免疫治疗原则

正如前文所述，免疫治疗疗效有效，现有指南推荐在三线 MSI-H 或 TMB 高突变负荷的患者接受 Pembrolizumab 治疗。在唯一一项研究免疫治疗对睾丸癌疗效的试验（II 期）中，12 例非精原细胞瘤 GCT 在一线顺铂治疗后进展，且大于或等于一种挽救方案（大剂量或常规剂量化疗）的患者接受了派姆单抗治疗。2 例患者分别在 28 周和 19 周内病情稳定，但未观察到部分或完全缓解。有 6 例患者出现 3 级不良事件，未见免疫相关不良事件报道。因此，派姆单抗耐受性良好，但在难治性 GCT 中单药活性似乎有限。因此，需要对转移性或难治性睾丸癌患者进行更大规模的派姆单抗 II 期和 III 期临床试验，以充分评估该疗法的价值，特别是在治疗 MSI-H/dMMR 或 TMB-H 睾丸 GCT 方面。

三、进展期药物治疗的方案及评价

（一）化学治疗

1. 一线化疗方案

（1）BEP 方案

依托泊苷 100mg/m² ，静脉滴注，第 1 ～ 5 天。

顺铂 20mg/m²，静脉滴注，第 1 ～ 5 天。

博来霉素 30U，静脉滴注，每周 1 次，第 1、8、15 天或第 2、9、16 天。

每 21 天重复。

评价：de Wit 等开展了一项前瞻性随机试验，旨在比较依托泊苷加顺铂（EP）与博来霉素、依托泊苷和顺铂（BEP）化疗在预后良好的转移性非半细胞性睾丸癌患者中的疗效。419 例预后良好的非精原细胞瘤患者随机接受 4 个周期的顺铂治疗，第 1 ～ 5 天 20mg/m²，第 1、3 和 5 天依托泊苷 120mg/m²，每周接受或不接受 30mg 博来霉素治疗。在 395 名符合条件的患者中，EP 组的 195 名患者中有 169 名（87%），BEP 组的 200 名患者中有 189 名（95%）在单独化疗或化疗后手术后达到完全缓解，结果有显著性差异（P=0.007 5）。中位随访时间为 7.3 年，每个治疗组有 8 名患者（4%）复发。由于不良治疗结果较少（11%），在进展时间（P=0.136）和生存（P=0.262）方面无显著差异。急性和晚期肺毒性和神经毒性在接受 BEP 的患者中均显著增加，而雷诺现象仅发生在接受 BEP 的患者中。2 例接受 BEP 治疗的患者死于博来霉素肺毒性。BEP 是治疗弥漫性非原细胞瘤性生殖细胞癌最有效的联合治疗方案，主要的毒性是肺毒性。

（2）EP 方案

依托泊苷 100mg/m²，静脉滴注，第 1 ～ 5 天。

顺铂 20mg/m²，静脉滴注，第 1 ～ 5 天。

每 21 天重复。

评价：289 例 IGCCCG 高危 GCT 患者接受 4 个周期的 EP 治疗。EP 包括 4 个周期，依托泊苷 100mg/m² 和顺铂 20mg/m²，每 21 天 1 ～ 5 天。289 例患者中有 282 例（98%）获得完全缓解；269 例（93%）对单独化疗有反应，13 例（5%）对化疗加手术切除可存活疾病（除成熟畸胎瘤外的 GCT）有反应。17 例（6%）复发，9 例（3%）在中位随访 7.7 年（0.4 ～ 21.1 年）期间因疾病死亡。204 例非精原细胞瘤患者中有 62 例（30%）在化疗手术后发现畸胎瘤或存活的 GCT。该方案适用于良好风险组，病理 Ⅱ 期疾病的患者，以及在一线化疗后手术中有活性生殖细胞肿瘤的患者。

（3）VIP 方案

依托泊苷 75mg/m²，静脉滴注，第 1 ～ 5 天。

异环磷酰胺 1200mg/m²，静脉滴注，第 1 ～ 5 日（注意美司钠保护）。

顺铂 20mg/m²，静脉滴注，第 1 ～ 5 天。

每 21 天重复。

评价：48 例可评估的男性生殖细胞肿瘤（GCT）患者，经一线治疗无效，分别给予 VP-16（75 mg/m²）、异环磷酰胺（1.2 g/m²）、顺铂（20 mg/m²）（VIP）治疗，每 3 周每日给予 5 天。48 例患者中有 16 例（33%）通过单独 VIP 治疗或手术切除残余病变达到 CR。所有患者的中位生存时间为 7 个月（范围 0 ～ 28⁺ 个月），其中 7 例患者持续无疾病（4 例患者超过 1 年）。14 例（26%）出现粒细胞减少性发热，15% 的患者出现肾功能不全。VIP 联合化疗在这种高度不利的生殖细胞肿瘤患者群体中显示出活性。

2. 转移性生殖细胞肿瘤的二线化疗方案

常规剂量化疗方案

（1）TIP 方案

紫杉醇 250mg/m²，静脉滴注，第 1 天。

异环磷酰胺 1500mg/m²，静脉滴注，第 2 ～ 5 天（注意美司钠保护）。

顺铂 25mg/m²，静脉滴注，第 2 ～ 5 天。

每 21 天重复。

评价：Kondagunta 等评价紫杉醇联合异环磷酰胺和顺铂作为复发性睾丸生殖细胞肿瘤（GCT）患者的二线化疗方案的疗效。46 例进展性转移性 GCT 患者接受紫杉醇和异环磷酰胺联合顺铂（TIP）作为二线治疗。入组患者同时具有睾丸原发肿瘤部位和对一线化疗方案的先前完全缓解（CR）。46 例患者中有 32 例（70%）达到 CR。3 例（7%）达到 CR 的患者在 TIP 化疗后复发。29 例患者在中位随访时间为 69 个月时连续无病，导致 63% 的持久 CR 率和 65% 的 2 年无进展生存率（95% CI：51% ～ 79%）。TIP 作为二线治疗的 4 个周期在高比例的复发性睾丸 GCT 患者中获得了持久的 CR 率。

（2）VeIP 方案

长春碱 0.11mg/kg，静脉推注，第 1、2 天。

异环磷酰胺 1200mg/m²，静脉滴注，第 1 ～ 5 天（注意美司钠保护）。

顺铂 20mg/m²，静脉滴注，第 1 ～ 5 天。

每 21 天重复。

评价：Loehrer 等为确定异环磷酰胺加顺铂加依托泊苷（VIP）或长春碱（VeIP）治疗复发性生殖细胞肿瘤患者的疗效开展了一项 II 期研究。58 例可测量的进展性复发性生殖细胞肿瘤患者中，有 56 例（46 例）来自睾丸（1 例）、卵巢（1 例）和生殖道外（9 例），在接受顺铂、长春碱和依托泊苷治疗后，可评估其疗效。患者给予顺铂（每天 20mg/m² 体表面积，连续 5 天）、异环磷酰胺（每天 1.2 g，连续 5 天），加上依托泊苷（每天 75 mg，连续 5 天）或长春碱（0.11mg/kg 体重，第 1 天和第 2 天）。患者每 3 周接受 4 个疗程的治疗。当完全切除可行时，在化疗后 6 ～ 8 周进行手术切除残余肿瘤。56 例可评估的患者中有 12 例单独化疗完全缓解，而另外 8 例患者在切除畸胎瘤（3 例）或癌（5 例）后无疾病，总无疾病率为 36%（95% CI：23.4 ～ 49.6）。这些患者的 95% CI 中位缓解持续时间为 34 个月（范围 3 至超过 42 个月；95% CI：9 个月至无限），所有符合条件的患者的中位生存期为 12.7 个月（95% CI：10 ～ 26 个月），20 例达到无病状态的患者中有 15 例存活。58 名患者中有 9 名仍然没有疾病，其中 7 名患者持续 2 年或更长时间。血液和肾毒性是主要的药物相关毒性，有 1 例药物相关死亡继发于肺炎。

（3）高剂量化疗方案

卡铂 / 依托泊苷方案：

卡铂 700mg/m²。

依托泊苷 750mg/m²（体表面积），静脉滴注，或顺铂 20mg/m²，静脉滴注，第 1 ～ 5 天。

每 21 天重复。

于外周血干细胞输注前 5、4、3 天给予，2 个周期。

评价：Einhorn 等对 184 例连续接受含顺铂联合化疗后进展的转移性睾丸癌患者进行了回顾性研究。173 例患者连续接受 2 个疗程的高剂量化疗，每平方米体表面积卡铂 700mg，依托泊苷 750mg，连续 3 天，每次输注自体外周血造血干细胞；其他 11 名患者接受单一疗程的治疗。在 184 名患者中，116 名患者在中位随访 48 个月（范围 14 ～ 118 个月）期间疾病完全缓解而无复发。在 135 名接受二线治疗的患者中，94 名患者在随访期间无疾病；49 例接受三线或后期治疗的患者中有 22 例无病。在 40 例对标准剂量铂治疗难治的癌症患者中，18 例无病。144 例铂敏感疾病患者中有 98 例无病，35 例精原细胞瘤患者中有 26 例无病，149 例非精原细胞瘤生殖细胞肿瘤患者中有 90 例无病。184 例患者中，治疗期间有 3 例药物相关死亡。另外 3 名患者在治疗后出现急性白血病。

（4）紫杉醇 / 异环磷酰胺 / 卡铂 / 依托泊苷方案

紫杉醇 200mg/m²，静脉滴注超过 24 小时，第 1 天。

异环磷酰胺 2000mg/m²，静脉滴注超过 4 小时，第 2 天，美司钠（mesna）保护第 2 ～ 4 天。

每 14 天重复，2 个周期。

随后卡铂 AUC 7 ～ 8，静脉滴注超过 60 分钟，第 1 ～ 3 天。

依托泊苷 400mg/m²，静脉滴注，第 1 ～ 3 天。

14 天和 21 天间隔予以外周血干细胞支持，3 个周期。

评价：Feldman 等在先前报道的 TI-CE 方案 [紫杉醇（T）+ 异环磷酰胺（I）+ 大剂量卡铂（C）+ 依托泊苷（E）+ 干细胞支持] 在常规剂量挽救治疗预后较差的 GCT 患者中的 II 期试验基础上，报道了 107 例患者的完整数据集中 TI-CE 与无病生存（DFS）和总生存（OS）。54 例完全缓解，8 例部分缓解，标志物阴性；5 年 DFS 率为 47%，OS 率为 52%（中位随访 61 个月）。2 年内无复发疾病发生。MVA、原发部位纵隔、两种或两种以上的既往治疗、基线人绒毛膜促性腺激素 > 1000u/L 和肺转移预测不良的 DFS。

3. 转移性生殖细胞瘤的三线化疗方案

优先推荐方案（高剂量化疗方案）

（1）卡铂 / 依托泊苷方案

卡铂 700mg/m²。

依托泊苷 750mg/m²（体表面积），静脉滴注顺铂 20mg/m² 静脉滴注，第 1 ～ 5 天。

每 21 天重复。

于外周血干细胞输注前 5、4、3 天给予，2 个周期。

（2）紫杉醇 / 异环磷酰胺 / 卡铂 / 依托泊苷方案

紫杉醇 200 mg/m² 静脉滴注超过 24 小时，第 1 天。

异环磷酰胺 2000mg/m² 静脉滴注超过 4 小时，第 2 天，美司钠保护第 2～4 天。

每 14 天重复，2 个周期。

随后卡铂 AUC 7～8 静脉滴注超过 60 分钟，第 1～3 天。

依托泊苷 400mg/m² 静脉滴注，第 1～3 天

14 和 21 天间隔予以外周血干细胞支持，3 个周期。

（3）其他推荐方案

1）吉西他滨 / 紫杉醇 / 奥沙利铂

吉西他滨 800mg/m² 静脉注射超过 30 分钟，第 1 天和第 8 天。

紫杉醇 80mg/m² 静脉注射超过 60 分钟，第 1 天和第 8 天。

奥沙利铂 130 mg/m² 静脉注射 2 小时以上第 1 天。

21 天为 1 个周期，共 8 个周期。

评价：Bokemeyer 等开展了一项研究，以评价吉西他滨、奥沙利铂和紫杉醇（GOP）联合方案在顺铂难治性或多重复发生殖细胞肿瘤患者中的可行性和有效性。从 2003 年 4 月到 2006 年 10 月，41 名难以接受顺铂化疗或在高剂量化疗（HDCT）加干细胞支持 [外周血干细胞移植（PBSCT）] 后复发的患者接受了 800mg/m² 吉西他滨，80mg/m² 紫杉醇（紫杉醇），均在第 1、8 天，奥沙利铂 130mg/m² 在第 1 天，3 个周周期，至少 2 个周期。主要终点为有效率。患者接受中位数为 2 线的铂基化疗（范围 1～3）进行预处理，78% 的患者在 HDCT/PBSCT 后复发。73% 的患者在最后一次以顺铂为基础的化疗后 3 个月内复发。5% 的患者达到完全缓解，标记阴性和标记阳性部分缓解分别为 34% 和 12%（总缓解率为 51%）。中位随访 5 个月（范围 0～20 个月）后，15% 的患者在 GOP 化疗 +/－残余肿瘤切除后保持完全缓解，中位缓解持续时间为 8 个月（1～17⁺）。主要毒性为白细胞减少 3/4 级（15%）、贫血（7%）和血小板减少（49%）。

2）吉西他滨 / 奥沙利铂

吉西他滨 1000～1250mg/m²，静脉注射超过 30 分钟，第 1 天和第 8 天。

奥沙利铂 130 mg/m²，静脉注射 2 小时以上，第 1 天。

21 天为 1 个周期，直到疾病进展或出现不可耐受的毒性反应。

评价：Pectasides 等探讨了吉西他滨联合奥沙利铂（GEMOX）治疗复发或顺铂难治性非精原细胞瘤（NSGCT）的疗效和毒性。29 例复发或顺铂难治性 NSGCT 患者在第 1 天和第 8 天使用吉西他滨 1000mg/m²，然后每 3 周使用奥沙利铂 130mg/m²，最多 6 个周期。24 例（83%）患者认为对顺铂难治，5 例（17%）认为绝对难治。28 例患者可评估反应。总体而言，9 名（32%）患者获得了良好的缓解（完全缓解，4 名；部分反应，5 名）。其中一名完全缓解者在 7 个月后复发，并在肺转移灶切除后进入无病状态 11⁺ 个月。其余完全应答者在加上或减去手术的研究方案中连续 14⁺、19⁺ 和 28⁺ 个月无病。一名完全应答者有绝对的顺铂难治性疾病，另一名出现晚期复发。毒性主要是血液学的，一般可控：62% 的患者出现 3/4 级中性粒细胞减少症，10% 的患者出现中性粒细胞减少症发热，41% 的患者出现 3/4 级血小板减少症。非血液学毒性主要包括恶心 / 呕吐。3 名患者（10%）出现 3 级神经毒性并停止治疗。

3）吉西他滨 / 紫杉醇

吉西他滨 1000mg/m²，静脉注射超过 30 分钟，第 1、8、15 天。

紫杉醇 80 mg/m²，静脉注射超过 60 分钟，第 1、8、15 天。

28 天为 1 个周期，共 6 个周期。

评价：Einhorn 等在顺铂联合化疗和随后的大剂量化疗串联移植进展后，确定紫杉醇加吉西他滨补救性化疗的长期生存和潜在治愈。从 1996 年 2 月到 2004 年 12 月，184 名患者在印第安纳大学（Indianapolis）接受了抢救性高剂量化疗。在进一步证据表明疾病进展后，32 例患者随后接受紫杉醇 100mg/m² 超过 1 小时加吉西他滨 1000mg/m² 超过 30 分钟，每 4 周第 1、8 和 15 天治疗，最多 6 个疗程。这是对患者群体的回顾性研究。评估患者的反应、反应持续时间和生存率。如果患者先前接受过紫杉醇或吉西他滨，则不合格。32 例患者中有 10 例（31%）达到客观缓解，包括 4 例部分缓解（持续时间 2～6 个月）和 6 例完全缓解（CR）。这 6 例 CR 中有 4 例（占总患者人数的 12.5%）分别在紫杉醇加吉西他滨治疗开始后超过

20、40、44 和 57 个月，紫杉醇加吉西他滨连续无病（NED）（无化疗后手术）。目前，在紫杉醇加吉西他滨治疗后超过 63 个月又发生了 1 例 CR，随后进行了两次癌切除术。

4）依托泊苷（口服），50 ～ 100mg，口服，每天一次，第 1 ～ 21 天。

28 天为 1 个周期，直到疾病进展或出现不可耐受的毒性反应。

Miller 等于 1988 年 3 月，在印第安纳大学开展了一项研究，每日口服依托泊苷治疗难治性生殖细胞肿瘤患者。剂量为 50mg/（m² • d），每日给药，直至未因剂量调整而发生进展或毒性改善。共已有 22 名患者入组。原发部位为睾丸（11 例）、腹膜后（5 例）和纵隔（6 例）。所有 22 例患者既往均接受顺铂 / 依托泊苷联合治疗，包括 6 例既往也接受大剂量依托泊苷和顺铂抗肿瘤治疗的患者。在 21 例可评估的患者中（有 1 例违反方案），3 例患者的标志物减少超过 90%，可测量的放射学疾病减少超过 50%。其中一人先前在顺铂 / 依托泊苷联合治疗中取得进展。另外 3 名患者的标志物下降超过 90%，但放射学疾病稳定；其中 2 人之前切除过畸胎瘤。其余 10 例患者无反应。总之，每日口服依托泊苷对难治性生殖细胞肿瘤有一定的治疗作用。

（4）某些情况下可能有用的方案

先前接受过高剂量化疗的患者优先推荐吉西他滨 / 紫杉醇 / 奥沙利铂方案：

吉西他滨 800mg/m²，静脉注射超过 30 分钟，第 1 天和第 8 天。

紫杉醇 80mg/m²，静脉注射超过 60 分钟，第 1 天和第 8 天。

奥沙利铂 130mg/m²，静脉注射 2 小时以上第 1 天。

21 天为 1 个周期，共 8 个周期。

（二）免疫治疗

免疫治疗方案：

pembrolizumab（用于 MSI-H/dMMR 或 TMB-H 肿瘤）

pembrolizumab 200mg，静脉注射，30 分钟以上，第 1 天。

以 21 天为 1 个周期，直到疾病进展或不可接受的毒性或长达 24 个月。

pembrolizumab 400mg，静脉注射，第 1 天，30 分钟以上

以 42 天为 1 个周期，直至疾病进展或不可接受的毒性或长达 24 个月。

第六节　临床问题导向的药物治疗

睾丸癌治疗方面的进展是医学上的伟大成就之一。95% 的患者治愈；保留性功能的精细外科技术；尽量减少治疗的短期和长期毒性。虽然过去的这 50 年取得了巨大的成就，但是也面临着重大的挑战。

一、生活质量

睾丸癌幸存者的总体健康相关生活质量似乎与一般人群相似，尽管一小部分幸存者在癌症治疗结束后仍存在治疗并发症。在诊断和治疗睾丸癌期间，由于疾病和治疗相关的不良反应及后遗症，导致患者生活质量降低。例如，一项对 1200 名睾丸癌幸存者的研究报告称，其中 20% 的患者有高或非常高的累积发病率负担评分；得分高的患者接受顺铂和依托泊苷联合博来霉素或异环磷酰胺至少 4 个周期的化疗。无论治疗方法如何，睾丸癌幸存者出现性问题的风险也会增加；其中一些风险是由于性腺功能减退，在 13% ～ 33% 的幸存者中可见。睾丸癌患者，尤其是晚期患者，发生静脉血栓栓塞（VTE）的风险增加。准确评估静脉血栓栓塞风险很重要，腹膜后淋巴结肿大（淋巴结大小 5cm）、Khorana 评分高危、血清 LDH 水平升高和体表面积大的男性发生静脉血栓栓塞的风险增加；这些患者可受益于静脉血栓栓塞预防。化疗产生长期无根据副作用的风险最大。化疗引起的慢性损害包括周围神经病变、听力丧失、耳鸣和雷诺现象。放射治疗和顺铂化疗均与继发性恶性肿瘤和心血管疾病的风险增加相关。RPLND，特别是在化疗后切除残留肿块时，可导致射精顺行性丧失、小肠梗阻和其他并发症。失去顺行射精可导致不孕或需要侵入性手术来实现受孕。不幸的是，没有关于这些并发症对生活质

量影响的数据。

锻炼计划已被证明对癌症幸存者的生活质量有改善作用。一项对40项运动干预试验的系统回顾和荟萃分析，涉及3694名受试者，包括睾丸癌幸存者，报道了与健康相关的生活质量、情绪健康、社交功能、焦虑和疲劳在运动后的适度改善。

二、病理生理及分子机制

癌症基因组图谱（TCGA）项目获得了对GCT驱动机制的重要理解。该项目最近完成了迄今为止对来自133名患者的137个TGCT队列进行的最全面的肿瘤分析。该评估包括评估患者的DNA甲基化模式、信使RNA、miRNA和蛋白质表达，以及全外显子组体细胞和种系DNA测序。新的发现包括对TGCT发展的分子基础和不同类型之间的组织学差异的更好理解，以及遗传和表观遗传改变与临床特征之间的关系。不同组织学亚型中DNA甲基化和miRNA表达的巨大差异，如精原细胞瘤、胚胎癌、卵黄囊瘤和畸胎瘤等。此外，该研究还确定了KIT突变定义的纯精原细胞瘤亚群，免疫浸润增加，整体去甲基化DNA和KRAS拷贝数减少。然而，由于TCGA研究中的大多数患者都是早期疾病，这些数据不太可能为化疗敏感性和耐药性的决定因素提供更多的见解。在未来十年中，对肿瘤敏感性和耐药性的表观遗传学和遗传决定因素的进一步了解也可能转化为复发和难治性患者的新治疗策略。

三、临床 I 期的治疗

临床 I 期TGCT患者的最佳管理方法是目前TGCT治疗中最具争议的方面之一。在精原细胞瘤和非精原细胞瘤中，在过去几年中一直存在积极监测和风险适应辅助策略之间的争论；辅助策略，包括卡铂治疗临床 I 期精原细胞瘤和一个周期的BEP治疗临床 I 期非精原细胞瘤，似乎并没有带来总体生存优势，其长期风险尚不清楚。未来几年很可能会公布这些辅助策略的长期毒性数据，这可能会加强对辅助策略的推荐。如果能够确定与临床 I 期复发相关的肿瘤或患者因素，这将允许更好的风险适应方法。例如，在精原细胞瘤中，没有可靠的复发危险因素（除了可能的肿瘤大小），而在非精原细胞瘤中，复发高风险组只有约50%的复发机会。识别复发风险较高的患者的能力可能会增加对风险适应辅助方法的支持，即使以潜在的长期毒性为代价。最后，正在进行的工作是调查使用新的血清标志物进行监测。目前，miR-367和miR-371-3似乎是最有希望的标志物，因为它们在几乎所有非畸胎性GCT中表达，包括精原细胞瘤，相比之下，目前的血清肿瘤标志物甲胎蛋白和β-HCG，在精原细胞瘤和一些胚胎癌中通常是正常的。疾病标志物的改善可减少临床 I 期GCT患者的CT扫描频率。

四、晚期疾病的治疗

晚期GCT的一线治疗已经稳定了 > 20年。根据IGCCCG模型将患者分为高危、中危和低危组。尽管IGCCCG模型提供了重要的预后信息，帮助并指导医生选择一线化疗方案，但是它来自20世纪70年代，80年代和90年代初接受治疗的患者，在当时也使用了更多的异质性治疗方案，这些方案并不能反应目前的治疗现状。由欧洲癌症研究和治疗组织（EORTC）领导的一项回顾性合作已经开始开发一种新的预后模型，并且已经确定了12 000名符合条件的晚期GCT患者。只有1990年以后接受标准化疗的患者才有资格进行新的分析，与最初的IGCCCG研究不同，它可能将结果与特定的治疗方案联系起来。这种新的分层系统可能是GCT管理的重大进展，旨在指导一线化疗方案的选择。GCT治疗中最重要的悬而未决的问题之一是最佳的二线化疗方法。回顾性数据一致支持统计学上显著的无进展生存和更适度的总体生存优势，与常规剂量化疗相比，初始高剂量补救性化疗治疗。然而，解决这个问题的一项随机试验IT-94没有发现无事件生存期或总生存期的改善。420名患者的国际TIGER试验（正在美国和欧洲几个国家进行）将TIP与高剂量紫杉醇、异环磷酰胺、高剂量卡铂和依托泊苷（TI-CE）4个周期的初始挽救治疗进行比较，将解决这个问题。

第七节 药物治疗展望

一小部分 GCT 患者不能通过一线或常规剂量或高剂量补救性化疗治愈,几乎所有患者预计将死于 GCT。GCT 是尚未从靶向治疗中获益的少数肿瘤类型之一;最近 10 年没有发现治疗这种癌症的新的活性药物。事实上,一些研究评估了抗血管生成药物在复发或难治性 GCT 患者中的效果,但疗效甚微。舒尼替尼在两项Ⅱ期试验中进行了研究,在第一项研究中,10 例难治性 GCT 患者中没有客观反应,在第二项研究中,32 例可评估患者中有 3 例确诊反应;总的来说,这些研究给出的综合有效率 < 10%。后一项研究的中位无进展生存期仅为 2 个月。同样,43 例难治性 GCT 患者中只有 2 例接受帕唑帕尼(pazopanib)治疗,18 例接受索拉非尼(sorafenib)治疗的患者中没有一例获得客观缓解。在一项针对 29 例难治性 GCT 患者的Ⅱ期试验中,贝伐单抗与奥沙利铂联合研究显示,客观缓解率为 28%,相比之下,奥沙利铂作为单一药物的预期缓解率为 6% ～ 19%。

在少数复发或难治性 GCT 患者中观察到免疫检查点抑制剂的反应后,在该患者群体中进行了免疫检查点抑制剂派姆单抗的多中心研究。在 12 例接受派姆单抗治疗的患者中未观察到应答;2 例患者经 X 线片判断病情长期稳定。有趣的是,2 例在影像学上病情稳定的患者在治疗过程中 AFP 值持续上升。2 项正在进行的试验正在测试一种免疫治疗方法,该方法使用 durvalumab 和 tremelimumab 的组合,因为这种组合在其他恶性肿瘤中显示出希望。另一项正在进行的研究正在测试抗体偶联药物 brentuximab vedotin,其目标是 CD30,胚胎癌表达的抗原,早期两组 CD30 染色阳性的难治性 GCT 患者的研究结果显示出令人鼓舞的活性。在一项研究中,9 名患者中有 2 名获得客观缓解,在另一项研究中,5 名患者中有 2 名获得客观缓解。其他正在进行的研究包括低甲基化药物 guadecitabine 联合顺铂 270 的Ⅰ期试验,以及第二代紫杉烷卡巴他赛(cabazitaxel)的两项Ⅱ期研究。找到治疗复发或难治性 GCT 的新疗法应该只是时间问题。

第八节 预后和随访

一、预后

关于生殖细胞肿瘤的预后评价因素,各个肿瘤中心的规定不尽相同,近年来由多个国际研究中心组成的国际生殖细胞肿瘤协作组达成共识,按照肿瘤原发部位、内脏转移情况、肿瘤标志物的水平将生殖细胞肿瘤分为低危、中危、高危。

总之,睾丸 GCT 对铂类为基础的化疗敏感,患者即使有转移性疾病也有很高的治愈率。虽然大多数转移性睾丸 GCT 通过化疗治愈,但 20% ～ 30% 的患者在一线化疗后会复发,需要其他的治疗策略。正在进行的 TIGER 国际Ⅲ期临床试验旨在确定在二线治疗复发患者时,大剂量化疗还是常规化疗更有效。铂难治或复发的肿瘤患者在二线治疗后,挽救性治疗尚缺乏有效的替代疗法,结果非常令人失望。靶向治疗在这种情况下似乎活性有限,需要更有力的临床试验来评估其治疗睾丸

GCT 的价值。脑转移患者的预后仍然很差,缺乏来自前瞻性试验的证据来指导治疗决定。

二、随访

没有单一的随访计划适用于所有患者。睾丸肿瘤的随访是为了提供指导,并应根据疾病部位、疾病生物学和治疗时间的长短对个体患者进行修改,并可根据医生的判断延长至 5 年以上。对于有新的或恶化的疾病体征或症状的患者,应重新评估疾病活动性,而与以往研究的时间间隔无关。需要进一步的研究来确定最佳的随访时间。

(一)精原细胞瘤的随访

1. 睾丸切除术后的监测随访 术后第 1 年每 3 ～ 6 个月体格检查和行腹部盆腔 CT 检查和胸部 X 线或 CT 检查,根据患者有无症状考虑是否行增强;考虑需要对淋巴结进行评估,可行 MRI 检查。

术后第 2 年每 6 个月体格检查和行腹部盆腔

CT 检查和胸部 X 线或 CT 检查，根据患者有无症状考虑是否行增强；考虑需要对淋巴结进行评估，可行 MRI 检查。

术后第 3 年每 6 ～ 12 个月体格检查和行腹部盆腔 CT 检查和胸部 X 线或 CT 检查，根据患者有无症状考虑是否行增强；考虑需要对淋巴结进行评估，可行 MRI 检查。

术后第 4 ～ 5 年每 12 个月体格检查和每 1 ～ 2 年行腹部盆腔 CT 检查和胸部 X 线或 CT 检查，根据患者有无症状考虑是否行增强；考虑需要对淋巴结进行评估，可行 MRI 检查。

如果复发再根据复发程度制订下一步随访计划。

2. 辅助化疗或放疗后的监测随访 第 1 ～ 2 年每 6 ～ 12 个月体格检查和每 1 年行腹部盆腔 CT 检查和胸部 X 线或 CT 检查，根据患者有无症状考虑是否行增强；考虑需要对淋巴结进行评估，可行 MRI 检查。

术后第 3 年每 12 个月体格检查和行腹部盆腔 CT 检查和胸部 X 线或 CT 检查，根据患者有无症状考虑是否行增强；考虑需要对淋巴结进行评估，可行 MRI 检查。

术后第 4 ～ 5 年每 12 个月体格检查，根据患者有无症状考虑是否行腹部盆腔 CT 检查和胸部 X 线或 CT 检查增强。

如果复发再根据复发程度制订下一步随访计划。

3. 临床分期 ⅡA 和非大肿块 ⅡB 精原细胞瘤：放疗或化疗后的监测 术后第 1 年每 3 个月体格检查，在第 3 个月和第 9 个月或第 12 个月行腹部盆腔 CT 检查，每 6 个月行胸部 X 线或 CT 检查，根据患者有无症状考虑是否行增强；考虑需要对淋巴结进行评估，可行 MRI 检查。

术后第 2 年每 6 个月体格检查和行腹部盆腔 CT 检查，每 6 个月行胸部 X 线或 CT 检查，根据患者有无症状考虑是否行增强；考虑需要对淋巴结进行评估，可行 MRI 检查。

术后第 3 年每 6 个月体格检查和每 12 个月行腹部盆腔 CT 检查，根据患者有无症状考虑是否行增强；考虑需要对淋巴结进行评估，可行 MRI 检查。

术后第 4 ～ 5 年每 6 个月体格检查和根据患

者有无症状考虑是否行腹部盆腔 CT 检查；考虑需要对淋巴结进行评估，可行 MRI 检查。

如果复发再根据复发程度制订下一步随访计划。

4. 临床 ⅡB 期、ⅡC 期和Ⅲ期精原细胞瘤：化疗后监测 术后第 1 年每 2 个月体格检查和肿瘤标志物检查和每 4 个月行腹部盆腔 CT 检查，每 2 个月行胸部 X 线或 CT 检查，根据患者有无症状考虑是否行增强；考虑需要对淋巴结进行评估，可行 MRI 检查。

术后第 2 年每 3 个月体格检查和肿瘤标志物检查和每 6 个月行腹部盆腔 CT 检查，每 3 个月行胸部 X 线或 CT 检查，根据患者有无症状考虑是否行增强；考虑需要对淋巴结进行评估，可行 MRI 检查。

术后第 3 ～ 4 年每 6 个月体格检查和肿瘤标志物检查，每 12 个月行腹部盆腔 CT 检查，根据患者有无症状考虑是否行增强；考虑需要对淋巴结进行评估，可行 MRI 检查。

术后第 5 年每 12 个月体格检查和肿瘤标志物检查，根据患者有无症状考虑是否行腹部盆腔 CT 检查；每 12 个月行胸部 X 线或 CT 检查；考虑需要对淋巴结进行评估，可行 MRI 检查。

如果复发再根据复发程度制订下一步随访计划。

（二）非精原细胞瘤的随访

1. 临床 Ⅰ 期无危险因素的监测随访 术后第 1 年每 2 个月体格检查和肿瘤标志物检查和每 4 ～ 6 个月行腹部盆腔 CT 检查，在第 4、12 个月行胸部 X 线或 CT 检查，根据患者有无症状考虑是否行增强；考虑需要对淋巴结进行评估，可行 MRI 检查。

术后第 2 年每 3 个月体格检查和肿瘤标志物检查和每 6 个月行腹部盆腔 CT 检查，每 12 个月行胸部 X 线或 CT 检查，根据患者有无症状考虑是否行增强；考虑需要对淋巴结进行评估，可行 MRI 检查。

术后第 3 年每 4 ～ 6 个月体格检查和肿瘤标志物检查，每 12 个月行腹部盆腔 CT 检查和胸部 X 线或 CT 检查，根据患者有无症状考虑是否行增强；考虑需要对淋巴结进行评估，可行 MRI 检查。

术后第 4 年每 6 个月体格检查和肿瘤标志物检查，有症状的情况下行腹部盆腔 CT 检查和每 12 个月行胸部 X 线或 CT 检查；考虑需要对淋巴结进行评估，可行 MRI 检查。

术后第 5 年每 12 个月体格检查和肿瘤标志物检查，根据患者有无症状考虑是否行腹部盆腔 CT 检查；考虑需要对淋巴结进行评估，可行 MRI 检查。

如果复发再根据复发程度制订下一步随访计划。

2. 临床 I 期伴危险因素的监测随访　术后第 1 年每 2 个月体格检查和肿瘤标志物检查和每 4 个月行腹部盆腔 CT 检查和胸部 X 线或 CT 检查，根据患者有无症状考虑是否行增强；考虑需要对淋巴结进行评估，可行 MRI 检查。

术后第 2 年每 3 个月体格检查和肿瘤标志物检查和每 4 ～ 6 个月行腹部盆腔 CT 检查和胸部 X 线或 CT 检查，根据患者有无症状考虑是否行增强；考虑需要对淋巴结进行评估，可行 MRI 检查。

术后第 3 年每 4 ～ 6 个月体格检查和肿瘤标志物检查，每 6 个月行腹部盆腔 CT 检查和胸部 X 线或 CT 检查，根据患者有无症状考虑是否行增强；考虑需要对淋巴结进行评估，可行 MRI 检查。

术后第 4 年每 6 个月体格检查和肿瘤标志物检查，每 12 个月行腹部盆腔 CT 检查和胸部 X 线或 CT 检查；考虑需要对淋巴结进行评估，可行 MRI 检查。

术后第 5 年每 12 个月体格检查和肿瘤标志物检查，根据患者有无症状考虑是否行腹部盆腔 CT 检查；考虑需要对淋巴结进行评估，可行 MRI 检查。

如果复发再根据复发程度制订下一步随访计划。

3. 临床 I A/B 期 NSGCT：1 周期辅助 BEP 化疗或原发性 RPLND 治疗后随访　术后第 1 年每 3 个月体格检查和肿瘤标志物检查和每 12 个月行腹部盆腔 CT 检查，每 6 ～ 12 个月行胸部 X 线或 CT 检查，根据患者有无症状考虑是否行增强；考虑需要对淋巴结进行评估，可行 MRI 检查。

术后第 2 年每 3 个月体格检查和肿瘤标志物检查和每 12 个月行腹部盆腔 CT 检查和胸部 X 线或 CT 检查，根据患者有无症状考虑是否行增强；

考虑需要对淋巴结进行评估，可行 MRI 检查。

术后第 3 ～ 4 年每 6 个月体格检查和肿瘤标志物检查，根据患者有无症状考虑是否行腹部盆腔 CT 检查和胸部 X 线或 CT 检查；考虑需要对淋巴结进行评估，可行 MRI 检查。

术后第 5 年每 12 个月体格检查和肿瘤标志物检查，根据患者有无症状考虑是否行腹部盆腔 CT 检查；考虑需要对淋巴结进行评估，可行 MRI 检查。

如果复发再根据复发程度制订下一步随访计划。

4. 临床 II ～ III 期 NSGCT：化疗完全缓解后的监测 ± 化疗后 RPLND　术后第 1 年每 2 个月体格检查和肿瘤标志物检查和每 6 个月行腹部盆腔 CT 检查和胸部 X 线或 CT 检查，根据患者有无症状考虑是否行增强；考虑需要对淋巴结进行评估，可行 MRI 检查。

术后第 2 年每 3 个月体格检查和肿瘤标志物检查和每 6 ～ 12 个月行腹部盆腔 CT 检查和每 6 个月行胸部 X 线或 CT 检查，根据患者有无症状考虑是否行增强；考虑需要对淋巴结进行评估，可行 MRI 检查。

术后第 3 年每 6 个月体格检查和肿瘤标志物检查，每 12 个月行腹部盆腔 CT 检查和胸部 X 线或 CT 检查，根据患者有无症状考虑是否行增强；考虑需要对淋巴结进行评估，可行 MRI 检查。

术后第 4 年每 6 个月体格检查和肿瘤标志物检查，根据患者有无症状考虑是否行腹部盆腔 CT 检查，每 12 个月行胸部 X 线或 CT 检查；考虑需要对淋巴结进行评估，可行 MRI 检查。

术后第 5 年每 6 个月体格检查和肿瘤标志物检查，根据患者有无症状考虑是否行腹部盆腔 CT 检查；考虑需要对淋巴结进行评估，可行 MRI 检查。

如果复发再根据复发程度制订下一步随访计划。

5. 病理分期 II A/B NSGCT RPLND 后辅助化疗后监测　术后第 1 年每 6 个月体格检查和肿瘤标志物检查和 RPLND 术后每 4 个月行腹部盆腔 CT 检查和每 6 个月胸部 X 线或 CT 检查，根据患者有无症状考虑是否行增强；考虑需要对淋巴结进行评估，可行 MRI 检查。

术后第2年每6个月体格检查和肿瘤标志物检查和根据患者有无症状考虑是否行腹部盆腔CT检查和每12个月行胸部X线或CT检查；考虑需要对淋巴结进行评估，可行MRI检查。

术后第3年每12个月体格检查和肿瘤标志物检查，根据患者有无症状考虑是否行腹部盆腔CT检查，每12个月行胸部X线或CT检查；考虑需要对淋巴结进行评估，可行MRI检查。

如果复发再根据复发程度制订下一步随访计划。

6.病理分期ⅡA/B NSGCT 原发性RPLND后未接受辅助化疗的监测 术后第1年每2个月体格检查和肿瘤标志物检查和在第3～4个月行腹部盆腔CT检查和每2～4个月行胸部X线或CT检查，根据患者有无症状考虑是否行增强；考虑需要对淋巴结进行评估，可行MRI检查。

术后第2年每3个月体格检查和肿瘤标志物检查，每12个月行腹部盆腔CT检查和每3～6个月行胸部X线或CT检查；考虑需要对淋巴结进行评估，可行MRI检查。

术后第3年每4个月体格检查和肿瘤标志物检查，根据患者有无症状考虑是否行腹部盆腔CT

检查，每12个月行胸部X线或CT检查；考虑需要对淋巴结进行评估，可行MRI检查。

术后第4年每6个月体格检查和肿瘤标志物检查，根据患者有无症状考虑是否行腹部盆腔CT检查，每12个月行胸部X线或CT检查；考虑需要对淋巴结进行评估，可行MRI检查。

术后第5年每12个月体格检查和肿瘤标志物检查，根据患者有无症状考虑是否行腹部盆腔CT检查，每12个月行胸部X线或CT检查；考虑需要对淋巴结进行评估，可行MRI检查。

如果复发再根据复发程度制订下一步随访计划。

（王章桂）

参 考 文 献

第31章 滋养细胞肿瘤

妊娠滋养细胞病（gestational trophoblastic disease，GTD）是指在子宫内由胎盘组织发展而来的一组良性和恶性肿瘤。GTD 的发病机制是独特的，由于母体肿瘤起源于妊娠组织，因此可能有局部侵袭或转移的潜力。GTD 发病率的历史数据因区域而异，亚洲报道的发病率高于欧洲和北美。这种差异可能是由于不同的诊断标准、报告的收集、流行病学数据的质量以及饮食和营养因素不同等而导致的。

GTD 最常见的形式是葡萄胎（hydatidiform mole，HM），也称为葡萄胎妊娠。HM 被认为是一种良性的癌前病变。GTD 的恶性形式统称为妊娠滋养细胞瘤（gestational trophoblastic neoplasia，GTN），包括侵袭性葡萄胎、绒毛膜癌、胎盘部位滋养细胞肿瘤（placental site trophoblastic tumor，PSTT）和上皮样滋养细胞肿瘤（epithelioid trophoblastic tumor，ETT）。HM 约占所有 GTD 的 80%，侵袭性葡萄胎占 15%，绒毛膜癌和其他罕见类型的 GTN 占剩余的 5%。这组疾病的治愈率接近 100%，治疗上通常允许保留生育能力。由于 PSTT 和 ETT 少见且临床表现、发病过程以及处理均与侵袭性葡萄胎和绒毛膜癌不同，本章不予叙述。

葡萄胎是一种组织病理学诊断，基于胎盘组织中存在水肿、绒毛异常和滋养细胞增生。组织学上，葡萄胎分为部分葡萄胎和完全葡萄胎。葡萄胎有一个独特的遗传结构，因为无论它是二倍体还是三倍体，它通常包含来自父亲的两组染色体。80% 完全性葡萄胎是由于缺乏核 DNA 的卵子受精异常造成的，并且有两个相同的父系染色体互补体。这两个互补体来自单个精子的单倍体基因组的复制。20% 完全性葡萄胎是双精受精的结果。当卵子保留细胞核时，就会出现部分葡萄胎，异常受精有两种方式：①单个精子与随后的父系染色体复制受精；或者②通过双精受精。部分葡萄胎可能含有胎儿组织，但完全性葡萄胎没有。

第一节 临床表现与诊断

一、症状与体征

（一）症状

无转移性妊娠滋养细胞肿瘤的主要症状表现为大多数继发于葡萄胎后，仅少数继发于流产或足月产后，表现为：阴道不规则出血、子宫复旧不全或不均匀增大、卵巢黄素化囊肿和腹痛。转移性妊娠滋养细胞肿瘤大多为绒癌，尤其是继发于非葡萄胎妊娠后绒癌。表现为转移部位相关症状，如肺（80%）、阴道（30%）、盆腔（20%）、肝（10%）和脑（10%）等相应转移部位的表现。

（二）体征

无特异性临床体征，妇科检查可发现与症状相关的一些体征。

二、诊断

（一）病史与临床表现

根据葡萄胎排空后或流产、足月分娩、异位妊娠后出现上述症状或体征有助于诊断。然而，超过 50% 的 GTN 患者没有任何临床表现，仅根据子宫复旧后随访时测定的血清 hCG 浓度稳定或升高来诊断。当 CCA 与既往非葡萄胎妊娠相关时，体征和症状最常与肿瘤侵袭子宫或转移部位有关，特别是肺和骨盆。GTN 通过血液扩散转移至肺（80%）、阴道（30%）、脑（10%）和肝脏（10%）。肺转移瘤通常无症状，但也可能是广泛的，可引起呼吸困难、咳嗽、咯血和胸痛。阴道转移性结节多见于穹窿和下丘脑区域。由于血管丰富，可引起化脓性白带和难以控制的出血。子宫穿孔或转移引起的出血与腹痛、咯血、黑粪；颅内压升高的体征和症状与脑转移相关，如头痛、癫痫发作、语言障碍、视力受损和偏瘫。GTN 灌注涉及易出血的脆弱血管的异常和异常循环。转移部位活检不推荐，因为出血风险高。

由于症状可能很轻微，甚至没有症状，妊娠前期可能很遥远，因此，对于所有出现肺部症状或无法解释的全身症状的育龄妇女，特别是在原发肿瘤转移部位未知的情况下，应怀疑 GTN 的诊断。

（二）辅助检查

1. **血液学检查** 除了常规生化检查外，尚需要检查血中的 HCG。人绒毛膜促性腺激素是一种由滋养细胞分泌的妊娠激素，被用作滋养细胞疾病的特异性标志物。HCG 可以在尿液和血液中检测到，hCG 的水平与滋养细胞组织的体积有关。诊断时，葡萄胎后 GTN 的血清 hCG 通常高于正常妊娠，完全葡萄胎的血清 hCG 明显高于部分葡萄胎。

2. **超声检查** 完整葡萄胎的经典超声图像被描述为暴风雪，充满子宫腔的多个无回声空间。部分葡萄胎中可见囊性空腔，有时可见死胎，很少见活胎。部分葡萄胎，胎儿发育迟缓，胎儿可能畸形。因此，如果活胎的生物特征与胎龄相符，就应该怀疑是双胎妊娠，包括一个葡萄胎和一个有正常胎盘的正常胎儿。

由于超声检查是常规在怀孕早期进行，这导致诊断葡萄胎比以前更早。然而，常规超声扫描仅 40%～60% 的人怀疑有葡萄胎后 GTN，完全葡萄胎的检出率（79%）高于部分葡萄胎的检出率（29%），在妊娠第 14 周后的检出率最高。超声怀疑葡萄胎的敏感度为 48%，这意味着每两个病例中就有一个在超声上怀疑葡萄胎，后来在组织学上得到证实。为了不忽视葡萄胎后 GTN，从病理妊娠中抽出的材料应送去进行组织病理学和遗传学评估。

3. **其他检查** 包括胸部/腹部/骨盆 CT 扫描和对比（或 MRI，如果有对比禁忌）以及脑部 MRI（首选）或肺转移的 CT 造影剂。盆腔超声或核磁共振也应进行。由于出血的危险，下生殖道可见病变不应进行活检。

三、病理诊断

在子宫肌层内或子宫外转移灶中见到绒毛结构或退化的绒毛阴影，诊断为侵蚀性葡萄胎；仅见成片滋养细胞浸润及坏死出血，未见绒毛结构，诊断为绒癌。原发灶和转移灶诊断不一致，只要在任一组织切片中见有绒毛结构，均诊断为侵蚀性葡萄胎。免疫组化标志物黑色素瘤细胞黏附分子（Mel-CAM/CD146）、人胎盘乳原（hPL）、β-人绒毛膜促性腺激素（β-hCG）、p63、细胞周期蛋白 E 和 Ki-67 在 PSTT、ETT 和绒毛膜癌中均有差异表达。鉴于每种 GTN 亚型的推荐治疗方案差异很大，准确诊断对于避免不必要的治疗和优化患者预后至关重要。

组织学证据对于妊娠滋养细胞肿瘤的诊断并不是必需的，但有组织学证据时，诊断以组织学结果为依据。

四、诊断标准

1. **葡萄胎后的 GTN 诊断标准** 葡萄胎排空后 4 次测定血清 β-hCG 呈平台（±10%）、至少持续 3 周；或葡萄胎排空后连续 3 次测定血清 β-hCG 升高 > 10%，并持续 2 周或更长时间；或有组织病理学诊断。

2. **非葡萄胎后的 GTN 诊断标准** 足月产、流产和异位妊娠终止后血清 β-hCG 仍持续高水平，或一度下降后又上升，已排除妊娠物残留或再次妊娠；或病理组织学诊断。

五、分期（表 31-1，表 31-2）

表 31-1 GTN FIGO 分期（2017，第八版）

Ⅰ期	病变局限于子宫
Ⅱ期	肿瘤通过转移或直接延伸到其他生殖器结构（卵巢、输卵管、阴道、宽韧带）
Ⅲ期	病变转移至肺，有或无生殖系统病变
Ⅳ期	所有其他转移

表 31-2　FIGO 滋养细胞肿瘤预后分期

预后因素	风险评分			
	0	1	2	4
年龄（岁）	小于 40	大于等于 40		
末次妊娠	葡萄胎	流产	足月妊娠	
妊娠终止至化疗的间隔（月）	< 4	4 ～ 6	7 ～ 12	> 12
hCG（IU/L）	< 10^3	$10^3 ～ 10^4$	$10^4 ～ 10^5$	> 10^5
肿瘤最大直径（cm）		3 ～ 5	> 5	
转移部位	肺	脾、肾	胃肠道	脑、肝
转移瘤数目		1 ～ 4	5 ～ 8	> 8
曾否化疗			单纯化疗	多药化疗

* 总计分：0 ～ 6 分为低危，7 分及以上者为高危。

第二节　治疗原则

一、综合治疗原则

滋养细胞肿瘤治疗原则采用以化疗为主、手术和放疗为辅的综合治疗手段。根据病史、体征和各项辅助检查结果，制定治疗方案。治疗前评估包括两个部分：一部分是对疾病的评估，包括诊断、分期及准确评分；另外一部分是患者的评估，包括一般状况及其对治疗的耐受性。

二、手术治疗原则

化疗是治疗 GTN 的主要方法；然而，手术在特定的临床情况下起着重要的作用。治疗 GTN 不需要子宫切除术；大多数患者无需切除子宫即可治愈。对于没有生育需求的低风险疾病的患者，子宫切除术可以减少达到缓解所需的化疗周期。子宫切除术也可以考虑在罕见的情况下子宫受限，化疗耐药的疾病或出血的情况下需要反复输血。子宫切除术可以通过微创或开放入路进行，而不影响肿瘤预后。卵巢切除是不必要的。肺转移可能是化疗耐药疾病的一个部位。对于这些高选择性的患者，切除肺转移可以提高治愈率。在罕见的 GTN 合并脑转移的病例中，包括活动性颅内出血、颅内压升高和即将发生的脑疝，可以考虑开颅手术。

滋养细胞肿瘤手术治疗一般在化疗后，先化疗，待病情基本控制后，hCG 处于低水平时再手术。

手术的主要适应证包括：原发病灶或转移瘤大出血（如子宫穿孔、肝脾转移瘤破裂出血等），如其他措施无效，常需立即手术止血；对年龄较大且无生育要求的患者，为缩短治疗时间，经几个疗程化疗并且稳定后，可考虑进行子宫切除术；对于一些孤立的耐药病灶，可考虑在有效化疗的同时辅以手术切除。

三、其他治疗

其他治疗方法包括放射治疗、选择性动脉插管介入治疗和选择性动脉栓塞术。多数 GTN 患者经单纯化疗可得到根治，因此放疗较少应用于 GTN 患者。主要治疗对象是晚期和耐药病例，化疗疗效较差，如脑转移者。GTN 是细胞增殖周期较快的肿瘤，由动脉内注入化疗药物，药物直接进入肿瘤供血动脉，肿瘤内药物浓度比一般周围静脉给药高，从而可以明显提高疗效，采用保留动脉插管持续灌注的方法，能有效提高时间依从性抗代谢药物的疗效。特别是对需保留生育功能的患者有一定的疗效。选择性动脉栓塞术可准确地阻断出血部位达到止血目的。该手术操作时间短、创伤小，对绒癌子宫出血患者保守疗法无效时，可考虑进行子宫动脉栓塞术而达到保留生育功能的目的。对肝脾转移瘤破裂大出血的患者也是一种有效的应急措施。

四、药物治疗原则

药物治疗是 GTN 的重要治疗手段。任何分期的 GTN 均能从药物治疗中获益。对于低危患者甲氨蝶呤或放线菌素 D 单药均能获益。多日甲氨蝶呤方案通常用于低风险 GTN 的一线治疗。由于其毒性，5 天放线菌素 D 最常被用作甲氨蝶呤毒性或与使用甲氨蝶呤相矛盾的积液患者的次要治疗。放线菌素 D 脉冲治疗方案不应作为甲氨蝶呤耐药疾病的辅助治疗，也不应作为绒毛膜癌患者的主要治疗。

高危 GTN 患者的初始治疗方案包括：EMA/CO（依托泊苷、甲氨蝶呤、放线菌素 D/ 环磷酰胺、长春新碱）或 EMA/EP（依托泊苷、甲氨蝶呤、放线菌素 D/ 依托泊苷、顺铂）或 EP/EMA（依托泊苷、顺铂 / 依托泊苷、甲氨蝶呤、放线菌素 D）。EMA/EP（或 EP/EMA）方案被认为是对 EMA/CO 有反应但 hCG 水平维持在较低水平

或对 EMA/CO 有完全反应后 hCG 水平再次升高的患者最合适的治疗方法。对于脑转移患者，EP/EMA 或 EMA/EP 方案中甲氨蝶呤输注剂量增加至 $1000mg/m^2$，输注时间由 12 小时延长至 24 小时；甲氨蝶呤输注后 32 小时开始，每 6 小时给予亚叶酸素 15mg 口服，共 12 次。

甲氨蝶呤耐药高风险 GTN 的治疗方案包括：TP/TE（紫杉醇、顺铂 / 紫杉醇、依托泊苷）；BEP（博来霉素、依托泊苷、顺铂）、VIP（依托泊苷、异环磷酰胺、顺铂）、ICE（异环磷酰胺、卡铂、依托泊苷）、TIP（紫杉醇、异环磷酰胺、顺铂）。

分子靶向治疗在 GTN 中的应用尚未见相关报道。免疫治疗在某些选择的患者可以考虑适用，如指南推荐帕博利珠单抗、纳武利尤单抗某些情况下可以应用。总之，由于化疗药物取得良好的疗效，现有的分子靶向治疗和免疫治疗仅仅在某些高选择的患者可以考虑。

第三节 辅 助 治 疗

GTN 根据 FIGO 分期分为 IV 期，手术治疗不是首选治疗手段，相反药物治疗是重要的治疗策略。文献报道药物治疗的治愈率接近100%。因此，GTN 的治疗重点见第五节进展期药物治疗。

第四节 新辅助治疗

同辅助治疗类似，手术治疗仅限于特定情况下的治疗。因此，新辅助化疗在 GTN 中的作用没有其他实体瘤中重要。但是，化疗后残余病变的治疗可以考虑手术。总之，新辅助化疗在 GTN 中

的地位不像其他实体瘤。如果把初始治疗后残余肿块切除手术作为根治性手术，那么初始治疗就会被认为是新辅助治疗，这时，新辅助治疗方案就是初始治疗方案。

第五节 进展期药物治疗

一、进展期药物治疗的历史沿革

在发现有效的化疗药物之前，一旦诊断为 GTN 均采用子宫切除的方法治疗，但疗效极差，凡有转移者几乎全部难以治愈。自 20 世纪 50 年代首先证实大剂量甲氨蝶呤能有效治疗恶性滋养细胞肿瘤以及随后发现一系列化疗药物后，GTN 的治愈率得到了明显的提高。我们最早试用成功的是 6- 巯基嘌呤。为解决药物过量的毒副作用，随后又找到了氟尿嘧啶、放线菌素 D、硝卡芥等，

从而开创了以化疗为主，手术及放疗为辅治疗的新方案。

二、治疗原则

（一）化学治疗

妊娠滋养细胞肿瘤的治疗在所有肿瘤中心都根据 FIGO 预后分期分为低危组和高危组。高危组倾向采用强度更高的联合化疗方案。低危组患者的治疗强度也比丹麦更密集。丹麦采用反应适应性方案，所有患者不论危险因素，最初均接受

甲氨蝶呤治疗。通过使用甲氨蝶呤作为初始治疗，在所有肿瘤患者（也包括高风险疾病）中可以看到良好的反应，并且在治疗开始时可以看到的危及生命的突然出血的风险降至最低。如果出现甲氨蝶呤耐药性，患者可以维持到急性期，然后进行更强烈的治疗。妊娠滋养细胞肿瘤对化疗高度敏感，反应适应性化疗包括 3 种类型：主要治疗（一线）是口服甲氨蝶呤或静脉注射甲氨蝶呤。如果出现耐药性，则静脉注射放线菌素 D 作为第二线治疗，或用放线菌素 D 代替 MTX。如果患者无反应，则转向更强化的治疗方案（第三线），通常是 BEP 或 EP。最初口服甲氨蝶呤治疗的有效率为 50%，而二线治疗的治愈率为 37%。只有 13% 的患者必须接受高剂量联合治疗才能治愈。在治疗导致血清 hCG 值无法检测后给予一次巩固治疗。文献报道来自于丹麦的 GTN 患者有效率 100%，无复发患者报道，副作用发生率低。相比之下，英国的复发率为 2%～3%，并且出现了几例危及生命的急性出血。

1. 低危患者的治疗

（1）一线治疗：如上所述，低风险 GTN 定义为 FIGO 预后评分低于 7 分。低风险 GTN 的标准一线治疗是使用甲氨蝶呤或放线菌素 D 的单药化疗。许多研究已经对这些药物进行了评估，但由于纳入标准和给药方案的差异，很难确定一个更好的方案。虽然有些学者认为甲氨蝶呤不良反应较轻，但放线菌素 D 可以通过较少的输注时间而达到类似或更好的疗效。2016 年 Cochrane 数据库对低风险 GTN 随机对照试验的回顾分析显示，一线甲氨蝶呤可能比放线菌素 D 更容易失败（RR 3.55；95%CI 1.81～6.95）。该分析包含 6 项试验，共 577 名受试者；同时，作者得出结论，放线菌素比甲氨蝶呤更有可能导致初始治愈（RR 0.65；95%CI 0.57～0.75；6 项试验，共 577 名受试者）。然而，55% 的数据来自每周注射甲氨蝶呤的试验，这种每周给药方案似乎不如连续 5 天或 8 天的甲氨蝶呤方案有效。一项 Ⅲ 期随机对照试验（NCT01535053）比较了脉冲放线菌素 D 和多日甲氨蝶呤治疗方案，发现脉冲放射线霉素的初次缓解率为 75%，而多日甲氨蝶呤治疗方案的初级缓解率为 88.5%（5 天＞8 天）。总体生活质量得分相似。放线菌素 D 组脱发更常见，甲氨蝶呤组黏膜炎更常见，没有患者需要多药化疗或挽救性手术来达到缓解。

目前支持的放射线霉素治疗方案包括 5 天治疗方案（10～12mg/kg 或 0.5mg 剂量静脉注射，每 2 周重复）或放射线霉素脉冲治疗方案（1.25mg/m²，静脉注射，每 2 周重复）。初始 5 天放线菌素 D 治疗的缓解率为 77%～94%，脉冲放线菌素 D 治疗的缓解率为 69%～90%。对于甲氨蝶呤，目前支持的方案包括 5 天甲氨蝶呤（每天 0.4 mg/kg 静脉注射或肌内注射，×5 天，每 2 周重复一次）或 8 天甲氨蝶呤方案与亚叶酸钙交替使用（1.0～1.5mg/kg IM，每隔一天 ×4 天，与亚叶酸钙交替使用，15mg 口服，每 2 周重复一次）。多日甲氨蝶呤治疗方案的初始缓解率在 5 天方案中为 87%～93%，在 8 天甲氨蝶呤联合亚叶酸素治疗方案中为 74%～93%。

由于疗效较差而不再推荐的甲氨蝶呤方案包括每周注射甲氨蝶呤（30～50mg/m²）和脉冲剂量静脉输注甲氨蝶呤。尽管在预后评分为 0～1 分的患者中，70% 的患者每周注射甲氨蝶呤成功，但在预后评分分别为 2～4 分和 5～6 分的患者中，成功率分别降至 40% 和 12%。一项研究（n=618）中，通过预后评分亚组分析，8 天甲氨蝶呤相对更成功。NCCN 指南指出，多日甲氨蝶呤方案通常用于低风险 GTN 的一线治疗，因为其通常具有较低的毒性。放线菌素 D 常被用作甲氨蝶呤毒性或与使用甲氨蝶呤相矛盾的积液患者的替代治疗。其他治疗低风险 GTN 的替代单药方案包括依托泊苷和氟尿嘧啶，这些药物主要在亚洲使用。

总之一线治疗推荐：甲氨蝶呤可口服或静脉注射。口服治疗：每日 2.5mg×4 次，共 5 天 / 每 3 周一次，同时口服亚叶酸钙 1ml 辅助治疗。如果使用静脉注射甲氨蝶呤，剂量为每周 250mg/m²。如果出血风险高，可以考虑在住院期间进行第一次治疗。如果依从性有问题，可以用静脉注射或肌肉注射甲氨蝶呤来代替口服治疗。

（2）二线治疗：目前，没有关于低风险 GTN 二线治疗的随机对照试验数据。但一般证据和共识支持对化疗初始有良好反应但 hCG 处于平台期的患者或存在毒性反应限制治疗剂量或频率的患者需要替换成另一种替代单药化疗。对于无生育需求疾病局限于子宫的患者，可以考虑辅助子宫切除术和输卵管切除术。卵巢需保持原位，即使存在叶黄素囊肿。

二线放线菌素 D 被认为对 hCG 水平低的患者有可接受的反应率，但是指南更推荐 HCG 升高超过正常值的患者采用多药化疗作为二线治疗。但是放线菌素 D 与多药方案中的 hCG 阈值一直存在争论。

在一项多数病例的研究发现甲氨蝶呤耐药 GTN 患者中，放线菌素 D 的完全缓解率约为 75%。一项对 358 例低风险 GTN 患者的回顾性研究发现，68 例患者在 5 天的甲氨蝶呤治疗方案后被确定为耐药。二线放线菌素 D 的完全缓解率为 75%，所有患者均需要三线的多药化疗伴或不伴手术，这些患者均获得永久缓解。临床病理诊断为绒毛膜癌（vs 葡萄胎后 GTN）与继发性放线菌素 D 耐药性显著相关。在最近的一项回顾性研究中，877 例 GTN 患者最初接受 8 天甲氨蝶呤治疗，103 例患者需要二线治疗，并接受 5 天放线菌素 D 治疗。75.7% 的患者对二线放线菌素 D 完全缓解（$n=78$）。在 25 名因耐药或复发而需要三线治疗的患者中，总生存率为 100%。

对于单药化疗反应差的患者或最初对初始治疗有反应但随后 hCG 水平迅速上升的患者，应重复疾病检查以确定是否转移并采用联合化疗方案。在这种情况下最常用的方案是 EMA/CO（依托泊苷、甲氨蝶呤和放线菌素 D 与环磷酰胺和长春新碱交替使用）。这种情况下使用 EMA/CO 是基于其在管理高风险 GTN 方面的有效性。文献报道即使存在复发 / 耐药低风险 GTN，EMA/CO 的治愈率也接近 100%。与单药二线治疗一样，子宫切除术和输卵管切除术也可以考虑。

2. 高危患者的治疗　高危 GTN 定义为预后评分大于或等于 7 或 FIGO Ⅳ 期疾病。高风险疾病在葡萄胎后 GTN 患者中相对罕见。文献报道发生率为 6%（39/618）。高危 GTN 应采用多药化疗。辅助手术或放射治疗可以包括在内。采用多模式治疗方法，治愈率达到约 90%，包括几乎所有只有肺 / 阴道转移的患者和 70% 的 Ⅳ 期疾病患者。与预后较差相关的因素包括肝和脑转移，特别是如果同时发生。然而，随着时间的推移，这些患者的预后均有所改善。

（1）一线治疗：EMA/CO 是高危疾病最常用的初始治疗方案，其中 EMA 和 CO 每隔 1 周给药。现有研究证实该方案为治疗高风险 GTN 患者提供了疗效和可接受毒性的最佳组合。多个研究证实了 EMA/CO 的疗效，完全缓解率为 62% ～ 78%，长期生存率为 85% ～ 94%。

其他用于一线治疗高危 GTN 的方案包括 EMA/EP（依托泊苷、甲氨蝶呤、放线菌素 D 与依托泊苷和顺铂交替）和 EP/EMA（依托泊苷和顺铂与依托泊苷、甲氨蝶呤和放线菌素 D 交替）。

关于高危 GTN 一线治疗尚缺乏高级别随机对照试验数据，系统评价无法得出关于高危 GTN 初始治疗的最优化的联合方案。现有文献报道 EMA/EP（或 EP/EMA）具有高度活性，一些专家认为在治疗超高风险疾病时该方案优于 EMA/CO；然而，如果 EMA/EP（或 EP/EMA）作为标准初始治疗方案有很大的限制，主要原因在于该方案的毒性反应增加和对于持续 / 复发性疾病无法提供足够的补救性化疗。

（2）广泛转移性疾病的诱导化疗：预后评分大于 12 的广泛转移性 GTN 患者预后较差。这些患者初始标准联合化疗方案可导致肿瘤崩解伴有出血、代谢性酸中毒、败血症和（或）多器官衰竭等，导致早期死亡（即 4 周内）的可能性。为改善这一超高高危人群的预后，可以采用在开始 EMA/CO 之前用依托泊苷和顺铂诱导化疗。在 140 名高风险 GTN 患者的病例系列中，确定有较大疾病负担（即超高危 GTN）的 33 例患者在 EMA/CO 治疗前接受依托泊苷 / 顺铂低剂量诱导化疗（依托泊苷 $100mg/m^2$ 静脉注射，顺铂 $20mg/m^2$ 静脉注射，第 1 天和第 2 天，每 7 天进行 1 ～ 3 个疗程）。高风险 GTN 队列的总生存率和早期死亡率分别为 94.3% 和 0.7%，与未接受诱导化疗的早期队列报告的结果相比，有相当大的改善。因此，指南建议在 EMA/CO 治疗前考虑诱导低剂量 EP[依托泊苷 $100mg/(m^2 \cdot d)$] 静脉注射和顺铂 $20mg[(m^2 \cdot d)$ 静脉注射]1 ～ 3 个周期。

（3）中枢神经系统转移的处理：对于中枢神经系统（CNS）转移的患者，可能需要紧急干预以控制颅内出血或颅内压升高。葡萄胎后 GTN 的中枢神经系统转移率较低，但约 20% 的绒毛膜癌患者累及中枢神经系统。EMA/CO 应修改为包括高剂量甲氨蝶呤（$1000mg/m^2$）和每 6 小时额外口服 15mg 亚叶酸钙，共 12 次，从甲氨蝶呤输注开始后 32 小时开始。指南建议，对于脑转移患者，也可考虑使用或不使用鞘内甲氨蝶呤的全脑放疗或立体定向脑放疗（SBRT）。文献报道，脑转移的治愈率 50%～80%，这取决于患者的症状以及脑病变的数量、大小和位置。

（4）挽救性化疗：30%～40% 的高危患者对一线治疗反应不完全或缓解期复发。这些患者中的大多数都有多发性转移到肺和阴道以外的部位，许多人最初接受的治疗不充分。采用依托泊苷和铂类药物的药物方案进行挽救性化疗，结合手术切除持续性肿瘤，可使约 80%～90% 的高危疾病患者治愈。

EMA/EP 或 EP/EMA 方案被认为是对 EMA/CO 有反应但 hCG 水平维持在较低水平或对 EMA/CO 完全反应后 hCG 再次升高的患者最合适的治疗方案。对 EMA/CO 方案耐药的患者，EMA/EP 方案的完全缓解 / 缓解率仍然达到 75% 和 85%。

含有依托泊苷和铂制剂的其他药物组合对含甲氨蝶呤方案产生耐药性的患者有效。指南推荐使用以下四种方案治疗甲氨蝶呤耐药 GTN：TP/TE（紫杉醇和顺铂与紫杉醇和依托泊苷每周交替），BEP（博来霉素、依托泊苷和顺铂），VIP（依托泊苷、异环磷酰胺和顺铂）和 ICE（异环磷酰胺、卡铂和依托泊苷）。此外，TIP（紫杉醇、异环磷酰胺和顺铂）已被用作生殖细胞肿瘤（包括绒毛膜癌成分）的补救性化疗方案。需要注意的是含依托泊苷及铂制剂方案需要使用粒细胞集落刺激因子（G-CSF）支持，以防止中性粒细胞减少并发症的发生从而导致治疗延误。在这组患者中，挽救性治疗的总体成功率约为 80%。与较差的生存结果相关的因素包括挽救治疗开始时 hCG 过高，转移部位数量较多，转移到肺和阴道以外的部位（Ⅳ期），以及 FIGO 评分大于 12。

（5）具有潜在活性的其他药物 / 方案：在治疗耐药 GTN 时，其他几种治疗方案已显示出一定的活性，包括大剂量化疗（HDC）、外周干细胞移植、免疫治疗和其他化疗方案。对于部分耐药患者，尽管多药化疗，HDC 与自体干细胞支持已被报道产生持续的完全缓解。一项回顾性研究对 32 例难治性绒毛膜癌或预后不良的 PSTT/ETT 患者进行了外周血干细胞支持的 HDC 治疗，其中 7 例患者持续完全缓解，32 例患者中有 13 例在 HDC 治疗后无疾病。

吉西他滨、卡培他滨和氟尿嘧啶在这种情况下也可能有治疗 GTN 的潜力。有限的数据表明吉西他滨联合或不联合铂类药物在治疗生殖细胞肿瘤的数据中的疗效。卡培他滨作为单药挽救性化疗的成功应用已有报道。其他几个亚洲研究也报告了氟尿嘧啶的疗效，主要是与放线菌素 D 联合使用。

（二）免疫治疗原则

正如前文所述，GTN 的治疗策略以细胞毒药物治疗为主，并取得了良好的临床疗效，因此免疫治疗有效。但是在治疗耐药 GTN 时，免疫治疗可能有一定的疗效。

Pembrolizumab 是一种抑制程序性细胞死亡蛋白 1（PD-1）的单克隆抗体，PD-1 作为检查点蛋白调节各种免疫细胞，包括具有潜在抗肿瘤活性的 T 细胞。GTN 高表达程序性死亡配体 1（PD-L1）。最近报道了 4 例接受派姆单抗治疗的耐药 GTN 患者的结果，包括 2 例转移性绒毛膜癌和 2 例转移性 PSTT 或混合 PSTT/ETT。所有患者均有高水平 PD-L1 表达。4 例中有 3 例观察到对派姆单抗的持久反应。对派姆单抗无反应的患者 PD-L1 肿瘤表达高，但没有肿瘤浸润性淋巴细胞。基于这些数据，指南还将另一种 PD-1 抑制剂 Nivolumab 添加到可能对治疗耐药 GTN 有效的方案列表中。

Avelumab 是一种 PD-L1 抑制剂，也可能对耐药 GTN 有效。一项纳入 15 例 GTN 患者的 Ⅱ 期研究结果表明，在单药化疗后出现疾病进展的患者中，avelumab 可以有效地使大约一半的患者的 hCG 水平正常化。

三、进展期药物治疗的方案及评价

（一）化学治疗

1. 甲氨蝶呤单药方案

甲氨蝶呤 0.4mg/（kg·d）（最大剂量 25mg/d）静脉滴注（推荐）或肌肉注射 每天 1 次，第 1～5 天每 14 天重复。或甲氨蝶呤 1mg/kg 肌内注射，隔日 1 次，共 4 次；（第 1 天、第 3 天、第 5 天、第 7 天）

每隔 1 天交替服用亚叶酸素 0.1mg/kg，四舍五入至最接近的 5 mg 剂量增量或 15mg PO（首选）或第 2、4、6、8 天甲氨蝶呤每次给药后 30

小时肌内注射；每 14 天重复。

评价：Raymond 等评价了甲氨蝶呤和放线菌素 D 的疗效。共有 240 名妇女参加，其中 216 名被认为符合条件。两周静脉注射放线菌素 D 1.25mg/m² 在统计学上优于每周肌内注射氨甲蝶呤 30 mg/m²（CR：70% vs 53%；$P = 0.01$）。同样，在 2002 年 WHO 风险评分修订之前定义的低风险 GTN 患者中（风险评分为 0～4，不包括绒毛膜癌），甲氨蝶呤组和放线菌素 D 组的缓解率分别为 58% 和 73%（$P = 0.03$）。如果 WHO 风险评分为 5 分或 6 分，或者诊断为绒毛膜癌（CR 率分别为 9% 和 42%），两种方案的效果都较差。有两种可能的复发；4 个月一次（放线菌素 D），22 个月一次（甲氨蝶呤）。两种方案的耐受性都很好。

2. 放线菌素 D 单药方案

放线菌素 D 0.5mg，静脉滴注，每天 1 次，第 1～5 天（优先推荐），每 14 天重复。或放线菌素 D 1.25mg/m²（最大剂量 2mg）静脉推注一次，每 14 天重复。

评价：Allan Covens 等的研究报道甲氨蝶呤单药治疗后进展的低危 GTN 患者接受放线菌素 D 治疗，38 例可评估患者中有 28 例（74%）达到了 CR，中位周期数为 4（范围 2～10）。严重的毒性很小，没有患者停止治疗。所有治疗失败的患者在接受后续化疗后均达到 CR；3 例患者同时行子宫切除术。对于甲氨蝶呤治疗失败的低风险 GTN 患者，放线菌素 D 是一个积极的方案。

3. EMA/CO 方案

依托泊苷 100mg/m²/ 天 静脉滴注 第 1～2 天。

放线菌素 D 0.5mg 静推 每天 1 次，第 1～2 天。

甲氨蝶呤 300mg/m² 持续静脉滴注 12 小时，第 1 天。

亚叶酸 15mg 口服（首选）或甲氨蝶呤每次给药后 24 小时开始肌内注射，每 12 小时一次，共 4 次。

环磷酰胺 600mg/m² 静脉滴注，第 8 天。

长春新碱 0.8mg/m²（最大剂量 2mg）静脉注射 5～10 分钟，第 8 天。

每两周重复一次，直到 hCG 恢复正常，然后再继续 6～8 周。

评价：Bower M 等的一项研究报道共有 272 名连续的高风险 GTT 女性，包括 121 名既往接受治疗的患者，每周接受 EMA/CO 治疗。中位随访时间为 4.5 年（范围 1～16 年）。累计 5 年生存率为 86.2%（95% CI 为 81.9%～90.5%）。在 EMA/CO 结束后 2 年内没有发生 GTT 死亡。在一个多变量模型中，不良预后因素是肝转移的存在，与既往妊娠间隔、脑转移和足月分娩。11 例（4%）患者早期死亡，213 例（78%）患者完全缓解。47 例（17%）出现 EMA/CO 耐药，其中 33 例（70%）通过进一步以顺铂为基础的化疗和手术得以挽救。EMA/CO 术后 2 例发生急性髓性白血病，2 例发生宫颈恶性肿瘤，1 例发生胃腺癌。超过一半（56%）接受保留生育能力手术且缓解期至少 2 年的妇女在完成 EMA/CO 手术后怀孕，有 112 例活产，包括 3 例先天性异常婴儿。EMA/CO 是一种有效且耐受性良好的高风险 GTT 治疗方案。超过一半的女性将保留生育能力；然而，有一个小但重要的风险二发肿瘤增加。

4. EMA/EP 方案

依托泊苷 100mg/m²/ 天，静脉滴注，第 1 天。

甲氨蝶呤 300mg/m² 持续静脉滴注 12 小时，第 1 天。

亚叶酸 15mg 口服（首选）或甲氨蝶呤每次给药后 24 小时开始肌内注射，每 12 小时一次，共 4 次。

放线菌素 D 0.5mg 静脉推注 每天 1 次，第 1 天

依托泊苷 100～150mg/（m²·d）静脉滴注，第 8 天

顺铂 75mg/（m²·d）静脉滴注，第 8 天。

升白针 5μg/kg，皮下注射，第 9～14 天。

血清学缓解后继续 6～8 周，每 2 周重复一次；EMA 和 EP 交替进行。

5. EP/EMA 方案

依托泊苷 100～150mg/（m²·d）静脉滴注 第 1 天。

顺铂 75mg/（m²·d），静脉滴注，第 1 天。

依托泊苷 100mg/（m²·d）静脉滴注，第 8 天。

甲氨蝶呤 300mg/m² 持续静滴 12 小时，第 8 天。

亚叶酸 15mg，口服，（首选）或甲氨蝶呤每

次给药后 24 小时开始肌内注射，每 12 小时一次，共 4 次。

放线菌素 D 0.5mg，静脉推注，每天 1 次，第 8 天。

升白针 5μg/kg 皮下注射第 3 ～ 6 天和第 10 ～ 13 天。

每 2 周重复一次。

评价：22 例患者因对 EMA/CO 明显耐药而接受 EP/EMA 治疗，由于人绒毛膜促性腺激素（hCG）接近正常，因此无法评估其疗效。其中 21 例（95%）存活并处于缓解期。在 hCG 高到足以确认对 EP/EMA 有反应（hCG 下降大于 1 Log）的组中，所有 12 名患者均有反应，其中 9 名患者（75%）存活并处于缓解期。3 例 PSTT 患者，这些患者与先前妊娠的间隔时间小于 2 年，所有患者（100%）都存活并处于缓解期。5 例患者，其中妊娠间隔大于 2 年，1/5（20%）仍处于缓解期。34 例 GTT 患者的生存率为 30 例（88%），8 例 PSTT 患者的生存率为 4 例（50%），这两个队列的总生存率为 42 例患者中的 34 例（81%）。3 级或 4 级毒性反应：血红蛋白（21%）、白细胞（68%）和血小板（40%）。对于 EMA/CO 化疗难治性或复发的高危 GTT 患者，EP/EMA 是一种有效但毒性中等的方案。此外，EP/EMA 在转移性 PSTT 患者中明显具有活性。

6. TP/TE 方案

紫杉醇 135mg/m^2，静脉滴注，第 1 天。

顺铂 60 ～ 75mg/m^2，静脉滴注，第 1 天。

每 2 周交替使用。

紫杉醇 135mg/m^2，静脉滴注，第 15 天。

依托泊苷 150mg/m^2，静脉滴注，第 15 天。

升白针 5μg/kg 皮下注射第 2 ～ 6 天和第 16 ～ 20 天或长效升白针。

每 2 周重复一次。

评价：24 例 GTN 患者接受 TP/TE 治疗。16 例既往化疗失败，包括 6 例以顺铂为基础的方案（A 组），8 例因先前治疗引起的毒性作用而改为 TP/TE（B 组）。在 A 组中，3 名患者（19%）达到完全缓解（CR），5 名患者（31%）达到部分缓解（PR）。所有 CR 和 4 例 PR 患者均存活，中位随访时间为 25 个月（范围 9 ～ 48 个月）。8 例 TP/TE 失败的患者随后死亡。因此，A 组 16 例患者的总生存率为 44%（16 例中有 7 例），如果排除先前以顺铂为基础的化疗失败的 6 例患者，则总生存率上升至 70%（10 例中有 7 例）。在 B 组中，4 例患者可评估反应（2 例 CR，2 例 PR），6 例存活（中位随访 19 个月），总生存率为 75%。TP/TE 耐受性良好，只有一名患者因毒性作用而停止治疗。

7. BEP 方案

博来霉素 30U，静脉注射，每周一次　第 1、8、15 天或第 2、9、16 天。

依托泊苷 100mg/（m^2·d），静脉滴注，第 1 ～ 5 天。

顺铂 20mg/（m^2·d），静脉滴注，第 1 ～ 5 天。

升白针 5μg/kg 皮下注射第 10 ～ 14 天或长效升白针。

每 3 周重复一次。

8. VIP 方案

依托泊苷 75mg/（m^2·d），静脉滴注，第 1 ～ 5 天。

异环磷酰胺 1200mg/（m^2·d），静脉滴注，第 1 ～ 5 天　美司钠预防出血性膀胱炎。

美司钠在异环磷酰胺前 15 分钟静脉注射 120mg/（m^2·d），然后在异环磷酰胺第 1 ～ 5 天给药后 12 小时内静脉输注 1200mg/m^2/天　第 1 ～ 5 天。

顺铂 20mg/（m^2·d），静脉滴注，第 1 ～ 5 天。

升白针 5μg/kg，皮下注射第 6 ～ 14 天或长效升白针。

每 3 周重复一次。

9. ICE 方案

异环磷酰胺 1200mg/（m^2·d），静脉滴注，第 1 ～ 3 天，美司钠预防出血性膀胱炎。

美可钠在异环磷酰胺前 15 分钟静脉注射 120mg/m^2/天，然后在异环磷酰胺第 1 ～ 5 天给药后 12 小时内静脉输注 1200mg/（m^2·d）第 1 ～ 3 天。

卡铂 AUC 4，静脉滴注，第 1 天。

依托泊苷 75mg/（m^2·d），静脉滴注，第 1 ～ 3 天。

升白针 5μg/kg，皮下注射第 4 ～ 14 天或长效升白针。

每 3 周重复一次。

10. TIP 方案

紫杉醇 75mg/m^2，静脉滴注，第 1 天。

异环磷酰胺 1500mg/ (m² · d)，静脉滴注，第 2 ～ 5 天，美司钠预防出血性膀胱炎。

[美司钠在异环磷酰胺前 15 分钟静脉注射 300mg/ (m² · d)，然后第 4 小时和第 8 小时再给一次 第 2 ～ 5 天]

顺铂 25mg/ (m² · d)，静脉滴注，第 2 ～ 5 天。

升白针 5μg/kg，皮下注射第 6 ～ 14 天或长效升白针。

每 3 周重复一次。

评价：在最初的 41 例可评估患者中，28 例（68%）达到了 CR，达到了主要疗效终点。在延长期的额外累积后，总共入组 60 例患者，其中 40 例（67%）为低风险，20 例（33%）为中风险。56 例可评估患者中 38 例（68%）达到 CR，7 例（13%）达到部分缓解，阴性标志物（pr 阴性），有利缓解率为 80%。7 名 pr 阴性患者中有 5 名患有精原细胞瘤，因此没有接受化疗后残余肿块切除术。估计 3 年无进展生存率和总生存率为 72%（低危，63%；中度风险，90%）和 91%（低风险，87%；中间风险，100%）。3 ～ 4 级毒性主要包括可逆性血液学或电解质异常，包括 18% 的中性粒细胞减少热。TIP 具有可接受的安全性。

（二）免疫治疗

pembrolizumab 200mg 静脉注射每 3 周重复一次或 400mg 静脉注射每 6 周重复一次 nivolumab 240mg 静脉注射每 2 周重复一次或 480mg 静脉注射每 4 周重复一次。

avelumab 800mg 静脉注射每 2 周重复一次。

评价：4 例患者经 2 ～ 3 个疗程 PD-1 抑制剂治疗后血清 β-hCG 水平恢复正常。经 0 ～ 9 个疗程的巩固治疗，随访 2 ～ 7 个月，无复发。1 例患者接受了 12 个疗程的 PD-1 抑制剂治疗。6 个疗程后血清 β-hCG 水平恢复正常，但 1 个月后升高，因病情进展再次接受贝伐珠单抗治疗。其余 3 例患者在 PD-1 抑制剂治疗期间因疾病进展而接受其他化疗方案。

第六节 临床问题导向的药物治疗

约 20% 的高危患者在初次化疗后会复发，尽管大多数（约 80%）可以通过进一步治疗得到挽救，复发时的 hCG 水平被证明是一个预后指标。对于初次治疗后复发的患者有许多不同的选择。对于以前接受过单药治疗的患者，EMA-CO 联合治疗是一线治疗。对于那些在 EMA- CO 后复发的患者，其他选择包括 EP/EMA，或者毒性更小的紫杉醇和依托泊苷与紫杉醇和顺铂每周交替两次。高剂量化疗（HDC）和外周血干细胞支持也被用作 GTN 的补救性治疗，最近的回顾性分析报告缓解率为 41%（29），其中 20% 仅仅是由于高剂量治疗。但是，HDC 前后的 hCG 水平（12IU/L）、癌症分期和转移的存在表明了不良的生存结局。然而，HDC 的毒性是显著的，3/32 的患者死于手术，所有患者都可能不育。

复发进展后的药物治疗方案的选择，如何选择高效低毒的治疗方案是临床的挑战。

第七节 药物治疗展望

近年来免疫治疗的重大进展，以及 GTN（侵袭性葡萄胎和绒毛膜癌）强烈表达 PD-L1 的事实导致了检查点抑制剂在 GTN 中的应用。帕博利珠单抗（pembrolizumab）在 75% ～ 80% 不可切除的耐药 GTN（包括 HDC 失败的病例）中有效诱导完全缓解。目前尚不清楚如何选择有反应的病例，因为所有病例都是 PD-L1 阳性，并且 GTN 没有突变负担或极低。肿瘤浸润淋巴细胞和 HLA-G 表达的检测可能是重要的，但需要做更多的工作。PD-L1 抑制剂 avelumab 也显示出对 GTN 的疗效，在大约 53% 以前接受过单药化疗的患者中诱导完全血清学反应。抗 PD-1/ 抗 PD-L1 治疗通常耐受性良好，在大多数患者中毒性最小，并且在自体干细胞移植中提供了一种毒性小得多的 HDC 替代方案。它们很可能在未来 GTN 管理的早期治疗途径中发挥作用。

第八节　预后和随访

GTN 的治疗通常包括化疗、手术、激素治疗、放射治疗和（或）免疫治疗，这些治疗可能导致急性、短期和长期的毒性。手术入路可能很广，导致粘连形成，这反过来又可能引起疼痛，并导致小肠梗阻、泌尿或胃肠道并发症（如尿失禁、腹泻）、盆底功能障碍 [表现为各种泌尿、肠道和（或）性影响] 和淋巴水肿。化疗药物各不相同，但常用的方案可能有显著的神经毒性、心脏毒性、认知功能障碍和血液病发展的风险长期雌激素缺乏可能导致潮热、阴道干燥和骨质流失等症状。免疫治疗药物在妇科癌症中的应用正在兴起，迄今为止，这些治疗的长期效果尚不清楚。

建议在每个治疗周期开始时，每 2 周通过 hCG 检测监测化疗反应。在 hCG 正常化后，建议继续治疗 2 ～ 3 个额外的治疗周期，以减少复发的风险。监测应包括 1 年的每月 hCG 监测，以及避孕（口服避孕药优先）。化疗耐药表现为 hCG 在连续 3 个周期内达到平台（变化 10%）或 hCG 在连续 2 个周期内升高（变化 10%）。然后指示二线化疗。对于单药和多药二线治疗，hCG 水平应每 2 周监测一次，但如果 hCG 水平稳定或上升，则需要更快速的反应评估。如果患者在连续两个治疗周期中出现 hCG 平台期或 hCG 升高超过一个治疗周期，建议进行额外治疗。对于合并子宫 / 输卵管切除术或不合并子宫 / 输卵管切除术的单药治疗后的持续性疾病，重复检查以评估转移和是否过渡到 EMA/CO 联合治疗。对于 EMA/CO 联合治疗合并或不合并子宫 / 输卵管切除术后的持续性或复发性疾病，根据高危 GTN 算法采用依托泊苷 / 铂类方案治疗，必要时可进行手术切除。

对于后续准备怀孕的患者，建议早期超声检查确认宫内妊娠。对胎盘进行病理检查。产后 6 周检查 hCG，确认恢复阴性。

总之，GTN 患者可长期生存，hCG 有重要的指示价值。

（王章桂）

参考文献

第32章 肾　癌

肾癌是肾细胞癌（renal cell carcinoma，RCC）的简称，起源于肾小管和集合小管上皮系统，占成人恶性肿瘤的 2%～3%，占肾脏恶性肿瘤的 80%～90%，在泌尿系统恶性肿瘤中发病率仅次于膀胱癌。85% 的 RCC 为透明细胞癌，其次为乳头状癌（10%），少见类型有嫌色细胞癌（5%）和集合管癌（1%）。RCC 大体可分为透明细胞为主型和非透明细胞为主型，其治疗原则和预后有所不同。随着医学影像学的发展，早期 RCC 的发现率逐渐增长，局限性 RCC 经过肾部分切除术或者根治性肾切除术可获得较满意的疗效。随着靶向治疗的持续发展及免疫治疗的兴起，晚期 RCC 的疗效也逐步得到改善。

第一节　临床表现与诊断

一、症状与体征

RCC 早期临床症状不典型，超过 50% 的患者是通过影像学检查偶然发现的，约 15% 的患者因疼痛、血尿和腹部肿块三联征而被发现，这时肿瘤大多已处于局部晚期，约 30% 的患者因转移灶而诊断 RCC。在发生远处转移的患者中，约 48% 为肺转移，23% 为骨转移，13% 为肝转移，2% 为皮肤转移，1% 为脑转移，7% 为其他部位。此时患者可因转移部位和程度的不同，而出现骨骼疼痛、骨折、严重贫血、咳嗽和咯血等相应症状。

二、诊断

（一）病史和体格检查

大部分肾癌患者无明显临床症状，通常因为体检偶然发现。典型的肾癌临床表现是腰痛、血尿和腹部包块。当然这三种症状不一定同时出现，有时可能只是其中一个或者两个，但是无论是哪个症状出现往往都提示肿瘤较大可能侵犯了邻近组织。因此，如果是考虑肾癌可能的体格检查，首先应该排查这三个症状。其次有部分肾癌患者的首发症状是副瘤综合征，其中较多见的是高钙血症和红细胞增多症。还有少部分男性肾癌患者是以精索静脉曲张为首发表现，因为肾静脉瘤栓可以引起性腺静脉回流障碍，严重的静脉系统瘤栓可以引起下肢水肿。

（二）辅助检查

1. 血清学检查　常规的实验室检查项目包括肝肾功能、全血细胞计数、血红蛋白、血钙、血糖、血沉、碱性磷酸酶和乳酸脱氢酶。

2. 影像学检查

（1）超声检查：肾癌的超声表现多为低回声或等回声肿块，通常无完整的包膜，边缘清楚或不清楚较大的肿瘤可见肾轮廓局限性膨隆。肿物内有出血、液化、坏死和钙化时回声不均匀，10%～15% 的肿物内存在钙化，钙化较大时有强回声伴后方声影。约 15% 存在囊性变，肾癌呈囊性变或内部出血时，肿物内为低回声或无回声，囊壁厚薄不均，内壁不平整，可有分隔及壁结节。

（2）CT 检查：典型 CT 表现是平扫呈略低或等密度，伴出血时可夹杂略高的密度。CT 增强皮质期（动脉期）可显示肿瘤组织血供明显增强，达到甚至超过肾皮质增强程度。

（3）MRI 检查：大多数肾癌在 T_1 加权像上

为低信号，T_2 加权像上为高信号，信号通常不均匀。MRI 检查比较特异处是可见肿瘤周围有假包膜，在 T_1 与 T_2 加权像上为包绕肿瘤的低信号薄环，特别是在 T_2 加权像显示更清晰，增强扫描时肿瘤大多数显著强化，也呈"快进快退"的特征性改变。

分期检查还应包括胸部 CT，除非有疼痛、偏侧肢体无力等相关临床症状或碱性磷酸酶升高等异常，不常规做骨扫描、头颅 CT 或 MRI。PET/CT 不作为 RCC 诊断或分期的常规检查。核素肾动态显像能准确评价肾肿瘤患者术前双肾和分肾功能，有助于指导手术方案的决策。

(三) 病理学诊断

经皮肾穿刺活检能为影像学不能诊断的肾肿瘤提供病理组织学依据，但穿刺风险和潜在扩散风险不容忽视。NCCN 不推荐常规行术前肾脏穿刺活检，针对不宜手术（存在手术禁忌或年迈体弱等）肾肿瘤患者，或不能手术的晚期肾肿瘤患者，全身系统治疗前行肾肿瘤穿刺活检明确病理学诊断，有助于制定用药方案。另外，对拟行消融治疗的肾肿瘤患者，应行穿刺活检获取病理学诊断。

1. 大体病理 RCC 是最常见的肾脏肿瘤，有散发性和遗传性种类型，散发性 RCC 绝大多数发生于一侧肾脏，常为单个肿瘤，双侧先后或同时发病者仅占 2%～4%。遗传性 RCC 约占全部 RCC 的 4%，常表现为多发性、双侧性肿瘤。

2. 分类 目前临床上使用的是 2016 年 WHO 第 4 版肾脏肿瘤分类标准（表 32-1）。

三、分期

肾细胞癌分期采用最广泛的是美国癌症分期联合委员会（American Joint Committee on Cancer Staging，AJCC）制定的 TNM 分期系统，目前应用的是 2017 年更新的第 8 版，详见表 32-2 及表 32-3。

表 32-1 2016 年 WHO 肾细胞肿瘤病理组织学分类

肾细胞癌	Renal cell tumors
透明细胞肾细胞癌	Clear cell renal cell carcinoma
低度恶性潜能多房囊性肾细胞肿瘤	Multilocular cystic renal neoplasm of low malignant potential
乳头状肾细胞癌	Papillary renal cell carcinoma
遗传性平滑肌瘤病和肾细胞癌相关性肾细胞癌	Hereditary leiomyomatosis and renal cell carcinoma（HLRCC）-associated renal cell carcinoma
嫌色细胞肾细胞癌	Chromophobe renal cell carcinoma
集合管癌	Collecting duct carcinoma
肾髓质癌	Renal medullary carcinoma
MiT 家族易位性肾细胞癌	MiT Family translocation carcinomas
琥珀酸脱氢酶缺陷型肾细胞癌	Succinate dehydrogenase（SDH）-deficient renal carcinoma
黏液小管状和梭形细胞癌	Mucinous tubular and spindle cell carcinoma
管状囊性肾细胞癌	Tubulocystic renal cell carcinoma
获得性肾囊肿相关性肾细胞癌	Acquired cystic disease associated renal cell carcinoma
透明细胞乳头状肾细胞癌	Clear cell papillary renal cell carcinoma
未分类的肾细胞癌	Renal cell carcinoma，unclassified
乳头状腺瘤	Papillary adenoma
嗜酸细胞腺瘤	Oncocytoma

表 32-2 AJCC/UICC 肾癌 TNM 分期（第八版）

原发肿瘤（T）

Tx	原发肿瘤无法评估
T0	无原发肿瘤的证据
T1	肿瘤最大径≤瘤最大，且局限于肾内
T1a	肿瘤最大径≤瘤最大
T1b	4cm＜肿瘤最大径≤肿瘤最
T2	肿瘤最大径＞7cm，且局限于肾内
T2a	7cm＜肿瘤最大径≤肿瘤最大
T2b	肿瘤局限于肾脏，最大径＞10cm
T3	肿瘤侵及主要静脉或肾周围组织，但未侵及同侧肾上腺，未超过肾周围筋膜
T3a	肿瘤侵及肾静脉或其分支的肾段静脉，或侵犯肾盂、肾盏系统，或侵犯肾周脂肪和（或）肾窦脂肪，但是未超过肾周围筋膜 肿瘤侵犯浆膜（脏腹膜）或邻近结构
T3b	肿瘤侵及膈下的腔静脉

续表

T3c	肿瘤侵及膈上的腔静脉或侵及腔静脉壁
T4	肿瘤侵透肾周筋膜，包括侵及邻近肿瘤的同侧肾上腺

区域淋巴结（N）

Nx	区域淋巴结无法评估
N0	无区域淋巴结转移
N1	有区域淋巴结转移

远处转移（M）

M0	无远处转移
M1	有远处转移

表 32-3 AJCC/UICC 肾细胞癌临床分期（第八版）

Ⅰ期	T1 N0 M0
Ⅱ期	T2 N0 M0
Ⅲ期	T1 N1 M0；T2 N1 M0；T3 N0 M0；T3 N1 M0
Ⅳ期	任何 T 任何 N M1；T4 N0 M0；T4 N1 M0

第二节 一般治疗原则

一、综合治疗原则

通过影像学检查确定 RCC 患者临床分期，利用辅助检查评估患者对治疗的耐受能力，结合临床分期以及患者的耐受力，选择恰当的治疗方式。对手术的患者依据病理结果确定病理分期，根据病理分期选择术后治疗及随诊方案。

二、分期治疗原则

Ⅰ期首选手术，根治性肾切除术或保留肾单位手术均可酌情采用，不推荐术后辅助治疗，可定期观察随访。对于孤立肾、伴有肾功能不全、双侧肾脏肿瘤和遗传性 RCC 的患者，推荐保留肾单位手术。＜4cm 的 RCC、遗传性 RCC 和双侧 RCC 患者可选择消融治疗。老年、有严重合并症不能耐受手术、预计生存期短的患者，可以选择积极监测，病情进展时才给予细胞因子治疗或新靶点药物治疗。

Ⅱ～Ⅲ期一般选择根治性肾切除术，尤其对肿瘤侵犯下腔静脉的患者。下腔静脉瘤栓切除手术应该根据原发肿瘤局部侵犯程度和下腔静脉的侵犯程度而定，其治疗相关死亡率可能有 10%。保留肾单位手术一般不适合局部晚期肿瘤患者，但如果技术上可行且有临床指征，可在局部晚期患者中进行。对于大多数局限期 RCC 患者，肾切除术后的辅助治疗在完全切除肿瘤的患者中没有确定的作用。但针对Ⅲ期、高复发风险的透明细胞癌患者，2022 年 NCC 建议术后可接受靶向治疗或进入临床试验。

Ⅳ期以全身药物治疗为主，辅以原发灶或转移灶的姑息手术或放疗。转移性 RCC 患者的治疗需全面考虑原发灶及转移灶的情况、肿瘤危险因素评分及患者的体能状况评分，选择恰当的综合治疗方案。

第三节　辅　助　治　疗

一、辅助治疗的历史沿革

肾癌术后辅助治疗相关研究历经了三个时代的演变，细胞因子时代、靶向时代和免疫时代。

1992 年，开展了首个肾癌术后 RCT 辅助免疫（细胞因子）研究，后续有很多细胞因子相关研究大多是关于干扰素或白介素，且结果显示，作为 RCC 术后辅助治疗，两者对 DFS 和 OS 均无益处。

2005 年，靶向药物的上市开启了 RCC 治疗的新时代。目前临床上治疗肾癌的靶向药物主要分为两类：①酪氨酸激酶抑制剂（tyrosine kinase inhibitors，TKI）：主要通过结合血管内的血管内皮生长因子受体（vascular endothelial growth factor receptor，VEGFR）和血小板源性生长因子受体，如索拉非尼、舒尼替尼及阿昔替尼等；② mTOR 抑制剂：通过抑制肿瘤细胞间的信号转导通路，从而抑制肿瘤细胞增殖分裂生长，如依维莫司、替西罗莫司等。

2021 年 ASCO 会议上报道了 KEYNOTE-564 研究，是第一个获得阳性结果的 RCC 免疫辅助治疗研究，DFS 结果具有统计学和临床意义，亚组分析中观察到一致的获益。

二、治疗原则

肾癌术后需要辅助治疗原则：进展期肾癌（临床分期：T3 ～ 4N0M0、any T and N+M0）、有复发进展风险的局限性肾癌（临床分期 ≤ T1 ～ 2N0M0、有复发进展，但同时存在各复发危险因素：高分级 Ⅲ 和 Ⅳ 级、肿瘤体积大、伴肿瘤坏死、肉瘤样分化、淋巴血管侵犯等）。

治疗方式主要是全身系统治疗，辅助放疗等局部治疗手段目前缺少高等级循证医学依据支持，但仍然值得探索，建议以临床研究的形式开展。

三、常用辅助治疗方案及评价

（一）细胞因子辅助治疗

2003 年 Messing 等发表了一项研究结果，该研究纳入了 283 名 pT3-4a 和（或）淋巴结阳性的患者，这些患者接受根治性肾切除及淋巴结清扫术后，随机 1：1 分组术后观察或接受 IFN- 观治疗。结果显示，在 10.4 年的中位随访中，观察组和治疗组的中位总生存期（OS）分别为 7.4 年和 5.1 年（Log-rank $P=0.09$），中位无病生存期（DFS）分别为 3.0 年和 2.2 年（$P=0.33$）。结论是 IFN 辅助治疗对该类患者的 OS 或 DFS 无效。Passalacqua 等对 310 例行部分或根治性肾切除术后的 RCC 患者随机给予小剂量 IL-2 和 INF- 给治疗，同时与术后单纯观察 5 年的 RCC 患者进行比较，治疗组和观察组的 RFS（HR=0.84；$P=0.44$）或 OS（HR=1.07；$P=0.79$）没有差异，中位随访时间为 52 个月。

（二）靶向辅助治疗

1. ASSURE 研究　舒尼替尼 vs 索拉非尼 vs 安慰剂，ASSURE 试验入组患者以 1：1：1 的比例随机分配接受舒尼替尼、索拉非尼或安慰剂治疗，并纳入异质性患者人群。尽管亚组分析涉及复发风险最高的患者（具有透明细胞组织学特征和 ≥ 比例随或淋巴结阳性的患者），但舒尼替尼组和安慰剂组的无病生存期无显著差异。此外，根据剂量水平四分位数进行的分析未显示结局改善。

2. S-TRAC 研究　舒尼替尼 vs 安慰剂，研究设计：研究入组 615 例局部高危肾透明细胞癌患者（参考改良的 UISS 判断高复发危险度），随机 1：1 分组术后接受舒尼替尼或安慰剂治疗 1 年。

研究结果：舒尼替尼组中位 DFS 为 6.8 年，而安慰剂组仅为 5.6 年（HR=0.76；$P=0.03$）。舒尼替尼组和安慰剂组中 ≥ Ⅲ 级不良事件的发生率分别为 63.4% 和 21.7%。此外也在亚组中观察到舒尼替尼术后辅助治疗优于安慰剂。

S-TRAC 研究入组标准要比 ASSURE 研究更严格，入组患者为更高危的人群，将 ASSURE 试验入组患者以 1：1 的比例重新随机分配，舒尼替尼组中位 DFS 明显延长（HR=0.76），2 组 5 年 DFS 相差 8%，提示舒尼替尼组更优。

基于 S-TRAC 研究的结论，2017 年 11 月 FDA 批准舒尼替尼用作 RCC 术后具高危复发风险患者的辅助治疗，但随着随访的深入，中位随访 5.4 年时，2 组 OS 无明显差异，中位肿瘤复发时间 5～6 年，截止数据统计时间 OS 数据被认为仍不成熟，正因如此，2022 年时高危肾癌舒尼替尼术后辅助指南推荐级别降低。

3. PROTECT 研究

研究设计：研究入组 1538 例高危非转移性肾透明细胞癌术后患者（pT2G3～4 N 0 以及 T3、T4、N+ 等），1：1 随机接受培唑帕尼或安慰剂治疗 1 年。

研究结果：培唑帕尼组的前 198 例（近 1/4）患者培唑帕尼用量为 800mg 标准剂量，因药物毒性反应，之后的近 3/4 患者剂量减为 600mg，主要终点分析改为 600mg 培唑帕尼与安慰剂相比的 DFS。结果显示，ITT 600mg 培唑帕尼组 DFS 与安慰剂相比有改善，但差异没有显著性（HR=0.86；P=0.165），这一点也在最新的随访分析中得到了证实（HR=0.94；P=0.51）。ITT 800mg 培唑帕尼组 DFS 与安慰剂组比较，差异有统计学意义（HR=0.69；P=0.02）。基于以上，不推荐培唑帕尼作为局部晚期肾细胞癌切除后的辅助治疗。

4. EVEREST 研究 该研究一项 III 期、双盲研究，以确定 mTOR 抑制剂依维莫司（EVE）辅助治疗对肾癌患者无复发生存期（RFS）的影响。从临床次要终点来看，没有得到阳性结果，但从临床主要终点来看，依维莫司（EVE）辅助治疗能改善 RFS，虽 P 值未达预设且全人群 RFS 未达终点，但极高危亚组见获益趋势。从安全的角度来看，Gr3+AE 发生率 EVE vs 安慰剂：46% vs 11%；EVE 的停药率为 47%，总体来说还是可以接受的。

5. ATLAS 研究 研究设计：研究入组 724 例 RCC 术后患者（≥ pT2/ N +，ECOG 评分 0～1 分），1：1 随机接受阿昔替尼或安慰剂治疗至少 1 年，最长 3 年。

研究结果：阿昔替尼组 DFS 与安慰剂组相比差异无统计学意义（HR=0.87；P=0.321）。

（三）免疫检查点抑制剂术后辅助治疗

KEYNOTE-564 研究：帕博利珠单抗 vs 安慰剂，该研究是一项多中心、随机、双盲、安慰剂对照、III 期试验，旨在评估帕博利珠单抗单药辅助治疗局限性肾细胞癌患者肾切除术后或 M1 期肾细胞癌患者肾切除术和转移灶切除术后的疗效和安全性。研究共纳入 994 例患者，按 1：1 随机分配接受帕博利珠单抗或安慰剂治疗，主要终点是研究者评估的 DFS，关键次要终点是 OS，其他次要终点包括安全性和耐受性。结果表示两组 PD-L1 CPS ≥ 1 分者分别为 73.6% 与 76.9%，ITT 人群中，帕博利珠单抗组的 DFS 优于安慰剂组（HR=0.63，95%CI：0.50～0.80），两组均未达到中位 DFS，而且几乎所有的亚组分析均有利于帕博利珠单抗治疗组。

基于 KEYNOTE-564 研究，免疫检查点抑制剂（immune checkpoint inhibitor, ICI）已被证明在肾癌辅助治疗中有效，目前，已经启动了许多 ICI 试验招募非转移性 RCC 患者进入术后辅助研究（如 IMmotion010，NCT03024996；NCT03142334；CheckMate-914，NCT03138512；RAMPART，NCT03288532 等）。所有这些 III 期试验都旨在评估抗 PD1/PD-L1 单药治疗或联合抗 CTLA-4 治疗 RCC 切除术后患者的疗效。大部分临床试验仍在进行之中，其结果值得期待和关注。

第四节 新辅助治疗

一、新辅助治疗历史沿革

肾细胞癌术前新辅助治疗尚未形成共识，目前 NCCN 和 ASCO 都没有推荐，因为既往的研究有一些局限性。比如样本量小，受试者特征不统一。此外，这项研究大部分是回顾性的，只是对这种新辅助策略的有效性和安全性进行了初步描述。期待以后有大样本的随机临床研究来探讨新辅助治疗在肾癌中的作用。

肾癌的新辅助治疗也是经历了细胞因子治疗到靶向免疫治疗时代。2001 年 Kawata 等回顾性分析了 71 例 RCC 术后患者的病例资料，54 例患者未接受新辅助治疗（第 1 组），10 例患者术前接受了 IFN-α 治疗（第 2 组），其余 7 例患者术前接受了 IFN-α 联合动脉栓塞治疗（第 3 组），第 1、2 和 3 组的 2 年无复发率分别为 94.9%、88.9% 和

71.4%。因此认为 IFN-α 为术前新辅助治疗并不能使患者获益，且对全身整体的毒性作用较大，目前已被淘汰。

前期研究表明阿昔替尼、舒尼替尼等靶向药物和免疫治疗有助于缩小肿瘤，进而达到保护肾单位提高肿瘤切除率使患者获益。目前 ICI 单药、双免联合或 ICI 联合 TKI 药物应用于 RCC 新辅助治疗的多项临床试验正在开展中。

目前认为对于以下几种情况可以考虑新辅助治疗：①局部晚期，侵犯严重，单纯手术无法完整切除的患者，TKI 靶向药物治疗使肿瘤缩小后，行保留肾单位手术；②高危肾癌伴副肿瘤综合征患者，一般状况差，暂时无法耐受手术，TKI 靶向药物治疗后，一般状况改善，再手术治疗；③高危肾癌患者，因与肿瘤无关的内科疾病无法耐受手术，TKI 靶向药物治疗同时积极治疗内科疾病，一般情况改善后再手术治疗；④合并癌栓的肾癌选择应用新辅助治疗，为无法手术的患者赢得手术机会。

二、常用新辅助治疗方案及评价

（一）靶向治疗

1. 索拉非尼　Cowey 等对 30 例肾癌患者术前予以索拉非尼的新辅助治疗，剂量为 400mg 每日 2 次，中位治疗周期为 33 天，影像学显示瘤体造影剂摄取减少，中位肿瘤减小体积为 9.6%，根据实体肿瘤反应评估标准，2 例患者达到部分缓解，26 例患者疾病稳定，没有患者疾病发生进一步进展，这些患者在药物治疗后均接受了手术治疗，Hatiboglu 等的前瞻性双盲随机对照试验，入组了 20 例非转移性肾癌患者，索拉非尼治疗组的肿瘤减小对比安慰剂组有明显差异，9 例接受索拉非尼治疗的患者中 1 例出现中央坏死，坏死面积占肿瘤残留面积的 90% 以上，2 例出现局灶性坏死，但肿瘤内异质性的增加有可能导致肿瘤耐药，对手术后的辅助用药产生影响。目前认为索拉非尼新辅助治疗是安全可行的，可明显减小肿瘤体积，使巨大无法切除的肾脏肿物患者能够有机会接受手术治疗，延长患者生存期。

2. 舒尼替尼　2008 年 Veldt 等首次在肾癌患者中应用舒尼替尼新辅助治疗 17 例不能切除或已经发生转移的肾癌患者，4 周舒尼替尼治疗后，

有 4 例（23%）患者的肿瘤体积减小，12 例（71%）患者的肿瘤无明显变化，1 例（6%）患者的肿瘤局部进展，客观缓解率（ORR）为 23%，中位肿瘤减小率为 31%，其中 3 例（18%）患者因肿瘤负荷减小随后接受了手术治疗。Thomas 等为 19 例已无法切除的局部进展肾癌患者应用了 2 周期舒尼替尼后，其中有 3 例患者（16%）的肿瘤体积减小，7 例（37%）患者的肿瘤无明显变化，10 例（37%）患者的肿瘤局部进展，后续有 4 例患者（21%）接受了手术治疗。

Lane 等应用舒尼替尼治疗 72 例术前肾癌患者，其中包括 6 例患者为双侧肾癌，治疗前平均肿瘤直径为 7.2cm，治疗后平均肿瘤直径缩小到 5.3cm，有 65 个（83%）肿瘤体积得到了减小，平均肿瘤减小体积为 32%，肿瘤的 RENAL 评分下降了 59%，68 个肿瘤（87%）随后接受了手术治疗，其中有 49 个（63%）肾脏接受的是部分肾切除术。

3. 阿昔替尼　阿昔替尼是 2012 年上市的二代 TKI 类药物，主要通过抑制 VEGFR 1-3 而抑制肿瘤的生长及转移。Karam 等的单中心 Ⅱ 期临床研究纳入 24 例非转移透明细胞肾癌患者，在术前接受阿昔替尼新辅助治疗后，中位肿瘤减小体积为 28.4%，其中 11 例为部分有效，13 例无明显变化，没有进一步进展病例。中位 REANL 评分由治疗前的 11 分降至 10 分，经评估可接受部分肾切除的病例由治疗前的 3 例变为 10 例。

4. 培唑帕尼　培唑帕尼于 2009 年上市，主要作用于 VEGFR、PDGFR 和 c-Kit 等受体，目前它应用在新辅助治疗中的研究主要是在瘤栓方面，Terakawa 等为 7 例肾癌合并超过肝静脉水平的下腔静脉瘤栓（1 例为 3 级瘤栓，6 例为 4 级瘤栓）患者应用培唑帕尼治疗后，有 6 例患者瘤栓都有减小，3 例（43%）患者瘤栓得以降级，平均肿瘤减小直径为 1.4cm，平均瘤栓减小长度为 31mm。随后 Okamura 等又对比了 19 例肾癌合并高级别瘤栓患者的手术并发症，其中培唑帕尼治疗组的手术时间、术中出血、住院日以及术后并发症状都明显小于无新辅助治疗组。

（二）免疫治疗

CheckMate 025 研究表明纳武利尤单抗（nivolumab）二线治疗肾癌患者总生存期明显优于依维莫司治疗组，基于此项研究美国 FDA

在 2015 年正式批准此药用于晚期肾癌的二线治疗，标志着肾癌的药物治疗正式进入免疫治疗时代。目前免疫治疗应用于新辅助治疗的疗效如何还不得而知，纳武利尤单抗应用于新辅助治疗的 NCT02575222、NCT02595918、NCT03055013 研究以及帕博利珠单抗（pembrolizumab）应用于新辅助治疗的 NCT02212730 研究还均在进行中。

（三）靶向免疫联合治疗

Neoavax 是一项单臂 Ⅱ 期试验，旨在评估 12 周的阿维鲁单抗联合阿昔替尼术前新辅助治疗对高危非转移性透明细胞型 RCC（ccRCC）患者的疗效。研究纳入 40 例高危非转移性 ccRCC（cT1b-4cN0-1M0，3 ～ 4 级）患者，该研究的主要终点是肿瘤客观反应率，次要终点是无进展生存期以及总生存期。研究结果显示：12 例（30%）患者原发灶达到部分缓解（PR），中位肿瘤体积缩小 20%。随访 23.5 个月后，尚未达到中位无病生存期（DFS）和总生存期（OS）。1 例患者在新辅助治疗期间出现肝转移，1 例患者因甲减延迟手术；13 例（32%）患者复发，其中 3 例患者因疾病死亡。与治疗前活检相比，治疗后样本显示 PD-L1 表达（$P < 0.0001$）和总 $CD8^+$ 密度（$P < 0.01$）上调，这表明先前存在的免疫反应增强。这是首次报道免疫检查点抑制剂和 VEGF-TKI 联合治疗高危局部晚期肾癌的新辅助研究，研究结果令人振奋，值得进一步评估和探索。

第五节　晚期及转移性肾癌药物治疗

一、晚期及转移性肾癌治疗的历史沿革

晚期及转移性肾癌全身治疗药物发展迅速，从早期的细胞因子治疗到目前广泛使用的靶向免疫治疗。靶向治疗药物在机制上主要分为抗 VEGF 药物（如培唑帕尼、舒尼替尼、阿昔替尼、卡博替尼、索拉非尼、仑伐替尼和贝伐珠单抗等）、mTOR 抑制剂（如依维莫司、替西罗莫司等）以及 ICI（如纳武利尤单抗、帕博利珠单抗和伊匹木单抗等）。目前，我国药监局已批准索拉非尼、舒尼替尼、培唑帕尼、阿昔替尼和依维莫司等用于晚期或转移性 RCC 的治疗。

晚期 / 转移性 RCC 根据纪念斯隆 - 凯特琳癌症中心（Memorial Sloan Kettering Cancer Center，MSKCC）标准和国际转移性肾细胞癌数据库联盟（International Metastatic Renal Cell Carcinoma Database Consortium，IMDC）预后模型分为低危、中危、高危（表 32-4）。基于药物治疗的可及性和安全性，建议可对不同人群进行分层治疗。

表 32-4　晚期肾细胞癌预后风险评估模型

		MSKCC 标准	IMDC 标准
	1	诊断到治疗的间隔时间 < 1 年	诊断到治疗的间隔时间 < 1 年
	2	Karnofsky 功能状态评分 < 80%	Karnofsky 功能状态评分 < 80%
	3	血红蛋白＜正常指标下限	血红蛋白＜正常指标下限
	4	血清钙＞正常指标上限	血清钙＞正常指标上限
	5	乳酸脱氢酶＞正常指标上限 1.5 倍	中性粒细胞＞正常指标上限
	6		血小板水平＞正常指标上限
预后分层			
低危组		0 个预后危险因素	0 个预后危险因素
中危组		1 ～ 2 个预后危险因素	1 ～ 2 个预后危险因素
高危组		3 ～ 5 个预后危险因素	3 ～ 6 个预后危险因素

二、治疗原则

转移灶诊断上的要求是尽可能取病理，并且与原发灶进行组织学比较。组织学评估应包括常见的 ccRCC 标志物，如配对盒基因（*PAX8*）和碳酸酐酶Ⅸ（CA Ⅸ）。如果转移灶活检或者切除困难，不易获取，对于 1 年内复发的患者，可通过影像学诊断，如果病史超过 1 年以上，需要考虑其他原发肿瘤的可能。

晚期或者转移性肾癌的治疗方法包括姑息性手术治疗、系统药物治疗以及放疗、消融等局部治疗，具体需要根据疾病情况来决定。

姑息性手术治疗有原发灶切除的减瘤手术，以减轻肿瘤对肾脏功能的影响；转移灶切除手术，针对已经转移的肿瘤组织进行局部切除，以减轻肿瘤负荷，目前认为姑息性减瘤术联合免疫治疗优于单独免疫治疗。

系统药物治疗主要有免疫治疗和靶向治疗，分为一线治疗和后线治疗。

一线治疗方案依据危险度分级制定，对于低危患者选择 1 种免疫检查点抑制剂（ICI）和 1 种血管内皮生长因子受体 - 酪氨酸激酶抑制剂（抗 VEGFR TKI）联用，对于部分不能耐受的患者，可使用抗 VEGFR TKI 或 ICI 单药治疗。

对于中危和高危患者推荐 2 种 ICI 联合应用，如纳武利尤单抗（nivolumab）+ 伊匹木单抗（ipilimumab）或 1 种 ICI 和抗 VEGFR TKI 联合应用。

后线治疗方案依据一线治疗药物进行调整，对于 2 种 ICI 联合应用后进展的患者，可以给予抗 VEGFR TKI 治疗；对于 ICI 联合抗 VEGFR TKI 治疗失败的患者，可以调整为另一种抗 VEGFR TKI 单药治疗；对于抗 VEGFR TKI 单药治疗后出现疾病进展的患者，二线选择免疫治疗如 nivolumab 或卡博替尼（cabozantinib）。对于应用免疫药物后出现局限性病情进展（如仅出现单一转移灶）的患者，可以在不停药的情况下局部应用手术治疗，或者进行放疗、消融等局部治疗手段。

非透明细胞型肾细胞癌（nccRCC）占肾癌的 20% 左右。化疗仍然是重要的肿瘤手段之一。靶向和免疫治疗方案多是基于 ccRCC 的推荐方案，然而，二者的发病机制有较大差异，尤其是 nccRCC 的类型十分复杂，具有高度的肿瘤异质性。因此，不能笼统地用一个治疗方案对待所有 nccRCC。随着精准诊疗的发展，基于 nccRCC 患者基因及分子层面的分类逐渐细化，更具针对性的治疗也使得这部分患者的预后在一定程度上得到提高。

三、常用晚期／转移性肾癌治疗方案及评价

（一）晚期／转移性透明细胞型肾细胞癌的一线治疗（表 32-5）

1. 靶向治疗

（1）培唑帕尼

1）NCT0033428：入组 435 例局部晚期或转移性肾癌患者，2∶1 随机分组接受培唑帕尼或安慰剂，其中 233 人既往未接受过治疗，202 人接受过细胞因子治疗。结果：培唑帕尼组和安慰剂组的中位 PFS 为 11.1 个月 vs 2.8 个月（$P < 0.000\,1$），客观有效率为 30% vs 3%（$P < 0.001$）。

2）COMPARZ 研究：入组 1110 例既往未接受过全身治疗的晚期或转移性透明细胞癌患者，1∶1 随机分组接受培唑帕尼或舒尼替尼。结果：培唑帕尼组和舒尼替尼组的中位 PFS 为 8.4 个月 vs 9.5 个月，统计学达到非劣效，客观缓解率 31% vs 25%，中位生存时间分别为 28.4 个月 vs 29.3 个月，生活质量评分培唑帕尼组优于舒尼替尼组。

3）具体用法：800mg，口服，每天 1 次，空腹服用。

（2）舒尼替尼

1）NCT00083889：入组 750 例既往未接受过全身治疗的转移性透明细胞癌患者，1∶1 随机分组接受舒尼替尼或 IFN-α。结果：舒尼替尼组和 IFN-α 组的中位 PFS 为 11 个月 vs 5 个月（$P < 0.001$），客观有效率为 31% vs 6%（$P < 0.001$），中位生存时间分别为 26.4 个月和 21.8 个月（$P=0.051$）。

2）具体用法：50mg，口服，每天 1 次，连续 4 周休息 2 周；50mg，口服，每天 1 次，连续 2 周休息 1 周；每 6 周为 1 个疗程。

（3）卡博替尼

1）CABOSUN 研究：入组 157 例中危或高

危（Heng 评分）晚期肾透明细胞癌患者，1∶1 随机接受一线卡博替尼或者舒尼替尼治疗。结果：卡博替尼组和舒尼替尼组的中位 PFS 为 8.2 个月 vs 5.6 个月，客观有效率为 46% vs 18%（$P < 0.001$），OS 为 30.3 个月 vs 21.8 个月。

2）具体用法：60mg，口服，每天 1 次。

（4）阿昔替尼

1）NCT00920816：入组 288 例转移性透明细胞癌患者，2∶1 随机接受一线阿昔替尼或索拉非尼治疗。结果：阿昔替尼组和索拉非尼组中位 PFS 分别为 10.1 个月和 6.5 个月，但由于入组例数偏少，统计学无显著差异，但仍表现出阿昔替尼一线治疗转移性肾透明细胞癌的有效性。

2）具体用法：5mg，口服，每天 2 次，2 周后如能耐受，可进行剂量增量，7mg 每天 2 次，最大剂量可为 10mg 每天 2 次。

（5）替西罗莫司

1）ARCC 研究：入组 626 例初治的有 ≥ 1 个预后不良因素的晚期 RCC 患者，随机给予替西罗莫司、IFN-α 或替西罗莫司联合 IFN-α 治疗。结果：替西罗莫司组、IFN-α 组或替西罗莫司联合 IFN-α 组的中位 OS 为 10.9 个月 vs 7.3 个月 vs 8.4 个月。

2）具体用法：25mg，静脉滴注，每周 1 次。

（6）索拉非尼

1）NCT00117637：入组 189 例初治的转移性 RCC（透明细胞为主）患者，随机接受索拉非尼或 IFN-α 治疗。结果：IFN-α 组 90 例患者接受治疗，56 例进展，其中 50 例交叉到索拉非尼治疗。两组的中位 PFS 为 5.7 个月 vs 5.6 个月，肿瘤缩小的比例 68.2% vs 39.0%，IFN-α 进展后换用索拉非尼者可有一段时间的肿瘤控制。由于索拉非尼一线治疗缺乏有效的大型研究结果且替代药物越来越多，目前 NCCN 不推荐索拉非尼一线治疗肾透明细胞癌，主要用于后线治疗。

2）国内研究：一项国内多中心回顾性研究，对 845 例晚期 RCC 患者一线索拉非尼或舒尼替尼治疗后的生存和预后因素进行了回顾性分析。结果：索拉非尼组与舒尼替尼组的中位 PFS 分别为 11.1 个月和 10.0 个月（$P=0.028$），两组的中位 OS 无差异。由于索拉非尼具有良好的耐受性及在亚洲人群中显示了较高的有效率，因此目前在国内索拉非尼仍在部分 RCC 患者中推荐为一线治疗

方案。

3）具体用法：400mg，口服，每天 2 次。

（7）高剂量 IL-2

1）目前 IL-2 一般不作为一线首选治疗，但对不能接受靶向治疗的晚期 RCC 患者，可以推荐 IL-2 治疗作为替代治疗，选择 IL-2 治疗患者的最佳标准在很大程度上是基于安全性。NCCN 建议对于高度选择的复发性或不可切除的 Ⅳ 期肾透明细胞癌患者，高剂量 IL-2 被列为 2A 类一线治疗选择。

2）具体用法：1800 万 IU，皮下注射，每天 1 次；每周 5 天、用药 1 周。900 万 IU，皮下注射，每 12 小时 1 次，第 1～2 天；900 万 IU，皮下注射，每天 1 次，第 3～5 天，用药 3 周，休息 1 周后重复。严重不良反应发生率高，需严密监测。

2. 免疫联合治疗

（1）帕博利珠单抗 + 阿昔替尼

1）KEYNOTE-426 研究：入组 861 例晚期肾透明细胞癌患者，随机给予帕博利珠单抗联合阿昔替尼治疗或舒尼替尼单药治疗。结果：中位随访 12.8 个月后，帕博利珠单抗联合阿昔替尼组（432 例）和舒尼替尼组（429 例）的中位 PFS 为 15.1 个月 vs 11.1 个月，客观缓解率为 59.3% vs 35.7%，死亡风险比为 0.53（95% CI：0.38～0.74；$P < 0.000\ 1$），治疗相关的 3～5 级不良事件发生率为 62.9% vs 58.1%。

2）具体用法：帕博利珠单抗 200mg，每 3 周 1 次 + 阿昔替尼 5mg，每天 2 次。

（2）帕博利珠单抗 + 仑伐替尼

1）KEYNOTE-581 研究：入组 1069 例初治的晚期肾透明细胞癌患者，1∶1∶1 随机分组接受帕博利珠单抗联合仑伐替尼、仑伐替尼联合依维莫司或舒尼替尼单药治疗。结果：帕博利珠单抗联合仑伐替尼组和舒尼替尼组的中位 PFS 为 23.9 个月 vs 9.2 个月，客观缓解率为 71.0% vs 36.1%，完全缓解率为 16.1% vs 4.2%，不论患者 PD-L1 表达水平，IMDC 风险分层，联合帕博利珠单抗联合仑伐替尼组均能带来显著的 PFS 获益。

2）具体用法：帕博利珠单抗 200mg，每 3 周 1 次 + 仑伐替尼 20mg，每天 1 次（仑伐替尼可根据患者耐受情况决定起始剂量，推荐 12mg 起始）。

（3）纳武利尤单抗 + 卡博替尼

1）CheckMate-9ER 研究：入组 651 例初治的晚期肾透明细胞癌患者，1：1 随机接受纳武利尤单抗联合卡博替尼或舒尼替尼单药治疗。结果：纳武利尤单抗联合卡博替尼组（323 例）和舒尼替尼组（328 例）的中位 PFS 为 17.0 个月 vs 8.3 个月，客观缓解率为 54.8% vs 28.4%，中位 OS 为 NR vs 29.5 个月。

2）具体用法：纳武利尤单抗 240mg，每 3 周 1 次 + 卡博替尼 40mg，每天 1 次。

（4）纳武利尤单抗 + 伊匹木单抗

1）CheckMate-214 研究：入组 1096 例初治的中高危（IMDC 评分）晚期肾透明细胞癌患者，1：1 随机接受纳武利尤单抗联合伊匹木单抗或舒尼替尼单药治疗。结果：纳武利尤单抗联合伊匹木单抗组与舒尼替尼组的中位 PFS 为 12.0 个月 vs 8.3 个月，客观缓解率为 42% vs 27%，中位 OS 为 47 个月 vs 26.6 个月。

2）具体用法：纳武利尤单抗 3mg/kg + 伊匹木单抗 1mg/kg，每 3 周 1 次，共 4 次。后序贯纳武利尤单抗 3mg/kg，每 2 周 1 次。

（二）晚期 / 转移性透明细胞型肾细胞癌的后线治疗

1. 靶向治疗

（1）卡博替尼

1）METOR 研究：入组 658 例既往 TKI 治疗后疾病进展的晚期肾透明细胞癌患者，1：1 随机接受卡博替尼或依维莫司治疗。

2）结果和结论：卡博替尼组和依维莫司组的中位 PFS 为 7.4 个月 vs 3.8 个月，有效率为 17% vs 3%，中位 OS 为 21.4 个月 vs 16.5 个月。推荐卡博替尼作为晚期肾癌 TKI 治疗失败后的二线治疗药物。

（2）阿昔替尼

1）AXIS 研究：入组 723 例一线治疗失败（主要为细胞因子或舒尼替尼）的晚期 RCC 患者，1：1 随机接受阿昔替尼或索拉非尼二线治疗。

2）结果和结论：阿昔替尼组和索拉非尼组的中位 PFS 为 6.7 个月 vs 4.78 个月，有效率为 17% vs 3%，中位 OS 为 20.1 个月 vs 19.3 个月。一线为细胞因子治疗的中位 PFS 为 12.1 个月 vs 6.5 个月，一线为舒尼替尼的中位 PFS 为 4.8 个月 vs 3.4 个月。

推荐阿昔替尼作为晚期肾癌的二线治疗。

（3）依维莫司

1）RECORD-1 研究：入组 410 例经舒尼替尼或索拉非尼治疗后进展的晚期 RCC 患者，2：1 随机接受依维莫司和安慰剂治疗。结果：依维莫司组和安慰剂组的中位 PFS 为 4.9 个月 vs 1.9 个月，中位 OS 为 14.8 个月 vs 14.4 个月（其中安慰剂组患者进展后有 80% 交叉到依维莫司组）。

2）国内 L2101 研究：依维莫司作为晚期 RCC 患者 TKI 治疗失败后二线治疗的疾病控制率 61%，中位 PFS 为 6.9 个月，临床获益率为 66%，1 年 OS 率为 56%，1 年 PFS 率为 36%。

3）结论：推荐依维莫司作为晚期肾癌 TKI 治疗失败后的二线治疗药物，但基于 CheckMate-025 和 METOR 研究的结果，目标患者应优先接受纳武利尤单抗或卡博替尼。具体用法：10mg，口服，每天 1 次。

（4）仑伐替尼 + 依维莫司

1）NCT01136733：入组 153 名既往接受过抗血管生成治疗的转移性或不能切除的局部晚期肾透明细胞癌患者，随机接受仑伐替尼联合依维莫司、仑伐替尼单药或依维莫司单药治疗。

2）结果和结论：仑伐替尼联合依维莫司组与依维莫司组中位 PFS 为 14.6 个月 vs 5.5 个月，中位 OS 为 25.5 个月 vs 15.4 个月，仑伐替尼组中位 OS 为 18.4 个月。仑伐替尼联合依维莫司可使既往抗血管生成治疗后进展的晚期 RCC 患者 PFS 获益。

（5）培唑帕尼：培唑帕尼一线治疗的 III 期试验中有 202 例患者为细胞因子治疗后进展的患者，培唑帕尼与安慰剂的中位 PFS 分别为 7.4 个月和 4.2 个月。另一项 56 例患者的 II 期研究显示，针对舒尼替尼或贝伐珠单抗治疗后失败的患者，培唑帕尼治疗 ORR 为 27%，中位 PFS 为 7.5 个月，2 年 OS 率为 43%。

（6）舒尼替尼：舒尼替尼针对二线治疗经细胞因子治疗后进展的转移性 RCC 患者同样表现出一定的有效性。2006 年一项回顾性研究报道，63 例经细胞因子治疗后进展的 RCC 患者二线接受舒尼替尼治疗，ORR 达 40%，中位 PFS 为 8.7 个月。

（7）索拉非尼：TARGET 研究入组 933 例既往全身治疗后进展（主要是细胞因子）的晚期肾

透明细胞癌患者随机接受索拉非尼或安慰剂治疗。结果：索拉非尼组与安慰剂组中位 PFS 为 5.5 个月 vs 2.8 个月，由于 PFS 差异较大，建议交叉至索拉非尼治疗组，因此最终分析中未能证明索拉非尼的 OS 获益。

（8）替西罗莫司：替西罗莫司作为舒尼替尼治疗失败的肾细胞癌患者的二线治疗，中位 PFS 为 4.28 个月，中位 OS 为 12.27 个月。

2. 免疫治疗

（1）纳武利尤单抗

1）CheckMate-025 研究：入组 821 例一种或多种治疗（不包括 mTOR）的晚期肾透明细胞患者，1 : 1 随机接受纳武利尤单抗或依维莫司治疗。

2）结果和结论：纳武利尤单抗组和依维莫司组的中位 PFS 为 4.6 个月 vs 4.4 个月，中位 OS 为 25.0 个月 vs 19.6 个月，有效率为 25% vs 5%。在 TKI 治疗后进展的晚期肾癌的二线治疗中，纳武利尤单抗的 OS 优于依维莫司。NCCN 推荐纳武利尤单抗作为 1 类首选的后续治疗选择。

（2）纳武利尤单抗＋伊匹木单抗：CheckMate-016 研究按治疗状态进行分层的疗效结果显示，22 例纳武利尤单抗（3mg/kg）和伊匹木单抗（1mg/kg）组患者以及 26 例纳武利尤单抗（1mg/kg）和伊匹单抗（3mg/kg）组患者既往均接受过治疗，经证实的 ORR 分别为 45% 和 38.5%（表 32-5）。

（三）晚期／转移性非透明细胞型肾细胞癌的全身治疗

晚期非透明细胞癌患者由于样本量少，缺乏相应的随机对照临床试验。NCCN 指南建议入组临床试验是非透明细胞癌患者的首选策略。舒尼替尼、索拉非尼及依维莫司的扩大临床研究以及小样本的 II 期研究显示这些靶向药物治疗非透明细胞型肾细胞癌有效，但其疗效要差于透明细胞型肾细胞癌。

表 32-5 转移性或不可切除性透明细胞型 RCC 的药物治疗策略

治疗状态	分层	首选方案（I级推荐）	其他推荐方案
一线治疗	低危	培唑帕尼	卡博替尼
		舒尼替尼	纳武利尤单抗＋伊匹木单抗
		帕博利珠单抗＋阿昔替尼	阿利库单抗＋阿昔替尼
		帕博利珠单抗＋仑伐替尼	阿昔替尼
		纳武利尤单抗＋卡博替尼	高剂量 IL-2
	中／高危	帕博利珠单抗＋阿昔替尼	培唑帕尼
		帕博利珠单抗＋卡博替尼	舒尼替尼
		帕博利珠单抗＋仑伐替尼	阿利库单抗＋阿昔替尼
		纳武利尤单抗＋伊匹木单抗	阿昔替尼
		卡博替尼	高剂量 IL-2
			替西罗莫司
后线治疗		阿昔替尼	纳武利尤单抗＋伊匹木单抗
		卡博替尼	帕博利珠单抗＋阿昔替尼
		纳武利尤单抗	纳武利尤单抗＋卡博替尼
		仑伐替尼＋依维莫司	纳武利尤单抗＋阿昔替尼 培唑帕尼 舒尼替尼 依维莫司 替沃扎尼 索拉非尼 替西罗莫司 高剂量 IL-2

1. 靶向治疗

(1) 舒尼替尼：扩展试验、Ⅱ期试验和回顾性分析的数据均支持舒尼替尼治疗肾非透明细胞癌的临床作用。

ASPEN 研究中，108 例非透明细胞癌初治患者随机接受舒尼替尼和依维莫司治疗，中位 PFS 分别为 8.3 个月和 5.6 个月；按风险分层进行分析，低危和中危组中位 PFS 分别为 14.0 个月和 5.7 个月、6.5 个月与 4.9 个月。

ESPN 研究中，68 例转移性肾非透明细胞癌患者随机接受舒尼替尼和依维莫司治疗，但两组的中位 PFS 和 OS 无统计学显著差异。此外，对非透明细胞癌患者随机临床试验的荟萃分析发现，与 mTOR 抑制剂相比，TKI 治疗降低了进展风险，但 TKI 和 mTOR 抑制剂之间未发现 OS 和 ORR 的显著差异。

(2) 卡博替尼：虽然尚未在肾非透明细胞癌患者中对卡博替尼进行前瞻性试验，但回顾性研究和现实世界数据报告支持将其用作该人群的全身治疗。一项针对 30 名非透明细胞癌患者的回顾性研究发现，接受卡博替尼治疗的患者有临床获益，其中患者的中位 PFS 为 8.6 个月，中位 OS 为 25.4 个月。

(3) 依维莫司：一项Ⅱ期临床研究显示，34 例初治的非透明细胞癌患者接受贝伐珠单抗 + 依维莫司治疗，中位 PFS 和 OS 分别为 11.0 个月和 18.5 个月，ORR 为 29%。一项扩展试验和病例报告的亚组分析数据支持依维莫司在肾非透明细胞癌患者中的临床应用。在 RAD001 扩展临床试验（REACT）的一个患者亚组（n=75）中评价了依维莫司在转移性肾非透明细胞癌患者中的疗效和安全性。非透明细胞癌亚组和总体 REACT 试验人群的依维莫司中位治疗持续时间、ORR 和疾病稳定率相似。

(4) 替西罗莫司：全球 ARCC 试验的回顾性亚组分析显示，替西罗莫司对肾透明细胞癌和非透明细胞癌均有益。非透明细胞癌患者中，替西罗莫司组的中位 OS 为 11.6 个月，IFN-α 组为 4.3 个月。

2. 免疫治疗　一项回顾性分析评价了转移性肾非透明细胞癌患者对至少一剂纳武利尤单抗的反应。研究评价了 35 例患者的缓解情况，发现 20% 部分缓解，29% 疾病稳定，中位随访 8.5 个月，中位 PFS 为 3.5 个月。

3. 化疗　在具有肉瘤样特征的肾透明细胞癌和非透明细胞癌中，化疗是一种选择。对具有主要肉瘤样特征的患者显示一定获益的化疗方案包括：吉西他滨联合多柔比星或舒尼替尼。在其他非透明细胞亚型（如集合管或髓质亚型）患者中，已经观察到细胞毒性化疗药物具有一定的疾病缓解率（吉西他滨联合卡铂或顺铂；或紫杉醇联合卡铂）（表 32-6）。

表 32-6　转移性或不可切除性非透明细胞型 RCC 的药物治疗策略

病理类型	Ⅰ级推荐	Ⅱ级推荐	Ⅲ级推荐
乳头状 RCC 等	临床研究	舒尼替尼	培唑帕尼
		卡博替尼	阿昔替尼
		依维莫司	索拉非尼
		帕博利珠单抗	贝伐珠单抗 + 依维莫司
		仑伐替尼 + 依维莫司	贝伐珠单抗 + 仑伐替尼
		纳武利尤单抗	帕博利珠单抗 + 阿昔替尼
			替西罗莫司
集合管癌 / 髓样癌	临床研究	吉西他滨 + 顺铂	帕博利珠单抗 + 阿昔替尼
		索拉非尼 + 吉西他滨 + 顺铂	舒尼替尼
			培唑帕尼
			索拉非尼
			阿昔替尼
			卡博替尼

第六节　临床问题导向的药物治疗

一、全身治疗的不良反应及处理原则

靶向治疗常见的治疗相关不良反应（TRAE）有高血压、手足综合征和胃肠道反应等。抗 PD-1 抗体单药常见的 TRAE 为乏力、瘙痒、恶心、腹泻。双免联合治疗最常见的 3 级及以上的 TRAE 为脂肪酶升高，淀粉酶升高和转氨酶升高，常发生在治疗初 6 个月内，此阶段需严密监测。ICI 联合抗血管靶向治疗最常见的 TRAE 为腹泻及高血压。要正确识别不良反应，要积极处理常见不良反应，警惕难处理不良反应。多数的不良反应为轻度（1～2 级），可以通过常规的手段得到有效的控制；少部分不良反应（3～4 级）是患者不可耐受的，需要用药减量、停药或其他干预措施。通过适当的干预减轻药物不良反应，预防、识别和积极处理，避免因不必要的减量或停药而影响疗效是关键原则。

二、基因检测对临床的指导意义

可参考《肾癌基因检测中国专家共识（2021 版）》。

第七节　药物治疗展望

ICI 的出现打开了肾癌药物治疗的新格局，ICI 和基于 ICI 的联合治疗显著改善了 RCC 患者的临床预后。目前肾癌中免疫治疗领域正在迅速扩大，除了基于针对 PD-1 和 CTLA-4 免疫检查点抗体的成功，多种用于治疗 RCC 患者的新型免疫疗法正在临床开发中，包括新靶点 ICI、共刺激途径激动剂、修饰细胞因子、代谢途径调节剂、细胞疗法和治疗性疫苗等。目前 RCC 中相关有前景的免疫靶点或药物如下：

1. 新靶点 ICI　MK-7684（针对 TIGIT 靶点）；其他靶点如 LAG3、TIM3、VISTA、BTLA。

2. 共刺激免疫受体激动剂　utomilumab（针对 CD137 靶点）；其他靶点，如 OX40、CD40、CD27。

3. 促炎 / 抗炎细胞因子　IL-12、mavorixafor（一种 CXCR4 抑制剂）。

4. 细胞疗法　抗 CD70 的 CAR-T 细胞疗法，过继 T 细胞疗法，靶向 HERV-E 的 TCR 疗法。

5. 治疗性疫苗　NEOVAX、RO7198457。

6. 代谢途径调节剂　linrodostat（色氨酸代谢途径抑制剂）、ciforadenant/ BMS-98617（腺苷信号通路抑制剂）。

第八节　预后和随访

一、预后

1. 影响 RCC 预后的最主要因素是病理分期和分级，其次为组织学类型。RCC 预后也与 KPS、临床症状等因素有关。早期肾癌患者预后较好，Ⅰ～Ⅱ期 5 年生存率可达 90% 以上。

2. 晚期肾癌常用 MSKCC 或 IMDC 模型进行预后风险预测，MSKCC 评分建立在细胞因子时代，其低、中和高危患者相对应的中位 OS 为 30 个月、14 个月和 5 个月。IMDC 评分是靶向时代建立于 MSKCC 标准之上，其低、中和高危患者相对应的中位 OS 分别为 35.3 个月、16.6 个月和 5.4 个月。

二、随访

1. 第 1 次随访在术后 2～6 个月进行，主要评估肾脏功能、失血后的恢复状况以及有无手术并发症。作为复查的基线资料，应安排胸部及腹部的影像学检查，此后视临床表现而定。常规随访内容包括：①病史；②体格检查；③血常规和肝肾功能、血钙、乳酸脱氢酶以及术前检查有异常的血生化指标。

2. 各期 RCC 随访时限：① T1～T2：每 3～6

个月随访一次，连续 3 年，以后每年随访一次；
② T3 ～ T4：每 3 个月随访一次，连续 2 年，第 3
年每 6 个月随访一次，以后每年随访一次。持续
的碱性磷酸酶异常通常提示有骨、肝脏等远处转
移或有肿瘤残留，应酌情选择胸部 X 线片、腹部
超声或胸腹部 CT、骨核素扫描等影像学检查。Ⅳ
期患者的随访显然应根据治疗需要而定。对接受
全身系统治疗的Ⅳ期患者，应尽可能在系统治疗
前对全身所有可评价病灶进行 CT 或 MRI 的影像
学检查，作为基线，以后应根据病情和治疗方案
需要，每 6 ～ 16 周进行相同的影像学检查，比较

病灶大小、数量的变化以评价系统治疗的疗效。

（张明军）

参考文献

第33章 多发性骨髓瘤

多发性骨髓瘤（multiple myeloma，MM）是一种起源于浆细胞的血液系统恶性肿瘤，发病率占所有恶性肿瘤的1%～2%，约占血液系统恶性肿瘤的10%，多见于中老年人，以骨髓中克隆性浆细胞异常增殖并分泌单克隆免疫球蛋白或其片段（M蛋白）为特征，破坏骨质和浸润软组织，最终导致相关器官或组织损伤；治疗上多采用系统治疗，包括诱导、巩固治疗（含干细胞移植）及维持治疗，尽管近年来在治疗方面取得了较大进展，但MM目前仍然无法治愈，预后较差且复发率高。

第一节 临床表现与诊断

一、症状与体征

多发性骨髓瘤是一种起源于浆细胞的血液系统恶性肿瘤，约占血液系统恶性肿瘤的10%，多见于中老年人，以骨髓中克隆性浆细胞异常增殖并分泌单克隆免疫球蛋白或其片段（M蛋白）为特征，破坏骨质和浸润软组织，最终导致相关器官或组织损伤，典型临床表现为"CRAB"症状，即高钙血症、肾功能损害、贫血、骨痛，其他症状包括感染、高黏滞综合征、出血、血栓形成、神经系统损害、髓外浸润、淀粉样变性等。

（一）骨痛

主要由骨髓瘤细胞在骨髓内克隆性增殖，引起溶骨性骨骼破坏所致，以腰骶部最多见，部分患者会发生病理性骨折，少数患者病程中可始终不出现疼痛。

（二）贫血

一般属于正色素性正细胞性贫血，少数可合并白细胞减少和（或）血小板减少等；发生贫血的原因包括骨髓瘤细胞浸润抑制造血、EPO缺乏、反复感染、血液黏滞度升高，晚期患者可有出血倾向。

（三）肾功能损害

肾功能损害是多因素作用的结果，临床常表现为蛋白尿、血尿、管型尿、急性和慢性肾功能衰竭；其中骨髓瘤细胞分泌出的单克隆免疫球蛋白轻链为主要作用因素，轻链蛋白易从肾小球滤过，被近端肾小管吸收，一方面对近端小管产生毒性作用，另一方面在远端肾小管形成管型，阻塞远端小管。

（四）高钙血症

骨髓瘤细胞分泌大量破骨细胞活化因子，其刺激破骨细胞，产生局限性骨质溶解，使钙进入血液增多，导致高钙血症的发生，同时造成肾功能损害。

（五）感染

因疾病产生大量的单克隆免疫球蛋白，而正常的多克隆免疫球蛋白生成受到抑制，影响患者的免疫功能，尤其是损害体液免疫功能，使得极易发生感染。

（六）其他表现

淀粉样变性是临床上相对少见一类并发症，常累及舌、腮腺、皮肤、心肌等多器官系统，约10%的心脏淀粉样变患者存在舌大，舌大可表现为牙齿微凹，舌体明显增大、增厚，尤其是大舌样变被认为是淀粉样变的一个标志；高黏滞血症可表现为头晕、眼花、耳鸣、眩晕，严重时可发生意识障碍甚至昏迷。

二、诊断

按照国际骨髓瘤工作组（International Myeloma Working Group，IMWG）制定的标准，根据有无临床症状，可分为冒烟型（无症状）骨髓瘤（SMM）和活动性（症状性）多发性骨髓瘤。

（一）冒烟型骨髓瘤的诊断标准

1. 骨髓单克隆浆细胞浸润≥10%。

2. 血清单克隆IgA≥30g/L或24小时尿轻链≥0.5g。

3. 无相关器官或组织受损（无SLiM、CRAB等终末器官损害表现，无淀粉样变性）。

注：需满足第3条及第1、2条中的至少一条。

（二）活动性骨髓瘤的诊断标准

1. 骨髓单克隆浆细胞比例≥10%或活检证实为浆细胞瘤。

2. 血清和（或）尿中出现单克隆M蛋白。

3. 骨髓瘤引起的相关表现。

（1）无靶器官损害表现，但出现以下指标异常（SLiM）：

[S] 骨髓单克隆浆细胞比例≥60%；

[Li] 受累/非受累血清游离轻链比≥100；

[M]MRI检查显示1处5mm以上局灶性病变。

（2）靶器官损害表现（即"CRAB"）

[C] 高钙血症：校正血清钙>2.75mmol/L或110mg/L；

[R] 肾功能损害：肌酐清除率<40ml/min或肌酐>177μmo/L或20mg/L；

[A] 贫血：血红蛋白低于正常值下限20g/L或<100g/L；

[B] 骨病：通过X线、CT或PET/CT发现1处或多处溶骨性病变。

注：需满足第1条和第2条，以及第3条中的任一项。

三、分期

1975年Durie和Salmon根据临床常见的预后指标（M蛋白、血红蛋白、血钙、骨质破坏数目、肌酐）制定了Durie-Salmon分期标准（表33-1）；2005年IMWG基于10 750例MM的荟萃分析，以血清β2微球蛋白和白蛋白为基础，提出了新的国际分期系统（International Staging System，ISS）（表33-2）；2015年IMWG结合11个国家的3060例患者的汇总分析了染色体异常及血清乳酸脱氢酶升高对MM预后的影响，提出了修订的国际分期系统（Revised International Staging System，R-ISS）（表33-3）。

表33-1 Durie-Salmon分期标准

分期	标准
Ⅰ期	符合以下各项：①血红蛋白>100g/L；②血清钙≤2.65mmol/L；③骨骼X线显示骨骼结构正常或只有骨型孤立性浆细胞瘤；④血清或尿中M蛋白含量低：IgG<50g/L，IgA<30g/L，本周蛋白<4g/24h
Ⅱ期	不符合Ⅰ期和Ⅲ期的所有患者
Ⅲ期	符合以下1项或1项以上：①血红蛋白<85g/L；②血清钙>2.65mmol/L；③溶骨性病变超过3处；④血清或尿中M蛋白含量高：IgG>70g/L，IgA>50g/L，本周蛋白>12g/24h
亚型	A.肾功能正常，肌酐清除率>40ml/min或血肌酐<177μmol/L
	B.肾功能不全，肌酐清除率≤40ml/min或血肌酐≥177μmol/L

表33-2 国际分期系统（ISS）

分期	标准
Ⅰ期	血清β2微球蛋白<3.5mg/L和血清白蛋白≥35g/L
Ⅱ期	不符合Ⅰ期和Ⅲ期的所有患者
Ⅲ期	血清β2微球蛋白≥5.5mg/L

表33-3 修订的国际分期系统（R-ISS）

分期	标准
Ⅰ期	血清白蛋白≥35g/L；血清β2微球蛋白<3.5mg/L；无高危细胞遗传学改变；血清LDH正常
Ⅱ期	不符合Ⅰ期和Ⅲ期的所有患者
Ⅲ期	同时符合以下2条标准：血清β2微球蛋白>5.5mg/L；存在高危细胞遗传学改变t（4；14）、t（14；16）或del（17p），或血清LDH升高

第二节　一般治疗原则

一、冒烟型（无症状性）骨髓瘤

该类型骨髓瘤为无症状及无器官或组织受损的病程阶段，还包括 Durie-Salmon Ⅰ 期骨髓瘤患者。此类患者暂不推荐立即治疗，但其转化为症状性骨髓瘤的风险终身存在，推荐每 3～6 个月对冒烟型骨髓瘤患者随访一次。

二、孤立性浆细胞瘤

孤立性浆细胞瘤分为骨型和骨外型。针对该型主要以局部治疗为主，一般先对受累野放疗（45 Gy 或更大剂量），如有必要，继而行手术治疗。

三、活动型（症状性）多发性骨髓瘤

应采用系统治疗，包括诱导、巩固治疗（含干细胞移植）及维持治疗，旨在实现早期深度和持久的反应率，减少克隆异质性及骨髓中恶性浆细胞的丰度，抑制更多的突变肿瘤细胞亚群的产生和延缓微小残留病（MRD）的进展，从而提高患者的生存率和生活质量。

在系统治疗前应根据患者年龄、体能状态及并发症评估是否适合大剂量化疗及移植，肾功能不全及高龄并非移植禁忌证，移植候选患者应尽量避免使用含干细胞毒性药物的方案。无论患者是否行自体造血干细胞移植，三药联合方案是首选的标准治疗方案，其较两药联合方案可进一步改善疗效及生存，高龄 / 体弱患者如无法耐受三药联合方案，可选用两药联合方案，病情改善后，可添加第三种药物。

对于适宜 ASCT 的患者，在采集干细胞前，患者需要接受以蛋白酶体抑制剂为基础方案的 3～4 个疗程的诱导化疗。对存在高风险细胞遗传学改变的年轻患者，可以尝试采用 KRD 方案作为初治方案，缓解后继续诱导治疗进入平台期。此后，有条件者推荐自体造血干细胞支持下的大剂量化疗来进一步巩固治疗。对于治疗后未完全缓解但无进展的患者，后续一般单用免疫调节药物或蛋白酶体抑制剂进行维持治疗；而诱导后疾病进展、诱导缓解后疾病进展以及自体或异基因 SCT 后复发可考虑挽救治疗。对于部分初治患者由于高龄或其他并发症等原因不适合行 ASCT，其初治方案与适合行 ASCT 的患者基本一致，主要包括诱导治疗与维持治疗。

四、姑息及对症治疗

主要应用于 MM 的终末器官损害，原则与一般的内科治疗相近。各种治疗均告失败或因各种原因无法接受化疗的患者可给予最佳支持治疗。双膦酸盐，包括氯曲磷酸盐或帕米膦酸或唑来膦酸，在有症状的骨髓瘤中均应使用。

第三节　新诊断多发性骨髓瘤治疗

一、新诊断多发性骨髓瘤的治疗历史沿革

多发性骨髓瘤（multiple myeloma，MM）是一种浆细胞恶性肿瘤，于 1889 年获得学术界普遍承认，但是其治疗在最初 100 年却进展缓慢。在 20 世纪 60 年代以前，骨髓瘤的治疗无特效药物，MM 患者的中位 OS 只有 9 个月左右。随着医疗科技的进步，MM 的治疗相关药物及模式在人类的不断探索过程中被相继展开，其治疗发展总体可分成三个阶段，分别是传统化疗时代、造血干细胞移植时代和新药时代。在此期间，人类对 MM 的认知不断加深，其中每个阶段的跨越都给 MM 患者带来了更多的治疗选择、更好的疗效、更优的安全性，为治愈带来了曙光。

（一）传统化疗时代

1953 年 Bergel 和 Stock 首次合成了马法兰，在 60 年代开始用于 MM 的治疗并取得了确切的疗效。由此，MM 的治疗进入了传统化疗年代。此后，马法兰与泼尼松联合治疗（MP 方案）已

成为 MM 患者经典的传统化疗方案，其总有效率（response rate，RR）为 40%～60%，但完全缓解率（complete remission，CR）不到 5%，且中位生存时间仅为 24～30 个月。随后，各种联合化疗方案（包括大剂量地塞米松，以长春新碱＋多柔比星＋地塞米松为代表的多药联合化疗等）在 20 世纪 60 年代至 90 年代相继被开发出来，但与 MP 方案相比并不能改善 MM 患者的预后：在一项包括来自 27 项随机试验的 6633 例患者的荟萃分析中，将联合化疗与 MP 方案进行了比较，尽管联合治疗的反应率明显更高（60% vs 53%，P < 0.000 1），但 OS 只有 33 个月左右，生存率并无统计学差异。传统化疗方案已难有进一步进展。

（二）造血干细胞移植时代

1983 年 McElwain 等论证了大剂量马法仑（马法兰）（high dose melphalan，HDM，100～140mg/m²）可以提高 MM 的疗效，但是由于严重的骨髓抑制，治疗相关死亡率高达 20%。为此，1986 年 Barlogie 等率先报道了将大剂量马法兰化疗序贯自体骨髓移植应用于 MM 患者以减少 HDM 所导致的严重骨髓抑制，获得了理想的疗效。但此后尚无大型的临床研究可以明确骨髓移植在 MM 中的地位，直到 1996 年以后 ASCT 首次作为一种 MM 的巩固方法才在临床上广泛开展起来，Attal 等最早开展了 HDT/ASCT 与传统化疗的随机对照研究（IFM90 研究）：IFM 招募 200 例 65 岁以下、既往未接受治疗的 MM 患者，在确诊后将其随机分成接受常规化疗组 [VMCP 方案（长春新碱、马法兰、环磷酰胺、泼尼松）与 BVAP 方案（长春新碱、卡莫司汀、多柔比星、泼尼松）每 3 周期交替使用，共 18 个周期] 与高剂量治疗及自体骨髓移植组 [经过 4～6 个交替循环的 VMCP 和 BVAP，并在用马法兰（140mg/m²）和全身照射准备后进行骨髓移植]，首次证明了与常规化疗方案相比，高剂量治疗联合骨髓移植可明显提高 MM 患者的缓解率（RR：81% vs 57%；CR：22% vs 5%；PR：16% vs 9%，P < 0.001）、5 年内无事件生存率（28% vs 10%，P < 0.01）和 5 年总生存率（52% vs 12%，P < 0.03）。随后 Child、Palumbo 等分别在多项 Ⅲ 期临床试验中进一步证实经过 4～6 个周期的诱导治疗后使用 ASCT，可以明显提高 MM 患者的反应深度，并转化为改善反应持续时间，

提高 MM 患者的总生存期。基于这一系列的研究结果，化疗序贯 ASCT 逐渐发展成为 MM 患者新的标准治疗方案，并在 20 世纪 90 年代开始得到广泛应用，这是自 MP 方案以来 MM 治疗取得的第二次飞跃。

（三）新药时代

20 世纪末，以长春新碱、多柔比星和地塞米松（VAD）为基础的治疗方案被认为是干细胞移植候选患者的移植前诱导治疗常规方案。然而，VAD 有几个缺点，包括需要静脉留置导管，容易使患者发生导管相关性脓毒症和血栓。此外，VAD 的活性主要是由于大剂量地塞米松成分相关，长春新碱和多柔比星的作用很小。因此，单独使用地塞米松治疗 MM 是一种更安全、耐受性更好的诱导治疗方法，特别是对于那些明确计划通过早期 ASCT 进行治疗的患者。20 世纪末至 21 世纪初，以沙利度胺、来那度胺和硼替佐米等为代表的新药为 MM 的治疗开创了一个新的世纪，用含这些药物的诱导治疗就可获得媲美以往 ASCT 后的 CR 率，患者治疗疗效显著提高，mOS 可延长至 5～6 年。

1. 新药时代初期　第一代免疫调节剂（immunomodulatory drug，IMiD）沙利度胺的引入代表了 MM 治疗的一个重要里程碑。沙利度胺于 20 世纪 50 年代曾在欧洲市场作为一种镇静药用于减轻孕妇妊娠呕吐，后因致畸作用退出市场。1999 年，Singhal 等首次报道用沙利度胺治疗复发及难治性 MM 并取得满意疗效，至此，沙利度胺成为美国食品药品监督管理局（Food and Drug Administration，FDA）批准的第一种用于治疗难治复发性 MM 的新药，它主要通过"抗血管生存、调节细胞表面黏附因子及影响其相互间的作用、抑制肿瘤坏死因子的产生以及作用于 T 细胞与 NK 细胞，增强宿主对骨髓瘤细胞的免疫杀伤作用"等方式达到抗肿瘤作用。随后，Rajkumar 等于 2006 年首次发表了关于沙利度胺在初治症状型 MM 中的前瞻性Ⅲ期临床研究：将 207 例初治症状型 MM 患者随机分为沙利度胺加地塞米松组和地塞米松单药组。研究发现沙利度胺加地塞米松治疗的有效率显著高于地塞米松单独治疗（63% vs 41%；P=0.001 7）。但在治疗后的 4 个月内，沙利度胺加地塞米松组的 3 级或以上深静脉血栓

（DVT）、皮疹、心动过缓、神经病变和任何 4～5 级毒性的发生率明显高于地塞米松单药组（分别为 45% vs 21%；$P < 0.001$）。沙利度胺能抑制肿瘤坏死因子的产生、骨髓瘤细胞增殖及抗血管生成，但其引起的神经系统并发症包括镇静和周围神经病变严重影响了它的治疗效果。

由 Celgene 公司研发的第二代新型免疫调节化合物来那度胺是沙利度胺的 4- 氨基 - 戊二酰基衍生物，最早被用于 MM 患者的治疗是在 2008 年由 FDA 批准的，旨在改善免疫调节和抗癌特性及耐受性。相较沙利度胺而言，来那度胺具有更高的效价和更低的毒性，其主要作用机制是增强机体免疫细胞活性，上调相关抗肿瘤细胞因子合成水平，抑杀肿瘤细胞，其激活 T 细胞增殖的能力是沙利度胺的 2000 倍，而刺激 IL-2 和 INF-γ 分泌的能力是沙利度胺的 50～100 倍，且 TNF-α 的抑制作用更强。来那度胺与地塞米松联合治疗可强化抗骨髓瘤效应，两项大型、多中心、随机、安慰剂对照临床试验 MM-009 和 MM-010 研究结果显示，与地塞米松联合安慰剂组相比，来那度胺联合地塞米松治疗 MM 可显著改善患者的总缓解率（60.6% vs 21.9%，$P < 0.001$）、CR 率（15.0% vs 2.0%，$P < 0.001$）及缓解持续时间（中位时间 15.0 个月 vs 7 个月，$P < 0.001$）。

硼替佐米是根据 2004 年诺贝尔化学奖成果——泛素调节的蛋白质降解机制研制的一种人工合成的硼酸二肽化合物，属可逆性蛋白酶体抑制剂。硼替佐米作为世界上首个以蛋白质酶作为治疗目标的癌症药物，可通过选择性地与蛋白酶体活性位点的苏氨酸结合而抑制蛋白酶体 20S 亚单位的糜蛋白 / 胰蛋白活性，进而明显减少核因子 κB（NF-κB）的抑制因子（Ⅰ-κB）的降解，使白介素 6（IL-6）、肿瘤坏死因子 α（TNF-α）、胰岛素样生长因子 - Ⅰ（IGF- Ⅰ）等表达下降；以及上调 NOXA（一种促凋亡蛋白），使 NOXA 与抗凋亡蛋白 Bcl-2 相互作用等方式促进肿瘤细胞凋亡。2005 年 Jagannath 等在全球范围内首次开展了关于"将硼替佐米作为活动型 MM 患者一线治疗"的临床研究：研究人员招募了 32 例初治 MM 患者，患者接受硼替佐米 $1.3 mg/m^2$（3 周方案），最长应用至 6 个周期；如果 2 个周期后达到 PR 或 CR，则添加口服地塞米松。结果显示，其中 3% 的患者达到了 CR，9% 达到 nCR，而 PR 率为 28%。最常见的 2 级不良事件包括感觉神经病变（31%）、便秘（28%）、肌痛（28%）和疲劳（25%）。该研究最终表明对于初治的 MM 患者而言，硼替佐米单独或联合地塞米松是一种有效的诱导治疗。

2. 可移植 NDMM 诱导治疗的历史沿革 这些新型药物的加入导致 MM 的治疗模式发生转变并由此产生了革命性的进步，其中含有蛋白酶体抑制剂和免疫调节剂的三药诱导治疗方案是目前治疗可移植 NDMM 患者最有效的方法之一。

事实上，硼替佐米联合来那度胺和地塞米松（即 VRd）当前被认为是所有能够耐受多药联合的患者的首选治疗。这是基于一系列Ⅱ期、Ⅲ期临床研究得出的共同结果。Durie 等在 2008 年开展的一项大型Ⅲ期临床试验的研究结果（SWOG S0777）：在这项随机、开放标签的Ⅲ期临床试验中，研究者在参与西南肿瘤组（SWOG）和国家临床试验网络（NCTN）机构中招募了 525 名年龄在 18 岁及以上新诊断的 MM 患者，并将其随机（1：1）分配至接受硼替佐米联合来那度胺和地塞米松（VRd 组）或来那度胺和地塞米松单独治疗（Rd 组）。该试验最终显示：在新诊断的 MM 患者中，在来那度胺和地塞米松的基础上添加硼替佐米（即 VRd 方案）可显著改善患者的无进展和总生存率，并具有可接受的风险 - 获益情况 [VRd 组的中位无进展生存期显著改善（43 个月 vs 30 个月；分层风险比（HR）0.712，96%CI 0.56～0.906；单侧 P 值 0.0018]。VRd 组的中位总生存期也有显著改善（75 个月 vs 64 个月，HR 0.709，95% CI 0.524～0.959；双面 P 值 0.025）。VRd 组的总体缓解率为 82%（176/216），Rd 组为 72%（153/214）。VRd 组 241 例患者中有 198 例（82%）发生 3 级以上不良事件，Rd 组 226 例患者中有 169 例（75%）发生 3 级以上不良事件；分别有 55 例（23%）和 22 例（10%）患者因不良事件而停止诱导治疗。Rd 组无治疗相关死亡病例，VRd 组有 2 例。IFM（Intergroupe Francophone du Myelome）在 2009 年的研究比较了接受 VRd 诱导后再进行 ASCT 的 NDMM 患者与单独接受 VRd 的患者，发现 VRd + ASCT 组的中位 PFS 优于对照组（50 个月 vs 36 个月，HR = 0.65，$P < 0.001$）。长期随访显示类似趋势，VRd +

ASCT 组中位 PFS 较长（47.3 个月 vs 35 个月，$P < 0.01$）；并且 8 年总 OS 率在 VRd 组为 60.2%，VRd + ASCT 组为 62.2%（$P=0.81$）。来自 Mayo 诊所的 Chakraborty 教授回顾性研究比较了 1017 名新诊断的 MM 患者的总生存期（OS），这些患者接受了不同的新型基于药物的诱导方案并接受了早期 ASCT。亚组按诱导治疗类型定义：环磷酰胺 - 硼替佐米 - 地塞米松（CyBorD；$n=193$）、硼替佐米 - 地塞米松（Vd；$n=64$）、来那度胺 - 地塞米松（Rd；$n=251$）、硼替佐米 - 来那度胺 - 地塞米松（VRd；$n=126$）、沙利度胺 - 地塞米松（Td；$n=155$）和长春新碱 - 多柔比星 - 地塞米松或单独的地塞米松（VAD/Dex；$n=228$）。存活患者的中位随访时间为 66.7 个月。CyBorD、Vd、Rd、VRd、Td 和 VAD/Dex 的 5 年 OS 率分别为 79.2%、72.3%、79.2%、79.0%、57.4% 和 63.4%（Log rank，$P < 0.001$）。在一项多变量分析中，在控制了重要的患者和疾病变量后，VRd 比 CyBorD（HR=0.32；95% CI：0.10 ～ 0.88；$P=0.03$）和 Vd（HR=0.16；95% CI：0.04 ～ 0.52；$P=0.002$）具有更好的 OS。总之，Chakraborty 等的临床回顾性研究表明，在完成诱导治疗并序贯早期 ASCT 的 MM 患者中，与 CyBorD 和 Vd 方案相比，VRd 诱导可明显提高 OS；含硼替佐米方案诱导治疗后 sCR 在 30% 以上，高于非硼替佐米诱导治疗组；含硼替佐米诱导方案 CR 率、PFS 以及 OS 也显著优于非硼替佐米方案组。因此，VRd 是目前 NDMM 患者初始治疗的首选方案。

此外，多个随机对照临床试验证实，蛋白酶体抑制剂和免疫调节药物的其他组合，如以硼替佐米为基础的一线方案亦增加了 MM 患者治疗反应的速率和深度，同时延长了患者的生存时间。Reeder 等将环磷酰胺、硼替佐米和地塞米松（CyBorD）三联用药用于 NDMM 患者以评估期临床疗效，发现完成 2 个周期化疗后，总体客观缓解率为 88%，其中 61% 的患者至少获得非常好的部分缓解（VGPR），39% 的患者有 CR/nCR。完成全部 4 个周期治疗的 28 例患者，CR/nCR 率为 46%，VGPR 率为 71%。Ⅲ～Ⅳ度不良反应主要为血小板减少（25%）、粒细胞减少（13%）、高血糖（13%）、贫血（12%）、低血钾（9%）、周围神经病变（7%）、血栓（7%）和腹泻（6%）。总之，

CyBorD 在新诊断的 MM 患者中产生快速而深刻的反应，且毒性可控。Sonneveld 等在 HOVON-65/GMMG-HD4 随机Ⅲ期试验中 827 例 NDMM 患者随机分配接受长春新碱、多柔比星和地塞米松（VAD）或硼替佐米、多柔比星和地塞米松（PAD）诱导治疗，随后进行大剂量美法兰和自体干细胞移植。维持治疗包括沙利度胺 50mg（VAD）每天 1 次或硼替佐米 1.3 mg/m^2（PAD）每周 1 次，持续 2 年。结果显示 PAD 诱导后完全缓解率（包括近 CR）明显优于对照组（31% vs 15%；$P < 0.001$）。中位随访 41 个月后，PAD 组 PFS 优于 PAD 组（中位 35 个月 vs 28 个月；HR=0.75；95% CI：0.62 ～ 0.90；$P < 0.002$）。在多因素分析中，PAD 组的总生存期（OS）更好（HR=0.77，95% CI：0.60 ～ 1.00；$P < 0.049$）。在 17p13 缺失的 PAD 组患者中也观察到获益（中位 PFS 为 22 个月 vs 12 个月，HR=0.47，95% CI：0.26 ～ 0.86，$P < 0.01$；中位 OS 为 24 个月，HR=0.36，95% CI：0.18 ～ 0.74，$P < 0.003$）。该研究证明了硼替佐米在诱导和维持过程中可提高 NDMM 患者的 CR，获得较好的 PFS 和 OS。Harousseau 等通过 IFM 2005-01 Ⅲ期临床试验研究比较硼替佐米 + 地塞米松（VD）和长春新碱 + 多柔比星 + 地塞米松（VAD）作为干细胞移植前未治疗骨髓瘤的诱导作用和安全性。结果显示与 VAD 相比，VD 诱导后 CR/nCR（14.8% vs 6.4%）、VGPR（37.7% vs 15.1%）和总体反应率（78.5% vs 62.8%）显著更高；ASCT 后，VD 组的 CR/nCR（35.0% vs 18.4%）和 VGPR（54.3% vs 37.2%）仍然显著升高。VD 组与 VAD 组的 PFS 分别为 36.0 个月和 29.7 个月（$P=0.064$）；3 年生存率分别为 81.4% 和 77.4%（中位随访时间为 32.2 个月）。各组之间严重不良事件的发生率相似。VD 组在首次 ASCT 期间出现 2 级（20.5% vs 10.5%）和 3 ～ 4 级（9.2% vs 2.5%）周围神经病变的发生率明显高于 VRD 组。该研究表明在 NDMM 患者中，与 VAD 相比，VD 显著改善了诱导后和移植后 CR/nCR 和 VGPR 率，并显著延长了 PFS。Cavo 等为评估在 NDMM 双自体干细胞移植中添加硼替佐米到 TD（VTD）与单独使用 TD 作为诱导治疗前和巩固治疗后的疗效和安全性，通过一项Ⅲ期临床研究纳入 480 例 NDMM 患者，并随机分为 VTD 组（硼

替佐米＋沙利度胺＋地塞米松）（n=241）和 TD 组（沙利度胺＋地塞米松）（n=239）。诱导治疗后，73 例 VTD 患者（31%，95% CI 25.0～36.8）达到 CR/nCR，27 例 TD 患者（11%，95%CI 7.3～15.4）达到 CR（P＜0.000 1）。VTD 组 3 级或 4 级不良事件发生率（n=132，56%）明显高于 TD 组（n=79，33%；P＜0.000 1），VTD 组（n＝23，10%）周围神经病变的发生率高于 TD 组（n=5，2%；P=0.000 4）。在 23 例 VTD 患者中有 18 例出现严重周围神经病变，在 5 例 TD 患者中有 3 例出现严重周围神经病变。Rajkumar 等通过一项开放标签随机对照试验研究发现来那度胺加低剂量地塞米松与来那度胺加高剂量地塞米松相比，对 NDMM 患者有更好的短期总生存和更低的毒性。1 年总生存率，低剂量地塞米松组为 96%（95%CI：94～99），而高剂量组为 87%（95%CI：82～92）。

2012 年以后，MM 治疗领域迎来了第二代新药浪潮。这些药物中有原作用机制药物的新一代剂型，有抗体类药物，有新型作用机制的靶向药物。此外，嵌合抗原受体 T 细胞（chimeric antigen receptor T-cell immunotherapy，CAR-T）等细胞治疗手段也进展迅速（其中部分内容将在"药物治疗展望"一节中进一步展开）。上述新药给 MM 患者带来了更多的治疗选择，更好的疗效，更优的安全性，为治愈带来了曙光。

卡非佐米（carfilzomib，K）结构与第一代蛋白酶体抑制剂（proteasome inhibitor，PI）硼替佐米不同，其特异性与 N 端苏氨酸残基结合，这种高度的选择机制使得药物不良反应相对减少。此外，其与靶点的结合为不可逆性，临床前体内及体外实验中卡非佐米对蛋白酶体均显示了较硼替佐米更强、时间更长的抑制。2012 年 7 月美国 FDA 批准卡非佐米用于最少经二线治疗的患者。Jasielec 等在一项 II 期多中心研究中，将卡非佐米＋来那度胺＋地塞米松（KRd）方案用于适合移植的 NDMM 患者中评估其临床疗效，符合入组的患者共接受了 4 个周期的 KRd 诱导、ASCT、4 个周期的 KRd 巩固和 10 个周期的 KRd 维持。8 个周期后 sCR 率为 60%，反应深度随着时间的推移而提高。意向治疗组（ITT）的 sCR 率达到 76%。测序结果显示，改良 ITT 法 MRD 阴性率为 70%（灵敏度＜1025）。中位随访 56 个月后，ITT 患者的 5 年 PFS 率和总 OS 率分别为 72% 和 84%，MRD 阴性患者为 85% 和 91%，高危细胞遗传学患者为 57% 和 72%。对于 MRD 阴性的高危患者，5 年 PFS 和 OS 率分别为 77% 和 81%。3～4 级不良事件包括中性粒细胞减少（34%）、淋巴细胞减少（32%）、感染（22%）和心脏事件（3%）。无 3～4 级周围神经病变。整合后延长的 KRd 维持有助于加深反应，并可能延长 PFS 和 OS。该方案在 NDMM 患者中的安全性和耐受性总体评估是可控的。在近期发表的一项随机开放性 II 期临床试验结果显示：在适合 ASCT 的 NDMM 患者中应用 KCD（卡非佐米＋环磷酰胺＋地塞米松）方案诱导后，VGPR 率为 53%，在此期间有 11% 的患者出现了治疗相关的严重不良事件；最常见的严重不良事件是肺炎。2% 的患者在治疗过程中死亡。

作为第一个口服蛋白酶体抑制剂，伊沙佐米治疗 MM 临床疗效显著。伊沙佐米是一种可逆性蛋白酶体抑制剂，可优先结合 20S 蛋白酶体的 β5 亚基并抑制其糜蛋白酶样活性。伊沙佐米经口服后，血药浓度中位达峰时间为 1 小时。基于群体的药代动力学分析表明，其平均口服生物利用度为 58%。Mayo 中心在 2010 年 11 月 22 日至 2012 年 2 月 28 日期间进行了伊沙佐米一线治疗 MM 的有效性及安全性研究，该研究纳入了 65 名 NDMM 患者，其中 64 名可评估的患者中，37 名（58%，95% CI 45%～70%）取得了 VGPR 及以上治疗反应。41 名（63%）患者报道了与药物相关的 3 级及以上不良事件，包括皮疹及皮损（11 例，17%），中性粒细胞减少（8 例，12%），以及血小板减少（5 例，8%）；其中 4 名（6%）患者发生 3 级及以上药物相关周围神经病变；仅有 5 名患者因不良事件而停药。基于 III 期 TOURMALINE-MM1 研究及其他伊沙佐米试验的人群分析，对于中度肾或肝损伤的患者不需要调整剂量。近期一项关于伊沙佐米联合来那度胺及地塞米松方案在可移植 NDMM 患者中的 II 期临床研究（IFM study 2013-06）结果正式公布：诱导结束后，总缓解率（ORR）为 80%，包括 30% VGPR 和 12% CR/sCR。在巩固结束时，sCR 率为 41%（意向治疗分析中为 33%）。截至 2020 年 6 月，治疗开始后的中位随访时间为 62.6 个月。29 例患者进展，

7例患者死于骨髓瘤进展。中位 PFS 为 41.8 个月（95% CI：33.2 ～ 62 个月），3 年 OS 率为 92.8%（95% CI：85.3% ～ 100%）。不良反应方面，16.6%（7例）的患者因治疗相关毒性而永久终止治疗：1 例患者在诱导期（皮疹），3 例患者在巩固期（1 例皮疹，2 例血小板减少），3 例患者在维持期（结肠癌、血小板减少、肺炎）。对于这些患者，ixazomib 停药的中位时间为 227 天。诱导期间，3 ～ 4 级中性粒细胞减少是最常见的治疗相关 AE，共发生 8 例（19%）。12 例（29%）报告出现皮疹，其中 5% 为 3 或 4 级皮疹。总之，该研究指出以口服 IRD 为主的诱导和巩固方案（期间 ASCT），随后 1 年 ixazomib 维持对于 NDMM 患者是有效的，具有良好的安全性。然而，这些结果在 PFS 方面低于 VRd/ASCT 和来那度胺维持的结果。迄今为止，以 ixazomib 为基础的组合未能显著改善 TE NDMM 的预后。对于 NDMM 患者，ixazomib 可能适用于一种特定的虚弱、共病患者（即既往存在神经病变，心脏功能不全），被认为不耐受硼替佐米或卡非佐米为主的联合用药。总之，作为二代蛋白酶体抑制剂伊沙佐米具有治疗便捷性及有效性，有望促使骨髓瘤整体治疗模式向全口服治疗模式转变。

CD38 在浆细胞中普遍表达。而且，长期存活的浆细胞以及 MM 的启动浆细胞均高表达 CD38，提示针对 CD38 的治疗可能有助于消除 MM 干细胞。因此，关于抗 CD38 抗体的研究很多。遗憾的是，前期的抗 CD38 单抗均未显示疗效。达雷妥尤单抗（daratumumab，Dara）是 MM 领域第一种显示单药临床活性的抗体，2015 年，美国 FDA 批准达雷妥尤单抗上市，2019 年 7 月该药在中国上市。针对适合 ASCT 的初诊患者，CASSIOPEIA 研究显示，Dara 联合 VTD（硼替佐米 + 沙利度胺 + 地塞米松），即 D-VTd 组，与 VTD 组相比，sCR 率分别为 29% vs 20%（95% CI：1.21 ～ 2.12，p=0.001）；CR 率分别为 39% vs 26%；MRD 阴性率分别为 64% vs 44%；两组均未达到第一次随机化后的中位无进展生存期。最常见的 3 级或 4 级不良事件是中性粒细胞减少（28% vs 15%）、淋巴细胞减少（17% vs 10%）和口腔炎（13% vs 16%）。GRIFFIN 研究的初步结果显示，Dara 联合 VRd 与 VRd 相比，能够显著提高患者缓解率

和微小残留病转阴率：在 ASCT 后巩固结束时 sCR 率（42.4% vs 32.0%；95% CI：0.87 ～ 2.82；P=0.068）；随着随访时间的延长（中位 22.1 个月），反应持续加深，sCR 率进一步提升（62.6% vs 45.4%；P=0.017 7）；24 个月的 PFS 分别为 95.8% 和 89.8%。总之，以 Dara 为代表的 CD38 单抗通过一系列临床试验，证实其在初诊具有重要的应用价值。

3. 可移植 NDMM 巩固 / 维持治疗的历史沿革　自 20 世纪末开始，以沙利度胺、来那度胺和硼替佐米为代表的新药在临床上成功推广，NDMM 患者诱导治疗缓解程度的大大加深使 ASCT 后总体预后显著改善。因此，在新药时代初期，ASCT 的地位一度受到了挑战，有学者甚至提出 ASCT 已经不再是 NDMM 患者的首选治疗方案。然而新药诱导后继续行新药巩固治疗能否取代 ASCT 带来的获益尚无确切定论。Cavo 等通过一项多中心、随机、开放标签的Ⅲ期临床研究（EMN02/HO95），长期随访 603 个月后发现：相较于诱导化疗后直接维持化疗而言，诱导化疗后接受 ASCT 组的中位无进展生存期明显更优 [56.7 个月（95% CI：49.3 ～ 64.5）vs 41.9 个月（37.5 ～ 44.6）；风险比（HR）0.73，0.62 ～ 0.85；P=0.000 1]。然而两组患者 OS 比较差异无统计学意义。此外，进一步研究发现诊断时具有不良预后因素如 ISS 2 ～ 3 期、R-ISS 2 ～ 3 期及伴有至少一种染色体核型异常 [t（4；14），t（14；16），del（17p）] 的患者更能从 ASCT 中获益。在另一项研究中，Attal 等在 2009 年开展了一项Ⅲ期临床研究（IFM 2009，gov：NCT01191060），研究者随机分配 700 例 NDMM 患者接受 3 个周期 VRd 诱导治疗，然后分别接受 5 个额外 VRd 周期（350 例患者）或大剂量马法兰加 ASCT，然后再继续 2 个周期 VRd（350 例患者）的巩固治疗。两组患者均接受来那度胺维持治疗 1 年。结果发现 VRd + ASCT 组的中位 PFS 高于单独 VRd 组（50 个月 vs 36 个月，HR = 0.65，P < 0.001）；移植组完全缓解的患者比例高于单独 VRd 组（59% vs 48%，P=0.03），未检测到微小残留病的患者比例也高于单独 VRd 组（79% vs 65%，P < 0.001）；4 年的总生存率在两组之间没有显著差异（分别为 81% 和 82%）。移植组 3 级或 4 级中性粒细胞减少

率显著高于单独 VRd 组（92% vs 47%），3 级或 4 级胃肠道疾病（28% vs 7%）和感染（20% vs 9%）的发生率也显著高于单独 VRd 组。治疗相关的死亡率、第二原发癌症、血栓栓塞事件和周围神经病变的发生率在组间无显著差异。因此目前认为，即使在新药时代，对于适合移植的 NDMM 患者，新药巩固治疗尚不能取代 ASCT 带来的获益，新药诱导治疗序贯 ASCT 仍是目前的一线治疗选择。接受 ASCT 治疗可显著延长患者 PFS 期，但对 OS 影响有限，尚需进一步观察。

21 世纪初，虽然随着 ASCT 及新药的出现 MM 患者预后较前明显改善，但中位缓解持续时间不超过 3 年，而且几乎所有患者都会复发。为了延长反应持续时间，移植后巩固和维持治疗是一个合乎逻辑的方法。巩固治疗是指者在接受诱导治疗、大剂量化疗联合 ASCT 后再进行 2 ～ 4 个周期多药联合化疗；维持治疗包括持续减低剂量的治疗，旨在 MM 患者能耐受的情况下，进一步降低其体内肿瘤负荷，增加反应深度，从而达到尽可能延长患者的缓解时间、PFS 和 OS 的目的。

近年来对于 ASCT 后是否进行巩固治疗仍存在争议。北欧骨髓瘤研究组在一项随机 II 期研究中评估了硼替佐米作为巩固剂的疗效，对 374 例患者进行了 21 周的治疗，并与安慰剂进行了比较。单剂硼替佐米巩固治疗的 CR 率为 49%（对照组为 33%），中位 PFS 获益为 7 个月。GIMEMA MM0305 期研究显示，串联 ASCT 后 VTD 巩固与 VT 相比，CR 率增加（61% vs 47%）和 3 年 PFS 改善（60% vs 48%；HR=0.69，P=0.04）。此外，在 VTD 巩固后达到 CR 的患者中，17% 有分子反应，中位 PFS 为 61 个月。中位随访 8 年后，64% 的患者存活。Tacchetti 等将 474 例年龄小于 65 岁 NDMM 患者随机分为 2 组，分别予以 VTD、TD 方案诱导治疗，并接受 2 次 ASCT 后，根据分组再次分别予以 VTD、TD 方案作为巩固治疗。结果显示，VTD 组患者的 10 年 PFS 率为 34%，而 TD 组为 17%（P < 0.001）。在 IFM-2005-02 来那度胺维持试验中，614 名接受单次或双次 ASCT 的患者接受了 2 个周期来那度胺巩固治疗，随后随机接受来那度胺维持治疗或安慰剂处理。来那度胺巩固治疗提高了疗效质量，CR 率从 14% 增加到 20%（P < 0.001），VGPR 率至少从 58% 增

加到 67%（P < 0.001）。尽管如此，Cavo 等报道的涉及连续 ASCT 后巩固治疗似乎有利于高危细胞遗传学异常 NDMM 患者，特别是 t（4；14），并且可以在扩展到整体人群之前正式推荐巩固治疗应用于该组患者。

对于 ASCT 后已达深度缓解的患者，维持治疗是控制疾病、进一步清除 MRD 和延长治疗反应持续时间的有效策略，目前国内外对于接受或不接受巩固治疗均需进入维持治疗阶段这一说法已达成共识。然而在 20 世纪末 21 世纪初期，维持治疗一般采用采用糖皮质激素、干扰素和传统化疗药物，其当时在骨髓瘤治疗中的作用存在争议：大多数评估维持型干扰素的随机研究和荟萃分析显示，在常规或高剂量治疗后，无进展生存期没有任何或最小的生存期获益。Shustik 等发现皮质类固醇维持可延长 MM 患者反应持续时间，然而从长远角度而言，对生存期的影响尚不明确。随着新药时代的到来，维持治疗的机制及临床意义才逐渐被证实。

免疫调节剂的第一代代表药物沙利度胺，是早期维持治疗临床试验最多的选择。Lee 等通过在一项在亚洲人群的临床试验表明，在 NDMM 患者 ASCT 后接受和不接受沙利度胺维持治疗的患者的 3 年 PFS 率分别为 55.4% 和 37.2%（P=0.005）；3 年总 OS 率分别为 88.0% 和 84.0 %（P=0.105）。复发或进展后 3 年 OS 率在两组间无差异（50.4% 和 55.3%，P=0.661）。在 ASCT 后显示没有 CR 的接受和不接受沙利度胺维持治疗的患者的 3 年 PFS 分别为 68.4% 和 23.3%（P < 0.001）。总之，沙利度胺维持治疗在实际临床实践中显示出更长的 PFS，并且长期使用沙利度胺不会干扰 ASCT 后出现进展或复发的患者的挽救性化疗疗效。此外，沙利度胺维持也可能对 ASCT 后显示低于 CR 的患者有用。2006 年 Brinker 等随访了 112 例接受自体骨髓移植的 MM 患者，移植后，其中 36 例患者采用沙利度胺维持治疗，76 例未接受沙利度胺维持治疗。结果表明，采用沙利度胺维持治疗患者 OS 较未采用患者延长了 21 个月（65.5 个月 vs 44.5 个月，P=0.09）。尽管沙利度胺能在诱导期明显提高治疗的有效率，并在维持期延长患者的 OS。但沙利度胺作为维持治疗的血液学毒性、皮肤反应等毒副作用也是不容忽视的，

van de Donk 等研究发现沙利度胺维持治疗过程中有 42% 的患者因不能耐受毒性而停药，75% 的患者出现神经病变，6% 的患者出现皮肤反应，3% 患者出现疲劳，以及 15% 的患者出现其他症状（如腹痛、胰腺炎和呼吸困难等），导致患者生活质量下降。

第三代免疫调节剂来那度胺，与沙利度胺相比，其神经毒副作用显著降低。Philip 等通过一项Ⅲ期临床研究纳入一批小于 71 岁接受 ASCT 后的 MM 患者，并随机分配到来那度胺或安慰剂组，给药直至疾病进展。在 34 个月的中位随访中，接受来那度胺的 231 名患者中有 86 名（37%）和接受安慰剂的 229 名患者中有 132 名（58%）出现疾病进展或死亡。来那度胺组的中位进展时间为 46 个月，安慰剂组为 27 个月（$P < 0.001$）。接受来那度胺的患者发生更多 3 级或 4 级血液学不良事件和 3 级非血液学不良事件（两项比较 $P < 0.001$）。接受来那度胺的 18 名患者（8%）和接受安慰剂的 6 名患者（3%）发生了第二原发性癌症。McCarthy 等通过一项 Meta 分析将 1208 名患者被纳入荟萃分析（来那度胺维持组 605 名患者和安慰剂或观察组 603 名患者）。结果显示来那度胺组的中位 PFS 为 52.8 个月，安慰剂或观察组为 23.5 个月（HR=0.48；95% CI：0.41 ~ 0.55）。在所有存活患者的中位随访时间为 79.5 个月时，来那度胺维持组未达到中位 OS，而安慰剂或观察组为 86.0 个月（HR=0.75；95% CI：0.63 ~ 0.90；P=0.001）。结论这项荟萃分析证明了与安慰剂或观察组相比，来那度胺在 NDMM 患者 ASCT 后 PFS 以及维持的 OS 均获益显著。尽管大量试验数据表明，ASCT 后采用来那度胺作为维持治疗方案的优点，但是来那度胺同样存在一些问题，来那度胺的 3/4 级血液学不良事件和 3 级非血液学不良事件很常见，其血液系统毒性主要表现为不同程度的中性粒细胞减少，而且来那度胺增加了第二原发癌症的风险，特别是血液系统恶性肿瘤。

蛋白酶体抑制剂硼替佐米虽然是目前诱导化疗阶段的首选药物，但其在维持治疗方面同样也存在独特的优势。Sivaraj 等回顾性分析了 102 例 NDMM 患者，在可用分子数据的 100 例患者中，42% 存在高危细胞遗传学 [包括 FISH 检测的 d17p、t（4；14）、+1q 和 t（14；16）]。总体而言，

46% 的患者经历了维持治疗的副作用，总共有 2% 的患者由于不良事件需要停止硼替佐米维持。治疗后无继发性恶性肿瘤报告。ASCT 后接受硼替佐米维持治疗的患者的中位无进展生存期（PFS）为 36.5 个月（95% CI：21.3 至 NA），中位总生存期为 72.7 个月（95% CI：63.9 至 NA）。高危细胞遗传学患者的 PFS 与标准细胞遗传学患者无统计学差异，提示硼替佐米维持治疗可能有助于克服高危细胞遗传学对早期进展的影响。这些结果表明，对于不能耐受来那度胺、高风险细胞遗传学、肾功能不全或既往有其他癌症史的患者，硼替佐米维持治疗是一种安全、耐受性良好和有效的选择。另外，硼替佐米作为 ASCT 后的维持治疗，在肾功能衰竭或 del 17p13 细胞遗传学异常的患者中发现 OS 获益。

4. 不适合移植多发性骨髓瘤患者治疗的历史沿革　自传统化疗时代到 HDS/ASCT 治疗模式被广泛应用于临床的这段时间，对于 MM 患者不存在能否移植的相关问题，当时的 MP 方案以及其他各种联合化疗方案（包括大剂量地塞米松、以长春新碱 + 多柔比星 + 地塞米松为代表的多药联合化疗等）被用于治疗 MM，但总体预后极差。随着新药时代的到来，不同机制的药物的联合应用及治疗模式在多项大型临床试验中被不断完善，为 MM 的治疗带来突破性进展。

（1）含烷化剂的诱导方案：一项大型权威的荟萃分析纳入 6 项随机临床试验，共 1685 例不适合移植的 NDMM 患者，数据显示在 MP（马法兰 + 泼尼松）中添加沙利度胺（MPT 方案）后，患者的 PFS（5.4 个月的受益；HR=0.67）及 OS 均显著改善（6.6 个月受益；HR=0.82）。提示三药联合优于既往的标准 MP 方案，支持将 MPT 作为老年不适合移植的 NDMM 患者的标准治疗方案之一。而在另一项 MM-015 Ⅲ期临床试验中，来那度胺代替沙利度胺，与 MP 联合，随后使用来那度胺维持治疗（MPR-R），与 MP 和 MPR 的固定疗程（9 个周期）进行了比较。与 MP 相比，MPR 诱导治疗具有更高的 RR 率（77% vs 50%）和 CR 率（18% vs 5%）。两种诱导方案的中位 PFS 没有显著差异，该组合的受益主要来自维持治疗。Zweegman 等将 MPT 后沙利度胺维持与 MPR 后来那度胺维持进行了比较，两种方案的 PFS 相似。另外，两组患者的有效率和 OS 差异无统计学意义。

然而，由于毒性而停止维持治疗的沙利度胺组明显高于来那度胺组。

在蛋白酶体抑制剂方面，VISTA 的随机 III 期临床试验将硼替佐米加 MP（VMP）与 MP 进行了比较后发现 VMP 的 PFS 明显优于 MP（24.0 个月 vs 16.6 个月；$P < 0.001$），中位随访 60 个月后，VMP 显示持续显著获益，中位 OS 率增加 13.3 个月（HR=0.695，P=0.000 4；中位 OS 率 56.4 个月 vs 43.1 个月）。基于这些数据，VMP 已被认为是不适合移植 NDMM 患者的一种新的标准治疗方案。尽管 VMP 具有临床益处，但不良事件，尤其是周围神经病变和胃肠道毒性是一个重要的问题。西班牙研究小组进一步研究了 VMP 方案，在每周服用硼替佐米的基础上，采用了降低强度的硼替佐米方案后发现 3 级或 4 级 PN 发生率下降到 7%，ORR 为 80%（CR 20%），如果不采用 VT 或 VP 维持治疗（见下文），PFS 和 OS 分别为 37 个月和 60 个月。意大利研究人员在一项比较 VMP（9 个周期）和 VMPT 以及随后的 VT 维持治疗的随机试验中获得了类似的结果。四种药物联合 VMPT + VT 维持治疗比 VMP 获得更高的 ORR 和 CR 率（分别是 ORR 89% vs 81%，CR 38% vs 24%）。

另一种已证实对 MM 有效的烷基化剂——环磷酰胺，已经在医学研究理事会（MRC）开展的 Myelo-ma IX 临床研究中进行了评估，这是一项在老年患者中进行的随机试验，比较了环磷酰胺、沙利度胺和减毒地塞米松（CTDa）与 MP 方案的疗效和安全性。CTDa 使总有效率显著提高 2 倍（64% CTDa vs 33% MP），尽管两种方案的生存结果无显著差异。Bringhen 等通过一项多中心、开放标签的 II 期临床试验确定了卡非佐米与环磷酰胺和地塞米松（KCD）联合方案在不适合移植的 NDMM 患者中的临床疗效：95% 的患者至少达到 PR，71% 的患者至少达到 VGPR，49% 的患者至少达到 CR，20% 取得了严格的完全响应。中位随访 18 个月后，2 年 PFS 率和 OS 率分别为 76% 和 87%。最常见的 3 ～ 5 级毒性是中性粒细胞减少（20%）、贫血（11%）和心肺不良事件（7%）。周围神经病变仅限于 1 级和 2 级（9%）。14% 的患者因为不良事件而停止治疗，21% 的患者需要减少卡非佐米的剂量。总之，结果显示了高的完全缓解率和良好的安全性。Roberto Mina 等通过一项 II 期临床研究发现对于不

符合移植条件的 NDMM 患者，标准风险组与高危组 [包括 t（4；14）、del17p 和 t（14；16）] 患者在用 KCD 方案诱导治疗后的 OS、PFS 方面无统计学差异。对于不符合移植条件的 NDMM 患者，使用卡非佐米作为诱导和维持剂，减轻了高风险细胞遗传学带来的不良预后，与标准风险患者相比，无进展生存期和总生存期相似。

此外，苯达莫司汀被添加到 MM 的治疗研究中，并与泼尼松（BP）联合，已被欧洲批准用于不能耐受沙利度胺 / 硼替佐米且不适合移植的 NDMM 患者。批准的理由是一项随机试验，在该试验中苯达莫司汀加泼尼松（BP）被证明在 CR 率方面优于 MP（32 vs 13%；P=0.007），但 OS 没有任何改善。

基于这些有前景的结果，烷基化子与第二代蛋白酶体抑制剂的新型组合已经成为不符合移植条件的 NDMM 患者的标准治疗方案。

（2）不含烷化剂的诱导方案：在一组老年且不能耐受移植的 NDMM 患者队列研究中，将 TD（沙利度胺 + 地塞米松）与 MP 进行了比较，尽管 TD 的 ORR 高于 MP（68% vs 50%；P=0.002），TD 组 OS 却明显缩短（41.5 个月 vs 49.4 个月；P=0.024），在 75 岁以上的患者中效果尤其明显（20 个月 vs 41 个月）；这一矛盾的结果是由于 TD 组在第一年观察到的非疾病相关死亡的更高频率。因此，治疗老年患者 TD 方案不是一个好的选择，除非他们接受两种药物的减量。西班牙骨髓瘤组评估了沙利度胺联合每日剂量为 100mg 泼尼松的治疗方案，6 个诱导周期后，ORR 为 81%，CR 率为 28%，3 级或 4 级 PN 为 9%。西南肿瘤组（SWOG）在一项 NDMM 患者的随机试验中，来那度胺联合地塞米松（Len/Dex）被证明优于地塞米松加安慰剂，地塞米松与来那度胺联合使用的剂量对于治疗方案的耐受性很重要，尤其是在老年患者中。一项随机、开放标签的 ECOG 研究比较了来那度胺和大剂量地塞米松（Len/Dex）与来那度胺和小剂量地塞米松（Len/dex）在不适合移植的 NDMM 患者中的疗效。Len/Dex 方案的 ORR 高于 Len/dex 方案（79% vs 68%，P=0.008），但低剂量地塞米松方案的 1 年 OS 率更好，特别是在 65 岁以上的患者中。一项涉及 1645 名患者的大型临床试验（FIRST 试验）比较了 Len-dex 直至

进展与 Len-dex 固定时间（18 个周期）及 MPT（9 个周期）方案。初步结果显示，连续 Len-dex 治疗在 PFS 方面具有显著优势（分别为 25.5 个月、20.7 个月和 21.2 个月）。在 OS 方面，连续 Len-dex 在 18 个周期内优于 MPT，但不优于 Rd。Len/dex 获得的疗效和安全性结果使这种组合成为新诊断 MM 患者的新护理标准，也成为与蛋白酶体抑制剂和其他新型药物组合方案的新支柱。事实上，Len-dex 的持续治疗最近已在美国和欧盟获得批准。Shaji 等开展了一项多中心、开放标签、Ⅲ期随机对照试验（the ENDURANCE trial；E1A11），将 1087 例不符合或不打算立即移植的 NDMM 患者随机（1∶1）分成 VRd 组和 KRd 组，完成诱导治疗的患者随后被随机分配（1∶1）第二次使用来那度胺进行无限期维持或 2 年维持。结果显示，KRd 组中位 PFS 为 34.6 个月（95% CI：28～37.8），VRd 组中位 PFS 为 34.4 个月（30.1 至不可估计）（HR=1.04，95% CI：0.83～1.31；P=0.74）。两组患者的中位总生存期均未达到。最常见的 3～4 级治疗相关非血液学不良事件包括疲劳 [VRd 组 527 例患者中 34 例（6%），KRd 组 526 例中 29 例（6%）]、高血糖 [23 例（4%），34 例（6%）]、腹泻 [23 例（5%），16 例（3%）]、周围神经病变 [44 例（8%），4 例（< 1%）]、呼吸困难 [9 例（2%），38 例（7%）] 和血栓栓塞事件 [11 例（2%），26 例（5%）]。VRd 组有 2 例（< 1%）患者发生治疗相关性死亡（1 例心脏毒性和 1 例继发性癌症），KRd 组有 11 例（2%）患者发生治疗相关性死亡（4 例心脏毒性、2 例急性肾衰竭、1 例肝毒性、2 例呼吸衰竭、1 例血栓栓塞事件和 1 例猝死）。与 VRd 方案相比，KRd 方案在新诊断的多发性骨髓瘤患者中没有提高 PFS，并且毒性更大。VRd 三联方案仍然是标准风险和中度风险新诊断多发性骨髓瘤患者诱导治疗的首选方案。

在 2021 年发布的一项双盲、安慰剂对照的 TOURMALINE-MM2 大型临床试验中，研究者将不适合移植的 NDMM 患者随机分配至伊沙佐米（4mg，n=351）或安慰剂（n=354）加 Rd（来那度胺 + 地塞米松）。18 个周期后，停用地塞米松，继续使用减少剂量的伊沙佐米（3mg）和来那度胺（10mg）进行治疗，直至出现疾病进展 / 毒性。伊沙佐米 -Rd 与安慰剂 -Rd 的中位 PFS 分别为 35.3 个月与 21.8 个月（HR=0.830；95% CI：0.676～1.018；P=0.073；中位随访时间 53.3 个月和 55.8 个月）；CR 率（26% vs 14%；P < 0.001）和 VGPR 率（63% vs 48%；P < 0.001）。在预先指定的高风险细胞遗传学亚组中，中位 PFS 为 23.8 个月 vs 18.0 个月（HR=0.690；P=0.019）。总体而言，治疗中出现的不良事件（TEAE）大多为 1/2 级。伊沙佐米 -Rd 与安慰剂 -Rd 相比，88% vs 81% 的患者经历 ≥ 3 级 TEAE，66% vs 62% 的患者出现严重 TEAE，以及 35% vs 27% 的患者因 TEAE 导致方案中止；8% vs 6% 的患者在研究中死亡。伊沙佐米 -Rd 对于某些可以从全口服三联疗法中获益的患者是一个可行的选择。

（3）含抗 CD38 单抗联合诱导方案：针对初诊不适合移植的 NDMM 患者，在一项名为 ALCY-ONE 的 Ⅲ期临床试验中，研究人员共纳入 706 例患者随机分配接受 9 个周期的硼替佐米、美法仑和泼尼松单独治疗（对照组）或与达雷妥尤单抗联合治疗（达雷妥尤单抗组）直至疾病进展。中位随访 16.5 个月后，达雷妥尤单抗组与对照组的 18 个月 PFS 率分别为 71.6%（95% CI：65.5～76.8）vs 50.2%（95% CI：43.2～56.7）（HR=0.50；95% CI：0.38～0.65；P < 0.001）。达雷妥尤单抗组总缓解率为 90.9%，对照组为 73.9%（P < 0.001），CR 或 sCR 率为 42.6%，而对照组为 24.4%（P < 0.001）。在达雷妥尤单抗组中，22.3% 的患者对微小残留病呈阴性，而对照组为 6.2%（P < 0.001）。最常见的 3 级或 4 级不良事件是血液系统：中性粒细胞减少症（达雷妥尤单抗组 39.9% 的患者 vs 对照组 38.7% 的患者）、血小板减少症（34.4% vs 37.6%），以及贫血（15.9% vs 19.8%）。达雷妥尤单抗组的 3 级或 4 级感染率为 23.1%，对照组为 14.7%；因感染而中断治疗的比率分别为 0.9% 和 1.4%。综上，在不适合 ASCT 的 NDMM 患者中，达雷妥尤单抗联合硼替佐米、美法仑和泼尼松的缓解率及 PFS 明显优于没有达雷妥尤单抗的相同方案。甚至在 ALCYONE 研究中已经观察到 Dara 联合 VMP 较 VMP 组明显延长患者的 mOS。Facon 等通过 MAIA 研究中将 737 名不适合 ASCT 的 DNMM 患者随机分配接受达雷妥尤单抗联合来那度胺和地塞米松（达雷妥尤单抗组）或来那度胺和地塞

米松单独治疗（对照组）。中位随访 28.0 个月时，240 名患者出现疾病进展或死亡 [达雷妥尤单抗组 368 名患者中的 97 名（26.4%）和对照组 369 名患者中的 143 名（38.8%）]。达雷妥尤单抗组在 30 个月时未发生疾病进展的存活患者为 70.6%（95% CI 65.0 ~ 75.4），对照组为 55.6%（95% CI 49.5 ~ 61.3）。达雷妥尤单抗组 CR 或 sCR 率为 47.6%，对照组为 24.9%（$P < 0.001$）。达雷妥尤单抗组共有 24.2% 的患者，而对照组为 7.3% 的患者，其结果低于微小残留病的阈值（$P < 0.001$）。总之，在不适合自体干细胞移植的新诊断多发性骨髓瘤患者中，接受达雷妥尤单抗联合来那度胺和地塞米松治疗的患者疾病进展或死亡风险显著低于单独接受来那度胺和地塞米松治疗的患者。

（4）巩固 / 维持治疗

1）沙利度胺维持：既往有 3 项研究比较了 MPT（MPT-T）后沙利度胺维持与 MP 无维持方案在不适合移植 NDMM 患者中的疗效，他们中的许多人报告了 TTP 和 PFS（或无事件生存期）的改善，但其中只有来自荷兰 - 比利时的研究发现与单独 MP 相比，MPT-T 的 OS 有显著改善（40 个月 vs 31 个月；P=0.05）。然而，维持期间 2 级或以上周围神经病变的发生率非常高（54%）。沙利度胺维持治疗可改善 PFS（P=0.01），但 OS 未明显延长。沙利度胺维持的耐受性不佳，患者维持治疗的中位期仅为 7 个月。综合考虑，这些研究表明沙利度胺维持在老年患者中不是一个首选的选择，因为它的耐受性差。

2）来那度胺维持：MM015 Ⅲ 期研究评估了来那度胺对老年移植不合格 NDMM 患者持续治疗的有效性和安全性。在 MPR 诱导后，患者接受来那度胺维持直到疾病进展（MPR-r），相较于没有接受维持治疗组，PFS 明显改善（31.0 个月 vs 13.2 个月；$P < 0.001$），但到目前为止在 OS 上没有发现差异。来那度胺维持后耐受性良好，血小板减少 3 级或 4 级、中性粒细胞减少、静脉血栓栓塞和疲劳发生率极低（1% ~ 3%）。3 年发生第二原发肿瘤的风险为 7%，主要局限于急性白血病或骨髓增生异常综合征，美法仑与来那度胺的相互作用可增加致白血病风险。这证实了持续使用来那度胺治疗的价值。

3）硼替佐米维持：上述提到的西班牙研究将 VMP 和 VTP 作为诱导疗法进行了比较，包括维持期 VT 或 VP 长达 3 年。维持治疗将总 CR 率从 24% 提高到 42%，VT 比 VP 略高（46% vs 39%；P=NS）。VT 组 PFS 为 39 个月，VP 组为 32 个月（P=NS），VT 的 5 年 OS 率有改善趋势（69% vs 50%）。两种方案耐受性良好，没有产生严重的血液毒性，尽管 VT 维持与周围神经病变的较高发生率相关（9% vs 3%）。之前提到的意大利试验将 VMPT 和 VMP 方案作为诱导治疗进行比较，也包括维持阶段，VT 在前一组。VMPT-VT 组维持后 CR 率最高可达 38%，中位 PFS 明显长于 VMP 组（37 个月 vs 27 个月；HR=0.58；$P < 0.000\,1$）。维持 VT 的耐受性良好：3% 的患者报告了 3 级或 4 级不良血液事件，5% 的患者发现了 3 级或 4 级周围神经病变。

二、NDMM 的治疗原则

1. 应采用系统治疗，主要包括诱导、巩固治疗（含干细胞移植）及维持治疗，旨在实现早期深度和持久的反应率，抑制更多的突变肿瘤细胞亚群的产生和延缓微小残留病（MRD）的进展。

2. 在系统治疗前应根据患者年龄、体能状态及并发症评估是否适合大剂量化疗及移植，肾功能不全及高龄并非绝对移植禁忌证。对于部分初治不适患者，其初治方案与适合行 ASCT 的患者基本一致，主要包括诱导治疗与维持治疗。

3. 移植候选患者应尽量避免使用含干细胞毒性药物的方案。

4. 无论患者是否行自体造血干细胞移植，三药联合方案是首选的标准治疗方案，其较两药联合方案可进一步改善疗效及生存。

5. 对存在高风险细胞遗传学改变的年轻患者（具体分层详见表 33-4），可以尝试采用 KRD 方案作为初治方案，缓解后继续诱导治疗进入平台期。

6. 对于治疗后未完全缓解但无进展的患者，后续一般单用免疫调节药物或蛋白酶体抑制剂进行维持治疗；而诱导后疾病进展、诱导缓解后疾病进展以及自体或异基因 SCT 后复发可考虑挽救治疗（具体治疗后疗效评估标准详见表 33-5）。

7. NDMM 治疗总体治疗过程可参考图 33-1。

表 33-4　多发性骨髓瘤高险分层

变量	分期	中位 OS
国际分期体系标准（ISS）		
血清白蛋白和 β₂m 水平	Ⅰ：β₂m < 3.5mg/L 且血清白蛋白≥ 3.5g/dl	62 个月
	Ⅱ：不符合 Ⅰ 期和 Ⅲ 期的所有患者	44 个月
	Ⅲ：β₂m > 5.5mg/L	29 个月
修订的国际分期体系标准（R-ISS）		
血清白蛋白、β₂m 和 LDH 水平，以及浆细胞 FISH	Ⅰ：ISS Ⅰ 期，正常 LDH，无高危细胞遗传学改变	NR
	Ⅱ：不符合 Ⅰ 期和 Ⅲ 期的所有患者	83 个月
	Ⅲ：ISS Ⅲ 期，异常 LDH，存在高危细胞遗传学改变 t（4；14）和（或）t（16；16）和（或）del（17p）	43 个月
mSMART 风险分层		
血清白蛋白、β₂m 和 LDH 水平 浆细胞 FISH，浆细胞增殖指数，基因表达谱	一般风险： 三（染色）体性，t（11；14），或 t（6；14）	8 ～ 10 年
	高风险：	3 年
	t（4；14），t（14；16），t（14；20），del（17p）， TP53 突变，或 gain（1q）	
	Double/Triple Hit 骨髓瘤	
	R-ISS Ⅲ 期	
	S 期浆细胞比例高	

表 33-5　多发性骨髓瘤治疗疗效标准

疗效分类	疗效标准定义
完全缓解（CR）	血清和尿免疫固定电泳阴性，不存在任何软组织浆细胞瘤，以及骨髓中浆细胞≤ 5%；在唯一可测定指标为血清 FLC 的患者中，除需要 CR 标准外，还需要正常 FLC 比值是 0.26 ～ 1.65；需要进行连续 2 次评估
严格完全缓解（sCR）	符合 CR 标准，外加 FLC 比值正常以及免疫组化或 2 ～ 4 色流式细胞术检查不存在克隆浆细胞；需要进行连续 2 次实验室参数评估
免疫表型 CR	符合 sCR 标准，外加经过流式细胞术（4 色）分析至少 $10^6 \times$ 全骨髓细胞，显示在骨髓中不存在表型异常浆细胞（克隆）
分子 CR	符合 CR 标准，外加等位基因特异性寡核苷酸聚合酶链反应（灵敏度 10^{-5}）阴性
很好的部分缓解（VGPR）	免疫固定电泳可检测到血清和尿 M 蛋白成分但电泳无法将其检出，或血清 M 成分降低 90% 且尿 M 成分 100mg/24h；在唯一可测量疾病是通过血清 FLC 水平确定的患者中，除符合 VGPR 标准外，还需受累区和非受累区 FLC 水平落差 > 90%；需要进行连续 2 次评估
部分缓解（PR）	血清 M 蛋白降低≥ 50% 及 24 小时尿 M 蛋白降低≥ 90% 或达到 < 200mg/24h。如果无法检测血清、尿 M 蛋白受累区和非受累区 FLC 水平落差需≥ 50%，以代替 M 蛋白标准。如果无法进行血清、尿 M 蛋白检测及血清自由轻链检测，浆细胞减少需≥ 50%，以代替 M 蛋白标准，前提是基线骨髓浆细胞百分比≥ 30%。此外，如果在基线出现，还需软组织浆细胞瘤大小降低≥ 50%。需要进行连续 2 次评估；若已行放射学检查，需无任何已知的进展证据或新发的骨受累

疗效分类	疗效标准定义
只限复发难治性骨髓瘤的最小缓解（MR）	血清 M 蛋白降低 ≥ 25% 但 ≤ 49% 及 24 小时尿 M 蛋白降低达 50%～89%；此外，如果在基线出现，还需软组织浆细胞瘤大小降低达 25%～49%。溶骨性病变的大小或数量没有增加（压缩性骨折的发展并不排除缓解）
疾病稳定（SD）	不符合 CR、VGPR、PR 或疾病进展的标准；若已行放射学检查，无任何已知的进展证据或新发的骨受累
疾病进展（PD）	以下任何一项由最低缓解值增加 25%；血清 M 成分绝对增加 ≥ 0.5g/dl；如果开始时血清成分 M 成分 ≥ 5g/dl，血清 M 成分增加 ≥ 1g/dl，足以确定病情复发，和（或）；尿 M 成分（绝对增加必须 ≥ 200mg/24h），和（或）；仅适用于无法测得血清和尿 M 蛋白水平的患者；受累区和非受累区 FLC 水平差距（绝对增加须 > 10mg/dl）；仅适用于无法测得血清和尿 M 蛋白水平以及通过血清 FLC 水平确定无可测量疾病的患者，骨髓浆细胞百分比（绝对百分比必须 ≥ 10%）。发生新的骨病变或软组织浆细胞瘤，或现有骨病变或软组织浆细胞瘤的大小有明确增加。发生只能归因于浆细胞增殖病变的高钙血症。在新治疗前需进行连续 2 次评估

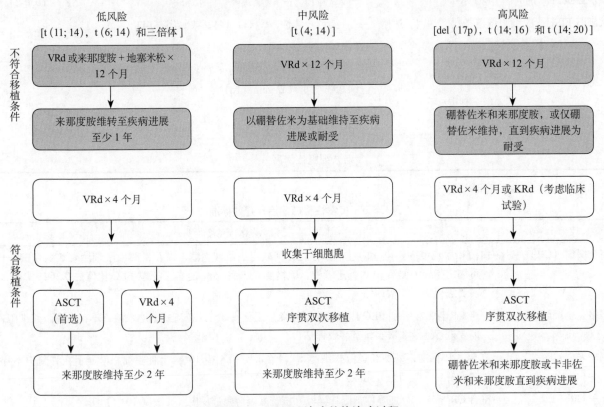

图 33-1 NDMM 治疗总体治疗过程

三、NDMM 的治疗方案及评价

（一）可移植 NDMM 的主要诱导方案

1. VRd（硼替佐米＋来那度胺＋地塞米松） 硼替佐米，$1.3mg/m^2$，静脉注射，第 1、4、8、11 天；来那度胺，25mg，口服，第 1～14 天；地塞米松，20mg，口服，第 1、2、4、5、8、9 天。每 3 周重复，至多 8 周期。

评价：Attal 等的Ⅲ期临床研究中，该方案的中位 PFS 可达 50 个月，CR 率 59%，且未检测到微小残留病的患者比例为 79%，4 年的总生存率为 81%。3～4 级中性粒细胞减少率 92%；3～4 级胃肠道疾病及感染发生率分别为 28% 和 20%。该方案目前是 CSCO NCCN 的 1 类推荐方案。

2. CyBorD（硼替佐米＋环磷酰胺＋地塞米松） 硼替佐米，$1.3mg/m^2$，静脉注射，第 1、4、8、

11 天；环磷酰胺，300mg/m²，口服，第 1、8、15、22 天；地塞米松，40mg，口服，第 1～4 天、第 9～12 天、第 17～20 天。每 4 周重复，共 4 周期。

评价：本方案的客观缓解率为 88%，61% 至少获得 VGPR，CR/nCR 39%。Ⅲ～Ⅳ度不良反应主要为血小板减少（25%）、粒细胞减少（13%）、高血糖（13%）、贫血（12%）、低血钾（9%）、周围神经病变（7%）、血栓（7%）和腹泻（6%）。CyBorD 在 NDMM 患者中产生快速而深刻的反应，且毒性可控。该方案目前属 CSCO 中 2A 类推荐方案。在 NCCN 指南中该方案主要作为急性肾功能不全患者或不能耐受 VRD 方案患者的初始治疗的替代方案，当患者肾功能改善后，NCCN 仍建议改用 VRD 方案。

3. PAD（硼替佐米 + 多柔比星 + 地塞米松）硼替佐米，1.3mg/m²，静脉注射，第 1、4、8、11 天；多柔比星，9mg/m²，静脉注射，第 1～4 天；地塞米松，40mg/d，口服，第 1～4 天、第 9～12 天、第 17～20 天。每 4 周重复一次。

评价：该方案中的应用结果为 CR 31%，中位随访 41 个月后，PFS 35 个月，优于 VAD 方案。在 17p13 缺失的 PAD 组患者，相较于 VAD 方案，也观察到获益（中位 PFS，22 个月 vs 12 个月，HR=0.47，95% CI 0.26～0.86，$P < 0.01$；中位 OS 为 24 个月，HR=0.36，95% CI 0.18～0.74，$P < 0.003$）。该方案目前属 CSCO 中 Ⅰ 类推荐方案。

4. VD（硼替佐米 + 地塞米松）　硼替佐米，1.3mg/m²，静脉注射，第 1、4、8、11 天；地塞米松，40mg，口服，第 1、2 周期为第 1～4 天、第 9～12 天，第 3 周期开始为第 1～4 天。每 3 周重复，共 4 周期。

评价：Harousseau 等通过 IFM 2005-01 Ⅲ 期临床试验研究结果显示，VD 诱导后 CR/nCR 14.8%、VGPR 37.7% 和总体反应率 78.5%；ASCT 后，VD 组 CR/nCR 35.0% 和 VGPR 54.3%。VD 组 PFS 为 36.0 个月；3 年生存率为 81.4%（中位随访时间为 32.2 个月）。VD 组在首次 ASCT 期间出现 2 级周围神经病变的发生率为 20.5%，和 3～4 级周围神经病变的发生率为 9.2%。该方案目前属 CSCO 中 Ⅰ 类推荐方案，主要用于高龄 / 体弱患者如无法耐受三药联合方案，待病情及一般状况改善后，可添加第三种药物。

5. VTD（硼替佐米 + 沙利度胺 + 地塞米松）硼替佐米，1.3mg/m²，静脉注射，第 1、4、8、11 天；沙利度胺，100mg，口服，第 1～14 天，200mg，口服，第 15～21 天；地塞米松，40mg，口服，第 1～4 天、第 9～12 天。每 3 周重复，共 3 周期。

评价：Cavo M 等通过一项 Ⅲ 期临床研究发现 VTD 组诱导治疗后，73 例 VTD 患者（31%，95% CI 25.0～36.8）达到 CR/nCR。VTD 组 3 级或 4 级不良事件发生率（n=132，56%），周围神经病变的发生率达 10%，在 23 例 VTD 患者中有 18 例出现严重周围神经病变。该方案目前在 CSCO 中属于 2A 类推荐方案，在 NCCN 中属于 1 类推荐方案。

6. 来那度胺 + 小剂量地塞米松　来那度胺，25mg，口服，第 1～21 天；地塞米松，40mg，口服，第 1、8、15、22 天。每 4 周重复，共 4 个周期。

评价：Rajkumar 等通过一项开放标签随机对照试验研究发现，来那度胺加低剂量地塞米松与来那度胺加高剂量地塞米松相比，对 NDMM 患者有更好的短期总生存率和更低的毒性。该方案目前属 CSCO 中 Ⅰ 类推荐方案，主要用于高龄 / 体弱患者如无法耐受三药联合方案，待病情及一般状况改善后，可添加第三种药物。

（二）可移植 NDMM 的其他诱导方案

1. KCD（卡非佐米 + 环磷酰胺 + 地塞米松）卡非佐米，36 mg/m²，静脉注射，第 1、2、8、9、15、16 天；环磷酰胺，口服，300mg/m²，第 1、8、15 天；地塞米松，口服或静脉给药，20mg，第 1、2、8、9、15、16、22、23 天。

评价：该方案 VGPR 率为 53%，其间有 11% 的患者出现了治疗相关的严重不良事件；最常见的严重不良事件是肺炎；2% 在治疗过程中出现死亡。该方案目前在 NCCN 中适用于"肾功能不全和（或）周围神经病变患者"的治疗选择。

2. KRd（卡非佐米 + 来那度胺 + 地塞米松）卡非佐米，20mg/m²，静脉注射，第 1、2、8、9、15 和 16 天静脉注射卡非佐米；第 1 周期第 1、2 天剂量为 20mg/m²，之后 36mg/m²；来那度胺，口服，25mg，第 1～21 天；地塞米松，40mg，口服 / 静脉注射，第 1、8、15 天和第 22 天。允许修改剂量以管理毒性。

评价：该方案目前在 CSCO 中属于 2A 类推荐。

3. Ixazomib-Rd（伊沙佐米 + 来那度胺 + 地塞米松）　伊沙佐米，4mg，口服，第 1、8、15 天；来那度胺 25mg，口服，第 1 ～ 21 天；地塞米松，40mg，口服，第 1、8、15、22 天。每 28 天重复，共 3 个周期。

评价：以 Ixazomib 为基础的组合未能显著改善 TE NDMM 的预后。对于 NDMM 患者，Ixazomib 可能适用于一种特定的虚弱、共病患者（即既往存在神经病变，心脏功能不全），被认为不耐受硼替佐米或卡非佐米为主的联合用药。该方案目前在 CSCO 及 NCCN 中均属于 2B 类推荐。

4. D-VTd（达雷妥尤单抗 + 硼替佐米 + 沙利度胺 + 地塞米松）　达雷妥尤单抗，16 mg/kg，静脉注射，每周 1 次（第 1 ～ 2 周期）+ 每 2 周一次（第 3 ～ 4 周期）；硼替佐米，1.3mg/m^2，皮下注射，第 1、4 天（第 1 周）+ 第 8、11 天（第 2 周）；沙利度胺，100mg/d，口服；地塞米松，口服 / 静脉注射，第 1 ～ 2 周期：第 1、2、8、9、15、16、22、23 天（40mg）/ 第 3 ～ 4 周期：第 1、2 天（40mg）+ 第 8、9、15、16 天（20mg）。每 28 天重复，共 4 个周期。

评价：该方案的缓解率较三药方案进一步提高，PFS 具体结果暂未公布，且毒性可控，总体评价潜力巨大。该方案目前在 CSCO 中均属于 2 类推荐。

5. D-VRd（达雷妥尤单抗 + 硼替佐米 + 来那度胺 + 地塞米松）　达雷妥尤单抗，16mg/kg，静脉注射，第 1、8、15 天；硼替佐米，1.3mg/m^2，皮下注射，第 1、4、8、11 天；来那度胺，25mg，口服，第 1 ～ 14 天；地塞米松，口服，20mg，第 1、2、8、9、15、16 天。每 28 天重复，共 4 个周期。每 21 天重复，共 4 个周期。

评价：该方案在 ASCT 后巩固结束时 sCR 率为 42.4%；随着随访时间的延长（中位 22.1 个月），sCR 率可达到 62.6%；24 个月的 PFS 率为 95.8%。该方案目前在 CSCO 中均属于 2 类推荐。

（三）不适合移植 NDMM 患者的主要诱导方案

1. VRd（硼替佐米 + 来那度胺 + 地塞米松）硼替佐米，1.3mg/m^2，皮下注射 / 静脉注射，第 1、4、8、11 天（第 1 ～ 8 周期），第 1、8 天（第 9 ～ 12 周期）；来那度胺，25mg，口服，第 1 ～ 14 天；地塞米松，20mg，口服，第 1、2、4、5、8、9、11、12 天。每 3 周重复，共 12 周期。

评价：中位随访 9 个月后，中位 PFS 为 34.4 个月。最常见的 3 ～ 4 级治疗相关非血液学不良事件包括疲劳 [34 例（6%）]、高血糖 [18 例（3%）]、腹泻 [22 例（4%）]、周围神经病变 [44 例（8%）]、呼吸困难 [9 例（2%）] 和高血压 [11 例（2%）]。VRd 组有 2 例（＜ 1%）患者发生治疗相关死亡（1 例心脏毒性和 1 例继发性癌症）。该方案目前是 CSCO 和 NCCN 的 1 类推荐方案。

2. 达雷妥尤单抗 + 硼替佐米 + 马法兰 + 醋酸泼尼松　达雷妥尤单抗，16 mg/kg，静脉注射，第 1 周期每周一次，第 2 ～ 9 周期每 3 周一次，之后每 4 周一次；硼替佐米，1.3mg/m^2，皮下注射，每周 2 次（分别在第 1 周期的第 1、2、4、5 周执行）+ 每周 1 次（分别在第 2 ～ 9 周期的第 1、2、4、5 周执行）；美法兰，9mg/m^2，口服，第天 1 次，1 ～ 4 天；醋酸泼尼松，口服，60mg/m^2，每天 1 次，第 1 ～ 4 天。每 42 天重复，共 9 个周期。

评价：中位随访 16.5 个月后，该方案的 18 个月 PFS 率为 71.6%；总缓解率为 90.9%，CR 或 sCR 率为 42.6%。22.3% 的患者对微小残留病呈阴性。该方案目前在 CSCO 及 NCCN 中均属于 1 类推荐。

3. 达雷妥尤单抗 + 来那度胺 + 地塞米松　达雷妥尤单抗，16 mg/kg，静脉注射，第 1 ～ 2 周期每周一次，第 3 ～ 6 周期每 2 周一次，之后每 4 周一次；来那度胺，口服，25mg，第 1 ～ 21 天（对于肌酐清除率在 30 ～ 50ml/min 的患者，推荐减少来那度胺的剂量至 10mg）；地塞米松，口服，40mg/m^2，第 1、8、15、22 天（对于年龄＞ 75 岁或体重指数小于 18.5kg/m^2 的患者，每周接受一次地塞米松治疗，剂量为 20mg）。每 28 天重复，共 9 个周期。

评价：中位随访 28.0 个月时，26.4% 的患者出现疾病进展或死亡；在 30 个月时未发生疾病进展的存活患者为 70.6%；CR 或 sCR 率为 47.6%；共有 24.2% 的患者微小残留病的结果低于阈值。该方案目前在 CSCO 及 NCCN 中均属于 1 类推荐。

（四）不适合移植 NDMM 患者的其他诱导方案

1. KRd（卡非佐米＋来那度胺＋地塞米松）　卡非佐米，39mg/m²，静脉注射，第 1、2、8、9、15、16 天（其中在第 1 周期的第 1、2 天，卡非佐米以 20mg/m² 给予）；来那度胺，口服，25mg/d，第 1～12 天；地塞米松，口服，40mg/d，第 1、8、15、22 天（第 1～4 周期），20mg/d，第 1、8、15、22 天（第 5～9 周期）。每 4 周重复，共 9 个周期。

评价：中位随访 9 个月后，KRd 组中位 PFS 为 34.6 个月。最常见的 3～4 级治疗相关非血液学不良事件包括疲劳 [526 例中 29 例（6%）]、高血糖 [34 例（6%）]、腹泻 [16 例（3%）]、周围神经病变 [4 例（＜1%）]、呼吸困难 [38 例（7%）] 和血栓栓塞事件 [26 例（5%）]。KRd 组有 11 例（2%）患者发生治疗相关死亡（4 例心脏毒性、2 例急性肾衰竭、1 例肝毒性、2 例呼吸衰竭、1 例血栓栓塞事件和 1 例猝死）。与 VRd 方案相比，KRd 方案在新诊断的多发性骨髓瘤患者中没有提高 PFS，并且毒性更大。该方案目前在 CSCO 中属于 2A 类推荐。

2. Ixazomib-Rd（伊沙佐米＋来那度胺＋地塞米松）　伊沙佐米，4mg，口服，第 1、8、15 天；来那度胺 25mg [10mg，肌酐清除率（CrCl）≤60 或≤50ml/min]，口服，第 1～21 天；地塞米松，40mg（在＞75 岁的患者中，可考虑减少至 20 mg），口服，第 1、8、15、22 天。每 28 天重复，最长 12 个周期。

评价：该方案的中位 PFS 为 35.3（中位随访时间 53.3 个月）；CR 率 26%；VGPR 率 63%。88% 的患者经历≥3 级 TEAE，66% 的患者出现严重 TEAE，以及 35% 的患者因 TEAE 导致方案中止；8% 的患者在研究中死亡。该方案目前在 CSCO 中属于 2A 类推荐。

3. KCd（卡非佐米＋环磷酰胺＋地塞米松）环磷酰胺，300 mg/m²，口服，第 1、8、15 天；地塞米松，40 mg，口服，d1、d8、d15、d22；在第 1、2、8、9、15 和 16 天静脉注射卡非佐米（carfilzomib），静注超过 30 分钟（第 1 周期的第 1 天和第 2 天为 20mg/m²，之后为 36mg/m²）。每 28 天治疗 1 次，共 9 个周期。

评价：Bringhen 等的 II 期临床试验显示该方案可使 95% 不适合移植的 NDMM 患者至少达到 PR，71% 的患者至少达到 VGPR，49% 的患者至少 CR。2 年 PFS 和 OS 率分别为 76% 和 87%。最常见的 3～5 级毒性是中性粒细胞减少（20%）、贫血（11%）和心肺不良事件（7%）。周围神经病变仅限于 1 级和 2 级（9%）。总之，结果显示了高的完全缓解率和良好的安全性。该方案目前在 CSCO 属于 2A 类推荐；在 NCCN 中一般推荐用于"肾功能不全和（或）周围神经病变患者"的治疗选择。

（五）巩固和维持治疗方案

诱导治疗获得缓解或 HST 后应行巩固治疗，可考虑使用含硼替佐米的方案 2～4 个疗程。接受移植者在移植后造血重建恢复后进行。即使 SCT 也难以治愈 MM，非移植的患者在取得最佳疗效后到达平台期以及 SCT 患者使用皮质醇、干扰素、沙利度胺、来那度胺和硼替佐米维持治疗仍有必要。NCCN 不建议使用烷化剂维持治疗，因为后者有诱发骨髓抑制和急性白血病之虞，且不能延长生存期，干扰素及类固醇在维持治疗中的作用尚在研究中。

1. 来那度胺维持　来那度胺，10mg，口服，第 1～21 天，每 4 周重复，直至毒性不可耐受，或出现进展为止。

评价：大量试验数据表明，以来那度胺作为巩固 / 维持治疗，患者的 PFS、OS 均较使用安慰剂明显改善，CSCO 及 NCCN 已将来那度胺作为首选的维持方案之一。来那度胺的 3/4 级血液学不良事件（主要为中性粒细胞减少）和 3 级非血液学不良事件（如神经毒性等）很常见，而且来那度胺增加了第二原发癌症的风险，特别是血液系统恶性肿瘤，在使用之前应充分告知患者风险及获益情况。

2. 硼替佐米维持　硼替佐米，1.3mg/m²，静脉注射，每 2 周 1 次，共 2 年。

评价：III 期临床的初步研究结果表明，对于不能耐受来那度胺、高风险细胞遗传学、肾功能不全或既往有其他癌症史的患者，硼替佐米维持治疗是一种安全、耐受性良好和有效的选择。

3. 沙利度胺维持　沙利度胺，100～200mg/d，口服，ASCT 后 90 天内开始，直至毒性不可耐受，或出现进展为止。

评价：予以沙利度胺作为单药维持治疗可延长 NDMM 患者的 PFS，但近年来，沙利度胺导致的静脉血栓栓塞、周围神经病变（75%）事件常被提及，且出现更多的认知功能障碍、呼吸困难、便秘、口渴、腿部肿胀、麻木、口干等问题，导致患者生活质量下降。

第四节　复发难治多发性骨髓瘤治疗

一、药物治疗的历史沿革

多发性骨髓瘤目前仍无法治愈，大多数患者最终发展成复发性或难治性多发性骨髓瘤（RRMM）。在 20 世纪 90 年代，RRMM 的治疗通常是以大剂量多药联合的化疗方案为主。常见的治疗方案包括 VMPC 方案（长春新碱、美法仑、环磷酰胺和甲基泼尼松龙）、CEVAD 方案（多柔比星、长春新碱、地塞米松、依托泊苷和环磷酰胺）、DCEP 方案（地塞米松、环磷酰胺、依托泊苷和顺铂）等，副作用大而有效率低；21 世纪，随着国内外对 RRMM 研究的深入，蛋白酶体抑制剂、免疫调节剂、肿瘤免疫药物，包括嵌合抗原受体 T 细胞（CAR-T）免疫治疗、单克隆抗体、双特异性抗体、抗体偶联药物等靶向新药与肿瘤免疫药物先后面世，为 RRMM 治疗带来了突破性进展。

蛋白酶体抑制剂（PI）：用于治疗复发性难治性骨髓瘤已经有许多年的历史，是治疗 RRMM 最重要的药物之一，已成为联合化疗方案的基础药物，主要药物包括硼替佐米、卡非佐米、伊沙佐米、马利佐米、奥泼佐米等，硼替佐米是第一代蛋白酶体抑制剂，是目前治疗 RRMM 的常用药物，SUMMIT 和 CREST 两项 Ⅱ 期临床试验表明，RRMM 患者采用硼替佐米单药治疗能显著提高有效率，延长生存期。APEX Ⅲ 期临床试验也验证了硼替佐米与大剂量地塞米松治疗 RRMM 的疗效和安全性，硼替佐米主要不良反应为周围神经病变、带状疱疹及血液学毒性。卡非佐米和伊沙佐米均属于第二代蛋白酶体抑制剂，2012 年 FDA 批准卡非佐米用于已接受至少 2 种方案治疗，并在末次治疗结束 60 天之内（包括 60 天）证实有进展者的挽救治疗，PX-171-003-A1 的 Ⅱ 期临床研究显示卡非佐米单药治疗 RRMM 患者的 ORR 为 23.7%，临床受益反应率为 37%，中位 PFS 为 3.7 个月，中位 OS 为 15.6 个月。Ⅲ 期临床试验 ENDEAVOR 也发现，与硼替佐米相比，卡非佐米能显著延长患者 PFS，使患者获益更高；其血液学不良事件发生率高于硼替佐米，主要表现为贫血、血小板减少，但神经病变低于硼替佐米。伊沙佐米是第一个口服蛋白酶体抑制剂，Ⅲ 期临床试验 TOURMALINE-MM1 发现，相较于安慰剂组，伊沙佐米组显著延长了 PFS（20.6 个月 vs 14.7 个月，P=0.01），2015 年 FDA 批准伊沙佐米联合来那度胺和地塞米松用于既往已接受过至少 1 种治疗方案的 RRMM 患者，与硼替佐米相比，它有更多的胃肠道不良反应，但神经毒性风险较低。马利佐米和奥泼佐米尚处于临床试验阶段。

免疫调节剂（IMiD）：主要有沙利度胺、来那度胺、泊马度胺；沙利度胺是第一代免疫调节剂，是最早用于治疗 RRMM 的新药之一，其单药用于复发患者的总体反应率（ORR）可达 30%；来那度胺是沙利度胺的结构类似物，属于第二代免疫调节剂，相比于沙利度胺，来那度胺的免疫调节及抗肿瘤活性更强，副作用更小。2 项随机 Ⅲ 期研究 MM-009 和 MM-010，比较了来那度胺联合地塞米松 vs 安慰剂联合地塞米松治疗先前经≥ 1 种方案治疗后的 RRMM 患者的疗效，结果均表明，来那度胺联合地塞米松的疗效要优于单用地塞米松，ORR、TTP 和中位 OS 均明显改善。基于这些研究结果，来那度胺联合地塞米松被批准治疗先前接受过至少 1 种方案治疗后的 MM 患者。自此，更多的临床试验开始研究来那度胺治疗 RRMM 的最佳联合药物及最佳剂量。泊马度胺属于第三代新型免疫调节剂，为口服的免疫调节药物，相比于沙利度胺和来那度胺，其抗骨髓瘤作用强，毒副反应小，Richardson 等临床研究显示对于来那度胺和硼替佐米均治疗无效的 RRMM 患者，泊马度胺的反应率约为 30%。2013 年 FDA 批准该药物用于先前至少已经接受过两种治疗药物（包括来那度胺和硼替佐米），对治疗没有应答和在最后一次治疗后 60 天内发生进展的 RRMM 患者。泊马度胺常见副作用为贫血、中性粒细胞减少、血小板减少、感染、疲劳、背痛等，通常为 1～2 级，3 级以上的严重不良反应较为少见。

单克隆抗体：目前 MM 领域临床应用最广泛的是 CD38 单抗，其他的单抗包括 CS-1、PD-1、CD138、IL-6 和 CD40 等也在临床研究中。达雷妥尤单抗(Dara)是首个获批的抗 CD38 单克隆抗体，SIRIUS Ⅱ 期试验入组 106 例患者（其中 85 例试验前接受过自体干细胞移植，101 例对 PI 和 IMiD 无效），在接受达雷妥尤单抗 16mg/kg 单药治疗后，ORR 为 29.2%，中位无进展生存期 3.7 个月，总生存期 17.5 个月。2019 年 10 月在我国获批上市，用于既往接受包括 Pi 和 IMiD 治疗的 RRMM 患者；Dara 治疗需警惕输液反应、感染及血液学毒性。埃罗妥珠单抗是抗 CS-1 单克隆抗体，主要通过 NK 效应细胞介导的毒性表现出体内疗效，单药疗效差，Ⅲ 期临床试验 ELOQUENT-2 研究发现，埃罗妥珠单抗联合 Rd（来那度胺＋地塞米松）与 Rd（来那度胺＋地塞米松）相比，可进一步提高患者的 ORR（79% vs 66%），延长患者的 PFS（19.4 个月 vs 14.9 个月）。上述研究表明埃罗妥珠单抗与 IMiD 联合使用时治疗 RRMM 有效。2015 年 11 月 FDA 批准埃罗妥珠单抗与来那度胺和地塞米松联合用于已接受 1 种或多种治疗方案的 RRMM 患者的治疗。

核输出蛋白 1（XPO1）抑制剂：XPO1 是一种核输出受体蛋白，主要将蛋白质（包括肿瘤抑制蛋白）运输出细胞核，肿瘤抑制蛋白的核输出是肿瘤细胞逃避凋亡的重要机制；因此，XPO-1 可作为 MM 治疗的靶点。塞利尼索是首个用于治疗 MM 的选择性、口服核输出蛋白抑制剂，Ⅱ 期 STORM 临床试验评估了塞利尼索与小剂量地塞米松联合治疗 RRMM 的疗效，结果显示该方案 ORR 达 26%，mPFS 为 3.7 个月。基于上述数据，2019 年 7 月 FDA 批准该药上市，联合地塞米松用于 RRMM 的四线治疗。随后的 Ⅲ 期 BOSTON 研究也验证了塞利尼索联合 PI 治疗的良好疗效；2021 年 12 月，中国国家药监局批准塞利尼索的上市申请，与地塞米松联合用于治疗既往接受过治疗且对至少一种 PI、一种 IMiD 以及一种抗 CD38

单抗难治的 RRMM。XPO1 抑制剂在临床应用中常见的不良反应主要有胃肠道反应、血液学不良反应、精神状态改变、疲劳、晕厥、失眠、肺炎、肝功能异常及电解质紊乱等。

组蛋白去乙酰化酶抑制剂（HDACi）：组蛋白去乙酰化酶（HDAC）是一类蛋白酶，在染色体的结构修饰和基因表达调控中发挥着重要作用。HDACi 可以控制细胞增殖、分化，导致细胞周期阻滞和凋亡，从而发挥抗肿瘤作用。帕比司他是一种口服的非选择性 HDACi，Liu 等报道了一项 700 例 RRMM 患者接受帕比司他治疗的临床研究，分析显示，ORR 为 45%，临床获益率为 56%，疾病稳定率为 29%，疾病进展率为 8%。帕比司他是 FDA 首个批准用于治疗 MM 的 HDACi。

新烷化剂：苯达莫司汀是一种同时具有烷化剂和抗代谢作用的双功能氮芥衍生物，1963 年首次合成，主要用于淋巴造血系统肿瘤的治疗，近年来，在单药或联合用药治疗 RRMM 患者的 Ⅰ 期和 Ⅱ 期临床试验中显示了良好的治疗效果。Knop 等 Ⅰ 期临床试验中纳入以 31 例患者进行苯达莫司汀剂量递增试验，结果表明苯达莫司汀最大耐受剂量为 $100mg/m^2$，总体有效率（ORR）为 55%，中位 PFS 为 26 周，中位 OS 为 8 个月，不良反应以恶心、呕吐和轻度的骨髓抑制等轻微症状为主。

CAR-T 治疗：是近年来肿瘤治疗领域的重大突破，尤其在血液肿瘤中，主要原理是抽取患者自身 T 淋巴细胞，进行改造和纯化，同时在 T 淋巴细胞上装载具备识别肿瘤抗原的共刺激分子与受体，然后在实验室进行扩增，选择适当的时机将扩增后的 T 淋巴细胞回输给患者，进而对复发难治性多发性骨髓瘤进行治疗。CAR-T 目前获批用于急性淋巴细胞白血病、弥漫大 B 细胞淋巴瘤和套细胞淋巴瘤治疗。在 MM 领域 CAR-T 研究多处于临床试验阶段，目前研究最广泛的靶点是 BCMA，一项对 23 种不同的 BCMA-CAR-T 细胞治疗的荟萃分析，共纳入 640 名 MM 患者，结果显示 ORR 达 80.5%，CR 率为 44.8%，mPFS 达 12.2 个月。国内 MM 的 CAR-T 细胞治疗也在飞速进展，2016 年西安开展 CAR-T 细胞（LCAR-B38M）治疗 RRMM 临床研究，共纳入 57 例 RRMM 患者，总有效率为 88%，68% 获得 CR，中位起效时间 1 个月，mPFS 为 15 个月。同济医学院全人源 CAR-T（CT103）Ⅰ期临床试验共纳入 18 例 RRMM 患者，ORR 为 100%，CR 率达 72.2%，显示了令人振奋的结果。CT103A 是目前治疗 RRMM 患者有效率最高的 CAR-T 产品，但 CAR-T 治疗中也存在严重的毒副反应，主要包括 3 个方面：细胞因子释放综合征、神经毒性和脱靶效应，同时也因其昂贵、复杂的制备过程，限制临床上广泛应用，未来临床 CAR-T 的治疗仍需大量研究工作。

异基因造血干细胞移植：异基因造血干细胞移植由于移植物中无肿瘤细胞污染，并且移植物有抗骨髓瘤效应，从而成为目前唯一有可能治愈 MM 的方法。Giralt 等研究指出，对于初次自体移植术后 2 年内复发的患者，异基因造血干细胞移植是最合适的治疗方法。但对于复发难治的多发性骨髓瘤患者，异基因造血干细胞的移植的效果并不理想，因此还需对其治疗的临床价值展开更深入的研究。

二、治疗原则

MM 的复发分为生化复发和临床复发，对于无症状的生化复发者，不需要立即开始治疗，建议每 2 ~ 3 个月复查相关指标，直到出现临床症状再治疗，伴有"Slim-CRAB"临床复发的患者需要立即治疗；首次临床复发的患者，其治疗目标是获得最大缓解，延长无进展生存期。治疗选择包括四个方面：①换药：对大多数患者，换药是合适的治疗选择，若既往使用传统药物，可更换为新药如 PI、IMiD；若既往用过新药，可在不同的新药之间更换，如果是同类型药物的更换，则可更换为新一代 PI 或 IMiD。②原药物再治疗：初始治疗后的无治疗间隔期超过 6 ~ 9 个月的患者，复发时继续使用原治疗方案仍可达到约 60% 的有效率，可考虑继续原方案治疗；对于 6 个月以内复发的患者，应尽可能更换新一代或新作用机制的 3 ~ 4 药联合治疗。③ ASCT：适合 ASCT 患者，需考虑挽救性或 2 次 ASCT，挽救性 ASCT 是首次复发再诱导缓解后一种序贯治疗选择。④临床试验：如果有新药的临床试验，建议首选进入合适的临床试验。

对于多次复发难治性的患者，治疗目标是控制疾病、缓解症状、改善患者的生活质量，常规细胞毒药物和靶向药物疗效均不理想，多药联合策略仍然是较好的选择，应尽可能选用以前未曾治疗过的药物，符合临床试验条件者可入组临床试验，条件合适者可尽快行 ASCT。

三、常用药物治疗的方案及评价

IRd（伊沙佐米＋来那度胺＋地塞米松）：伊沙佐米，4mg，口服，第 1、8、15 天；来那度胺，25mg，口服，第 1 ~ 21 天；地塞米松，40mg，口服，第 1、8、15、22 天；28 天为 1 个周期。TOURMALINE-MM1-CCS 一项关于中国 115 例 RRMM 患者的拓展研究显示，伊沙佐米联合来那度胺和地塞米松比较来那度胺联合地塞米松可显著改善中位 PFS 时间（6.7 个月比 4.0 个月，HR=0.598，P=0.035），中位总生存（OS）时间（25.8 个月比 15.8 个月，HR=0.419，P=0.001）。

KRd（卡非佐米＋来那度胺＋地塞米松）：卡非佐米，27mg/m² 第 1 周期的第 1 ~ 2 天采用 20mg/m²），静脉注射，第 1、2、8、9、15、16 天（第 1 ~ 12 周期），第 1、2、15、16 天（第 13 ~ 16 周期）；来那度胺，25mg，口服，第 1 ~ 21 天；地塞米松，40mg，口服，第 1、8、15、22 天；28 天为一个周期。ASPIRE 研究显示，KRd（卡非佐米＋来那度胺＋地塞米松）与 Rd（来那度胺＋地塞米松）方案相比，KRd 方案可显著改善无进展生存期，中位 PFS 分别为 26.3 个月和 17.6 个月（P=0.000 1），总缓解率分别为 87% 和 67%，2 年生存率分别为 73.3% 和 65.0%（P=0.04），最常见的副作用是血液学毒性和心血管事件。

DRd（达雷妥尤单抗＋来那度胺＋地塞米松）：达雷妥尤单抗，16mg/kg，静脉注射，一周一次（第 1 ~ 8 周），2 周一次（第 9 ~ 24 周），4 周一次（第 25 周至进展）；来那度胺，25mg，口服，第 1 ~ 21 天；地塞米松，40mg，口服，第 1、8、15、22 天；28 天为一个周期。Ⅲ期 POLLUX 研究显示，DRd 方案较 Rd（来那度胺＋地塞米松）方案显著延长了 RRMM 患者特别是首次复发患者的无进展生存期（45.8 个月 vs 17.5 个月），治疗期间最常见的 3 级以上不良事件为中性粒细胞减少症（56%）、贫血（18%）和血小板减少症（15%）。

DVd（达雷妥尤单抗＋硼替佐米＋地塞米松）：达雷妥尤单抗，16mg/kg，静脉注射，每周一次（第

1～9 周），3 周一次（第 10～24 周），4 周一次（第 25 周至进展）；硼替佐米，1.3mg/ m²，皮下注射，第 1、4、8、11 天，3 周重复；地塞米松，20mg，口服，第 1、2、4、5、8、9、11、12 天，3 周重复。在 CASTOR 试验中，DVd 方案疗效明显优于 Vd（硼替佐米 + 地塞米松），可显著延长患者 PFS（12 个月 PFS 率为 60.7% vs 26.9%，$P < 0.001$）和提高 ORR 水平（82.9% vs 63.2%，$P < 0.001$），患者对 DVd 和 Vd 方案的耐受性一致，常见的三级不良反应为血小板减少症（46%）和贫血（16%）。

DPd（达雷妥尤单抗 + 泊马度胺 + 地塞米松）：达雷妥尤单抗，16mg/kg，静脉注射，每周一次（第 1～8 周），2 周一次（第 9～24 周），4 周一次（第 25 周至进展）；泊马度胺，4mg，口服，第 1～21 天，28 天为一个周期；地塞米松，40mg（对于 > 75 岁的患者 20 mg/ 周），口服，第 1、8、15、22 天，28 天为一个周期。Chari 等在 RRMM 患者泊马度胺联合地塞米松的治疗方案中添加达雷妥尤单抗，结果显示 ORR 为 60%，中位随访 13.1 个月，中位 PFS 为 8.8 个月，中位 OS 为 17.5 个月，估计的 12 个月生存率为 66%。除了中性粒细胞减少发生增加外，DPd 方案的安全性与 Pd（泊马度胺 + 地塞米松）相似。

DKd（达雷妥尤单抗 + 卡非佐米 + 地塞米松）：达雷妥尤单抗，16mg/kg（第一个周期采用 8mg/kg，分 2 天注射），静脉注射，每周一次（第 1～8 周），2 周一次（第 9～24 周），4 周一次（第 25 周至进展）；卡非佐米，56mg/m²（第 1 个周期的第 1、2 天采用 20mg/m²），静脉注射，第 1、2、8、9、15、16 天（第 1～12 周期），第 1、2、15、16 天（第 13～16 疗程）；地塞米松，40mg（≥ 75 岁患者从第二周开始服用 20mg），口服，第 1、8、15、22 天；28 天为一个周期。第三阶段 CANDOR 实验结果表明，与卡非佐米联合地塞米松方案相比，DKd 方案显著提高了 RRMM 患者 PFS 及应答率，疾病进展或死亡的风险降低 37%（$P=0.0014$）。最常见的 3/4 级治疗相关的不良反应是血小板减少、淋巴细胞减少、贫血和中性粒细胞减少。

VPd（硼替佐米 + 泊马度胺 + 地塞米松）硼替佐米，1.3mg/m²，皮下或静推，第 1、4、8、11 天（第 1～8

周期），第 1、8 天（第 9 周期及以后）；泊马度胺，4mg，口服，第 1～14 天；地塞米松 20mg（> 75 岁 10mg/d），口服，第 1、2、4、5、8、9、11、12 天（第 1～8 周期），第 1、2、8、9 天（9 周期及以后）；21 天为一个周期。OPTIMISMM 研究显示 PVd 方案（泊马度胺 + 硼替佐米 + 地塞米松）与 Vd（硼替佐米 + 地塞米松）方案相比，PVd 能显著提高患者的缓解率，ORR 分别为 82.2% vs 50%。

Kd（卡非佐米 + 地塞米松）：卡非佐米，56mg/m²（第 1 个疗程的第 1～2 天采用 20mg/m²），静脉注射，第 1、2、8、9、15、16 天；地塞米松，20mg，口服，第 1、2、8、9、15、16、22、23 天；28 天为一个周期。Ⅲ 期临床试验 ENDEAVOR 研究发现，与硼替佐米联合地塞米松相比，卡非佐米联合地塞米松能显著延长患者中位 PFS（18.7 个月 vs 9.4 个月），使患者获益更高，常见的 3 级或以上不良事件是贫血（14%）、高血压（3%）、血小板减少（8%）、肺炎（7%）。

Pd（泊马度胺 + 地塞米松）：泊马度胺，4mg，口服，第 1～21 天；地塞米松，40mg（> 75 岁 20mg），口服，第 1、8、15、22 天；28 天为一个周期。Ⅲ 期临床试验 MM-003 入组 455 例经硼替佐米和来那度胺治疗失败的 RRMM 患者，比较泊马度胺联合低剂量地塞米松与联合高剂量地塞米松方案疗效，结果显示低剂量组较较高剂量组中位 PFS 明显延长（4 个月 vs 1.9 个月）。3～4 级血液学不良事件是中性粒细胞减少（48%）、贫血（33%）和血小板减少（22%）。其他不良反应有肺炎（13%）、骨痛（7%）和疲劳（5%）。

KPd（卡非佐米 + 泊马度胺 + 地塞米松）：卡非佐米，20mg/m²，静脉注射，第 1～2 天、第 8～9 天、第 15～16 天；泊马度胺，4mg，口服，第 1～21 天；地塞米松，40mg，第 1、8、15、22 天；28 为一个周期。Shah 等一项纳入 79 例 RRMM 患者的研究显示该方案中位 PFS 可达 9.7 个月，中位生存期为 18 个月以上。

Sd（塞利尼索 + 地塞米松）：塞利尼索，80mg，口服，BIW（第 1、3 天）；地塞米松，20mg，口服，BIW（第 1、3 天）；服药直至疾病进展或不能耐受毒副反应。Ⅱ 期 STORM 试验入组了 122 例对 PI、IMiD、CD38 单抗均难治的

RRMM 患者，他们接受塞利尼索 80mg 和地塞米松 20mg 每周 2 次的治疗，结果显示总缓解率（ORR）达到 26.2%，其中有 2 例患者达到严格意义的完全缓解（sCR），30 例患者达到部分缓解及以上，中位无进展生存期（PFS）和中位总生存期（OS）分别为 3.7 个月和 8.6 个月。塞利尼索最常见的不良反应为可逆性非血液学不良反应，如恶心、疲劳、厌食、呕吐、体重减轻、腹泻等，主要为 I～II 级，最常见的 III～IV 级不良反应为血液毒性，如血小板减少、中性粒细胞减少、贫血等。

SVd（塞利尼索＋硼替佐米＋地塞米松）：塞利尼索，100mg，口服，每周 1 次；硼替佐米，1.3mg/m²，皮下，每周 1 次；地塞米松，20mg，口服，每周 2 次；每 5 周为一个周期。在 III 期 BOSTON 研究中，比较了 SVd（塞利尼索＋硼替佐米＋地塞米松）方案和 Vd（硼替佐米＋地塞米松）方案的疗效，研究结果表明，SVd 方案可显著提高治疗缓解率，ORR 分别为 76% 和 62%，mPFS 分别为 13.93 个月和 9.46 个月，且中位缓解持续时间更长（20.3 个月 vs 12.9 个月）。最常见的不良反应为血液学毒性，以及胃肠道和全身症状。

SPd（塞利尼索＋泊马度胺＋地塞米松）：塞利尼索，60mg，口服，每周 1 次；泊马度胺，4mg，口服，第 1～21 天；地塞米松，40mg，口服，每周 1 次。一项多中心开放随机的 I／II 期 STOMP 试验结果显示，SPd 组所有患者的中位 PFS 达 10.4 个月，对于 II 期推荐剂量（RP2D）组的患者，ORR 达 65%，中位 PFS 和 OS 分别是 12.3 个月和 19 个月。

ERd（埃罗妥珠单抗＋来那度胺＋地塞米松）：埃罗妥珠单抗，10mg/kg，静脉注射，第 1、8、15、22 天（第 1 周期），第 1、15 天（第 1 周期后）；来那度胺，25mg，口服，第 1～21 天；地塞米松，40mg，口服，第 8、22 天；28 天为一个周期。埃罗妥珠单抗静脉注射前 45～90 分钟预防给药：地塞米松 8mg 静脉注射，苯海拉明 25～50mg 口服或静脉注射，或其他等效的组胺类受体抑制剂。III 期临床试验 ELOQUENT-2 研究发现，埃罗妥珠单抗联合 Rd（来那度胺＋地塞米松）与 Rd（来那度胺＋地塞米松）相比，可进一步提高患者的 ORR（79% vs 66%），延长患者的 PFS（19.4 个月 vs 14.9 个月）。上述研究表明埃罗妥珠单抗与 IMiD 联合使用时治疗 RRMM 有效。2015 年 11 月 FDA 批准埃罗妥珠单抗与来那度胺和地塞米松联合用于已接受 1 种或多种治疗方案的 RRMM 患者的治疗。

帕比司他＋硼替佐米＋地塞米松：帕比司他，20mg，口服，第 1、3、5、8、10、12 天；硼替佐米，1.3 mg/m²，静脉注射，第 1、4、8、11 天；地塞米松，20mg，口服，第 1、2、4、5、8、9、11、d1 天；21 天为一个周期。III 期临床试验 PANORAMA1 比较了帕比司他或安慰剂与硼替佐米和地塞米松的联合应用，结果发现两者 ORR 与 OS 比较差异无统计学意义，但帕比司他组的深度缓解率更高，且 PFS 显著延长 4.6 个月。基于上述研究，2015 年 2 月 FDA 批准帕比司他联合硼替佐米和地塞米松用于曾接受过包括硼替佐米和 IMiD 在内的两种治疗的 MM 患者。帕比司他常见的 3/4 级不良反应包括血小板减少、淋巴细胞减少、腹泻、乏力、疲劳和周围神经病变。

BVd（苯达莫司汀＋硼替佐米＋地塞米松）：苯达莫司汀，70mg/m²，静脉注射，第 1、4 天；硼替佐米，1.3mg/m²，皮下，第 1、4、8、11 天；地塞米松，20mg，口服，第 1、4、8、11 天，28 天为一个周期。Ludwig 等的 II 期临床研究纳入 79 例 RRMM 患者，接受上述治疗方案，结果显示 ORR 为 60.8%，PFS 为 9.7 个月，OS 为 25.6 个月。常见的不良反应包括三系减少、感染、神经病变，可作为 RRMM 患者的一种挽救性治疗。

BRd（苯达莫司汀＋来那度胺＋地塞米松）：苯达莫司汀，75mg/m²，静脉注射，第 1、2 天；来那度胺，25mg，口服，第 1～21 天；地塞米松，40mg，口服，第 1、8、15、22 天，28 天为一个周期。Kumar 等开展的 I／II 期临床研究中上述方案 ORR 为 49%，中位 PFS 和 OS 分别为 11.8 个月和 23 个月。

第五节　支持治疗

一、骨病

骨病的治疗包括骨靶向药物治疗、局部放疗、手术等。骨靶向药物是目前治疗骨病和预防骨不良事件的常用药物，主要包括双膦酸盐和地舒单抗，常见的双膦酸盐有唑来膦酸、帕米膦酸、氯屈膦酸，可有效地减少椎骨骨折的发生和缓解骨痛，但需注意肾毒性和潜在的下颌骨坏死的可能，地舒单抗对于骨不良事件的预防效果与唑来膦酸相似，其肾毒性更小，优先推荐肾功能不全患者使用。对有顽固性骨痛、病理性骨折和脊髓压迫风险的患者，可采用姑息性局部放疗，已经存在脊髓压迫、承重骨骨折或脊柱不稳定者可考虑手术治疗。

二、肾功能不全

水化、利尿，尽量避免使用肾毒性药物如非甾体抗炎药、静脉用造影剂等，严重肾衰竭的患者可考虑透析治疗。

三、高钙血症

水化、碱化、利尿，也可使用降钙素、双膦酸盐或糖皮质激素。

四、贫血

化疗后如治疗有效，贫血可改善，如果贫血持续存在，在排除其他原因引起的贫血后，可考虑使用 EPO。

五、感染

采用大剂量地塞米松方案，应预防卡氏肺孢子菌肺炎和真菌感染；使用硼替佐米和接受造血干细胞移植（包括自体和异基因造血干细胞移植）的患者应该预防性使用抗病毒药物；HBV 携带者应预防性使用抑制病毒复制的药物，如反复发生感染或出现重症感染，可考虑使用免疫球蛋白。

六、其他

对于有血栓形成高风险患者，如接受免疫调节剂沙利度胺、来那度胺方案治疗的患者，建议预防性抗凝治疗，可口服阿司匹林、利伐沙班，或皮下注射低分子肝素等；高黏滞血症的患者建议低脂饮食，定期监测血脂变化，可口服他汀类降脂药物，如辛伐他汀、瑞伐他汀等，血浆置换可作为症状性高黏滞血症患者的辅助治疗。

第六节　临床问题导向的药物治疗

一、异基因造血干细胞移植

由于异基因造血干细胞移植（allo-HSCT）的干细胞来源没有肿瘤细胞污染的风险，且具有移植物抗骨髓瘤效应，这种治疗方法一度被认为是唯一可能根治骨髓瘤的方法。但 MM 患者大多数年龄较大，经常合并重要脏器功能不全，应用该方法有较高的移植相关毒性，如化疗相关毒性、移植物抗宿主病和感染等，移植相关死亡率（TRM）可高达 30% ～ 50%；且部分患者没有合适的 HLA 相合的同胞供者，因此，allo-HSCT 在 MM 的临床应用受到了一定的限制。虽然近年来随着支持治疗的改善以及预处理方案的改进，TRM 降低，但 allo-HSCT 的 PFS 和 OS 仍低于 ASCT。所以，目前仅在年龄小于 55 岁、有 HLA 全相合的同胞供者的高危患者，或自体移植后 2 年内复发的患者中考虑采用 allo-HSCT。

二、移植后的维持治疗

ASCT 后维持治疗的方案和时间尚未达成共识。维持治疗可提高 OS，也可能增加血液学毒副作用及二次肿瘤发生的风险。维持治疗能够提高 MRD 阴性患者的比例，通过检测 MRD 来指导维持治疗可能是未来的发展方向。

三、早期 HDT-ASCT 与晚期 HDT-ASCT

IFM2009 研究结果显示早期移植组 PFS 显著延长，但 OS 在两组间无差异。中山大学附属第一医院的研究结果显示早期移植与晚期移植比较 OS 无统计学意义，但 PFS 的差异有统计学意义。这些结果提示或许并不是所有患者均需进行早期移植，但早期移植总体而言可以延长 PFS，从而提高患者生活质量。此外，晚期移植还有其他一些缺点：①选择晚期移植可能导致患者丧失移植机会。以往的数据表明，患者进行早期移植的可行率为 95%，而到晚期移植时，可行率下降至 75%。患者在疾病复发难治时可能出现重要脏器损害、体力状态下降、多药耐药等情况，导致无法进行移植治疗。②晚期移植时患者往往曾经使用过沙利度胺和（或）干扰素维持治疗，若在晚期移植后再次选用同类药物维持治疗疗效必然不理想，推荐对这些患者选择来那度胺或硼替佐米维持治疗。但这些药物的费用昂贵，且长期应用毒副作用大，患者耐受性差，往往会出现停药的情况。目前尚无循证医学证据支持哪种患者可以选择早期移植，哪种患者可以选择晚期移植。

四、单次或二次 HDT-ASCT

Tandem（双次）自体造血干细胞移植目前的地位并不明确，目前较为统一的观点是，对于第 1 次移植未能达到 VGPR 以上疗效，或者具有高危因素的 MM 患者，Tandem 移植可能具有一定的价值。挽救性移植目前的研究并不多，多为回顾性研究，可作为移植后复发患者的一种治疗选择，

但建议适用于既往移植有效且 PFS 超过 24 个月的患者。异基因造血干细胞移植主要基于其移植相关病死率高，目前不作为 MM 患者的一线推荐，除非在年轻高危患者的临床试验中应用。移植后巩固治疗的地位并不确定，目前没有很强的证据证实其价值。

五、移植后是否需要巩固治疗？多长时间进行巩固治疗？治疗多久？

移植后患者会进入造血重建和免疫重建阶段，免疫重建是一个长期的过程。一般在造血功能恢复后进行巩固治疗，目前关于是否需要巩固治疗是有争议的，多数学者认为不考虑进行二次移植的高危患者可以进行巩固治疗，巩固治疗一般采用既往有效的方案 2~4 个疗程，随后进入维持治疗。

六、维持治疗药物的选择

维持治疗药物的选择要综合考量无进展生存期、总生存期、药物毒副反应、经济因素、给药方式等因素，目前临床较常用的维持治疗药物包括硼替佐米、伊沙佐米、来那度胺、沙利度胺等，来那度胺是维持治疗的首选药物，高危患者可考虑含蛋白酶体抑制剂的两药联合方案，患者进入维持阶段后，一般治疗至疾病进展，至少要持续两年或以上。

第七节　药物治疗展望

一、双特异性抗体

双特异性抗体通过 CD3 分子结合区和靶抗原结合区引导免疫效应细胞结合肿瘤细胞发挥杀伤作用。这类药物在急性淋巴细胞白血病等疾病中显示出良好的效果。目前，针对 MM 特异性抗原的各种 BiTE 正处于临床研发阶段。基于自身平台，AMGEN 构建了靶向 B 细胞成熟抗原（B cell maturation antigen，BCMA）的 BiTE。其中 AMG420 治疗复发难治性 MM 的初步结果显示，400μg/d 是最大耐受剂量，在这个剂量水平有效率为 70%，中位疗效持续时间为 9 个月。42 例患者中 16 例（38%）发生细胞因子释放综合征，多数

为 1~2 级。此外，有 2 例患者发生 3 级多发性周围神经病变。因为 AMG420 半衰期短，仅 1~4 小时，需要持续输注给药，因此目前在研的半衰期长达 5 天、给药更加方便的 AMG701 更具临床前景。

二、抗体药物偶联物

根据既往 CD30 抗体等的研发经验，目前抗体作为载体，携带细胞毒性成分的靶向偶联药物也是重要的研发方向。近期公布的 Belantamab Mafodotin（GSK2857916）初步结果显示，它是由人源化抗 BCMA 单克隆抗体与细胞毒制剂 MMAF 通过链接子偶联而成。在 DREAMM-1 I

期剂量递增/扩展研究中，剂量扩展组总有效率达 60%，其中 54% 获得 VGPR 以上疗效。mPFS 为 12.0 个月，安全性可控。在 DREAMM-2 针对高度耐药患者的研究中，使用 2.5mg/kg 和 3.4mg/kg 剂量，结果显示两个剂量组的有效率分别为 31% 和 34%，mPFS 分别为 2.9 个月和 4.9 个月。角膜病是最常见的不良反应，经药物减量或者停用可以控制。角膜损伤的机制可能与 MMAF 的非特异性摄取有关。

三、免疫检查点抑制剂

目前，这一领域发展较为成熟的有 CTLA-4 和 PD-1/ 程序性死亡配体 -1（programmed death ligand-1，PD-L1）的研究，部分抗体在实体瘤和血液系统肿瘤中取得了很好的疗效。MM 中尽管骨髓瘤细胞表达 PD-L1，但骨髓中的细胞毒性 T 细胞低水平表达 PD-1，提示 PD-1 的阻断在 MM 中可能不足以激活 T 细胞。PD-1 抗体（pembrolizumab 和 nivolumab）和 PD-L1 抗体（durvalumab）均曾在 MM 中进行研究。在单药治疗的情况下，上述药物均未显示出明显的临床疗效。Badros 等的研究显示，在与 IMiD 联合后，pembrolizumab 联合泊马度胺和地塞米松（Pd）治疗复发难治性 MM 患者的总有效率为 60%，mPFS 为 17.4 个月，安全性可控。尽管这一前期结果显示有效，但后续Ⅲ期随机对照试验的结果却并不理想。此研究在美国 FDA 要求下进行了中期分析，结果显示，共入组 249 例复发难治性 MM 患者 pembrolizumab 联合 Pd 组和 Pd 组的 mPFS 分别为 5.6 个月和 8.4 个月（$P=0.98$）。两组 SAE 发生率分别为 63% 和 46%。pembrolizumab 联合 Pd 组有 4 例治疗相关死亡，分别为原因不明、粒细胞减少性败血症、心肌炎和史 - 约（Stevens-Johnson）综合征，其中后 2 例死亡认为与 pembrolizumab 相关，而 Pd 组无治疗相关死亡。最终 KEYNOTE-183 研究被终止。这一结果虽然为阴性，但是对临床治疗有提示意义。此外，这种前期研究结果与后续不符的情况，并非罕见。提示对临床试验结果进行解读和推广需要谨慎。目前，免疫检查点抑制剂与 CD38 单抗或卡非佐米或肿瘤疫苗等的多个联合治疗研究也在进行中。

四、CAR-T 治疗

近年来 CAR-T 细胞治疗发展迅速，在很多血液系统肿瘤中均显示出良好的疗效，MM 也不例外。CAR 是一个人工融合蛋白，通常包括由单链可变片段（single-chain variable fragment，seFv）构成的胞外抗原识别区以及 CD3E 链构成的胞内信号转导区，还有 1 个 T 细胞共刺激部分（CD28 或者 4-1BB）。通过 scFv，CAR 转导的 T 细胞能够直接识别和结合靶抗原，胞内 T 细胞受体的 CD3E 链诱导 T 细胞活化。与 TCR 不同，CAR-T 细胞不受限于 MHC 类型，能够独立于 MHC 单倍型和抗原提呈机制识别靶抗原。

在 MM 中作为靶点进行 CAR-T 研究的抗原很多，如 CD19、CD44V6、CD70、CD38、CD138、SLAMF7、CD56 和 Ig 轻链等。目前，以 BCMA 为靶点的 CAR-T 结果最为理想。BCMA 为肿瘤坏死因子超家族成员（TNFRSF17 或 CD269），表达于成熟 B 细胞，对于维持长寿浆细胞的平衡具有重要作用，恶性浆细胞也存在表达。BCMA 与两个同源配体结合，分别是 B 细胞的活化因子（BAFF）和增殖诱导配体（APRIL），导致 NF-κB 和 MAPK8/JNK 激活，并为 MM 细胞传递关键的生存信号。美国国家癌症研究所（NCI）进行了首次针对 BCMA 的 CAR-T 研究，在最高剂量组，复发难治 MM 患者的 ORR 达到 81%，完全缓解（complete response，CR）率为 13%，疗效与 CAR-T 细胞扩增存在明显的相关性。该研究在剂量扩展组未观察到 3～4 级的细胞因子释放综合征。Bb2121 是二代 CAR-T，与 NCI 不同的是，采用 4-1BB 作为共刺激区域。Ⅰ期临床试验剂量递增组的结果显示，ORR 为 85%，45% 的患者获得 CR 或以上结果。中位起效时间仅为 1 个月，所有有效患者均达到了微小残留病灶阴性中位反应持续时间为 10.9 个月，mPFS 为 11.8 个月。目前，这一领域的研究众多，而其中约 50% 是由中国学者进行的研究，多数 CAR-T 治疗复发难治性患者的 ORR 达到 90% 以上，部分研究中 CAR-T 对髓外肿块这一治疗难点也显示了疗效，显示出其在 MM 治疗领域的巨大潜力。

下一步研究探讨的问题主要集中在两个方面：①如何进一步提高患者的疗效和安全性：如使用

人源化识别片段，同时识别 BCMA 的两个位点，应用双靶点 CAR，或序贯应用两个靶点的 CART；与其他如 CD38 抗体、PD1 抗体或者免疫调节剂类药物等联合使用；以及研发即用型 CAR-T 或 CAR-NK 及其他免疫细胞等。② CAR-T 在 MM 整体治疗中介入时机的探讨：这方面的研究有应用于初诊高危患者、初诊经 ASCT 后未能获得 CR 的患者、早期复发难治性患者，也有学者提出能否与 ASCT 联合或取代 ASCT 等。总之，CAR-T 这种全新作用机制的治疗方式，目前在复发难治性 MM 患者中显示出极高的有效率和良好的安全性，这一领域的研究正广泛开展，国内学者也对其显示出极大的热情与专注。可以预见，以 CAR-T 为代表的细胞治疗未来必将在 MM 中发挥更为重要的作用。

近年来随着新一代免疫调节剂、新一代蛋白酶体抑制剂等新药的应用，多发性骨髓瘤患者的生存期明显延长，新的靶点及靶向新药也不断涌现，如 Bcl-2 抑制剂、XPO1 抑制剂及新型肽偶联药等，为 MM 的治疗提供了新的选择，同时免疫治疗也在迅速发展，CAR-T、单克隆抗体、双克隆抗体、免疫检查点抑制剂等也为多发性骨髓瘤的治疗带来新的曙光，特别是 CAR-T 治疗，是血液肿瘤治疗领域中的重大突破，临床效果显著，有望成为 MM 治疗的新策略。总之，随着对于 MM 相关驱动基因突变及信号转导通路研究的不断深入，未来将会有更多的新药出现，使 MM 成为一种可控的疾病，最终走向治愈！

第八节 预后和随访

一、预后

（一）影响预后的因素

多发性骨髓瘤是一种高度异质性疾病，预后受多种因素的影响，单一因素并不能决定其预后；β_2-MG 异常升高、CRP 升高、肾功能不全、LDH 升高、遗传学异常 [t (4；14)、t (14；16)、t (14；20)、del (17p)、p53 突变和 1q 扩增] 通常提示预后不良；髓外侵犯、骨髓瘤细胞量、微小残留病水平、血清受累 / 非受累游离轻链比值、对治疗的反应深度等是影响预后的重要因素；另外，高龄、肥胖、患者体能状态、心理健康状态也对预后有影响。

（二）生存时间

随着生物靶向药物的发展，MM 患者的中位生存期由过去的 3～4 年延长至 5～7 年，部分患者也可存活 10 年及以上，但高危患者尤其是超高危患者的预后仍不乐观，仅能存活数月不等。

（三）改善预后的策略

在临床中，需将现有的多种预后分层指标有机地结合起来，进行动态预后判别，制定个体化治疗方案，从而减轻治疗毒副反应、提高疗效，最终改善患者的长期生存，同时也期望能发现更多精准的分子预后标志和治疗反应的预测标志物，最大程度地改善 MM 患者的疗效和预后。

二、随访

随访过程视病情而定。诱导治疗后缓解的患者，至少每 3 个月进行 1 次：免疫球蛋白定量 +M 蛋白定量分析，外周血常规检查，尿素氮、肌酐、血钙；长期缓解的患者考虑每年 1 次或有临床指征时进行骨骼检查，每 6～12 个月 1 次或有临床指征时进行 MRI 和（或）CT 和（或）PET/CT 检查。冒烟型骨髓瘤可适当降低频率，以 3～6 个月的间隔进行观察随访为宜。

（宛新安）

参考文献

第 34 章 胆 道 癌

胆道癌（biliary tract carcinoma，BTC）是一种具有高度异质性、侵袭性且相对罕见的恶性肿瘤，约占消化系统肿瘤的 3%。胆道癌包括胆囊癌（gallbladder carcinomas，GBC）、胆管癌（cholangiocarcinom，CCA）和壶腹癌。胆管癌根据肿瘤发生的解剖学位置不同，又分为肝内胆管癌（iantrahepatic cholangiocarcinom，iCCA）、肝门部胆管癌（perihilar cholangiocarcinoma，pCCA）和远端胆管癌（distal cholangiocarcinomad，dCCA）。GBC 是 BTC 中最常见的类型，占 BTC 的 80%～95%，不同亚型的 BTC 具有不同的分子生物学特征和临床诊疗模式。不同 BTC 亚型和地理区域的发病率及原因各不相同，因 iCCA 的发病率不断增加，BTC 的发病率和死亡率在全球范围内也呈逐年上升趋势，尤其在南美和亚洲地区。2020 年全球癌症统计数据显示，GBC 的发病人数为 115 949，死亡人数为 84 695。据 2022 中国国家癌症中心统计数据显示，2016 年中国 GBC 发病人数为 55 700，死亡人数为 41 400，我国 GBC 的发病率和死亡率占全球的 50% 以上。BTC 恶性程度高，早期诊断困难，根治性切除率低，放化疗等综合治疗效果不理想，5 年存活率低于 20%，预后极差。近些年，随着越来越多新型精准治疗药物的出现，BTC 的生存预后较前有所改善。

第一节　临床表现与诊断

一、症状与体征

（一）症状

胆道癌的临床表现取决于解剖学位置和是否伴有转移。肝内胆管癌起病隐匿，早期无明显症状，可伴随上腹部不适、乏力、腹痛；肝门部、远端胆管癌及壶腹部癌主要以阻塞性黄疸为主要症状，表现为进行性皮肤、黏膜及巩膜黄染、尿黄、皮肤瘙痒、陶土样便，同时可伴随腹痛、发热。胆囊癌早期无特异性症状，肿瘤侵犯浆膜或胆囊床，可出现右上腹疼痛，有时放射至肩背部。此外，随着胆道癌的发展，还可出现消化不良、厌油腻、恶心、呕吐、嗳气、腹泻、体重下降、盗汗等全身症状。发生远处转移的胆道癌患者可出现转移病灶所引起的相关临床症状。

（二）体征

胆道癌早期无特异性体征，随着疾病发展可出现以下症状：

1. 肝大　肿瘤侵及肝脏或慢性肝病引起肝大，查体时可在肋骨下缘触及肿大的肝脏。

2. 黄染　肿瘤侵及胆道系统导致阻塞性黄疸时，可出现巩膜和全身皮肤黏膜黄染现象。

3. 胆囊肿大　胆管癌增长到一定程度时引起胆道梗阻，胆汁引流不畅，尤其是肝外胆管和胆囊癌可在短期内导致胆囊肿大，查体时可在右上腹触及肿大胆囊。

4. 右上腹压痛　胆囊癌位于胆囊颈部或合并的胆囊结石嵌顿于胆囊颈部时，可引起急性胆囊炎和胆囊肿大，查体时出现右上腹压痛或反跳痛。

5. 腹部包块　肝内外肿瘤增大到一定体积，尤其是消瘦患者，查体时可触及腹部包块。肿瘤侵及肝、胃及胰腺也可出现相应部位的包块。

6. 腹水　晚期胆道癌患者由于肝功能异常或

肿瘤侵袭转移常继发腹水，查体时可见腹部膨隆，脐周叩诊呈鼓音，移动性浊音呈阳性。

二、诊断

胆道癌的诊断主要通过病史采集患者临床症状及体征，结合实验室检查和影像学辅助检查，但最终的确诊以组织病理学或细胞学检查为"金标准"。

（一）病史与体格检查

胆道癌不同的临床亚型、不同的肿瘤生长方式其临床症状体征不同。肝内胆管癌早期无特异性临床表现，如查体时触及肝区肿块或肝区压痛，以及肿块挤压脏器出现的腹部不适时需警惕肝内肿瘤的可能。肝外胆管癌往往以胆道梗阻的表现就诊，如黄疸、皮肤黄染、皮肤瘙痒、小便色深、肝功能异常等。此外，有些患者并无临床症状，仅在常规体检时发现胆道系统占位性病变。

（二）辅助检查

1. 实验室检查 包括基本常规检查、血清学相关检测、免疫学检测（肿瘤标志物）等。血清CA19-9 对胆道癌的诊断有一定帮助，特别是由原发性硬化性胆管炎演变的肝内胆管癌。血清中CA19-9 和 CEA 在胆管癌患者中的阳性率分别为40% 和 85%，这些指标还能作为术后复发的监测指标。此外，绝大多数肝外胆管癌患者伴有血中总胆红素（TBIL）、直接胆红素（DBIL）、碱性磷酸酶（ALP）和 γ- 谷胺酰转移酶（γ-GT）的显著升高，而转氨酶 ALT 和 AST 一般只出现轻度异常，这种胆红素、转氨酶升高不平衡现象有助于与病毒性肝炎相鉴别。

2. 影像学检查 目前胆道癌的影像学检查，推荐在超声初筛的基础上进行胸部 CT（平扫或增强）、腹盆腔 CT 平扫及动态增强和（或）腹部 MRI 平扫及动态增强和 MRCP 检查，以评估肿瘤本身，并对肿瘤可切除性和远处转移情况进行评估。PET/CT 敏感度有限而特异度较高，在其他检查结果存疑时可以采用，但暂不推荐术前进行常规性PET/CT 检查。

（1）超声显像（B-US）：具有无创、方便、费用低、可重复检查等优点，是胆道癌首选的检查方法，可用于初步诊断和随访。通过超声检查可帮助鉴别胆道梗阻的病因，获得肝内胆管扩张状态、明确梗阻部位，但在胆总管远端的病变，由于受肥胖、肠气或既往手术史的干扰，显示会有困难。所以，当怀疑胆道癌时，应进一步行 CT或 MRI 检查。

（2）计算机断层扫描（CT）：腹部 CT 对肝门部胆管癌的诊断优于 B 超，可显示出胆管肿块的部位、大小、局部扩散情况、有无淋巴结转移、有无侵犯血管、胆管扩张程度以及有无腹水等。CT 在胆管癌的侵犯范围方面特别是在导管浸润型胆管癌的评估中可能存在一定的局限性。

（3）磁共振成像或胰胆管成像（MRI/MRCP）：MRI 主要用于疾病诊断和分期，它能够提供较好的软组织对比度，显示病变范围、可切除性和血管受累情况。MRCP 通过三维胆道成像（3DMRC）进行多方位不同角度扫描观察，弥补了平面图上由于组织影像重叠遮盖所造成的不足，可详尽地显示肝内胆管树的全貌、肿瘤阻塞部位和范围、有无肝实质的侵犯或肝转移，是目前肝门部胆管癌理想的影像学检查手段。此外，MRCP对于胆囊壁增厚的判断比 CT 更准确，能够清晰、完整地显示胆管系统、了解胆管梗阻的部分及管周浸润情况，特别适用于评估广泛浸润性胆管癌。

（4）经皮肝穿刺胆道造影（PTC）：是一种侵袭性的检查，可动态观察造影剂在胆道内的流动及分布情况，帮助判断胆总管下端开口有无梗阻及梗阻程度，对区分肿瘤、结石还是炎症引起的胆道梗阻价值较大。

（5）经内镜逆行胰胆管造影（ERCP）：是一种相对有创的检查，可了解整个胆道情况。在疾病诊断上，目前 ERCP 除了可直接收集胆汁胆管癌脱落细胞外，基本可被 MRCP 替代。但 ERCP在胆管癌治疗上的作用更显重要，对晚期肿瘤的黄疸患者、一般情况差难以耐受手术或者需要行术前减黄患者，ERCP 在通畅胆道引流、延长患者生存、改善生活质量上有着重要价值。

（6）正电子发射型计算机断层扫描显像（PET/CT）：PET/CT 敏感度有限而特异度较高，在其他检查结果存疑时可以采用。PET/CT 在淋巴结转移、远处转移的判断上，特别是对部分临界切除的患者具有独特优势。

（三）病理诊断

1. **病理学检查**　病理组织学和（或）细胞学检查是胆道癌确诊的唯一依据和金标准，对于活检标本，根据最新版《消化系统肿瘤分类》尽量明确病理诊断病变性质。对于肝内胆管癌，还应注意与转移性腺癌进行鉴别诊断。诊断困难时，可借助液基细胞、特殊染色、免疫组化、分子病理 [荧光原位杂交（FISH）] 等技术，进一步明确病理。对于根治标本，病理诊断时需对胆道肿瘤的分类、肿瘤数量、大小、位置、质地、浸润范围、切缘情况、淋巴结和远处转移等进行详细取材和记录。肝内胆管癌大体分型分为肿块型、管周浸润型和管内生长型，取材时按 7 点取材法，淋巴结检出枚数尽可能大于 6 枚。肝门部胆管癌和胆囊癌同样推荐淋巴结检出数尽可能大于等于 6 枚，远端胆管癌大于等于 12 枚。

2. **分子学检查**　病理诊断困难时可进行免疫组化协助诊断，胆道腺癌通常 CK7、CK19 阳性，而 CK20 阴性；细胆管瘤通常 CD56 阳性；鳞状细胞癌通常 P40、P63 阳性；神经内分泌癌通常 Syn、CgA 阳性。此外，为了药物精准诊疗（靶向治疗或免疫治疗靶点），免疫组化可检测部分靶点：c-MET、EGFR、HER2、MLH1、MSH2、MSH6、PMS2 等。肿块型 iCCA 推荐加做 FGFR2 断裂探针 FISH 检测和 IDH1/2 代测序。对于有条件的患者建议行 FISH（cMET、HER2、2NTRK1-3）和第二代基因测序检测（NGS）。

三、分期

目前临床采用的胆道癌分期系统是 UICC/AJCC TNM 分期系统，我国尚未建立自己的胆道癌分期体系。AJCC 第八版分期系统继续将胆道癌分为肝内胆管癌、胆囊癌、肝门部胆管癌、远端胆管癌和 Vater 壶腹癌。第八版分期系统更新主要体现在细分、精确原发肿瘤 (T) 和局部淋巴结 (N) 的定义，更加强调临床实用性和可重复性，更加侧重客观指标的应用，肿瘤分期更能体现其对预后判断的价值。AJCC 第八版不同亚型胆道癌的具体分期如下（表 34-1 ～表 34-10）。

表 34-1　AJCC/UICC 胆囊癌 TNM 分期（第八版）

原发肿瘤（T）

Tx	无法评估原发肿瘤情况
T0	无原发肿瘤证据
Tis	原位癌
T1	侵犯固有层或肌层
T1a	侵犯固有层
T1b	侵犯肌层
T2	侵犯肌层周围结缔组织，尚未侵透浆膜或侵及肝脏
T2a	侵及腹膜侧周围结缔组织，未突破浆膜
T2b	侵及肝脏一侧周围结缔组织，未扩散至肝脏
T3	侵透浆膜（脏腹膜）和（或）直接侵犯肝脏和（或）一个邻近器官或结构，如胃、十二指肠、结肠、胰腺、网膜或肝外胆管
T4	直接侵犯门静脉或肝动脉主干，或直接侵犯两个或更多肝外器官或结构

区域淋巴结（N）

Nx	无法评估区域淋巴结
N0	无区域淋巴结转移
N1	1 ～ 3 枚区域淋巴结转移
N2	≥ 4 枚区域淋巴结转移

远处转移（M）

M0	无远处转移
M1	有远处转移

表 34-2　AJCC/UICC 胆囊癌 pTNM 分期（第八版）

0 期	Tis、N0、M0
Ⅰ 期	T1、N0、M0
Ⅱ A 期	T2a、N0、M0
Ⅱ B 期	T2b、N0、M0
Ⅲ A 期	T3、N0、M0
Ⅲ B 期	T1 ～ 3、N1、M0
Ⅳ A 期	T4、N0 ～ 1、M0
Ⅳ B 期	任何 T、N2、M0；任何 T、任何 N、M1

表 34-3 AJCC/UICC 肝内胆管癌 TNM 分期（第八版）

原发肿瘤（T）

Tx	无法评估原发肿瘤情况
T0	无原发肿瘤证据
Tis	原位癌
T1a	无血管浸润的孤立肿瘤 ≤ 5cm
T1b	无血管浸润的孤立肿瘤 > 5cm
T2	孤立的肿瘤有肝内血管侵犯或没有血管侵犯的多发肿瘤
T3	肿瘤穿透脏腹膜
T4	直接侵犯局部肝外结构

区域淋巴结（N）

Nx	无法评估区域淋巴结
N0	无区域淋巴结转移
N1	有区域淋巴结转移

远处转移（M）

M0	无远处转移
M1	有远处转移

表 34-4 AJCC/UICC 肝内胆管癌 pTNM 分期（第八版）

0 期	Tis、N0、M0
Ⅰ 期	T1a、N0、M0
Ⅱ A 期	T1b、N0、M0
Ⅱ B 期	T2、N0、M0
Ⅲ A 期	T3、N0、M0
Ⅲ B 期	T4、N0、M0
Ⅳ A 期	任何 T、N1、M0
Ⅳ B 期	任何 T、任何 N、M1

表 34-5 AJCC/UICC 肝门部胆管癌 TNM 分期（第八版）

原发肿瘤（T）

Tx	无法评估原发肿瘤情况
T0	无原发肿瘤证据
Tis	原位癌 /BilIn-3
T1	肿瘤局限于胆管，并向上延伸至肌层或纤维组织
T2a	肿瘤穿透胆管壁，侵及胆管周围脂肪组织
T2b	肿瘤侵及邻近肝实质
T3	肿瘤侵及门静脉或肝动脉的单侧分支
T4	肿瘤侵及门静脉主干或双侧分支或肝总动脉；或单侧二级胆管分支及对侧门静脉或肝动脉受累

续表

区域淋巴结（N）

Nx	无法评估区域淋巴结
N0	无区域淋巴结转移
N1	1 ~ 3 枚区域淋巴结转移，主要累及胆囊管、胆总管、肝动脉、胰十二指肠后、门静脉淋巴结
N2	≥ 4 枚区域淋巴结转移

远处转移（M）

M0	无远处转移
M1	有远处转移

表 34-6 AJCC/UICC 肝门部胆管癌 pTNM 分期（第八版）

0 期	Tis、N0、M0
Ⅰ 期	T1、N0、M0
Ⅱ 期	T2a ~ b、N0、M0
Ⅲ A 期	T3、N0、M0
Ⅲ B 期	T4、N0、M0
Ⅲ C 期	任何 T、N1、M0
Ⅳ A 期	任何 T、N2、M0
Ⅳ B 期	任何 T、任何 N、M1

表 34-7 AJCC/UICC 远端胆管癌 TNM 分期（第八版）

原发肿瘤（T）

Tx	无法评估原发肿瘤情况
T0	无原发肿瘤证据
Tis	原位癌
T1	肿瘤侵及胆管壁深度 < 5mm
T2	肿瘤侵及胆管壁深度 5 ~ 12mm
T3	肿瘤侵及胆管壁深度 > 12mm
T4	肿瘤侵及腹腔动脉干、肠系膜上动脉和（或）肝总动脉

区域淋巴结（N）

Nx	无法评估区域淋巴结
N0	无区域淋巴结转移
N1	1 ~ 3 枚区域淋巴结转移
N2	≥ 4 枚区域淋巴结转移

远处转移（M）

M0	无远处转移
M1	有远处转移

表 34-8　AJCC/UICC 远端胆管癌 pTNM 分期（第八版）

分期	
0 期	Tis、N0、M0
Ⅰ期	T1、N0、M0
ⅡA 期	T1、N1、M0；T2、N0、M0
ⅡB 期	T2、N1、M0
ⅢA 期	T1～3、N2、M0
ⅢB 期	T4、任何 N、M0
Ⅳ期	任何 T、任何 N、M1

续表

区域淋巴结（N）

Nx	无法评估区域淋巴结
N0	无区域淋巴结转移
N1	1～3 枚区域淋巴结转移
N2	≥4 枚区域淋巴结转移

远处转移（M）

M0	无远处转移
M1	有远处转移

表 34-9　AJCC/UICC 壶腹部癌 TNM 分期（第八版）

原发肿瘤（T）

Tx	无法评估原发肿瘤情况
T0	无原发肿瘤证据
Tis	原位癌 /BilIn-3
T1a	肿瘤局限于 Vater 壶腹或 Oddi 括约肌
T1b	肿瘤浸润超出 Oddi 括约肌(括约肌周围浸润)和（或）侵及十二指肠黏膜下层
T2	肿瘤侵及十二指肠固有肌层
T3a	肿瘤侵及胰腺，深度≤0.5cm
T3b	肿瘤侵及胰腺深度＞0.5cm，或侵及胰周软组织或十二指肠浆膜，未累及腹腔动脉干或肠系膜上动脉
T4	肿瘤侵及腹腔动脉干、肠系膜上动脉和（或）肝总动脉

表 34-10　AJCC/UICC 壶腹部癌 pTNM 分期（第八版）

分期	
0 期	Tis、N0、M0
ⅠA 期	T1a、N0、M0
ⅠB 期	T1b～2、N0、M0
ⅡA 期	T3a、N0、M0
ⅡB 期	T3b、N0、M0
ⅢA 期	T1a～3b、Na、M0
ⅢB 期	T4、任何 N、M0；任何 T、N2、M0
ⅢC 期	ⅢC 期：任何 T、N1、M0
Ⅳ期	Ⅳ期：任何 T、任何 N、M1

第二节　一般治疗原则

一、综合治疗原则

胆道癌的治疗手段主要包括手术治疗、放射治疗、化学治疗、分子靶向治疗、生物免疫治疗和最佳支持治疗。胆道癌的治疗推荐多学科共同参与的综合治疗模式，根据患者的临床分期、体能状态、肿瘤的具体部位、病理类型以及肿瘤分子生物学等特点，遵循循证医学，有计划、合理应用多学科的有效治疗手段，争取以最适当的经济成本取得最好的治疗效果，最大限度地改善患者的生存预后和生活质量。

二、分期治疗原则

临床分期是影响胆道癌生物学特性及预后的主要因素，应根据胆道癌的不同临床分期来指导选择合理的治疗方案。手术切除是早期可切除胆道癌唯一可能治愈的治疗方法。不可切除或转移性胆道癌的主要治疗方法包括：①全身治疗（化学治疗、靶向治疗和生物免疫治疗等）；②局部治疗（放射治疗、经皮射频消融术和经动脉化学栓塞等）；③参加临床试验；④最佳支持治疗。

第三节　辅　助　治　疗

一、辅助治疗的历史沿革

手术是早期胆道癌的根治方法，但单纯手术术后复发率较高，有必要探索有效的辅助治疗来改善患者的无复发生存（RFS）及总生存期（OS）。胆道癌异质性高，发病率低，起病隐匿，且可切除胆道癌患者较少，因此术后辅助治疗的临床研究入组困难。既往关于胆道癌术后辅助治疗的研究大多是小型的、回顾性非随机研究，故胆道癌术后辅助治疗一直缺乏公认的标准方案。

胆道癌术后辅助化疗的临床研究显示出生存获益的较少，目前关于胆道癌术后辅助化疗级别较高的循证医学证据主要来自于4项Ⅲ期随机临床研究（BCAT、PRODIGE-12/ACCORD-18、BILCAP、JCOG1202），其中BILCAP和JCOG1202研究结果显示出术后辅助治疗有生存获益。BCAT研究探讨了吉西他滨单药作为胆道癌术后辅助治疗的疗效和安全性，对于已行手术切除的肝外胆管癌患者，与单纯术后观察相比，吉西他滨单药辅助化疗并未使患者获益。PRODIGE-12/ACCORD-18研究探讨了吉西他滨联合奥沙利铂（GEMOX）作为胆道癌术后辅助治疗的疗效和安全性，结果表明，对于已行手术切除的胆道癌患者，与单纯术后观察相比，GEMOX辅助化疗并未使患者获益。BILCAP研究探讨了卡培他滨单药作为胆道癌术后辅助治疗的疗效，ITT分析中卡培他滨组和观察组的中位OS未达到研究的主要终点，但敏感性分析表明，卡培他滨作为术后辅助化疗可以提高术后患者的总体生存率且具有可接受的安全性。基于BILCAP研究，ASCO和CSCO指南均推荐可切除BTC术后接受为期6个月的卡培他滨辅助化疗。JCOG1202研究考察了替吉奥（S-1）作为胆道癌术后辅助治疗的疗效，结果发现术后辅助S-1治疗较单独手术可显著延长生存期。2022年CSCO指南推荐可切除BTC术后可接受4周期S-1辅助化疗。基于一些回顾性研究，吉西他滨联合顺铂、吉西他滨联合卡培他滨、5-FU联合奥沙利铂以及卡培他滨联合奥沙利铂等方案可根据各医疗中心的使用经验及患者的具体情况选择。

胆道癌术后辅助放疗因缺乏高级别循证医学证据一直存在争议。基于2020年一项Meta分析中针对肝外胆管癌及胆囊癌在放疗中获益程度的研究以及SWOG S0809前瞻Ⅱ期研究，支持对切缘阳性的胆道癌患者行术后辅助放疗。目前CSCO指南对于肝内及肝外胆管癌术后存在切缘阳性（R2切除）的患者（Ⅰ级推荐）或对于肝内及肝外胆管癌R0术后N$^+$的患者（Ⅱ级推荐）进行术后采取吉西他滨联合卡培他滨的辅助化疗，以及卡培他滨为基础的同步放化疗。

胆道癌是一组疾病，包括肝内外胆管癌、胆囊癌和壶腹部癌，且发生率低，很多临床研究入组时纳入了上述不同亚型的肿瘤，可能影响临床研究结果，因此未来鼓励胆道癌患者积极参加术后辅助治疗的临床研究，以探索不同亚型更有效的辅助治疗方案，减少复发，改善其预后。

二、治疗原则

胆道癌术后辅助化疗推荐单药卡培他滨、S-1或参加临床试验。肝内及肝外胆管癌术后存在切缘阳性（R2切除）的患者或肝内及肝外胆管癌R0术后N$^+$的患者进推荐行术后辅助放化疗。

三、常用辅助治疗的方案及评价

卡培他滨：1250mg/m^2，口服，每天2次，第1～14天，每3周重复，共使用8个周期（24周）。

评价：卡培他滨单药作为胆道癌术后辅助治疗主要基于随机、对照、多中心的Ⅲ期临床研究（BILCAP）。该研究主要入组了手术切除的胆管癌或肌层浸润性胆囊癌患者、ECOG评分<2分、年龄≥18岁。患者1∶1随机分组，随机分配到卡培他滨组和观察组。卡培他滨组给予卡培他滨1250 mg/m^2，每天2次，第1～14天口服给药，停药1周，每3周一个周期，共8个周期。观察组随访观察。主要研究终点为OS；次要终点是RFS、毒性反应、健康经济学和生活质量。ITT分析，卡培他滨组mRFS为24.3个月，观察组mRFS为17.4个月，HR为0.81（95% CI 0.65～1.01）。PP分析，卡培他滨的mRFS为25.3个月，观察组的

mRFS 为 16.8 个月, HR 为 0.77 (95% CI 0.61 ~ 0.97)。卡培他滨组的 mOS 为 49.6 个月, 观察组为 36.1 个月, HR 为 0.84 (95% CI 0.67 ~ 1.06)。安全性方面, 卡培他滨组有 20.7% 的患者出现了 3 ~ 4 级的手足综合征, 其他的不良反应都是可以接受的, 没有与化疗相关的死亡发生。两组生活质量差异无统计学意义, 除了卡培他滨组患者的味觉、周围神经痛和社交功能较观察组更差。尽管在 BILCAP 研究的 ITT 分析中卡培他滨组和观察组的中位 OS 未达到研究的主要终点, 但敏感性分析表明, 卡培他滨作为术后辅助化疗可以提高术后患者的总体生存率且具有可接受的安全性。该研究奠定了卡培他滨作为胆道恶性肿瘤患者辅助治疗的推荐方案。

替吉奥 (S-1): 40mg/m², 口服, 每天 2 次, 第 1 ~ 28 天, 休息 2 周; 每 6 周重复, 共使用 4 个周期。

评价: S-1 作为胆道癌术后辅助治疗的推荐主要基于 JCOG1202 (ASCOT) 研究。该研究入组了经 R0/R1 切除组织学证实为肝外胆管、胆囊、Vater 壶腹腺 (鳞状) 癌 (T2 ~ 4、N0、M0 或 T1 ~ 4、N1、M0) 或肝内胆管 (T1 ~ 4、N0 ~ 1、M0) 癌患者, 年龄 20 ~ 80 岁, ECOG 评分为 0 或 1 分。患者 1:1 随机分配到 S-1 组和观察组。S-1 组术后接受 S-1 40 mg/m², 每天 2 次, 第 1 ~ 28 天口服给药, 停药 2 周, 每 6 周为一个周期, 共 4 个周期; 观察组随访观察。主要研究终点是 OS, 次要终点是 RFS、不良事件发生率和治疗完成比例。在所有随机人群中, S-1 组 3 年 OS 率为 77.1% (95%CI 70.9% ~ 82.1%), 观察组为 67.6% (95%CI 61.0% ~ 73.3%), HR 为 0.694 (95%CI 0.514 ~ 0.935; 单侧 P=0.008); S-1 组 3 年 RFS 率为 62.4% (95% CI 55.6% ~ 68.4%), 观察组为 50.9% (95% CI 55.6% ~ 68.4%)。所有预设的亚组分析 (PS、年龄、癌症类型、癌症分期、R 因子和血清 CA19-9) 均显示 S-1 组的 OS 和 RFS 更长。辅助 S-1 组的主要 3 ~ 4 级不良事件为胆道感染 (7.2%)、腹泻 (2.9%)、食欲缺乏 (2.9%)、疲劳 (2.9%), 治疗耐受性良好。该研究证实了 S1 作为辅助治疗方案可以延长患者的 OS, 但 RFS 差异无统计学意义。因此, 虽然存在一些争议, 但替吉奥辅助治疗也可作为可切除肝外胆管癌辅助治疗的方案选择。

吉西他滨+卡培他滨序贯卡培他滨同步放疗: 吉西他滨 1000mg/m², 静脉滴注, 第 1、8 天+卡培他滨 1500mg/m², 口服, 每天 2 次, 第 1 ~ 14 天, 每 3 周重复, 共使用 3 个周期。3 个周期后序贯卡培他滨 1330mg/m², 口服, 每天 2 次, 第 1 ~ 14 天; 同时同步放疗 (放疗剂量: 淋巴结引流区 45Gy/25f; 瘤床区 54 ~ 59.4Gy/25 ~ 33f, 其中 R1 切除时瘤床区 59.4Gy)。

评价: 该方案主要推荐用于肝内及肝外胆管癌术后存在切缘阳性 (R2 切除) 的患者或肝内及肝外胆管癌 R0 术后 N⁺ 的患者。主要基于 SWOG S0809 研究结果, 该研究评估了胆道癌根治术后 (R0 或 R1 切除) 辅助放疗的疗效和安全性。入组了根治术后证实为肝外胆管癌 (EHCC) 和胆囊癌 (GBCA) 的患者 (pT2 ~ 4 或 N⁺ 或切缘阳性)、ECOG 评分为 0 分或 1 分。受试者均接受 4 周期吉西他滨+卡培他滨 3 周方案化疗后, 序贯卡培他滨为基础的同步放疗。主要研究终点为 OS; 次要研究终点为安全性、PFS、肝特异性无疾病进展生存期 (LPFS)。研究结果显示, 2 年总生存率为 65%, 其中 R0 切除与 R1 切除患者生存率分别为 67% 和 60%。全人群中位 OS 为 35 个月, R0 切除为 34 个月, R1 切除为 35 个月。全组人群 3/4 级不良反应发生率分别为 52% 和 11%。最常见的不良反应包括中性粒细胞减少 (44%)、手足综合征 (11%)、腹泻 (8%)、淋巴细胞减少症 (8%) 和白细胞减少症 (6%)。该研究证实局部进展期可手术切除的 EHCC 或 GBCA 患者术后应用辅助化疗序贯基于卡培他滨的同步放化疗具有良好的耐受性和局部控制率。

第四节 新辅助治疗

一、新辅助治疗的历史沿革

目前缺乏新辅助治疗对胆道癌预后有获益的高级别循证医学证据, 故推荐适当的患者参加临床试验。新辅助治疗的目的是使局部晚期 BTC 患者能够降期易于手术切除, 此外消除潜在的微小转移灶,减少术后的早期复发和最终改善生存预后。尽管对于可切除 BTC 患者术后建议行辅助治疗,但 BTC 患者术后并发症及肝脏大手术导致患者体能较差,相当比例的患者无法开始或完成术后辅助治疗,因此术前新辅助治疗有望改善这种不良状态。BTC 起病隐匿,多数患者就诊时已为晚期,加之 BTC 发病率较低、异质性强,因此新辅助治疗用于 BTC 的数据多数为回顾性或小样本的早期临床研究。

最早关于新辅助化疗在肝外 CCA 中的研究来自于一项回顾性研究报告,McMasters 等在 9 例肝外 CCA(4 例 dCCA 和 5 例 pCCA)患者中,采用 5-FU 联合放疗作为术前新辅助治疗,其中 3 例患者出现了病理完全缓解(pCR),其余患者表现出不同程度的病理学缓解,切除边缘不受累的比率是 100%。然而,4 例 dCCA 患者在 R0 术后又很快复发,预后不良。Katayose 及其同事在一项 Ⅱ 期研究中评估了吉西他滨同步体外放疗(EBRT)新辅助治疗对肝外 CCA 患者 R0 切除率的影响,24 名肝外 CCA 患者接受新辅助吉西他滨加体外放疗(EBRT),R0 切除率达 89.6%,新辅助治疗耐受性良好。对这些小样本回顾性研究进行荟萃分析,结果显示在 R0 切除率方面,化疗加放疗的新辅助治疗有助于实现更高的 R0 切除率。然而,还是建议进行基于多中心的大样本随机对照试验来验证这些发现。新辅助光动力治疗(PDT)也正在作为一种替代治疗策略应用于肝外 CCA 患者中。尽管目前有少量证据表明新辅助 PDT 可以安全地进行,并可能为部分高度选择的人群实现术 R0 切除,但关于该技术的数据很少,应在适当设计的临床试验中探索其作用。肝内 CCA 新辅助治疗主要局限于不同治疗方式(包括放疗、化疗、放化疗和局部肝定向治疗)和异质入组的小规模队列研究,R0 切除率在 30% ~ 80%。

一项回顾性单中心研究分析了基于吉西他滨新辅助化疗在 7 例无法切除的 iCCA 患者中的作用。3 例患者实现 R0 切除,纳入的受试者中位 OS 为 13 个月。同样,法国的一项单中心研究,74 名 iCCA 患者中,53% 的患者在全身化疗后接受了手术治疗。其中,接受了 6 周期化疗后手术的不可切除 iCCA 患者的中位 OS 为 24.1 个月,而仅接受手术治疗的可切除患者的中位生存期为 25.7 个月。因此,不可切除的 iCCA 患者通过新辅助化疗加手术可达到与可切除 iCCA 患者类似的长期生存的结果。

目前一些前瞻性临床研究借鉴胰腺癌转化治疗的经验正在评估新辅助治疗在 BTC 中的作用。其中,一项 Ⅱ 期试验(NCT03603834)正在评估改良 FOLFOXIRI(氟尿嘧啶、亚叶酸钙、伊立替康和奥沙利铂)对交界性可切除 CCA 的疗效。试验的主要研究终点是根据通过 MRI 或 CT 评估的总体缓解率(RECIST1.1 标准)。研究计划招募 25 名受试者,预计初步完成日期为 2023 年 8 月。一项 Ⅱ 期单臂试验(NCT03579771)正在评估吉西他滨 + 顺铂 + 白蛋白紫杉醇新辅助化疗用于 Ⅰ B 期、Ⅱ 期、Ⅲ A 期和 Ⅲ B 期 iCCA 患者的疗效和安全性。主要的观察指标包括完成所有术前和手术治疗以及不良事件的发生率。研究计划招募 34 名受试者,按入组计划已完成入组,期待数据公布。一项 Ⅱ 期 DEBATE 试验(NCT04308174)正在评估度伐利尤单抗(durvalumab)+ 吉西他滨 + 顺铂相比于吉西他滨 + 顺铂新辅助治疗对可切除 CCA 患者的疗效和安全性。研究的主要终点为 R0 切除率,次要研究终点包括 OS、RFS、客观缓解率(ORR)和不良事件。研究计划招募 45 名患者,按入组计划已完成入组,期待数据公布。一项 Ⅱ 期研究(NCT04506281)正在评估 PD-1 抗体 Toripalimab 联合 GEMOX 新辅助化疗对于具有高危复发因素可切除 iCCA 的疗效和安全性。研究的主要终点为无事件生存期(EFS),次要研究终点包括 OS、ORR、病理缓解率和不良事件。基于靶向治疗在晚期 BTC 中的客观疗效,目前一些研究也正在评估靶向治疗在存在治疗靶点的 BTC 中新辅助治疗的价值。

新辅助治疗可提高 R0 切除率,但目前新辅助治疗在 BTC 中的数据较少,因此新辅助治疗在 BTC 中的应用还未达成共识。基于新辅助治疗的目的,推荐在兼顾安全性的前提下,采用客观有效率高的联合治疗方案(体能状况良好的患者,可以考虑三药联合的强烈化疗),有望为部分选定患者群体提供生存获益,需要设计前瞻性临床试验验证新辅助治疗方案的有效性和安全性。

二、治疗原则

鼓励参加临床试验，新辅助治疗的决策需要个体化，并在外科肿瘤学专家和多学科团队参与下制定和实施，建议每 2～3 个月重新评估一次，为期 2～6 个月。

三、常用新辅助治疗的方案及评价

吉西他滨 + 顺铂 + 白蛋白紫杉醇：吉西他滨 $1000mg/m^2$，静脉滴注 30 分钟，第 1、8 天 + 顺铂 $25mg/m^2$ 静脉滴注，第 1、8 天 + 白蛋白紫杉醇 $125mg/m^2$，静脉滴注，第 1、8 天；每 3 周重复，建议每 2 个周期进行疗效评估。

评价：Ⅱ期单臂 NEO-GAP 试验评估了吉西他滨 + 顺铂 + 白蛋白紫杉醇联合用于 ICC 患者新辅助治疗的疗效，研究纳入 30 例 ⅠB～ⅢB 期 ICC 患者，主要终点为术前治疗和手术的完成率，以及不良事件的发生率。结果显示，77% 的患者完成了所有的术前化疗和根治性手术，33% 的患者发生 ≥3 级治疗相关不良事件（TRAE）。患者的部分缓解（PR）率为 23%，疾病控制率（DCR）为 90%。

GC 方案：吉西他滨 $1000mg/m^2$ 静脉滴注 30 分钟，第 1、8 天 + 顺铂 $25mg/m^2$ 静脉滴注，第 1、8 天；每 3 周重复，建议每 2 个周期进行疗效评估。

评价：GC 是 BTC 系统治疗的传统方案。一项回顾性分析显示针对不可切除。

BTC 患者使用 GC 进行新辅助化疗，其中 50% 的患者出现肿瘤缩小，25.6% 的患者进行了根治性切除手术。

XELOX 方案：卡培他滨 $1000mg/m^2$，口服，每日 2 次，第 1～14 天 + 奥沙利铂 $130mg/m^2$ 静脉滴注 2 小时，第 1 天；每 3 周重复，建议每 2 个周期进行疗效评估。

评价：韩国多中心Ⅲ期非劣效性研究比较了 XELOX 与 GEMOX 方案在不可切除、复发或转移性胆管癌中的疗效和安全性，结果显示 XELOX 和 GEMOX 6 个月 PFS 率分别为 46.7% 和 44.5%，OS 为 10.6 个月和 10.4 个月，不同肿瘤部位 - 胆管癌与胆囊癌亦无差异。

mFOLFOX 方案：奥沙利铂 $130mg/m^2$ 静脉滴注 2 小时，第 1 天 +LV $350mg/m^2$ 静脉滴注 2 小时，第 1 天 +5-FU $400 mg/m^2$ 静脉推注，第 1 天，后 $1200mg/m^2$×2 天持续静脉输注（46～48 小时）；每 2 周重复，建议每 2 个周期进行疗效评估。

评价：mFOLFOX 作为晚期 BTC 二线治疗方案，也被尝试应用于 BTC 新辅助治疗，但该方案在二线有效率较低，作为新辅助化疗方案应用价值有限，仅适用于部分选择性人群。

GEMOX 方案：吉西他滨 $1000mg/m^2$ 静脉滴注 30 分钟，第 1、8 天 + 奥沙利铂 $100mg/m^2$ 静脉滴注 2 小时，第 1 天；每 3 周重复，建议每 2 个周期进行疗效评估。

评价：GEMOX 是 BTC 系统治疗的传统方案。2010 年一项Ⅲ期临床研究探讨了改良 GEMOX 方案对比最佳支持治疗在晚期 GBC 中的疗效，结果显示 ORR 高达 30.7%，CR 率为 7.7%，2 例（2/26）实现转化手术，1 例达到 pCR。

第五节　进展期药物治疗

一、进展期药物治疗的历史沿革

既往进展期及晚期胆道癌的全身治疗选择有限，药物治疗主要以系统化疗为主，在进展期及晚期胆道癌的系统化疗药物选择中，主要有吉西他滨、铂类、氟尿嘧啶类和白蛋白紫杉醇 4 种药物。近些年，随着精准肿瘤治疗概念的提出，特别是基因测序技术的进步，在异质性很强的胆道癌领域，靶向治疗、免疫治疗以及联合治疗等也取得了长足的进展，正在改变进展期及晚期胆道癌的治疗格局。

（一）系统化疗

系统化疗仍然是进展期及晚期胆道癌治疗的基石。1999 年报道了第一个证实进展期一线化疗能改善胆管癌患者生存及预后的临床研究结果，明确了吉西他滨单药在一线治疗中的价值，也奠定了其一线标准治疗地位。之后 20 年有许多同类的临床研究，但均未取得成功，一线吉西他滨单药的治疗标准一直未被改变。直到 2010 年，ABC-02 研究改写了这一状态，确立了吉西他滨联合顺铂（GC）作为晚期胆道癌患者的一线治疗地位。吉西他滨联合替吉奥（GS）方案也在后续的JCOG1113研究中被证实非劣效于GC方案，并且能够达到更长的OS，因此在国内外指南中也得到了一线治疗推荐。近十来年，临床研究并未能证实化疗联合EGFR或VEGF抑制剂能提高胆道癌患者的生存率，因此对于体能状态好的患者，强化化疗方案（如：吉西他滨+顺铂+白蛋白紫杉醇；顺铂+吉西他滨+S-1；FOLFIRINOX等）不断被探索应用于进展期及晚期胆道癌的一线治疗。Ⅲ期SWOG1815研究比较了三药对比两药的疗效和安全性，研究结果为阴性，但亚组分析发现，胆囊癌患者能够从三药方案中获得更长的生存趋势。比起双药联合，强化化疗能够进一步提高部分亚型ORR和DCR，中位PFS和OS有了进一步延长，但毒性反应也相应增加，因此强化化疗方案需要筛选合适的治疗人群。

GC方案一线治疗失败后仍有不少患者会接受后线治疗。在进展期及晚期胆道癌的二线化疗中，一直也缺乏标准的化疗方案。Khankhel教授等综述了62项二线对照或观察性临床研究，方案包括5-FU为基础，吉西他滨为基础或S-1为基础的联合方案，中位PFS为2.9个月，中位OS为6.9个月，可见二线治疗的临床需要未被满足。直到2019年，ABC-06临床研究确立了"积极症状控制（ASC）+mFOLFOX（奥沙利铂+5-FU）"方案作为GC方案一线治疗失败的晚期BTC二线标准治疗方案。其他可供选择的二线治疗方案包括伊立替康联合卡培他滨、伊立替康联合5-FU以及其他二线治疗指南推荐的方案，也可根据患者既往治疗经过以及肝功能的情况，结合各医疗中心的使用经验选用。

（二）靶向治疗

在新药研发和基因检测技术双重发展的加持下，BTC中越来越多的潜在治疗靶点被发掘并研发出有效的药物应用于临床。根据测序分析结果，30%～40%的BTC患者存在驱动基因突变，其中成纤维细胞生长因子受体2（fibroblast growth factorreceptor 2，FGFR2）、异柠檬酸脱氢酶1/2（isocitratedehydrogenases 1/2，IDH1/2）、BRAF、NTRK、HER2、ALK及ROS1均成为有效的治疗靶点。

1. FGFR 靶点 FGFR是一个由四个跨膜受体组成的家族，具有细胞内酪氨酸激酶结构域。FGFR一共包括FGFR1、FGFR2、FGFR3、FGFR4 4种亚型及一些异构分子，常见的突变类型包括基因扩增、融合、缺失突变。FGFR与其配体结合后，通过二聚化以及酶激活作用，诱导FGFR2磷酸化，促进其下游靶蛋白（Ras/RAF/MEK、JAK/STAT和PI3K/Akt通路等）的级联反应，最终促进细胞生长、分化、生存以及血管形成。胆管癌患者中FGFR在编码区、非编码区以及表观遗传修饰出现扩增、融合及错义突变，可导致配体非依赖的二聚化并导致受体结构活化。FGFR融合或异位突变几乎只存在于肝内胆管中，最常见的是*FGFR2*融合，占该人群的10%～16%。存在*FGFR*基因融合或突变的肝内胆管癌患者可能对FGFR抑制剂敏感。目前开发的FGFR抑制剂包括FGFR特异性酶抑制剂以及抗FGFR单克隆抗体。

Pemigatinib是Incyte公司发现和研发的一款针对FGFR亚型1～3的强效选择性口服抑制剂。基于FIGHT-202研究结果，2020年4月18日，FDA批准Pemigatinib用于既往接受过治疗携带*FGFR2*融合或重排的局部晚期或转移性胆管癌患者。2022年4月6日，基于CIBI375A201中国桥接临床研究，NMPA批准信达生物引进的佩米替尼治疗至少接受过一种系统性治疗，且经检测确认存在有*FGFR2*融合或重排的晚期、转移性或不可手术切除的胆管癌成人患者。Infigratinib是一种创新型、口服、FGFR亚型1～3强效选择性抑制剂，基于一项Ⅱ期临床研究，2021年5月被FDA批准用于治疗先前接受过治疗、携带*FGFR2*融合或重排的局部晚期或转移性胆管癌患者。Gunagratinib是诺诚建华自主研发的第二代泛FGFR抑制剂，对于FGFR家族的4种激酶均有很强的抑制效果，尤其在肝内胆管癌等实体瘤的治疗中具有良好的潜力，2021年6月被FDA授予治疗胆管癌的孤儿药资格。其他一些选择性或特异性FGFR抑制剂（futibatinib、derazantinib、erdafitinib等）在BTC中的疗效正在开展临床研究，期待研究数据早日披露。针对第一代FGFR抑制剂的耐药机制，第二代不可逆小分子泛FGFR抑制剂（如KIN-3248）的研究已经在研发路上。目前已获批的 FGFR 抑制剂均为二线治疗，FGFR 抑制剂单药 Futibatinib（NCT04093362）和 Infigratinib（NCT 03773302）对比标准化疗（吉西他滨＋顺铂）方案一线治疗的Ⅲ期临床研究正在进行中，值得期待。

2. IDH1/2 靶点　IDH1/2 是柠檬酸循环中催化异柠檬酸转化为 α- 酮戊二酸（α-ketoglutaric acid，α-KG）的关键酶。IDH 基因突变使催化合成 α-KG 的活性下降，却同时提高了促癌代谢物 2- 羟基戊二酸（2-hydroxyglutaricacid，2-HG）的生成，引发组蛋白及 DNA 甲基化异常，从而导致肿瘤的发生发展。根据 45 篇公开发表的 5393 例胆管癌（4214 例 ICC；1123 例 ECC 及 56 例解剖位置不明胆管癌）IDH1 突变频率数据显示：全球肝外胆管癌的 IDH1 突变频率为 0.8%，肝内胆管癌的 IDH1 突变频率为 13%。Ivosidenib 是一种针对 IDH1 基因突变的强效口服抑制剂，已被批准用于多种 IDH 突变的实体瘤及血液肿瘤。基于 ClarIDHy 研究，2021 年 8 月 25 日，美 FDA 批准 Ivosidenib 用于既往接受过治疗且携带 IDH1 突变的局部晚期或转移性胆管癌成人患者。2023 年 CSCO 指南将 Ivosidenib 二线治疗 IDH 突变 BTC 患者的由Ⅱ A 级推荐前移至Ⅰ级推荐。其他仍有一些 IDH1、IDH2 或泛 IDH 抑制剂也在不同的临床阶段。

3. NTRK 靶点　NTRK 包括 NTRK1、NTRK2 和 NTRK3，分别编码原肌球蛋白受体激酶（TRK）家族 TRKA、TRKB 和 TRKC 3 种蛋白。NTRK 基因与其他基因融合，可导致 TRK 蛋白处于持续活跃状态，引发永久性的信号级联反应（包括下游 PLC-γ、MAPK 以及 PI3K 等信号通路的过度激活），导致细胞增殖、存活和侵袭异常，驱动 TRK 融合肿瘤的生长和扩散。尽管目前已发现 NTRK 融合存在于超过 45 类癌症中，但 NTRK 融合突变整体发生频率较低，在 CCA 中突变频率约为 0.25%，在 iCCA 中约为 3.5%。第一代 NTRK 抑制剂拉罗替尼（larotrectinib，LOXO-101）和恩曲替尼（entrectinib，RXDX-101）在 NTRK 融合阳性的晚期实体瘤患者中（包括 BTC）显示出快速而持续的临床响应。2018 年 11 月和 2019 年 8 月，FDA 分别批准了拉罗替尼和和恩曲替尼用于治疗携带 NTRK 基因融合的成年和儿童局部晚期或转移性

实体瘤患者，不需要考虑癌症的发生区域。2022 年 4 月 13 日，NMPA 也批准了拉罗替尼用于治疗患有 NTRK 基因融合的局部晚期或转移性实体瘤的成人和儿童患者。尽管两种 NTRK 抑制剂的临床研究均为早期临床试验，且均为一线之后的后线治疗，但由于临床数据获益良好，目前针对晚期 BTC 的治疗，如果检测出在 NTRK 基因融合突变，可选择 NTRK 抑制剂的治疗。

4. BRAF 靶点　BRAF 基因位于染色体 7q34，编码丝氨酸 / 苏氨酸蛋白激酶，是 RAF 家族成员。BRAF 蛋白与 KRAS 蛋白同为 RAS-RAF-MEK-ERK 信号通路中上游调节因子，使 MEK 蛋白磷酸化，随后的 ERK 蛋白磷酸化，激活参与细胞增殖和生存的相关基因。突变的 BRAF 蛋白增强了激酶的活性，可在体外转化。而其中具有致癌及治疗价值的是 V600 的突变，主要包括 V600E 和 V600K 突变。BRAF 突变在胆道癌占 5% ～ 7%，尤以胆管癌常见。BRAF V600E 突变的 BTC 患者肿瘤分期更高、淋巴结受累率更高，长期生存预后较差。BRAF 抑制剂联合 MEK 抑制可有效治疗 BRAF V600E 的甲状腺未分化癌、黑色素瘤和肺癌。在Ⅱ期的篮子试验 ROAR 研究中，达拉非尼（BRAF 抑制剂）联合曲美替尼（MEK 抑制剂）在胆管癌患者中显示出良好的疗效，具有良好的安全性。

5. HER-2 靶点　BTC 中存在 HER2 过表达，最常在胆囊癌和肝外胆管癌，在 HER2 过表达的患者中，近 60% 的患者存在 HER2 扩增。一项回顾性分析结果表明，100 例 BTC 患者中，11% 的患者发现 HER2 阳性，且与较差的无病生存期（DFS）相关，但并不影响总生存。关于 HER2 过表达是否可以作为完全切除 BTC 的一个独立预后因素，还需进行进一步的研究。目前在 BTC 领域，尚无随机对照临床研究证实抗 HER2 治疗能否为 BTC 患者带来获益。抗 HER2 治疗的有效性数据多来自一些回顾性或小样本早期临床试验。目前 HER2 小分子抑制剂拉帕替尼和奈拉替尼在 BTC 中疗效差强人意。在一项多中心、非随机、开放的多队列篮子试验（MyPathway）中，HER2 阳性的胆道肿瘤队列入组了 39 例患者，数据截至 2020 年 3 月 10 日，中位随访时间为 8.1 个月。39 例使用帕妥珠单抗＋曲妥珠单抗治疗的患者中，有 9 例达到 PR，ORR 为 23%。11 例 SD ＞ 4 个月，DCR

为 51%（20/39）。DOR 10.8 个月。9 例 SD ＜ 4 个月，10 例疾病进展（PD）。至数据截止时，39 例患者中有 36 例 PD，29 例死亡。估计的中位 PFS 4.0 个月，中位 OS 为 10.9 个月，1 年 OS 率为 50%。该项研究结果初步看到帕妥珠单抗＋曲妥珠单抗在 HER2 扩增 / 过表达 / 突变转移性 BTC 中具有活性，研究结果还需高级别临床研究验证。此外，抗 HER2 的 ADC 药物 DS-8201 也探索了其在晚期 BTC 中的疗效。由研究者发起的多中心单臂 HERB 研究，评估了 DS-8201 用于治疗既往吉西他滨为基础的化疗后进展或不可耐受的不可切除或复发的 HER2 阳性或低表达的 BTC 患者的疗效。结果显示，ORR 为 36.4%，2 例达 CR，6 例达 PR；HER2 低表达患者 ORR 为 12.5%，1 例 PR。HER2 阳性患者中位 OS 为 7.1 个月，HER2 低表达患者中位 OS 为 8.9 个月。目前 HER 指导 BTC 治疗还需要高级别循证证据支持，一些评估 HER 靶向治疗在 BTC 中作用的前瞻性试验正在进行。

6. VEGF/VEGFR 靶点　胆道肿瘤中通常存在血管内皮生长因子（VEGF）及其受体（VEGFR）过表达，并且 VEGF 过表达与晚期疾病和不良预后相关。因此，VEGF/VEGFR 成为晚期 BTC 的潜在治疗靶点。瑞戈非尼是一种口服多激酶抑制剂，可与 VEGFR2/3、RET、KIT、PDGFR 和 RAF 激酶结合。瑞戈非尼单药治疗晚期 BTC 的 II 期临床试验结果表明，32 例化疗失败的晚期 BTC 接受瑞戈非尼治疗，ORR 为 9.4%，DCR 为 62.5%。中位 PFS 为 2.8 个月，中位 OS 为 7.9 个月，6 个月 OS 率 52%。

瑞戈非尼可改善晚期胆管癌患者的预后，但瑞戈非尼单药在 PFS 和 OS 方面没有明显优势。未来还需要更多有利的临床数据来肯定瑞戈非尼的疗效。在一项开放标签的单臂研究中，46 例接受过≥ 1 线全身性治疗的 BTC 患者，使用仑伐替尼单药治疗，41 例可评估肿瘤反应的患者中，5 例达 PR，27 例 SD。ORR 为 12.2%（95% CI 1.7% ～ 22.7%），DCR 为 78.0%，中位 PFS 为 3.8 个月（95% CI 1.3 ～ 6.3 个月），中位 OS 为 11.4 个月。此外，仑伐替尼联合免疫治疗或化疗也在晚期 BTC 的治疗中进行了探索。整体来看，仑伐替尼有望成为晚期 BTC 治疗中有效的治疗药物之

一。索凡替尼可靶向 VEGFR1/2/3、集落刺激因子 1 受体（CSF1R）和 FGFR1，具有抑制新生血管生成作用。在一项索凡替尼治疗失败的不可切除的或转移性 BTC 患者的 II 期临床研究中，索凡替尼二线治疗中国 BTC 患者的 16 周 PFS 率达到 46.33%，中位 PFS 约为 3.7 个月，中位 OS 约为 6.9 个月，研究结果初步表明，索凡替尼单药作为不可切除的或转移性 BTC 患者的二线治疗显示出较好的临床疗效以及可预期的耐受性和安全性。

7. RET 靶点　RET 突变在胆管癌中相对罕见，约 1% 的检出率。东西方胆管癌人群中，RET 突变频率有所差异，中国 RET 基因变异阳性率达 1.8%，美国人群仅为 1.1%。RET 突变的胆管癌患者对 RET 抑制剂普拉替尼和塞普替尼表现出一定的敏感性。I / II 期 ARROW 试验中，26 例实体瘤患者中有 3 例胆管癌患者接受普拉替尼的疗效为 1 例 SD，2 例 PR。LIBRETTO 001 研究探讨塞普替尼治疗 RET 阳性实体瘤的疗效，试验纳入 1 例胆管癌患者，疗效为 PR。2023 年 CSCO 指南中对普拉替尼、塞普替尼作为 RET 突变 BCT 患者的二线治疗做了 II 级推荐用药。

（三）免疫治疗

随着 ICI 在抗肿瘤领域的广泛探索和应用，也为晚期 BTC 患者带来了新的曙光。研究发现相当一部分 BTC 患者具有较高的肿瘤突变负荷和 PD-L1 表达，这提示 ICI 治疗可能对 BTC 患者有效。ICI 在晚期 BTC 的后线治疗中进行了许多探索和尝试，结果表明单药的治疗效果有限，单药治疗获益人群还是以 dMMR 以及 PD-1/PD-L1 阳性的患者为主。PD-1/PD-L1 阳性以及 dMMR 是多种癌症（包括 CCA）对 ICI 治疗敏感的疗效预测标志物。KEYNOTE-158 研究发现，在 MSI-H/dMMR 人群中帕博利珠单抗单药治疗胆管癌 ORR 达 40.9%，中位 OS 长达 24.3 个月，该研究的数据还显示，TMB-H 状态的患者可能对帕博利珠单抗有稳定反应。KEYNOTE-28 研究表明，在 PD-L1 阳性的 BTC 患者中，ORR 达 13%。多项基础及临床研究均显示 PD-1 单抗联合化疗有协同增效的作用，之后为了提高 ICI 在 BTC 中的疗效，开始不断尝试 ICI 联合其他治疗方案。一些小样本的 II 期临床试验（如特瑞普利单抗联合仑伐替

尼和 GEMOX 方案；卡瑞利珠单抗联合 GEMOX 方案；信迪利单抗和安罗替尼联合 GEMCis）证实 ICI 联合治疗策略在晚期 BTC 中具有非常令人鼓舞的疗效，但结果还需要大样本的随机对照的Ⅲ期临床研究验证。

TOPAZ-1 研究是全球首个免疫联合化疗一线治疗晚期 BTC 获得阳性结果的Ⅲ期研究，度伐利尤单抗联合 GEMCis 化疗可使疾病进展或死亡的风险降低 25%，中位 OS 达 12.8 个月。基于 TOPAZ-1 研究，2022 年 9 月 2 日，FDA 批准度伐利尤单抗联合化疗用于晚期 BTC 一线治疗的适应证。TOPAZ-1 研究的成功标志着胆道癌进入了免疫治疗的新时代，具有里程碑式的意义。KEYNOTE-966 研究是评估帕博利珠单抗联合吉西他滨/顺铂一线治疗晚期 BTC 的Ⅲ期临床研究，在 GC 方案中加入帕博利珠单抗，可带来兼具统计学显著性和临床意义的 OS 改善，2 年 OS 率为 25% vs 18%；2 年 DoR 率为 18% vs 6%。该研究结果支持帕博利珠单抗联合吉西他滨和顺铂作为一线治疗转移性或无法切除 BTC 患者的新方法。2023 年 CSCO 指南中将帕博利珠单抗联合 GC 作为晚期 BTC 一线治疗推荐。目前评估 Bintrafusp α（双融合蛋白，可同时阻断 PD1-PDL1 和 TGFR2-TGFβ 信号通路）联合吉西他滨/顺铂一线治疗 BTC 的 2/3 期的临床研究正在进行中，期待免疫联合治疗研究有更多Ⅲ期结果公布。LEAP-005 研究评估了仑伐替尼联合帕博利珠单抗作为晚期胆道癌患者的后续治疗，结果显示 ORR 为 9.7%，中位 PFS 为 6.1 个月。仑伐替尼和帕博利珠单抗联合治疗可作为不可切除或转移性疾病进展患者的后续治疗的一种选择。

二、治疗原则

进展期及晚期 BTC 患者的一线治疗仍以系统化疗为主，但免疫联合系统化疗或靶免联合系统化疗正在打破这种治疗格局。进展期及晚期 BTC 患者的二线治疗需基于肿瘤基因组特征进行分层治疗，包括化疗、靶向治疗、免疫治疗或靶免联合治疗等。

三、进展期药物治疗的方案及评价

度伐利尤单抗+吉西他滨+顺铂方案：度伐利尤单抗 1500mg 静脉滴注第 1 天+吉西他滨 1000mg/m² 静脉滴注 30 分钟，第 1、8 天+顺铂 25mg/m² 静脉滴注，第 1、8 天；每 3 周重复。

评价：TOPAZ-1 研究评估度伐利尤单抗联合标准化疗对比安慰剂联合化疗作为晚期 BTC 一线治疗的疗效和安全性。入组了既往未接受过治疗的不可切除的局部晚期、复发性或转移性 BTC 患者，ECOG 评分 0 分或 1 分。1：1 随机分组，度伐利尤单抗组接受度伐利尤单抗（1500mg，第 1 天，每 3 周一次）联合 GEMCis（GEM 第 1 天和第 8 天 1000mg/m² 和 Cis 25mg/m²，每 3 周一次）治疗 8 个周期，对照组接受安慰剂联合 GEMCis（GEM 第 1 天和第 8 天 1000mg/m² 和 Cis 25mg/m²，每 3 周一次）治疗 8 个周期。随后分别接受度伐利尤单抗（1500mg，第 1 天，每 4 周一次）或安慰剂治疗，直至疾病进展或出现不可接受的毒性。主要终点：OS；次要终点包括 PFS、ORR 和安全性。2022 年 ASCO-GI 会议上报道，共纳入 685 例患者，联合治疗组中位 OS 为 12.8 个月，而化疗组为 11.5 个月。度伐利尤单抗组联合化疗可使疾病进展或死亡的风险降低 25%（HR=0.75；95% CI 0.64～0.89；双侧 P=0.001）。联合治疗组的中位 PFS 为 7.2 个月，而化疗为 5.7 个月。接受度伐利尤单抗联合化疗的患者的 ORR 为 26.7%，而单独接受化疗的患者的 ORR 为 18.7%。安全性方面，联合化疗耐受性良好，与对照组相比具有相似的安全性，并且与单独化疗相比，未增加因不良事件导致的停药率。该研究证实了度伐利尤单抗联合 GEMCis 方案相比单纯 GEMCis 方案一线治疗晚期 BTC 可以带来 OS 获益，并能够提高 PFS 和 ORR，未显著增加不良事件发生风险。

帕博利珠单抗+吉西他滨+顺铂方案：帕博利珠单抗 200mg 静脉滴注第 1 天+吉西他滨 1000mg/m² 静脉滴注 30 分钟，第 1、8 天+顺铂 25mg/m² 静脉滴注，第 1、8 天；每 3 周重复。

评价：KEYNOTE-996 研究评估了帕博利珠单抗对比安慰剂，联合吉西他滨+顺铂一线治疗晚期胆道恶性肿瘤（BTC）的疗效和安全性。入组患者既往未经治疗，不可切除的局部晚期或转移性胆道肿瘤、ECOG 评分 0 分或 1 分、年龄≥18 岁。随机分配（1：1）使用帕博利珠单抗 200mg 或安慰剂，每 3 周静脉注射一次（最多 35

个周期），联合吉西他滨（每3周，第1天、第8天静脉注射 1000mg/m²；无最长持续时间）和顺铂（每3周第1天、第8天，静脉注射 25mg/m²，最多8个周期）。主要研究终点：OS。次要研究终点：PFS、ORR、DoR 和安全性。中位随访 25.6个月时，两组的 mPFS 为 6.5 个月 vs 5.6 个月（HR=0.87；95%CI 0.76～0.99 个月），帕博利珠单抗+化疗组未能显著改善 PFS，但是较对照组提高 24 个月 PFS 率近 1 倍，为 9% vs 5%。与安慰剂相比，GC 联合帕博利珠单抗可以显著改善患者的 OS（mOS：12.7 个月 vs 10.9 个月，HR=0.83，95% CI 0.72～0.95，单侧 P=0.003 4）。研究预设 P 值为 0.02，研究达到了主要研究终点。亚组分析，肝内胆管癌患者获益更多，HR=0.76（95% CI 0.64～0.91），而肝外胆管癌和胆囊癌获益相对较少，HR 分别为 0.99 和 0.96。该研究支持帕博利珠单抗联合吉西他滨和顺铂可作为一线治疗转移性或无法切除 BTC 患者的新方法。

GC 方案：吉西他滨 1000mg/m² 静脉滴注 30分钟，第 1、8 天 + 顺铂 25mg/m² 静脉滴注，第 1、8 天；每 3 周重复。

评价：ABC-02 研究结果确立了 GC 方案作为晚期 BTC 的一线标准治疗方案的地位，与单用吉西他滨相比，顺铂联合吉西他滨治疗具有显著的生存优势，该方案可将晚期 BTC 患者的中位总生存期从 8.1 个月延长至 11.7 个月。但该方案对体力要求较高，部分一般情况稍差的患者难以耐受，需根据临床实际情况选择。

GS 方案：吉西他滨 1000mg/m²，静脉滴注 30 分钟，第 1、8 天 +S-1 口服 每日 2 次，第 1～14 天（剂量：BSA < 1.25m² 60mg/d，BSA=1.25～1.50m² 80mg/d，BSA > 1.50m² 100mg/d）；每 3 周重复。

评价：JCOG1113/FUGA-BT 研究结果表明，吉西他滨联合替吉奥并不逊于吉西他滨联合顺铂，基于该项研究，吉西他滨联合替吉奥也可作为晚期 BTC 一线治疗的选择。

XELOX 方案：卡培他滨 1000mg/m²，口服，每日 2 次，第 1～14 天 + 奥沙利铂 130mg/m² 静脉滴注 2 小时，第 1 天；每 3 周重复。

评价：奥沙利铂联合卡培他滨（XELOX）对比 GEMOX 方案一线治疗晚期或转移性胆道癌的

Ⅲ期非劣效性临床研究，结果表明 XELOX 在 6个月无进展生存率上非劣效于 GEMOX。XELOX 可作为一线治疗胆道癌的替代选择。

mFOLFOX 方案：奥沙利铂 130mg/m² 静脉滴注 2 小时，第 1 天 + 静脉滴注 350mg/m²，静脉滴注 2 小时，第 1 天 +5-FU 400mg/m² 静脉推注，第 1 天，后 1200mg/m²×2 天持续静脉输注（46～48 小时）；每 2 周重复。

评价：ABC-06 研究结果表明，mFOLFOX 联合积极控制症状（ASC）可以显著提高经治晚期胆道癌患者的 OS 和 6 个月 /12 个月的 OS 率，不良事件无明显增加。

GEMOX 方案：吉西他滨 1000mg/m²，静脉滴注 30 分钟，第 1、8 天 + 奥沙利铂 100mg/m²，静脉滴注 2 小时，第 1 天；每 3 周重复。

评价：基于多个Ⅱ期临床研究，吉西他滨联合白蛋白紫杉醇、奥沙利铂联合卡培他滨、吉西他滨联合卡培他滨以及吉西他滨联合氟尿嘧啶等，这些方案的疗效相似，可根据患者具体情况使用。

GEMCAP 方案：吉西他滨 1000mg/m² 静脉滴注 30 分钟，第 1、8 天 + 卡培他滨 1250mg/m² 口服每日 2 次，第 1～14 天；每 3 周重复。

评价：基于多项Ⅱ期临床研究，吉西他滨联合白蛋白紫杉醇、奥沙利铂联合卡培他滨、吉西他滨联合卡培他滨以及吉西他滨联合氟尿嘧啶等，这些方案的疗效相似，可根据患者具体情况使用。联合口服化疗药物患者接受度更高，在耐受性上也有一定程度提高，对于体力状况不佳的患者是一种较好的选择。

吉西他滨 + 顺铂 + 白蛋白紫杉醇联合方案：吉西他滨 1000mg/m² 静脉滴注 30 分钟，第 1、8 天 + 顺铂 25mg/m² 静脉滴注，第 1、8 天 + 白蛋白紫杉醇 125mg/m² 静脉滴注，第 1、8 天；每 3 周重复。

评价：SWOG1815 研究比较了双药化疗（吉西他滨 + 顺铂）对比三药化疗（吉西他滨 + 白蛋白紫彬醇 + 顺铂）一线治疗晚期或转移性胆道癌的疗效。与 GC 相比，接受 GCN 患者的中位 OS 没有显著改善。探索性分析表明，局部晚期 BTC 患者和 GBC 患者可能会受益于在吉西他滨和顺铂方案中添加白蛋白结合型紫杉醇。

吉西他滨单药：吉西他滨 1000mg/m² 静脉滴注 30 分钟，第 1、8 天；每 3 周重复。

评价：对于体力状态较差的患者，可选择吉西他滨单药治疗。

卡培他滨单药：卡培他滨 1250mg/m²，口服，每日 2 次，第 1～14 天；每 3 周重复。

评价：对于体力状态较差的患者，可选择卡培他滨单药治疗。

S-1 单药：S-1 口服每日 2 次，第 1～14 天（剂量：BSA < 1.25m² 60mg/d，

BSA=1.25～1.50m² 80mg/d，BSA > 1.50m² 100mg/d；每 3 周重复。

评价：对于体力状态较差的患者，可选择 S-1 单药治疗。

帕博利珠单抗：200mg 静脉滴注，第 1 天；每 3 周重复。

评价：基于 KEYNOTE-158 研究发现，帕博利珠单抗治疗 MSI-H/ dMMR 的实体瘤患者的疗效确切，推荐进展期 BTC 患者行 MSI-H/dMMR 检测，如结果显示为 MSI-H/dMMR，推荐使用帕博利珠单抗治疗。

佩米替尼（pemigatinib）：13.5mg，口服，每日 1 次，第 1～14 天；每 3 周重复。

评价：FIGHT-202 研究结果表明，佩米替尼二线及以上治疗存在 FGFR2 融合或重排的晚期胆管癌疗效较好。基于 FIGHT-202 研究，pemigatinib 已被批准用于治疗 FGFR2 融合的成人胆管细胞癌患者。

英菲格拉替尼（infigratinib）：125mg，口服，每日 1 次，第 1～21 天；每 4 周重复。

评价：一项Ⅱ期研究评估了 Infigratinib 治疗具有 FGFR 融合 / 重排的晚期胆管癌的疗效和安全性。入组了具有 FGFR2 融合或其他改变、接受先前治疗后出现疾病进展的晚期 / 转移性胆管癌患者，年龄≥ 18 岁。受试者接受 BGJ398 125mg 每日 1 次口服给药，服药 3 周，停药 1 周，28 天为 1 个周期，直至疾病进展或符合终止标准。主要终点为研究者评价的 ORR。次要终点为 DCR、PFS 和安全性。截至 2016 年 6 月 30 日，共入组 61 例携带 FGFR2 融合、突变或扩增的患者。ORR 为 14.8%（仅 FGFR2 融合患者为 18.8%），DCR 为 75.4%（仅 FGFR2 融合患者为 83.3%），中位 PFS

为 5.8 个月。不良反应包括高磷血症（72.1%）、疲劳（36.1%）、口腔炎（29.5%）、脱发（26.2%），其中 25 名患者（14%）发生了 3 级或 4 级治疗相关不良事件，包括高磷血症（16.4%）、口腔炎（6.6%）和掌底红斑感觉障碍（4.9%）。Infigratinib 治疗携带 FGFR2 基因融合或重排的晚期化疗难治性胆管癌显示出有意义的临床活性。

艾伏尼布（ivosidenib）：500mg，口服，每日 1 次。

评价：ClarIDHy 研究比较了 Ivosidenib 与安慰剂用于不可切除或转移性 IDH1 突变 BCT 患者的疗效。入组了不可切除或转移性 IDH1 突变胆管癌、ECOG 评分 0 或 1 分、既往接受过 1～2 线系统治疗（至少接受过含吉西他滨或 5-FU 的化疗）的患者。2：1 比例随机分组，分组为 Ivosidenib 组和安慰剂组。主要研究终点为 IRC 评估的 PFS。次要研究终点包括 OS、ORR、研究者评估的 PFS、安全性、耐受性和生活质量。70.5% 的安慰剂组患者在影像学评价疾病进展和研究方案允许揭盲的情况下交叉至 Ivosidenib 治疗组。Ivosidenib 组和安慰剂组的中位 PFS 分别为 2.7 个月和 1.4 个月（HR=0.37，$P < 0.000 1$）。Ivosidenib 组 6 个月和 12 个月的 PFS 率分别为 32% 和 22%，而安慰剂组的 PFS 未超过 6 个月。两组 DCR 分别为 53% 和 28%，其中 SD 的比例分别为 51% 和 28%。Ivosidenib 组和安慰剂组的中位 OS 分别为 10.3 个月和 7.5 个月（HR=0.79，P=0.093），安慰剂组 RPSFT 模型（rank-preserving structural failure time model）校正后的中位 OS 为 5.1 个月（HR=0.49，单侧 $P < 0.000 1$）。ClarIDHy 研究结果表明，Ivosidenib 与安慰剂相比，可以显著提高 PFS，并显示出良好的耐受性。

拉罗替尼（Larotrectinib）：100mg，口服，每日 2 次。

评价：Ⅱ期 NAVIGATE 篮子试验证实拉罗替尼在 NTRK 融合阳性的晚期实体瘤患者中（包括 BTC）显示出快速而持续的临床响应。推荐进展期 BTC 患者行 NTRK 基因检测，如结果显示为 NTRK 融合阳性，推荐使用拉罗替尼治疗。

恩曲替尼（entrectinib）：600mg，口服，每日 1 次。

评价：一项综合分析评估恩曲替尼在 *NTRK* 融合阳性胃肠道肿瘤中的作用。

所有肿瘤类型均出现反应，DoR、PFS 和 OS 的中位数分别为 12.9 个月、11.2 个月和 23.9 个月。该分析包括了一名获得部分缓解的 CCA 患者，PFS 为 12.0 个月，而在数据截止时 mOS 尚未达到。目前恩曲替尼也被推荐用于不可切除或转移性 *NTRK* 基因融合阳性肿瘤的一线或后线（进展性疾病）全身性治疗。

达拉非尼+曲美替尼：达拉非尼 150mg，口服，每日 2 次 +2mg 口服 每日 1 次。

评价：一项 Ⅱ 期单臂、多中心的研究入组了系统治疗失败的 *BRAF* V600E 突变的晚期或复发性胆道癌患者，所有患者均接受达拉非尼和曲美替尼治疗，直至疾病进展或治疗不耐受。目前达拉非尼联合曲美替尼列入 *BRAF* V600E 突变的晚期 BTC 二线治疗方案。

第六节 临床问题导向的药物治疗

一、老年胆道癌患者

老年人为胆道癌的易发人群，随着人口老龄化，老年人发生胆道肿瘤的比例逐年增加，其中胆囊癌以老年女性居多，胆管癌以老年男性发病居多。老年人胆道癌通常无特异性症状，多表现为右上腹疼痛，还可能出现腹胀、黄疸等症状。如老年胆道癌患者体力状态较好，早期胆道癌仍以根治性手术治疗为主，但治疗难点是老年患者常伴有一些重要脏器的慢性疾病，加之腹部症状多不明显，常被误诊、漏诊，早期诊断困难，多数患者发现时已为晚期。中晚期老年胆道癌患者，如无法进行根治性切除，可选择化疗、分子靶向、免疫治疗和放疗等综合治疗。

抗肿瘤药物（化疗、靶向和免疫治疗药物等）获批上市主要基于高级别 RCT 临床研究，而多数临床研究在研究设计中设置了年龄上限，大于 75 岁以上的人群往往被排除在外，因此抗肿瘤药物在老年人群中的疗效和安全性缺乏循证医学证据。老年患者器官和系统功能逐渐减退，药物代谢恢复减缓，维持内环境能力减弱，药物不良反应的风险增加。此外，老年患者通常长期口服一些针对慢性疾病的治疗药物，这些药物可能涉及不同的药理作用和代谢途径，与抗肿瘤药物联合使用需注意药物的相互作用。如抗肿瘤药物与心血管用药、抗凝药物、抗精神病药物、镇痛药、抗生素等联合使用时，需高度重视药物的耐受程度及安全性下降等问题。老年胆道癌患者在选择抗肿瘤药物时需考虑患者既往用药史、合并症、体能状态等临床相关问题，权衡获益和风险，并告知可能发生的预期及预期不良事件。

二、合并胆道梗阻

恶性胆道梗阻是由各种恶性肿瘤引起肝内和（或）肝外不同部位胆道狭窄或闭塞，造成胆汁流出障碍、引起梗阻性黄疸等全身症状的一类疾病，其中以胆道癌合并胆道梗阻发生比例最高。除肝门部胆管癌外，胆道癌合并胆道梗阻，多数已为肿瘤中晚期，失去了根治性手术的机会，90% 的患者只能获益于姑息性手术及胆管引流术治疗。

恶性胆道梗阻患者早期常表现为轻度皮肤巩膜黄染，随着疾病进展，逐渐出现皮肤瘙痒、黄疸加深等症状，而长期的黄疸会造成肝内胆汁淤积，进而引发内环境紊乱、肝肾功能异常、免疫功能障碍等，失去手术或抗肿瘤药物治疗的时机。因此，通过各种方式解除梗阻或进行胆汁引流，减轻黄疸，已成为恶性胆道梗阻患者根治性手术前或抗肿瘤药物治疗前的重要治疗步骤。胆道内外引流是目前减黄的主要策略，包括经皮经肝穿刺胆道引流、内镜下鼻胆管引流术、内镜胆道支架置入术、胆道射频消融术和姑息性手术等。对于无法采取上述治疗策略的晚期患者，可给予药物性减黄及最佳支持治疗。

三、分子分型指导下的药物选择

胆道癌是一组分子异质性的癌症，在每个解剖亚型中都有不同生物学和分子特征。然而，因为胆道癌整体发病率较低，针对每种不同解剖亚型开展药物临床研究较为困难，故目前胆道癌的药物治疗推荐多是基于多种解剖学亚型或分子亚型共同纳入的临床研究数据。随着肿瘤基因组测序、蛋白质组学、代谢组学及单细胞测序等一系列高通量研究手段不断涌现，胆道癌的基因异常的分子特征不断被认识，目前已有基于分子特征指导下的靶向治疗。针对肝内胆管癌的突变分型，已研发出相应药物，比如针对 *IDH* 突变的 IDH 抑制剂 Ivosidenib、Vorasidenib，FGFR 抑制剂佩米替尼、Infigratinib、Derazantinib 和 Futibatinib，以及 HER2 双特异性抗体 Zanidatamab 等新型靶向药物正冉冉升起，而这些成就则依托于对胆道肿瘤分子分型的认识，未来胆道癌将从传统解剖学及形态学分型逐渐过渡到分子分型，也将会进入分子分型进指导下的药物治疗选择时代。

四、基因检测对临床用药的指导意义

近些年，随着生物检测技术的发展，胆道癌分子发病机制被不断揭示。研究表明，约 43% 的胆管癌中存在潜在的靶向性突变，这为胆管癌的

精准治疗奠定了基础。随后对胆道癌基因变异谱的认识和基因检测的普及，越来越多的胆道癌异质性基因变异被检出并成为研发靶点。目前靶向治疗已成为存在驱动基因突变胆道癌新的治疗选择，故基因检测对胆道癌具有重要的临床指导意义。针对进展期及晚期胆道癌患者，NCCN 指南推荐在治疗前进行 *FGFR2*、*NTRK*、*IDH1*、*BRAF* V600E 基因检测，ESMO 指南推荐进行 *FGFR2*、*NTRK*、*IDH1*、*BRAF* V600E、*ERBB2*、*PIK3CA*、*BRCA1/2*、*MET* 基因检测。2021 版中国肝胆肿瘤分子诊断临床应用专家共识中推荐进行 *FGFR*、*ERBB2*、*BRAF*、*IDH*、*HRD*、*PI3K/mTOR*、*FGF19* 等基因检测。2021 版的《CSCO 胆道恶性肿瘤诊疗指南》针对肝内胆管癌患者推荐进行 *FGFR2* 和 *IDH1/2* 检测，明确患者 *FGFR2* 融合/重排状态和 *IDH1/2* 突变状态。可见各大指南及专家共识均推荐利用基因检测特别是 NGS 多基因联合检测，以寻找更多的可能用药靶点。

第七节 药物治疗展望

胆道癌的药物治疗目前包括化疗、靶向治疗、免疫治疗及中医中药治疗。尽管化疗仍是晚期胆道系统肿瘤首选一线治疗方案，但以吉西他滨为基础的系统化疗临床疗效并不尽如人意，中位总生存期 12 个月左右。此外，吉西他滨加顺铂治疗进展的晚期胆道癌患者的预后很差，目前指南推荐的只有 mFOLFOX 方案。细胞毒性药物方面，NAPOLI-1 研究已经证明了脂质体伊立替康 +5-FU/ 亚叶酸钙在基于吉西他滨方案治疗失败后的转移性胰腺癌患者中的有效性，2021 ASCO 年会上报道了 NIFTY 研究，结果显示，脂质体伊立替康联合 5-FU 和亚叶酸钙二线治疗转移性胆道癌可延长 OS 3.3 个月（8.6 个月 vs 5.5 个月，HR=0.63，P=0.034 9），PFS 延长 5.7 个月（7.1 个月 vs 1.4 个月，HR=0.56，P=0.001 9）。脂质体伊立替康联合 5-FU 和亚叶酸钙有望成为二线治疗方案选择。

免疫治疗在胆道癌中探索相对艰辛，回顾以往已发表的研究，除 MSI-H/dMMR 晚期胆道癌患者以外，免疫单药作为二线及以上治疗其有效率 3.5%～22%，中位生存期 5.2～14.2 个月。

TOPAZ-1 临床研究首次证实一线免疫联合化疗方案（度伐利尤单抗 +GEMCis）可显著延长胆道癌患者的 OS 和 PFS，且安全性可控，度伐利尤单抗 +GEMCis 将成为晚期胆道癌新的标准一线治疗方案。虽然 TOPAZ-1 临床研究获得成功，但治疗的进步并未满足临床需求，患者的总生存改善并不显著，未来需要探讨如何进一步提升疗效，如何通过分子标志物筛选优势人群。刚刚结束的 2022 ESMO 年会上报道的 IMMUCHEC 临床研究，并未证实 PD-L1 抑制剂 Durvalumab 和 CTLA-4 抑制剂 Tremelimumab 联合 GC 化疗能提高治疗效果，可见联合治疗策略并不是越多越好。目前的临床研究趋势倾向于细胞毒性药物 + 多靶点抗血管生成药物加或不加免疫治疗。如免疫联合 GEMCis 或 GEMOX、免疫联合多靶点抗血管生成 TKI 等。目前国内外有多项免疫联合化疗或放疗的 II 期临床研究正在进行中。

胆道癌的靶向治疗得到了快速发展，如针对 *IDH1/2* 和 *FGFR* 突变已有靶向治疗药物应用于临床，而且还有很多新一代的药物在研发或临床研究中，但仍有一些突变靶点被发现但尚无治疗药

物选择，如 BAP1、KRAS、SMAD4、PIK3CA 等。未来，我们应该寻找更多的靶点，对肝内胆管癌，包括小胆管型、大胆管型、肝门部、胆囊以及远端、近端癌进行系统的大样本的分层分析，通过全外显子甚至单细胞测序，寻找有用的靶点并设定靶向药物是重要的方向。

第八节　预后和随访

一、预后

胆道癌是一组高度异质性的疾病，不同的解剖学亚型具有不同的细胞起源，分子病理特征、临床表现和生存预后。胆道癌早期临床症状不典型，很多患者就诊时已为疾病晚期，且缺乏有效的细胞毒性药物和大样本临床研究，因此预后极差。早期可手术切除的胆道癌患者，5 年生存率约为70%，但术后 1 年复发率高达 50%。对于晚期不可切除或转移性胆道癌，系统治疗是主要治疗选择，中位生存期为 6 ～ 18 个月。5 年存活率＜5%。影响胆道癌生存预后因素有很多，肿瘤的发生部位、肿瘤大小、肿瘤数量、临床分期、病理类型、手术切缘、肿瘤分化程度、是否侵及血管及淋巴、患者的体能状态、是否规范化诊疗以及治疗敏感性等均可影响胆道癌患者的临床预后。

二、随访

胆道癌根治术后随访：2 年内，每 3 个月随访1 次；2 ～ 5 年，每 6 个月随访 1 次；5 年后，随访时间可延长至每年 1 次。随访内容包括：病史及体格检查；实验室检查，包括血常规、肝肾功能和肿瘤标志物（CEA、CA19-9、AFP 和 CA125等），如肿瘤标志物异常，需根据具体情况，进一步全面检查。影像学检查：胸部低剂量 CT、全腹增强 CT 或上腹部增强 MRI+MRCP 检查。晚期或不可切除姑息性治疗随访：在接受全身或局部治疗期间，按评价疗效要求或根据并发症，每年8 ～ 12 周随访 1 次。随访内容：病史及体格检查；血液学检查（包括血常规，生化常规，肿瘤指标CEA、CA19-9）和胸腹盆 CT 或胸部 CT、腹部MRI 扫描。

（汪　蕊）

参 考 文 献